Haug

Lehrbuch der Homöopathie

Grundlagen und Praxis

Herausgegeben von
Thomas Genneper und Andreas Wegener

Mit Beiträgen von

H. Eppenich
U. Friedrich
Th. Genneper
A. Grimm
K. Holzapfel
A. Wegener

Mit 43 Abbildungen

Karl F. Haug Verlag · Heidelberg

Die Deutsche Bibliothek – CIP-Einheitsaufnahme
Lehrbuch der Homöopathie: Grundlagen und Praxis /
hrsg. von Thomas Genneper und Andreas Wegener.
Mit Beitr. von H. Eppenich... – Heidelberg : Haug, 2001
    ISBN 3-8304-7054-1

© 2001 Karl F. Haug Verlag in MVH Medizinverlage Heidelberg GmbH & Co. KG, Heidelberg
Printed in Germany

Die Ratschläge und Empfehlungen dieses Buches wurden von Autor und Verlag nach bestem Wissen und Gewissen erarbeitet und sorgfältig geprüft. Dennoch kann eine Garantie nicht übernommen werden. Eine Haftung des Autors, des Verlages oder seiner Beauftragten für Personen-, Sach- oder Vermögensschäden ist ausgeschlossen.

Sofern in diesem Buch eingetragene Warenzeichen, Handelsnamen und Gebrauchsnamen verwendet werden, auch wenn diese nicht als solche gekennzeichnet sind, gelten die entsprechenden Schutzbestimmungen.

Umschlagphoto: Hahnemann: Institut der Geschichte für Medizin der Robert Bosch Stiftung, Stuttgart; Pflanze: Bruno Vonarburg, Teufen, Schweiz
Umschlaggestaltung: Thieme Verlagsgruppe, Stuttgart
Satz: SATZPUNKT Bayreuth GmbH, Bayreuth
Druck und Verarbeitung: Gulde-Druck GmbH, Tübingen

ISBN 3-8304-7054-1

Geleitwort

Der Aufforderung der Herausgeber, dem neuen „Lehrbuch der Homöopathie" ein Geleit-
wort auf seinen Weg mitzugeben, entspreche ich aus persönlichen und sachlichen Gründen gerne. Ist dieses Werk doch aus unserem langjährigen gemeinsamen Bemühen, der
Homöopathie Hahnemanns publizistisch in der „Zeitschrift für Klassische Homöopathie"
und didaktisch in den Baden-Badener Homöopathieseminaren Stimme und Durchsetzung
zu verleihen, hervorgegangen.

Das vorliegende Lehrbuch ist das erste seiner Art, in dem die Praxis der gewissen Arznei-
heilung (Org. § 3) widerspruchslos mit dem adäquaten Grundriß der Hahnemannschen
Homöopathie in Einklang steht. Der phänomenologische Grundzug, der dem Organon
letztlich – wenn auch nicht buchstäblich, sondern interpretationsbedürftig – innewohnt,
weist zurück auf den „Grundriß der Medizin", wie ihn Medard Boss in Zusammenarbeit
mit dem Philosophen Martin Heidegger als Phänomenologie des gesunden bzw. kranken,
d. h. privativen menschlichen Da-seins entwickelt hat.

Die Aufgabe, die homöopathische Praxis und ihre eigentlichen Grundlagen ohne Dissozi-
ation – wie dies bis heute noch der Fall ist – zu verbinden, ernötigt allerdings bei uns eine
Wandlung des Denkens, die, wie die Wahrheit, d. h. die unverstellte Offenheit, stets von
verblüffender Einfachheit ist. Martin Heidegger hat sie an den Beginn der „Zollikoner Seminare" von 1964 gestellt. Verstanden werden müssen drei wesensverschiedene Weisen
der *Annahme*: 1. Annahme als bloßes Meinen, Denken, Vermuten, Vorstellen. 2. Annahme
als unterstellende Setzung eines nicht selbst Gegebenen als Bedingung einer Hypothese,
Supposition. 3. Die Annahme als Vernehmen des schlicht Gegebenen, dessen, was sich
von sich selbst her als das zeigt, was es ist (Phänomen). Die erste Art der Annahme ist
unwesentlich; die zweite fordert Beweise bzw. Widerlegungen. Die dritte nimmt an, was
ihr evident, d h. eines „Beweises" unbedürftig gegeben wird. Diese Annahme (acceptio),
dieses Vernehmen der Phänomene ist von höchster Dignität und das „fundamentum in-
concussum" der Hahnemannschen Entdeckung der wahren und gewissen Krankenheilung.

Heiden, im Juli 2001   *Will Klunker*

Vorwort

Im Zuge der wachsenden Anerkennung und verbreiteten Anwendung der Homöopathie hat gleichzeitig die Anzahl untschiedlicher Richtungen innerhalb dieser Heilmethode deutlich zugenommen. Daß aber nicht immer verschiedene Wege zum Ziel führen, zeigt die Ratlosigkeit nicht nur zahlreicher Anfänger, sondern zunehmend auch von Fortgeschrittenen, denen die Orientierung bei der praktischen Arbeit schwer fällt. Dadurch leidet die Sicherheit der Arzneiwahl, des eigentlichen Kennzeichens dieser auf naturgesetzlichen Prinzipien beruhenden Heilmethode. Ziel dieses Buches ist es deshalb nicht, der bestehenden Meinungsvielfalt eine weitere Schattierung hinzuzufügen, sondern die Leser in die wahren Grundlagen der Homöopathie, die den praktischen Erfolg gewährleisten, einzuführen. Deren Verständnis erst öffnet den Blick auf das, was Homöopathie eigentlich ist: eine wissenschaftliche Arzneiheilmethode, deren Ausübung sich nach klaren Regeln richtet und der im Gegensatz zur naturwissenschaftlichen Medizin ein menschengemäßer Ansatz zugrunde liegt.

Mißerfolge in der homöopathischen Arbeit beruhen nicht selten auf elementaren Mißverständnissen und Kenntnislücken. Das wurde den Autoren dieses Buches wiederholt als Referenten in ihren Ausbildungskursen deutlich. Zunächst sollte der dort vermittelte grundlagenorientierte Inhalt auf Wunsch der Teilnehmer als Skript fixiert werden, dann aber wuchs das Material zu einem solchen Umfang heran, daß auf Vorschlag des Karl F. Haug Verlages hieraus ein Lehrbuch konzipiert wurde, das nunmehr vorliegt.

Herausgeber und Autoren danken an erster Stelle den eigentlichen Initiatoren dieses Lehrbuchs, nämlich den Teilnehmern unserer Kurse, die zudem unsere Ausführungen stets kritisch hinterfragten und damit auch bei uns das Bedürfnis nach Klärung mancher Detailfrage weckten. Weiterhin danken wir Herrn Dr. Will Klunker für seine wissenschaftliche Unterstützung und Herrn Prof. Dr. Arno Borst für die Durchsicht mehrerer Kapitel. Den Autoren danken wir für ihr Engagement und ihre Kooperation und Herrn Dr. Eppenich zusätzlich noch für die Korrekturarbeiten. Den Mitarbeitern des Verlages ist für die über mehrere Jahre währende Förderung dieses Werkes zu danken, insbesondere dem damaligen Programmleiter, Herrn Rolf Lenzen, der das Projekt anfänglich begleitete und der Lektorin, Frau Gabriele Müller, die unsere Arbeit mit viel Sachverständnis und Geduld betreut hat.

Stuttgart und Konstanz, im Juli 2001

Thomas Genneper
Andreas Wegener

Herausgeber- und Autorenverzeichnis

Herausgeber

Dr. med. Thomas Genneper
Daimlerstraße 16
70372 Stuttgart-Bad Cannstatt

Dr. med. Andreas Wegener
Marktstätte 22/2
78462 Konstanz

Autoren

Dr. med. Heinz Eppenich
Refugio Klosterring 1
78050 Villingen

Dr. med. Uwe Friedrich
Schillerstraße 4
78333 Stockach

Dr. rer. nat. Andreas Grimm
72076 Tübingen

Dr. med. Klaus Holzapfel
Alte Weinsteige 40
70180 Stuttgart

Inhalt

22   Forschung in der Homöopathie

23   Samuel Hahnemanns Leben und Wirken

1 Einführung

Wo nun Hülfe, *sichere* Hülfe hernehmen? (Samuel Hahnemann: Kleine Medizinische Schriften, Bd. 1, S. 80)

Die Suche nach einem **sicheren** Therapieverfahren wurde zum Lebensziel des sächsischen Arztes Samuel Hahnemann (1755–1843). Weder die universitäre Ausbildung noch die spätere ärztliche Tätigkeit konnten ihn überzeugen, daß die zu jener Zeit praktizierten Behandlungsmethoden geeignet waren, kranke Menschen gesund zu machen. Er konnte es mit seinem Gewissen nicht vereinbaren, vage Hypothesen zur Natur der Krankheiten und zur Wirkungsweise der Arzneien, die sich teilweise gegenseitig widersprachen und sich ständig änderten, als Grundlage seines ärztlichen Handelns zu akzeptieren und die Patienten damit häufig mehr zu gefährden als die Krankheiten selber es taten. Es war geradezu peinigend für ihn, mit in ihrer Wirkungsweise kaum bekannten Arzneien Krankheitszustände, die in ihrem Wesen ebenso unbekannt waren, behandeln zu müssen. Von den wortgewaltig vorgetragenen Theorien und Lehrmeinungen, die letztlich immer wieder Lügen gestraft wurden, ließ er sich nicht beirren. Hahnemann ging in seiner Konsequenz so weit, die ärztliche Tätigkeit vollständig aufzugeben, seinen Lebensunterhalt vorrangig mit der Übersetzung wissenschaftlicher Werke zu bestreiten und sich ganz der verzweifelten Suche nach einem Heilverfahren hinzugeben, das ihm „sichere Hilfe" in der Krankenbehandlung gewährleisten konnte. Es mußte nach seiner festen Überzeugung eine Möglichkeit geben, Krankheiten „sicher und gewiß" zu heilen. Besonders angesichts von Erkrankungen seiner Kinder quälte ihn, den Arzt und Vater, die Frage: Wo nun Hilfe, **sichere** Hilfe hernehmen?

Von zentraler Bedeutung war in Hahnemanns Suchen die Frage, wie man zu der Kenntnis gelangen könnte, welche Krankheitszustände die Arzneien jeweils mit Gewißheit zu heilen vermögen.

Als Hahnemann bei der Übersetzung eines seinerzeit bekannten medizinischen Werkes auf eine für ihn zweifelhafte Erklärung einer Arzneiwirkung stieß, entschloß er sich zu einem Selbstversuch, um den Effekt dieser Arznei am eigenen, **gesunden** Leib zu erfahren. Es war bekannt, daß die besprochene Arznei – es handelte sich um Chinarinde – in der Behandlung von vielerlei Fieberzuständen, unter anderem auch von Wechselfiebern, erfolgreich eingesetzt werden konnte. Die Wirkungsweise jedoch blieb unklar und war Anlaß zu Vermutungen. Nach der Theorie des Autors war diese auf deren Bitterkeit zurückzuführen. Hahnemann nahm demgegenüber eine fiebererregende und dadurch heilende Wirkung an. Dies wollte er in einem Selbstversuch entscheiden. Nach Einnahme der Chinarinde zeigten sich bei Hahnemann unter anderem Herzklopfen, Ängstlichkeit, Zittern, Zerschlagenheit, Wangenröte, Durst, „kurz alle mir sonst beim Wechselfieber gewöhnlichen Symptomen erschienen nach einander". So hat es Hahnemann handschriftlich aufgezeichnet. Es waren die **unmittelbar wahrnehmbaren Beschwerden** eines Wechselfieberkranken, die Hahnemann an sich selbst nach der China-Einnahme beobachtete. Es zeigten sich also am gesunden Menschen die Symptome einer Krankheit, für die diese Arznei als heilsam galt. Sollte sich diese Erfahrung durchweg bestätigen, dann wäre, so Hahnemanns Überlegung, möglicherweise ein bislang unbekanntes Naturgesetz, ein Heilprinzip, gefunden. Später wird Hahnemann schreiben, daß ihm in diesem Moment „die Morgenröthe einer neuen Heillehre" aufging.

Tatsächlich bestätigte sich dieses Prinzip, das man schon seit dem Altertum rein zufällig befolgt hatte, bei systematischer Anwendung durchgängig. Es gab noch viele Details zu erarbeiten, aber schon bald wurde klar, daß es sich nicht um eine bloß empirische Regel, die auch Ausnahmen zuläßt, sondern um ein Naturgesetz handelt: das **Ähnlichkeitsgesetz**, das Hahnemann auf die Formel **„Similia similibus curentur"** brachte (Ähnliches soll durch Ähnliches geheilt werden), war entdeckt. Hahnemann prägte für das darauf gründende Heilverfahren den Namen Homöopathie (griech.: hómoion = ähnlich, páthos = Krankheit).

Erstmals in der Geschichte der Menschheit war ein Gesetz entdeckt, das die Krankenbehandlung auf eine unverrückbare, sichere Grundlage stellte und Heilungen, wie Hahnemann schreibt, „nach mathematischer Gewißheit" ermöglichte (RA II, S. 25). Die Homöopathie […] „lehrt, wie man […] mit voraus zu bestimmender Gewißheit, Krankheiten schnell, sanft und dauerhaft in Gesundheit umwandeln könne." (RA III, S. 100)

Damit hatte er die Antwort auf seine brennendste Frage gefunden: nach einem Naturgesetz werden Krankheiten durch Arzneien geheilt, die jene Symptome am gesunden Menschen erzeugen können, aus denen die jeweilige Krankheit zusammengesetzt ist. Zudem erfüllte die Homöopathie für Hahnemann ein Ideal, das er bei anderen Therapieverfahren vergeblich gesucht hatte: „Das höchste Ideal der Heilung ist schnelle, sanfte, dauerhafte Wiederherstellung der Gesundheit, oder Hebung und Vernichtung der Krankheit in ihrem ganzen Umfange auf dem kürzesten, zuverlässigsten, unnachtheiligsten Wege, nach deutlich einzusehenden Gründen." (ORG VI § 2)

Gleichzeitig löste sich für ihn das bisherige medizinische Problem der von ihrem

Wesen her unbekannten Krankheitszustände. Ständig wechselnde und unbefriedigende Krankheits- und Arzneitheorien wurden für die Heilung bedeutungslos. Da sich Krankheiten in dem aussprechen, was auch Arzneien bei der Arzneiprüfung am Gesunden darbieten, nämlich in Symptomen, und da bei Anwendung des nach Symptomenähnlichkeit ausgewählten Mittels Heilung eintritt, richtet sich die homöopathische Behandlung einzig auf die Symptome des Kranken aus. Hahnemann erkannte, daß sie die Krankheit in ihrem ganzen Umfang sind, und entwickelte dafür die angemessene Arzneiheilmethode. Aus seiner Revolte gegen die herrschende Medizin ging eine methodisch sichere Heilkunst hervor, die in entschiedenem Gegensatz zur tradierten abendländischen Medizin stand.

Nicht weniger bedeutsam und umwälzend war Hahnemanns Entdeckung, daß die nach dem homöopathischen Heilgesetz angewandten Arzneien einerseits milder und nebenwirkungsfrei agierten, andererseits eine intensivere Heilwirkung entfalteten, wenn er sie nach einer bestimmten Methode verrieben und/oder verschüttelt hatte, indem sie gleichsam ihre inneren Kräfte aufschlossen, trotz ihrer Verdünnung bis zur Nichtnachweisbarkeit der Ausgangssubstanz. Diesen Vorgang nannte er **Dynamisierung** oder **Potenzierung** (Kraftentfaltung), was leider vielfach als bloße Verdünnung bis heute mißverstanden wurde. Diese Potenzierung ist zwar nicht das einzige entscheidende Element für die homöopathische Praxis, doch gleichwohl jenes, das wesentlich zu den Vorurteilen gegen die Homöopathie anhaltend beigetragen hat.

Daß die Homöopathie trotz des Siegeszugs der naturwissenschaftlichen Medizin ihren Platz als gesuchte Heilmethode bewahrt hat und bei zunehmender Krise der naturwissenschaftlichen Medizin in den letzten Jahrzehnten weltweit verstärktes Interesse sowohl bei Patienten als auch bei

Ärzten auf sich lenken konnte, belegt ihre **überzeugende Wirksamkeit** bei gleichzeitiger **Sanftheit**.

Wissenschaftlich unterscheidet sich die Homöopathie unzweifelhaft von der naturwissenschaftlichen Medizin. Daß der Homöopathie ihre Wissenschaftlichkeit oftmals abgesprochen wird, beruht allerdings auf **Vorurteilen** und **mangelnder Auseinandersetzung** mit den jeweils prinzipiellen Unterschieden der Grundlagen von Homöopathie und naturwissenschaftlicher Medizin. In diesem Lehrbuch wird deshalb dieser – zugegebenermaßen nicht ganz leichten – Thematik der **Wissenschaftlichkeit der Homöopathie** ein eigener Beitrag gewidmet.

Bei allen Unterschieden darf nicht übersehen werden, daß die Homöopathie nicht jenseits aller übrigen Medizin anzusiedeln ist. Sie stellt zwar ein völlig eigenständiges Therapieverfahren von verblüffender Einfachheit dar, erkennt aber auch für bestimmte Situationen die Berechtigung anderer Verfahren wie notfallmedizinische Maßnahmen oder unabwendbare chirurgische Interventionen an. Auch hat der Homöopath kein anderes Verständnis der Anatomie, der Physiologie, der Hygiene usw. als das der heutigen Medizin überhaupt gemeinsame.

Die dargestellten Elemente der Homöopathie ergeben die Gliederung des Lehrbuchs:

1. Die Erkenntnis der Kräfte der Arzneien; hierzu zählen vorrangig die Prüfungen der Arzneien an gesunden Menschen und die sich daraus entwickelnde Arzneimittellehre (**Materia medica**) sowie deren Studium.
2. Die Erkenntnis der Symptome der Krankheit mittels **Anamnese** und Untersuchung, die den der Homöopathie eigenen Kriterien folgen.
3. Die praktische Anwendung der Homöopathie am kranken Menschen. Diese erfordert Kenntnisse

- der **homöopathischen Symptomenlehre,** die das besondere Symptomen- und Krankheitsverständnis gegenüber anderen medizinischen Richtungen abgrenzt und die homöopathiespezifischen Begrifflichkeiten erläutert;
- des speziellen Instrumentariums der Materia medica und dessen Anwendung zur Mittelfindung (**Repertorien**);
- der verschiedenen Techniken der Mittelfindung (**Mittelfindung nach Kent, nach Bönninghausen, nach Boger**);
- der **homöopathischen Gabenlehre**;
- der Interpretation der **Reaktion auf die Arzneigabe, der Folgeverordnungen** und der **Verwandtschaft der Arzneien** untereinander;
- der Besonderheiten der **Behandlung akuter und chronischer Krankheiten**.

Von grundlegender Bedeutung für das Verständnis der Homöopathie und ihrer praktischen Umsetzung sind außerdem die Beiträge zum **Organon der Heilkunst**, in dem Hahnemann die Prinzipien der Homöopathie und ihrer Anwendung niedergelegt hat, zu Hahnemanns **Lehre von den chronischen Krankheiten** und ihrer Interpretation, zur **Herstellung der homöopathischen Arzneien** und zur **homöopathischen Forschung**. Der abschließende Beitrag zur **Homöopathiegeschichte** weitet den Blickwinkel und vertieft zugleich das bereits gewonnene Verständnis der von Hahnemann begründeten Arzneiheilmethode. Kein Beitrag setzt aber unbedingt (je nach Wissensstand des Lesers) die Kenntnis der anderen Beiträge voraus, weshalb auf Wiederholungen nicht verzichtet wurde. Durch Querverweise wird dem Leser das Auffinden der jeweils ausführlichsten Darstellung erleichtert.

Dieses Lehrbuch soll einerseits einen umfassenden Überblick über alle relevanten

Teilbereiche der Homöopathie vermitteln, andererseits direkt zur praktischen Arbeit hinführen. Es geht dabei nicht nur um reine Stoffvermittlung für ein unkritisches „Pauken", sondern auch um Anregung zum selbständigen, die Sache durchdringenden Weiterdenken.

Den Herausgebern und Autoren war es ein Anliegen, die Homöopathie als die einfache, auf klaren Prinzipien beruhende und daher im Grunde leicht zu erlernende Heilmethode wissenschaftlich solide darzustellen. Wo also Hilfe, sichere Hilfe hernehmen? Das Lehrbuch vermittelt sie. Herausgeber und Mitautoren wünschen sich, daß der Leser schon bald in der Lage sein wird, das Erlernte praktisch umzusetzen und damit möglichst vielen seiner Patienten äußerst wirkungsvolle und trotzdem sanfte Hilfe zu ermöglichen.

2 Allgemeine Arzneimittellehre

Andreas Wegener

2.1 Einführung

„Wie könntest du nun wohl" (– so fing ich an, meinen Weg zu finden –) „den Arzneien abmerken, für welche Krankheitszustände sie geschaffen sind ?" (Samuel Hahnemann: Kleine Medizinische Schriften, Bd. 1, S. 82)

Hahnemanns Lebensziel war es, eine sichere und zuverlässige Heilmethode zu entwikkeln, die mit Gewißheit heilen konnte. Die Hilflosigkeit der damaligen Medizin, die ihre Lehre von den Arzneiwirkungen auf vage Beobachtungen und bloße Mutmaßungen stützte und den Kranken oftmals mehr schadete als nützte, war für ihn quälend. Die Medizin war ein „blindes Schießen nach der Scheibe", bei der mit unbekannten Arzneien „willkürliche Krankheits=Ansichten" behandelt wurden.

Als Hahnemann 1796 seine neue Heilmethode der Öffentlichkeit vorstellte, führte er sie mit dem Titel „Über ein neues Prinzip der Auffindung der Arzneikräfte" ein. Er wies damit der Arzneierkenntnis den zentralen Platz in seinem neuen Heilsystem zu und führte zugleich erstmals ein Prinzip für ein zuverlässiges Arzneiwissen in die Medizin ein.

> Um in der Homöopathie ein Mittel verordnen zu können, müssen die Krankheitssymptome des Patienten mit denen der Arznei verglichen werden. Das bedeutet, daß vor jeder homöopathischen Praxis die homöopathische Materia medica als Sammlung von Symptomen der verschiedenen Arzneien

schon bekannt sein muß. Dieses Wissen um die spezifischen Kräfte der Arzneien wird in der Homöopathie durch die Prüfung am Gesunden gewonnen.

Hahnemann war der erste, der begann, im Rahmen eines wissenschaftlichen Heilsystems Arzneien zu prüfen, zuerst allein, später von seinen Schülern unterstützt.

Vor Hahnemann gab es zwei andere Ärzte, die sich mit Arzneiprüfungen beschäftigten. **Anton Störck** war der Leiter eines großen Krankenhauses in Wien. Er wollte sich neue therapeutische Möglichkeiten erschließen, indem er einige giftige Substanzen an sich selbst prüfte (1760–1771). Sein Ziel war es, die Unschädlichkeit der beabsichtigten Dosen festzustellen. Der zweite war **Albrecht von Haller**, der im Vorwort zu seiner „Pharmacopoea helvetica" (1771) aufforderte, die einzelnen Heilmittel rein und unvermischt gesunden Personen einzugeben und alle Symptome, die sich zeigen, genau aufzuzeichnen. Aber „Niemand, kein einziger Arzt achtete, oder befolgte diese seine unschätzbaren Winke." (ORG VI § 108)

Bald wuchs mit der Ausbreitung der Homöopathie die Zahl auch von ihm unabhängiger Prüfer. Schon im 19. Jahrhundert war eine hinreichende Anzahl gut geprüfter und durch erfolgreiche Krankenbehandlung gesicherter („verifizierter") Arzneien geschaffen, die später mit weiteren wertvollen Mitteln erweitert wurde. Nicht alle Prüfungen ergeben befriedigende Resultate, andere werden nicht nach den erforderlichen Kriterien vorgenommen.

Die Arzneimittelprüfung ist die erste Voraussetzung, um überhaupt homöopathisch heilen zu können, d.h., ohne Arzneiprüfung kann ein Stoff nicht in der homöopathischen Heilkunst eingesetzt werden.

Am Anfang der Homöopathie steht zunächst ein Experiment Hahnemanns, das sich auf eine für ihn zweifelhafte Stelle in Cullens Werk „A treatise of the Materia medica" (1789) bezog, an dessen Übersetzung er arbeitete.

Cullen, ein damals bekannter schottischer Arzt (gest. 1790), behauptete, daß Chinarinde deshalb Wechselfieber heile, weil sie, wie andere „bittere Substanzen" auch, den Magen stärke und dieser gekräftigte Zustand sich auf den ganzen Körper auswirke.

Hahnemann widersprach dem aufgrund seines gelehrten Wissens: sonst müßte eine Mischung aus den bittersten Substanzen, etwa „aus Quassienextrakt und Galläpfeln", bitterer als die Chinarinde, das Wechselfieber auch heilen, „und doch wird in Ewigkeit kein Fieberspezifikum aus einer solchen Zusammensetzung".

■ Hahnemanns Chinarindenversuch

Hahnemann konnte sich mit Cullens Erklärung der Wirkungsweise von Chinin bei der Wechselfieberbehandlung nicht zufriedengeben. Chinarinde war aber für diese Erkrankung eine wirksame Arznei.

Hahnemann kannte schon die fieberheilende Wirkung von Substanzen, die eine Art von Fieber erregen. So schreibt er in der Fußnote zu Cullens Ausführungen: „Dies uns zur Erklärung ihrer Wirkung noch fehlende Prinzipium der Rinde wird wohl so leicht nicht ausfindig gemacht werden. Man bedenke jedoch folgendes. Substanzen, welche eine Art von Fieber erregen (sehr starker Kaffee, Pfeffer, Wolferlei, Ignazbohne, Arsenik) löschen die Typen des Wechselfiebers aus." (Cullen 1790, Bd. 2, S. 108 ff.)

Um die fiebererregende Wirkung von China zu studieren, entschloß er sich zu einem Selbstversuch.

Er nahm deshalb einige Tage lang zweimal täglich „vier Quentchen" (je 14,6 g) China ein. Daraufhin entwickelten sich bei ihm Symptome von Herzklopfen, Mattigkeit, Schläfrigkeit, Zittern, Steifigkeit in allen Gelenken, eine taube widrige Empfindung in der Knochenhaut, Wangenröte und Durst. Es waren die gleichen Beschwerden, wie er sie bei einem früher selbst durchgemachten

Wechselfieber erlebt hatte. Diese Symptome traten nach jeder Gabe neu auf; als er die Einnahme beendete, war er wieder gesund.

Bei diesem ersten Experiment kam ihm der Einfall einer neuen und sicheren Arzneierkenntnis.

Im Rückblick schreibt er: „Schon im Jahre 1790 machte ich mit der Chinarinde den ersten reinen Versuch an mir selbst in Absicht ihrer Wechselfieber erregenden Wirkung, und mit diesem ersten Versuche ging mir zuerst die Morgenröthe zu der bis zum hellsten Tag sich aufklärenden Heillehre auf: daß Arzneien nur mittels ihrer den gesunden Menschen krankmachenden Kräfte Krankheitszustände und zwar nur solche heilen können, die aus Symptomen zusammengesetzt sind, welche das für sie zu wählende Arzneimittel ähnlich selbst erzeugen kann im gesunden Menschen [...].“ (RA III, S. 99)

Jetzt gab es einen Ansatz, die Mutmaßungen der damaligen Medizin über die Arzneiwirkung durch sicheres Wissen zu ersetzen. Man mußte die Wirkungen der Arzneien auf den Gesunden zur Grundlage des Arzneiwissens machen. Die bloße Anwendung der Arznei beim Kranken zeigt nicht die reine Wirkung der Arznei, da sie sich mit den Symptomen des Kranken vermischt.

■ Arzneierkenntnis ist Krankheitserkenntnis

Gleichzeitig erschloß sich ihm aus dieser Arzneierkenntnis eine grundlegend neue Krankheitseinsicht.

Da sich die Krankheiten in dem aussprechen, was auch die Arzneien beim Gesunden bei der Prüfung als „Phänomene, Zufälle und Empfindungen“ darbieten, und da bei der Anwendung des ähnlichen Mittels vollständige Heilung eintritt, müssen die Symptome des Kranken seine Krankheit in ihrem ganzen Umfange repräsentieren; „sie bilden zusammen die wahre und einzig denkbare Gestalt der Krankheit.“ (ORG VI § 6)

■ Hahnemanns Auseinandersetzung mit dem damaligen Arzneiwissen

Hahnemann teilte die Quellen des Arzneiwissens der damaligen Schulen in vier Kategorien ein:
- Hypothesen über allgemein-therapeutische Eigenschaften der Arzneien, z.B. auflösend, zerteilend, schweißtreibend, krampfstillend, abführend usw.
- Hypothesen über die Wirkung, die von der Farbe, der Form, dem Geruch und Geschmack der Arznei ausgehen. So wurde Hypericum perforatum als Mittel für Blutungen angesehen, weil beim Quetschen ein roter Saft hervortrat. Der hodenartigen Orchiswurzel sprach man potenzsteigernde Wirkung zu.
- Hypothesen, die von den chemischen Eigenschaften der Arznei ausgehen.
- Nutzangaben aus klinischen Erfahrungen am Kranken, z.B. aus der Volksmedizin, oder zufällig beobachtete Besserungen nach Gebrauch bestimmter, oft noch in Mischung vorliegender Substanzen.

Begleitet wurde das damalige empirische spekulative Arzneiwissen von ständig wechselnden Theorien. Es gab keine einheitlichen Therapievorstellungen; auf den eigens geschaffenen Lehrstühlen für theoretische Medizin vertrat jeder seine eigene Meinung.

Obwohl Hahnemann die Möglichkeit von empirischen Erfahrungen mit Arzneien anerkannte, blieb alles Wissen Zufall. „Zufall schloß allen Vorsatz, alle Selbsttätigkeit aus.“

Auch mit den damals schon aufkommenden Tierversuchen setzte sich Hahnemann auseinander. Er lehnte sie ab, weil deren Ergebnisse zu „plump“ und nur schwer auf den Menschen übertragbar sind.

Die Effekte beim Tier waren nur schwer einzuordnen und unsicher. Ein Teelöffel konzentriertes Lorbeerkirschwasser brachte ein Kaninchen sicher ums Leben, in die Vena jugularis eingespritzt, blieb das Tier munter. Die Ergebnisse ließen sich vom Tier nicht auf den Menschen übertragen, ein Umstand, der uns durch seine bleibende Gültigkeit heute Arzneiskandale beschert. Krähenaugen (Nux vomica) verträgt ein Schwein in großen Mengen, aber ein Mensch stirbt schon nach einer geringen Dosis (KMS I, S. 139). Die Ergebnisse von Tierversuchen blieben oberflächliche Hinweise, die zwar grob über die Giftigkeit von Substanzen Auskunft geben konnten, aber weiterreichende Aussagen blieben verwehrt.

Die Homöopathie blieb von vornherein frei von Tierversuchen. Hahnemann empfahl später zwar Arzneimittelprüfungen an Tieren, aber nur, um die Homöopathie auch in der Veterinärmedizin einsetzen zu können.

■ Erste Ergebnisse für eine wirkliche Arzneierkenntnis

Nach dieser kritischen Abrechnung mit den damaligen Grundlagen der Arzneikunde, die ein Gemisch aus den verschiedensten Mutmaßungen darstellte, machte er die Notwendigkeit von Selbstversuchen deutlich.

„Es bleibt uns nichts übrig, als die zu erforschenden Arzneien am menschlichen Körper selbst zu versuchen." (KMS I, S. 151)

Zunächst sammelte er aus der Literatur Mitteilungen über Arzneivergiftungen. Schon bald wurde deutlich, daß für eine umfassende Sammlung von Arzneiwirkungen eine systematische Vorgehensweise notwendig war. Er begann daher 1791, Arzneien an sich und anderen zu prüfen.

1796 fand er die Zeit reif, um mit seinen Ergebnissen an die Öffentlichkeit zu treten. In Hufelands „Journal der practischen Arzneykunde" veröffentlichte er den **„Versuch über ein neues Princip zur Auffindung der Heilkräfte der Arzneisubstanzen, nebst einigen Blicken auf die bisherigen."** (KMS I, S. 135 ff.)

Hier konnte er bereits 55 Arzneimittel mit ihren Symptomen vorstellen und erste

Hinweise zu deren Anwendung beim Kranken geben.

Er wählte zur Arzneiprüfung vorwiegend die Mittel aus, die zu seiner Zeit in der medizinischen Behandlung eingesetzt wurden. Sein Hauptziel war es ja, das Arzneiwissen über diese Mittel auf eine sichere Basis zu stellen. Darüber hinaus prüfte er auch Mittel, die sich in der Volksheilkunde bereits als nützlich für bestimmte Krankheiten erwiesen hatten.

So beobachtete er beim Stechapfel (Datura Stramonium), daß er „wachende, wunderliche Träume, Unbemerklichkeit des Gegenwärtigen, laute, delirirende Konfabulation, wie die eines im Schlafe Redenden, oft mit Verwechselung der Persönlichkeit [bewirkt]. Eine ähnliche Manie heilt er specifisch. Er erregt sehr specifisch Konvulsionen und ist deshalb in Fallsucht öfters heilsam gewesen. Die erstere und die letztere Eigenschaft machen ihn in der Besessenheit heilsam. – Seine Kraft, das Gedächtnis zu unterdrücken, giebt Winke, ihn im geschwächten Gedächtnisse zu prüfen. – [...] Er macht [...] Hitze und Erweiterung der Pupille, eine Art Wasserscheu, geschwollenes, rothes Gesicht, Zuckungen in den Augenmuskeln, zurückgehaltene Leibesöffnung, schweres Athemholen, in der Nachwirkung langsamen, weichen Puls, Schweiß, Schlaf." (KMS I, S. 167)

Zusätzlich zu den beobachteten Symptomen gab er Angaben zur Wirkungsdauer und zu Gegenmitteln an. Bei Stramonium hielt die Wirkung großer Gaben etwa einen Tag vor, die der kleinen 3 Stunden. Vegetabilische Säuren, insbesondere Zitronensäure, hemmten seine ganze Wirksamkeit.

2.2 Die Arzneiprüfung

In den Paragraphen 105–145 seines „Organon der Heilkunst" (6. Auflage, auf die sich die folgenden Paragraphen-Angaben beziehen), erläutert Hahnemann, wie eine Arzneiprüfung durchzuführen ist. An diesen Vorgaben, die durch seine großen Prüfungserfahrungen fortlaufend modifiziert und verbessert wurden, hat sich bis heute nichts Wesentliches geändert.

Allgemeine Grundlagen

Die ganze Wirksamkeit der einzelnen Arzneien, alle ihre krankhaften Symptome müssen erst beobachtet und bekannt sein, ehe man hoffen kann, für die meisten natürlichen Krankheiten ein passendes Mittel verordnen zu können. Gibt man Arzneien nur kranken Personen ein, so sieht man von ihren reinen Wirkungen wenig oder nichts Bestimmtes, da sich der Mitteleinfluß mit den Krankheitssymptomen mischt und nicht deutlich wahrgenommen werden kann (§§ 106, 107). Die Arzneimittelprüfung muß also bei möglichst gesunden Personen durchgeführt werden (§ 108).

Durch den Vergleich seiner Arzneiprüfungen mit älteren Berichten von unabsichtlichen Vergiftungen in der Literatur erkannte Hahnemann, daß sich die Wirkung der einzelnen Arzneien nicht veränderte, sondern daß sie sich in ihrer Auswirkung auf den Menschen glichen, jede Arznei auf ihre Weise. Sie wirken „nach bestimmten, ewigen Naturgesetzen" und sie sind fähig, bestimmte, zuverlässige Krankheitssymptome zu erzeugen (§ 111).

Alle Arzneien haben die Eigenschaft, eine ihnen eigentümliche Veränderung im Befinden des Menschen hervorzubringen. Doch kommen nicht alle einer Arznei eigenen Symptome schon bei einer Person, auch nicht alle sogleich, oder in demselben Versuch zum Vorschein. Bei der einen Person kommen diesmal diese, bei einem zweiten oder dritten Versuch wieder andere, bei einer anderen Person vorzugsweise diese oder jene Symptome hervor. Bei späteren Prüfungen mit anderen Versuchspersonen können sich jetzt wieder Symptome früherer Prüfungen zeigen. Sie erscheinen auch nicht zu derselben Stunde wieder (§ 134).

Der Inbegriff aller Krankheitssymptome, die eine Arznei zu erzeugen vermag, wird erst durch vielfache Prüfungen an vielen dazu geeigneten Personen beiderlei Geschlechts vollständig. Erst dann kann man sicher sein, eine Arznei auf ihre ganze Symptomatik ausgeprüft zu haben, wenn weitere Versuchspersonen wenig Neues mehr beobachten können und fast immer nur dieselben, von anderen schon beobachteten Symptome an sich wahrnehmen (§ 135).

Obwohl eine Arznei bei ihrer Prüfung nicht bei einer einzigen Person alle ihre Symptome hervorbringen kann, sondern nur bei vielen Prüfern jeweils verschiedene (§ 134), **so liegt doch die Möglichkeit und Neigung in ihr, alle diese Symptome in jedem Menschen zu erzeugen.**

Aufgrund dieses **Prinzips** vermag die Arznei alle ihre Symptome (selbst die seltenen) bei jedem Menschen zu erzeugen, dem man sie in einem Krankheitszustand von ähnlichen Beschwerden eingibt. Selbst in einer kleinen Gabe erregt sie dann, homöopathisch gewählt, einen der natürlichen Krankheit ähnlichen künstlichen Zustand im Kranken, der ihn von seinen ursprünglichen Leiden heilt (§ 136).

Alle Symptome, die bei einem gut durchgeführten Arzneiversuch auftreten, gehören zur Arznei. Auch wenn die Versuchsperson ähnliche Symptome vor längerer Zeit schon bei sich wahrgenommen hat, sind sie jetzt der Arznei zuzuschreiben (§ 138).

Hat man nun eine beträchtliche Anzahl von Arzneien auf diese Art im gesunden Menschen erprobt und alle Symptome aufgezeichnet, so hat man eine wahre **Materia medica** – eine Sammlung der reinen Wirkungen der Arzneistoffe (§ 143). Von einer solchen Arzneimittellehre sei alles Vermutete, bloß Behauptete oder gar Erdichtete ausgeschlossen (§ 144).

Allerdings kann nur ein ansehnlicher Vorrat an Arzneien uns in die Lage versetzen, für jeden der Krankheitszustände ein passendes ähnliches Mittel aufzufinden. Je mehr sorgfältige Prüfungen vorliegen, desto sicherer sind unsere Heilungsmöglichkeiten.

„Dann wird das Heilgeschäft den mathematischen Wissenschaften an Zuverlässigkeit nahe kommen." (§ 145)

■ Die Arznei

Jede Arznei zeigt eine besondere Wirkung beim Menschen, die sich bei keinem anderen Stoff genau so ereignet. So wie sich jede Pflanze in ihrer äußeren Erscheinung unterscheidet, so wie jedes Mineral in seinen Eigenschaften verschieden ist, so sind auch die Arzneimittel in ihren krankmachenden – also auch heilenden – Wirkungen verschieden und voneinander abweichend. Jede dieser Substanzen wirkt auf eine eigene, doch bestimmte Weise, die jede Verwechslung verbietet und erzeugt beim Menschen eine Abänderung seines Gesundheitszustands und Befindens (§§ 118, 119).

Bei der Prüfung der Arzneien auf ihre Wirkung im gesunden Körper muß man berücksichtigen, daß die Arzneien je nach Giftigkeit eine unterschiedlich starke Wirksamkeit entfalten. Giftige Substanzen zeigen schon in geringen Mengen Befindensveränderungen selbst bei kräftigen Versuchspersonen. Schwächere Substanzen müssen stärker dosiert werden, die schwächsten zeigen ihre Wirkung nur bei sensiblen Prüfern (§ 121).

Da jede Arzneiprüfung in den Fundus der gesammelten Prüfungen der Homöopathie eingeht, den – wegen der zeitlosen Gültigkeit der Arzneisymptome – auch spätere Generationen verwerten, muß größte Sorgfalt bei der Identifikation und Reinheit der zu prüfenden Substanz gewährleistet sein. Jeder Arzneistoff muß ganz allein, ohne jede fremde Substanz eingenommen werden. Solange die Wirkung der Arznei beobachtet wird, darf man keine andere Arznei zu sich nehmen (§§ 122, 124).

■ Die Versuchsperson

Die Versuchsperson (es muß an Frauen und Männern geprüft werden [§ 127]) muß **glaubwürdig und gewissenhaft** sein, muß sich während des Versuchs vor au-ßergewöhnlichen körperlichen und geistigen Anstrengungen und Aufregungen hüten. Sie muß aufmerksam und verantwortungsbewußt sein und auch den nötigen Verstand besitzen, um ihre Empfindungen in deutlichen Ausdrücken benennen und beschreiben zu können (§ 126). Die Ernährung sollte nicht von der üblichen abweichen. Arzneilich wirkende Speisen und Getränke müssen vermieden werden (§ 125).

■ Praktische Durchführung der Arzneiprüfung

- Nach jahrelanger Erfahrung mit Arzneiprüfungen zeigte sich für Hahnemann, daß die Arzneisubstanzen im rohen Zustand (z. B. als Preßsaft) lange nicht die Symptome so gut hervorbringen, als wenn sie in potenzierter Form angewandt werden (erstmals erwähnt in der 4. Auflage des Organon 1829, in der Fußnote zu § 121). Er empfiehlt daher, die Prüfung mit potenzierten Arzneien vorzunehmen. Man soll 4–6 Globuli der 30. Potenz täglich, mit ein wenig Wasser angefeuchtet oder in Wasser aufgelöst und geschüttelt, morgens nüchtern einnehmen und dies mehrere Tage fortsetzen lassen (§ 128).
Falls nur eine schwache Wirkung sichtbar wird, kann man, bis sie deutlicher und stärker wird, täglich etliche Kügelchen mehr einnehmen lassen, bis die Veränderungen wahrnehmbarer werden.

- Die Prüfpersonen reagieren unterschiedlich empfindlich auf die Arzneien. Ein sehr kräftiger Arzneistoff kann bei einer schwächlichen Person keine Symptome hervorrufen. Weit schwächere Arzneien wiederum können deutliche Symptome erzeugen und umgekehrt. Da diese unterschiedliche Empfänglichkeit vorher nicht bekannt ist, sollte man zuerst mit einer kleinen Arzneigabe beginnen und diese, wo es erforderlich ist, von Tag zu Tag steigern (§ 129).

- Bei Empfindung von Arzneibeschwerden ist es zur genauen Bestimmung des Symptoms erforderlich, sich dabei in verschiedene Lagen zu versetzen und zu beobachten, ob sich das Symptom durch Bewegung, durch Gehen im Zimmer oder in freier Luft, durch Stehen, Sitzen oder Liegen usw. vermehrt, mindert oder vergeht. Ebenso, ob Essen, Trinken, Sprechen, Husten, Niesen usw. das Symptom ändert. Man muß darauf achten, zu welcher Tages- oder Nachtzeit es sich bevorzugt einstellt. Durch diese Modalitäten wird das jedem Symptom Eigentümliche und Charakteristische sichtbar (§ 133).
- Die Empfindungen, Beschwerden und Befindensveränderungen müssen deutlich aufgeschrieben werden, am besten sofort, wenn sie sich ereignen. Dazu gehört die Angabe der nach der Einnahme verstrichenen Zeit der Entstehung jedes Symptoms, und wenn es lange anhielt, der Zeit der Dauer (§ 139).
- Wenn der Arzt nicht selbst die Versuchsperson ist, sieht er als Prüfungsleiter das Protokoll in Gegenwart der Versuchsperson sofort nach vollendeter Prüfung, oder wenn der Versuch mehrere Tage dauert, jeden Tag durch. Er kann dann die genaue Beschaffenheit jedes Symptoms noch näher erfragen (§ 139).
- Wer solche Prüfungen veröffentlicht, übernimmt die Verantwortung für die Zuverlässigkeit der Prüfpersonen.
- Hahnemann rät dem Arzt, selber Arzneien zu prüfen, um seine Beobachtungsgabe zu schulen und die Arzneien auf diesem Wege selbst kennenzulernen. Außerdem seien die Prüfungen, auch bei großer Zahl – Hahnemann prüfte über 100 Arzneien an sich –, für die Gesundheit förderlich: „Seine Gesundheit wird unveränderlicher; er wird robuster, wie alle Erfahrung lehrt" (Fußnote zu § 141).

■ Erst- und Nachwirkungen

Die Begriffe Erst- und Nachwirkungen (§§ 112–115 u.a.) sind aus der Pharmakologie der damaligen Zeit entlehnt. Trifft ein Arzneireiz auf einen Organismus, wird die zunächst erfolgende Reaktion – von Hahnemann **Erstwirkung** genannt – dem Mittel zugerechnet, während die „**Gegenwirkung, Nachwirkung**" die auf den Arzneireiz entgegengerichtete Reaktion des Organismus sein soll. Wo es einen der Erstwirkung gerade entgegengesetzten Zustand nicht gibt, ist die Natur bestrebt, wieder zum Normzustand zurückzugelangen. Hahnemann spricht dann von „**Nachwirkung, Heilwirkung**" (§ 64).

Damals war man der Überzeugung, daß Arzneien eine einzige Wirkungsrichtung, z.B. anregend, dämpfend, betäubend, ausscheidend usw. haben müssen. Kam es aber beim Gebrauch eines Mittels zu widersprüchlichen Effekten, z.B. zur Dämpfung und Anregung, so mußte die Annahme einer Gegenreaktion des Organismus diese bipolare Wirkung erklären.

Die Materia medica von Cullen, die Hahnemann übersetzt hat und die zu den führenden seiner Zeit zählte, teilt die Arzneien in solche Wirkkategorien ein. Bei den Narkotika traten deutliche Widersprüche auf. So fand sich bei Opium eine reizende Wirkung auf das Herz, die im Gegensatz zum sonstigen dämpfenden Effekt der Substanz stand. Cullen geht davon aus, daß dies derjenige Widerstand ist, den die „thierische Haushaltung" allem entgegensetzt, was sie zu benachteiligen trachtet. Man nannte diese Kraft, die in den arzneilichen Schulen allgemein anerkannt war, Erhaltungs- und Heilkraft der Natur. Sie entsprach diesem Verständnis nach einem allgemeinen Gesetz der „thierischen Haushaltung".

Diese Erhaltungs- oder Heilkraft der Natur ist in der Terminologie Hahnemanns die Nachwirkung.

> Nach Hahnemanns Überzeugung sind nur die Erstwirkungen brauchbare und wirkliche Arzneiwirkungen, während die Nachwirkungen dem Organismus zuzuschreiben sind.

Bei den Narkotika – die in diesem Zusammenhang eine Sonderrolle einnehmen – soll dies besonders deutlich werden. So hat Opium als primäre oder Erstwirkung „Schmerzunempfindlichkeit, eine furcht-lose Hochstimmung, ein Gefühl von Kraft und Mut, einen gedankenreichen Frohsinn". Nach acht bis zwölf Stunden (bei einer kleinen Gabe) kehrt sich der Effekt ins Gegenteil um. Die Nachwirkung imponiert jetzt mit einer „erhöhten Schmerzempfindlichkeit, Erschlaffung, Trübsinn, Grämlichkeit, Unbesinnlichkeit, Unbehaglichkeit, Furcht". D.h., daß Opium auch keinen Schmerz homöopathisch heilen kann, da in der Erstwirkung Opium keine Schmerzen, sondern Empfindungslosigkeit hervorruft. Erst als Gegenreaktion des Organismus ensteht dann die stärkere Schmerzempfindung.

Da alle Prüfungssymptome in den Arzneimittelsammlungen aufgeführt sind, können sie jetzt neben den Erst- auch Nachwirkungen enthalten. Sie dürfen daher nach Hahnemann nicht sämtlich einfach als reine Arzneisymptome übernommen werden, sondern müssen erst genau nach Erst- und Nachwirkungen unterschieden werden, wobei allerdings erhebliche Zuordnungsprobleme entstehen. Erstwirkungen sind in der Regel früh zu erwarten. Aber auch später auftretende Symptome können zu den Primärwirkungen zählen. (RA II, S. 66)

Die Nachwirkungen erwartet man in der Regel erst später, nur ausnahmsweise können sie schon früh auftreten. Entscheidend ist immer, daß ein entgegengesetzter Zustand vorausging.

Da mitunter entgegengesetzte Symptome verschiedener Prüfer sehr früh in der Prüfung erschienen und auch sonst als Erstwirkungen imponierten, mußte eine dritte Hilfskonstruktion, **Wechselwirkung** genannt, helfen, diese Widersprüche zu überwinden. Wechselwirkungen sind entgegengesetzte Zustände, die aber beide dennoch Erstwirkungen sind. (ORG VI § 115)

Welche Bedeutung Hahnemann den Erst- und Nachwirkungen zumißt, zeigen auch die vielen Paragraphen im Organon, in denen dieses Thema behandelt wird (unter anderem §§ 57, 63–66, 112–115, 130, 131, 137).

Die Gabengröße bei der Arzneiprüfung nimmt entscheidenden Einfluß auf die Erst- und Nachwirkung. Werden die Mittelgaben der zu prüfenden Substanz maßvoll eingesetzt und am besten in einer Einzelgabe verabreicht (§ 137), sind wenig oder keine Nachwirkungen zu erwarten. Ist aber mit einer Einzelgabe nichts zu erfahren, somit das Mittel in mehreren Gaben nacheinander zu verabreichen, müssen die so gewonnenen Prüfungssymptome erst genau untersucht werden, bevor sie als sichere Erstwirkungen in die Literatur eingehen können (§ 131).

So finden sich in der „Reinen Arzneimittellehre", Hahnemanns erster maßgeblicher Symptomensammlung, die den Beginn der Prüfungszeit in der Homöopathie repräsentiert, in der noch mit kräftigeren Dosen geprüft wurde, auch häufig Anmerkungen zu den einzelnen Symptomen, in denen sie als Erst- oder Nachwirkung interpretiert werden. Mit zunehmender Erfahrung und bei Versuchen mit höheren und selteneren Gaben in den späteren Arzneiprüfungen, die in den „Chronischen Krankheiten" gesammelt sind, nehmen die erläuternden Fußnoten zu den Symptomen deutlich ab.

Die Einteilung in Erst- und Nachwirkungen war von Anfang an umstritten. Es sind keine Begriffe, die der Homöopathie eigen sind, sondern sie wurden von Hahnemann aus damaligen pharmazeutischen Vorstellungen entlehnt und entwickelt (vgl. auch v. Keller: Über Erstwirkungen und Nachwirkungen, ZKH 31 [1987], S. 118–126, und Wegener: Zur Quellenlage des „Therapeutischen Taschenbuches" von Bönninghausen,

Teil 2: Kriterien für die Einarbeitung der Prüfungssymptome, ZKH 39 [1995], S. 105–117). Constantin Hering, der zusammen mit Hahnemann als der bedeutendste Arzneiprüfer gilt, beobachtete in der Praxis, **daß sich die als Nachwirkungen abgewerteten Symptome sehr wohl als Heilungsanzeigen verwenden ließen.** Schon früh hatte er die Vermutung, daß die Nachwirkungen nur eine Art Wechselwirkung seien, Gegenwirkung aber immer nur eine Herstellung der Gesundheit sein könne. Er stützte diese Hypothese auf Erfahrungen aus seiner Praxis.

1844 führte er aus, daß je langwieriger und bleibender die späteren Nachwirkungen, desto brauchbarer sie für den Arzt sind. Alle Zeichen, die bei den Prüfungen der höheren Potenzen entstehen, gleichen den Nachwirkungen (nicht den Erstwirkungen!) der niedrigen oder stärkeren Gaben. Prüfungen mit niedrigen Potenzen liefern nach Hering in den letzten Tagen dieselben Zeichen, die Prüfungen mit höheren Potenzen sogleich liefern.

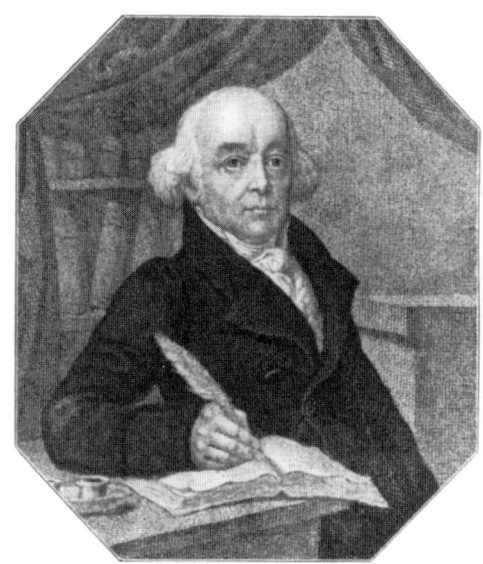

Abb. 1: Samuel Hahnemann (1819).

2.3 Hahnemanns Arzneimittellehren

■ Hahnemanns erste Symptomensammlung: „Fragmenta de viribus medicamentorum"

1805 konnte Hahnemann mit den „Fragmenta de viribus medicamentorum positivis sive in sano corpore humano observatis" die erste durch systematische Arzneiprüfungen gewonnene Arzneimittellehre vorlegen. Auf 269 Seiten werden 27 Arzneien in lateinischem Text vorgestellt. Hahnemanns Prüfungssymptome sind jetzt getrennt von den Beobachtungen anderer („observata aliorum") aufgeführt.

In den „Fragmenta" sind seine ganzen Prüfungen seit dem Chinarindenversuch 1790 gesammelt. Sie dürfte in den Torgauer Jahren von 1805–1811 Hahnemann als erste Arzneimittellehre gedient haben. Er unterscheidet Nahrungsmittel von Arzneien: „Was den Körper aufbaut und erhält, ist Nahrungsmittel. Wird hingegen das gesunde Befinden des Menschen in ein krankes – und deshalb auch das kranke Befinden in ein gesundes – verwandelt, handelt es sich um eine Arznei."

Durch Sperrdruck werden häufiger beobachtete Symptome gekennzeichnet, zweifelhafte Hinweise werden eingeklammert. Hahnemanns Vorstellungen von der Wirkungsweise der Arzneien und der darauf folgenden Gegenreaktion des Organismus, Erst- und Nachwirkungen genannt, werden erläutert.

Die Fragmenta erlebten nur eine Auflage, die darin vorgestellten Mittel außer Acris tinctura, Cantharis, Copaiva, Cuprum, Mezereum und Valeriana werden in die „Reine Arzneimittellehre" übernommen, die in deutscher Sprache von 1811–1821 erscheint.

■ Die „Reine Arzneimittellehre"

Von 1811–1821 erscheint die „Reine Arzneimittellehre" (RA) in sechs Bänden. Eine zweite und dritte Auflage folgten 1822–1827 und 1830–1833, von letzterer allerdings nur Band 1 und 2.

In der letzten Fassung der „Reinen Arzneimittellehre" sind 66 Mittel aufgelistet (die unterschiedlichen Merkur- und Goldpräparate sowie die beiden Magnetpole sind nur einmal gezählt).

Die aus den Fragmenta nicht übernommenen Mittel erscheinen später z.T. in der Arzneimittellehre „Die Chronischen Krankheiten" (z.B. Cuprum, Mezereum, Causticum als chemisch leicht abgewandelte Acris tinctura) und im „Archiv für die Homöopathische Heilkunst" (Cantharis und Valeriana). In der „Reinen Arzneimittellehre" werden die z.T. schon aus den „Fragmenta" bekannten Mittel mit wesentlich mehr Symptomen ausgestattet. Sie gilt als die erste praktikable homöopathische Materia medica, die bis heute in der Praxis ihre Bedeutung behalten hat. Sie wird wie jede Sammlung von Prüfungssymptomen im Originalwortlaut als **primäre Materia medica** bezeichnet. Sogenannte **sekundäre Materiae medicae** liegen in einer bearbeiteten, gekürzten und eventuell kommentierten Form vor.

In den sechs Bänden werden ca. 32 000 Symptome aufgelistet, Nux vomica führt als umfangreichstes Mittel mit 1 198 von Hahnemann als Prüfungsleiter und Arzneiprüfer selbst beobachteten Symptomen und 69 Beobachtungen anderer, gefolgt von Pulsatilla mit 1 046 bzw. 117 Symptomen.

Daß Hahnemann in der „Reinen Arzneimittellehre" auch noch intensiv die Literatur nach reinen Arzneisymptomen durchforschte, wird bei Belladonna und Mercurius deutlich: hier stehen 380 bzw. 663 eigenen Beobachtungen 1042 bzw. 761 Beobachtungen anderer gegenüber, die z.T. von weiteren Prüfern, aber auch zahlreich aus der Literatur stammen.

Die „Reine Arzneimittellehre" ist jedoch nicht nur eine Sammlung von Arzneimitteln, sondern für Hahnemann auch ein Forum, in dem er seine neue Heillehre erläutert, verteidigt und auch energische Angriffe gegen die damals herrschende Medizin führt. So stellt er jedem Band (außer dem fünften) einen lesenswerten Aufsatz voran.

Die einzelnen Arzneimittel werden mit einer genauen pharmazeutischen Bestimmung und Zubereitungsvorschrift eingeführt. Anschließend berichtet Hahnemann über eigene und fremde Erfahrungen mit der Arznei, gibt allgemeine Erläuterungen und erwähnt die Namen seiner Mitprüfer, bevor die Auflistung der Symptome erfolgt. Wichtige Begriffe werden definiert.

Bei Nux vomica wird der Begriff „Polychrest" eingeführt. Falls die Symptome einer Arznei mit den Symptomen der gewöhnlichsten und häufigsten Krankheiten des Menschen übereinstimmen, spricht man von einem **Polychrest**. Einige wenige Arzneien, wie z.B. Pulsatilla, Sulphur, Sepia und Nux vomica, erfüllen diese Bedingung.

■ „Die chronischen Krankheiten, ihre eigenthümliche Natur und homöopathische Heilung"

Seit 1816 widmete sich Hahnemann „Tag und Nacht" dem Problem der homöopathischen Behandlung nichtvenerischer chronischer Krankheiten, deren Heilung der

Homöopathie bis dahin große Probleme bereitete. Das Ergebnis seiner Forschungen war neben einer theoretischen Erörterung eine zweite große Sammlung von Prüfungssymptomen:

„Die chronischen Krankheiten, ihre eigenthümliche Natur und homöopathische Heilung" (CK), die er 1828–1830 vorlegte. 1835–1839 folgte davon eine überarbeitete und erheblich erweiterte zweite Fassung. Einem theoretischen ersten Band mit 188 Seiten schließen sich vier umfangreiche Bände Prüfungssymptome mit 47 Mitteln auf ca. 2 000 Seiten an.

17 Arzneien aus der **Reinen Arzneimittellehre** (Arsenicum, Aurum, Calcarea, Carbo animalis, Colocynthis, Conium, Digitalis, Dulcamara, Guajacum, Hepar sulphuris, Manganum, Muriaticum acidum, Phosphoricum acidum, Sarsaparilla, Stannum und Sulphur) werden in die „Chronischen Krankheiten" inkorporiert, wobei jetzt neue Symptome hinzukommen (aus den 679 Symptomen der Phosphorsäure, davon 268 von Hahnemann, 411 von anderen Prüfern beobachtet, werden 818 Symptome in den CK). Die übernommenen Symptome werden teilweise leicht verändert, zusammengefaßt oder gekürzt.

Im ersten Band erläutert Hahnemann auf 100 Seiten seine Sichtweise der „Natur der chronischen Krankheiten" und auf weiteren 88 Seiten deren homöopathische Heilung. Die in den anderen Bänden folgenden 47 Mittel sind von Hahnemann aufgrund ihrer Symptome ausgewählt, chronische Krankheiten zu heilen.

Hahnemann erkannte das Potential einer Substanz für ein chronisches Mittel an deutlichen und kräftigen Prüfungssymptomen. Sie mußten zudem zu seinen gesammelten Symptomen chronisch Kranker passen. Zuerst prüfte er die Substanzen, die damals in der Schulmedizin eingesetzt wurden. Sein ursprüngliches Ziel war es ja, die damalige „Vermutungskunst", d.h., die Gabe von Arzneien, ohne genaue Kenntniß von deren Wirkung, auf eine gesicherte Grundlage zu stellen. Andererseits prüfte er auch Mittel, die sich in der Volksheilkunde bereits als nützlich für bestimmte Krankheiten erwiesen hatten.

Diese Mittel, wie z. B. Calcarea carbonica, Lycopodium, Mercurius solubilis, Natrum muriaticum, Phosphorus, Sepia, Silicea terra, Sulphur und Thuja, bilden auch heute noch das Rückgrat der homöopathischen Heilung chronischer Krankheiten und werden weltweit täglich eingesetzt.

Sie werden nach seiner Lehre von den chronischen Krankheiten in antipsorische, antisykotische, antisyphilitische und **nicht**-antipsorische Mittel unterteilt (vgl. den Beitrag „Hahnemanns Theorie der chronischen Krankheiten", S. 245 ff.). Später wird die Trennung zwischen antipsorischen (die Mittel aus den CK, z. B. Sulphur) und nicht-antipsorischen Mitteln (die Mittel aus der RA, z. B. Pulsatilla) wieder abgeschwächt.

1833 hatte Hahnemann folgende Mittel aus der RA ebenfalls für antipsorisch erklärt: Bell., Clem., Dig., Euph., Guaj., Hep., Plat., Rhod. und Seneg., nachdem er vorher schon auf Anfrage eine andere Reihe von Arzneien mitgeteilt hatte: Alum., Anac., Ars., Aur., Dulc., Mez., Mang., Mur-ac., Nitr., Ph-ac., Sars., Stann., Sul-ac. Immer mehr andere Mittel zeigten in der Praxis, daß auch sie, wenn auch seltener, chronisch Kranke heilen konnten.

Bönninghausen schrieb schon 1832, in der Vorerinnerung zur ersten Auflage seines in zwei Bänden (aufgeteilt in antipsorische und nicht-antipsorische Arzneien) erschienenen Repertoriums folgendes:

„Sollte sich indessen diese Vermutung [nämlich daß immer mehr auch bis dahin für nicht-antipsorisch erklärten Mittel zu Antipsorika erklärt werden konnten] in der Folge bestätigen, so wäre es in der That ein großer Gewinn für unsere Wissenschaft, indem mancherlei chronische Siechthume so geartet sind, daß sie dem Wirkungskreis unserer bisherigen antipsorischen Heilmittel nur unvollkommen entsprechen." (Systematisch–Alphabetisches Repertorium der Antipsorischen Arzneien, S. XVI)

Auch Hahnemann hält später diese Trennung nicht mehr für nötig. 1840 schreibt er an Bönninghausen:

„Ich wünschte sehr Ihr Repertorium, ohne Unterscheidung der antipsorischen von den andern in Einem Band dereinst zu sehen." (M. Stahl: Der Briefwechsel zwischen Samuel Hahnemann und Clemens von Bönninghausen [Heidelberg 1997], S. 136.)

Bei der Anordnung der Symptome in den „Chronischen Krankheiten" fällt auf, daß jetzt die Gemütssymptome – für Hahnemann Hauptsymptome – nicht mehr, wie in der „Reinen Arzneimittellehre" am Schluß, sondern zu Beginn aufgeführt werden.

2.4 Bearbeitung von Prüfungssymptomen

Nachdem die Prüfungssymptome vorliegen, müssen sie zur weiteren Bearbeitung so geordnet werden, daß sie möglichst rasch und eindeutig aufgefunden werden können. Hahnemann ordnet die Symptome seiner Arzneiprüfungen in das sogenannte **Kopf-zu-Fuß-Schema** ein. Hierbei werden alle Prüfungssymptome in ein anatomisches System eingefügt, bei dem das maßgebliche Stichwort die Lokalisation der Symptome ist.

Die zweite Grundregel bei Hahnemann lautet, **zuerst die lokalen und dann die allgemeinen Symptome** anzugeben.

Die Symptome der Körperteile, der Organe und deren Funktionen reiht man von oben nach unten, mit dem Kopf beginnend und bei den Füßen endend, an.

Zuerst wird eine Reihe gebildet, die vom Kopf zu den Sinnesorganen, dann vom Mund durch das Verdauungssystem absteigend zu den Fortpflanzungsorganen führt. Danach folgt eine zweite Reihe, die absteigend von den Atmungsorganen über die Extremitäten zu den allgemeinen Symptomen wie Modalitäten, Schlaf, Fieber, Haut und Gemütsveränderungen läuft. Komplexe Symptome, bei denen mehrere Körperteile betroffen sind, müssen durch Parallelangaben auffindbar bleiben. (Dies konnte Hahnemann aber aus Zeitgründen nicht konsequent durchführen.)

Hahnemann führte dieses Schema zuerst 1811 ein; 1822 und 1830 wurde es von ihm modifiziert und verbessert.

„Die gewönliche Ordnung der Symptome [in den Primärarzneimittellehren] ist folgende:

Schwindel,
Benebelung,
Verstandes-Mängel,
Gedächtniß Mängel,
Kopfweh, inneres, äußeres,
Stirne, Haare,
Gesicht überhaupt (vultus)   oder   visus,
Augen und Gesicht (visus)   vultus,
Ohren, Gehör, (Kiefer-Gelenk),
Nase, Geruch,
Lippen,
Kinn,
Unterkiefer, (Unterkieferdrüsen),
Zähne,
Zunge, (Sprachfehler),
Speichel,
Innerer Hals, Rachen,
Schlund, Speiseröhre,
Geschmack,
Aufstoßen, Sood, Schlucksen,
Übelkeit, Erbrechen,
Eß- und Trink-Lust, [Anm.: (Durst steht zuweilen hinter dem Schlucksen, und kömmt zum Theil auch unten bei den Fiebern mit vor], Hunger,
Herzgrube, (Magengrube), Magen,
Unterleib, Oberbauch, Lebergegend, Hypochondern, (Unteribbengegend),
Unterbauch,
Lendengegend [Anm.: Zuweilen beim Rücken und den Lendenwirbeln mit eingeschaltet],
Schoß, Bauchring,
Mastdarm, After, Mittelfleisch,
Stuhlgang,
Harn, Harnblase, Harnröhre,
Geschlechtstheile,
Geschlechtsrieb,
Geschlechtsvermögen, Samenerguß,
Monatsreinigung, Scheidefluß.

Nießen, Schnupfen, Katarrh, Heiserkeit,
Husten,
Odem,
Brust,
Herz-Bewegung,
Kreuz-Gegend, Lendenwirbel,
Rücken,
Schulterblätter,
Nacken,
Aeußerer Hals [Anm.: Der äußere Hals kommt zuweilen nach dem Unterkiefer mit vor.],
Schultern, (Achseln),
Arme, Hände,
Hüften, Becken,
Hinterbacken,

Phosphorus. Phosphor

Grosse Niedergeschlagenheit (n. 5 T.).

Trübe, verschlossen, nachdenkend (Ng.).

Zu Nichts aufgelegt, träge, verdrossen (Ng.).

Traurig und niedergeschlagen, lange Zeit (Ng.).

5 Traurig und melancholisch, als habe sich unter den Seinen ein Unglücksfall ereignet (n. 14 T.) (Ng.).

Trostlose Grämlichkeit, mit Weinen und Heulen, früh (n. 5 T.).

Traurig und missmüthig, doch nicht zum Weinen.

Traurig, niedergeschlagen (Stf.).

Betrübte Laune, Niedergeschlagenheit.

10 Traurigkeit in der Dämmerung, einige Abende nach einander, zur gleichen Stunde.

Melancholie.

Die Welt war ihm erschrecklich, nur Weinen konnte ihn erleichtern; bald darauf gänzliche Abgestumpftheit und Gleichgültigkeit.

Gemüthliche Melancholie und heftiges Weinen, gegen Morgen, beim Erwachen aus einem Wehmuth erregenden Traume; er konnte das Weinen nicht stillen, noch sich beruhigen und jammerte noch über eine Viertelstunde lang (Htb.).

Trübe Stimmung und sehr empfänglich für Gemüths-Bewegungen, vorzüglich für Bangigkeit (die ganze Zeit hindurch) (Htb.).

15 Traurig, bang, kleinmüthig (Ng.).

Angst (Voigtel, Arzneimittellehre).

Bangigkeit, als sey ihr leid um Etwas, öfterer wiederkehrend (Ng.).

Aengstlichkeit und Hitze im Kopfe, mit heissen, rothen Hän-

Belladonne

Schwindel [Sicelius, Observ. Dec. IV. Cas. 4. – Ziegler, Beob. Leipz. 1787. S. 21–38. – R. Buchave, in Samml. br. Abh. f. pr. Aerzte, XIV. IV. – Henning, in Hufel. Journ. XXI, 1. – Eb. Gmelin, in Acta Nat. Cur. VI. App.].

Schwindel; es ist ihm, als schwankten die Gegenstände hin und her [Ws.].

Drehen im Kopfe, Schwindel mit Uebelkeit, wie nach schnellem Drehen im Kreise, oder wie nach dem Früh-Schlafe auf eine Nacht-Schwärmerei [Hbg.].

Drehen im Kopfe und zugleich ein ähnliches Drehen in der Herzgrube: nach Aufstehen ward es beim Gehen so schlimm, daß sie nichts mehr unterscheiden konnte, es schwand alles vor den Augen [Kr.].

5 Schwindel, als drehte sich alles im Kreise herum (n. 1 St.) [Hrn.].

Er geht in einem Kreise herum [de St. Martin, Journal de Med. XVIII, Août.].

Dumm und drehend im Kopfe, in freier Luft ist's ihr besser, in der Stube schlimmer (n. ¼ St.) [Stf.].

Anfälle von Schwindel, in Ruhe und Bewegung [Gß.].

Eine Schwindel ähnliche Taumel-Empfindung im ganzen Kopfe, während des Sitzens [Htn.].

10 Schwindel und Zittern der Hände, daß sie nichts damit verrichten konnten [Baldinger, Neues Magazin f. Aerzte, I. 1. St. S. 30].

Beim Gehen taumelt er, hielt sich an die Wände an, klagte über Beängstigung und Schwindel und redete oft ohne Vernunft wie ein Betrunkener [Baldinger a.a.O.].

Abb. 2: Beispielseiten Belladonne aus „Reine Arzneimittellehre", Bd. 1, S. 17, und Phosphor aus „Chronische Krankheiten", Bd. 5, S. 5.

Ober- Unter-Schenkel, Unterfüße,
Die gemeinsamen Körper-Beschwerden und Hautübel,
Beschwerden in freier Luft,
Ausdünstung, Körpertemperatur, Verkältlichkeit, Ver-heben, Paroxysmen,
Krämpfe, Lähmung, Schwäche, Ohnmacht,
Gähnen, Schläfrigkeit, Schlummer, Schlaf, Nacht-beschwerden, Träume,
Fieber, Frost, Hitze, Schweiß,
Aengstlichkeit, Herzklopfen [Anm.: Das nicht ängstliche Herzklopfen kommt unter den Brust-Beschwerden vor],
Unruhe, Zittern [Anm.: Unruhe und Zittern, was bloß körperlich ist, und woran das Gemüth kei-nen Antheil nimmt, kömmt gewöhnlich bei den Gliedern oder unter den gemeinsamen Körper-Beschwerden vor.]
Gemüthsveränderungen, Seelenkrankheiten.
Köthen, im Jenner 1830.“

(Reine Arzneimittellehre, Dritte, vermehrte Auf-lage. 1830, Bd. I, S. 8–9)

Dagegen ist die **alphabetische Anordnung** aus verschiedenen Gründen unbrauchbar.

- Eine alphabetische Anordnung würde zu Mehrfachnennungen führen, da die Prü-fer mit unterschiedlichen Worten gleiche Symptome bezeichnet haben. So lassen sich Furcht und Angst zwar in ihrem ge-nauen Sinn vom Wort her trennen, an ei-ner unterschiedlichen Bedeutung für die Arzneiprüfer muß aber im einzelnen Fall sehr gezweifelt werden.
- Sehr ähnliche Symptome würden durch die Alphabetisierung an ganz unter-schiedliche Stellen gerückt.
- Eine einheitliche Stichwortgebung für die Sortierung wäre schwierig, denn sie müß-te nach komplizierten Regeln vorgenom-men werden.

Mit einer alphabetischen Sortierung ist da-her keine übersichtliche und platzsparen-de Anordnung möglich.

Die Anordnung nach der Lokalisation entspricht auch der natürlichen Wahr-nehmung des Patienten und des Prüfers, der seine Symptome zuerst an ihren Orten wahrnimmt.

Anordnungsschema von Hering:
- Die inneren Symptome und Funktio-nen vor den äußeren und den organi-schen Veränderungen.
- Zuerst die gesteigerte Funktion, dann die veränderte, dann die ver-minderte.
- Erst die Teile, dann die Symptome des ganzen Körpers.
- Zuerst die oberen Teile, dann die un-teren.
- Alle Modalitäten bei den dazugehö-renden Funktionen belassen.

In den „Chronischen Krankheiten“ stellte Hahnemann erstmals die Gemütssympto-me vor die Kopfsymptome. Er begann jetzt auch innerhalb der einzelnen Regionen die **inneren Symptome vor den äußeren** anzu-ordnen, fand allerdings nicht mehr die Zeit, diese Anordnung auf alle Lokalisationen auszudehnen. Bei nachfolgenden Autoren größerer Sammelwerke der Materia medica (unter anderem Jahr, Trinks/Müller) wurde die Anordnung von Hahnemann modifi-ziert. So stellte z.B. Jahr, der Autor des „Aus-führlichen Symptomenkodex der Homöo-pathischen Arzneimittellehre“, die Allge-meinsymptome an den Anfang des Sym-ptomentextes.

Hering folgte dem System Hahnemanns in seinen Symptomensammlungen und entwickelte sie in diesem Sinne weiter. Die Heringsche Anordnung soll exemplarisch als Prototyp einer gegenüber Hahnemann weiter verbesserten Symptomenanord-nung kurz vorgestellt werden. Hering ord-net nach diesem Prinzip alle Prüfungs-symptome in 48 Kapitel. Es ergeben sich sinnvolle Modifikationen, z.B. wird die Nase nicht mehr wie bei Hahnemann in zwei Kapitel „Nase und Geruch“ und „Nie-sen und Schnupfen“ unterteilt.

1. Gemüt und Disposition
2. Sensorium

3. Kopfschmerzen und Beschwerden des inneren Kopfes
4. Äußerer Kopf
5. Sehen und Augen
6. Hören und Ohren
7. Geruch und Nase
8. Gesicht
9. Unterer Bereich des Gesichts
10. Zähne und Zahnfleisch
11. Geschmack, Sprechen, Zunge
12. Innerer Mund
13. Gaumen und Hals
14. Verlangen nach Speisen und Getränke
15. Beschwerden vor, während und nach dem Essen oder Trinken
16. Magensymptome
17. Epigastrium
18. Hypochondrium
19. Abdomen
20. Rektum und Anus
21. Harnorgane
22. Männliche Geschlechtsorgane und ihre Funktion
23. Weibliche Geschlechtsorgane und ihre Funktion
24. Schwangerschaft und Geburt
25. Larynx
26. Atmung
27. Husten
28. Innere Brust und Lunge
29. Herz und Kreislauf
30. Äußere Brust
31. Nacken und Rücken
32. Obere Extremitäten
33. Untere Extremitäten
34. Extremitäten allgemein
35. Ruhe – Haltung – Bewegung
36. Nerven
37. Schlaf
38. Tageszeiten
39. Temperatur, Luft, Wasser, Wind, Wetter und Jahreszeiten
40. Fieber
41. Zeitmodalitäten
42. Empfindungen
43. 1–7: Begleitumstände von Schmerzen oder Beschwerden
44. Gewebe
45. Passive Bewegungen und Berührung
46. Haut
47. Lebensphasen
48. Beziehungen zu anderen Arzneimitteln

(Hering, Analytical Repertory of the Symptoms of the Mind [New York 1881, Repr. New Delhi 1995], S. 29–52. Übersetzt vom Verfasser dieses Beitrags.)

2.5 Die primäre Materia medica

Nachdem die Prüfungssymptome nach dem Kopf-zu-Fuß-Schema angeordnet und durchnummeriert sind, liegt die **primäre Materia medica** der jeweiligen Arznei vor. In ihr sind jetzt alle Prüfungssymptome, Symptome von Geheilten und die jeweils gesammelten Vergiftungssymptome aus der Literatur vereinigt. Eine eigentliche Bearbeitung der Symptome hat noch nicht stattgefunden, wenn man einmal davon absieht, daß der Prüfungsleiter die Symptome der Arzneiprüfer konzentriert und in eine sprachlich bessere Form gebracht hat. Der Originalwortlaut der Symptome ist jetzt der Ausgangspunkt für alle weiteren Schritte, die die Erschließung der Materia medica zum Ziel haben.

Als Sammelwerke dieser Art gelten in erster Linie Hahnemanns „Reine Arzneimittellehre" und die „Chronischen Krankheiten". Dazu kommen u.a. die weniger bekannte „Reine Arzneimittellehre" von Hartlaub und Trinks sowie die größte Sammlung von Prüfungssymptomen, die von T. F. Allen herausgegebene „Encyclopedia of Pure Materia Medica", die Ende des 19. Jahrhunderts erschien und in der auch zahlreiche neue Prüfungen nach Hahnemann berücksichtigt sind (heute als Reprint erhältlich, New Delhi 1982).

▪ Mittelfindung mit der primären Materia medica

In den Anfangsjahren der Homöopathie leistete Hahnemann notgedrungen die Mittelfindung mittels direktem Zugriff auf die primäre Materia medica. Ein auffallendes Symptom beim Patienten verglich man mit den entsprechenden Abschnitten **aller** Arzneien. Es zeichneten sich aber bald praktische Schwierigkeiten bei dieser Art der Mittelwahl ab. Die Schüler der Homöopathie konnten nicht auf eigene Prüfungserfahrungen zurückgreifen, das selbst erlebte und erarbeitete Arzneiwissen Hahnemanns fehlte ihnen. So waren sie gezwungen, sich alles mühsam aus den Symptomensammlungen einzuprägen, was durch das stetige Anwachsen der Materia medica durch Neuprüfungen schließlich an seine Grenzen stieß. Eine sichere und effektive Arbeitsweise war so nicht mehr möglich.

Die Materia medica mußte in eine praxisgerechte Form transformiert werden.

■ Entwicklung von Repertorien

Um die Symptome der Materia medica jetzt für die Mittelfindung praktikabel auffindbar zu machen, war eine Anordnung nötig, die zu jedem Symptom alle dazugehörenden Mittel nennt. Hahnemann schuf deshalb schon bei den „Fragmenta" einen Index, der die Mittel nach den Symptomen ordnete. Das Ziel war es, eine spiegelbildliche Umkehrung der Materia medica zu schaffen, die eine schnelle und sichere Auffindbarkeit der Symptome des Kranken gewährleistete.

Sein dafür verfaßter Index benötigte aber für die 267 Seiten des Prüfungstextes allein schon 470 Seiten. Die Anordnung seines ersten Symptomenindexes war rein alphabetisch ohne sachbezogenes Ordnungsprinzip, so daß bei unterschiedlichen Stichwörtern die Symptome mehrfach an verschiedenen Stellen aufgeführt waren, was den Index weit umfangreicher als die Materia medica selbst machte.

Später folgte von Hahnemann ein weiteres, handgefertigtes Repertorium. Aber erst seinen Nachfolgern Bönninghausen, Jahr und vor allem Kent gelang es, die große Zahl von Einzelsymptomen mit ihren Repertorien in eine praxisgerechte Form zu bringen. In Kents „Repertory", des heute weltweit gebräuchlichsten, werden die Symptome wie in der Materia medica nach dem Kopf-zu-

Fuß-Schema angeordnet. Innerhalb einer anatomischen Region (z.B. Extremitäten) werden dann die allgemeinen Symptome alphabetisch aufgelistet, wobei ortsbezügliche Symptome wieder dem Kopf-zu-Fuß-Schema unterstellt werden. Erst durch diese Mischung aus anatomischer und alphabetischer Anordnung konnte die umfangreiche Symptomenmenge der Materia medica für die Praxis adäquat erschlossen werden.

> Das Repertorium ist heute das entscheidende Werkzeug zur Mittelfindung, da es die eigentliche Aufarbeitung der Materia medica in einer praxisgerechten Form verkörpert.

■ Arbeiten mit der primären Materia medica: Der Symptomenvergleich

Für die **Suche** nach der ähnlichsten Arznei ist die primäre Materia medica nicht geeignet. Sie findet neben dem Studium von Arzneimitteln vor allem beim **Materia-medica-Vergleich** Verwendung. Bei der Endauswahl des homöopathischen Heilmittels können mit der primären Materia medica die Symptome des Patienten im Wortlaut **verglichen** werden. Sie dient nach der Vorauswahl mit dem Repertorium der Differentialdiagnose des Simile.

Insbesondere bei zusammengesetzten Symptomen, die nur schwer ins Repertorium übertragen werden können, ist das Aufsuchen des Originalwortlauts der Prüfungssymptome wichtig.

Fallbeispiel ▮▮▮▮▮▮▮▮▮▮▮▮▮▮▮▮▮▮▮▮▮

Im September 1993 suchte mich eine 17jährige Patientin auf, die an einer ausgeprägten Dysmenorrhoe litt. Die Periode, die immer einige Tage zu früh erscheint, beginnt nachts mit starken, wehenartigen Schmerzen, von denen sie erwacht. Wenn sie eine Wärmflasche an den Bauch preßt und die Beine anzieht, empfindet sie eine gewisse Erleichterung. Ihr ist es schwindlig und schlecht, es stellen sich Stuhldrang und Durchfall ein. Ein auffallendes Begleitsymptom zu der nächtlichen Dysmenorrhoe sind heftige Muskelkrämpfe in den Oberschenkeln.

Manganum, ein selten gebrauchtes Mittel, ist in einigen Rubriken im Repertorium vertreten. Eine sichere Mittelwahl war aber allein mit dem Repertorium nicht möglich. Deshalb war es bei dieser komplexen Symptomenreihe notwendig, den Vergleich mit den Prüfungssymptomen vorzunehmen:

„**Nachts**, 1 Uhr, **erwacht sie unter heftigem Klemmen und Greifen** über dem Schambeine, mit Eiskälte am ganzen Rumpfe, dem Kopfe und den Armen, und heftigem kaltem Schweisse, bei grosser innerer Hitze, Trockenheits-Gefühl der feuchten Zunge, warmen Untergliedern, grosser Bangigkeit und Unruhe, dass sie sich von einer Seite stets auf die andere wirft, mit Unerträglichkeit der Entblössung; nach 1/4 Stunde, Neigung zum Aufstossen, ohne es zu können, dann leeres Aufstossen und kleine Winde-Abgänge ohne Erleichterung, Durst, Wasseraufsteigen im Schlunde, **mit Uebelkeit** und Gesichts-Blässe, warmer Schweiss an den Untergliedern und grosse Ermattung in den Füssen, **Neigung zu Stuhl**, Härte und Empfindlichkeit des Unterbauches beim Reiben; dann, nachdem der Zufall und die Schmerzen, die sie schon lange zuvor im Schlafe gefühlt, durch Ipecacuanha gestillt worden, fester Schlaf; früh beim Erwachen, Schwere des Kopfes und Eintritt der Regel mit dickem, schwarzem Blute (d. 4.T.) (Ng.)" (CK IV, S. 237–238, Nr. 450).

„**Im Oberschenkel ein kneipendes Zwängen** an der vordern Fläche, als wollte es die Haut in die Höhe ziehen, im Freien; die Stelle schmerzt noch lange (Ng.)" (CK IV, S. 234, Nr. 380).

„**Regel um 6 Tage zu früh**, schwach und nur 2 Tage. (Ng.)" (CK IV, S. 227, Nr. 248). (Hervorhebungen vom Verfasser dieses Beitrags.)

Die Patientin erhielt eine Gabe Manganum XM (Catellan), nach der sich die nächste Periode wesentlich weniger schmerzhaft einstellte. Sie wachte nachts zwar daran auf, aber die Schmerzen, die vorher kaum zum Aushalten waren, belästigten sie jetzt nur wenig. Oberschenkelkrämpfe traten nicht mehr auf. Sie erhielt nach drei Monaten eine weitere Gabe Manganum XM; danach flackerte vorübergehend ein von früher gekanntes Ekzem in den Ellbogen wieder auf. Eine ekzematöse Erkrankung gehört auch zum Wirkungsbereich von Manganum.

◼ Die Verifikation

Klinische Erfahrungen verbessern die Qualität und Zuverlässigkeit der Materia medica. Bei der Anwendung der Arzneimittel in

der Praxis werden Symptome geheilt, d. h. **verifiziert**. Arbeitet man diese **Verifikationen** in die Materia medica ein, werden die Symptome im Hinblick auf ihre praktische Zuverlässigkeit hin gesichert.

Das „**sichere Wissen im voraus**" als Maxime der Homöopathie gründet auch auf einer zuverlässigen Materia medica, zu der man über die Arzneiprüfung und Verifikation gelangt.

Nachprüfungen können zwar zusätzliche Bestätigungen liefern, **aber da sich nicht jedes Symptom in jeder Prüfung zeigen muß (ORG VI § 134)**, können damit zufällige und unsichere Prüfungssymptome nicht erkannt werden.

Somit sind Doppelblindversuche untauglich zur Validierung von Prüfungssymptomen und entsprechen nur einem Mißtrauen gegen den Arzneiprüfer. Allerdings erwachsen heute aus der zunehmenden Hinwendung zu Gemüts- und Traumsymptomen und der damit verbundenen euphorischen Erwartungshaltung für die Arzneiprüfung ganz andere Gefahren. Aber auch hier kann der Doppelblindversuch keine Sicherung leisten.

Die gewonnene Sicherheit eines durch Nachprüfung gesicherten Symptoms bliebe auch auf die Arzneiprüfung beschränkt. Da aber der Zweck der Arzneiprüfung die Heilung von Kranken ist, **muß sich das Symptom auch in der Praxis bewähren.**

So haftet ein Rest Unsicherheit an jedem Symptom, bis es durch Heilung(en) bestätigt werden kann.

Die Verifikation ist in der Homöopathie der einzig methodisch hinreichende Weg, die Materia medica zu sichern und in ihrer Zuverlässigkeit und Praktikabilität zu verbessern.

In der Niccolum (Nickel)-Prüfung von Cajetan Nenning (Ng.) aus der „Reinen Arzneimittellehre" von Hartlaub und Trinks lautet das Symptom Nr. 43 folgendermaßen:

„**Erst Stechen im Oberkopfe,** und grosse Empfindlichkeit und Zerschlagenheit daselbst, dass sie den Kamm nicht leiden konnte; Vormittags 1 Stunde lang; Nachmittags heftiger wiederkehrend; **öfters geht auch der Schmerz in die beiden Kopfseiten und in die Stirn,** mit Gefühl, als sollte das Stirnbein zerspringen, nur nach und nach vergehend; bei grosser Verdriesslichkeit (d. 1. T.).“ (Hervorhebungen vom Verfasser dieses Beitrags)

In dem Artikel „The Selection of the Remedy illustrated. No. 3 – Three Cases of Dysmenorrhoea“ von Edward Berridge (The Organon, Vol. 1, S. 419) erwähnt der Autor einen Fall, in dem obiges Symptom verifiziert werden konnte:

„16. September, ein Uhr Nachmittags konsultierte mich eine 19jährige Patientin wegen folgender Symptome. **Schießender Schmerz vom Scheitel zur Stirn** seit Mitternacht; Schwäche seit drei Monaten; Übelkeit seit sechs Wochen; immer vor der Menses (Menarche mit 14) Bauchschmerzen, wie nach unten pressend, zuerst auf der linken, dann auf der rechten Seite; appetitlos. Niccolum 200 (Leipzig), eine Gabe. Ihr Arbeitgeber sagte, das Mittel wirkte ‚wie ein Wunder‘. Sie war in Ordnung in ein oder zwei Tagen, außer den Menses-Symptomen. Am 21. Dezember berichtete sie, daß auch diese beinahe verschwunden sind.

Kommentar: Im dritten Fall war das zuletzt aufgetretene Symptom – **Schießende Schmerzen vom Scheitel zur Stirn** [das nur zu Niccolum gehört] – das Schlüsselsymptom, die anderen Symptome waren zu unsicher, bis auf die Dysmenorrhoe-Symptome, die aber in der Materia medica nicht gefunden werden konnten. [...] Es ist ein wertvolles klinisches Symptom und wird für zukünftige Verifikationen hinzugefügt.“ (Übersetzt vom Verfasser dieses Beitrags. Vergleiche dazu auch S. 37–40)

Zusätzlich zur Absicherung von Prüfungssymptomen ermöglicht die Verifikation eine vertiefte Arzneierkenntnis. Symptome, die vielleicht nur ein einziges Mal bei einem einzigen Prüfer aufgetreten sind, können durch ihre wiederholte Heilungsbestätigung zu charakteristischen Symptomen dieses Mittels werden. Als zweite Aufgabe der Verifikation ist daher neben der Sicherstellung die **Erweiterung** unserer Materia medica zu verstehen.

■ Die Symptomengrade

Um die Verifikationen kenntlich zu machen, wurden **Grade** eingeführt. Ihre Hauptbedeutung haben sie in der Praxis für die Repertorien, aber auch in der Materia medica wurde mit Graden gesicherte Symptome gekennzeichnet. Eine Veränderung des Drucktyps zeigt den unterschiedlichen Verifikationsgrad eines Symptoms an.

Die Symptomengrade in der Homöopathie wurden von Hahnemann eingeführt. Er unterschied zwei Grade: Symptome im Normal- und Sperrdruck.

Bei seiner ersten Materia medica, den Fragmenta, kennzeichnete er durch diese Schriftarten die **unterschiedliche Häufigkeit** der Symptome in der Prüfung. Er übernahm diese Unterscheidung für seine folgenden Symptomensammlungen, so daß wir bei Pulsatilla „D u r s t l o s i g k e i t“ als Symptom erkennen, das in der Prüfung wiederholt aufgetreten ist.

Um jetzt zusätzlich zur Häufigkeit auch die Heilungsbestätigung kenntlich zu machen, waren mehrere Grade notwendig.

Bönninghausen schuf für seine Repertorien ein System von fünf Graden (vgl. die Beiträge Repertorien und Mittelfindung nach Bönninghausen, S. 101 f. und 139 f.):

1. Grad: (zweifelhaft)
2. Grad: sicher, aber nicht ausgezeichnet
3. Grad: s i c h e r u n d a u s g e z e i c h n e t, d. h. w i e d e r h o l t a u f g e t r e t e n e E r s t w i r k u n g
4. Grad: *wie 3, durch Heilungen bestätigt*
5. Grad: *J e d e s m a l i g e H e i l u n g s b e s t ä t i g u n g b e i w i e d e r h o l t e r A n w e n d u n g*

Hering orientierte sich an Bönninghausen und übernahm für die „Guiding Symptoms“ (siehe dort) vier Grade, die er durch unterschiedliche Längsbalken (|, ||, |, ||) markierte. Sein 1. Grad (|) kennzeichnet ein gelegentlich bestätigtes Symptom; er wird meist nicht eigens erwähnt. Mitunter zeigt der 1. Grad innerhalb einer Textzeile eine

Abstufung an. Der 2. Grad (‖) zeigt das häufiger bestätigte Symptom, während der 3. (I) und 4. Grad (‖) die unterschiedlich häufige Heilung anzeigt.

Kent unterschied in seinem Repertorium drei Grade, wobei der 1., 2. und 3. Grad Bönninghausens zum 1. Grad Kents wurde, der 4. Grad zum 2. Grad und der 5. Grad zum 3. Grad Kents. Im „Synthetischen Repertorium" von Barthel/Klunker wurde zusätzlich ein 4. Grad eingeführt.

Der 4. Grad im Synthetischen Repertorium ist auf Pierre Schmidt zurückzuführen. Er ist nicht als Steigerung des 3. Grades zu verstehen. Er besagt, daß sich ihm das damit gekennzeichnete Mittel nach seiner persönlichen Erfahrung bei nicht näher charakterisierten (unvollständigen) Symptomen besonders bewährt hat.

Die Grade bezeichnen eine Art Wahrscheinlichkeit für das Symptom, wirklich seiner Arznei anzugehören, so wie bei Hahnemann die unterschiedliche Häufigkeit des Auftretens des Symptoms in der Prüfung zu zwei Graden führte. Den größeren Einfluß auf die Gradzuteilung hatte dann die Erfahrung mit dem Mittel in der Praxis, die Verifikation. Die Gradzugehörigkeit ist vom Inhalt eines Symptoms völlig unabhängig.

Von der klassischen Definition der „Grade" her ist es falsch, die Intensität eines Symptoms damit zu verbinden.

Ein Verlangen nach Salz im 3. Grad im Repertorium meint nicht eine extreme Gier nach Salz, so wie auch dieses Symptom im 1. Grad nicht nur „gern haben von Salz" bedeutet.

Durch die Verifikationen kristallisierten sich in der Materia medica bei den einzelnen Arzneien bestimmte Symptome besonders heraus. Diese auszeichnende Charakterisierung ist aus den Prüfungssymptomen allein nicht erkennbar. Durch die Praxis veränderte sich die Materia medica, wobei die persönlichen Erfahrungen, die sich aus „charakteristischen Symptomen", „Leitsymptomen", „Geniussymptomen" und dergleichen zusammensetzen, jetzt zu unterschiedlichen **sekundären Materiae medicae** (siehe dort) führten.

Die Mitteilung von geheilten Symptomen ist daher eine der wichtigsten und verantwortungsvollsten Aufgaben in der Homöopathie. Verifikationen werden als Heilungsberichte veröffentlicht und sollten zuerst in die Materiae medicae und anschließend in die Repertorien eingearbeitet werden. In der Realität werden und wurden Gradierungen meist nur in den Repertorien vorgenommen, damit bleibt allerdings deren genaue Quelle im Dunkeln, was später die Unsicherheit vermehrt.

Die Arbeit an der homöopathischen Materia-medica-Literatur ist nie abgeschlossen, sie bleibt eine immerwährende Aufgabe der Homöopathie. In der 200jährigen Geschichte der Homöopathie wurden in dieser Hinsicht zahlreiche Spezialwerke für wechselnde praktische Absichten geschaffen.

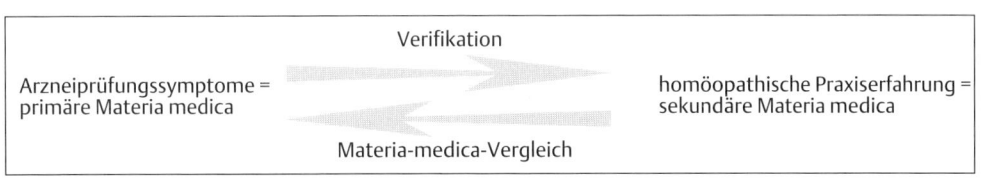

Abb. 3: Arbeiten mit der Materia medica.

2.6 Die sekundäre Materia medica

Nachdem die ersten großen Symptomensammlungen vorlagen, stellte sich bald das Bedürfnis nach einer komprimierten Darstellung der Arzneimittel ein. Zudem zeigt die Praxiserfahrung, daß bestimmte Symptome einer Arznei eine herausragende Rolle einnahmen, während andere selten oder nie in der Praxis zum Einsatz gelangten.

Die Kürzung auf die wesentlichen Symptome einer Arznei war eine Aufgabe, die von den Autoren auf unterschiedliche Art und Weise gelöst wurde. Deshalb gibt es sehr verschiedene sekundäre Arzneimittellehren, die unterschiedliche Ansprüche befriedigen. Die Vielzahl spiegelt auch das jeweilige Erlernen der Materia medica durch die einzelnen Autoren wider. Das dafür notwendige schriftliche Fixieren des Erlernten war schon immer die beste Methode, um sich einen unübersichtlichen Stoff zu eigen zu machen.

Grob gesagt kann man drei Klassen unterscheiden:

■ Erste Klasse der sekundären Materia medica

Die **erste Klasse** ist der primären Materia medica unmittelbar nachgeordnet. In deren Werken beabsichtigen die Autoren, eine noch möglichst umfassende Darstellung einer Arznei zu geben. Der Originaltext soll aber konzentriert und auch gekürzt werden, alle Doppelnennungen und ähnlich lautende Symptome werden dafür zusammengefaßt. Jeder Autor hat die Entscheidung zwischen Weitläufigkeit und Straffung der Originalsymptome anders getroffen. Somit gibt es in dieser ersten Klasse der sekundären Materiae medicae Werke, die den Vollständigkeitsaspekt stärker betonen als andere, die sich zugunsten der Übersichtlichkeit mehr auf die Hauptwirkungen der Arzneien be-

schränken und den Charakter eines Handbuchs tragen. Auch fließen im unterschiedlichen Maße gesammelte Praxiserfahrungen ein. Die meisten dieser Bearbeitungen können noch zu einem Materia-medica-Vergleich herangezogen werden.

Viele dieser Werke, wie überhaupt die meisten Veröffentlichungen über Homöopathie, sind aus historischen Gründen im angloamerikanischen Sprachraum verfaßt. Es gibt zwar zu vielen Werken deutsche Übersetzungen, die aber mitunter vom Originaltext abweichen und deren Übersetzungsqualität unterschiedlich ist. (Dies trifft auch auf die Übersetzungen der Werke Hahnemanns ins Englische zu.) Bei erweiterten deutschen Übersetzungen werden hier deshalb meist die Originalwerke erwähnt, was aber keine vorgefaßte Kritik an den jeweiligen deutschen Bearbeitungen sein soll. Dazu wird auf die Rezensionen in der „Zeitschrift für Klassische Homöopathie" (ZKH) verwiesen. Da die Originalausgaben der Arzneimittellehren meist nicht mehr erhältlich sind, werden überwiegend die Nachdrucke (meist aus Indien) bibliographiert.

Auswahl aus der ersten Klasse der sekundären Materiae medicae:

Allen, T.F.: Handbook of Materia medica and Homoeopathic Therapeutics. Reprint New Delhi 1983.

Clarke, J.H.: Dictionary of Practical Materia Medica. Vol. I–III. Reprint New Delhi 1991.

Hering, C.: The Guiding Symptoms of our Homoeopathic Materia Medica. Vol. I–X. Reprint New Delhi 1982. Deutsche Übersetzung: Leitsymptome unserer Materia medica. Aachen 1991–1998. (Die „Guiding Symptoms" nehmen in verschiedener Hinsicht eine Sonderrolle ein, worauf noch eingegangen wird.)

Jahr, G.H.G.: Ausführlicher Symptomen-Kodex der homöopathischen Arzneimittellehre. Leipzig 1848.

Trinks, C.F., C. Müller, A. Noack: Handbuch der homöopathischen Arzneimittellehre. Leipzig 1843 und 1847. Nachdruck Göttingen 1984.

1146   Thea.

84. Thea.

Thea sinensis (Th. viridis et bohea L.). — Thee. — Hauptbestandtheile
Theïn (Alkaloid); Gerbstoff; Schleim und Gummi; Kleber; Faserstoff. — Lit-
teratur: Mitth. = Practische Mittheilungen, 1827. p. 30. — Nwh. = B. Newn-
ham Esq. in Lond. med. and physiol. Journ., Jan. 1827, p. 570. — Gnth. =
Günther in Buchner's Repert. 2. Reihe, Bd. IX.

Pathogenetische Wirkungen.

Allgemeines. Ungeheurer Drang zum Legen, Bewegungsscheu (Mitth.).
Oppression, schwache Uebelkeit, allgemeines Zittern, Palpitation und Beklem-
mung des Herzens, ein Gefühl von Schwäche, als wenn die Kniee den Körper
nicht zu tragen vermöchten (Nwnh.). Eine gewisse Unruhe des Herzens, allgemeines Zittern und Schwäche, welche ihm ein nicht kleines Uebelbefinden
für einige Stunden verursachten, das kaum vollständig während des übrigen
Tages verschwand (Nwnh.). (Störung der Nervenverrichtungen) (Gnth.).
Allgemeines Zittern (Nwnh.). (Beruhigung der Aufregung und Unruhe nach
lebhaftem Gespräch oder scharfen Denken und darauf folgender erquickender
Schlaf) (Nwnh.). Grosses Behagen und gesteigertes Wohlbefinden (Nwnh.).
Ein Gefühl von Ohnmächtigkeit, [welches sie höchlich verdross und ärger-
lich machte (Mitth.). Empfindungen einer temporairen Exaltation (Nwnh.). —
Schlaflose Nacht (Nwnh.).- — Höchst verdriesslich, ärgerlich, ganz umgewen-
det; da sie vorher sehr heiter war, war ihr jetzt alles zuwider; es verdross
sie, die Gedanken zum Denken, die Hand zum Schreiben anzustrengen (Mitth.).
Nur ein Wort zu reden war ihr zuwider, mürrisches Schweigen (Mitth.).
Stärkeres Selbstvertrauen (Nwnh.). — Puls sogleich schneller, fiel aber später unter die normale Zahl der Schläge und wurde irregulär und intermittirend
(Nwnh.). Puls erst ungestüm vibrirend, 92 Schläge, dann fiel er auf 84
und selbst auf 80 (Nwnh.). Puls (sonst gewöhnlich 80 Schl.) wurde zuerst
schneller und voller, fiel aber binnen 15 Minuten wieder auf 80, wurde un-
regelmässig und intermittirend; nach ½ Stunde schlug er nur 76 Mal, blieb
aber ausserordentlich irregulär (Nwnh.). — Gefühl von ängstlicher Beklom-
menheit des Herzens (Nwnh.). —

*   *   *

Kopf. Beim Gehen im Freien augenblicklicher Schwindelanfall. als vergingen
ihr die Sinne, Abends (Mitth.). Düster, schwer, schwindlig in der Stirne,
vorzüglich im Gehen (Mitth.). — Ein augenblicklicher Schmerz im Hinterhaupte, fast im Nacken, spannend, wie Steifigkeitgefühl (Mitth.). Höchst
peinigender Kopfschmerz mit Klopfen der Carotiden (Nwnh.). —

Mund und Appetit. Ein kratziges Gefühl am obern Gaumen (Mitth.).
In den ersten Stunden reichlicher, wässriger Speichel im Munde, mit dem Gefühl von Hunger, nach 6 Stunden aber eine lästige Trockenheit im Munde,
es wird nur wenig zäher, gäschiger Speichel ausgespuckt, mit Sattheitempfin-
dung, ob sie gleich nur eine gewöhnliche Menge Speise genossen hatte, mit
einigem Durste; nach dem Trinken wird der Mund voll wässrigem zähen

Abb. 4: Erste Klasse der sekundären Materia medica – Beispielseite aus: Trinks/Müller, Handbuch der homöopathischen Arzneimittellehre, Bd. 2, S. 1146.

788   *Verbascum thapsiforme*

Verbascum thapsiforme

Königskerze, Wollblume
Scrophulariaceae; Europa, Mittel- und Ostasien, Nordamerika

Hat eine ausgeprägte Wirkung auf den Nervus mandibularis des Trigeminus; auf das Ohr, die Atemwege und die Blase. **Katarrhe** und Erkältungen **mit periodischer Trigeminusneuralgie.** Beruhigt Nerven-, Bronchial- und Harnwegsreizung und Husten.

Gesicht. – Neuralgie, die das Jochbein, Kiefergelenk und Ohr betrifft, [Meny.] besonders linksseitig, mit Tränenfluß, Schnupfen und der Empfindung, **als würden die Körperteile mit Zangen zusammengekniffen**[16]. Die Schmerzen werden ⟨ durch Sprechen, Niesen und Temperaturwechsel; auch durch Zusammenbeißen der Zähne. Die Schmerzen scheinen blitzartig aufzutreten, werden durch die geringste Bewegung erregt und erscheinen periodisch zur selben Stunde morgens und nachmittags jeden Tag.

Ohren. – Schmerz mit Verstopfungsgefühl. Taubheit. Trockener, schuppiger Zustand des Gehörganges (lokal anwenden).

Abdomen. – Der Schmerz strahlt tief hinab und verursacht Kontraktion des Sphinkter ani.

Rektum. – Viele Entleerungen an einem Tag, mit drehendem Gefühl um den Nabel herum. Hämorrhoiden, mit verstopftem, hartem Stuhl. Entzündete und schmerzhafte Hämorrhoiden.

Harnwege. – Ständiges Tröpfeln. **Enuresis.** Brennendes Wasserlassen. Vermehrter Urin mit Druck in der Blase.

Atemwege. – **Heiser**; die Stimme ist tief und rauh. (Häufige Attacken eines tiefen, hohlen und heiseren Hustens,) klingt wie eine Trompete;[34] „Basso profundo". Husten; ⟨ in der Nacht. Asthma. Wundheit im Rachen, Husten während des Schlafes.

Extremitäten. – Krampfartiger Schmerz in Fußsohlen, rechtem Fuß und Knie. Die unteren Extremitäten fühlen sich schwer an. Der Daumen fühlt sich taub an. Neuralgischer Schmerz im linken Sprunggelenk. Steifheit und **Wundheit der Gelenke der unteren Extremitäten.**

Modalitäten. – ⟨ Temperaturwechsel, Sprechen, Niesen, festes Zusammenbeißen (Nervus alveolaris inf.); von 9 bis 16 Uhr.

Beziehungen. – Vergleiche: **Rhus-a., Caust., Plat.**

Sphingurus martini – Spiggurus: Schmerz im Jochbein.

Abb. 5: Zweite Klasse der sekundären Materia medica – Beispielseite aus: Boericke, Handbuch der homöopathischen Materia medica, S. 788.

Zweite Klasse der sekundären Materia medica

In der folgenden **zweiten Klasse** der sekundären Materia medica findet zugunsten der Übersichtlichkeit eine deutlichere Kürzung am Symptomentext statt. Damit erhöht sich auch der kommentierende Anteil des Autors, der jetzt noch stärker seine persönliche Erfahrung in die Auswahl der Symptome einfließen läßt. Zum Teil wird jetzt der systematische Aufbau nach dem Kopf-zu-Fuß-Schema zugunsten eines didaktisch vorteilhafteren flüssigen Textes verlassen (z.B. bei Kent). In der Regel wird aber noch die Erfassung aller Lokalisationen gewahrt. Die meisten Arzneimittellehren der Homöopathie gehören dieser zweiten Klasse an.

Auswahl aus der zweiten Klasse der sekundären Materiae medicae:

Boericke, W.: Pocket Manual of Homoeopathic Materia Medica. Reprint New Delhi 1983. Deutsche Übersetzung: Handbuch der homöopathischen Materia medica. Heidelberg 1992.

Bönninghausen, C.v.: Versuch über die Verwandtschaften der homöopathischen Arzneien, nebst einer abgekürzten Übersicht ihrer Eigenthümlichkeiten und Hauptwirkungen. Münster 1836. Nachdruck Hamburg o.J. Erweiterte Fassung: Eigentümlichkeiten und Hauptwirkungen der homöopathischen Arzneien. Hamburg 1999.

Cowperthwaite, A.C.: A Text Book of Materia Medica and Therapeutics. Reprint New Delhi 1976.

Hering, C.: Condensed Materia Medica. Reprint New Delhi o.J. Deutsche Übersetzung: C. Hering's Kurzgefasste Arzneimittellehre. Berlin 1889. (Eine noch von Hering selbst verfaßte komprimierte Darstellung der zehnbändigen „Guiding Symptoms".)

Jahr, G. H. G.: Handbuch der Haupt-Anzeigen für die richtige Wahl des Homöo-

pathischen Heilmittels. Nachdruck Euskirchen 1998.

Kent, J.T.: Lectures on Homoeopathic Materia Medica. Reprint New Delhi 1972. Deutsche Übersetzung: Homöopathische Arzneimittelbilder: Vorlesungen zur homöopathischen Materia medica. Bd. 1–3. Heidelberg 1998–2001.

Lippe, A.: Text Book of Materia Medica. Reprint New Delhi 1981.

Mezger, J.: Gesichtete Homoeopathische Arzneimittellehre. 7. Aufl. Heidelberg 1987.

Vermeulen, F.: Concordant Materia Medica. Haarlem 1994. (Bietet eine systematische Zusammenfassung von Leitsymptomen aus einige der oben erwähnten Arzneimittellehren.)

Eine Sonderrolle nehmen noch der „Synoptic Key" von C. M. Boger (Reprint New Delhi 1995) und die daraus hervorgehende „Materia Medica of Homoeopathic Medicines" von S. R. Phatak ein (Reprint New Delhi 1982. Deutsche Übersetzung: Phatak: Homöopathische Arzneimittellehre, Göttingen 1999). Boger ermöglicht, ausgehend von Bönninghausen, durch die Hervorhebung der allgemeinen Charakteristika einer Arznei einen von den Lokalisationen der Symptome sich lösenden, freieren Zugang zur Materia medica.

Dritte Klasse der sekundären Materia medica

In der **dritten Klasse** der sekundären Materiae medicae werden Werke versammelt, die jetzt keinem systematischen Aufbau mehr folgen, sondern den Schwerpunkt auf eine zwanglose, aber didaktisch vorteilhaftere Darstellung auch mittels fortlaufendem Text legen. Es müssen nicht mehr alle Mittel Erwähnung finden. Die Symptome sind weiter gekürzt, und Lokalisationen, in denen sich nichts nennenswert Charakteristisches finden läßt, sind ausgelassen.

234   Veratrum album

Veratrum album

Stammpflanze: Veratrum album; Weiße Nieswurz

Hier haben wir ein Mittel, das ein charakteristisches Kennzeichen hat: „**kalter Schweiß auf der Stirn"**. Es macht nichts aus, ob es Cholera ist, Cholera infantum, Lungenentzündung, Asthma, Typhus oder Verstopfung; wenn dieses Symptom hervorragend vorhanden ist und der Kranke sich in einem stark erschöpften Zustand befindet, wie Ohnmacht, Kollaps, so ist Veratrum album das Mittel, an welches zuerst zu denken ist. Es ist eins von den drei Mitteln Hahnemanns gegen asiatische Cholera, die beiden anderen sind *Camphora* und *Cuprum metallicum*; und heute noch sind seine Indikationen ebenso untrüglich, wie als er sie den Berufsgenossen zuerst gab. Es besteht die Probe, weil es auf ein natürliches Heilgesetz gegründet ist, welches dasselbe ist „gestern, heute und für alle Zeit".

Veratrum album hat einige sehr gewichtige Geistes- und Gemütssymptome. „**Manie mit Sucht, Sachen zu zerschneiden oder zu zerreißen, besonders Kleider, mit frivolen oder lasziven Reden."**

Hier wird man manchmal zwischen diesem Mittel und *Stramonium* zu wählen haben. Sie haben beide Geschwätzigkeit, beide religiöse Manie und zeitweise große Heftigkeit. Aber das Gesicht von *Stramonium* ist gewöhnlich stark gerötet und gedunsen, während es bei Veratrum blaß, eingefallen oder hippokratisch ist; ferner besteht bei Veratrum eine größere allgemeine Schwäche. Zweitens wechselt die heftige Form von Manie mit einem Hang zu Schweigsamkeit ab; aber wenn der Kranke gereizt wird, wird er wütend, schimpft, schmäht und spricht über die Fehler anderer. Diese Formen der Manie sind oft die Folge unterdrückter Menstruation oder des Wochenbetts. Sie können akut sein oder chronisch werden. In beiden Fällen können wir mit Veratrum album Heilung herbeiführen.

Wenn wir den allgemeinen Zustand, für welchen dieses Mittel das beste ist, mit einem Wort so treffend wie möglich bezeichnen sollten, so würde es **Kollaps** sein. Lassen Sie mich zitieren: „Schnelles Sinken der Kräfte; vollständige Erschöpfung; kalter Schweiß und kalter

Abb. 7: Dritte Klasse der sekundären Materia medica – Beispielseiten aus: Nash, Leitsymptome in der homöopathischen Therapie, S. 234 und 235.

Veratrum album 235

Atem." „Blaue, bläulichrote, kalte, runzlige Haut, welche nach dem Zusammendrücken die Falten stehen läßt." „Hippokratisches Gesicht; spitze Nase"; „der ganze Körper eiskalt". „Kalte Haut, kaltes Gesicht, kalter Rücken"; „Hände eiskalt". „Füße und Beine eiskalt." (Eiskälte der Körperoberfläche, mit kaltem Schweiß bedeckt, *Tabacum*.) „Wadenkrämpfe." All dies sind festgestellte Symptome; sie zeigen, welch hohen Grad von Kollaps ein Fall erreichen und wie er dennoch geheilt werden kann. Dieser Zustand kann bei rasch fortschreitenden akuten Fällen, wie bei Cholera, eintreten, oder bei unterdrückten Hautausschlägen, oder ferner im Verlauf von Bronchitis, Lungenentzündung, Typhus oder Wechselfieber. Es hat nichts zu sagen, wo er sich findet oder in Verbindung mit was für einer Krankheit, wenn dieser Kollaps vorhanden ist und besonders wenn das wichtige Leitsymptom „kalter Schweiß im Gesicht und auf der Stirn" auftritt, können wir unser Mittel verordnen mit vollem Vertrauen, daß es alles tun wird, was getan werden kann, und viel mehr als die Schulmedizin mit ihrer Stimulation durch Alkoholika. Bei Cholera kommt *Camphora* Veratrum am nächsten; aber bei Veratrum sind die Stühle profus und wie Reiswasser, während sie bei *Camphora* spärlich sind oder gänzlich fehlen. Die Schmerzen von Veratrum sind zuweilen sehr heftig und treiben den Kranken zur Raserei. Es soll auch ein gutes Mittel gegen Rheumatismus sein, der sich bei feuchtem Wetter verschlimmert und den Patienten aus dem Bett treibt (*Ferrum metallicum*). - Veratrum ist ein Mittel von weitem Umfang, weil es für einen Zustand paßt, der bei so vielen verschiedenen Erkrankungen gefunden werden kann.

Auswahl aus der dritten Klasse der sekundären Materiae medicae:

Allen, H.C.: Keynotes and Characteristics with Comparisions of some of the Leading Remedies of the Materia Medica. Reprint New Delhi 1980. (Liegt in verschiedenen deutschen Übersetzungen vor.)

Allen, T.F.: Primer of Materia Medica for Practitioners of Homoeopathy. Reprint Calcutta 1966.

Boger, C.M.: Vorlesungen über Materia Medica. Heidelberg 1989.

Dewey, W.A.: Essentials of Homoeopathic Materia Medica. Deutsche Übersetzung: Katechismus der reinen Arzneiwirkungslehre. Leipzig 1929.

Guernsey, H.N.: Key-Notes to the Materia Medica. Reprint Calcutta 1976. Deutsche Übersetzung: Keynotes zur Materia medica. Heidelberg 1999.

Nash, E.B.: Leaders in Homoeopathic Therapeutics. 7th Edition Philadelphia 1934. Deutsche Übersetzung: Leitsymptome in der homöopathischen Therapie. 18. Aufl. Heidelberg 1995.

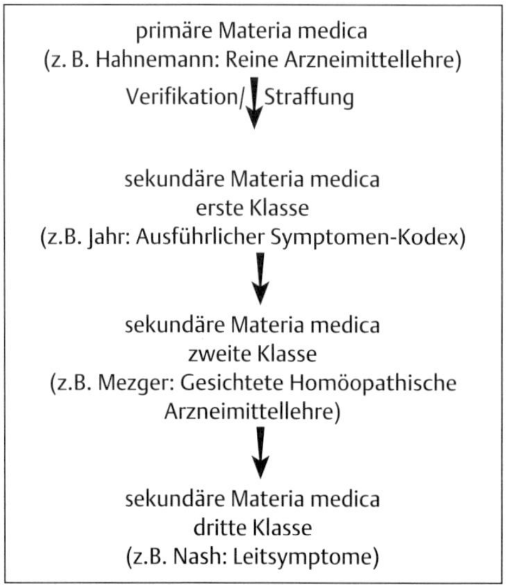

---

primäre Materia medica
(z. B. Hahnemann: Reine Arzneimittellehre)

Verifikation/↓Straffung

sekundäre Materia medica
erste Klasse
(z.B. Jahr: Ausführlicher Symptomen-Kodex)

↓

sekundäre Materia medica
zweite Klasse
(z.B. Mezger: Gesichtete Homöopathische Arzneimittellehre)

↓

sekundäre Materia medica
dritte Klasse
(z.B. Nash: Leitsymptome)

Abb. 6: Aus der primären Materia medica entstehen durch Bearbeitungen und zunehmende Erfahrungen aus der Praxis sekundäre Materiae medicae erster, zweiter und dritter Klasse.

■ Die „Guiding Symptoms" von Constantin Hering

Beschäftigt man sich mit der homöopathischen Materia medica, wird man unweigerlich auf den Namen Constantin Hering (1800–1880) stoßen.

Constantin Hering erblickte am 1.1.1800 im sächsischen Oschatz das Licht der Welt. Als Medizinstudent zog er sich eine schwere Sektionsverletzung zu, die von einem Freund mit Arsenicum album C 30 geheilt werden konnte. Er wurde ein begeisterter Anhänger der Homöopathie, der er sein Leben widmete. Als Mitglied einer botanisch und zoologischen Expedition gelangte er in das mittelamerikanische Surinam, von wo aus er sechs Jahre später nach Nordamerika abreiste. Dort war er maßgeblich an der Verbreitung und Weiterentwicklung der Homöopathie beteiligt. Sein beständiges Augenmerk galt der homöopathischen Materia medica, die er als fleißigster Prüfer nach Hahnemann um viele Arzneien erweitern konnte. Eingehend erforschte er die Grundlagen von Arzneiprüfungen und veröffentlichte darüber zahlreiche Abhandlungen.

Schon früh erkannte Hering die Notwendigkeit, die Prüfungssymptome durch die Erfahrungen aus der Praxis zu ergänzen. Sein Ziel war es daher, eine „Homöopathische Bibliothek" zu erschaffen, deren Schwerpunkt auf den verifizierten Symptomen lag. In den zehnbändigen „Guiding Symptoms" (erschienen 1879–1891) konnte er dieses Ziel verwirklichen, wobei er aber die endgültige Fertigstellung nur bis zur Hälfte des dritten Bandes erlebte. Aus dem fertigen Manuskript für die „Guiding Symptoms" extrahierte er drei Jahre vor seinem Tod die „Condensed Materia medica" die schon zwei Jahre später, 1879, eine zweite Auflage erlebte.

Die „Guiding Symptoms" übten mit ihrem Erscheinen einen prägenden Einfluß auf die nachfolgenden Generationen von Homöopathen aus. So gründete J. T. Kent seine „Lectures on Homoeopathic Materia medica" hauptsächlich auf ihnen, wie auch die weithin bekannten „Keynotes" von H. C. Allen aus dieser Quelle gespeist wurden.

„Guiding Symptoms" (leitende Symptome), sind für Hering Prüfungssymptome, die durch Heilungen ihre Tauglichkeit bewiesen haben. Um sie zu kennzeichnen, übertrug er die Gradeinteilung Bönninghausens auf die Materia medica. Gegenüber anderen primären Materiae medicae liegt der Schwerpunkt der „Guiding Symptoms" auf den verifizierten Symptomen.

Klinische Symptome verbinden zusätzlich die Arzneiprüfungen mit der Praxis. Klinische Symptome sind keine verifizierten Prüfungssymptome, sondern neue, bis dahin unbekannte Symptome einer Arznei, die durch Heilungen beim Kranken gefunden wurden. Durch das Symbol „Θ" wird die Diagnose des betreffenden Kranken (z.B. Chorea; chronischer Katarrh usw.) oder sein physiologischer Zustand genannt (z.B. in der Schwangerschaft; im Klimakterium).

So werden bei Alumina die drei Symptome aus den CK:

„Arger Schwindel beim Gehen und Sitzen, als sollte er über den Haufen fallen, oft mehre Tage, mit Strammen im Genick nach dem Kopfe zu." (Nr. 61),
„Schwanken beim Gehen, wie in Trunkenheit." (Nr. 67), und
„Schwindel zum Umfallen während des Gehens; sie mußte sich an der Mauer halten." (Nr. 69)

in den Guiding Symptoms durch folgende geheilte Symptome bei einer lokomotorischen Ataxie ergänzt:

„Inability to walk, except with eyes open, and in daytime. Θ Locomotor ataxia." (Unfähigkeit zu Gehen, außer mit offenen Augen oder am Tage. Θ Lokomotorische Ataxie.)
„When his eyes were closed, his whole body tottered; if not firmly held, he fell to ground; met. Θ Spinal disease." (Bei geschlossenen Augen wankt sein ganzer Körper; wenn er sich nicht festhält, stürzt er.; met. Θ Rückenmarkserkrankung.)
(Die Abkürzung „met." bezieht sich auf eine Heilung einer Rückenmarkserkrankung, die von Rehfuss mit Aluminium metallicum erreicht wurde.)
Es finden aber auch ganz neue Symptome Eingang. Bei Agaricus muscarius wird folgendes verifiziertes Symptom angegeben:

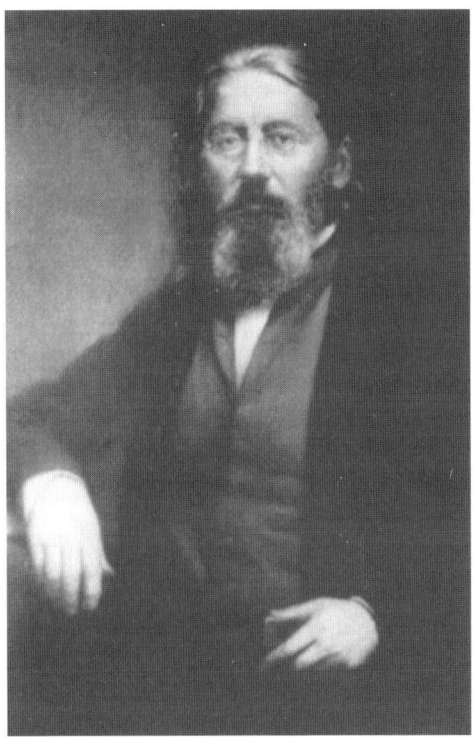

Abb. 8: Constantin Hering.

„Learned to speak with difficulty. Θ Clonic spasm of eyes." (Lernt nur schwer zu sprechen. Θ Klonische Augenkrämpfe.)
Es ist unschwer zu erkennen, daß eine Verzögerung der Sprachentwicklung kein Prüfungssymptom sein kann. Dem Kind wurde wegen eines klonischen Lidkrampfes das dafür passende Agaricus muscarius verabreicht. Damit wurde aber nicht nur der Augenkrampf geheilt, sondern auch die bestehende Sprachstörung, was auf diesem Wege Erwähnung fand.

Hering sammelte aus allen ihm verfügbaren Quellen Verifikationen und Heilungsberichte. Dies geschah in einer Phase, die im allgemeinen als „Blütezeit der Homöopathie" gilt. Die Arbeit an den Symptomen und der Austausch darüber galt damals in den Kreisen der „klassischen Homöopathen" als selbstverständlich, was zum Gelingen des Werkes beitrug.

Die Guiding Symptoms stehen zwischen der primären und sekundären Materia medica und eignen sich gut zur Differentialdiagnose des Simile, zum Mittelstudium im allgemeinen und sind eine ergiebige Quelle vieler, noch unerschlossener Arzneidetails. Sie zeichnen sich durch eine ausgewogene Auswahl von charakteristischen Prüfungs- und verifizierten Symptomen aus und können als Prototyp einer noch übersichtlichen und trotzdem umfassenden Materia medica homoeopathica gelten.

2.7 Studium der Materia medica

> Das Mittelstudium nimmt in der Homöopathie einen herausragenden Platz ein. **Gute Arzneimittelkenntnisse legen das Fundament für eine erfolgreiche Praxis.**

Da vor jeder Anamnese schon die Materia medica vorausgesetzt ist, gründen in gewisser Weise die in der Anamnese erhobenen Symptome auf der Materia medica, so wie sie wiederum in der Arzneiwahl auf diese abzielen. In mehrfacher Hinsicht fördert das Arzneiwissen die Anamnese und Mittelfindung.

■ Einfluß des Arzneiwissens auf die Anamnese und Symptomenauswahl

Grob gesagt, muß man schon die Symptome kennen, damit sie einem beim Patienten auffallen. Man gewinnt zwar mit einer systematischen und gründlichen Anamnese die „Totalität der Symptome" des Patienten. Insbesondere hat man keine Schwierigkeit, die Hauptbeschwerden gut zu erfassen. Bei der Supervision von Anfängern zeigt sich dann immer wieder, daß häufig entscheidende Nebensymptome zwar erhoben werden, deren ausschlaggebende

Rolle für die Mittelfindung aber übersehen wird.

Bei guten Arzneikenntnissen stößt man oft schon beim Spontanbericht des Kranken auf Symptome, die charakteristisch auf bestimmte Mittel zielen. Auf der Grundlage von guten Arzneikenntnissen kann durch gezielte Fragen (insbesondere in akuten Krankheiten) nach weiteren Symptomen das dazu gehörende Mittel weiter gesichert werden, was eine Anamnese abkürzen hilft. Die Synthese der Symptome des Kranken zu einem Mittel hin gelingt bei guten Materia-medica-Kenntnissen viel leichter.

Fallbeispiel |||||||||||||||||||||||||||||||||

Ein dreijähriges Mädchen leidet an einem viralen Infekt, der zuerst mit Pulsatilla erfolgreich behandelt wurde. Durch die rasch einsetzende Besserung verleitet, wird das Kind zu früh der Witterung ausgesetzt, was zu einem Rückfall mit folgenden Symptomen führt:

- Ohrenschmerzen i.S. einer beginnenden Otitis media.
- Das Kind verdreht die Augen nach oben.
- Weinerlich mit Schreien.

Das im Spontanbericht von der Mutter wenig differenzierte letzte Symptom „weinerlich mit Schreien" wird der Schlüssel zum Fall. Vor dem Hintergrund der Materia medica wird jetzt gezielt auf ein sich schon andeutendes Mittel hin – Apis mellifica – gefragt, wobei sich das charakteristische Apis-Symptom „schrilles Aufschreien aus dem Schlaf" bestätigen läßt.

„Sudden sharp outcry during sleep. ⊖ Scarlatina."
„Children scream out suddenly and sharply during sleep, most at night; if asked what hurt them, they reply ‚nothing'. ⊖ Dentition."
„Single sharp shrill screams while sleeping or waking. ⊖ Incipient meningitis."
„Shrill, sudden piercing screams. ⊖ Hydrocephalus, pneumonia, and many other complaints."
(Weitere sieben verifizierte Symptome belegen in den Guiding Symptoms (Vol. I, S. 417) dieses eigentümliche Schreien als charakteristisch für Apis mellifica.)
Die telefonische Konsultation führt rasch zum Mittel Apis mellifica, das hier in der D 6 (eine andere Potenzstufe ist für die Mutter nicht schnell beschaffbar) in drei Gaben verabreicht wird, womit innerhalb eines Tages vollständig Heilung eintritt. |||||||||||||||

Die Symptome, die einem beim Patienten begegnen, können die Zeichen sein, die man als charakteristisch für bestimmte Arzneien gelernt hat. Das Arzneistudium schärft daher die Aufmerksamkeit für diese wahlanzeigenden Symptome beim Patienten. Man bekommt ein „Gefühl", auf was es ankommt. Die seitenlangen Anamnesen des Anfängers werden daher mit zunehmender Erfahrung – die eben in erster Linie Arzneierfahrung ist – kürzer und prägnanter.

> Das Arzneistudium öffnet den Blick: Ohne Kenntnis der vielfältigen Arzneisymptome wird man vieles übersehen, **da man häufig nur das wahrnimmt, was man kennt.**

Das Studium der Arzneilehre ist wegen ihres Umfangs nie abgeschlossen, sondern bleibt allein schon wegen der notwendigen Rekapitulation eine lebenslange Aufgabe. Verbindet man es aber mit der Praxis, in der jeden Tag die Mittel differenziert werden müssen, bleibt dieses Studium immer interessant und läßt sich täglich umsetzen.

■ Der Beginn des Arzneistudiums

Ein Lehrbuch wendet sich vor allem auch an Anfänger, daher sollen zuerst deren erste Schritte in die Materia medica beschrieben werden.

Das Mittelstudium im allgemeinen und die Bearbeitung der Primärsymptome wird anschließend behandelt.

Der Einstieg in die Homöopathie scheint mühsam zu sein: Zuerst wird man von der vermeintlich großen Zahl homöopathischer Arzneien abgeschreckt. Schlägt man dann noch unvermittelt die primäre Materia medica, z. B. die „Reine Arzneimittellehre" von Hahnemann auf, kann über deren Unübersichtlichkeit und Fülle der Wunsch, die Homöopathie zu erlernen, ins Wanken geraten.

Man sollte sich jedoch durch diese scheinbaren Hürden nicht entmutigen lassen. Heute muß man nicht wie die Pioniere der Homöopathie bei der primären Materia medica ansetzen. Man darf mit guten Gründen auf deren zahlreiche und gelungene Bearbeitungen zurückgreifen, die sie sich selber erstellen mußten, um die Prüfungssymptome übersichtlicher zu gestalten.

Man beginnt das Arzneistudium daher zuerst mit den sekundären Materiae medicae der dritten Klasse, wobei z.B. Nash mit seinen „Leitsymptome[n] in der homöopathischen Therapie" didaktisches Geschick bewiesen hat. Er richtet darin sein Augenmerk auf bewährte Charakteristika der einzelnen Mittel, die in einem leicht zugänglichen flüssigen Text gefaßt sind. Damit vermeidet er weitgehend das bloße Aufzählen der Symptome, das für den Anfänger, **noch ohne Bezug zu selbst erlebten Praxisfällen,** besonders ermüdend wirkt. In dieser Phase des Kennenlernens soll vorerst ein allgemeiner Eindruck der Mittelwirkung vermittelt werden.

Cave! Vereinfachende Typisierungen erleichtern zwar das Behalten der Arzneisymptome. Das „Vorstellen" der Arznei als „Mensch" erfreut sich auch deshalb großer Beliebtheit. Dabei darf aber nie übersehen werden, daß sich solch ein Bild auch vor das Mittel stellt und nur eine der möglichen Symptomenkombinationen wiedergibt. NB: Hahnemann kennt nur das Krankheitsbild, nie „Arzneibilder", sondern „Symptomenreihen". Von Arzneibild zu sprechen ist entweder gedankenlos oder zeigt Unverständnis der eigentlichen homöopathischen Methode.

Eine weitere gelungene Einführung sind die „Essentials of Materia medica" (Katechismus der reinen Arzneiwirkungslehre) von Dewey, der pharmakologische und klinische Bezüge der Arzneien übersichtlich darstellt. In der Form eines Frage- und Antwortspiels werden hier die wichtigsten Symptome einiger Arzneien und Grundlagen der Homöopathie dargeboten.

Nach diesem ersten Kennenlernen lassen sich die Arzneien jetzt in den sekundären Materiae medicae der zweiten und ersten Klasse vertiefen. Mit zunehmender homöopathischer Praxis und dem Gebrauch des Repertoriums wird dann auch das Interesse an der primären Materia medica wachsen, auf die man beim selektiven Symptomenvergleich zurückgreifen wird. Mit dem bis dahin schon erarbeiteten Arzneiwissen hat sie ihre anfängliche Unnahbarkeit verloren.

Die ersten Arzneien, die man lernen sollte

Die zweite große Hürde scheinen die vielen Arzneien zu sein. Bei welchen soll man mit dem Lernen anfangen? Ist es ratsam, bei A zu beginnen und sich dann nach dem Alphabet durch den Stoff zu arbeiten?

Die Praxiserfahrungen empfehlen ein anderes Vorgehen. Gibt man die Arzneien in der Praxis direkt aus den Arzneiflaschen ab, ist an den unterschiedlich abgenutzten Etiketten leicht zu erkennen, daß bestimmte Mittel, wie z.B. Pulsatilla, ungleich häufiger als andere, wie z.B. Palladium, eingesetzt werden. Vom Abnutzungsgrad der Etiketten läßt sich ableiten, daß es verhältnismäßig wenige Arzneien sind, die eine Praxis tragen.

Daher gilt: Die meisten Arzneien werden selten bis kaum gebraucht. Ob dies im Einzelnen gerechtfertigt oder nur durch das mangelnde Materia-medica-Wissen bedingt ist, muß vorerst dahingestellt bleiben. **Die Erfahrung zeigte jedenfalls schon den frühen Homöopathen, daß ein verhältnismäßig kleiner Grundstock von Arzneien in der Praxis besonders häufig benötigt wurde.**

Diese ca. 30 Arzneien gilt es zuerst zu erlernen, da **nur** deren Beherrschung den raschen und erfolgreichen Einstieg in die homöopathische Praxis ermöglichen. Es ist vertane Zeit, sich am Anfang mit Mitteln zu beschäftigen, die zwar interessante und einprägsame Symptome besitzen, aber in der Praxis sehr selten benötigt werden.

Läßt man sich beim Materia-medica-Studium nur von den merkwürdigsten Mittelsymptomen leiten, drängen sich Parallelen zum Medizinstudium auf. Dort werden die Studenten auch mit Raritäten überladen, die für die normale Praxis wegen ihrer Seltenheit nicht relevant sind.

Die im folgenden aufgelisteten Arzneien entsprechen den durchschnittlichen Anforderungen einer **gemischten akuten und chronischen Praxis** in Mitteleuropa. Je nach Struktur und Standort der Praxis (z.B. Privat- oder Vertragsarzt, Standort auf dem Land oder in der Stadt, in verschiedenen Klimazonen, in armen oder reichen Ländern usw.) können sich die notwendigen Hauptmittel in ihrer Häufigkeit etwas unterscheiden. So wird z.B. die Behandlung der gefährlichen Durchfallerkrankungen in Kalkutta den homöopathischen Ärzten dort ein anderes Mittelrepertoire abverlangen als bei uns. Die Unterschiede liegen allerdings mehr bei den akuten Mitteln. Die Mittel für die chronischen Krankheiten sind weltweit gemeinsamer, obwohl z.B. Großbritannien gegenüber dem Kontinent gewisse Bevorzugungen erkennen läßt.

Liste von häufigen Mitteln in der Praxis:

Aconitum napellus
Apis mellifica
Arnica montana
Arsenicum album
Belladonna
Bryonia alba aut dioica
Calcarea carbonica Hahnemanni
Carbo vegetabilis
Causticum Hahnemanni
Chamomilla
China officinalis
Gelsemium sempervirens
Hepar sulphuris calcareum
Ignatia amara
Kali bichromicum
Kali carbonicum
Lachesis muta

Lycopodium clavatum
Mercurius solubilis
Natrum muriaticum
Nitri acidum
Nux vomica
Phosphorus
Phosphoricum acidum
Pulsatilla pratensis
Rhus toxicodendron
Sepia succus
Silicea terra
Staphysagria
Stramonium
Sulphur lotum

Aus dem Bereich der Nosoden (vgl. den Beitrag „Die Nosoden und Sarkoden"): Tuberculinum Koch

Die prägnantesten Symptome und Grundzüge dieser Mittel müssen aus den sekundären Materiae medicae der dritten und zweiten Kategorie auswendig gelernt werden. Man halte sich nicht zu sehr mit Einzelsymptomen auf, da deren gedächtnismäßigen Beherrschung schnell Grenzen gesetzt sind. Einfacher ist es, das Augenmerk auf die Grundzüge zu richten. Von jeder etablierten Arznei sind Charakteristika bekannt, die aus den **Gemütssymptomen, Modalitäten, Empfindungen, Begleitsymptomen und den Bevorzugungen bestimmter Lokalisationen und Geweben** zusammengesetzt sind. Prägt man sich diese Grundzüge ein, lassen sich viele Einzelsymptome daraus ableiten, ohne daß man sie je auswendig gelernt hat.

Möglicherweise findet man solche aus den Grundzügen einer Arznei synthetisierten Symptome gar nicht unter den Prüfungssymptomen wieder, aber die Erfahrung zeigte häufig, daß sie trotzdem zur Arznei gehören. Für Pulsatilla ist aus der Arzneimittelprüfung z.B. eine Atembeklemmung und eine allgemeine Verschlimmerung im warmen Zimmer bekannt. Aus diesen beiden Symptomen kann man jetzt das Symptom Atemnot im warmen Zimmer kombinieren. Obwohl es so nicht in der Prüfung aufgetreten ist, hat es sich in der Praxis als charakteristisches Symptom für Pulsatilla bewährt.

In dieser ersten Phase des Arzneimittelstudiums lernt man also die Hauptarzneien, jede für sich separat, in den Grundzügen auswendig.

Ist dieser erste Schritt getan, kann man fortan das Arzneistudium modifizieren und verschiedenen Anforderungen anpassen.

■ Arzneistudium für Fortgeschrittene

Bei Beachtung der Grundlagen der Homöopathie, dem gründlichen Studium der auf Seiten 34 und 35 genannten Mittel und dem Erlernen der Repertorisation werden sich bald (und ohne besondere Mühe) beeindruckende Heilungen erzielen lassen. Auf diesem Weg wird man allmählich zum Fortgeschrittenen heranreifen, der sich jetzt mit dem in der Praxis gefestigten Wissen noch auf andere Weise der Materia medica nähern kann. Ihm stellen sich jetzt drei unterschiedliche Fälle:

● **Studium eines großen bekannten Mittels, das häufig eingesetzt wurde und von dem viele Symptome verifiziert worden sind.**
Diese Mittelgruppe (ca. 150 Arzneien) schließt nahtlos an die Basisgruppe an. Die Übergänge zwischen beiden Gruppen sind fließend, und die jeweilige Zugehörigkeit der einzelnen Arzneien zu beiden Gruppen kann nach den oben genannten Gründen variieren.

● **Studium eines „kleinen" Mittels mit wenigen Symptomen und seltenem Einsatz.**
Diese Mittel haben aber oftmals eine wertvolle klinische Indikation.

● **Studium eines neu geprüften oder bislang in der Praxis unbekannten Mittels.**
Dabei bedient man sich einer Technik, die exemplarisch an den Ausarbeitungen der beiden profilierten Pionieren der Materia

medica, Bönninghausen und Hering (deren Vorgehensweise sich in der Radikalität des Ansatzes unterscheidet), vorgestellt werden soll. Es ist eine Methode aus der Zeit des Anfangs, in der die Hauptarbeit darauf ausgerichtet war, den ungeordneten Stoff der Prüfungssymptome zu sortieren und griffiger und einprägsamer zu gestalten. Man setzt dabei an dem Text der Prüfungssymptome selbst an, aus dem die Charakteristika der Mittel herausgearbeitet werden.

Studium eines „großen" Mittels

In diese Kategorie fallen die „großen" Mittel, die in der Praxis aber seltener als die Hauptmittel eingesetzt werden. Man darf nicht dem Irrtum verfallen, diesen Arzneien nur einen untergeordneten Rang zuzumessen oder sie als unsicher anzusehen. Diese ca. 150 Arzneien haben eine eindeutige und verifizierte Symptomatik. Die meisten dieser Mittel sind symptomenreich und stehen den Hauptmitteln in nichts nach, außer daß sie einfach in der Praxis seltener verwendet werden. Daher verläuft hier das Arzneistudium prinzipiell genau so wie zuvor beschrieben. Allerdings wird man beim Auswendiglernen der Grundzüge von weiteren 150 Arzneien mit dem Gedächtnis zweifellos an Grenzen stoßen. Gefragt ist daher ein mehrgleisiges Arbeiten, wobei die Unterstützung durch das Repertorium ausschlaggebend wird.

Durch die tägliche Praxis gewinnt das Repertorium (das in verschiedenen Formen vorliegt) eine herausragende Bedeutung. Viele Fälle lassen sich bei einem Grundstock an Arzneimittelkenntnissen ausschließlich mit dem Repertorium lösen, und nicht jeder Fall bedarf eines Materia-medica-Vergleichs. Da in den Repertorien zu den Symptomen alle dazugehörenden Mittel (in verschiedenen Graden) aufgelistet sind, kann man beim Repertorisieren gleichzeitig einen wichtigen Part des Arzneimittelstudiums absolvieren. Man prägt sich jetzt anhand der

Repertoriumsrubriken die Symptome der Mittel ein, wobei das Studium, im Unterschied zum Lernen der ersten Arzneien, **nicht Mittel für Mittel, sondern Symptom für Symptom** verläuft und damit als ein **vergleichendes Materia-medica-Studium** angesehen werden kann, da in den Rubriken meist mehrere Mittel betrachtet werden.

Dazu muß allerdings die Arznei in zahlreichen Rubriken verifiziert vorliegen. Beim näheren Bedenken dieser Vorgehensweise offenbart sich noch ein anderer Vorzug. Da das Studium jetzt im Repertorium nicht planlos verläuft, sondern vom konkreten Krankheitsfall ausgeht, ist es zwar unsystematisch, läßt sich aber in den täglichen Praxisablauf integrieren. Außerdem ist es abwechslungsreicher und spannender als ein reines, von der Praxis losgelöstes Lernen.

Das vergleichende Arzneimittelstudium läßt sich jetzt noch weiter ausbauen, wie es schon Hering empfohlen hat. So können z.B. zwei Mittel oder ganze Mittelgruppen verglichen werden.

Man kann z.B. wichtige Hustenmittel nach ihrer jeweiligen Modalität vergleichen. Ob sich der Husten in der Wärme oder in der Kälte, bei Bewegung oder beim Sprechen, beim Trinken usw. einstellt. Auf diese Weise gelangt man rasch zu einer praxisorientierten differenzierenden Materia medica wichtiger Akutmittel.

Studium eines „kleinen" Mittels

Ist ein Mittel nur an wenigen Stellen im Repertorium aufgeführt, geht die soeben beschriebene vergleichende Technik ins Leere. Hier bleibt nichts anderes übrig, als das Mittel im Gesamttext durchzuarbeiten, der aber bei diesen Mitteln übersichtlich ist. Sogenannte kleine Arzneien sind oftmals wichtige Ergänzungsmittel zu großen Arzneien und haben meist ein fest umrissenes Wirkungsspektrum, bei dem sie sich bewährt haben. Hier sollte man sich im Laufe der Jahre einen Fundus erarbeiten, der bei klinischen Indikationen, wie z.B.

- Asthma bronchiale – Blatta orientalis
- Exostosen – Hekla lava
- Nasenpolypen – Lemna minor
- Schwangerschaftsübelkeit – Symphoricarpus racemosus
- Schmerzhafte Hämorrhoiden – Ratanhia
- Sodbrennen – Robinia pseudacacia

eine wertvolle Ergänzung zu den größeren Arzneien bereithält.

Studium anhand der Primärsymptome

Das Studium anhand der Primärsymptome ist am schwersten und am aufwendigsten. Es gab aber für die alten Homöopathen keine andere Möglichkeit, sich die Mittel urbar zu machen. Damit bahnten sie der Homöopathie den Weg, da der sonst notwendige Einzelsymptomenvergleich hohe zeitliche und intellektuelle Anforderungen stellt, die die Masse der Ärzte nicht leisten konnte oder wollte. Es waren die Homöopathen der ersten Stunde, die sich dieser mühsamen Aufgabe annahmen, die unseren Respekt abverlangt. (Ob sich heute die Homöopathie neu entwickeln ließe, kann allein aus diesem Grund bezweifelt werden.)

Diese Arbeit ist bei den großen bekannten Mitteln geleistet, wie es sich an den Eintragungen und Verifikationen in den Repertorien ablesen läßt. Heute werden wir mit dieser Aufgabe bei allen neu geprüften Mitteln konfrontiert, oder bei Arzneien, die diesen Reifungsprozeß nicht erlebt haben. Grundsätzlich unterscheidet man zwei Arbeitsschritte:

- Analyse von Einzelsymptomen (an denen ein Materia-medica-Vergleich durchgeführt wird).
- Herausarbeitung der charakteristischen Grundzüge eines Mittels. Hierzu muß die Symptomentotalität der ganzen Prüfung zusammen gesichtet werden.

Anhand einer Doppelseite aus der Niccolum-Prüfung von Cajetan Nenning sollen exemplarisch einige Beispiele aufgezeigt werden (s. Abb. 9, S. 38/39).

Analyse von Einzelsymptomen

Zuerst wird man den Text der Prüfungssymptome durchsehen und sich dabei auffällige Symptome anstreichen. Man achtet zuerst auf besondere Empfindungen, die bei Prüfungen seltener auftreten. Wer im Repertorium bewandert ist, weiß, daß Schmerzempfindungen „Stechen" und „Reißen" häufiger als „Bohren" oder „wie von einem Nagel" vorkommen. Man geht bei der Symptomenbewertung von der Praxisrelevanz aus. Die Frage lautet: Welches Symptom ist so aussagekräftig, daß damit ausschließend verglichen werden kann? Wichtig sind daher komplexe Symptomschilderungen, bei denen Begleitsymptome, Ausstrahlungen und ein zeitlicher Ablauf beobachtet wurden, wie es bei Symptom Nr. 43 des Beispiels aus Hartlaubs/Trinks, Reine Arzneimittellehre (s. S. 39) der Fall ist (vergleiche dazu auch das Beispiel auf S. 21 f.). Bei einem Materia-medica-Vergleich ist ein komplexes Symptom besonders differenzierend. Obwohl das Symptom Nr. 40: „Reissen im ganzen Kopfe, welches sich oft bis zum unleidlichen verstärkte" auf eine heftige Schmerzempfindung hinweist, konkurrieren zu diesem allgemein gehaltenen Symptom zu viele andere Mittel, als daß daran eine entscheidende Ähnlichkeit aufgewiesen werden könnte. Komplexe Symptomschilderungen erhöhen auch die Wahrscheinlichkeit, es mit einem echten, dem Mittel zugehörenden Symptom zu tun zu haben.

Bedeutende Homöopathen beobachteten, daß oft die am spätesten aufgetretenen Symptome für die Mittelwahl von entscheidender Bedeutung sind. Sie sollen das Mittel am besten charakterisieren. Demnach wird das Symptom Nr. 28: „Schmerz oben im Kopfe, als wenn ein Nagel darin

364 NICKEL.

Dumm und düster im Kopfe, wie nach einem Rausche; Morgens (d. 6. T.).

Der Kopf dick und düster, wie nicht ausgeschlafen; Morgens (d. 3. T.).

20 So voll im Kopfe, und gar nicht gut aufgelegt; Vormittags (d. 1. T.).

Im Kopfe Gefühl von Schwere und Vollheit, dabei wie zerschnitten, beim Bücken; und im Hinterkopfe wie zerschlagen und wund, und überhaupt im Kopfe wie betäubt; 3 Stunden lang (d. 24. T.).

Schweregefühl und taumlich in der Stirne, früh im Bette, und auch nach dem Aufstehen bis 10 Uhr; in freier Luft erleichtert.

Schweregefühl und taumlich in der Stirne, im Stehen; Vormittags bis Nachmittag mit kurzen Unterbrechungen (d. 1. T.).

Schwere im Hinterhaupte (d. 2. T.).

25 Schwere des Kopfes, früh im Bette, welche sich nach dem Aufstehen verliert (d. 12. T.).

Früh nach dem Aufstehen Kopfschmerz, der sich immer verstärkt, bis gegen Mittag, mit Drücken im Scheitel und Dummlichkeit (d. 3. T.).

Kopfweh, besonders im Zimmer, nach Gehen im Freien (d. 4. T.).

Schmerz oben im Kopfe, als wenn ein Nagel darin stäcke (d. 17. T.).

Druck am Scheitel, wie mit einer Hand, 2 Stunden lang; Vormittags (d. 2. T.).

30 Früh, der Kopf wie eingeschraubt und gepresst; dann gelindes Stechen, wie mit Nadeln, in der rechten Stirnseite (d. 3. T.).

Kopfweh auf beiden Seiten, wie zum Zerspringen; den ganzen 11ten Tag.

Der ganze Kopf schmerzt ihn, wie zerschlagen, und vorzüglich im Hinterhaupte; den ganzen 10ten Tag.

Nach Bücken, Gefühl in der Stirne, als sollte das Gehirn herausfallen; Morgens (d. 7. T.).

Gefühl, als wenn das Gehirn locker wäre, und von einer Seite auf die andere fiele (d. 6. T.).

35 Zucken und Sausen in der rechten Kopfseite, besonders im rechten Ohre heftig; Nachts (d. 1. T.).

Heftiges Reissen in der rechten Kopfseite, im Sitzen; Abends (d. 8. T.).

1338

Abb. 9: Nickelprüfung aus: Hartlaub/Trinks, Reine Arzneimittellehre, S. 1338.

Sehr schmerzliches Reissen und Stechen in der rechten Kopfseite; Nachmittags (d. 10. T.).

Feine Risse in der rechten Schläfe, im Sitzen; Vormittags
(d. 3. T.).

Reissen in der linken Kopfseite, und an der linken Nasen-
seite (d. 4. und 5. T.).

40 Reissen im ganzen Kopfe, welches sich oft bis zum unleidlichen verstärkte (d. 8. T.).

Reissen im Kopfe und im linken Auge, welches öfters aussetzt und wiederkommt (d. 2. T.).

Feines Stechen oben im Kopfe, mehr äusserlich, auch in
beiden Ohren ziehender Schmerz, bis hinauf in den Kopf;
in den Ohren länger anhaltend (d. 7. T.).

Erst Stechen im Oberkopfe, und grosse Empfindlichkeit und
Zerschlagenheit daselbst, dass sie den Kamm nicht leiden
konnte; Vormittags 1 Stunde lang; Nachmittags heftiger
wiederkehrend; öfters geht auch der Schmerz in die beiden Kopfseiten und in die Stirn, mit Gefühl, als sollte
das Stirnbein zerspringen, nur nach und nach vergehend;
bei grosser Verdriesslichkeit (d. 1. T.).

Stechen in der rechten Kopfseite, und dabei Gefühl in der
rechten Schläfe, wie zerschlagen; Vormittags (d. 1. T.).

45 Früh im Bette heftiges Stechen in der linken Kopfseite
(d. 13. T.).

Stechen, wie mit einer Nadel in der linken Schläfe (d. 10. T.).

Stechen, bald hie bald da im Kopfe, vorzüglich beim Bük-
ken; Vormittags (d. 1. T.).

Kopfweh, feines Stechen und wie Erschütterung im Kopfe
(d. 4. T.).

Schmerz, wie Drehen und Bohren in den Vorderkopf hinein,
auf einer kleinen Stelle; Vormittags (d. 14. T.).

50 Schmerzhaftes Bohren und Nagen im Hinterhaupte, mehr
linker Seite; Nachmittags (d. 3. T.).

Picken, wie mit einem kleinen spitzigen Hämmerchen in
der rechten Stirnseite; Vormittags (d. 1. T.).

Bei Bewegung, ein Schlagen im ganzen Kopfe, wie mit
einem Hämmerchen; Vormittags (d. 1. T.).

Eine ungewohnte angenehme Wärme im ganzen Kopfe, vorzüglich im Zimmer; Nachmittags (d. 3. T.).

Hitzegefühl in der Stirne mit Schweregefühl; Nachmittags bis
Abend (d. 5. T.).

55 Hitze im Kopfe, dass er in der Stube nicht bleiben konnte,
sondern ins Freie musste, mit Durst, 2 Stunden lang; er

stäcke" in zweifacher Hinsicht wertvoll, zum einen ist die Empfindung „wie von einem Nagel" selten, zum anderen trat es erst zu einem recht späten Zeitpunkt, nämlich nach 17 Tagen, auf.

Bei der ersten Durchsicht wird man sich also die Symptome notieren, die durch ihre auffallende Empfindung oder Modalität oder ihren Begleitumstand einem ins Auge gesprungen sind. Man hat damit einen ersten Eindruck des Mittels gewonnen, wobei jetzt noch ein systematischer Überblick fehlt.

So wird man z.B. Symptom Nr. 33: „Nach Bücken, Gefühl in der Stirne, als sollte das Gehirn herausfallen; Morgens", Symptom Nr. 34: „Gefühl, als wenn das Gehirn locker wäre, und von einer Seite auf die andere fiele" und Symptom Nr. 51: „Picken, wie mit einem kleinen spitzen Hämmerchen in der rechten Stirnseite; Vormittags" festhalten, da sie durch besondere Empfindungen ausgezeichnet sind.

Herausarbeitung der charakteristischen Grundzüge eines Mittels

Der nächste Schritt ist die systematische Bearbeitung, die zusätzlich zu den auffallenden Einzelsymptomen die charakteristischen Grundzüge eines Mittels erhellen soll. Dafür muß der ganze Prüfungstext mehrfach durchgearbeitet werden.

Hierfür gibt es zwei Varianten, die sich, grob gesagt, in der Radikalität ihres Ansatzes unterscheiden. Die erste Methode ist die Vorgehensweise von Bönninghausen, der für den entschiedeneren Standpunkt steht. Jedes Symptom der Prüfung wird in seine Elemente **Ort, Empfindung, Modalität und Begleitumstand** zerlegt. Man erfährt damit, ob einem Mittel bestimmte Empfindungen oder Modalitäten besonders eignen.

Es könnte sich z.B. herausstellen, daß im Bereich des Kopfes bevorzugt der Hinterkopf betroffen ist. Oder man bemerkt bei dieser Bearbeitung, daß sehr häufig ein Taubheitsgefühl an den unterschiedlich-

sten Lokalisationen bei diesem Mittel aufgetreten sind. Als häufige Modalität könnte eine Besserung der Beschwerden in der Wärme auffallen, usw.

Das Radikale bei diesem Ansatz ist, daß die Empfindungen und Modalitäten vollständig vom jeweiligen Ort getrennt werden.

Die zweite Herangehensweise ist Hering zuzuordnen. Er beläßt die Empfindungen und Modalitäten bei ihren Orten, zieht sie aber (nachdem die Einzelsymptome aufgelistet sind) in separate Abteilungen, die somit einen Überblick über die Gewebe bzw. Orte, die Empfindungen und die Modalitäten geben (siehe Guiding Symptoms).

Praktisch geht man so vor, daß im ersten Arbeitsschritt alle Lokalisationen farbig markiert werden. Eine Organ- oder Lokalisationsbeziehung wird damit auffallen. Die Problematik eines Eingriffs in die Prüfungssymptome, z.B. die Zusammenfassung gleichlautender Symptome verschiedener Prüfer wird hier ersichtlich. Im zweiten Durchgang werden die Empfindungen extrahiert und im dritten Durchgang die Modalitäten. Ein weiterer Durchgang sollte noch den Begleitsymptomen gewidmet werden. So könnten verschiedene Empfindungen z.B. jeweils von einem Schwitzen begleitet sein.

Ist diese mühevolle Arbeit getan, erahnt man allerdings erst die Grundzüge eines Mittels, wobei jetzt die Verifikation in der Praxis die endgültige Absicherung der charakteristischen Symptome gibt.

Nur auf diesem skizzierten Weg lassen sich neu geprüfte Mittel zuverlässig in die Materia medica inkorporieren. Dabei ist aber eine ordentliche Arzneiprüfung Voraussetzung.

Das Arzneistudium
1. Die ersten Arzneien (Auswendiglernen der charakteristischen Symptome)
2. Studium eines „großen" Mittels (neben dem Erlernen wie zuvor be-

schrieben, vor allem vergleichendes Studium im Repertorium)

3. Studium eines „kleinen" Mittels (klinische Indikationen)
4. Studium eines neuen Mittels (anhand der Primärsymptome)
   - Einzelsymptome
   - Herausarbeitung der charakteristischen Grundzüge

Materia-medica-Studium durch das Selbstprüfen von Arzneien

Schließlich soll noch eine Methode des Materia-medica-Studiums erwähnt werden, die Hahnemann als die wichtigste ansah. „Doch bleiben diejenigen Prüfungen [...], welche der gesunde, vorurtheillose, gewissenhafte, feinfühlige **Arzt an sich selbst** mit aller ihn hier gelehrten Vorsicht und Behutsamkeit anstellt, die vorzüglichsten." (ORG VI § 141)

Dieses Selbstprüfen hat für den Prüfer einige unschätzbare Vorteile:
- Die Gewißheit des selbst Erlebten.
- Die Wahrheit, daß das Arzneiliche der Arzneien in ihren Befindensveränderungen liegt, wird dem Prüfer selber zur Tatsache.
- Er wird zum Beobachter ausgebildet.
- **Die erfahrenen Symptome prägen sich tiefer ein als das bloße Erlernen aus Büchern.**
- Jede selbst geprüfte Arznei stärkt die Gesundheit, indem sie wie eine natürliche Abhärtung oder „Impfung" die Beherrschung von Krankheiten übt. (ORG VI § 141)

Hahnemann stellte nicht nur die Vorteile heraus, sondern forderte von den Ärzten seiner Zeit, daß sie sich an den Arzneiprüfungen beteiligten. „Derjenige ist noch lange nicht mit dem wahren Geiste homöopathischer Heilung beseelt, ist noch kein ächter Schüler dieser wohlthätigen Lehre, der nur im mindesten Anstande nimmt, *selbst*

genaue Versuche zur Erforschung der eigenthümlichen Wirkung der seit dritthalb tausend Jahren ungekannt gebliebenen Arzneien anzustellen [...]." (RA II, S. 28–29)

Diese imperative Aufforderung Hahnemanns zum Selbstprüfen muß allerdings im Lichte der damaligen Aufbruchphase der Homöopathie gesehen werden. Um die Homöopathie zu einer für die tägliche Praxis tragfähigen Heilmethode auszubauen, war nichts so notwendig wie neue Arzneiprüfungen. Heute hingegen verfügen wir über eine große Menge gut geprüfter Arzneien, die ihrer (häufigeren) Anwendung in der Praxis harren.

2.8 Gefahren für die Materia medica

Die Symptomensammlung der Materia medica ist verschiedenen Gefahren ausgesetzt. Früher gab es Bestrebungen, die Materia medica einer Revision zu unterziehen. So bemühten sich naturwissenschaftlich ausgerichtete Homöopathen, in der Materia medica „subjektive" Symptome möglichst zu streichen und dafür „objektive", das hieß für sie pathologische Gewebeveränderungen, zur Basis der gereinigten Arzneimittellehre zu machen.

So verlangte Richard Hughes, der neben David Roth zu den profiliertesten Vertretern dieser Richtung zählte, daß aus den Prüfungen eindeutig hervorgehen müsse, ob ein Mittel Pneumonie erzeugen könne. Nur dann sei das Mittel bei dieser Krankheit indiziert, wenn beim Prüfer und beim Patienten der Krankheitsverlauf und die physikalischen Untersuchungsergebnisse übereinstimmten. David Roth verlangte sogar die Vivisektion, um verläßliche Daten zu gewinnen. In einer groß angelegten Artikelserie „Studien der Arzneimittellehre" unterzog sich Roth der umfangreichen Arbeit, akribisch jedes Symptom, nach einzelnen Prüfern geordnet, auf Ursprung und Inhalt zu untersuchen. Dabei fiel das Urteil über verschiedene Prüfer, wie Nenning, Langhammer oder Friedrich Hahnemann, vernichtend aus. Auch Hahnemann äußerte sich in Fußnoten in der RA kritisch zu Nenning („Symptomenfabrik des Ng."), obwohl die Prüfungssymptome von Nenning einen großen Platz in der Arzneimittellehre Hahnemanns einnehmen. Nenning war einer der produktivsten Prüfungsleiter, aus seiner Prüfgruppe stammen von 38 Mitteln 11 447 Symptome (nach Roth). (Siehe dazu auch A. Wegener: Ein Causticum-Fall – Die „Symptomenfabrik" von Cajetan Nenning, ZKH 33 [1989], S. 170–175.)

C. Hering war in dieser schwierigen Phase das wichtigste Bollwerk, das die genuine Homöopathie zur Verteidigung ihrer Arzneimittellehre aufzubieten hatte. In ganzen Artikelserien setzte sich Hering mit diesen Angriffen auseinander und hielt damals als unbestrittenste Autorität der genuinen Homöopathie dagegen. Er verteidigte die angegriffenen Prüfer und wies auf die herausragende Bedeutung von deren Symptome hin, die ihm in der Praxis vielmals den Weg zum heilenden Mittel wiesen und die er zudem häufig verifizieren konnte. Zur immer wieder aufkommenden Meinung, daß ein Mittel in der Prüfung in der Lage sein muß, die Krankheiten hervorzurufen, die es später heilen soll, schrieb er 1871:

„Sulphur wurde von beinahe 50 Personen geprüft, bei keinem stellte sich ein Pleuraexsudat ein. Wir wissen aber, daß Sulphur diese Krankheit in zahllosen Fällen heilen konnte [...]. Es ist ein Fehler, zu glauben, daß ein Mittel, das eine Krankheit oder einen Organschaden hervorruft, solch eine Krankheit heilt. Dies wird nur der Fall sein, wenn es zu den Symptomen in Beziehung steht, auch wenn das Mittel solche Organschäden nie erzeugt hat." (C. Hering: The Great Desideratum, HHM 7 [1871], S. 171–181)

Heute wiederum drohen der Materia medica ganz andere Gefahren. Während früher der „subjektiven" Symptomatik mit Mißtrauen begegnet wurde, schlägt das Pendel heute in die andere Richtung aus. Viele moderne Arzneiprüfungen wirken tendenziös, von den Arzneiphänomenen losgelöst und mit theoretischen Interpretationen überfrachtet.

Heute fällt bei der Symptomenauswahl in der Praxis bei vielen eine unnatürliche Betonung von Gemütssymptomen auf. Viele jüngere Arzneiprüfer haben sich darauf eingestellt, indem sie ihr Hauptaugenmerk auf diesen Bereich der Prüfung richten. Das Ziel von Arzneiprüfungen ist es aber nicht, „etwas Bestimmtes" herausfinden zu wollen, es geradezu erwartend herbeizusehnen, sondern sich dem, was kommt, unvoreingenommen zu öffnen und es anzunehmen. Unmittelbares Annehmen von Phänomenen ist heute durch Vorurteile, Erwartungshaltungen und Wahrnehmungsstörungen anderer Art erschwert. Das vorbehaltlose Annehmen von Befindensveränderungen muß daher erst wieder eingeübt werden. Allein die Auswahl des Prüfungsleiters (mit dem bestimmte Erwartungen verknüpft werden) wird es heute beeinflussen, welche Symptome generiert werden.

Um diesen Klippen der Materia medica zu entgehen, sollte sich der Anfänger auf die bewährten Arzneien der Homöopathie, die ihre Eignung vielfach bewiesen haben, stützen und jüngeren Arzneiprüfungen (unter denen es aber auch sehr gute gibt) vorerst kritisch begegnen.

2.9 Zusammenfassung

Um Arzneien nach dem Ähnlichkeitsgesetz Krankheiten anpassen zu können und damit zu heilen, ist es zuerst notwendig, ein Arzneiwissen bereitzustellen, das sich vom herkömmlichen pharmakologischen Wissen unterscheidet. Der Vergleich, der zwischen der Arznei und dem Kranken vorgenommen wird, richtet sich in der Homöopathie nach den Symptomen, die sich dem Erkrankten unmittelbar selbst zeigen.

Dieses Wissen um die Arzneien wird in der Homöopathie durch die Arzneiprüfung am Gesunden gewonnen. Dabei wird eine geringe Menge der zu prüfenden Substanz eingenommen und die sich daraufhin zeigenden Symptome festgehalten. Die ersten Arzneien, die Hahnemann auf diese Art prüfte, waren die gebräuchlichen Mittel der damaligen Medizin, da es seine ursprüngliche Absicht war, seinen Kollegen die wahren Anwendungsmöglichkeiten ihrer Mittel aufzuzeigen. Diese neue Form der Arzneierkenntnis wurde im Laufe von Jahrzehnten erweitert und verfeinert; anfangs konnte man noch nicht wissen, auf welche Symptome besonders zu achten ist und in welcher Form das zu prüfende Mittel am vorteilhaftesten eingenommen werden mußte. Aus diesen Arzneiprüfungen, zuerst nur von Hahnemann und seiner Prüfergruppe allein, später von vielen anderen weitergeführt, entstand vor allem im Laufe des 19. Jahrhunderts die homöopathische Arzneimittellehre (**Materia medica homoeopathica**). Sie umfaßt heute viele hundert Mittel, die in umfangreichen Sammel- und Spezialwerken vereint vorliegen. Die z.T. sehr zahlreichen Symptome sind nach einer anatomischen Systematik, dem sogenannten Kopf-zu-Fuß-Schema, angeordnet.

Nachdem diese ursprüngliche Sammlung der Prüfungssymptome vorlag, stellte sich bald das Bedürfnis nach zusammenfassenden Darstellungen der Arzneimittel ein. Außerdem wurde allmählich die Praxiserfahrung in die Materia medica integriert, einzelne Mittel und Symptome bewährten sich häufiger als andere und führten zu einer differenzierteren und kommentierten Übersicht über die charakteristischen Symptome der Arzneien. Es stehen heute zahlreiche solcher nach Praxisgesichtspunkten bearbeiteten Formen der Materia medica zur Verfügung. Da gute Arzneimittelkenntnisse das Fundament für eine erfolgreiche Praxis legen, nimmt das Studium der Arzneimittellehre in der Homöopathie einen wichtigen Platz ein. Hierfür stehen je nach Anforderung und Häufigkeit des Mittels verschiedene Lernmethoden zur Verfügung.

2.10 Weiterführende Literatur

(Eine Auswahl von Arzneimittellehren findet sich im Kapitel „Die sekundäre Materia medica", S. 24 ff.)

Hahnemann, S.: Organon der Heilkunst. Standardausgabe der 6. Aufl., hrsg. von *J.M. Schmidt.* Heidelberg 1999.

Hahnemann, S.: Reine Arzneimittellehre. 4. Nachdruck Heidelberg 1989.

Hahnemann, S.: Die chronischen Krankheiten. 4. Nachdruck Heidelberg 1988.

Hahnemann, S.: Auszug eines Briefs an einen Arzt von hohem Range, über die höchst nöthige Wiedergeburt der Heilkunde. In: *Hahnemann, S.:* Kleine Medizinische Schriften [KMS]. Hrsg. von E. *Stapf.* Bd. 1, S. 79–88. Nachdruck Heidelberg 1989.

Hahnemann, S.: Versuch über ein neues Princip zur Auffindung der Heilkräfte der Arzneisubstanzen, nebst einigen Blicken auf die bisherigen. In: KMS, Bd. 1, S. 135–198.

Hering, C.: Analytical Repertory of the Symptoms of the Mind. Darin: Kapitel I–III: Introduction, How to use this Book, The Arrangement. Reprint New Delhi 1995.

Hering, C.: Wirkungen des Schlangengiftes, zum ärztlichen Gebrauche vergleichend zusammengestellt. Darin (S. II–VI): Über das Studium der homöopathischen Arzneimittellehre. Leipzig 1837.

Keller, G.v.: Über Erstwirkungen und Nachwirkungen. ZKH 31 (1987), S. 118–126.

3 Die homöopathische Anamnese

Thomas Genneper

3.1 Einführung

So wahr ist es, daß nur der sorgfältige Beobachter ein ächter Heilkünstler wird.
(Samuel Hahnemann: Reine Arzneimittellehre, Bd. 4 [2. Aufl. Dresden 1825], S. 26)

■ Definition

Der Terminus „Anamnese" leitet sich vom griechischen Begriff „anámnesis" (= Erinnerung) ab und bezeichnet im ursprünglichen und engeren Sinn die Vorgeschichte des Patienten sowie seiner Krankheit, umfaßt im weiteren Sinn aber auch die aktuelle Symptomatik.

In diesem erweiterten Bedeutungsgehalt werden die Begriffe der Anamnese und Anamnese-Erhebung in der Homöopathie angewandt. Da sie in die homöopathische Terminologie allgemein eingeführt sind, soll dieser Wortgebrauch keiner kritischen Überprüfung und eventuellen Abänderung unterzogen werden, andererseits soll aber für den im folgenden beschriebenen Vorgang gleichberechtigt der in der Homöopathie ebenfalls gebräuchliche Begriff des Interrogatoriums (lat.: interrogatio = Befragung) und der nach aktueller Definition sehr adäquate, aus Psychiatrie und Psychologie stammende Begriff des Interviews (engl.: Unterredung, Gespräch) Verwendung finden.

Die Homöopathie unterscheidet sich von der sogenannten Schulmedizin nicht etwa, wie dies irrtümlicherweise häufig angenommen wird, nur dadurch, daß nach Stellung der Krankheitsdiagnose eine (potenzierte) Arznei nach dem Ähnlichkeitsgesetz verordnet wird, sondern ein weiterer sehr entscheidender Unterschied liegt im Vorgang der Bestimmung der zu verabreichenden Arznei. Diese ist in der Homöopathie dem individuellen Krankheitsgeschehen exakt anzupassen. Aus diesem Grund ergibt sich bereits vor der Diagnosestellung, nämlich in der Anamnese-Erhebung, die Notwendigkeit eines sehr individuellen Vorgehens. Die Verschiedenheit der homöopathischen Arbeitsweise zu vielen anderen Therapieformen, auch zahlreichen, die dem weiten Feld der Naturheilverfahren zugeordnet werden, tritt in diesem Vorgang besonders deutlich hervor, und die Schlüsselfunktion, die die Anamnese-Erhebung in der Homöopathie einnimmt, ist mit ihrer Rolle, die sie vor allem in der technisierten Schulmedizin spielt, kaum noch vergleichbar.

Ihre fundamentale Bedeutung wird im Prozeß des Erlernens der Homöopathie zumeist etwas unterschätzt, da sich viele Anfänger schwerpunktmäßig auf die Klassifikation der Symptome und die Repertorisation als die scheinbar komplizierteren Arbeitsschritte konzentrieren. Das Patienten-Interview wird demgegenüber als vergleichsweise einfach durchführbar angesehen und scheint ohne Spezialwissen, wie es für die darauf folgenden eben erwähnten Arbeitsschritte vonnöten ist, auszukommen. Diese Annahme ist jedoch ebenso falsch wie fatal, da eine oberflächlich oder gar grundsätzlich falsch erhobene Anamnese die Basis für eine fehlerhafte Verordnung legt, und eine treffende Arzneiwahl unter diesen Voraussetzungen nur noch mit Glück gelingen kann, selbst wenn alle nachfolgenden Arbeitsschritte mit der größten Perfektion erledigt werden. Die in der Anamnese erhobenen Fakten sind der Rohstoff, dessen Qualität auf das Endprodukt Arzneiverordnung überragenden Einfluß ausübt.

◼ Krankheitsdiagnose – Arzneidiagnose

Zum Verständnis des homöopathischen Arbeitens gehört das Wissen, daß es nicht darum geht, die mit einem Namen versehene (Lokal-)Krankheit zu behandeln, sondern darum, das gesamte Krankhafte des Patienten, sein Kranksein in toto, zu therapieren. Dieses Kranksein zeigt sich in der Gesamtheit der krankhaften Veränderungen, die als Phänomene wahrgenommen werden.

Diese Phänomene stehen im Zentrum der Betrachtungen der Homöopathie (s.a. „Die Stellung des Phänomens in der homöopathischen Praxis", S. 353); ihnen wird die passende Arznei zugeordnet. Durch die Therapie der Phänomene wird unmittelbar die Krankheit des Patienten behandelt. Die naturwissenschaftliche Medizin nimmt das Symptom lediglich als Erscheinung der Krankheit, die es noch zu entdecken gilt, wahr, nicht als die Krankheit selber. Auf diesen Unterschieden basiert die überragende Bedeutung des Symptoms in der Homöopathie.

„Sieht der Arzt deutlich ein, […] was an jedem einzelnen Krankheitsfalle insbesondere zu heilen ist (Krankheits-Erkenntniß)" (ORG VI § 3), wenn er also die phänomenorientierte Sichtweise der Homöopathie realisiert hat, wird er gleichzeitig den hohen Stellenwert einer individualisierenden Symptomenerhebung des jeweiligen Patienten erkennen.

Es sind eben nicht die immer ausgeklügelteren Klassifizierungsversuche der naturwissenschaftlichen Medizin, welche zumeist auf technischen Untersuchungsverfahren basieren, die zur wirklichen Krankheitserkenntnis führen, sondern das möglichst vollständige Wissen um die subjektiv empfundenen und objektiv beobachtbaren Symptome des Kranken. Nur diese Veränderungen des momentan kranken Menschen stellen sein Kranksein dar, sie allein sind für den Patienten und für den Arzt wahrnehmbar, nicht dagegen die letztlich verborgen bleibenden Vorgänge im Inneren des Menschen.

Nicht der Versuch, das einzelne Symptom oder die Symptome in ihrer Gesamtheit erklären zu wollen, kein Interpretieren und Spekulieren darf das Handeln des Homöopathen bestimmen, sondern nur das sich Zeigende der Krankheit, das rein und ohne Zusatz der Phantasie aufgenommen und dargestellt werden muß.

Die naturwissenschaftliche Medizin verfolgt mit physikalischen Instrumenten und chemischen Analysen den Zweck, die Organe, die erkrankt sind, zu identifizieren und zu klären, in welchem Umfang sie betroffen sind. Es ist eine Suche nach Endresultaten, nach den Folgen der Krankheit, die dann zur Krankheit selbst erklärt werden. Sind diese Resultate noch nicht präzise und objektiv vorhanden, liegen nur funktionelle Störungen vor, klagt der Patient über rein subjektiv empfundene Mißempfindungen, dann wird er zum nervösen, psychischen, vielleicht sogar eingebildeten Fall erklärt.

Der Mensch kann in seinem Befinden, in seinen Gefühlen durch Krankheit in so unendlich mannigfacher Weise verändert werden, daß ein einzelnes Wort oder ein allgemeiner Ausdruck den so unterschiedlichen Äußerungen der Krankheit nicht gerecht wird. Sehr anschaulich weist die homöopathische Literatur immer wieder darauf hin, daß in der Befragung des Patienten ein Porträt anzufertigen ist, das den Ansprüchen an ein Porträt unserer selbst gerecht würde. Wären wir mit einem Porträtisten zufrieden, der uns dadurch wiedergibt, daß er zwei Augen, eine Nase, einen Mund und zwei Ohren zeichnet? Sicherlich nicht. Gerade diejenigen Merkmale unseres Gesichts, die uns von anderen Menschen unterscheiden, sind wichtig, um uns im Porträt erkennbar werden zu lassen. Mit genau dieser Feinheit gilt es Krankheiten wahrzunehmen; nur dann kann als Heilmittel diejenige Arznei identifiziert werden, die in der Prüfung am gesunden Menschen ähnliche Phänomene hervortreten ließ.

Es geht aber stets nur um das Porträt des Krankseins, nicht um die ganz normalen, auch in gesunden Zeiten beobachtbaren Eigenheiten, Charakterzüge und äußeren Merkmale des Patienten.

Ziel der homöopathischen Anamnese ist also das Erkennen des individuellen Krankseins, während der Schulmediziner das durchschnittliche Krankheitsbild zu erfassen trachtet. Für den Zweck der Krankheitsdiagnose ist letzteres von Bedeutung, für die homöopathische Similewahl, also die Arzneidiagnose, ist ersteres ausschlaggebend.

Die Anamnese-Erhebung der Homöopathie zielt auf **die Erfassung der Gesamtheit der Symptome des Kranken**, d.h. die individuelle Reaktion des Organismus auf – zu erkennende oder auch nicht zu erkennende – Auslöser der Krankheit. Objekt der Analyse in der Schulmedizin ist das Durchschnittssymptom als Ausdruck einer Organstörung. Tatsächlich bestehen aber nicht isolierte Organe oder Funktionen, sondern ein in seiner Gesamtheit reagierender Organismus, und, sofern dessen Reaktionen sich als Krankheit äußern, zeigt sich diese jeweilige Krankheit in der Gesamtheit der Symptome.

Hieraus ergibt sich zwangsläufig die Konsequenz, daß der Name der Krankheit, dessen Festlegung sich stets aus den durchschnittlichen Symptomen ergibt und die individuellen Besonderheiten der Patientensymptomatik weitgehend unberücksichtigt läßt, für den Homöopathen eine untergeordnete Rolle bei seiner Arzneiwahl spielt. Die Diagnose des Homöopathen besteht nicht darin, dem Kranksein einen Namen zu geben, dieses also zu klassifizieren und die individuelle Symptomatik des Patienten somit einzuebnen, sondern in der Bestimmung der für den jeweiligen Patienten mit seinen Besonderheiten adäquaten Arznei. **Folglich stellt der Homöopath eine Arzneidiagnose unabhängig von der (schulmedizinischen) Krankheitsdiagnose. Somit können bei gleichem Krankheitsnamen ganz unterschiedliche Arzneien zur Anwendung kommen, je nach den Unterschieden in der individuellen Symptomenlage des Patienten.**

Trotz der Bedeutungslosigkeit der Krankheitsdiagnose für die Arzneiwahl sollte der Homöopath jedoch die Erarbeitung einer Krankheitsdiagnose nicht vollständig unterlassen. Zwar ist eine Verstrickung in die überzogenen Klassifizierungsversuche der naturwissenschaftlichen Medizin zu vermeiden, dennoch ist die Festlegung, um welche Art von Erkrankung es sich bei einem Patienten handelt, von Bedeutung. Jeder Homöopath sollte vor Beginn der Behandlung klären, ob eine homöopathische Therapie für den Patienten überhaupt sinnvoll ist. Diese Klärung ist bei bloßer Betrachtung der Symptomatik manchmal nicht möglich und gelingt erst nach Festlegung der Krankheitsdiagnose. Des Weiteren muß der Homöopath anhand der Krankheitsdiagnose den möglichen Verlauf der Krankheit einschätzen können, um die Entwicklung unter der Homöotherapie und damit auch deren Erfolg richtig zu beurteilen.

■ Die „Kunst" der Anamnese-Erhebung

Das Ziel des Homöopathen besteht also darin, für jeden Patienten die in diesem Moment seiner Krankheit individuell passende Arznei zu erkennen. Aus dieser Formulierung ist abzulesen, daß in einer anderen Phase der Krankheit eine andere Arznei die passende sein kann. Dieses menschengemäße, den Organismus in seiner Ganzheit belassende Vorgehen, macht einen Teil der Faszination der Homöopathie aus, birgt aber auch einen Teil der Schwierigkeiten, denen sich der Anfänger gegenübersieht. Die manchmal ans Wunderbare grenzenden Erfolge, die mit einer dieser individuell passenden Arzneien in kleinsten Gaben erzielt werden, sind eben nur dann möglich, wenn die Arznei nach dem Gesetz der Ähnlichkeit auf die Symptome des kranken Menschen Einfluß nehmen kann. Um diese Arznei erkennen zu können, ist die Erarbeitung des vollständigen individuellen Symptomenbildes des Patienten notwendig. **Die besten Arzneimittel- und Repertoriumskenntnisse nützen wenig, wenn die Kunst – bereits Hahnemann verwendete in diesem Zusammenhang den gleichen Begriff**

– der Krankenbefragung und -beobachtung nur mangelhaft beherrscht wird.

Leider ist der die Universität verlassende Arzt nur noch ungenügend in der exakten Beobachtung des Patienten geschult. Zeitdruck und die überbordende Bedeutung apparativer und labortechnischer Diagnostik lassen in den Ausbildungsstätten der Medizin die Kultur einer sorgfältigen Beschäftigung mit dem Patienten verkümmern; oftmals scheint es geradezu störend zu sein, wenn ein Patient die Schilderung seiner Beschwerden detailliert vorzunehmen versucht. Der angehende Homöopath wird also zunächst die Kunst der Erhebung der Symptome des Patienten erlernen müssen. Dabei geht es nur partiell um die Aneignung von Wissen, entscheidender ist die Übung und auch beim Fortgeschrittenen die kritische Selbstbeobachtung gepaart mit Offenheit für die ständige Optimierung der Patientenbefragung. Der bedeutende amerikanische Homöopath J. T. Kent (1849–1916) hat die auch für die Gegenwart durchaus noch realistische Einschätzung abgegeben, daß von hundert homöopathischen Ärzten nicht selten nur einer die Kunst der Anamnese beherrscht.

Das homöopathische Interrogatorium ist verständlicherweise mit einem erhöhten Zeitaufwand verbunden. Vielfältige Gründe, von der puren Bequemlichkeit bis hin zu abrechnungstaktischem Kalkül, verbunden mit Unverständnis für die Grundlagen der wissenschaftlich-homöopathischen Vorgehensweise, führen seit Hahnemanns Zeit bis in die Gegenwart zu dem stets gefährlichen Versuch, die Anamnese abzukürzen. Dabei wurde und wird immer wieder übersehen, daß eine „Homöopathie", die einer ihrer wesentlichen Grundvoraussetzungen beraubt wird, nicht mehr nach den ihr eigenen naturgesetzlichen Prinzipien funktionieren kann. **Ein Naturgesetz gilt es zu erkennen, um es nutzbringend anzuwenden. Veränderung eines Naturgesetzes ist unmöglich.**

Wer beispielsweise aufgrund einer Krankheitsdiagnose eine homöopathische Arznei verordnet, betreibt allopathisches Verschreiben mit homöopathischen Arzneimitteln (korrekter: mit in der Homöopathie gebräuchlichen Arzneien; **denn homöopathisch wird eine Arznei erst dadurch, daß sie in einer bestimmten, homöopathisch definierten Ähnlichkeitsbeziehung zur Patientensymptomatik steht**).

Der Erfolg einer homöopathischen Behandlung hängt davon ab, inwieweit die verordnete Arznei imstande ist, eine Kunstkrankheit zu erzeugen, die der Krankheit des Patienten möglichst ähnlich ist. Diese Arznei wiederum ist nur über den Weg der individuellen Symptomenerhebung mit jener wissenschaftlichen Präzision, die schon Hahnemann forderte, aufzufinden.

3.2 Vorbereitung der Anamnese-Erhebung

■ Äußere Bedingungen

Das Interview mit dem Patienten sollte möglichst frei von äußeren Störungen geführt werden können. Unterbrechungen durch Telefonate, Fragen von Mitarbeitern oder gar Parallelbehandlung eines anderen Patienten schaffen eine denkbar ungünstige Atmosphäre für ein ruhiges Gespräch. Das Durchdringen von Geräuschen aus dem Nebenraum oder Flur ist zu vermeiden. Es gilt zu bedenken, daß vor allem beim Interrogatorium chronisch kranker Patienten, aber natürlich auch in akuten Krankheiten, eine intensive Arzt-Patienten-Beziehung entstehen sollte, die sich meist erst im Laufe des Gesprächs entwickelt. Wird dieses ständig unterbrochen, kommt eine solche Beziehung schwerlich zustande. Auch mangelt es bei derartigen Störungen dem Arzt selber an der nötigen Konzentration, um den Details der Symptomatik nahe zu kommen.

Die Ausstattung des Sprechzimmers kann ebenfalls Auswirkungen auf die Ergebnisse des Interviews haben. Eine kalte, sterile Einrichtung läßt eine vertrauensvolle Beziehung mühsamer zustandekommen. Eine extrem individuelle Ausgestaltung kann ablenken und auch, je nach Geschmack des Patienten, eine gewisse Ablehnung hervorrufen.

Darüber hinaus darf dem Patienten nicht das Gefühl vermittelt werden, er müsse sich beeilen. Alle Anzeichen von Zeitdruck, auch wenn der Arzt einem solchen unterworfen ist, stören die erforderliche ruhige Gesprächsatmosphäre.

■ Vorbereitung des Patienten

Ähnliche Schwierigkeiten, wie sie dem naturwissenschaftlich ausgebildeten Arzt bei der anfänglichen Beschäftigung mit der Homöopathie in den Weg treten, nämlich einerseits die Notwendigkeit der sorgfältigen Patientenbefragung zu erkennen und diese andererseits auch lege artis durchzuführen, begegnen ebenso dem Patienten, indem er sich auf diese für ihn ungewohnte Arzt-Patienten-Beziehung einlassen muß. Die Praxiserfahrung läßt hier eine gewisse Widersprüchlichkeit erkennen: Eigentlich wünscht der Patient eine intensive Beziehung zum Arzt, auf der anderen Seite überrascht, verwundert oder erschreckt ihn die sehr tiefgehende Befragung, die der homöopathische Arzt sucht. Versteht der Patient die Hintergründe dieser Art von Gesprächsführung nicht, kann das dazu führen, daß Informationen zurückgehalten werden, vor allem dann, wenn diese intime oder peinliche Themen tangieren. Aber gerade solche Bereiche sind für die treffende Arzneimittelwahl oftmals von großer Wichtigkeit.

Ein zusätzliches Problem liegt darin begründet, daß nicht nur die Mehrzahl der Ärzte, sondern auch die meisten Patienten den klassifizierenden Denkschemata der naturwissenschaftlichen Medizin verhaftet sind; oft wird der Homöopath direkt mit einer Diagnose ohne konkrete Beschreibung der Symptome konfrontiert.

Jedem neuen Patienten einer homöopathischen Praxis sollte deshalb ein Mindestmaß an Aufklärung angeboten werden, damit dieser die unbedingt notwendige Mitarbeit gerne und mit Einsicht aufbringt. Vor allem dann, wenn chronische Krankheiten zur Behandlung anstehen, empfiehlt sich eine aufklärende Information des Patienten *vor* der ersten Konsultation, damit dieser sich in entsprechender Weise darauf vorbereiten kann, und zwar in zweifacher Hinsicht: erstens mit dieser ganz anderen Art von Medizin sich innerlich vertraut zu machen – wenn ein Patient sich zur homöopathischen Behandlung entscheidet, heißt dies noch lange nicht, daß er über die genaueren Abläufe informiert ist – und zweitens sich in Hinblick auf seine Symptome, und zwar alle Symptome, zu beobachten, eventuell Notizen anzufertigen, damit bei der ersten Konsultation ein möglichst vollständiges Bild der Krankheit entworfen und somit schon zu Beginn ein befriedigend wirkendes Arzneimittel gefunden werden kann. Ob diese Vorabinformation in einem persönlichen Gespräch oder einer schriftlichen Aufklärung erfolgt, hängt von der jeweiligen Praxisstruktur ab.

3.3 Die Fallaufnahme

■ Gesprächseröffnung

Bereits der erste Kontakt mit dem Patienten – dieser findet gewöhnlich im Wartezimmer statt, wo der Patient abgeholt wird – bietet die Möglichkeit, einige Beobachtungen zu machen: Kleidung, Blickkontakt, Händedruck, Körperhaltung, Gang.

Bevor das Gespräch im Sprechzimmer eröffnet wird, sollte an folgenden Grundsatz gedacht werden: Der Arzt sagt zunächst so wenig wie möglich, er beschränkt sich darauf, den Redefluß des Patienten in Gang zu halten und hilft ihm, die konkrete Richtung beizubehalten, nicht zu sehr auf nebensächliche Dinge abzuschweifen.

Der Patient wird gleich zu Beginn des Gesprächs aufgefordert, seine Beschwerden in möglichst einfachen Worten zu schildern und sie so darzustellen, wie er sie selber empfindet. Viele Patienten neigen dazu, mit ihrem Arzt in Termini technici zu reden, wobei der Gebrauch diagnostischer Begriffe besonders hervorsticht. Dies hilft bei der Suche nach der passenden homöopathischen Arznei jedoch kaum weiter. Besonders schwierig kann der Umgang mit psychotherapeutisch vorbehandelten Patienten sein. Diese reduzieren ihre Symptomatik oft auf wenige meist interpretierende Fachbegriffe und sind manchmal auch bei mehrfacher Aufforderung, die Symptome unverfälscht zu beschreiben, dazu leider nur mangelhaft in der Lage.

■ Spontanbericht

Der Patient beginnt seine Schilderungen. Er nennt die Beschwerden, die ihn zum Homöopathen geführt haben. Eventuell wird er – dies bereits aus den vorhergehenden Erläuterungen zum Ablauf verstehend oder aus früheren homöopathischen Behandlungen wissend – zusätzlich Symptome aus anderen Bereichen erwähnen. Auch wenn diese Schilderungen noch recht ungenau sein mögen, sollte der Patient zunächst einmal seinen Bericht beenden. Unterbrochen werden darf er nur dann, wenn er auf unwichtige Dinge abzuschweifen beginnt, was aber in dieser Phase der Anamnese äußerst selten der Fall ist. Alle vom Patienten berichteten Fakten werden notiert. Ergänzungen sind erst zu einem späteren Zeitpunkt zu erfragen.

Selbst wenn diese Erörterungen noch sehr ungeordnet sind, von den Herz- auf die Fußbeschwerden gesprungen und anschließend Ergänzendes zu den Herzbeschwerden angemerkt wird, läßt der Arzt den Patienten seinen Gedankengang vollenden, mag er noch so merkwürdig und unzusammenhängend wirken und den Eindruck vermitteln, daß das Gespräch strukturiert werden muß. Diesen Fehler gilt es vor allem in der Eröffnungsphase zu meiden. Was anfangs wie Unordnung erscheint, hat für den Patienten seine spezielle Ordnung, mittels der er die Informationen am besten memoriert. Der Versuch des Arztes, dem Patienten die eigenen Ordnungsschemata aufzudrängen, führt fast unweigerlich dazu, daß der Patient in seinem individuellen Denk- und Erinnerungssystem verunsichert wird und Informationen, die ohne Intervention des Arztes automatisch geflossen wären, nicht mehr von sich gibt.

Nur durch unterstützende Gesten oder Worte, durch eine Interesse vermittelnde Körperhaltung wird der Patient veranlaßt, das Thema weiterzuverfolgen. Es wirkt sich stets sehr günstig aus, wenn der Patient sich dabei in seinem Problem verstanden und angenommen fühlt. Verhaltensweisen, die Belustigung, Verständnislosigkeit oder auch Bestürzung zum Ausdruck bringen, werden vermieden.

■ Gelenkter Bericht

Ist der Spontanbericht abgeschlossen, besteht die Aufgabe des Arztes darin, einerseits die aufgenommenen Informationen dahingehend zu überprüfen, ob alles so verstanden wurde, wie der Patient es zum Ausdruck bringen wollte, und andererseits die Fakten um jene Details zu vervollständigen, die der Patient noch nicht angemerkt hat.

Der Homöopath übernimmt jetzt eine aktive Rolle, wobei er sich weiterhin darum bemüht, den Patienten nicht in eine passive, nur kurz antwortende Rolle zu drängen. Dies gelingt am besten durch Formulierung offener Fragen, so daß der Patient also nicht nur mit „ja" oder „nein" antworten kann, sondern sich darum bemühen muß, die Beschwerden in seinen eigenen Worten zum Ausdruck zu bringen.

Als Orientierungshilfe zur Beurteilung der (Un-) Vollständigkeit der geschilderten Symptomatik sind die sieben „W-Fragen" geeignet. Der Hahnemann-Schüler Clemens Maria Franz von Bönninghausen (1785–1864) hatte in der mittelalterlichen theologischen Literatur einen Hexameter entdeckt, nach dem „moralische Krankheiten" hinsichtlich Charakteristik und Schweregrad zu beurteilen waren. Dieser lautete: „**Quis? Quid? Ubi? Quibus auxiliis? Cur? Quomodo? Quando?**" (**Wer? Was? Wo? Womit? Warum? Wie? Wann?**) Bönninghausen bemerkte, daß in diesem Lehrsatz alle Merkmale enthalten waren, die auch in der Homöopathie zur Erhebung eines vollständigen Symptomenbildes von Bedeutung sind.

Tabelle 1: Die sieben „W-Fragen".

Quis	Wer
Quid	Was
Ubi	Wo
Quibus auxiliis	Womit
Cur	Warum
Quomodo	Wie, unter welchen Umständen
Quando	Wann

Quis = Wer

Das ist der Patient, sein Geschlecht, Alter, Beruf, soziales Umfeld. Das ist aber auch der Gemütszustand des Patienten, und zwar ausschließlich der kranke, der durch Veränderungen gegenüber früherer, gesunder Zeit gekennzeichnet ist. Es geht nicht darum, die ganz normalen Gewohnheiten und Charakterzüge des Patienten zu erforschen. Dies hilft bei der Suche nach der adäquaten Arznei wenig weiter, da diese den **krankhaften** Veränderungen in Ähnlichkeit anzupassen ist.

„Was in allen diesen Eigenthümlichkeiten von dem gewöhnlichen Naturzustande wenig oder gar nicht verschieden ist, verdient keine besondere Beachtung; eine um so grössere aber Alles, was in auffallender oder seltener Weise davon abweicht." (Ein Beitrag zur Beurteilung des charakteristischen Werths der Symptome, in: BKMS, S. 618)

Quid = Was

Die Krankheit, die Veränderung, die den Patienten veranlaßt, den Arzt aufzusuchen, sei dies eine sichtbare Veränderung, z.B. ein Hautausschlag, eine Warze, eine Schwellung oder eine Empfindung, z.B. ein Schmerz, eine Kombination von beidem, z.B. ein Hautausschlag mit beißendem Juckreiz, ein Durchfall mit brennenden Schmerzen im Rektum, eine Wahrnehmung anderer Art oder eine Gefühlsäußerung. Dabei ist es wiederum wichtig, die genaue Art der Krankheitserscheinung zu bestimmen. Um welche Art von Schmerzen handelt es sich? Ist es ein nicht näher definierbarer Schmerz, oder hat er eine bestimmte Qualität? Eine Auswahl von möglichen Schmerzempfindungen ist in Tabelle 2 aufgeführt.

Tabelle 2: Häufig genannte Schmerzempfindungen.

Beißen	Kneifen
Bersten	Krampfen
Bohren	Lähmend
Brennen	Nagen
Drehen	Pulsieren
Dumpf	Reißen
Drücken	Rucken
von außen nach innen	Schießen
von innen nach außen	Schneiden
von hinten nach vorne	Schrauben
von vorne nach hinten	Stechen
von oben nach unten	Wühlen
von unten nach oben	Wund
Geschwürsartig	Ziehen
Graben	Zusammenschnüren
Hämmern	

Die Vielfalt der Schmerzempfindungen ist erstaunlich groß, die in Tabelle 2 erwähnten sind lediglich eine Zusammenstellung der am häufigsten genannten. Es kann sich auch um ganz eigenartige Empfindungen handeln, z.B. das Gefühl, als kröche ein Wurm durch das betreffende Gebiet.

Bei einem Schwindel ist nach dessen genauer Charakteristik zu fragen, ob es ein Drehschwindel oder ein Schwankschwindel ist, ob es ein Gefühl wie Trunkenheit ist, oder eine Neigung zu fallen (nach vorne, nach hinten, nach links, nach rechts), ein Gefühl zu schweben usw.

Ein Mundgeschmack kann bitter, erdig, fade, faulig, metallisch, pappig, ranzig, salzig, sauer, süßlich usw. sein.

Hautausschläge erfordern die differenzierende Beschreibung durch den Arzt.

Bei Absonderungen ist nach Farbe, Form, Konsistenz, Geruch, Geschmack zu fragen. Als Beispiel sei auf mögliche Beschreibungen von Auswurf in Tabelle 3 verwiesen.

Tabelle 3: Differenzierung von Auswurf in Form, Farbe, Aussehen, Konsistenz etc. (Auswahl).

Bläulich	Kugelig
Bräunlich	Kühl
Blutig	Löslich, schwer
Bitterer Geschmack	Metallischer Geschmack
Dick	Milchig
Dünn	Ranziger Geschmack
Eitrig	Reichlich
Eier, Geschmack wie faule	Rostig
Erde, Geschmack wie	Salziger Geschmack
Fader Geschmack	Saurer Geschmack
Fadenziehend	Schaumig
Fauliger Geschmack	Scharf
Fettiger Geschmack	Schleimig
Gelb	Speichelartig
Gelatine, wie	Süßlicher Geschmack
Grau	Schwärzlich
Grünlich	Spärlich
Granuliert	Transparent
Hart	Übelriechend
Käse, wie	Wäßrig
Klebrig	Weiß
Klumpig	Zäh

Ubi = Wo

Am besten läßt man sich den Ort der Beschwerden zeigen. Voreiliges Vertrauen darauf, daß der Patient den Ort der Beschwerden richtig benennt, kann bereits die Grundlage zu späterer Fehlverordnung sein. Manche Patienten sprechen von Halsschmerzen, meinen aber Beschwerden im Bereich des Kehlkopfes, sie schildern Mißempfindungen der Hand und meinen die Finger, sie sprechen vom Bein und meinen den Unterschenkel, sie nennen den Fuß und meinen das ganze Bein (letzteres ist z. B. typisch für Schwaben). Auch die Verwechslung von rechts und links stellt eine vermeidbare Fehlerquelle dar.

Indem der Arzt sich die genaue Lokalisation zeigen läßt, wird es meist möglich sein, auch innerhalb einer Region, z.B. des Kopfes, die detaillierte Lokalisation festzulegen, d.h., ob der ganze Kopf betroffen ist oder nur eine bestimmte Region, wie der Stirn-, der Schläfen-, der Scheitel-, der Hinterhauptsbereich. Und auch diese Regionen sind weiter unterteilbar. Die vielfältigen Lokalisationen, die innerhalb des Kopfes differenziert werden können, verdeutlicht Tabelle 4.

Tabelle 4: Lokalisationen innerhalb des Kopfes.

Gehirn	Seiten
Hinterkopf	abwechselnd von einer
Hinterhauptshöcker	zur anderen Seite
linke Seite/rechte Seite	linke Seite/rechte Seite
Knochen	Stirn
Knochennähte	linke Seite/rechte Seite
Scheitel	oberhalb der Stirn
linke Seite/rechte Seite	Stirnhöcker
Schläfen	über den Augen
linke Seite/rechte Seite	hinter den Augen
	zwischen den Augen
	in der Mitte der Stirn
	über der Nasenwurzel

Auch die Größe des betroffenen Bereichs sollte beschrieben oder gezeigt werden. Es gibt Schmerzen, die trotz ihrer Stärke nur einen erstaunlich kleinen Punkt betreffen.

Den Abschluß der Erläuterungen zur Lokalisation bildet die Frage nach der Ausstrahlung der Beschwerden, die ebenfalls gezeigt werden sollte.

Quibus auxiliis = Womit

Gemeint sind die sogenannten Konkomitantien, begleitende Symptome. Da für die Arzneibestimmung von der individuellen Symptomentotalität auszugehen ist, sind diese begleitenden Symptome von großer Bedeutung. Dabei werden im engeren Sinn unter Konkomitantien jene Symptome verstanden, die in unmittelbarem zeitlichem Zusammenhang mit dem Hauptsymptom auftreten und auch wieder abklingen, im weiteren Sinn aber auch solche, die sich begleitend im Rahmen des ganzen Krankheitsgeschehens eingestellt haben.

Ein 48jähriger Patient leidet an einem von der Schulmedizin als Cluster-Kopfschmerz bezeichneten Symptomenkomplex. Er berichtet über starke Kopfschmerzen über dem rechten Auge, meistens ein Brennen, schlimmer in der frischen Luft, begleitend tritt in diesen Situationen ein Tränen des Auges auf. Neben dem Ort, der Empfindung, der Modalität (Bedingungen von Verschlechterung oder Verbesserung, s. u.) gesellt sich ein begleitendes Symptom, nämlich das Augentränen, hinzu. Bell. C 30 (ISO) vermochte die Kopfschmerzattacken stets schnell zu beenden. Um jedoch die wirklich heilende Arznei zu erkennen, mußten auch jene Begleitsymptome, die sich seit Entwicklung der Kopfschmerzattacken zusätzlich eingestellt hatten, berücksichtigt werden. Der Patient litt nämlich auch noch an häufiger Übelkeit, die beim Autofahren meist abklang, und einer großen Reizbarkeit mit Neigung zu Haß, die er von früheren Zeiten her nicht kannte. Erst dadurch wurde mein Blick auf Nitricum acidum gelenkt, das in Q 1, Q 2 und Q 3 (Sonderanfertigung durch die Apotheke) zur Ausheilung aller Beschwerden führte.

Cur = Warum

Das „Cur", auch mit den Begriffen Ätiologie, Causa oder besser Sequelae (siehe den Beitrag „Homöopathische Symptomenlehre", S. 82) umschrieben, fragt nach Ereignissen, die der Entwicklung der zur Behandlung anstehenden Symptomatik vorausgegangen sind. Es kann beispielsweise den Rückenschmerzen das

Ereignis eines Überhebens vorangegangen sein, den Kopfschmerzen das Ereignis extremer geistiger Anstrengung, einem Komplex aus Gemüts- und Körpersymptomen ein gravierendes Trauerereignis. Diesen vorausgehenden Ereignissen wird bei der Arzneiwahl zumeist allerhöchste Priorität eingeräumt. Es ist allerdings wichtig, daß dieser Zusammenhang nicht vermutet oder in die Symptomenentwicklung hineininterpretiert wird, sondern aus dem Bericht des Patienten klar erkennbar ist. Sollte nämlich eine nur angenommene Beziehung unzutreffend sein und ihr bei der Arzneiwahl erstrangige Bedeutung zuerkannt werden, kann die Arzneibestimmung gleich zu Beginn in eine falsche Richtung gelenkt werden.

Für das Erkennen von Sequelae-Symptomen ist es nicht wichtig – in diesem Sachverhalt liegt ein sehr häufiges Mißverständnis begründet –, ob ein direkter ursächlicher Zusammenhang zwischen einem bestimmten Ereignis und der entstandenen Symptomatik definiert werden kann. Dem Wesen der Phänomenologie folgend genügt eine eindeutige zeitliche Abfolge ohne nachweisbare Kausalbeziehung, um für den Zweck der homöopathischen Arzneimittelsuche eine Folgebeziehung festlegen zu können.

Bei der Frage nach dem „Warum" kann man von Unfällen, Operationen, Impfungen erfahren, von Infektionskrankheiten, Verlust von Körpersäften (Blut-, Milch-, Spermaverluste), Überanstrengung, Behandlungen mit starken Medikamenten, Geburten, Unterdrückung anderer Krankheitserscheinungen, vor allem Unterdrückungen von Absonderungen oder Hautausschlägen, Verkühlung, Durchnässung, emotionalen Einflüssen wie Sorgen, Angst, Schreck, Ärger etc. Dies alles sind Faktoren, die aufgrund ihrer charakteristischen Beziehung zu bestimmten homöopathischen Arzneien richtungsweisend für deren Auswahl sein können.

Quomodo = Wie, unter welchen Umständen

Die sogenannten Modalitäten sind für die Arzneiwahl von ausgesprochen großer Bedeutung. Hiermit sind die Umstände, unter denen eine Verschlechterung oder eine Verbesserung der Krankheitserscheinungen zu beobachten sind, gemeint. Während die Lokalisation und die Art der Krankheitserscheinung vom Patienten meist spontan geschildert werden, müssen die Modalitäten überwiegend erfragt werden. Eine allerdings lohnende Frage.

Die Modalitäten umfassen einen weiten Bereich und können nur beispielhaft angeführt werden: Witterungsbedingungen (Schnee, Wind, Gewitter, kaltes, heißes, regnerisches, trockenes Wetter, Sonne, Wetterwechsel), Temperatur ganz allgemein (Kälte, Wärme, Zimmerwärme, Ofenwärme, Bettwärme), der Kontakt mit frischer Luft oder mit Zimmerluft, Wechsel von Zimmerluft nach frischer Luft oder umgekehrt, Körperpositionen (Sitzen, Liegen allgemein, Liegen auf der linken oder auf der rechten Seite, Stehen), Bewegungsvorgänge (Aufstehen, Auftreten, Drehen [im Bett], Gehen [langsames oder schnelles], Anstrengungen, Auto-, Schifffahrten), Sinneseindrücke (Licht, Geräusche, Gerüche, Berührung, Druck), Beziehung zum Essen (vor, während, nach dem Essen) oder zu Nahrungsmitteln (süße Speisen, saure Speisen, Fett, Milch, Brot usw.). Für Frauen spielt die Zeit vor der Periode, während der Periode, gelegentlich auch nach der Periode eine wichtige Rolle. Viele Beschwerden werden in einer dieser Zeiten verschlimmert, gelegentlich auch verbessert, oder sie treten sogar ausschließlich in diesen Zeiträumen auf. Die Vielzahl der möglichen Modalitäten wird durch das Studium der Arzneimittellehre und der Repertorien deutlich.

Quando = Wann

Auch hier wird nach Umständen gefragt, diesmal aber nach den zeitlichen Modalitäten, also dem Zeitpunkt, zu dem Symptome besser oder schlimmer sind, überhaupt erst auftreten oder abklingen. Auch die zeitlichen Modalitäten sind so genau wie möglich zu erfragen. Spricht der Patient davon, daß sein Befinden morgens schlechter sei, so sollte hinterfragt werden, ob wirklich der gesamte Morgen gemeint ist oder nur ein begrenzter Teil des Morgens. Es kann sich um Beschwerden handeln, die nur morgens im Bett beim Aufwachen auftreten, bald nach dem Aufstehen aber schon wieder verschwinden, sie können auch erst nach dem Aufstehen bemerkbar werden und bis in den Vormittag hinein andauern, sie können erst nach dem Frühstück auftreten. Es gibt auch Symptome, die ziemlich pünktlich zu einer bestimmten Uhrzeit auftreten, z.B. um 8 Uhr. Diese Unterschiede können Kriterien für die Auswahl des homöopathischen Arzneimittels von gravierender Bedeutung darstellen. Wie schon erwähnt, werden bei den zeitlichen Modalitäten nicht nur die Zeiten der Verschlimmerung, sondern auch jene der Besserung beachtet. So kann es sein, daß Schmerzen fast durchgängig bestehen, nur abends sind sie stets besser. Zu den zeitlichen Modalitäten gehört auch das Auftreten in bestimmten Intervallen. Eventuell liegt eine Periodizität vor, so daß die Beschwerden beispielsweise alle 7 Tage auftreten.

> Gerade die Modalitäten (die Summe aus Quomodo und Quando) sind es, die den Unterschied zum durchschnittlichen Krankheitsbild erkennen lassen und das Individuelle aufzeigen. Auf Modalitäten ist deshalb bei der Anamnese-Erhebung ganz besonders zu achten. Gerade sie müssen im Patientenbericht herausgehört oder durch behutsames Fragen eruiert werden.

■ Aktive Befragung

In akuten Erkrankungen ist die Anamnese in diesem Stadium der Befragung meist vollständig genug, um eine Arznei zu erarbeiten, da ausschließlich jene Veränderungen interessieren, die sich in unmittelbarem zeitlichem Zusammenhang mit der im Mittelpunkt stehenden Symptomatik entwickelt haben. In chronischen Krankheiten besteht jedoch häufig die Notwendigkeit, weitere Symptome zu erforschen, da die Verordnung auf die Symptomentotalität des Patienten gerichtet sein sollte. Diese noch fehlenden Symptome werden vom Patienten zwar häufig als nicht so belastend angesehen, sind ihm aus einem anderen Grunde momentan eventuell nicht so wichtig oder werden gar nicht mehr als Symptom erkannt.

Die aktive Befragung erfolgt in Anlehnung an die Bedeutung der einzelnen Symptomklassen für die Auswahl der Arzneien. Grundsätzlich ergibt sich daraus folgende Reihenfolge der zu eruierenden Themenbereiche: Gemüt, Intellekt, Allgemeines, Verlangen und Abneigung oder Unverträglichkeiten bei Speisen und Getränken, Absonderungen, Schlaf und Träume, Sexualbereich und Beschwerden, die in Zusammenhang mit der Menses stehen, abschließend eventuell noch Lokalsymptome, dem Kopf-zu-Fuß-Schema folgend.

In dieser Reihenfolge gibt Tabelle 5 wesentliche Stichworte wider, die, sofern dies nicht schon vorher geschehen ist, angesprochen werden sollten. Die Praxis zeigt jedoch, daß viele Homöopathen von diesem Schema aus guten Gründen abweichen und nicht selten die Reihenfolge der Themen bei jedem Patienten je nach Gesprächsverlauf etwas variieren.

Bei der Erkundigung dieser Allgemeinsymptome geht es selbstverständlich nicht darum, Dinge zu erfahren, die aus hygienischen, gesundheitlichen oder gewohnheitsmäßigen Gründen verrichtet werden, sondern ausschließlich um solche Sachver-

Tabelle 5: Stichworte-Katalog für die homöopathische Anamnese.

Gemüt	
Abneigung/Verlangen nach Gesellschaft oder der Familie	Launenhaftigkeit
	Mißtrauen
	Schreckhaftigkeit
Alkohol-, Drogen-, Medikamentenabhängigkeit	Selbstvertrauen, mangelndes
Angst (vor Einbrechern, Krankheit, engen Räumen, Menschen[mengen], Dunkelheit, Tieren)	Selbstmordneigung
	Traurigkeit
	Übertriebene Gewissenhaftigkeit
	Übergenauigkeit
Ärger, Gewalttätigkeit, Reizbarkeit	Ungeduld, Hast
	Verzweiflung
Eifersucht	Wahnvorstellungen
Eigensinn	Weinen
Gleichgültigkeit	Zuspruch/Trost, Reaktion auf
Habsucht	

Geistige Funktionen	
Fehler beim Sprechen und Schreiben	Gedächtnis
	Konzentrationsfähigkeit

Körperlicher Allgemeinbereich (angeordnet nach der Kent-Hierarchie)	
Temperatur	Meeresluft
Kälte	Zimmerluft
Temperaturhaushalt	Zugluft
Frieren	*Zeiten*
Hitze	Tageszeiten
Schwitzen	Jahreszeiten
Wärme	Mondphasen
Bettwärme	Periodizität
Ofenwärme	*Bewegung und Ruhe*
Wetter	Anstrengung, körperliche
Feuchtes Wetter	Auto-, Schiff-, Zugfahren
Kaltes Wetter	
Gewitter	Bergauf-/Bergabgehen
Nebel	Langsame, schnelle Bewegung, Beginn d. Bewegung, fortgesetzte Bewegung
Schnee	
Sonne	
Sturm	
Trockenes Wetter	
Warmes Wetter	*Lage und Haltung*
Witterungswechsel	Bücken
Wind	Liegen
Luft	Bauch, auf dem
Frische Luft	

Rücken, auf dem	Brot
Seite, auf der linken, rechten	Eier
	Fettes
Sitzen	Fisch
Stehen	Fleisch
Sinneseindrücke	Gemüse
Berührung	Kaffee
Druck	Milch
Gerüche	Obst
Kleidung	Salziges
Licht	Saures
Lärm	Scharfes
Musik	Süßes
Reiben	*Absonderungen*
Essen und Trinken	Blutungen
Appetit und Durst allg.	Erbrechen
Vor, während, nach dem Essen	Fluor
	Schnupfen
Verlangen, Abneigungen, Unverträglichkeiten	Schweiße
	Stuhlgang
Alkohol	Urin

Schlaf und Träume	
Aufschrecken, Lachen, Schreien, Sprechen, Weinen, Zähneknirschen im Schlaf	Schlafwandeln
	Schlafposition
	Schwitzen
Einschlafstörungen	Träume, Art der
Durchschlafstörungen (Zeiten nächtlichen Aufwachens)	Unverträglichkeit von Bettdecken

Sexualität	
Abneigung/Verlangen zum Geschlechtsverkehr	Masturbation
	Perversionen
Nymphomanie	Wollust

Menses	
Beschwerden vor, während oder nach der Menses	Geruch der Menstrualblutung
Dauer der Menses	Länge des Zyklus
evtl. Zeitpunkt der Menarche	Menge der Menstrualblutung
evtl. Zeitpunkt der Menopause	Verstärkte Blutung zu bestimmten Zeiten
Farbe der Menstrualblutung	Zusammensetzung der Menstrualblutung

halte, die eindeutig als Symptom zu werten sind. Die Unterscheidung ist jedoch manchmal leider nicht ganz einfach, da auch der Patient oft selber nicht zwischen

Angewohnheiten und dem, was eigentlich Symptom ist, mittlerweile aber – unberechtigt – als selbstverständlicher Bestandteil seines Lebens akzeptiert wurde, zu unterscheiden. So hält es ein Patient möglicherweise für eine Angewohnheit, spätestens alle zwei Stunden etwas essen zu müssen. Er macht dies seit vielen Jahren so. In Wirklichkeit handelt es sich um ein Symptom, da er sonst nämlich Magenkrämpfe entwickelt. Ein Patient, dem es ein ausgesprochenes Bedürfnis ist, bei offenem Fenster zu schlafen, da er sonst nicht einschlafen kann, hat hier ein Symptom aufzuweisen, das für die Mittelwahl durchaus wegweisend sein kann. Schläft er aber nur deshalb bei offenem Fenster, weil er dies als gesund empfindet und er sich mittlerweile derart daran gewöhnt hat, daß er sich bei geschlossenem Fenster nicht mehr wohl fühlt, so liegt hier keinesfalls ein Symptom vor. Würde diese Gewohnheit als Symptom in die Mittelwahl einbezogen und dadurch ein sonst eher nicht in Betracht kommendes Mittel gewählt, könnte diese Arznei nur wenig dazu beitragen, dem Patienten zu helfen.

Die gleichen Regeln sind bei der Bewertung der Vermeidung bestimmter Nahrungsmittel zu beachten. Wird Fett vermieden, da der Patient damit der in der Familie bestehenden Neigung zu Gallenblasen-Erkrankungen Rechnung trägt, so handelt es sich dabei nicht um eine Abneigung oder Unverträglichkeit, sondern um eine – vielleicht durchaus sinnvolle – Prophylaxe, die aber in der Mittelwahl auch nicht die geringste Relevanz besitzt.

Sind die den Patienten belastenden Symptome sowie die Allgemeinsymptome besprochen, empfiehlt es sich bei chronischen Erkrankungen, zumindest für den Anfänger, eine orientierende Befragung zu allen Organen, die bislang noch nicht angesprochen wurden, vorzunehmen. Dieses Vorgehen ist zwar zeitaufwendig, kann aber noch wertvolle Lokalsymptome, die der Mittelfindung eine andere Richtung geben, beisteuern. Deshalb ist es gerade für den Anfänger empfehlenswert, hierbei etwas übergenau zu sein, da ihm zunächst noch der Blick dafür fehlt, wann er genü-

gend Symptome für eine gute Mittelwahl zusammengetragen hat und wann nicht.

Fallbeispiel

Am 6.4.1995 wird mir ein 11jähriger Junge wegen eines seit drei Jahren bestehenden endogenen Ekzems vorgestellt. Als wahlanzeigende Symptome kristallisierten sich während der Anamnese nächtliche Angstzustände, abendliche Einschlafstörungen wegen intensiven Gedankenandrangs und nächtliches Schwitzen am Kopf heraus. Calc., Nat-m., Sep. und Sil. kamen in die engere Wahl. Erst bei orientierender Befragung einzelner Körperteile berichtet der Junge, daß ihm der Kopf in der Schule häufig so schwer würde, daß er ihn am liebsten auf die Schulbank legen würde. Die bei der Anamnese anwesende Mutter wußte nichts von diesem Symptom. Nach Konsultation des Kent-Repertoriums (Kopf, Schwere, geistige Anstrengung, bei [K 125, KD 219]) war die Verordnung von Calcarea carbonica gesichert. Die Potenzen Q 1, Q 3 und Q 5 (Sonderanfertigung) ließen nicht nur die Haut ekzemfrei werden, sondern normalisierten auch das Schlafverhalten und die merkwürdige Schwere des Kopfes.

Außerdem hat man gerade bei chronischen Krankheiten erst nach einer umfassenden Anamnese einen wirklich vollständigen Überblick über den Patienten. Dies ist auch bei Folgekonsultationen hilfreich, wenn Reaktionen auf die Arzneigabe aus Lokalbereichen berichtet werden.

Schon Hahnemann formuliert in § 88 des Organon: „Ist nun bei diesen freiwilligen Angaben von mehren Theilen oder Functionen des Körpers oder von seiner Gemüths-Stimmung nichts erwähnt worden, so fragt der Arzt, was in Rücksicht dieser Theile und dieser Functionen, so wie wegen des Geistes oder Gemüths-Zustandes des Kranken (Anm: z. B. Wie ist es mit dem Stuhlgange? Wie geht der Urin ab? Wie ist es mit dem Schlafe, bei Tage, bei der Nacht? Wie ist sein Gemüth, seine Laune, seine Besinnungskraft beschaffen? Wie ist es mit dem Appetit, dem Durste? Wie ist es mit dem Geschmacke, für sich, im Munde? Welche Speisen und Getränke schmecken ihm am besten? Welche sind ihm am meisten zuwider? Hat jedes seinen natürlichen, vollen oder einen andern, fremdartigen Geschmack? Wie

wird ihm nach Essen oder Trinken? Ist etwas wegen des Kopfs, der Glieder, oder des
Unterleibes zu erinnern?) noch zu erinnern
sey, aber in allgemeinen Ausdrücken, damit
der Berichtgeber genöthigt werde, sich spe-
ciell darüber zu äußern."

Hahnemann läßt an dieser Stelle erkennen, daß er nicht nur den Bereich der Ge-
müts-, Geistes- und Allgemeinsymptome
erfragt sehen möchte, sondern eben auch
jenen der Lokalsymptome. Um dabei nicht
den Überblick zu verlieren, wird üblicherweise nach dem Kopf-zu-Fuß-Schema vorgegangen, ähnlich dem Aufbau der meisten
Arzneimittellehren und Repertorien.

Natürlich kann die Reihung der angepro-
chenen Themen variiert werden. Dies gilt
ganz besonders für den Gemüts- und Allge-
meinbereich. Es gibt gute Gründe, von der in
Tabelle 5 angegebenen Reihenfolge, die die
Rangfolge der Wichtigkeit der einzelnen
Themen widerspiegelt, abzuweichen. Es ist
nämlich zu bedenken, daß eine Vielzahl von
Patienten mit der Homöopathie allerlei as-
soziiert, meist jedoch nicht eine derartig genaue Befragung, selbst wenn vorab eine Aufklärung stattfand. Sie sind also überrascht.
Wenn dann in diese Verwunderung hinein
recht bald nach Gemüts- oder Menses-Symptomen gefragt wird, könnten Mißtrauen
und Ablehnung hervorgerufen werden. Das
allzu zeitige Fragen nach Gemüts-Sympto-
men kann bei Patienten, die wegen einer (ihrer eigener Meinung nach) ausschließlich
körperlichen Krankheit in Behandlung kommen, den Verdacht wecken, daß sie in die
„psychische Ecke" abgeschoben werden sollen. Frauen könnten bei der Befragung nach
Menses-Symptomen peinlich berührt sein.
In beiden Fällen pflegen die Antworten spärlich oder beschönigend auszufallen. Das ist
jedoch gerade in diesen für die Arzneiwahl
höchst relevanten Bereichen zu vermeiden.

Was die Gemüts- oder Menses-Sympto-
me angeht, gilt dieser Hinweis natürlich
nicht, wenn der Patient oder die Patientin
wegen Beschwerden gerade in diesen Bereichen die homöopathische Behandlung

wünscht. Dann ist es problemlos, auch andere hierzu gehörige Themen gleich zu Beginn zu erörtern.

Es wäre allerdings auch falsch, bei der
Befragung den Gemütsbereich aus den genannten Gründen ganz an den Schluß zu
setzen. Fällt das Anamnese-Gespräch nämlich etwas länger aus, sind manche Patienten schon ermüdet (und der Arzt vielleicht
auch). Dann könnten aus Gründen der Konzentration Informationen verlorengehen.

Ähnliche Prinzipien gelten für den Sexualbereich. Wenngleich dieser den Allgemeinsymptomen und somit den hochwertigen Symptomen zuzuordnen ist, sollte bei
jedem Patienten sehr gut überlegt werden,
ob beim Erstgespräch eine Befragung zu
diesem Thema wirklich notwendig ist. Sind
genügend Informationen aus anderen Bereichen zusammengetragen, pflegen manche Homöopathen dieses heikle Thema bei
einem Patienten, der das erste Mal in ihrer
Behandlung steht oder mit dem sie aus anderen Gründen noch nicht vertraut sind, zunächst auszusparen, da die Beobachtung zu
machen ist, daß ohnehin eher selten wirklich wahlanzeigende Sexualsymptome erwähnt werden. Dies gilt jedoch nicht als ge-
nerelle Regel und sollte von jedem Homöopathen individuell gehandhabt werden.

Zur Reihenfolge in der aktiven Befragung bei chronischen Arzneien kann folgende grobe Regel aufgestellt werden:
Zunächst sind Symptome des Allgemeinbefindens, inklusive Verlangen und Abneigungen nach Speisen zu erfragen, danach
Schlaf und Träume, nun kann der Gemütsbereich folgen, danach die Menses-Symptomatik, dann eine orientierende Befragung zu noch nicht erwähnten Organbereichen, der Sexualbereich kann die Anamnese abschließen.

■ Wichtige Detailfragen

Zu jedem Symptom im Spontanbericht, im
gelenkten Bericht und in der direkten Befragung sollte dessen Beginn angegeben wer-

den. Bei chronischen Krankheiten ist es den Patienten oft nicht mehr möglich, sich zu erinnern, wann die Entwicklung von Symptomen einsetzte. Dann ist zumindest von einer längeren Dauer ihres Bestehens auszugehen. Diese zeitliche Festlegung kann in der Auswahl der wahlanzeigenden Symptome relevant sein, weil zuletzt erschienene Symptome für die Arzneiwahl fast immer wichtiger sind als sehr alte. Außerdem ist die zeitliche Festlegung für die Beurteilung der Qualität des Behandlungsverlaufs von Bedeutung. Die Prognose ist günstig, wenn die zuletzt entstandenen Symptome auch als erste wieder abklingen. Ohne das Wissen, wann ein Symptom seinen Anfang genommen hat, ist diese Beurteilung der Reaktion des Patienten auf die Arznei unsicher. Dies wiederum kann bei Folgeverordnungen zu fehlerhaften Entscheidungen führen.

Ein weiteres Symptomendetail, auf das bei der Anamnese geachtet werden muß, ist die Geschwindigkeit, mit der sich die Beschwerden entwickelt haben, ob beispielsweise Schmerzen sehr langsam oder sehr schnell aufgetreten sind und in welcher Zeit diese Beschwerden wieder abklingen, ob auch sehr schnell oder eher sehr langsam. – Gibt es symptomfreie Intervalle? Wie lange dauern diese? – Gelegentlich etwas verwirrend, aber der Mühe der weiteren Erfragung unbedingt wert, sind einander abwechselnde Symptome oder aber auch der Wechsel der Seiten. So können Beschwerden zwischen der rechten und linken Körperseite wechseln. Oder es findet ein Wechsel zwischen Symptomen des Darms und der Haut statt. Ist der eine Bereich beschwerdefrei, entwickeln sich Symptome an dem anderen und umgekehrt.

Eine Unterscheidung der Symptome sollte auch unter dem Aspekt erfolgen, ob ein Symptom spontan geschildert wurde, ob es erst nach Befragung durch den Arzt zum Ausdruck kommt, dann aber spontan, oder erst nach längerer Überlegung. Letztere Symptome sind nämlich die am wenigsten zuverlässigen. Es empfiehlt sich zudem, auf jene Bereiche, an deren Zuverlässigkeit in der Darstellung Zweifel bestehen, zu einem späteren Zeitpunkt in modifizierter Weise nochmals zu sprechen zu kommen, und die dann vom Patienten gemachten Angaben mit den vorherigen zu vergleichen. Ergeben sich Differenzen, ist Skepsis angebracht.

Selbstverständlich wird auch im Rahmen der homöopathischen Anamnese eine genaue Zusammenstellung aller bereits abgelaufenen Erkrankungen, Unfälle, Operationen etc. erarbeitet. Dies nicht nur, weil es einen allgemeinen Überblick über die Krankengeschichte des Patienten erlaubt, sondern auch, weil aus diesen Daten durchaus wichtige Zusammenhänge mit den momentanen Symptomen des Patienten erkannt werden können. Vorherige Erkrankungen sind nicht unbedingt als abgeschlossenes Ereignis zu betrachten, sondern auch unter dem Aspekt, ob eine zeitliche Verbindung zu den momentanen Symptomen besteht, ob es sich also beispielsweise um eine spontane Verschiebung des Krankheitsprozesses auf andere Körper- oder Gemütsbereiche handelt.

■ Familien-, Sozialanamnese

Dieser Bereich wird größtenteils durch das bereits besprochene „Quis" abgedeckt. Ergänzend sollte allerdings noch der Bereich der familiären Erkrankungen abgeklärt werden.

■ Befragung von Angehörigen

In manchen Fällen, fast immer bei Kindern, öfter auch bei sehr alten Patienten, sind die Informationen, die uns vom Kranken gegeben werden, unvollständig oder sogar völlig unbefriedigend. In diesen Fällen ist der Homöopath auf die Hilfe der Angehörigen angewiesen, gelegentlich auch auf die Information, die von Krankenschwestern oder Pflegern gegeben werden. Die Anweisungen zur Aufklärung über die Vorgehensweise in der homöopathischen Anamnese sind in diesen Fällen auf die Bezugspersonen auszudehnen. Die Erfahrung zeigt, daß Eltern von Kindern oder auch unmittelbare Angehörige alter Menschen zur Mitarbeit problemlos bereit sind, während Kranken- und Pflegepersonal oft schwerer zu motivieren ist, sei es aus Zeitmangel, sei es aus Ablehnung gegenüber der Homöopathie.

Ein gewisses Problem bei der Beschwerdeschilderung durch Angehörige besteht darin, daß durch (verständliche) Sorge die Darstellung etwas übertrieben wird. Hier ist also eine kritische Haltung des Arztes gefragt.

Auch bei Patienten, die zuvor einen umfassenden Bericht abgegeben haben, können ergänzende Informationen von nahen Angehörigen wertvolle Symptome ergeben. Sind Angehörige beim Interview anwesend, sollte diese Chance genutzt werden.

■ Untersuchung

Selbstverständlich hat jeder Anamnese-Erhebung eine körperliche Untersuchung zu folgen, die sich je nach Symptomenkonstellation auf die betroffenen Bereiche beschränken läßt oder aber einem Ganzkörperstatus, vor allem bei chronischen Krankheiten, entsprechen kann. Die Untersuchung dient keineswegs nur zur Bestätigung der Krankheitsdia-

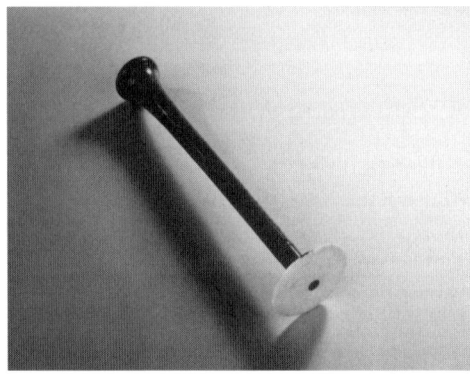

Abb. 10: Stethoskop aus Samuel Hahnemanns Pariser Praxis.

gnose, sondern kann zusätzliche Informationen auch für die Arzneidiagnose erbringen. Die Untersuchung in akuten Krankheiten läßt wesentlich häufiger charakteristische Beobachtungen zu als dies in chronischen Erkrankungen der Fall ist. Der Arzt kann die Haut des Patienten auf Kälte, Wärme oder Schweiß überprüfen, ob eventuell die Hände kalt, der übrige Körper aber glühend heiß ist, wie der Patient reagiert, wenn die Bettdecke weggezogen wird oder dem Bett ein leichter Stoß gegeben wird (bei Hausbesuchen). Die Größe der Pupillen ist ebenso interessant wie das Aussehen der Zunge. Die Verfärbung des Rachens bei einer Halsentzündung kann Hinweise auf bestimmte Arzneien ebenso liefern wie der Klang des Hustens beim Bronchitis-Patienten.

Labordaten, EEG, Sonographie und Röntgen sind für die Auswahl der Arzneien in der Homöopathie fast immer ohne Bedeutung, können aber selbstverständlich für die klinische Diagnose herangezogen werden.

Auch Samuel Hahnemann enthielt sich nicht einer sorgfältigen Untersuchung seiner Patienten. So ist uns aus seiner Pariser Praxis ein Stethoskop erhalten geblieben.

■ Beobachtungen am Patienten

Die bisherigen Ausführungen haben erkennen lassen, daß die Beobachtungen des Arztes für die Ergebnisse einer homöopathischen Anamnese sehr wichtig sein können.

Herausragende Bedeutung gewinnen diese natürlich immer dann, wenn der Patient selber keine Angaben machen kann, dies betrifft also vor allem bewußtseinsgetrübte Patienten und (Klein-)Kinder.

Schon die Begrüßung des Patienten birgt Möglichkeiten der Beobachtung, auch der gemeinsame Weg ins Sprechzimmer. Entscheidend sind dann die Beobachtungen während des Gesprächs, abschließend die Untersuchungsergebnisse und die Verabschiedung. Jede dieser Situationen bietet Gelegenheit für die unterschiedlichsten

Tabelle 6: Durch Beobachtung zu gewinnende Symptome.

Gemüt	
Abneigung, angefaßt zu werden	Schreckhaftigkeit
Geziertheit	Schweigsamkeit
Gedankenloses Starren	Stöhnen
Geistige Verwirrtheit	Streitsucht
Hastiges Sprechen	Unangemessenes Lachen
Hochmut	Unangemessene Heiterkeit
Kindliches Verhalten	
Langsamkeit	Unfreiwillige Gebärden
Logorrhoe	Vermeidung von Blickkontakt
Leises Sprechen	
Lautes Sprechen	Weinerlichkeit
Reizbarkeit	Weinen bei der Schilderung relativ belangloser Beschwerden
Ruhelosigkeit	
Schüchternheit	
Schneller Wechsel zwischen Weinen und Lachen	Zögerliches Sprechen

Augen	
Enophthalmus	Pupillengröße
Exophthalmus	Reaktion der Pupillen auf Licht
Gefäßinjizierte Konjunktiven	
	Schielen
Glasiges Aussehen	Stierender Blick
Lidspaltengröße	Verfärbung (rot, gelb)
Nystagmus	Zucken der Augenlider

Gesicht	
Aufgedunsenheit	Gesichtsausdruck
Ausgezehrtheit	Hautbeschaffenheit
Falten	Kauende Bewegungen
Farbe	Schweiß

Wahrnehmungen, die als Symptom Eingang in die homöopathische Mittelsuche finden können.

Ein kleiner Ausschnitt an Symptomen, die durch sorgfältige Beobachtung gewonnen werden können, ist der Tabelle 6 zu entnehmen. Diese Stichworte sollen als Anregung auch für andere Bereiche dienen.

Symptome der geistigen Funktionen lassen sich durch Fehler im Sprechen, Gedächtnislücken, Abschweifen usw. beobachten, olfaktorische Wahrnehmungen wie Mundgeruch oder Schweißgeruch gehören zur Symptomentotalität ebenso wie eine nervositätsbedingte Rötung des Halses, die sich während der Anamnese einstellt.

Die Schilderungen der Patienten können zudem durch manche Beobachtungen des Arztes verifiziert oder falsifiziert werden. Beschreibt der Patient als Symptom eine große Ungeduld, obwohl dieser Patient trotz dreißigminütiger Wartezeit ruhig im Wartezimmer gesessen und die Aufforderung des Arztes ohne sichtbare Ungeduld abgewartet hat, dann sollte diese Beobachtung dazu veranlassen, die Schilderung des Patienten kritisch zu hinterfragen.

Die Mimik und Gebärdensprache des Patienten während der Symptomschilderung stellen ebenfalls eine wichtige Information dar. Läßt der Ausdruck seines Gesichts die Intensität des beschriebenen Symptoms erahnen, werden vom selben Patienten andere Symptome eher beiläufig und mit gleichgültigem Gesichtsausdruck erwähnt, können mittels dieser mimischen Varianten Abstufungen in der Wichtigkeit der verschiedenen Beschwerden vorgenommen werden.

■ Gesprächsabschluß

Zum Abschluß des Interviews sollte dem Patienten das weitere Vorgehen erläutert werden, damit verständlich wird, wie die gesammelten Informationen verwertet werden.

Erwähnenswert sind die Möglichkeiten zur Erhebung von Symptomen oder der Präzisierung eines bislang verschwommen gebliebenen Symptoms, die sich noch im letzten Augenblick ergeben. Psychologisch wird dieses Phänomen meist dadurch zu erklären versucht, daß der Patient ein Symptom, das er bisher krampfhaft unterdrückt hat, in dem Moment freigibt, in dem er die Abwehr, die dem Arzt bislang entgegengebracht wurde, aufgibt, sobald er vom Arzt verabschiedet wird. Diese Erklärung läßt bereits erkennen, daß es sich dabei häufig um sehr wichtige Symptome handelt.

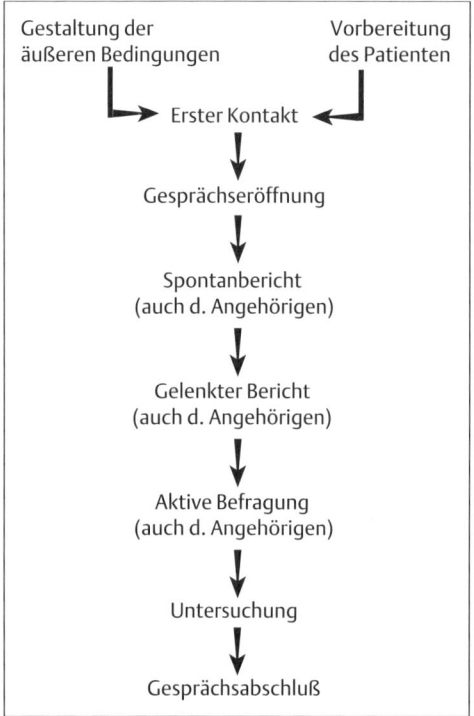

```
Gestaltung der                    Vorbereitung
äußeren Bedingungen               des Patienten
            └──► Erster Kontakt ◄──┘
                      │
                      ▼
            Gesprächseröffnung
                      │
                      ▼
            Spontanbericht
            (auch d. Angehörigen)
                      │
                      ▼
            Gelenkter Bericht
            (auch d. Angehörigen)
                      │
                      ▼
            Aktive Befragung
            (auch d. Angehörigen)
                      │
                      ▼
            Untersuchung
                      │
                      ▼
            Gesprächsabschluß
```

Abb. 11: Schritte der Anamnese-Erhebung.

3.4 Folgekonsultationen

Leider kommt es gerade im Erstgespräch nicht selten vor, daß Patienten manche Symptome vorenthalten, sei es aus mangelndem Vertrauen zu dem ihnen bisher unbekannten Homöopathen oder weil sie die Bedeutung einer vollständigen Symptomensammlung noch nicht verstanden haben, vielleicht auch deswegen, weil sie, wie zuvor bereits ausgeführt, manche Symptome schon für normale Bestandteile ihres Lebens erachten. Derartige Symptome finden vielfach erst in einem der Folgegespräche Erwähnung. Deshalb sind auch die Folgekonsultationen mit größter Aufmerksamkeit zu führen und die darin gewonnenen Informationen unter dem Aspekt zu überprüfen, ob die Erstanamnese komplettiert werden kann. **Viele Homöopathen machen den Fehler, diesen Folgegespächen keine allzu große Auf-**

merksamkeit mehr zu schenken, vor allem dann, wenn nach Verabreichung der ersten Arznei Fortschritte vermeldet werden. Dieses Versäumnis kann sich jedoch in dem Moment negativ auswirken, in dem eine neue Folgearznei erarbeitet werden muß. Dann nämlich wird der Fortgang der erfolgreich begonnenen Therapie ganz wesentlich davon abhängen, wie mit den jetzt noch vorhandenen Symptomen eine Arznei bestimmt werden kann. Dabei sind auch solche Symptome in die Arzneiwahl zu integrieren, die bei der Erstanamnese noch gar nicht bekannt waren. Ganz entscheidend können solche uns zunächst nicht bekannten Beschwerden auch dann sein, wenn der Erfolg bei der Erstverordnung unbefriedigend ist oder sogar ganz ausbleibt.

3.5 Fortgeschrittene Anamnese-Erhebung

Sind die Fragen zu Beginn der homöopathischen Tätigkeit häufig noch wenig zielgerichtet und nur durch das Ziel der Sammlung möglichst zahlreicher Informationen geprägt, die teilweise bei der Mittelfindung wenig oder gar nicht weiterhelfen, so wird die weitere Entwicklung des Homöopathen darin bestehen, die Fertigkeit zu erlernen, seine Fragen darauf auszurichten, daß sich Entsprechungen in den Repertorien oder der Materia medica finden. Hierfür ist jedoch eine schon weitergehende Vertrautheit mit eben diesen Nachschlagewerken erforderlich.

Wenngleich Homöopathie, wo immer möglich, ohne Zeitdruck durchgeführt werden sollte, so gibt es doch genug Gründe, warum dieses Ideal in der Alltagspraxis nicht immer verwirklicht werden kann. Deshalb ist es nützlich, seine Kenntnisse so weit zu entwickeln, daß man mit einem Minimum an Fragen ein Maximum an Information erhält. Sehr hilfreich ist hierbei die Orientierung an den sieben „W-Fragen" (s. S. 51 f.).

Gerade in der Behandlung akuter Krankheiten ist eine Beschleunigung der Anamnese sehr gut zu verwirklichen. Der Geübte kann diese effektive Befragung durchaus so gestalten, daß sich der Patient trotzdem nicht gehetzt fühlt.

Ist also der Fortgeschrittene in der Lage, die Fragen nach ihrem Wert auszurichten und dadurch unnötige Fragen zu vermeiden, dabei aber trotzdem ein Höchstmaß an wertvoller Information bei vergleichsweise geringem Zeitaufwand zu erhalten, so ist andererseits der Anfänger gefährdet, allzu zeitig diese Wege einzuschlagen und die „Kunst" der Anamnese-Erhebung nie zu erlernen.

Mit zunehmender Menschenkenntnis, Erfahrung im Umgang mit den homöopathischen Arzneien und Übung in der homöopathischen Fragetechnik wird der Zeitaufwand der Anamnesen spürbar geringer. Genauigkeit und Gewissenhaftigkeit dürfen dabei aber nie vernachlässigt werden.

Die weit überwiegende Zahl der wirklich erfolgreichen Homöopathen sowohl der Vergangenheit als auch der Gegenwart legten und legen größten Wert darauf, im Erstgespräch mit einem chronisch kranken Patienten einen Gesamtüberblick über seine Hauptbeschwerden und sonstigen Symptome, seine Lebensumstände, seine Krankheitsvorgeschichte etc. zu gewinnen, auch wenn während des Gesprächs vielleicht erkennbar wird, daß eine gute Mittelwahl schon nach der Hälfte der Anamnesezeit möglich gewesen wäre. Natürlich könnte auch in diesem Moment eine Arznei verabreicht werden und die Sammlung weiterer Informationen den späteren Konsultationen überlassen bleiben.

„Wie könnten die Herren sich denn so oft rühmen, daß sie Tags 30, 40 Patienten besorgen könnten! Wieviel Zeit gehört nicht dazu, durch genaues Nachsuchen und Aufschlagen der Hülfsbücher auch nur für einen Kranken das dienliche Mittel ausfindig zu machen. Diese Zeit aber können sie sich un-möglich bei 30, 40 Patienten nehmen. Wie wären sie also im Stande für jeden etwas genau passendes ausfindig zu machen? Oder haben die Herren die reine Arzneimittellehre und alles, was von Arzneien in dem chronischen Krankheitsbuche etc. steht, so am Schnürchen im Kopfe, daß nach Erkundigung der Umstände des Kranken, wozu ich nicht selten 1/2, 3/4 Stunde brauche, stehenden Fußes ihnen sogleich das passendste Mittel in den Sinn kömmt?" (Brief von Hahnemann an seinen Kollegen Aegidi vom 9.1.1834, zit. nach R. Haehl: Samuel Hahnemann, Bd. 2, S. 412.)

Diese Patientenzahlen dürfen natürlich nicht absolut gesehen werden. Behandelt der Homöopath am gleichen Tag mehrere neue Patienten mit chronischen Krankheiten, wird er weniger Patienten annehmen können, als wenn viele Folgekonsultationen mit unkomplizierten Behandlungsverläufen oder überwiegend akute Krankheiten anfallen.

Grundsätzlich kann die Problematik des Zeitaufwands dahingehend zusammengefaßt werden, daß bei Patienten, die unter ihrer Symptomatik noch nicht allzu lange leiden und eine eher kurze Behandlungszeit erwarten lassen, die oben beschriebene Abkürzung durchaus legitim ist. Bei wirklich chronischen Krankheiten von mehrjähriger Dauer und mit vermutlich schwierigerem und längerem Behandlungsverlauf bewährt es sich, gleich zu Beginn einen weitreichenden Einblick in das Krankheitsgeschehen zu erhalten, da sich ansonsten immer wieder bei späteren Gesprächen herausstellt, daß schon vorher, hätte man sich genügend Zeit gelassen, eine bessere Mittelwahl möglich gewesen wäre und daß die Behandlungstaktik daher immer wieder korrigiert werden muß. Diese Fragestellung aber, ob und wann abgekürzt werden darf, betrifft nur den Fortgeschrittenen!

3.6 Die Anamnese bei Kindern

Die Symptomenerhebung bei Kindern stellt besondere Anforderungen an den homöopathischen Arzt, da vor allem Kleinkinder und Säuglinge ihre Symptome natürlich nicht selber schildern können. Die genaue

Lokalisation und Empfindung kann häufig nicht erhoben werden. Hier setzt sich das Symptomenbild vorrangig aus dem Bericht der Angehörigen (neben Eltern auch an Großeltern denken!) und den Beobachtungen des Arztes zusammen. Eine zusätzliche Komplizierung ergibt sich durch die häufig übertriebenen Schilderungen ängstlicher oder nach besonderer ärztlicher Beachtung strebender Mütter, die den Blick des ungeübten Homöopathen auf die wesentlichen Symptome trüben können. Natürlich dürfen die Äußerungen des Kindes, sofern es des Sprechens ausreichend mächtig ist, nicht voreilig abgetan werden, da manches Kind zu erstaunlich präzisen Darstellungen der eigenen Beschwerden fähig ist. Diese Schilderungen werden von den Eltern gern relativiert, da sich Inkongruenzen zu deren eigenen Beobachtungen ergeben. In solchen Situationen ist eine gewisse Erfahrung erforderlich, um zu entscheiden, wem Glauben zu schenken ist.

Je älter das Kind ist, desto eher ist ins Kalkül zu ziehen, daß in Gegenwart eines Elternteils nicht immer die Wahrheit gesagt wird, vor allem dann, wenn Fehlverhalten zu Symptomen geführt hat. Hier empfiehlt es sich, zum Abschluß des Gesprächs, wenn eine gewisse Vertrauensbasis geschaffen wurde, für einen Moment allein mit dem Kind zu sprechen. Auch die umgekehrte Situation kommt natürlich vor. Insbesondere bei der Darstellung wenig günstiger Verhaltensweisen oder intellektueller Defizite des Kindes halten sich die Eltern zurück, da das Kind ihre Sichtweise nicht erfahren soll. Dann empfiehlt sich selbstverständlich ein Gesprächsmoment ohne Kind. Manchmal nutzt aber auch das nichts, da manche Eltern vor allem bei den intellektuellen Fähigkeiten zwischen eigenem Wunschdenken und der Realität nicht mehr unterscheiden können.

Fallbeispiel

Ein 9jähriger Junge kommt in Begleitung seiner Mutter wegen einer ca. 3 Jahre andauernden Infektanfäl-

ligkeit mit obstruktiven Bronchitiden in meine Behandlung. Die Anamnese ist unergiebig, sie läßt kein wirklich charakteristisches Symptom erkennen, das eine eindeutige Mittelwahl erlaubt. Die Verordnungen von Nux vomica C 30 und C 200, jeweils 2 Globuli im Abstand von 3 Wochen, und anschließend von Sepia C 30, 2 Globuli, bewirken keine Veränderung. Die Mutter tendiert zum Abbruch der Behandlung. Ich bitte sie daraufhin, beim nächsten Besuch ihren Ehemann mitzubringen. Die Mutter sieht darin keinen Sinn, möchte die Behandlung dann lieber sofort abbrechen, was mich (endlich) skeptisch macht. Gezieltes Nachfragen meinerseits ergibt, daß der Ehemann nur noch selten zu Hause ist, da er seit vielen Jahren eine Freundin hat und vor ca. 3 Jahren zu dieser gezogen ist. Seine Frau hat, so läßt das Gespräch erkennen, die Hoffnung auf eine Rückkehr bis heute noch nicht aufgegeben und scheint in einer Traumwelt zu leben. Der Sohn hing sehr am Vater, hat unter der Trennung stark gelitten und hat in dieser Zeit erstmals eine obstruktive Bronchitis gehabt. In dieses Gespräch hinein platzt für mich völlig überraschend eine wahre Haßtirade des Sohnes gegen den Vater. Die Mutter gibt zu, daß dies in den vergangenen Monaten häufig vorgekommen sei, die Einstellung zum Vater habe sich grundlegend geändert, aber auch in anderen Situationen reagiere er häufig mit unangemessenem Haß.

Nun ist mit den Repertoriumsrubriken „Beschwerden durch Kummer" (K 51, KD 66), „Haß" (K 51, KD 59), „Neigung zur Erkältung" (K 1349, KD 2038) eine eindeutige Mittelwahl möglich. Natrium muriaticum in den Potenzen C 30, C 200 (nach 6 Wochen), und C 500 (nach weiteren 8 Wochen), jeweils 2 Globuli (ISO) haben sowohl die Haß-Symptomatik als auch die Infektanfälligkeit beseitigt, eine obstruktive Bronchitis trat nur noch einmal nach Verabreichung der C 30 auf.

Bestimmte Themenbereiche sollten in der Anamnese des Kindes angesprochen werden, da sie sehr wertvolle Ergebnisse für die Mittelwahl erbringen können. Neben Verlauf der Schwangerschaft und Geburt gilt es, Klarheit über die Entwicklung des Kindes zu gewinnen: Fontanellenschluß, Größenwachstum, motorische Entwicklung, Zeitpunkt und Begleiterscheinungen des Zahnens, Entwicklung des Sprechens. Welche Impfungen wurden durchgeführt, und gibt es zeitliche Zusammenhänge zum Auftreten von Krankheitssymptomen? Welche Kinderkrankheiten wurden durchgemacht, und sind Symptome seitdem zurückgeblieben? Wurden Medikamente verabreicht, eventuell auch der Mutter während des Stillens (z.B. Antibiotika), nach deren Gebrauch sich Symptome einstellten? Welche zeitlichen Modalitäten sind zu beobachten (bei Kindern nicht selten sehr deutlich vorhanden), welches Schlafverhalten (Schlaflage, Zähneknirschen, Weinen im Schlaf, Nachtwandeln, Nachtschweiße, Abneigung gegen Bettdecken), welche psychischen Auffälligkeiten? Gibt es Hauterkrankungen, wie ist die Beziehung zum Wasser (z.B. Abneigung gegen Wasserkontakt)?

Vor allem in Hinblick auf psychische Symptome ist die Beobachtungsfähigkeit des Arztes herausgefordert. Keine andere Patientenklientel präsentiert sein Verhalten so ungeniert wie Kinder. Ist ein Kind ruhig oder unruhig, schüchtern oder frech, hängt es an der Mutter oder schaut es bei der Untersuchung neugierig zu?

Fast jede Anamnese bei einem Kind ergibt zumindest aus einer der genannten Fragen ein wahlanzeigendes Symptom. Die übrigen Symptome ergeben sich aus den auch bei Erwachsenen bedeutsamen Bereichen wie Temperaturhaushalt, Appetit, Durst, Nahrungsmittel-Unverträglichkeiten, Stuhlgang, Infektanfälligkeit etc.

Möglicherweise wichtig für die Mittelfindung, aber leider schwierig zu erheben, sofern sich die Eltern nicht auch beim gleichen Homöopathen in Behandlung befinden, sind familiäre Problemkonstellationen, die in unserer Gesellschaft stark zugenommen haben. Eltern geben diese in einem dem Kind gewidmeten Erstgespräch selten preis, Zusammenhänge mit der Krankheit des Kindes werden negiert, dem Kind selber sind Informationen zu der Familiensituation meist nur nach Herstellung eines sehr guten Kontakts zu entlocken. Auch hierfür ist die obige Kasuistik ein gutes Beispiel.

Hinsichtlich des Gesprächsrahmens ist auf eine auch für das Kind angenehme Atmosphäre zu achten. Nicht wenige Kinder haben eher unangenehme Erfahrungen mit Ärzten hinter sich.

3.7 Dokumentation

Die große Menge an Information, die in einer homöopathischen Anamnese gewonnen wird, muß in übersichtlicher Weise niedergeschrieben werden, um sowohl bei der Erarbeitung der homöopathischen Arznei als auch bei der Befragung in späteren Konsultationen einen guten Überblick zu gewährleisten. Grundsätzlich sind die in den meisten Arztpraxen gebräuchlichen Karteikarten für diesen Zweck wenig dienlich, jedoch gibt es Kollegen, die auch hiermit eine übersichtliche Dokumentation bewerkstelligen, vor allem bei akuten Krankheiten.

Zunächst sei nochmals darauf hingewiesen, daß die Symptomatik des Patienten in ihren entscheidenden Elementen wie Empfindungen oder Modalitäten wortgetreu niederzuschreiben ist. Gebraucht der Arzt Kürzel (Steno), ist hiergegen nichts einzuwenden, allerdings sollte er bei deren Auflösung in der Lage sein, den ursprünglichen Wortlaut des Patienten wiedergeben zu können. Aus Gründen vermeintlicher Platzökonomie Symptome zu beschneiden oder umzuformulieren ist ein Fehler, der relativ leicht zu vermeiden ist, wenn die Dokumentation so angelegt ist, daß bei fortschreitender Anamnese keine räumliche Bedrängnis entsteht.

Zu diesem Zweck empfiehlt es sich, jedes Symptom in eine eigene Zeile einzutragen, dahinter und/oder darunter noch etwas Raum zu belassen, um an dieser Stelle Ergänzungen wie Modalitäten, die erst im weiteren Verlauf des Interviews oder auch erst während einer Folgekonsultation zur Sprache kommen, plazieren zu können.

Bei sehr umfangreichen Krankenberichten kann es zwecks leichterer Auffindung bestimmter Symptome in der Folgekonsultation hilfreich sein, jedes Symptom mit einem Großbuchstaben zu versehen und damit kenntlich zu machen, welchem Bereich das jeweilige Symptom angehört (A = Abdomen, B = Brust, D = Durst, E = Extremitäten, F = Fieber/Frost, G = Gemüt etc.).

Beschreibt der Patient die Veränderung eines Extremitätensymptoms unter der Einwirkung der homöopathischen Arznei, ist das gesuchte Symptom schnell aufgefunden.

> Die Niederschrift der Symptome sollte unbedingt so gestaltet sein, daß größtmögliche Übersichtlichkeit gewährleistet ist.

Dies ist gerade für spätere Gespräche mit dem Patienten von Bedeutung. Gewöhnlich pflegt der Patient dann über die Entwicklung der Symptome in rascher Folge zu berichten. Der Homöopath muß dabei in der Lage sein, die betreffenden Symptome, die natürlich nicht in der gleichen Reihenfolge wie beim Erstgespräch erwähnt werden, in seinen Unterlagen

schnell aufzufinden. Ergibt sich demgegenüber ein orientierungsloses Suchen in den Unterlagen, stört dies die Konzentration des Arztes und weckt auch beim Patienten verständliches Mißtrauen.

Es empfiehlt sich darüber hinaus, gleich bei der Erstanamnese die Symptome so anzuordnen, daß für die Folgekonsultationen keine vollständige Mitschrift über den Bericht des Patienten notwendig wird, sondern daß die Symptome mit den Zeichen einer Besserung, Verschlechterung oder Unverändertheit versehen werden können, und das natürlich auch wieder möglichst übersichtlich. Wie ich dieses Problem in meiner Praxis gelöst habe, zeigt der abgebildete Anamnesebogen, wie ich ihn seit vielen Jahren fast unverändert benutze.

In der ersten Spalte wird der Beginn der Symptome vermerkt, in der nächsten Spalte folgt die Beschreibung des Symptoms, dahinter sind kleine Spalten angeordnet, die unter dem jeweiligen Datum der Folgekonsultation Zeichen für die Entwicklung der einzelnen Symptome beeinhalten:

S. 1	11 09 98	21 10 98	01 12 98	15 01 99	22 02 99
1.8.98 10/96 – Schmerzen rechter Unterbauch < morgens nach d. Aufstehen < Stehen > leichter Druck – meist ein Brennen	≥	>	0	0	0
Jahre – Sehr weinerlich, schon bei anrührenden Filmen	>	>>	0	0	0
ca. 1 J. – Tränen der Augen bei starkem Sonnenschein – auch bei Lesen in künstlichem Licht	=	=	>	≥	>>
– Periode neuerdings sehr unregelmäßig – vor d. Menstruation wesentlich häufiger Kopfschmerzen als früher – außerdem leichte Lumbalbeschwerden – drückend – nach oben	≥	>	>	<<	>>

Abb. 12: Anamnesebogen.

Zeichenerklärung für Abb. 12 S. 66

≥ = geringfügige Besserung
> = Besserung
>> = weitreichende Besserung
≤ = geringfügige Verschlechterung
< = Verschlechterung
<< = massive Verschlechterung
= = unverändert
0 = Symptom vollständig abgeklungen

Ergeben sich neue Symptome oder verändern sich die bereits vorhandenen Symptome in einzelnen Aspekten, wird dies entweder unter dem Symptom ergänzt oder am Ende der Aufzeichnungen niedergeschrieben.

Bereits Hahnemann wies auf die Notwendigkeit der übersichtlichen Symptomen-Niederschrift hin und praktizierte dies konsequent, wie seine Krankenjournale erkennen lassen.

3.8 Häufige Fehler

■ Suggestivfragen

Statt dem Patienten durch offene Fragen die Möglichkeit zu geben, seine Beschwerden in der von ihm empfundenen Weise darzustellen, werden ihm häufig bestimmte Formulierungen oder Sachverhalte in den Mund gelegt, die Befragung nimmt also einen suggestiven Charakter an. Beispiel: „Das wird ja wohl ein Brennen sein, was Sie da in Ihrem Magen spüren?" Oder: „Die Schmerzen sind sicherlich morgens schlimmer?" Richtig müßte es heißen: „Beschreiben Sie mir die Art der Empfindung der Schmerzen." Oder: „Gibt es Zeiten, zu denen die Schmerzen besser oder schlechter sind?"

Formulierungen ersterer Art geben dem Patienten Richtungen vor, in die seine Antworten dann auch meist einmünden. Der homöopathische Arzt hat sich deshalb stets um eine möglichst offene Formulierung seiner Fragen zu bemühen.

■ Direkte Fragen

Der Suggestivfrage sehr verwandt ist die direkte Frage. Dieser Fragetypus liegt dann vor, wenn dem Patienten nur die Möglichkeit gegeben wird, mit „Ja" oder „Nein" zu antworten, ohne allerdings eine der beiden Richtungen vorzugeben, wie dies bei der Suggestivfrage der Fall ist. Beispiel: „Haben Sie Ängste?" – „Haben Sie Kopfschmerzen?" Die passive Haltung des Patienten wird dadurch gefördert. Detaillierte Beschreibungen der Symptome werden verhindert. Zudem wird die Vermeidung unangenehmer Themen gefördert. Wenn Patienten also öfters nur mit „Ja" oder „Nein" antworten, stimmt etwas mit der Fragetechnik nicht.

■ Alternativfragen

Eine dritte Sorte von fehlerhafter Fragetechnik ist jene der Alternativfragen. Hierbei wird lediglich die Wahl zwischen zwei Möglichkeiten gelassen: „Sind die Schmerzen eher ziehend oder reißend?" – „Sind die Schmerzen morgens oder abends schlimmer?"

Die Neigung zu fehlerhaften Fragen ist meist dann besonders groß, wenn Zeitdruck die Anamnese beherrscht, oder wenn der Eindruck entsteht, daß man die Arznei aus den bisher gesammelten Fakten bereits herauslesen kann. Die Fragen werden dann in die Richtung der erahnten Arznei gelenkt, die sich auf diese Weise meist bestätigen läßt, auch wenn es die falsche ist. Vor allem Anfänger begeistert es, wenn sie nicht durch mühsam anmutendes Repertorisieren der Arznei näher kommen, sondern diese nun immer öfter schon während des Gesprächs mit dem Patienten zu erkennen meinen. Natürlich sollte dies mit zunehmender Erfahrung in der Homöopathie tatsächlich so sein, dennoch ist äußerste Vorsicht anzuraten, da der erste Eindruck auch beim wirklich Erfahrenen nicht immer der

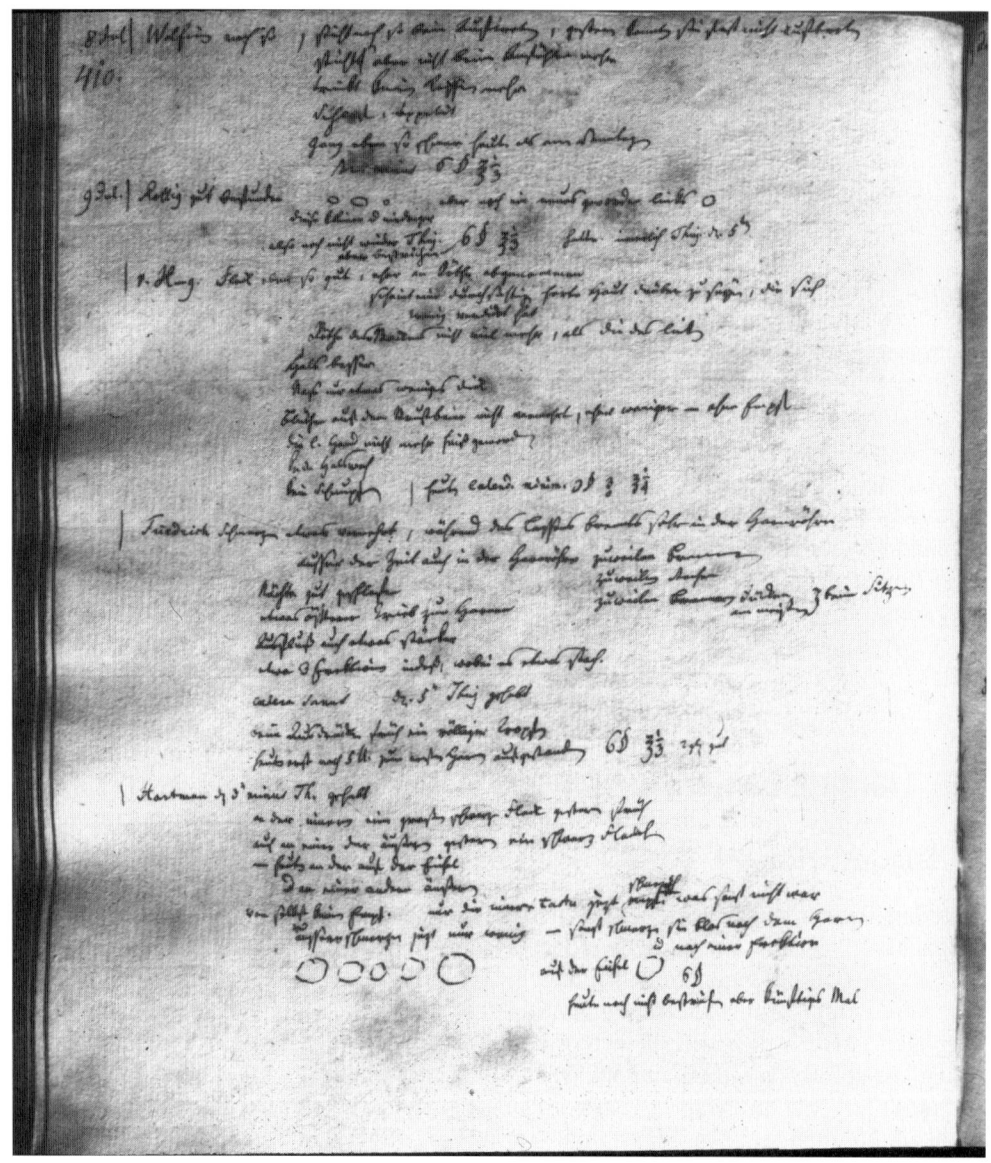

Abb. 13: Seite 410 aus Hahnemanns Krankenjournal Nr. 15.

korrekte ist. Der weitere Verlauf des Gesprächs muß auch in diesem Fall offen gestaltet werden, um anderen Aspekten, die nicht zu der anfangs erahnten Arznei passen, eine Chance zu geben. Erst am Ende des Interviews, wenn sich die anfänglichen Vermutungen weiter verdichten, sind Fragen in Richtung der erkannten Arznei gestattet, aber auch diese möglichst offen.

Besonders vorsichtig muß der homöopathische Arzt bei Patienten sein, die als leicht beeinflußbar oder auch als denkfaul erkannt werden. Sie reagieren naturgemäß besonders leicht auf die Vorgaben des Fragestellers. Ebenso ist bei Kindern Zurückhaltung geboten; auch sie pflegen den Vorgaben des Arztes respektvoll (in die Irre) zu folgen.

■ Unterbrechen des Patienten

Die Patienten stellen gewöhnlich vor allem zu Beginn des Gesprächs in manchmal recht zusammenhangsloser Weise alle für sie wichtigen Dinge dar. Daraus resultiert die verständliche Neigung des Arztes, den Patienten zu unterbrechen, um das Gespräch zu strukturieren. Bereits Hahnemann weist in seinem „Organon der Heilkunst" jedoch darauf hin, daß der Patient seinen gedanklichen Faden nach einer solchen Unterbrechung oft nicht mehr wiederfindet. Diese Beobachtung läßt sich in der täglichen Praxis bestätigen. Schon in den ersten Sätzen präsentieren manche Patienten sehr charakteristische Symptome in rascher Folge, so daß man geneigt ist, sie voreilig zu unterbrechen, um Genaueres zu erfahren; gleichzeitig ist auch bemerkbar, daß sie noch mehr erzählen wollten. Fordert man sie nach der Unterbrechung und Spezifizierung des zuvor geschilderten Symptoms auf, ihren Bericht fortzusetzen, haben sie häufig Mühe, wieder in ihren Gedankengang hineinzufinden und schildern entweder nur noch oberflächliche oder manchmal sogar gar keine weiteren Beschwerden mehr.

Einzig berechtigte Begründung, den Patienten zu unterbrechen, ist dessen Abschweifen auf Nebensächlichkeiten, wobei der Arzt aufgrund seiner Erfahrung entscheiden muß, was Nebensächlichkeiten sind.

3.9 Fragebögen

Vorrangig aus Gründen der Zeitökonomie verwenden manche Homöopathen in der Anamnese chronischer Krankheiten Fragebögen, in denen die wichtigsten Fragen vorformuliert sind, die dann vom Patienten schriftlich zu beantworten sind. Am bekanntesten sind der kleine Fragebogen von Kent nach J. Künzli, s. S. 70, der Fragebogen von A. Voegeli und der umfangreiche, 33 Seiten umfassende Fragebogen von O. Eichelberger.

Die Verwendung von Fragebögen ist nicht ohne Grund umstritten. Die Spontaneität einer persönlichen Befragung geht verloren, die Beobachtung des Patienten bei der Schilderung eines Symptoms entfällt. Dies kann auch bei einem persönlichen Besprechen des ausgefüllten Fragebogens nicht mehr nachgeholt werden. Eine solche Besprechung allerdings sollte in jedem Fall erfolgen, da die Fragebögen nie vollständig ausgefüllt werden; wichtige Details fehlen immer. **Eine Mittelwahl nur nach den schriftlichen Aufzeichnungen zu treffen, kann keinesfalls empfohlen werden.**

Jeder Homöopath muß selber entscheiden, ob der Zeitgewinn, der nach Durchsicht eines Fragebogens und dessen Besprechung gegenüber der ausschließlichen persönlichen Befragung oft gar nicht so erheblich ist, in einem vernünftigen Verhältnis zu den erzielten Ergebnissen steht.

3.10 Abschließendes

Eine kunstgerechte homöopathische Anamnese zu erheben, ist ein durchaus schwieriges Unterfangen, das häufig unterschätzt wird. Bleiben die gewünschten Erfolge in der homöopathischen Behandlung aus, werden die Fehler meist in Symptomengewichtung und Repertorisation vermutet. In Ausbildungs- und Supervisionsgruppen lassen sich Fehler dieser Bereiche natürlich auch eher aufspüren, die Überprüfung der Anamnesetechnik der Auszubildenden ist demgegenüber enorm zeitaufwendig. Wohl nur wenige Ausbildungsleiter haben von jedem ihrer Schüler mehrere vollständige Anamnesen miterlebt. Somit ist für diesen Teilbereich homöopathischer Praxis ein hohes Maß an Autodidaktik gefragt, das stets von der Erkenntnis getragen werden muß, daß ein Arzt, der nur mäßige Fertigkeiten in der Symptomenerhebung erwirbt, nie mehr als nur ein mäßiger Homöopath werden kann. Wird demgegenüber diese Kunst gut beherrscht, ist eine hervorragende Grundla-

Fragebogen von Kent nach Künzli

1. Wegen welchen Beschwerden und Symptomen suchen Sie mich auf, und was haben Sie bisher dafür schon unternommen?
2. Zu welcher Tages- oder Nachtzeit oder zu welcher Stunde fühlen Sie sich allgemein am schlechtesten?
3. Zu welcher Jahreszeit fühlen Sie sich am schlechtesten?
4. Wie wirken kaltes Wetter, heißes Wetter, trockenes Wetter, feuchtes Wetter auf Sie?
5. Wie vertragen Sie Nebel?
6. Wie vertragen Sie Sonnenbestrahlung?
7. Welchen Einfluß haben Wetterwechsel auf Sie?
8. Es gibt Leute, die immer frieren und es kalt haben, und andere, die es immer warm oder zu heiß haben. Zu welchen gehören Sie?
9. Was verspüren Sie vor, bei oder nach Sturmwetter?
10. Wie reagieren Sie auf Nordwind? Südwind? Oder Wind im allgemeinen?
11. Wie vertragen Sie Zugluft?
12. Wie vertragen Sie Wärme ganz allgemein? Bettwärme, Zimmerwärme?
13. Wie reagieren Sie auf Extremtemperaturen (sehr heiß, sehr kalt)?
14. Wie oft sind Sie im Winter und in den anderen Jahreszeiten erkältet?
15. Wie vertragen Sie einen ganzen Tag ohne frische Luft?
16. Welche Körperstellung ist Ihnen unangenehm, welche angenehm? Sitzen? Stehen? Liegen? Und warum?
17. Wie steht es bei Ihnen mit Reisekrankheit? Seekrankheit?
18. Wie vertragen Sie längeres Stehen? Zum Beispiel Warten auf einen Zug? Am Telefon? Kleideranprobe?
19. Wie steht es mit Ihrem Appetit? Wann jeweils haben Sie Hunger?
20. Wie steht es mit dem Durst? Welche Mengen trinken Sie pro Mahlzeit und was vorzugsweise?
21. Welche Speisen und Getränke bekommen Ihnen nicht und warum nicht?
22. Wie vertragen Sie Wein? Bier? Kaffee? Tee? Milch? Essig?
23. Wie steht es mit dem Rauchen? Wieviel pro Tag?
24. Welchen Impfungen unterzogen Sie sich, und wie waren deren Effekte auf Ihre Gesundheit?
25. Wie vertragen Sie ein heißes Bad? Kaltes Bad? Meerbad?
26. Wie fühlen Sie sich am Meer, im Gebirge?
27. Wie vertragen Sie geschlossene Kragen? Gürtel? Eng anliegende Kleider?
28. Wie heilen Verletzungen bei Ihnen und wie lange bluten sie?
29. Wie vertragen Sie das Alleinsein und die Gesellschaft?
30. Wie vertragen Sie Trost?
31. Unter welchen Umständen empfinden Sie Eifersucht?
32. Wie steht es mit Ängsten bei Ihnen?
     Wasserscheu?
     Angst vor Tieren?
     Angst vor und bei Gewitter?
     Furcht vor Einbrechern?
     Furcht zu fallen?
     Furcht vor Alleinsein?
     Angst, den Verstand zu verlieren?
     Furcht vor der Nacht?
     Furcht vor der Zukunft?
     Furcht vor Krankheit etc.?
33. Wie fühlen Sie sich in einer Menschenmenge?
34. Unter welchen Umständen werden Sie zornig? Was versetzt Sie in Zorn?
35. Wie vertragen Sie das Warten?
36. Wann kommen Todesgedanken oder Selbstmordgedanken bei Ihnen auf?
37. Für welche Nahrungsmittel und Getränke haben Sie eine ausgesprochene Vorliebe? Süßigkeiten? Süßes Gebäck? Gezuckerte Speisen? Saure Dinge? Gewürzte Dinge? Schwere und fette Speisen? Butter? Brot? Obst? Fisch? Fleisch? Kaffee? Wein? Bier? Salz etc.?
38. Gegen welche Speisen und Getränke haben Sie eine ausgesprochene Abneigung?
39. Welche Speisen und Getränke machen Sie krank, das heißt, vertragen Sie nicht?
40. Welches ist Ihre bevorzugte Schlafstellung? Wie legen Sie Arme? Beine? Kopf? (Viele liegen lieber tief, andere lieber etwas erhöht)
41. Manche Leute reden, schreien, weinen, lachen im Schlaf, schrecken auf, sind unruhig, haben Angst, knirschen im Schlaf mit den Zähnen, schlafen mit offenen Augen, mit offenem Mund. Wie ist es bei Ihnen?
42. Wann erwachen Sie? Wann stehen Sie auf?

43. Welche Stunden nachts sind Sie schlaflos? Wann im Verlauf des Tages sind Stunden der Schläfrigkeit und welchen Umständen schreiben Sie das jeweils zu?
44. Erzählen Sie mir jene Träume, die bei Ihnen öfter vorkommen.
45. In welchem Alter begann die Periode bei Ihnen? Wie oft kommt sie, wie stark, wie regelmäßig? Ihre Dauer, die Farbe, wie sieht sie aus und wie sieht das Blut aus?
Nennen Sie mir die Tages- oder Nachtstunde, zu der sie am stärksten fließt. Wie fühlen Sie sich vor, während und nach der Periode körperlich und gemütsmäßig? Wie ist die Gemütsstimmung vor, während und nach der Periode?
46. Was ist Ihnen über Nerven- und Geisteskrankheiten, schwere Krankheiten wie Tuberkulose, Rheumatismus, Krebs etc. in Ihrer Familie bekannt?
47. Machen Sie mir etwas detailliertere Angaben über das, was Sie zu Ihren Mahlzeiten essen und trinken.
48. Um wieviel Uhr gehen Sie zu Bett? Machen Sie mir auch etwas detaillierte Angaben über Ihr Tagesprogramm, Aktivität, Ruhepausen, Vergnügen und Erholung.
49. Ihr Gewicht?
50. Nennen Sie mir nun auch noch diejenigen Störungen, die bei diesen Fragen nicht zur Sprache kamen.

ge gegeben, die weiteren Arbeitsschritte zu einer erfolgreichen Arzneiwahl relativ rasch zu bewältigen. In diesem Sinne äußerte sich bereits Samuel Hahnemann im Organon:

„Ist nun die Gesammtheit der, den Krankheitsfall vorzüglich bestimmenden und auszeichnenden Symptome, oder mit andern Worten, das Bild der Krankheit irgend einer Art einmal genau aufgezeichnet, so ist auch die schwerste Arbeit geschehen. Der Heilkünstler hat es dann bei der Cur, vorzüglich der chronischen Krankheit auf immer vor sich, kann es in allen seinen Theilen durchschauen und die charakteristischen Zeichen herausheben, um ihm eine gegen diese, das ist, gegen das Uebel selbst gerichtete, treffend ähnliche, künstliche Krankheitspotenz in dem homöopathisch gewählten Arzneimittel entgegenzusetzen [...]." (ORG VI § 104)

3.11 Zusammenfassung

Die homöopathische Arznei ist nicht anhand der schulmedizinischen Krankheitsdiagnose auszuwählen, sondern dem gesamten Krankheitsgeschehen mit seinen individuellen Besonderheiten nach dem Ähnlichkeitsgesetz exakt anzupassen. Daraus ergibt sich die überaus wichtige Schlüs-

selfunktion der homöopathischen Anamnese-Erhebung, die ihr in der Schulmedizin grundsätzlich verlorengegangen ist und durch die Ergebnisse technischer Untersuchungsverfahren ersetzt wurde. Das Ziel, die Patientensymptomatik möglichst vollständig und in ihren individuellen Eigenheiten zu erfassen, bedingt spezielle Erfordernisse in der Krankenbefragung, mit denen sich der angehende Homöopath intensiv auseinandersetzen muß, um eine solide Grundlage für die Auswahl der passenden homöopathischen Arznei zu schaffen.

Nicht nur der Arzt muß sich mit der für ihn ungewohnten Form der homöopathischen Krankenbefragung anfreunden, auch die Patienten begegnen einer Gesprächsführung, mit der sie nicht unvorbereitet konfrontiert werden sollten. Deshalb ist ihnen eine vorherige Aufklärung anzubieten, die es ermöglicht, sich auf das Interview vorzubereiten. Dessen Erfolg hängt wesentlich vom Grad der Patientenaufklärung ab.

Nach der Gesprächseröffnung, die bereits erste Möglichkeiten der Symptomenerhebung durch Beobachtung bietet, folgt der Spontanbericht des Patienten. Diesem ist möglichst ohne Unterbrechung zu folgen, voreilige Interventionen des Arztes stören den Gedankengang des Patienten und können zum Verlust wichtiger Informationen führen. Es folgt der gelenkte Bericht, mit dem der Spontanbericht vervollständigt wird. Der Arzt nimmt dabei eine aktivere Rolle ein. Als Richtschnur zur Beurteilung der Vollständigkeit der gesammelten Fakten dienen die sieben „W-Fragen": Quis? Quid? Ubi? Quibus auxiliis? Cur? Quomodo? Quando? Die aktive Befragung, in der Themenbereiche angesprochen werden, die bislang noch keine Erwähnung fanden, rundet das homöopathische Interrogatorium ab.

Die Befragung von Angehörigen kann in jedem Fall wichtige ergänzende Informationen liefern, bei manchen Patienten, wie z.B. Kindern oder alten Menschen, ist sie unverzichtbar. Auch die eigenen Beobachtungen des Arztes können relevante Symptome erkennen lassen. Jeder Anamnese hat eine körperliche Untersuchung zu folgen.

Die Anamnese-Erhebung des Fortgeschrittenen ist geprägt durch zielgerichtete Fragen, die Bezug zu Symptomen besitzen, die sich in der Materia medica oder den Repertorien auffinden lassen. Die anfangs häufig noch umständliche und allzu zeitaufwendige Befragung kann dadurch ökonomischer gestaltet werden, besonders bei akuten Erkrankungen. In chronischen Krankheiten sind dem Zeitgewinn allerdings Grenzen gesetzt, da die Notwendigkeit, den Patienten in seiner Symptomentotalität zu erkennen, bestehen bleibt.

Übersichtliche und jederzeit nachvollziehbare Dokumentation der vor allem in chronischen Krankheiten nicht unerheblichen Symptomenzahl ist die Voraussetzung sowohl für rasche und zuverlässige Auswahl der passenden homöopathischen Arznei als auch für die Gestaltung der sehr wichtigen Folgekonsultationen, deren Ergebnisse Grundlage der „zweiten Verordnung" sind.

„Es werden mehr Menschen durch Übung tüchtig als durch Naturanlage" (Demokrit, Fragmente). Die Aneignung einer guten Anamnesetechnik ist vor allem Ergebnis ständiger Übung in Kombination mit selbstkritischer Beleuchtung der eigenen Vorgehensweise. Auf diese Weise werden die am häufigsten vorkommenden Fehler, vor allem Suggestivfragen, direkte Fragen, Alternativfragen und voreiliges Unterbrechen des Patienten, zunehmend vermieden.

3.12 Weiterführende Literatur

Bönninghausen, C. v.: Ein Beitrag zur Beurteilung des charakteristischen Werths der Symptome. In: BKMS. Herausgegeben von *K.-H. Gypser.* Heidelberg 1984.

Gawlik, W. : Die homöopathische Anamnese. Stuttgart 1996.

Gutman, W.: Die Fallaufnahme in der Homöopathie. ZKH 5 (1961), S. 11–28.

Hahnemann, S.: Heilkunde der Erfahrung. Heidelberg 1989.

Hahnemann, S.: Organon der Heilkunst. Standardausgabe der 6. Aufl. Herausgegeben von *J. M. Schmidt.* Heidelberg 1999.

Kent, J. T. : Zur Theorie der Homöopathie: J. T. Kents Vorlesungen über Hahnemanns Organon. 3. Aufl. Übersetzt von *J. Künzli von Fimmelsberg.* Leer 1985.

Kind, H.: Psychiatrische Untersuchung. 3. Aufl. Heidelberg 1984.

Klunker, W.: Lektionen für Anfänger (VI). ZKH 39 (1995), S. 204–209.

Schmidt, P.: Die Kunst des Befragens. ZKH 4 (1960), S. 160–175.

4 Homöopathische Symptomenlehre

Andreas Wegener

4.1 Einführung

Die Krankheiten der Patienten, die Ergebnisse der Arzneiprüfungen am Gesunden und die klinischen Erfahrungen begegnen uns in der Homöopathie durchwegs nur als „Symptome". Um homöopathisch heilen zu können, müssen aus den Symptomen des Kranken bestimmte, sogenannte „charakteristische Symptome" ausgewählt und mit den ähnlichen Symptomen einer Arznei zur Übereinstimmung gebracht werden. Wenn dies gelingt, tritt Heilung ein

(ORG IV § 3). Da neben der Krankheitseinsicht, die durch die Anamnese gewonnen wird, und der Bereitstellung der Materia medica das Anpassen der Symptome die dritte Bedingung der Heilung ist, besteht die homöopathische Praxis im engeren Sinn eigentlich aus Symptomenerkenntnis und Symptomenvergleich.

Die Lehre von den Symptomen behauptet daher einen zentralen Platz in der Homöopathie. Hierzu gibt es verschiedene Ansichten und zahlreiche Abhandlungen, die, weil sie aus verschiedenen Entwicklungsstadien der Homöopathie stammen, durchaus zu unterschiedlichen Aussagen kommen. Im folgenden wird eine für die genuine homöopathische Praxis gesicherte und praktisch seit langem bewährte Methode gelehrt. Hierfür müssen aber zuerst die Grundbegriffe „Symptom", „Gesundheit" und „Krankheit" geklärt werden. Ein hinreichendes Verständnis des Begriffs „Symptom" ist bis heute immer noch nicht selbstverständlich, obwohl es der Schlüssel zur homöopathischen Praxis wäre. Um dieses Verständnis vorzubereiten, ist eine klare Sicht auf das „Symptom" der heutigen Hochschulmedizin (= Schulmedizin) nötig.

Denn der Symptomen- und daher auch der Krankheitsbegriff der Homöopathie unterscheidet sich **grundlegend** von dem der naturwissenschaftlich-technischen Medizin.

Auch deshalb ist die Homöopathie eine **eigenständige** und **unabhängige** wissenschaftliche Heilmethode, wobei diese Eigenständigkeit nicht die Diagnostik, die Chirurgie und Bereiche der internistischen Medizin, z. B. die Substitution mit Mineralien, Vitaminen etc. ausklammert.

■ Das Symptomenverständnis in der Schulmedizin

Nach der Sichtweise der naturwissenschaftlich-technischen Medizin ist ein Symptom eine **Krankheitserscheinung**, d.h., das Symptom deutet auf eine Krankheit hin, die als verborgene Ursache dieses Symptoms zu gelten hat. Das Symptom selber ist demnach nicht die „Krankheit selbst", sondern nur die Anzeige einer dahinterliegenden Störung. Somit geht es jetzt nicht mehr darum, das Symptom selbst zu heilen, sondern seine Ursache zu erforschen und – nach wechselnden Ursachentheorien – „kausal" vorzugehen.

Dieser Symptomenbegriff als bloße „Erscheinung" der das Symptom verursachenden eigentlichen Krankheit dominiert vollständig die naturwissenschaftliche Medi-

zin und auch die Patienten, die z. B. beim Arzt einem Schwindelphänomen sofort als „Ursache" die Krankheit „Kreislaufstörung" zuordnen und diese fälschlicherweise als Symptom präsentieren. Die Symptome sind in dieser Medizin Mittel zum Zweck einer Diagnose.

Ist die ärztliche Diagnose gestellt, verlieren die Symptome ihre Bedeutung, da ja das Ziel, die Krankheit zu diagnostizieren, um sie „kausal" zu behandeln, erreicht ist. Die jetzt folgende Therapie wird also nach dieser „Diagnose" ausgerichtet. Die Symptome der Krankheit spielen für die Therapiewahl nicht mehr die entscheidende Rolle für die Behandlung.

■ Das Symptomenverständnis in der Homöopathie

Als Hahnemann mit der Prüfung der Arzneien am Gesunden begann (und durch die Anwendung der Prüfungsergebnisse seine ersten Heilungserfahrungen sammelte), erschloß sich ihm aus dieser Arzneierkenntnis eine grundlegend neue Krankheitseinsicht.

Da sich die Krankheiten nur unmittelbar in dem aussprechen, was auch die Arzneien beim Gesunden bei der Prüfung als „Phänomene, Zufälle und Empfindungen" erregen und da bei der Anwendung des ähnlichen Mittels **Heilung** eintritt, kann Hahnemann mit Recht sagen, daß die Symptome des Kranken seine Krankheit in ihrem ganzen Umfange repräsentieren. „Sie bilden zusammen die wahre und einzig denkbare Gestalt der Krankheit." (ORG VI §6)

> Für die Homöopathie **sind daher die Symptome wie übrigens auch für den nicht kausalitätsfixierten Patienten (den „Leidenden") die Krankheit selbst („woran er leidet") und nicht bloße Erscheinungen einer dahinter verbor-**

genen Ursache, an der er nicht unmittelbar leiden kann. Wenn daher die Symptome vollständig verschwunden sind, ist der Kranke gesund.

Daraus läßt sich nicht ableiten, daß der Homöopath im Rahmen seiner ärztlichen Tätigkeit auf eine schulmedizinische Diagnose verzichtet. Diese ist aber allein deshalb nicht ausreichend, um darauf die Therapie zu begründen, weil sie ein Allgemeinbegriff ist, der auf alle daran erkrankten Patienten paßt, und das individuelle Kranksein des jeweiligen Patienten, d.h. die eigentliche individuelle Symptomatik nicht in ihren Ansatz zu bringen vermag. (Die schulmedizinische Diagnosestellung ist für die homöopathische Therapie zu grob, da ihr nur meßbare Parameter wie Laborwerte, Röntgenbilder usw. zugrundeliegen, die das individuelle Kranksein des Patienten unberücksichtigt lassen.)
Der Kranke leidet ja nicht an „Asthma“ als Bronchospasmus im allgemeinen, sondern an Luftnot, die sich z. B. im warmen Zimmer oder durch kalte Getränke verschlimmert, oder sich bevorzugt am späten Nachmittag einstellt usw.

In der Homöopathie behalten daher die konkreten Symptome auch nach der schulmedizinischen Diagnosestellung ihre zentrale Bedeutung, da sie der individuelle Indikator für das heilende Mittel sind, nach denen sich die Therapie (Arznei) auszurichten hat.

So kann z. B. bei verschiedenen Asthmatikern die jeweilige „individuelle“ Symptomatik trotz gleicher schulmedizinischer Diagnose zu einer ganz unterschiedlichen Arzneiwahl führen.

Nimmt man die **Symptome des Kranken** unvoreingenommen wahr, sieht man sie nicht als bloße Erscheinungen von etwas anderem, was sich nicht zeigt, sondern als das, was sich selbst zeigt: als **Krankheitsphänomene**.

Denn ein Phänomen zeigt sich selbst von sich her als das, was es ist. Es muß nicht begründet oder bewiesen werden. Es ist unmittelbar der Wahrnehmung zugänglich, es ist evident.

Da bei den Arzneiprüfungen die Symptome ebenso als unmittelbar gegebene

Symptomenverständnis

↙ ↘

In der naturwissenschaftlichen Medizin: Die Symptome sind Erscheinungen einer Krankheit, die sich selbst nicht zeigt.	In der Homöopathie: Die Symptome sind die Krankheit selbst.

Abb. 14: Unterschiedliches Symptomenverständnis in der Homöopathie und Schulmedizin.

Phänomene der Arzneikrankheit akzeptiert werden, ergibt sich aus dem Symptomenvergleich der individuellen Krankheit mit den Symptomenreihen der Arzneien die Wahl des heilenden Mittels: die Krankheit selbst (als Indicans) indiziert ihr Heilmittel (als Indikat).
Diese strikte Ausrichtung an den Phänomenen, sowohl in der Arzneiprüfung als auch beim Kranken, weist die Homöopathie als **phänomenorientierte Heilmethode** aus.

Die Wesensbestimmung von Krankheit durch einen menschengemäßen Grundriß der Heilkunde

Menschliches Kranksein kann **niemals adäquat** auf dem Boden eines naturwissenschaftlichen (physikalisch-chemisch-kausalistischen) Grundrisses verstanden werden, sondern bedarf eines spezifisch humanmedizinischen, d.h. menschengemäßen Ansatzes. Der Mensch als Körper, wie ihn die Naturwissenschaft sieht, bestimmt sich aus physikalischen und chemischen Meßwerten. Die Meßbarkeit spielt in der Naturwissenschaft die entscheidende Rolle, weil sie die **Mathematisierbarkeit** für ihre wissenschaftliche Gewißheit braucht und überhaupt nur das anerkennt, was meßbar ist (Max Planck).

Statt dessen hat Hahnemann mit der Ausrichtung der Homöopathie an den unmittelbar wahrnehmbaren Phänomenen die Richtung zu einem anderen Grundriß der Heilkunde gewiesen. Ein solcher menschengemäßer Grundriß (den Hahnemann selbst aber noch nicht explizit dargelegt hat) kann deshalb nicht beliebig aus irgendwelchen philosophischen Anthropologien bezogen werden, sondern ist, um die naturgesetzliche Heilung zu sichern, strikt auf das Gegebene, das sich in den Krankheitsphänomenen dem Patienten, seiner Umgebung und dem Arzt zeigt, angewiesen. Dies erfordert ein Denken, das nicht das Phänomen schon übersprungen hat und aus einem schon deswegen ungemäßen theoretischen Ansatz nicht mehr auf dieses zurückkommt. Der Ansatz eines phänomenologischen Entwurfs des Menschseins, der für eine menschengerechte Wahrnehmung des Gesund- und Krankseins hinreichend ist, liegt seit 1927 in Martin Heideggers „Analytik des Daseins" seines Hauptwerks „Sein und Zeit" vor. Wir gehen an dieser Stelle auf die Fragestellung nur insoweit ein, als es im Rahmen der homöopathischen Symptomenlehre nötig ist. (Vgl. den Beitrag „Die Wissenschaftlichkeit der Homöopathie", S. 351).

■ Krankheit als Privation der Gesundheit

Unter Krankheit versteht man eine Abänderung der Gesundheit. Damit bleibt die Krankheit immer in einer besonderen Art und Weise auf die Gesundheit bezogen. Kranksein kann man daher nicht ohne **vorherige Bestimmung** des Gesundseins fassen. Um nach dem Wesen von Gesundheit fragen zu können, kann nach dem oben Gesagten nicht auf beliebige Theorien und Weltanschauungen zurückgegriffen werden.

Die Frage nach der Gesundheit und ihrer Abänderung in Krankheit muß als Frage des phänomenologischen Menschenverständnisses beantwortet werden.

In einer solchen phänomenologischen Analyse zeigt sich der gesunde Mensch als

ein nicht objektivierbares leibendes Existieren, das frei über seine ihm je eigenen Seinsmöglichkeiten verfügt. Der kranke Mensch ist jeweils nur krank, weil er von sich her über seine **eigenen** Seinsmöglichkeiten nicht mehr frei verfügen kann. An seinem Existieren hat sich etwas verändert: Es ist in seinem freien Vollzug beeinträchtigt. Bestimmte Möglichkeiten sind dem Kranken jetzt entzogen, **bleiben aber als Möglichkeit im Entzug bestehen. Gerade dieses Existieren im Entzug von möglichen Weltbezügen wird nun als das eigentliche Kranksein im Leiden erfahren.**

Diese Art der „Negation" wird schon in der alten Philosophie „**Privation**" (von lat. „privare" = berauben) genannt. In Heideggers Seminar für Ärzte heißt das:

„Wenn wir etwas so negieren, daß wir es nicht einfach ausschließen, vielmehr gerade festhalten in dem Sinne, daß ihm etwas fehlt, nennt man diese Negation eine *Privation*. [...] Krankheit ist ein Privations-Phänomen. In jeder Privation liegt die wesensmäßige Zugehörigkeit zu solchem, dem etwas fehlt, dem etwas abgeht. Dies scheint eine Trivialität zu sein, ist aber ungeheuer wichtig, weil eben Ihr Beruf sich in diesem Bereich bewegt. Sofern Sie es mit der Krankheit zu tun haben, haben Sie es in Wahrheit mit der Gesundheit zu tun, im Sinne von fehlender und wieder zu gewinnender Gesundheit. Der Charakter der Privation wird auch in der Wissenschaft meist verkannt, so zum Beispiel, wenn Physiker von der materiellen Natur als von der toten Natur sprechen. Totsein kann nur, was sterben kann, und sterben kann nur, was lebt. Die materielle Natur ist keine tote Natur, sondern sie ist leblos. Entsprechend ist der Zustand der Ruhe keine bloße Negation der Bewegung, sondern ihre Privation, das heißt eine Art von Bewegtheit, sonst könnte zum Beispiel aus dem Ausgeruhtsein niemals eine frische Bewegtheit entspringen." (Martin Heidegger: Zollikoner Seminare, S. 58 f.)

Also ist das Kranksein eine Privation des Gesundseins. Heidegger hat hier zugleich den inneren Grund von Heilung aufgezeigt: Nur weil Krankheit Privation von Gesundheit ist, kann aus ihr wieder Gesundheit entspringen.

Ein Organverlust oder eine Armamputation als Negation kann nicht geheilt werden, eine Restitutio ad integrum ist nicht mehr möglich. Es sind daher auch keine Krankheiten im eigentlichen Sinn, und deshalb auch nichts zu Heilendes. Eine chemische Substitution und eine künstliche Armprothese kann helfen, aber nicht heilen.

Das Kranksein fällt daher notwendig mit der Totalität der Symptome zusammen. Die Symptome sind somit nichts anderes als privative Phänomene des Existierens eines jeweiligen Patienten. Ohne dieses daseinsanalytisch erhellte Wesen des Symptoms zu fassen, ist ein adäquates Verständnis der Homöopathie und ihres Symptomenbegriffs nicht möglich. Jedes bisherige Symptomenverständnis der Homöopathie, das meist dem einer bloßen „Krankheitserscheinung" entspricht, ist daher falsch und muß im Lichte heutigen Denkens neu konzipiert werden. Bei einem Patienten kann also ein Existenzphänomen nur dann ein Symptom sein, wenn es privativ im Sinne von krank ist. „Gesunde Symptome" gibt es nicht! Frei vollziehbares menschliches Existieren kann nie Symptom sein!

Symptome sind als privative Phänomene des jeweiligen Existierens schon die wahre Krankheit selbst und als solche dem Patienten und Arzt jeweils unmittelbar erfahrbar. Dies hat bereits Hahnemann erkannt:

„Der vorurtheillose Beobachter [...] nimmt [...] an jeder Krankheit nichts, als äußerlich durch die Sinne erkennbare Veränderungen im Befinden des Leibes und der Seele, **Krankheitszeichen, Zufälle, Symptome** wahr, das ist, Abweichungen vom gesunden, ehemaligen Zustande des jetzt Kranken [...]. Alle diese wahrnehmbaren Zeichen repräsentiren die Krankheit in ihrem ganzen Umfange, das ist, sie bilden zusammen die wahre und einzig denkbare Gestalt der Krankheit." (ORG VI § 6)

■ Die wahlanzeigenden Symptome in der Homöopathie

Hahnemann hat im Organon Anweisungen hinterlassen, wie eine gewisse homöopathische Heilung zu bewerkstelligen sei. Zuerst ist es einmal wichtig, daß man sich vergegenwärtigt, daß „der Inbegriff aller, in jedem einzelnen Krankheitsfalle wahrgenommenen Symptome und Umstände die **einzige Indication,** die einzige Hinweisung auf ein zu wählendes Mittel sey" (§ 18).

Die Mittelwahl gründet also auf den wahrnehmbaren Phänomenen im Krankheitsfall, und nie auf Theorien und Vermutungen. Diese Phänomene müssen krankhaft im Sinne einer Privation sein, wie oben gezeigt wurde. Hier bedarf es bei der Anamnese und der Symptomenauswahl einer kritischen Unterscheidung, um nicht den sicheren Boden der unmittelbar wahrnehmbaren Krankheitsphänomene zu verlassen und Gesundes als Krankes zu verkennen.

Aus der allgemeinen Erfahrung beim Umgang mit Kranken weiß man, daß es unbestimmte Symptome gibt, die in den meisten Leiden auftreten. Zum Beispiel sind Müdigkeit, Abgeschlagenheit, Kraftlosigkeit, Unlust und Konzentrationsschwäche Beschwerden, die man bei vielen Krankheiten antreffen kann und unter den Prüfungssymptomen fast aller Arzneien findet. Es macht daher keinen Sinn, diese auf beiden Seiten häufig anzutreffenden Symptome zur Grundlage individuellen Symptomenvergleichs zu machen. Es müssen beim Kranken (nicht bei der Arznei!) die auffallenden, näher bestimmten und selten wahrnehmbaren Symptome sein, auf die es bei der Mittelwahl ankommt. Hahnemann hat dies in § 153 formuliert.

„Bei dieser Aufsuchung eines homöopathisch spezifischen Heilmittels, das ist, bei dieser Gegeneinanderhaltung des Zeichen-Inbegriffs der natürlichen Krankheit gegen die Symptomenreihen der vorhandenen Arzneien, um unter diesen eine, dem zu heilenden Uebel in Aehnlichkeit entsprechende Kunstkrankheits-Potenz zu finden, sind die *auffal-*

lendern, sonderlichen, ungewöhnlichen und *eigen-heitlichen* (charakteristischen) Zeichen und Symptome des Krankheitsfalles, besonders und fast einzig fest in's Auge zu fassen; denn *vorzüglich diesen, müssen sehr ähnliche, in der Symptomenreihe der gesuchten Arznei entsprechen,* wenn sie die passendste zur Heilung seyn soll. Die allgemeinern und unbestimmtern: Eßlust-Mangel, Kopfweh, Mattigkeit, unruhiger Schlaf, Unbehaglichkeit u.s.w., verdienen in dieser Allgemeinheit und wenn sie nicht näher bezeichnet sind, wenig Aufmerksamkeit, da man so etwas Allgemeines fast bei jeder Krankheit und jeder Arznei sieht."

Die passende Arznei muß in ihrer „Symptomen-Reihe" diese charakteristischen Krankensymptome in der größten Zahl und in der größten Ähnlichkeit besitzen (§ 155).

4.2 Die Symptome

■ Symptome des Krankheitsfalles

Charakteristische Symptome

Hahnemann gebraucht das Wort „charakteristisch" als zusammenfassendes Attribut der Begriffe „auffallendern, ungewöhnlich, und eigenheitlich". Diese Begriffe sind bedeutungsmäßig nicht scharf gegeneinander abzugrenzen und lassen sich gut, wie es Hahnemann getan hat, mit dem Wort „charakteristisch" fassen. **Charakteristisch sind vorerst alle Symptome, die ungewöhnlich und in irgend einer Weise ausgezeichnet sind.**

> **Einige Beispiele für Symptome, die je nach Fall auffallend sein können:**
> Angst bei Gewitter
> Verzweiflung durch Juckreiz
> Gewissensangst
> Schwindel beim Umdrehen im Bett
> Kopfschmerzen nach dem Haareschneiden
> Rezidivierende Gerstenkörner
> Übelriechender Ohrenfluß
> Kalte Nasenspitze

> Die eine Backe ist kalt, die andere heiß
> Klebriger Speichel
> Zähneknirschen im Schlaf
> Splitterschmerz im Hals beim Schlucken
> Übelkeit beim Geruch von Speisen
> Empfindlich gegen Kleidungsdruck am Bauch
> Krampfschmerz im Rektum nach dem Stuhlgang
> Schaumiger Stuhlgang
> Häufiger Harndrang vor der Periode
> Leukorrhoe anstelle der Menses
> Heiserkeit, die sich durch Singen bessert
> Atemnot in warmgeheizten Räumen
> Husten nach kalten Getränken
> Auswurf mit salzigem Geschmack
> Stechende Brustschmerzen beim Niesen
> Abmagerung der Nackenregion
> Taubheit der Fingerkuppen
> Schlaflosigkeit durch Gedankenzudrang
> Frösteln beim Wasserlassen
> Fieber nach Ärger
> Schweiß an umschriebenen Stellen
> Alte Narben brechen wieder auf
> Schwäche nach Gesprächen

Vereinfachend gesagt, kann man diese Symptome in den eher kleinen Rubriken im Repertorium wiederfinden, weil auf der Arzneiseite der Aspekt der Häufigkeit eines Symptoms bei den verschiedenen Mitteln unter anderem über das Charakteristische beim Patienten (siehe weiter unten) entscheidet.

Ein anderes Kriterium für das Charakteristische ist die **nähere Bestimmung des Symptoms** durch den Patienten. Hahnemann kennzeichnet in § 153 die gewöhnlichen Symptome als „die unbestimmten" und „die nicht näher bezeichneten". Kann im Gegensatz dazu der Patient ein gewöhnliches Symptom, z. B. Müdigkeit, näher bezeichnen, wird es zum charakteristischen Symptom des Krankheitsfalles. Näher bezeichnen heißt, daß er Begleitumstände und Modalitäten dieses Symptoms benennen kann, die diesem ursprünglich unbestimmten Symptom eine besondere Ausprägung verleihen. So könnte die Müdigkeit von Husten oder Schwindel begleitet sein, oder sich bevorzugt vor der Periode oder beim Gespräch einstellen usw. Auf der Arznei- bzw. Repertoriumsseite entspricht dem unbestimmten Symptom „Müdigkeit" eine Repertoriumsrubrik mit sehr vielen Mitteln und den jeweils näher bestimmten Symptomen Rubriken mit wenigen Mitteln (obwohl sich diese kleineren Rubriken zur Mittelfindung besonders anbieten, muß bedacht werden, daß sie aber nicht unbedingt vollständig sein müssen, so daß unter Umständen auch die übergeordneten Rubriken herangezogen werden müssen; vgl. den Beitrag zur Mittelfindung nach Bönninghausen, S. 139 ff.).

Fallbeispiel

Eine sechzehnjährige Patientin ist seit einer Woche erkältet. Sie klagt über starke Halsschmerzen, hat 38 °C Fieber, Kopf- und Ohrenschmerzen, Husten und Schnupfen. Es besteht ein Kitzelgefühl in der Luftröhre, das zum Husten reizt. Ihre Stimme ist bei ausgeprägter Heiserkeit kaum hörbar. Beim Husten und Sprechen hört man lautes Schleimrasseln im Kehlkopfbereich. Die Heiserkeit ist morgens am schlimmsten. Die Patientin berichtet von Schluckschmerzen, die bei festen Speisen deutlich geringer sind als bei Flüssigkeiten.
Das auffallendste Symptom ist der Schluckschmerz, der beim Trinken ausgeprägter als beim Schlucken von fester Nahrung ist.
Da die Dehnung des Halses beim Schlucken von festen Speisen stärker als bei Flüssigkeiten ist, ist die höhere Schmerzempfindung physiologisch nicht zu erklären. Symptome, die den physiologischen Erwartungen widersprechen, nennt man auch paradoxe Symptome (siehe auch dort).

Repertorisation

Schlucken von Flüssigkeiten schwieriger als feste Speisen (K 468, KD 1417): Brom., coc-c., hyos., ign., *lach.*
Rasseln im Kehlkopfbereich (K 755, KD 1452): Am-c., *ant-t., arg-n.,* **Brom.**, carb-s., *con.,* crot-t., ferr-p., kali-bi., spong., sul-ac.
Heiserkeit, Stimmverlust, morgens (K 760, KD 1458): Alum., *brom., carb-v., caust.,* dig.

Materia-medica-Vergleich von Bromium

„Schleimrasseln im Kehlkopf beim Husten."

„Beim Einatmen Kitzeln in der Luftröhre, welches Husten auslöst."
„Heiserkeit; Larynx schmerzhaft, bellender trockener Husten."
„Stimme kaum hörbar."
„Heiserkeit, morgens stimmlos [...].”
„Mandeln geschwollen, entzündet; ständiger Halsschmerz, Schlucken schmerzhaft, bei Flüssigkeiten schlimmer als bei festen Speisen."
(GS II, S. 511 u. 515. Übersetzt vom Verfasser dieses Beitrags.)
Die Patientin erhielt eine Gabe **Bromium** M (Catellan), auf die eine rasche Heilung erfolgte.

Pathognomonische Symptome

„[...] what is of the highest importance in diagnosing, holds but a minor position in a diagnosis of the drug." (C. Hering: Analytical Repertory of the Symptoms of the Mind, S. 24)

Die Symptome des Patienten sind nicht an sich charakteristisch oder gewöhnlich, sondern müssen auf dieses Merkmal hin im jeweiligen Krankheitsfall untersucht werden.

> Das Charakteristische eines Symptoms bestimmt sich immer im Hinblick auf den jeweiligen Krankheitsfall!

So kann es sein, daß das gleiche Symptom bei verschiedenen klinisch diagnostizierten Krankheiten einmal ungewöhnlich, das andere Mal gewöhnlich ist. Zum Beispiel wird man heftigen Durst bei sehr vielen Patienten mit entgleistem Diabetes mellitus antreffen, während solch ein Durst bei Hypothyreotikern auffällig, also charakteristisch für den Krankheitsfall ist. Bei einer als Schizophrenie diagnostizierten Erkrankung sind inhaltliche Denkstörungen, wie z. B. Wahnideen, gewöhnlich, während wahnhafte Gedanken für einen Migränepatienten ungewöhnlich sind.

Die Symptome, die man als für die schulmedizinische Diagnose charakteristisch kennt, nennt man auch pathognomonische Symptome.

In der Regel sollten diese Symptome für die Mittelauswahl nicht führend sein.

Die Einschätzung von pathognomonischen Symptomen verlangt notwendig medizinische Kenntnisse. Hier zeigt sich unter anderem, daß die Homöopathie keine Laienmedizin ist, sondern ein fundiertes allgemeinmedizinisches Wissen voraussetzt.

Diese Regel hat aber Ausnahmen, die vom jeweiligen Fall abhängen. Pathognomonische Symptome können z. B. auffällig stark sein oder fehlen (z. B. Halsschmerzen beim Anginabefund). Der besondere Begleitumstand kann ein pathognomonisches Symptom auffällig und damit wichtig für die Mittelwahl werden lassen. Stellt sich z. B. der heftige Durst beim entgleisten Diabetes nur zu einer besonderen Tageszeit verbunden mit Schweiß ein, ist es kein bloßes pathognomonisches Symptom mehr.

„Pathognomonisch" ist ein aus der naturwissenschaftlichen Medizin entlehnter Begriff und kann deshalb nicht fugenlos in die Symptomenlehre der Homöopathie eingepaßt werden. Obwohl pathognomonische Symptome im allgemeinen nicht wahlanzeigend für die Mittelwahl sind, stecken sie dennoch einen groben Rahmen für die in Frage kommenden Mittel ab. So müssen die Arzneien in der Regel in ihren Symptomenreihen die pathognomonischen Symptome (nicht die pathologischen Symptome bzw. die Gewebeveränderungen!) des jeweiligen Krankheitsfalls zumindest in ihren Grundzügen enthalten, auch wenn sie für den Krankheitsfall nicht wahlanzeigend sind. So wird mit hoher Wahrscheinlichkeit eine Arznei, die nie Atembeschwerden im Sinne eines Asthmas in ihren Symptomenreihen und klinischen Erfahrungen bei ihrer Anwendung zeigte, Asthma **nicht** heilen können, obwohl das Symptom „Atemnot" nur pathognomonisch für Asthma ist.

Bei der Bewertung von pathognomonischen Symptomen muß auch zwischen der Behandlung akuter und chronischer Krankheiten unterschieden werden. Bei den akuten Krankheiten wird man viel häufiger als bei chronischen Krankheiten auf pathognomonische Symptome eine erfolgreiche Verordnung stützen können und müssen, da der akut Kranke weniger Zeit hat, individuelle Symptome herauszubilden. Die physiologischen und biochemischen Veränderungen, z. B. einer akuten Entzündung, dominieren das Geschehen und lassen dem Kranken weniger Freiraum, seine Symptome individuell zu modifizieren. So ist eine ausgeprägte Bewegungsverschlimmerung bei einer akuten Arthritis zwar pathognomonisch für die Krankheit, dennoch ist solch eine Modalität wahlanzeigend und indiziert z. B. Bryonia.

Pathologische Symptome und klinische Diagnosen

Pathologische Symptome sind pathologisch-anatomische und pathophysiologische Veränderungen beim Kranken, wie z. B. Hornhauttrübung, Geschwüre, Warzen, brüchige Fingernägel, Pleuraerguß und Nierensteine. Pathologische Symptome gehören, wenn sie nicht durch besondere Umstände ausgezeichnet sind oder eine besondere Fallsituation vorliegt, meist nicht zu den wahlanzeigenden Symptomen. Pathologische Gewebeveränderungen tragen zur Diagnose bei oder sind sie selbst und überschneiden sich mit der Klasse der pathognomonischen Symptome. Für die Mittelwahl haben sie nur eine geringe Bedeutung.

Pathologische Symptome in der Materia medica stammen meist aus klinischen Erfahrungen, da eine Arzneiprüfung üblicherweise nicht bis zur Gewebsläsion durchgeführt wird. Sind aber Arzneiprüfungen bis zur Gewebsveränderung getrieben worden, wie es Hahnemann einmal gefordert hat, so sind die so gewonnenen pathologischen Symptome Prüfungssymptome und höher zu bewerten, weil sie sicherer sind.

Hekla lava, die Lava eines isländischen Vulkans, führt bei den dort weidenden Schafen, Rindern und Pferden zu Exostosen des Kiefers und der Schädelknochen und zu Auftreibungen und Brüchigwerden von Röhrenknochen. Die Wirksamkeit des Mittels bei dieser Indikation konnte bei kranken Menschen bestätigt werden. Diese pathologischen Knochensymptome sind Prüfungssymptome (bei Tieren) und daher qualitativ höherwertiger, da sicherer dem Mittel zuzuordnen als ein rein aus der Erfahrung am Kranken gewonnenes klinisches Symptom.

Klinische Rubriken sind keine Symptome, sondern Diagnosen häufiger und fest umrissener Krankheiten wie Appendizitis, Gastritis, Meningitis, Pneumonie, Psoriasis usw. Die gesammelte Erfahrung bei der homöopathischen Heilung dieser Krankheiten führte zu klinischen Repertoriumsrubriken. Sie schließen nicht die in ihr unerwähnt gebliebenen Mittel von der Behandlung der jeweiligen Krankheit aus, sondern dienen eventuell als zusätzliche Bestätigung für die Mittelwahl, die nach der Symptomatik (nicht nach der Diagnose!) des Krankheitsfalles zu erfolgen hat. Indizieren charakteristische Symptome ein Mittel, das nicht in solch einer Repertoriumsrubrik enthalten ist, ist dies keine Kontraindikation für diese Arznei!

An solchen Rubriken läßt sich darüber hinaus abschätzen, ob die jeweilige Krankheit überhaupt schon einer homöopathischen Heilung zugänglich war, da die Erwähnung eines Mittels im verifizierten Grad die wiederholte homöopathische Heilung anzeigt. Sind in solch einer Rubrik nur wenige verifizierte Mittel erwähnt, gibt es demnach eher wenige (mitgeteilte) homöopathische Heilungen. Liegen relativ viele Mittel im hohen Grad vor, wie bei der Rubrik Appendizitis, so ist diese Krankheit homöopathisch gut heilbar.

Diese Überlegungen setzen immer einen seriösen, kundigen und verantwortlichen Umgang mit den Einträgen ins Repertorium voraus. Sie lassen sich daher nicht auf alle Repertorien übertragen.

Paradoxe Symptome

Paradoxe Symptome sind ungewöhnliche Symptome, die den normalen physiologi-schen Erwartungen widersprechen, z.B. Durstlosigkeit bei Fieber mit Schweiß, Schmerzlosigkeit von akuten Entzündungen, Lachen bei Traurigkeit, Besserung des Asthma bronchiale beim Flachliegen usw. Sie erfüllen daher das Kriterium des § 153 und sind wahlanzeigend. Paradoxe Symptome können als solche schon als Repertoriumsrubrik fixiert sein (z.B. Durstlosigkeit bei Fieber) oder aus zwei oder mehreren Rubriken kombiniert werden.

Als-ob-Symptome

Als-ob- oder As-if-Symptome werden so genannt, weil sie mit dem Partikel „als ob" (oftmals auch „wie von", „wie", „wie bei") beschrieben werden. Es handelt sich in der Regel um selbst wahrgenommene, sehr individuelle Empfindungen des Patienten. Die gewöhnlichen Bezeichnungen sind dem Kranken zur Beschreibung seiner merkwürdigen Empfindung nicht ausreichend, so daß er einen Vergleich, z.B. „Schmerz, als ob eine stachlige Kugel vom Magen in den Hals herauf wandert und dort platzt", „Empfindung wie eine Röhre, die quer durch den Kopf führt", „Angst und Bangigkeit, als habe er ein Verbrechen verübt", vornimmt. Dabei ist

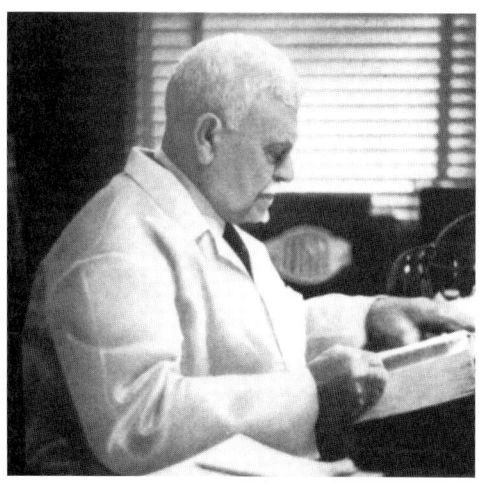

Abb. 15: James William Ward (1861–1939).

ihm gleichzeitig der fiktive Charakter des Vergleichs bewußt.

Die Bedeutung, die ihnen als hochcharakteristischen Symptomen für die Mittelwahl beigemessen wird, zeigt sich an den ihnen gewidmeten großen Symptomensammlungen[1], die aber nicht nur wahre As-if-Symptome anführen[2].

Fallbeispiel

Vor 12 Jahren suchte mich eine Patientin auf, die seit 1 1/2 Jahren an Kniebeschwerden litt. Sie hatte sich geraume Zeit bei einem Orthopäden in Behandlung befunden, der eine Arthrose mit entzündlicher Aktivität diagnostiziert und seit einem halben Jahr mit intraartikulären Injektionen, Antirheumatika sowie mit der Applikation von Salben und Sprays therapiert hatte. Trotz dieser intensiven Behandlung zeigte sich bislang keine Besserung der Beschwerden; diese hatten sogar in der letzten Zeit deutlich an Intensität zugenommen. Die Patientin quälte nun die Sorge, bald ihren Haushalt nicht mehr versorgen zu können. Das Leiden hatte sich allmählich über einen längeren Zeitraum gesteigert und betrifft nur das rechte Knie. Die Beschwerden verschlimmern sich beim Laufen. Nachts schmerzt das Knie so stark, daß sie davon zwischen 1 und 3 Uhr erwacht und nur schwer wieder Schlaf findet. Die Schmerzen sind stechend und können plötzlich einsetzen. Dabei lindert die Bewegung des unbelasteten Knies sowie die Auflage eines Eisbeutels. Bei der Untersuchung war das rechte Knie geschwollen und überwärmt. Ihre ersten Worte zu Beginn der Anamnese waren folgende: **„Da ist so ein Surren und Krabbeln im Knie, wie von Ameisen, und ein Gefühl, als ob kaltes Wasser in zwei schmalen Streifen links und rechts vom Knie zum Knöchel hinunterläuft."**
Dieses Als-ob-Symptom gehört zu Causticum, geht auf Nenning zurück und liest sich im Originaltext folgendermaßen (CK III, S. 148, Nr. 1477): „Gefühl, als wenn kaltes Wasser vom rechten Schlüsselbeine an, über die Brust, bis an die Zehen liefe, auf einem schmalen Striche."
Sie erhielt nun eine Gabe Causticum XM (Catellan) mit der Weisung, die bisherige Therapie zu beenden und alle Medikamente abzusetzen. Nach ca. 10 Tagen setzte eine stetige Besserung ein, bis die

Patientin nach drei Wochen völlig beschwerdefrei war. Schwellung und Überwärmung waren abgeklungen, der Schlaf ungestört und neben der merkwürdigen Empfindung waren auch alle Schmerzen und Bewegungseinschränkungen verschwunden. Auch hatte sich ihre Stimmung, die durch die Erkrankung sehr gedrückt war, völlig gewandelt. Die Beschwerdefreiheit hielt nun ziemlich genau 4 Monate an, bis ich bei einer Untersuchung wieder eine geringfügige Überwärmung des rechten Knies bemerkte. Die Patientin litt aber noch nicht an Schmerzen. Sie erhielt nun eine zweite Gabe Causticum XM und wurde aus der Behandlung entlassen. 8 Jahre später suchte sie mich wieder auf. Sie berichtete, daß sie 5 Jahre nach der Behandlung praktisch beschwerdefrei war. Vor 3 Jahren hätten die Beschwerden wieder angefangen. Sie befände sich seit dieser Zeit wieder in orthopädischer Behandlung (!). Da keine Besserung zu verzeichnen war, suche sie wieder Hilfe bei mir. Ihre Gonarthrose war sehr vorangeschritten. Die merkwürdige Als-ob-Empfindung von damals hatte sie nicht mehr. Ich wiederholte dennoch Causticum XM, was aber jetzt keine Besserung brachte.
In Ermangelung anderer aussagekräftiger Symptome konnte ich keine passendere Arznei mehr finden, so daß ich jetzt für die Patientin nichts mehr tun konnte.

Wichtig ist die Unterscheidung von Vergleichssymptomen („Surren und Krabbeln, wie von Ameisen"), die **keine** As-if-Symptome sind. Sie stehen oft falsch im Repertorium und in der Materia medica.

Ebensowenig sind die Halluzinationen (Cave! Rubrik „Delusions" = „Wahnideen") dazu zu zählen.

Sequelae-Symptome

Sequelae-Symptome (lat. für Folgesymptome) sind Symptome, die in einer zeitlichen Beziehung zu einem Ereignis stehen, das dem Patienten widerfahren ist. Sie erscheinen „als Folge" dieses Ereignisses.

Die für die Sequelae-Symptome auch gebrauchten Begriffe „Causasymptome" oder „ätiologische Symptome" sind mißverständlich, da sie die Symptome als Wirkung einer Ursache, einer „causa efficiens" auffassen.
Eine echte causa efficiens ist nicht der Erfahrung zugänglich. Wir erfahren nur die regelmäßige

1 H. A. Roberts: Sensations as if (Calcutta 1960), (1937); J. W. Ward: Unabridged Dictionary of the Sensations „As-if" (New Delhi o.J.), (1939).
2 Zum Thema und zur Abgrenzung zwischen falschen und echten Als-ob-Symptomen siehe auch W. Klunker: Als-ob-Symptome: Ein Beitrag zur homöopathischen Symptomatologie, ZKH 31 (1987), S. 179–187.

zeitliche Abfolge, das „Nachfolgen auf ...". Jene Vorstellung gehört in das kausal-mechanistische Weltbild der naturwissenschaftlichen Medizin, das wir mit der Besinnung der Symptome als Krankheitsphänomene (nicht als bloße Erscheinung von etwas anderem) in der Homöopathie hinter uns lassen.

> Die Sequelae-Symptome nehmen in der homöopathischen Symptomatologie einen herausragenden Rang ein. Eine Praxis, die sich ausschließlich auf diese Symptome stützt, wird leicht beeindruckende Heilungserfolge erzielen, da die Homöopathie für die unterschiedlichsten Sequelae-Symptome bewährte Arzneien bereithält.

Sequelae-Symptome finden sich in den Repertorien über alle Kapitel verstreut, aber auch in speziellen Sammelwerken[3].

Wenn Sequelae-Symptome die ganze Symptomatik durchziehen, wie z. B. Folgen von stumpfen Verletzungen (u.a. Arnica montana), Kummer (z. B. Ignatia oder Natrum muriaticum), Demütigung (u.a. Staphysagria), Schreck (u.a. Opium) bis zu Folgen von Durchnässung (u.a. Rhus toxicodendron), sind sie auch als sich durchziehende „Modalität" zu behandeln; dabei können sie oft nur unter den Modalitätenrubriken gefunden werden (from ..., agg.).

Ihnen kommt auch deshalb eine gesonderte Rolle in der Symptomenlehre zu, da sich mitunter die aktuellen lokalen Beschwerden des Patienten **nicht** in den Symptomenreihen der heilenden Sequelae-Arznei finden lassen.

Wenn aber für eine Arznei ein solches „in Folge von" gesichert ist, dann kann diese Arznei über ihre jetzt schon bekannte Symptomatik hinaus heilen, somit ein für

die Arznei noch unbekanntes neues klinisches Symptom generieren.

Von Lippe ist folgender Fall überliefert:

Fallbeispiel

Ein ca. 40jähriger Patient litt seit 10 Jahren an Erektionsstörungen und Infertilität. Nachdem der homöopathische Arzt Wesselhoeft 18 Monate lang erfolglos behandelt hat, wurde der Patient Lippe vorgestellt, der ihm Lac caninum CM verabreichte, das den Patienten in kurzer Zeit heilte. Er gründete seine Verordnung darauf, daß der Patient 10 Jahre zuvor an einer schweren Diphtherie gelitten hatte, in der er die klassischen Symptome des Seitenwechsels von Lac caninum bot. Auffallend an diesem Sequelae-Fall ist, daß Lac caninum in seinen Symptomenreihen keine Symptome von sexueller Schwäche aufweist. Dennoch heilte es!

> **Das Krankheitssymptom und seine Untergruppen:**
>
> *charakteristische Symptome, u.a.*
> • Als-ob-Symptome
> • Sequelae-Symptome
> • *Paradoxe Symptome*
>
> *gewöhnliche Symptome, u.a.*
> • Pathognomische Symptome
> • Pathologische Symptome

■ Die charakteristischen Symptome der Arznei

Bei der Einteilung von Symptomen in die Kategorien „charakteristisch" und „gewöhnlich" muß zwischen **Krankheitsfall** und **Arznei** unterschieden werden. Das „Charakteristische" bei Krankheiten und bei Arzneien wird aus unterschiedlichen Quellen gespeist und darf nicht gleichgesetzt werden. Ein „pathognomonisches Symptom" gibt es bei der Arznei nicht. Unklarheiten führen hier immer wieder zur Verwirrung, deshalb soll an dieser Stelle noch einmal kurz auf die charakteristischen Arzneisymptome eingegangen werden.

---

3 z.B. G. S. R. Sastry: Sequelae (Hyderabad 1981); R. Patel: Ailments and Complaints Before, During and After in Homoeopathy (Kottayam 1999).

Während die Bewertung der Symptome im Krankheitsfall, wie oben ausgeführt, nicht ohne Bezug auf die jeweilige Krankheit geschehen kann, d.h. die Symptome nicht statisch als charakteristisch angesehen werden können, liegt bei der Arznei ein ganz anderer Fall vor.

Ob ein Symptom charakteristisch für eine Arznei werden kann, ist von zwei Voraussetzungen abhängig:

1. Von der **Häufigkeit des Auftretens** bei der Prüfung. So können Arzneien eine auffallende Organbeziehung zeigen. Treten z. B. bei bestimmten Organen, Geweben oder Lokalisationen gehäuft Symptome auf, so läßt die Arznei einen charakteristischen Organbezug erkennen (was sich z. B. in dem verallgemeinernden Begriff „Lebermittel" niederschlägt).
   Auch bestimmte Modalitäten und Empfindungen können bei unterschiedlichen Symptomen eines Mittels vorkommen und damit charakteristisch werden, z. B. eine Besserung an der frischen Luft als Begleitung verschiedener Prüfungssymptome. Damit können auch gewöhnliche Symptome eines Krankheitsfalles, wie z. B. die Verschlimmerung durch Bewegung, durch ihre Häufigkeit in der Prüfung charakteristisch für eine Arznei werden.
2. Von der **Seltenheit** eines Symptoms, bezogen auf andere Arzneien. Beim Vergleich mit allen anderen Arzneiprüfungen fallen Symptome auf, die nur bei ganz wenigen oder nur bei einem Mittel auftreten.
   Diese Symptome sind ebenfalls charakteristisch für ein Mittel. Im Repertorium entsprechen sie den kleinen und kleinsten Rubriken.
   Es wäre aber ein Fehler, von vornherein diesen Symptomen einen charakteristischen Rang für den Krankheitsfall zu geben. Wie oben ausgeführt, sind sie zwar charakteristisch, aber nicht unbedingt für den Krankheitsfall, sondern für die Arz-

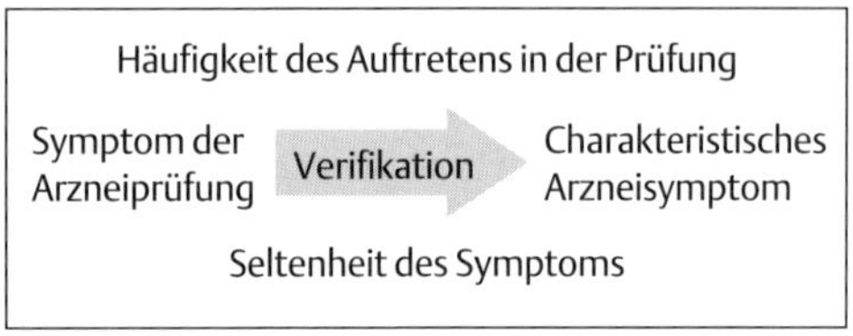

Abb. 16: Charakteristisches Arzneisymptom.

nei! Hier führt die unzulässige Vermengung beider Bereiche zu einer fehlerhaften Symptomenbewertung.

Da sich ein Arzneisymptom auch in der Praxis bewähren muß, **entscheidet letztlich die Verifikation** über den charakteristischen Rang. Das heißt, was charakteristisch für eine Arznei ist, definiert sich vorläufig nach den genannten Kriterien und endgültig durch die erfolgreiche Anwendung beim Kranken. Die Bedeutung der Verifikation ist so entscheidend, daß jedes beliebige Arzneisymptom durch die **wiederholte Verifikation** ebenfalls einen charakteristischen Rang erhält.

4.3 Die Klassifikation von Symptomen

Um die Symptomatik des Patienten übersichtlicher zu gestalten und die Auswahl der wahlanzeigenden Symptome vorzubereiten, ist es notwendig, die Symptome des Kranken in ein ordnendes Schema einzufügen. Hierfür stehen **zwei verschiedene Systeme** zur Verfügung, die jeweils der Krankheitsklasse der **akuten** und der **chronischen** Krankheiten zugeordnet werden können. Diese Zuordnung nennt man Klassifikation.

■ Akute und chronische Krankheiten

Die Begriffe „akut" und „chronisch" spielen in der Homöopathie für die Symptomenbewertung und Behandlungsstrategie eine **entscheidende** Rolle. Hahnemann stellt die diesbezüglichen Paragraphen (72–82) im

Organon **vor** die Anamnese, Arzneimittel-prüfung, Symptomenklassifikation und Symptomengewichtung. Er führt diese Paragraphen erst mit der 4. Auflage (1829) in das Organon ein, deren Entstehen mit der Arbeit an dem Konzept der chronischen Krankheiten zusammenfällt.

> Bei jedem Krankheitsfall müssen wir uns **zuerst** darüber im klaren sein, ob wir eine akute oder chronische Krankheit zu behandeln haben, da sich die jeweilige Vorgehensweise in vielerlei Hinsicht wesentlich unterscheidet.

Während bei einer wahren akuten Krankheit nur das akute Beschwerdebild das Mittel indiziert, muß bei einer chronischen Erkrankung die Totalität der Symptome, die für die Mittelwahl maßgeblich ist, weiter gefaßt werden (s.u.). Bei allen akuten Krankheiten spielen die chronischen, schon vorher bestehenden Symptome des Patienten also keine Rolle für die Mittelwahl. Andererseits darf man die Mittelwahl bei den chronischen Krankheiten nicht durch gerade bestehende Akutkrankheitssymptome beeinflussen lassen. Erst nach dem Ende der Akutkrankheit kann über das indizierte chronische Mittel nachgedacht werden. Ignoriert man die Unterscheidung zwischen „akuter" und „chronischer" Krankheit, muß mit Fehlschlägen gerechnet werden.

Akute Krankheiten

Akute Krankheiten treten plötzlich auf und verlaufen schnell und heftig. Sie können unbehandelt zum Tod führen; meist heilen sie aber, unter Umständen beschwerlich, von allein.

Dieser Krankheitsklasse sind die akuten Infektionskrankheiten zuzurechnen, daneben noch akute Folgen von außen (Hahnemann nennt in §73 „Ausschweifungen in Genüssen, oder ihre Entbehrung, physische heftige Eindrücke, Erkältungen, Erhitzungen, Strapazen, Verheben usw., oder psychische Erregungen, Affecte usw."). Dagegen müssen kurzdauernde Erkrankungen wie Lumbago, Koliken daraufhin beurteilt werden, ob sie Exazerbationen des chronischen Zustands sind oder akute Zwischenfälle während der chronischen Krankheit. Entsprechend wären sie zu behandeln.

Akute Krankheiten können an einer chronischen Krankheit Veränderungen hervorrufen, die als chronisch zu gelten haben. In Übergangsphasen nennt man sie **subakute Krankheiten**. In einer groben zeitlichen Fixierung wären Krankheiten bis zu drei Monaten als akut zu bezeichnen, zwischen drei und sechs Monaten als subakut und ab sechs Monaten als chronisch.

Chronische Krankheiten

Die **chronische Krankheit** ist in erster Linie durch ihren langen Verlauf und die fehlende spontane Heilungstendenz gekennzeichnet.

Sie begegnet uns heute u.a. als „feststehende" chronische Krankheit, z. B. als Neurodermitis, Asthma bronchiale, Migräne, Colitis ulcerosa und primär chronische Polyarthritis. Sie beginnt meist schleichend, um sich dann im weiteren Verlauf auch durch immer aufdringlichere krankhafte Störungen übergeordneter Bereiche bemerkbar zu machen.

Andere chronische Krankheiten verlaufen einfach multimorbid unter Einbezug von mehreren Organen, einschließlich des „seelischen" Zustands.

Es handelt sich bei der chronischen Erkrankung nicht um eine bloße Summierung von wechselnden und sich wiederholenden akuten Episoden, wie z. B. bei einer anfallsartigen Migräne, sondern um eine einheitliche, im Laufe des Lebens ausgebildete Grundkrankheit, die am Ende oft zu irreversiblen Organschäden und zum Tod führen kann.

Hahnemann nennt noch die uneigentlichen chronischen Krankheiten (§ 77), die entstehen, wenn man sich fortgesetzt vermeidbaren Schädlichkeiten („die Gesundheit untergrabende äußere Einflüsse") aussetzt und die Folgen von chronischen Arzneivergiftungen, die im Rahmen von Therapien der damaligen Zeit, z. B. von Quecksilberbehandlung der Syphilis, auftraten. Diese bleiben auch für die Homöopathie oftmals unheilbar („chronisches Arzneisiechthum").

In der Anfangszeit behandelte die Homöopathie alle chronischen Krankheiten quasi wie akute Krankheiten, nach den jeweils aktuell veränderten Symptomen. Dafür entwickelte sie ein spezielles Ordnungssystem, das das Hauptanliegen des Patienten (sein Hauptsymptom), z.B. sein entzündetes Knie, in den Mittelpunkt stellt. Mit der Zeit wurde aber deutlich, daß allein auf diese Art den chronischen Krankheiten nicht beizukommen war. Hahnemann entwickelte daraufhin ein Behandlungskonzept, das neben der Bereitstellung neuer „chronischer" Arzneien auch die Akzente bei der Anamnese und Symptomenbewertung verschob. Es sind bei der Behandlung der chronischen Krankheit nicht mehr so sehr die exazerbierten **Hauptsymptome** (weswegen der Arzt aufgesucht wird) wahlentscheidend, sondern **Nebensymptome**, die scheinbar gar nicht im unmittelbaren Zusammenhang mit dem Hauptsymptom stehen. Sie sind aber für den **kranken Patienten** eigentümlich, wie z.B. ein besonderes Nahrungsverlangen nach Salzigem oder eine allgemeine Unverträglichkeit von warmen Räumen. Bei der chronischen Krankheit muß daher einer Klassifikation, die den übergeordneten Allgemeinsymptomen vor den jeweiligen Lokalsymptomen den Vorrang einräumt, meist der Vorzug gegeben werden. Beide Klassifikationen haben

in der Homöopathie für den jeweiligen Krankheitsfall ihren Einsatzbereich. Dabei sich „richtig" zu entscheiden, erfordert allerdings Unvoreingenommenheit und Erfahrung. Von Ausnahmefällen abgesehen, die oft auf unvollständiger Kenntnis des Falls beruhen, wird man bei aufmerksamer Beachtung dieser Regeln zum Ziel kommen, auch wenn vielleicht ein Umweg eingeschlagen wurde.

■ Symptomenklassifikation bei akuten Krankheiten

Das vollständige Lokalsymptom

Akute Krankheiten begegnen uns meist als ein **lokalisiertes Hauptsymptom**, das den Patienten zum Arzt führt. Das vom Patienten oft unbestimmt beschriebene Leiden, z. B. „Halsschmerzen", wird jetzt durch gezielte Fragen vom Arzt genauer gefaßt. Hierzu gehören die Art der **Empfindung** (z. B. brennend, stechend, klopfend), die **Modalitäten** (wodurch sich die Beschwerden bessern oder verschlimmern, z. B. Temperatur, Bewegung, Ruhe, Tageszeit) und die **Begleitsymptome** (Symptome, die zeitlich im unmittelbaren Zusammenhang mit dem Hauptsymptom stehen, z. B. Übelkeit durch Speisengeruch bei Halsschmerzen, Wutanfälle bei Zahnschmerzen).

Gelingt es, ein Symptom in dieser Art näher zu bestimmen, nennt man es ein **vollständiges Symptom**.

Ein vollständiges Symptom besteht aus Ort, Empfindung, Modalität und Begleitsymptomen. Ergänzend muß noch die Sequelae-Symptomatik dazu gezählt werden (z.B. Halsschmerzen als Folge von Durchnässung). Das vollständige, näher bestimmte Symptom wird im Sinne des § 153 zum **charakteristischen Symptom** des akuten Krankheitsfalles. Es kann allein schon wahlanzeigend sein, wobei die Begleitsymptome oftmals den Ausschlag geben.

Krankheiten

/   \

akute Krankheiten: *chronische Krankheiten:*

selbst limitierender   langwieriger Verlauf
kurzer Verlauf   fehlende spontane
oft akute Folgen   Heilungstendenz
von außen

Das vollständige Symptom besteht aus:

- Ort, Gewebe
- Empfindungen
- Modalitäten
- Begleitsymptome
- Sequelae-Zusammenhang

Die Elemente des vollständigen Lokalsymptoms

Folgender kleiner Beispielfall soll die Zusammensetzung eines vollständigen Symptoms verdeutlichen:

Fallbeispiel

Eine 45jährige Patientin litt seit einigen Tagen an einem bellenden Husten. Ihre Tochter konnte einige Tage zuvor von einem scheinbar ähnlichen Husten mit Belladonna 200 geheilt werden. Deshalb verordnete ich, zunächst ohne genaue Symptomenerhebung, das gleiche Mittel, aber ohne Erfolg. Bei der nun notwendigen genaueren Befragung ergaben sich folgende akute Symptome:

- Bellender, trockener Husten
- Muß beim Husten würgen
- Tiefes Einatmen löst Hustenreiz aus
- Beim Trinken Hustenreiz bzw. (erst durch Nachfragen ermittelt:) kurz vor dem Trinken
- Eine abschließende Frage nach ihrem Gemütszustand zeigte, daß sie seit einigen Tagen sehr gereizt und leicht zornig ist.

Fügt man die Symptome in unser Schema ein, ergibt sich folgende Zuordnung:

Ort

Die Lokalisation der Beschwerden ist hier der Atemtrakt, in der Weise, wie er beim Husten in Mitleidenschaft gezogen wird. Der Husten ist bezogen auf die Klassifikation eines vollständigen Symptoms ein Spezialfall, da eigentlich eine Empfindung „Husten" mit dem Ort „Atemtrakt" untrennbar verbunden ist und nicht separiert werden kann. Im Repertorium wird dem Rechnung getragen, indem dafür ein eigenes Kapitel vorgesehen ist und die Empfin-

dung „Husten" nicht unter den sonst üblichen anatomischen Stichworten „Kehlkopf" oder „Lunge" aufgeführt wird. Allenfalls läßt sich ein auslösender Hustenreiz den Lokalisationen Brust, Kehlkopf, Halsgrube und Luftröhre zuordnen. Zum Ort zählt auch die Ausstrahlung der Beschwerden, die oftmals ein wichtiger Hinweis auf das heilende Mittel ist und nicht vergessen werden sollte.

Empfindungen

Die Patientin empfindet den Husten als „bellend" und „trocken". Andere mögliche Nennungen wären hier z. B. brennend, feucht, locker, erstickend, hackend, hohl, schmerzhaft, rasselnd, krampfhaft, kitzelnd usw. Die Beschreibung von Empfindungen bereitet den Kranken oftmals die größten Probleme. Während der Ort und die Modalitäten für den Kranken leichter zu benennen sind, fallen die feineren (Schmerz-)Empfindungen der heutigen Sprachverarmung oder der mangelnden Selbstwahrnehmung zum Opfer. Sie werden oft auf Schlagwörter wie „dumpf" und „es tut halt weh" reduziert. Man lasse sich daher die vom Patienten geschilderte Empfindung noch einmal am Ende der Anamnese wiederholen, wobei man dann oft feststellen muß, daß sich z. B. ein „Brennen" zum „Stechen" wandelt. Lassen sich die Empfindungen nicht eindeutig fixieren, dürfen sie für die Mittelfindung nicht herangezogen werden.

Modalitäten

Zu den Modalitäten dieses Falls zählen die Verschlimmerung bzw. die Auslösung des Hustens durch tiefes Einatmen und kurz vor dem Trinken. Die Auslösung und die Verschlimmerung von Empfindungen werden bei den Modalitäten im Repertorium nicht eigens unterschieden und in den Rubriken gemeinsam behandelt. Wichtig ist, sich der Symptome genau zu versichern und sie zu hinterfragen. Beim genaueren Erkunden der Modalität „kurz vor dem Trinken" stellte sich nämlich heraus, daß es nicht das Trinken war, sondern das Zurückbeugen des

Kopfes kurz vor dem Schlucken, was den Hustenreiz auslöst. Diese Unterscheidung war für die Mittelwahl entscheidend.

> Allgemein gilt: Mit den Modalitäten können in akuten Krankheiten die in Frage kommenden Arzneien meist am besten differenziert werden.

Begleitsymptome

Das Würgen beim Husten und die mit der Krankheit aufgetretene Reizbarkeit sind hier die Begleitsymptome.

Begleitsymptome sind nicht unmittelbar an die Lokalisation der Beschwerden geknüpft, sondern ereignen sich in anderen leiblichen Bereichen. Hierzu zählt besonders eine mit der akuten Krankheit beginnende Veränderung des Gemütszustandes des Patienten, wie sie sich hier als sonst ungewohnte Reizbarkeit der Kranken zeigt. Sie stehen in einem unmittelbaren zeitlichen Zusammenhang mit dem Hauptsymptom. Keinesfalls dürfen bei akuten Krankheiten schon vorher bestehende chronische Symptome herangezogen werden (außer sie hätten sich in der akuten Krankheit deutlich verändert). Da solche begleitenden Beschwerden oft nur von wenigen Mitteln bekannt sind oder charakteristischen Symptomen eines Mittels entsprechen können, geben sie oft sehr gute Hinweise für die Wahl. Bönninghausen erwähnte einmal als Beispiel eines wahlentscheidenden Begleitsymptoms das Auftreten von säckchenförmigen Anschwellungen des Oberlids bei einer Keuchhustenepidemie. Dieses Symptom ist charakteristisch für Kali carbonicum, das sich dann auch als heilendes Mittel erwies.

Bei der Repertorisation der Symptome gelangte Hepar sulphuris calcareum in die engere Auswahl und wurde durch die mit der Krankheit aufgetretene Reizbarkeit (die für das Mittel charakteristisch ist) bestätigt. Es heilte sie in kurzer Zeit.

■ Symptomenklassifikation in chronischen Krankheiten

Nachdem Hahnemann jahrelang praktische Erfahrung mit der Homöopathie sammeln konnte, mußte er feststellen, daß sich viele Krankheiten einer dauerhaften Heilung entzogen, obwohl auch bei diesen Patienten am Anfang Erfolge zu erzielen waren.

„Ihr Anfang war erfreulich, die Fortsetzung minder günstig, der Ausgang hoffnungslos." (CK I, S. 4)

Obwohl er jeweils mit der Arznei behandelte, welche die **gegenwärtigen** Symptome am besten deckte, war damit bei bestimmten Krankheiten keine anhaltende Heilung zu erreichen. Es waren die **chronischen Krankheiten**, die sich dem bis dahin unausgesprochen für alle Krankheiten gleichermaßen gültigen homöopathischen Behandlungskonzept entzogen. Das Konzept des vollständigen Symptoms, das sich bei den akuten Krankheiten bewährte, versagte hier. In den folgenden Jahren erarbeitete Hahnemann eine Theorie der chronischen Krankheiten, und es gelang ihm, dafür einen anderen Behandlungsansatz zu entwickeln.

Für ihn waren diese Krankheiten die Folge einer chronischen Infektion, die er in die drei Kategorien Psora, Syphilis und Sykosis einteilte. Die verschiedenen akuten Episoden eines Kranken waren jetzt keine separaten Krankheiten mehr, sondern gehörten alle zu **einer** chronischen Krankheit. Deren Symptome, die er über die Jahre bei den daran Erkrankten sammelte, verlangten zunächst nach neuen Arzneien, da sich in den bis dahin geprüften Arzneien oftmals keine entsprechenden fanden. Hahnemann stellte diese neuen Arzneien mittels vieler neuen Arzneiprüfungen in dem Werk „Die chronischen Krankheiten" bereit. Zusätzlich zu diesen neuen chronischen Mitteln war aber auch eine gegenüber den akuten Krankheiten modifizierte Symptomenauswahl und Behandlungsstrategie notwendig.

Da jetzt die einzelnen akuten Episoden zu **einer** chronischen Krankheit gehörten, durften sie nicht mehr wie jeweils separate Krankheiten behandelt werden, sondern mußten unter Zuhilfenahme von **übergeordneten** Symptomen, die dem „ganzen Umfange" der chronischen Krankheit entsprachen, geheilt werden.

Der „ganze Umfang" ist nicht eine bloße Summation der einzelnen lokalen Symptome der verschiedenen akuten Episoden des Patienten, so als würde man mehrere vollständige Hauptsymptome, z. B. Migräne und Gelenkschmerzen mit deren Modalitäten und Empfindungen miteinander kombinieren, sondern die gezielte Suche nach Symptomen, die **den Kranken im Ganzen** charakterisieren. Diese Symptome nennt man im Gegensatz zu den lokalen ortsgebundenen Symptomen **Allgemeinsymptome**.

Allgemeinsymptome

Die ausdrückliche Bedeutung der Allgemeinsymptome für die Heilung chronischer Krankheiten wurde von J.T. Kent, der mit seinem Repertorium auch das Instrumentarium zu ihrer praxisgerechten Anwendung bereitstellte, und seinen Schülern entfaltet. Kent war der erste, der Hahnemanns Praxisanweisung der chronischen Krankheiten konsequent interpretierte und die Mittelwahl bei chronischen Krankheiten auf den Allgemeinsymptomen gründete.

Die Entwicklung dahin wurde von anderen bedeutenden Homöopathen wie Bönninghausen, Jahr und Hering vorbereitet. So gebrauchten Bönninghausen und Jahr den Begriff „Nebensymptome" für alle maßgeblichen Zeichen außerhalb des Hauptsymptoms. Deren ausschlaggebende Bedeutung für die chronischen Krankheiten wurde von ihnen klar gesehen, aber nicht in dieser eindeutigen Weise wie bei Kent ausformuliert und ausgearbeitet. So sei hier an G.H.G. Jahr erinnert, der in seinem Buch „Lehren und Grundsätze der homöopathischen Heilkunst" 1856 dem § 108 folgende Überschrift gab: „In chronischen Krankheiten sind es die konstitutionellen Nebensymptome, welche die charakteristischen Anzeigen für die Wahl des Mittels liefern."

> Als Allgemeinsymptome gelten im Gegensatz zu den lokalen Symptome diejenigen, die den Menschen als Ganzes betreffen.

Diese Symptome zeigen eine Störung der übergeordneten Systeme des Menschen an: „vegetative", „immunpathologische", „endokrine" und „psychische" Veränderungen, um es im medizinischen Jargon zu sagen. Im einzelnen zählen dazu:

- Geistes- und Gemütssymptome (z. B. Gereiztheit, Traurigkeit, Angst)
- Leibliche Allgemeinsymptome (Modalitäten, die den ganzen Menschen beeinflussen, wie z. B. Sequelae-Symptome, Tageszeit, Periodizität und Jahreszeit, Temperatur und das Verhältnis zur frischen Luft, Wetter, Lage, Bewegung, Ruhe)
- Abneigung, Unverträglichkeit und Verlangen in bezug auf Nahrungsmittel und Getränke
- Sekretionen, soweit sie nicht lokaler Natur sind (z. B. Blutungen und Gerinnungsstörungen, Schweiß, Urin [nicht Stuhl!], Absonderung von generalisierten Hautausschlägen) sowie gemeinsame Eigenschaften verschiedener lokaler Absonderungen (z. B. klebrige oder wundmachende Sekrete)
- Generalisierte Empfindungen und Eigenheiten (z. B. Berührungsempfindlichkeit, Brennen, Taubheit, Schmerzlosigkeit üblicherweise schmerzhafter Empfindungen, Infektanfälligkeit, Konvulsionen, Schwäche, Seitenbezug der Beschwerden, Ausstrahlungen, ständiger Symptomenwechsel)
- Hautsymptome (z. B. generalisierte Ausschläge, Juckreiz, Unheilbarkeit von Wunden, Kondylome)
- Schlafsymptome (z. B. Insomnie, pathologische Träume) *Schlaflosigkeit*
- Sexualsymptome (soweit sie endokrine Zusammenhänge erkennen lassen, z. B. Mensessymptome, und nicht nur lokaler Natur sind, wie z. B. Entzündungen).

Einordnung der Symptome in eine Vierfeldertafel

Hahnemann teilte die Symptome des Krankheitsfalles nach § 153 in auffallende, **charakterisierende** (englische Terminologie: peculiar) Symptome und in **gewöhnliche** (common) Symptome ein. Mit den chronischen Krankheiten wurde die Trennung zwischen **lokalen** (particular) und **allgemeinen** (general) Symptomen bedeutsam. Somit kann ein Patientensymptom entweder auffallend oder gewöhnlich sein, wobei es zugleich entweder ein Lokal- oder Allgemeinsymptom ist. Klunker ordnete dieses Geviert in eine Vierfeldertafel (W. Klunker: Homöopathische Propädeutik, ZKH 32 [1988], S. 78), in die sich **alle Symptome eines Patienten eindeutig einfügen lassen.** Für den Anfänger ist es ratsam, sich diese Zuordnung anzueignen und anfangs systematisch einzusetzen. So vermeidet er die typischen Fehler einer falschen Symptomenauswahl und übt dabei die Klassifikation der Symptome, so daß er sie später schon bei der Anamnese zuordnen kann.

	Charakteristische Symptome (peculiars)	Gewöhnliche Symptome (commons)
Allgemeinsymptome (generals)	I	III
Lokalsymptome (particulars)	II	IV

Somit entstehen vier Symptomenklassen:
I.   Charakteristische Allgemeinsymptome
II. Charakteristische Lokalsymptome
III. Gewöhnliche Allgemeinsymptome
IV. Gewöhnliche Lokalsymptome

Hahnemanns Prämisse des § 153 ordnet die **wahlanzeigenden Symptome** des Krankheitsfalles den Klassen I und II zu. Die Symptome der Klasse III und IV dienen als Reserve für den Fall, daß die beiden ersten Klassen leer bleiben: dann kann man aller-dings nicht mehr von einer sicheren Arzneiwahl ausgehen.

Folgendes Beispiel soll diese Zuordnung exemplarisch aufzeigen:

Fallbeispiel
Ein 25jähriger kräftiger, untersetzter Patient mit gelockten dunkelblonden Haaren leidet seit ca. vier Jahren an zunehmenden Sehstörungen. Bei Tageslicht sieht er schwarze Kreise und Flecken, die einerseits unbewegt im Gesichtsfeld stehen, andererseits in diesem langsam umherziehen können. Bei Sonnenlicht, vor dem sich der Patient durch stark getönte Sonnenbrillen schützt, empfindet er diese Flecken als besonders störend.
Auf diese Sehbeeinträchtigung reagiert der Patient wütend, aufgebracht und verzweifelt. Als er in einer Augenklinik vom untersuchenden Arzt hörte, daß keine krankhafte organische Veränderung vorliege und er auch nur eine unbestimmte Diagnose stellen könne, verließ er empört und abrupt das Zimmer.
Seine Mutter berichtet, daß er zeitweise so außer sich ist, daß er den Kopf gegen die Wand schlägt oder ihn mit den Fäusten traktiert. In dieser Situation äußerte er: „So kann ich nicht mehr weiterleben", was die Mutter verständlicherweise sehr ängstigt. Er selbst vermutet die Ursache der Beschwerden in einem Skiunfall mit Kopfverletzung vor vier Jahren, der damals starke Kopfschmerzen auslöste. Weitere Symptome des Patienten sind ein drückender Kopfschmerz, bei dem gelegentlich Schwindel auftreten kann, verstärkte Schweißneigung, Zittern mit Herzklopfen, Reden und Aufschreien im Schlaf sowie wiederholte Fallträume.
Der Patient hinterließ einen sehr aufgeregten, hektischen und ungeduldigen Eindruck.

Die Symptomenzuordnung könnte folgendermaßen aussehen:

I. Auffallende Allgemeinsymptome
- Verzweiflung, schlägt den Kopf mit den Fäusten oder gegen die Wand
- Reden und Aufschreien im Schlaf
- Fallträume
- Fraglich: die Sequelae-Symptomatik als Folge von Kopfverletzung

II. Auffallende Lokalsymptome
- Schwarze unbewegte und umherziehende Flecken im Gesichtsfeld
- Lichtempfindlichkeit gegen Sonnenlicht

III. Gewöhnliche Allgemeinsymptome

- Schweißneigung
- Zittern mit Herzklopfen
- Aufgeregt, hektisch und ungeduldig

IV. Gewöhnliche Lokalsymptome

- Drückender Kopfschmerz mit gelegentlichem Schwindel

Die Entscheidung, ob ein Symptom gewöhnlich oder auffallend ist, zielt allein auf eine sichere und rationelle Mittelwahl hin. Gewöhnliche Symptome („Schweißneigung") korrespondieren mit sehr vielen Mitteln (mit den großen Rubriken im Repertorium) und leisten daher keinen differenzierenden Beitrag für die Mittelentscheidung. Die Vernachlässigung dieser Symptome bei der Mittelwahl heißt aber nicht, daß sie nicht für den Patienten belastend sein dürfen oder vom Arzt für die Diagnose und Einschätzung der Krankheit nicht ernst genommen werden sollen.

Ob ein Symptom charakteristisch ist, leitet sich u.a. daher ab, ob es vom Patienten näher bestimmt wird. Die Verzweiflung des Patienten wird hier durch seine Gebärde „schlägt mit dem Kopf gegen die Wand" näher bestimmt und damit charakteristisch. Da es nur wenige Mittel mit solchen Symptomen gibt (kleine Rubriken im Repertorium), kann man damit gut differenzieren. „Fallträume" sind wegen ihrer Häufigkeit und wegen fehlendem Zusammenhang zu den Augensymptomen sonderbar.

Die Intensität trägt aber auch zum Rang eines Symptoms bei. In den Paragraphen 151 und 152 führt Hahnemann aus, daß bei akuten Krankheiten ihre Intensität mit auffallenderen Symptomen einhergeht. Genauso verhält es sich auch bei chronischen Krankheiten: Je intensiver ein gewöhnliches Symptom wird, um so eher kann der Patient dazu eine nähere Bestimmung, z.B. eine Modalität, angeben. Deshalb sind die intensivsten Symptome oft auch die charakteristischsten (und zugleich „Hauptsymptome").

Wenn die auffallenden Allgemein- und Lokalsymptome bestimmt sind, muß jetzt entschieden werden, in welcher Rangordnung sie zueinander stehen, d.h., welchen Symptomen aus diesen beiden Klassen das höchste Gewicht für die Mittelfindung beigemessen wird. Diesen Vorgang nennt man Gewichtung oder (veraltet) Hierarchisierung.

4.4 Symptomengewichtung

■ Allgemeines

Wenn nach Anleitung des § 153 die wahlanzeigenden Symptome des Krankheitsfalls ausgewählt sind, ist zu entscheiden, mit welchem dieser Symptome die Repertorisation begonnen wird. Bei der Repertorisation ist eine ökonomische Arbeitsweise – bei der mit dem geringsten Aufwand das richtige Ergebnis erzielt wird – wichtig. Die intelligente Beschränkung auf wenige, aber aussagekräftige Symptome zeichnet die erfolgreiche homöopathische Praxis aus; Qualität, nicht Quantität bei der Symptomenauswahl ist der Schlüssel zum Erfolg. Man wählt daher idealerweise am Anfang je nach Angebot eine nicht zu große Anzahl von Symptomen aus, mit denen man die klassische Repertorisation (vgl. den Beitrag „Repertorisation", S. 101 ff.) durchführt. Diese Überlegung, welchen Symptomen die Führung zukommt, nennt man **Gewichtung**.

> Die Gewichtung von Symptomen soll auf einem ökonomischen und eindeutigen Weg zum ähnlichsten Mittel verhelfen.

Später, bei fortgeschrittener Materia-medica-Kenntnis, kann man hoch gewichtete Symptome zum **Eliminieren** verwenden. Um Zeit zu sparen, wählt man dabei am Anfang nur ein bis drei dieser Symptome zum Repertorisieren aus. Das heißt, daß alle Mittel, denen diese Symptome nicht eigen sind, von der weiteren Mittelfindung ausgeschlossen, „eliminiert" werden. (Vgl. den Beitrag „Repertorisation".)

Vergleicht man das Gewicht, das der Patient seinen Symptomen selbst beimißt, mit der Gewichtung des Arztes, können sich Unterschiede zeigen. So können für den Patienten scheinbar belanglose, unwichtige Symptome, wie z.B. ein Verlangen nach bestimmten Speisen, für den Arzt der Schlüssel zum Fall werden, während andererseits den Patienten quälende Schmerzen keine differenzierende Bedeutung zukommen kann. Wie schon bei der Symptomenklassifikation ist die Art der Erkrankung, akut oder chronisch, auch für die Gewichtung bedeutsam. Diese krankheitsbezogene Gewichtung läßt sich später in einer **fallbezogenen Gewichtung** (siehe S. 97 f.) teilweise wieder auflösen.

Mit der Computer-Repertorisation hat sich bei der Klassifikation und Gewichtung von Symptomen eine bedenkliche Nachlässigkeit eingeschlichen. Die maschinelle Unterstützung verführt zum undisziplinierten Einsatz von zu vielen belanglosen Symptomen, die meist zu den Polychresten führen, da diese mit ihrer großen Symptomenzahl am häufigsten im Repertorium vertreten sind. Die Arbeit mit dem Computer ist daher nur für denjenigen geeignet, der bereits den kritischen Blick auf die Symptome geübt hat. Der Anfänger sollte am besten zuerst mit dem Originalrepertorium von Kent die Symptomenauswahl und Repertorisation erlernen. Die erweiterten neuen Repertorien in Buchform sind heute schon so umfangreich und zu unübersichtlich geworden (zudem mit unsicheren Nachträgen versehen), daß ihr Einsatz in der täglichen Praxis an Praktikabilitätsgrenzen stößt. Sie dienen eher als ergänzende lexikalische Nachschlagewerke.

■ Die Bedeutung der Gemütssymptome

Während sich Hahnemann in §153 zur Symptomenklassifikation äußert, weisen, im Sinne einer vorläufigen Andeutung, die §§211 und 213 auf die Symptomengewichtung hin:

„Dieß geht so weit, daß bei homöopathischer Wahl eines Heilmittels der Gemüthszustand des Kranken oft am meisten den Ausschlag giebt, als Zeichen von bestimmter Eigenheit, welches dem genau beobachtenden Arzte unter allen am wenigsten verborgen bleiben kann." (§ 211) und „Man wird daher nie naturgemäß, das ist nie homöopathisch heilen, wenn man nicht bei jedem, selbst acutem Krankheitsfalle, zugleich mit auf das Symptom der Geistes- und Gemüths-Veränderungen siehet und nicht zur Hülfe eine solche Krankheits-Potenz unter den Heilmitteln auswählt, welche nächst der Aehnlichkeit ihrer andern Symptome mit denen der Krankheit, auch einen ähnlichen Gemüths- oder Geistes-Zustand **für sich** zu erzeugen fähig ist." (§ 213)

Damit ordnet Hahnemann den Gemütssymptomen (einfachheitshalber sind damit auch die Geistessymptome gemeint) einen führenden Rang zu.

> Gemütssymptome sind Symptome, die den Willen und die Gefühle einschließen. Geistessymptome sind Symptome des Intellekts, der Konzentration, der Auffassung, Wachheit und des Gedächtnisses.

Die Paragraphen 211 und 213 werden oft falsch interpretiert. Man darf sie nicht so verstehen, daß im Krankheitsfall **jedes** Gemütssymptom an erster Stelle stehen **muß** und darauf immer die Mittelwahl zu gründen ist. Beim Gemüt gibt es auch, wie in allen anderen Bereichen, wenig aussagekräftige Symptome, die schon bei der Symptomenklassifikation nach der Vierfeldertafel ausgeschieden werden müßten. Sie dürfen nach § 153 für die Mittelfindung keine Rolle spielen.

Nur wenn die Gemütssymptome auffallend und/oder im Sinne des § 153 näher

bestimmt sind, verlangt Hahnemann sie an erster Stelle zu berücksichtigen.

Bei akuten Krankheiten ist es der **mit Einsetzen der akuten Krankheit veränderte Gemütszustand**, auf den es ankommt.

Bei chronisch Kranken ist die Veränderung zum vormalig Gesunden bei einer schon lange bestehenden Krankheit oftmals nicht mehr unterscheidbar; **deshalb ist hier der auffallende, krankhafte Gemütszustand als solcher aufzufinden.**

> Nicht jeder Patient muß charakteristische Gemütssymptome haben! Liegen aber auffallende Gemütssymptome vor, müssen sie bei der Mittelwahl an erster Stelle berücksichtigt werden.

Gesund für die Homöopathie ist z.B. ein energischer, temperamentvoller Mensch, unter dem andere wegen seiner dominanten Art leiden können, der aber in sich frei und lustvoll sein Leben lebt. Dagegen wäre ein Jähzorniger krank, weil in der Unausweichlichkeit des Jähzornanfalls eine krankhafte Beschränkung liegt. Viele neigen dazu, die moralisch-ethische Sichtweise, die manche Menschen (zu Recht) als unsozial verurteilt, mit der pathologischen zu vermengen. **Kulturspezifische Begriffe von gut und böse sind der Homöopathie fremd. Die Homöopathie ist keine moralisch heilende oder bewertende Therapie, deren Ziel die Schaffung eines genormten „guten" Menschen ist.** Die Homöopathie versetzt „nur" den Kranken wieder in den gesunden Stand, über seine ihm gegebenen Möglichkeiten frei zu verfügen.

■ Symptomengewichtung in akuten Fällen

Die näheren Bestimmungen des Hauptsymptoms

In akuten Fällen fällt die Krankheit in der Regel mit dem Hauptsymptom zusammen. Die näheren Bestimmungen des Hauptsymptoms entscheiden mit den Begleitsymptomen über das heilende Mittel.

In § 133 verlangt Hahnemann, bei der Arzneiprüfung ein besonderes Augenmerk auf die Modalitäten, die Umstände der Besserung und Verschlimmerung jedes Symptoms zu richten. Jeder Prüfer soll sich in verschiedene Lagen versetzen, „wodurch **das jedem Symptome Eigenthümliche und Charakteristische** offenbar wird".

Das Charakteristische eines Symptoms wird wie in der Prüfung auch im Krankheitsfall besonders an den Modalitäten sichtbar. Hiermit lassen sich die in Frage kommenden Mittel oft am leichtesten differenzieren.

Zu den Modalitäten zählt u.a. die Zeit und das Auftreten der Beschwerden, Besserung und Verschlimmerung durch Temperatur, Lage, Ruhe und Bewegung, Druck, Berührung, Wetter und frische Luft („im Freien").

Boger zählt auch **Sequelae-Symptome**, Veränderungen beim Alleinsein, Essen, Trinken und Absonderungen dazu.

Die **Lokalisation** der Beschwerden ist in der Regel weniger aussagekräftig, da die Polychreste an den meisten Geweben eine Wirkung entfalten. Manche Arzneien haben allerdings eine spezifische Wirkung auf spezielle Regionen oder Gewebe, wie z. B. Chelidonium majus zum rechten Schulterblattwinkel, Ranunculus bulbosus zu den Interkostalräumen oder Hypericum perforatum zu den Nerven der Fingerbeere, so daß hier schon die Lokalisation wahlanzeigend sein kann. Wesentlich bedeutsamer ist eine eindeutig beschriebene **Ausbreitung oder Seitenbeziehung** von Beschwerden, z.B. der Seitenwechsel von Lac caninum oder die Ausbreitung von rechts nach links bei Lycopodium clavatum.

Die **Empfindungen** werden oftmals vom Patienten nur undeutlich wahrgenommen und beschrieben. Falls der Patient sie nicht eindeutig und möglichst spontan benennen kann, darf man sie nicht für die Mittelwahl verwenden.

Als Empfindungen im weiteren Sinn zählen auch „objektive" Symptome, wie Entzündung, Schwellung, Verfärbung usw. Durch ihre Sichtbarkeit besitzen sie gegenüber den Schmerzempfindungen eine höhere Sicherheit und können von Fall zu Fall wichtig sein.

Begleitsymptome

Zu den Begleit- oder Nebensymptomen akuter Krankheiten zählen alle Beschwerden, die im unmittelbaren zeitlichen Zusammenhang mit den Hauptsymptomen aufgetreten sind (z.B. Gereiztheit, Durst, Hitze, Kälte, Schwäche, Schweißneigung, Schwindel, Übelkeit, Sehstörungen), wobei die Gemütssymptome besonders hervorzuheben sind, da sie nach Hahnemann an bevorzugter Stelle stehen müssen (s.o.). Sie taugen für die Mittelwahl, wenn sie ausgeprägt sind und/oder näher bestimmt werden können. Begleitsymptome können allgemeiner oder lokaler Natur sein. **Begleitende Allgemeinsymptome** (z.B. Durst oder Unverträglichkeit von Wärme bei einer Migräne) **sind wichtiger als begleitende Lokalsymptome** (z.B. Kälte der Füße oder Durchfall bei Migräne).

Bei den akuten Krankheiten sind die näheren Bestimmungen des Hauptsymptoms (insbesondere die Modalitäten) und die Begleitsymptome (besonders der veränderte Gemütszustand), führend für die Mittelwahl. Eindeutige Sequelae-Symptome sind im allgemeinen bevorzugt zu berücksichtigen (siehe S. 82 f.).

Es muß darauf geachtet werden, nicht **gegen** ausgeprägte Modalitäten und Gemütssymptome zu verordnen. Zum Beispiel kann bei einem Patienten, der eine ausgesprochene Verschlimmerung durch fortgesetzte Bewegung erlebt, kaum etwas von Rhus toxicodendron, das die entgegengesetzte Modalität aufweist, erwartet werden. Ebenfalls darf bei einem ruhigen und mild Gestimmten, der an Zahnschmerzen leidet, von Chamomilla nichts erhofft werden.

„So wird bei einem stillen, gleichförmig gelassenen Gemüthe, der Napell-Sturmhut selten oder **nie** eine, weder schnelle noch dauerhafte Heilung bewirken, eben so wenig, als die Krähenaugen bei einem milden, phlegmatischen, die Pulsatille bei einem frohen, heitern und hartnäckigen, oder die Ignazbohne bei einem unwandelbaren, weder zu Schreck, noch zu Aerger geneigten Gemüthszustande" [NB: in seiner Krankheit !] (Fußnote zu § 213).

Wichtig ist, daß bei akuten Krankheiten keine chronischen Symptome des Patienten (Symptome, die schon vor Ausbruch der akuten Krankheit zugegen waren) zur Mittelwahl herangezogen werden dürfen!

■ Gewichtung bei chronischen Krankheiten

Nachdem die Symptome des chronisch Kranken in die vier Klassen

I.   charakteristische Allgemeinsymptome
II. charakteristische Lokalsymptome
III. gewöhnliche Allgemeinsymptome
IV. gewöhnliche Lokalsymptome

eingeteilt sind, muß jetzt entschieden werden, aus welcher Klasse die wahlanzeigenden Symptome bestimmt werden.

Das ähnliche Mittel wird nach den Symptomen der ersten und zweiten Klasse (I und II) bestimmt, wobei die Bevorzugung der charakteristischen Allgemeinsymptome (Klasse I) Kents Praxisanweisung zur Behandlung der chronischen Krankheiten entspricht.

Die Sequelae-Symptome behalten ihren besonderen Rang, verlieren aber jetzt gegenüber den akuten Krankheiten etwas an Bedeutung, da sich chronische Krankheiten nicht so häufig und eindeutig wie akute Krankheiten auf ein einzelnes Ereignis zurückführen lassen.

Die Symptome der Klasse III und IV können für die Feinabstimmung wichtig sein und sie stehen grundsätzlich als Reserve zur Verfügung, wenn die Symptome der ersten beiden Klassen zu spärlich ausfallen.

Gewichtung der charakteristischen Allgemeinsymptome (Klasse I)

Innerhalb der Klasse I stehen (wie bei den akuten Krankheiten)

1. die **Gemütssymptome** an erster Stelle, gefolgt von
2. den **allgemeinen Modalitäten und Empfindungen, die sich hier also nicht auf eine Lokalisation beziehen, sondern den Patienten als ganzen betreffen** (krankmachende Beeinflussung von Wärme oder Kälte, Zeiten, Wetter, Luftzug, Periodizität usw.) Die lokalen Modalitäten und Empfindungen wechselnder Hauptsymptome können in der Regel vernachlässigt werden, da sie die chronische Krankheit in ihrem Wesen verfehlen und ihre jeweilige Behandlung nur einen vorübergehenden Erfolg erbringen würde.

Traditionell werden den allgemeinen Modalitäten und Empfindungen folgende Symptome nachgeordnet (in dieser Reihenfolge):

3. Verlangen, Abneigungen und Unverträglichkeiten bei den Nahrungsmitteln und Getränken
4. Absonderungen, sofern sie allgemeiner Natur sind (z. B. Schweiß, Urin, Absonderungen der Haut; ihre Art und Konsistenz (z. B. klebrig, übelriechend)
5. Sexualsymptome (sofern sie einen übergeordneten Bezug zum Patienten als ganzen besitzen, also keine Lokalsymptome, z. B. Entzündungen, darstellen)
6. Schlafsymptome (Schlafstörungen, auffallende Schlafstellungen, Verhaltensweisen im Schlaf usw.)

Gewichtung der charakteristischen Lokalsymptome (Klasse II)

Die charakteristischen Lokalsymptome werden traditionell nach dem Kopf-zu-Fuß-Schema gewichtet, d.h. die auffallenden Symptome des Kopfes stehen zuerst, die auffallenden Symptome der Extremitäten zuletzt (vgl. die Anordnung der Kapitel im Kent-Repertorium, S. 110).

■ Qualität und Rangordnung eines Symptoms

Der Qualität eines Symptoms wird immer der Vorrang vor einer traditionellen Rangordnung eingeräumt.

Ein zwar auffallendes und deshalb zur Klasse I zählendes, aber nicht herausragendes Gemütssymptom tritt bei der Elimination hinter einer sehr guten allgemeinen Modalität zurück, wenn diese charakteristischer und eindeutiger auf ein Mittel verweist. Findet sich ein **sehr auffallendes Lokalsymptom** (Klasse II), das unveränderlich bei einer chronischen Krankheit auftritt (es kann das Hauptsymptom charakterisieren), so kann es ebenfalls (bei weniger guten Symptomen der Klasse I) die Mittelwahl anführen oder wenigstens nach vorne rükken.

(Zum Beispiel berichtet eine Migränepatientin von Schmerzen, die **immer** wie von einem in den Kopf getriebenen Nagel empfunden werden.)

Unabhängig davon, mit welchem Symptom man im einzelnen Fall die Mittelfindung beginnt, gilt der Grundsatz:

> Ziel der Repertorisation ist das Mittel, das der Totalität der wahlanzeigenden (charakteristischen) Symptome des Krankheitsfalles am ähnlichsten entspricht.

4.5 Zwei unterschiedliche Wege der Mittelfindung

Je nach Symptomatik können deshalb zwei grundsätzliche Wege gangbar sein:

■ Von der allgemeinen zur lokalen Symptomatik

Mit den Allgemeinsymptomen des Falls wird eine Vorauswahl der in Frage kommenden Arzneien getroffen, die mittels der lokalen Symptome zur Feinabstimmung gebracht wird.

Im Beispiel des jungen Mannes mit der Sehstörung (s. S. 90) wird daher folgende Gewichtung – vom Allgemeinen ins Lokale – vorgenommen:

1. Selbstmordneigung wegen Schmerzen: **Aur.**, bell., *lach.*, *nux-v.*, sep. (K 85, KD 93)
   (Da wir über keine „Selbstmordneigung wegen Sehstörungen" in der Materia medica verfügen, wird hier das sinngemäß ähnliche Symptom eingesetzt.)
2. Verzweiflung: u.a. **Aur.**, bell., *lach.*, nux-v., sep. (K 35, KD 119)
3. Schlägt mit dem Kopf gegen die Wand / schlägt sich selbst: Apis., ars., bell., camph., con., cur., hyos., mag-c., mill., rhus-t., *tarent.*, *verat-v.* (K 84, KD 87)
4. Schreien im Schlaf: u.a. *aur.*, bell., *mag-c.*, sep. (K 80, KD 88)
5. Träume vom Fallen: u.a. aur., **Bell.**, Nux-v. sep. (K 1239, KD 393)
   Nach der Berücksichtigung der Allgemeinsymptome wird zum Schluß noch das Lokalsymptom – das Hauptsymptom des Patienten – überprüft. Man sollte hier die Beschreibung des lokalen Symptoms nicht zu eng fassen.
6. Farbensehen, schwarze Flecke: u.a. *aur.*, bell., *mag-c.*, **Sep.** (K 272, KD 1198)

Belladonna wird als angezeigtes Mittel sichtbar. Aurum und Sepia, die ebenfalls gut in der Repertorisation vertreten sind, fehlen bei dem auffallenden Symptom „schlägt mit dem Kopf gegen die Wand". Die Sequelae-Symptomatik bleibt unsicher; sicher gilt sie nur für die unmittelbar danach aufgetretenen Kopfschmerzen. Ob auch die Sehstörungen damit im Zusammenhang stehen, ist fraglich.

Materia-medica-Vergleich
„Mouches volantes, Flammen und Blitze vor den Augen." (EN II, S. 86, Nr. 738)
„[…] schwarze Punkte und Streifen vor den Augen […]." (EN II, S. 86, Nr. 739)
„Er schlägt sich mit Fäusten ins Gesicht." (RA I, S. 92, Nr. 1413)
„Rasende gewaltthätige Wuth." (RA I, S. 92, Nr. 1414)
„Große Unruhe, sie kann auf keiner Stelle lange sitzen bleiben; es treibt sie überall fort." (RA I, S. 88, Nr. 1329)
„Im Schlaf […] schreien […]." (GS II, S. 409)
„Empfindlichkeit der Augen, sie verträgt kein Licht." (GS II, S. 377)
„Fast alle Symptome führen zu einer Heftigkeit […]." (GS II, S. 370)

Mittelgabe und Verlauf
Nach einer Gabe Belladonna XM (Catellan) verschwanden allmählich die Sehstörungen und die damit assoziierten Beschwerden. Ein Jahr später war wegen Wiederauftretens der Kopfschmerzen (ohne Sehstörungen) eine zweite Gabe Belladonna notwendig.

■ Von der lokalen zur allgemeinen Symptomatik

Finden sich sehr auffallende Lokalsymptome, so werden die dafür in Frage kommenden Mittel mit den Allgemeinsymptomen des Falls zur Übereinstimmung gebracht. Man beginnt dann (in akuten und chronischen Fällen) die Repertorisation mit diesen charakteristischen Lokalsymptomen und überprüft anschließend, ob das gefundene Mittel zu den Allgemeinsymptomen paßt. Stehen die Allgemeinsymptome im Widerspruch dazu, ist das Mittel falsch.

„Noch ein Wort zu den ungewöhnlichen oder charakteristischen Lokalsymptomen. Sie führen einem zur Wahl des heilenden Mittels, wenn die Allgemeinsymptome zum Fall passen. Z.B. hat Nat-s. beim Liegen auf der linken Seite eine abwärtsdrückende, ziehende Empfindung in der geschwollenen, vergrößerten und schmerzhaften Leber, und, wenn er beim Stuhlgang sitzt, muß er nur Winde lassen. Eine oder beide dieser lokalen Auffälligkeiten wird zweifellos die Aufmerksamkeit des Verordners erwecken, der dann sofort überprüft, ob die Allgemeinsymptome von Nat-s. zu den Allgemeinsymptomen des Falles passen. Wenn sich die Natur des Falles von der von Nat-s. unterscheidet, weiß der gute Verordner, daß er diesem Patienten kein Nat-s. geben darf." (R. del Mas: Symptoms and Prescriptions, The Homoeopathic Recorder, Vol. 34 [1924], S. 199. Übersetzt vom Verfasser dieses Beitrags.)

4.6 Fallbezogene Gewichtung

Als allgemeine Regel bei der Symptomengewichtung gilt, daß charakteristische und ausgeprägte Gemütssymptome bevorzugt berücksichtigt werden sollen. Bei der Bewertung der weiteren Symptome muß zwischen akuten und chronischen Krankheiten unterschieden werden. Der Unterschied wird bei den Modalitäten augenfällig. Die Modalitäten nehmen nach den Gemütssymptomen einen bevorzugten Rang ein, da mit ihnen die Mittel sehr gut differenziert werden können. Bei akuten Krankheiten orientiert man sich an den Modalitäten des Hauptsymptoms, die dann meist lokaler Natur sind, d.h., sie beziehen sich auf einen erkrankten Ort. Bei chronischen Krankheiten werden die lokalen Modalitäten zugunsten der allgemeinen, den ganzen Menschen betreffenden Modalitäten zurückgestellt.

In dieser Frage der lokalen oder allgemeinen Natur der Modalitäten für die Mittelwahl, jeweils bezogen auf den Krankheitsfall, hat sich in der Geschichte der Homöopathie eine Entwicklung vollzogen. Hahnemann und später Bönninghausen haben die Bedeutung der Modalitäten für die Mittelfindung erkannt und herausgearbeitet. Sie trennten aber bei der Mittelfindung nicht ausdrücklich zwischen akuten und chronischen Krankheiten, so daß sie bei den chronischen Krankheiten, wie bei den akuten, die lokalen Modalitäten zur Mittelfindung heranzogen.
Kent kritisierte dieses Vorgehen und betonte, daß bei den chronischen Krankheiten nicht die lokalen Modalitäten des Hauptsymptoms (z.B. die lokale Besserung einer Migräne) herangezogen werden dürften, sondern nur die Modalitäten, die den ganzen Menschen betreffen (z.B. die allgemeine Unverträglichkeit von warmen Zimmern), weil nur die allgemeinen Modalitäten die chronische Krankheit des Menschen wirklich erfassen.

Es gibt Krankheitsfälle, die beiden Vorgehensweisen Recht geben. Mitunter gibt es chronische Krankheiten, die durch ein Hauptsymptom charakterisiert sind. Diese Fälle lassen sich mit einer charakteristischen Modalität des Hauptsymptoms lösen.
Andererseits gibt es chronische Fälle, die durch mehrere, sich abwechselnde und veränderliche Hauptsymptome charakterisiert sind. Zum Beispiel leidet eine Patientin gelegentlich an Ellbogenschmerzen, ab und zu an Verdauungsstörungen und zusätzlich an einer Dysmenorrhoe. Jedes dieser drei Hauptsymptome hat seine eigenen, lokalen Modalitäten, die sich womöglich noch untereinander widersprechen und sich zusätzlich noch von einer allgemeinen Modalität der Patientin unterscheiden können. Hier wäre es falsch, mit den lokalen Modalitäten der Hauptsymptome das chronische Mittel bestimmen zu wollen. Jetzt ist die Vorgehensweise von Kent gefordert, bei der die allgemeine Modalität der Patientin für die Mittelfindung herangezogen wird. Es scheint also auf den Fall anzukommen, welche der beiden Vorgehensweisen die richtige ist. Dieser Widerspruch, der sich in solch einer pauschalen Bewertung von Modalitäten zeigt, läßt sich mit einer **fallbezogenen Gewichtung** auflösen. Fallbezogene Gewichtung bedeutet, daß die Modalitäten nicht statisch als lokale oder allgemeine Modalitäten verstanden werden, sondern diese Unterscheidung vom jeweiligen Krankheitsfall abhängig gemacht wird. Leidet ein Kranker an einer schweren Migräne, so ist eine gleichförmige Modalität der Kopfschmerzen nicht als bloße lokale Modalität zu verstehen. Sie bezieht sich zwar auf seinen schmerzenden Kopf, ist also daher lokal, seine Schmerzen aber greifen so nachdrücklich in das Leben des Kranken ein, daß dieser von seinen Schmerzen ganz erfüllt ist. Bessern sich jetzt diese Schmerzen durch eine „lokale"

Modalität, z. B. kalte Umschläge, so findet ja der ganze Patient Erleichterung, nicht nur eine distanziert wahrgenommene Lokalisation. Damit bekäme jetzt diese „lokale" Modalität einen allgemeinen Rang und kann im Einklang mit der chronischen Symptomengewichtung zur Mittelwahl herangezogen werden.

Die andere Patientin, die an verschiedenen, mit jeweils unterschiedlichen Modalitäten verknüpften Beschwerden leidet, wird davon nicht in dieser tiefgründigen Weise beeinträchtigt, wie es bei der schweren Migräne der Fall ist. Die jeweiligen Modalitäten bessern zwar, aber der lokale Befund wird distanzierter wahrgenommen; diese Modalitäten sind daher nicht allgemeiner Natur. In diesem Fall dürfen sie nicht zur Auswahl des chronischen Mittels herangezogen werden. Ob eine Modalität einen allgemeinen oder lokalen Rang einnimmt, bestimmt sich also auch vom jeweiligen Krankheitsfall.

4.7 Der Zeitbezug von Symptomen in akuten und chronischen Krankheiten

Bei der Anamnese begegnet man Symptomen, die aus unterschiedlichen Zeiten und Stadien der zu behandelnden Krankheit stammen. Bei akuten Krankheiten beschränkt sich von vornherein die wahlanzeigende Symptomatik auf die aktuellen Symptome. Aber auch hier spielt innerhalb dieser aktuellen Veränderungen die Zeit eine Rolle. Hahnemann schreibt in § 152 des Organon:

„Je schlimmer die acute Krankheit ist, aus desto mehren, aus desto auffallendern Symptomen ist sie gewöhnlich zusammengesetzt […]."

Um so mehr sich also eine akute Krankheit zu einem Höhepunkt steigert, um so deutlicher wird die Symptomatik, nach der man verordnen kann. Die zuletzt entstandenen Symptome sind hier die intensivsten und aussagekräftigsten, wenn sie frühere ablösen, die dann ihre Bedeutung verlieren. Deshalb ist es auch ratsam, bei akuten Krankheiten nicht zu früh zu verordnen, sondern die volle Ausprägung der Symptomatik abzuwarten. Der vermeintliche Zeitnachteil wird durch das passende Mittel schnell wieder eingeholt.

Bei chronischen Krankheiten ist die zeitliche Trennungslinie zwischen gesund und krank nicht so einfach wie bei akuten Krankheiten festzulegen. Der Beginn der chronischen Krankheit liegt oft im Unbestimmten, oftmals ist sie eine Lebenskrankheit. Hahnemann schreibt zwar, daß die „bedeutungsvollsten Momente aus der ganzen Krankheits-Geschichte des langwierigen Siechthums" (ORG VI § 5) berücksichtigt werden müssen. Aber:

> Die Symptome, die jetzt präsent sind, sind fast immer wichtiger als bereits vergangene Symptome.

Hahnemann gibt einen konkreten Sonderfall an, wann vergangene Symptome zur Mittelwahl herangezogen werden sollen. Chronisch kranke Patientinnen, die sich während ihrer Schwangerschaft ungewöhnlich wohl fühlen und beschwerdefrei sind, sollen in der Schwangerschaft dennoch homöopathisch behandelt werden. **Grundlage der Verordnung der dann beschwerdefreien Patientinnen sind „die erinnerlichen Symptome des Krankheits-Zustandes vor der Schwangerschaft."** (CK I, S. 173)

Bei chronischen Krankheiten müssen die bereits **vergangenen** Symptome je nach Ausprägung, Rezidivneigung und Besonderheiten von Fall zu Fall berücksichtigt werden (z. B. wenn **jetzt** nichts Charakteristisches vorliegt, vgl. auch das Fallbeispiel von Lippe auf S. 83). Allgemein gültige Regeln, wann und welche vergangenen Symptome in chronischen Krankheiten herangezogen werden müssen, lassen sich nicht aufstellen, dies muß der Entscheidung im konkreten Einzelfall vorbehalten bleiben.

Im allgemeinen verfährt man am sichersten, wenn man vom **jetzigen Zustand** ausgeht. Was nicht jetzt ist, muß auch nicht behandelt werden. Im Verlauf der Behandlung können vergangene Symptome nicht nur vorübergehend, sondern dauerhaft wieder erscheinen. Dann sind sie aktuell und bedürfen unter Umständen eines anderen Mittels.

Neben der Beurteilung des Werts der schon vergangenen Symptome stellt sich noch die Frage, ob **der Zeitpunkt des Auftretens der jetzt präsenten Symptome** für die Mittelwahl von Bedeutung ist. **Hier gilt die Regel, daß die zuletzt aufgetretenen Symptome am wichtigsten sind.**

„In allen chronischen und sich dahinziehenden Fällen sind die zuletzt aufgetretenen Symptome, auch wenn sie nicht besonders aussagekräftig sind, immer am wichtigsten für die Mittelwahl. Die ältesten haben die geringste Bedeutung; die Symptome, die dazwischen liegen, müssen entsprechend ihres Erscheinens angeordnet werden." (C. Hering: Analytical Repertory of the Symptoms of the Mind [New York 1881, Repr. New Delhi 1995], S. 24. Übersetzt vom Verfasser dieses Beitrags.)

Boger nennt in einer akuten Krankheit die zuletzt entstandenen Veränderungen, die „**Symptome der höchsten Vitalität**". Sie zeigen das jetzt für die Krankheit notwendige Heilmittel am deutlichsten an (vgl. § 152). Insbesondere für die Wahl des Folgemittels (siehe S. 207) ist dies wichtig.

Fallbeispiel
„Vor zwei Wochen suchte mich ein geschwächter 75jähriger Bauer auf, der plötzlich an heftigen Stichen über der rechten Hüfte, die zur Blase ausstrahlten, erkrankte. Dabei hatte er einen quälenden Harndrang, Angst, extreme Ruhelosigkeit und reichliche Schweiße bei jedem Schmerzanfall. Dieser Zustand bestand seit einigen Tagen. Das Mittel war nicht recht klar, aber ich wagte es, ihm Aconit zu verabreichen, das auch die Schmerzen nach jeder Gabe für einige Stunden fast vollständig linderte. Nach zwei Tagen wurde aber deutlich, daß kein richtiger Fortschritt zu verzeichnen war, außer, daß ein sehr signifikantes neues Symptom auftauchte – eine blaue Zunge. Ob diese blaue Zunge ein (problematischer) Effekt der vier oder fünf Gaben von Aconit zuvor war oder eine alarmierende Entwicklung, muß uns nicht zu sehr bekümmern, aber sicher ist es **das zuletzt entstandene und daher das vitalste Symptom**. Er erhielt daher Gymnacladus, in der sechsten Potenz, alle vier Stunden eine Gabe. Nach der zweiten Gabe waren die Schmerzen vollständig verschwunden, und es blieb nur ein großes Schwächegefühl zurück. Es war entweder eine großartige Kur oder ein wunderbarer Zufall, er glaubte nicht an den letzteren."
(C. M. Boger: Gymnacladus, in: Studies in the Philosophy of Healing [New Delhi o.J.], S. 102–103. Übersetzt vom Verfasser dieses Beitrags.)

4.8 Zusammenfassung

Das Symptom ist ein zentraler Grundbegriff in der Homöopathie, da die Krankheiten der Patienten und die Ergebnisse der Arzneiprüfungen am Gesunden uns durchweg nur als Symptome begegnen. Das Symptomenverständnis der Homöopathie unterscheidet sich grundlegend von dem der naturwissenschaftlichen Medizin. In der Schulmedizin gelten die Symptome als Erscheinungen einer dahinter verborgenen Krankheit, die sich selbst nicht zeigt. Ist die ärztliche Diagnose dieser Krankheit gestellt, verlieren die Symptome des Patienten ihre Bedeutung, da sich die jetzt folgende Therapie nach der Diagnose und nicht nach den Symptomen ausrichtet. In der Homöopathie dagegen sind die Symptome des Patienten die Krankheit selbst. Die Symptome behalten daher in der Homöopathie unabhängig von der klinischen Diagnosestellung ihre zentrale Bedeutung, weil sie die genaue Indikation für das zu heilende Mittel sind; daher können trotz gleicher schulmedizinischer Diagnose unterschiedliche Symptome zu verschiedenen homöopathischen Heilmitteln führen.

Um homöopathisch heilen zu können, müssen aus den Symptomen des Kranken auffallende Symptome ausgewählt und mit den ähnlichen Symptomen einer Arznei zur Übereinstimmung gebracht werden.

Die Symptome des Krankheitsfalls sind für die Mittelfindung unterschiedlich bedeutsam, sie müssen daher in unterschiedliche Gruppen eingeteilt und bewertet werden, dies nennt man Klassifizierung und Gewichtung. So kennt man z. B. pathognomonische, pathologische, paradoxe und Als-ob-Symptome, die jeweils ihren eigenen Wert bei der Mittelfindung haben. Generell gilt, daß es bei den Symptomen auf ihre Eigentümlichkeit und Auffälligkeit bezogen auf den jeweiligen Krankheitsfall ankommt (ORG VI § 153). Die gewöhnlichen Symptome kommen sowohl bei den Krankheiten als auch bei den Arzneiprüfungen zu häufig vor, als daß man mit ihnen die Arzneien differenzieren könnte. Bei akuten und chronischen Krankheiten ist die Vorgehensweise unterschiedlich: In **akuten** Fällen wird das lokale Hauptsymptom des Patienten in den Mittelpunkt gestellt, wofür es als ein sogenanntes **vollständiges Symptom** gefaßt wird. Dazu zählen die Auslösung der Beschwerden, die Lokalisation und Ausstrahlung, die Empfindung, die Modalitäten und Begleitsymptome. In **chronischen** Krankheitsfällen verschiebt sich der Schwerpunkt der wahlanzeigenden Symptomatik mehr zu den **Allgemeinsymptomen** hin. Dazu zählen Symptome, die nicht mehr im unmittelbaren Zusammenhang mit den Hauptbe-

schwerden stehen, aber für den Kranken eigentümlich sind. In dieser Verbindung wurde von Hahnemann noch der mit der Krankheit veränderte Gemütszustand besonders hervorgehoben.

4.9 Weiterführende Literatur

Bönninghausen, C.v.: Ein Beitrag zur Beurtheilung des charakteristischen Werths der Symptome. In: BKMS, S. 615–642.

Hahnemann, S.: Organon der Heilkunst. Standardausg. der 6. Aufl., hrsg. von *J.M. Schmidt.* Heidelberg 1999.

Heidegger, M.: Zollikoner Seminare. Hrsg. von *M. Boss.* Frankfurt a. M. 1987.

Kent, J.T.: Lectures on Homoeopathic Philosophy. Wellingborough 1979, S. 203–214.

Klunker, W.: Homöopathische Propädeutik. ZKH 32 (1988), S. 39–41, 78–80, 124–127, 173–176, 214–216, 262–264.

Klunker, W.: Lektionen für Anfänger. ZKH 38 (1994), S. 115–119, 166–171, 201–205; ZKH 39 (1995), S. 30–33, 157–161, 204–209; ZKH 40 (1996), S. 169–174; ZKH 41 (1997), S. 199–207.

Klunker, W.: Das Symptom – ein Grundbegriff der Homöopathie. ZKH 38 (1994), S. 3–13.

Klunker, W.: Gesund – und doch Symptom? ZKH 36 (1996), S. 47–53.

5 Repertorien und Repertorisation

Klaus Holzapfel

5.1 Einführung

■ Grundproblem und Wesen des Repertoriums

Begriffsklärung

„Repertorium" bedeutet „Verzeichnis, Register, Nachschlagewerk" (G. Wahrig: Deutsches Wörterbuch), „Ort, um etwas zu finden, Bestand oder Sammlung, insbesondere von Informationen, Beispielen oder Tatsachen" aus: „The Concised Oxford Dictionary" (übs. vom Verfasser dieses Beitrags).

Für die Arzneimittelfindung ist in der homöopathischen Praxis heute ein Repertorium als Hilfsmittel unentbehrlich geworden.

Nachdem die Symptome des Kranken während der Fallaufnahme aufgezeichnet und in einem nächsten Schritt klassifiziert und gewichtet worden sind, folgt nun der Schritt des Vergleichens der Symptome des Krankheitsfalles mit den Symptomenreihen der Arzneimittel.

Hierzu benötigt man die vollständigen Arzneisymptome, da die natürliche Krankheit jede beliebige Art und Konstellation von Symptomen aufweisen kann und ihr ähnlichstes Heilmittel möglichst genau anzupassen ist.

Arzneimittellehren, die meistens nur eine begrenzte (subjektive) Auswahl sogenannter „Leitsymptome" (engl. „Key-Notes") enthalten, sind hierzu nicht geeignet. Mit ihrer Hilfe kann man sich nur einen groben Überblick über die Hauptwirkungssphäre einer Arznei aneignen.

Die Symptomenreihen der Arzneimittel liegen (im Idealfall) in Form von Symptomensammlungen vor, die sowohl die Prüfungssymptome als auch die bei Heilungen beobachteten Symptome enthalten. Diese sind in der Regel nach dem Kopf-zu-Fuß-Schema angeordnet, wobei meistens die Gemüts- und Geistessymptome am Anfang stehen und die Allgemeinsymptome am Ende, wie das in Hahnemanns Arzneimittelprüfungen oder in Herings „Guiding Symptoms" der Fall ist.

Die Materia medica ist aber im Laufe der Homöopathiegeschichte zu einem Umfang angewachsen, daß selbst ein sehr erfahrener Homöopath mit gutem Gedächtnis nicht mehr in der Lage ist, sich wenigstens die wichtigsten Symptome der etwa hundert am häufigsten in der Praxis vorkommenden Arzneien zu merken.

Allein für die Arznei Sulphur waren bereits um 1880 über 4080 Prüfungssymptome bekannt (aufgeführt in T. F. Allens „Encyclopedia of Pure Materia medica"). Hinzu kommen noch die aus der klinischen Arbeit gefundenen Symptome.

Ohne ein praxistaugliches Hilfsmittel wäre man darauf angewiesen, die gesamte Materia medica nach einem bestimmten Symptom zu durchsuchen, was aus zeitlichen Gründen unmöglich ist. Daher braucht der homöopathische Praktiker ein Nachschlagewerk, das ihn in die Lage versetzt, sich schnell Zugriff zu einem gesuchten Symptom zu verschaffen.

So berichtet Pierrre Schmidt (Genfer Homöopath, der von direkten Schülern Kents in Amerika ausgebildet wurde), wie ein Kollege, der mit dem Repertorium nicht umzugehen wußte, einen Patienten behandelte, welcher an einem Schwindel litt, der sich beim Lesen nach einiger Zeit einstellte. Der Arzt war sich zwar sicher, daß dieses Symptom in der Materia medica zu finden sei, wußte aber nicht wo. So fing er an, die Arzneien nachzulesen, bis er nach sieben Stunden bei Arnica fündig wurde. Hätte er ein Repertorium benutzt, hätte er die Arznei in wenigen Minuten gefunden. Das Repertorium von Kent, von dem noch die Rede sein wird, führt das genannte Symptom unter folgendem Titel auf: „Vertigo, reading, while, too long: Arn." (K 102); „Schwindel, Lesen, beim, zu lange: Arn." (KD 164).

Um ein bestimmtes Patientensymptom zu finden, benötigt man also ein **Verzeichnis,** das alle bekanntgewordenen Symptome der Materia medica in systematischer Reihenfolge auflistet und hinter jedem Symptom alle Arzneien aufführt, die das jeweilige Symptom in seiner Symptomenreihe enthalten.

> Ein solcher Symptomen-Index mit den dazugehörenden Arzneimitteln wird in der Homöopathie „Repertorium" genannt. Ein Repertorium stellt also nichts anderes dar als eine Umkehrung der Materia medica.

Um wissenschaftliches Arbeiten in der Homöopathie zu ermöglichen, muß ein solcher Index eine möglichst vollständige Umkehrung der Materia medica repräsentieren.

Darüber hinaus ist die Systematik der Darstellung für die Praktikabilität eines solchen Nachschlagewerks von entscheidender Bedeutung. Ein Symptom muß schnell und sicher aufzufinden sein.

Hier bieten sich verschiedene Möglichkeiten an. Die beiden am häufigsten zur Anwendung kommenden Formen der Darstellung sind

1. die rein alphabetische Anordnung der Einträge ohne Rücksicht auf Körperregionen oder auf die Art der Symptome (Empfindungen, Modalitäten, Gemüts- oder Körpersymptome);

2. die Anordnung durch Unterteilung in verschiedene Kapitel.

Hierbei kann z. B. jeder einzelnen anatomischen Region ein Kapitel zugeteilt werden, wie schon weiter oben bei den Symptomensammlungen angedeutet, d. h. nach dem von Hahnemann eingeführten Kopf-zu-Fuß-Schema. Innerhalb des jeweiligen Kapitels werden die einzelnen Symptome alphabetisch aufgelistet.

Das Repertorium von J. T. Kent (biographische Daten s. Beitrag „Mittelfindung nach Kent", S. 127), das sich seit seinem Erscheinen vor über 100 Jahren bis heute als eines der praxistauglichsten erwiesen hat und das aufgrund seiner Bedeutung weiter unten noch ausführlich besprochen wird, folgt dieser Anordnung: Im Kapitel „Head" des amerikanischen Originals beginnt es seine Einträge mit „Abscess", „Adhesion of skin of forehead", „Air or wind, passing through head, sensation as if" usw., führt diese fort über „Pain, headache in general" bis hin zu „Wrinkling, forehead".

Ein grundsätzliches Problem bei der Erstellung eines Repertoriums stellt die Erfassung komplexerer Symptome dar. Ein Beispiel möge dies erläutern:

Das auf Seite 102 angeführte Symptom „Schwindel nach längerem Lesen" lautet im Originalwortlaut der Hahnemannschen Arzneimittelprüfung von Arnica: „Beim anhaltenden Lesen wird's ihm schwindlich und übel" (S. Hahnemann: Reine Arzneimittellehre, Bd. 1, S. 482, Symptom Nr. 196). Im sehr praxistauglichen Repertorium von Kent ist dieses z. B. in zwei Komponenten, nämlich die beiden Empfindungen „Schwindel" und „Übelkeit" aufgeteilt. „Schwindel, wenn er zu lange liest" ist verzeichnet im Kapitel Schwindel (s. o.), während die Übelkeit im Kapitel „Stomach" (Magen) unter „Nausea, reading, while", („Übelkeit, Lesen, beim") (K 509, KD 1612) nachzuschlagen ist.

Dieses Beispiel zeigt auch, daß die zweite Komponente, die Übelkeit, in vereinfachter Form dargestellt ist: der Zusatz „wenn er zu *lange* liest" wurde gekürzt und vereinfacht zu „beim Lesen".

Diese beiden Schritte bei der Erfassung der Symptome in einem Repertorium, die Aufteilung in Komponenten sowie die Vereinfachung oder Kürzung des Wortlautes, sind in fast allen Repertorien zu finden. Sie sind aber auch erforderlich, um den Umfang des Nachschlagewerks in Grenzen zu halten.

Vielfach werden sehr ähnliche Symptome von verschiedenen Arzneimittelprüfern unterschiedlich ausgedrückt, obwohl der Gehalt eigentlich der gleiche ist.

So lautet z. B. das Prüfungssymptom Nr. 474 von Kalium carbonicum bei Hahnemann: „Stich-Schmerz im Schlunde, als hätte er eine Fisch-Gräte darin, wenn er kalt wird."

Symptom Nr. 360 von Alumina: „Flüchtige im Halse hin und her fahrende Stiche, und zuweilen, beim Schlingen, ein Gefühl, als ob etwas Spitzes darin stäke (Abends)."

In beiden Fällen handelt es sich um stechende Schmerzen, und beide Arzneiprüfungen haben die Empfindung eines spitzen Gegenstands hervorgebracht.

Beide Arzneien sind im bereits erwähnten Repertorium von Kent zu finden in den Rubriken „Throat, Pain stitching" („Halsschmerzen, stechender Schmerz") (K 464, KD 1435), sowie „Throat, Pain, splinter, as from a" („Halsschmerzen, Splitter, Schmerz wie von einem") (K 464, KD 1434).

Die feinen Nuancen in den Empfindungen herauszustellen, kann nicht die Aufgabe eines Repertoriums sein, sondern hier geht es um das Gemeinsame, das ermöglicht, zwei oder mehrere Arzneien bzgl. dieser Empfindung miteinander zu vergleichen.

Die Modalität „wenn er kalt wird" als deutliches Kriterium zur Abgrenzung der einen Arznei von der anderen, findet sich als Unterrubrik beider Schmerzrubriken: „Throat, Pain, stitching, cold, on becoming" („Halsschmerzen, stechender Schmerz, Kaltwerden, beim") (K 464, KD 1435), sowie „Throat, Pain, splinter, as from a, cold, from becoming" („Halsschmerzen, Splitter, Schmerz, wie von einem, Kaltwerden, durch") (K 464, KD 1434) und enthält jeweils nur Kalium carbonicum.

Eine Vereinfachung des Textes, z. B. durch Zusammenfassung und sprachliche Aufbereitung der Symptome, jedoch ohne Verfälschung des Inhalts, ist daher durchaus berechtigt.

Sind hiermit die wichtigsten Probleme eines Repertoriums umrissen, so soll noch auf die **Grenzen** desselben hingewiesen werden.

Einmal liegen sie in einer gewissen Unvollständigkeit. Viele Symptome der Materia medica sind trotz sorgfältiger Arbeit nicht erfaßt. Teilweise wurden sie übersehen oder waren zum Zeitpunkt des Erscheinens des Werkes noch unbekannt. Ein Repertorium wäre demnach eigentlich laufend zu ergänzen (s.u.).

Bei symptomarmen (sogenannten einseitigen) Fällen wird die Arbeit mit einem Repertorium, die sogenannte Repertorisation, nur eine Orientierungshilfe bieten können. Hier handelt es sich um Fälle, die keine charakteristischen Symptome aufweisen, d.h. die Symptome sind nicht näher bestimmt analog § 153, sondern so allgemein, daß kaum differenzierende oder individualisierende Merkmale vorliegen, z.B. bei unbestimmten Schmerzen, die durch keine Modalitäten oder Begleitsymptome modifiziert werden. Bei der Repertorisation können nur große, viele Mittel enthaltende Rubriken zu Rate gezogen werden, die wiederum nur eine größere Anzahl von Arzneien zur Auswahl stellen, deren endgültige Differenzierung mit Hilfe des Repertoriums nicht mehr geleistet werden kann.

■ Das Repertorium von Kent

Obwohl bis heute weit über hundert verschiedene Repertorien erschienen sind, markiert das Repertorium von Kent einen Einschnitt.

Zum einen kann ihm weitgehende Vollständigkeit (zur Zeit seines Erscheinens) bescheinigt werden: auf 1423 Seiten des Originals sind die Symptome von 653 Arzneien angeführt.

Zum anderen hat Kent in seinem Repertorium einen Aufbau erreicht, der in seiner Logik eine hohe Praxistauglichkeit gewähr-

leistet, indem ein gesuchtes Symptom bei Kenntnis des Aufbaus schnell gefunden werden kann.

Schließlich hat Kent eine Technik der Mittelfindung inauguriert, die sich zwar nicht als einzige in der Praxis bewährt hat, aber die bisher wohl größte Bedeutung gewonnen hat (siehe den Beitrag „Mittelfindung nach Kent", S. 127).

Erst seit wenigen Jahren werden andere Wege der Mittelfindung wiederentdeckt, wie z.B. nach Bönninghausen oder nach Boger (siehe auch die Beiträge zur Mittelfindung nach Bönninghausen und nach Boger, S. 139 u. 153).

Aus den genannten Gründen ist auch heute noch der Kent, über 100 Jahre nach Erscheinen seiner ersten Auflage, das weltweit am meisten verbreitete Repertorium in der homöopathischen Praxis.

5.2 Die Repertorien vor Kent

Es würde für ein Lehrbuch zu weit führen, auf die über hundert Repertorien einzugehen, die im Laufe der Zeit entstanden sind. Im folgenden seien die wichtigsten angeführt:

■ S. Hahnemann: Fragmenta de viribus medicamentorum positivis sive in sano corpore humano observatis, Pars secunda, Index 1805

(„Pars prima. Textus" enthält eine Materia medica bis dahin beobachteter Arzneien.)

Das erste abgedruckte Repertorium der Homöopathiegeschichte, etwas erschwert zugänglich durch die lateinische Sprache, ist ein rein alphabetisch verfaßter Symptomenindex.

Die Symptome werden hier noch als vollständige Symptome im genauen Wortlaut der Arzneimittelprüfung angegeben, d.h. oft mit ihren Begleitsymptomen (zum

Begriff des Begleitsymptoms siehe auch den Beitrag „Homöopathische Symptomenlehre", S. 94). Eine Zerlegung in Komponenten hat Hahnemann nicht vorgenommen. Dadurch bedingt steht hinter jedem Symptom immer nur eine Arznei. Zur Zeit seines Erscheinens war ein solchermaßen aufgebautes Repertorium aufgrund des geringen Umfangs der Materia medica noch praktikabel. Heute kommt man aber ohne die o.a. sprachliche Vereinfachung und Zerlegung des Textes nicht mehr aus.

■ C. v. Bönninghausen: Systematisch-alphabetisches Repertorium der antipsorischen Arzneien, 1832[1]

1832 erschien erstmals Bönninghausens „Systematisch-alphabetisches Repertorium der antipsorischen Arzneien", enthaltend die Arzneien aus der ersten Auflage von Hahnemanns „Die chronischen Krankheiten, ihre eigenthümliche Natur und homöopathische Heilung" (Dresden 1828), das eine weitere Verbreitung fand. Bereits 1833 erschien die zweite erweiterte Auflage. Beiden Auflagen hatte Hahnemann ein Vorwort über die Wiederholung der Arzneien vorangestellt. 1835 gab der Verfasser sein „Systematisch-Alphabetisches Repertorium der nicht-antipsorischen Arzneien" heraus, das die Arzneien aus Hahnemanns „Reiner Arzneimittellehre" (Dresden und Leipzig 1824 bis 1833) enthielt.

Dieses zweibändige Werk weist bereits entscheidende Merkmale des viel später erscheinenden Kent-Repertoriums auf: in einzelnen Kapiteln, die den einzelnen Körperregionen im Kopf-zu-Fuß-Schema entsprechen (dem damaligen Gebrauch folgend mit dem Gemütskapitel am Ende), werden Symptome in alphabetischer Reihenfolge rubriziert, die darin enthaltenen

Arzneien in vier verschiedenen Graden in Form von Kürzeln aufgeführt.

Bönninghausen beabsichtigte, bereits bewährte Arzneien für die Symptome besonders zu kennzeichnen. So hat er ein Mittel in einfacher Antiqua-Schrift gedruckt, wenn das ihm vorangestellte Symptom zwar als Erstwirkung beobachtet worden, aber nicht besonders ausgezeichnet war. War es wiederholt als Erstwirkung in der Arzneimittelprüfung aufgetreten, so setzte er es in gesperrter Antiqua-Schrift. Kursiv-Schrift wurde gewählt, wenn das betreffende Symptom durch die bezeichnete Arznei bereits geheilt wurde, und gesperrte Kursiv-Schrift, wenn bei wiederholten, häufigen Anwendungen jedesmal sichere Heilung erfolgt war. Zweifelhafte Symptome der Prüfungen wurden in Klammern gesetzt.

Mit dieser Einteilung in unterschiedliche Grade hat Bönninghausen einen Standard gesetzt, der z.B. auch von Kent, allerdings in abgewandelter Form, befolgt wurde, und der erst heute vielfach von Herausgebern erweiterter Repertorien in teilweise chaotischer Weise übertreten wird.

Bedingt kann dieses Repertorium auch heute noch in der Praxis von Nutzen sein; es spiegelt jedoch nicht den Wissensstand des erfahreneren späteren Bönninghausen wider, was man z.B. an Ergänzungen und Umgradierungen in Bönninghausens Handexemplaren sehen kann (s.h. Beispielseiten auf S. 106/107).

Ein Handexemplar des zweiten Bandes mit durchschossenen Seiten und handschriftlichen Nachträgen des Verfassers befindet sich im Besitz des Instituts für Geschichte der Medizin der Robert Bosch Stiftung in Stuttgart. Ein komplettes Handexemplar ist in Privatbesitz, eine Abschrift eines Sohns Bönninghausens gehört der Bibliothek der „Fondation Pierre Schmidt" in St. Gallen/Schweiz an.

■ C. v. Bönninghausen: Therapeutisches Taschenbuch für homöopathische Ärzte, zum Gebrauche am Krankenbette und beim Studium der reinen Arzneimittellehre, 1846

Mit diesem Werk betrat Bönninghausen Neuland, indem er die Symptome in ihre

---

1 Zur Person des Autors siehe den Beitrag zur Mittelfindung nach Bönninghausen, S. 139.

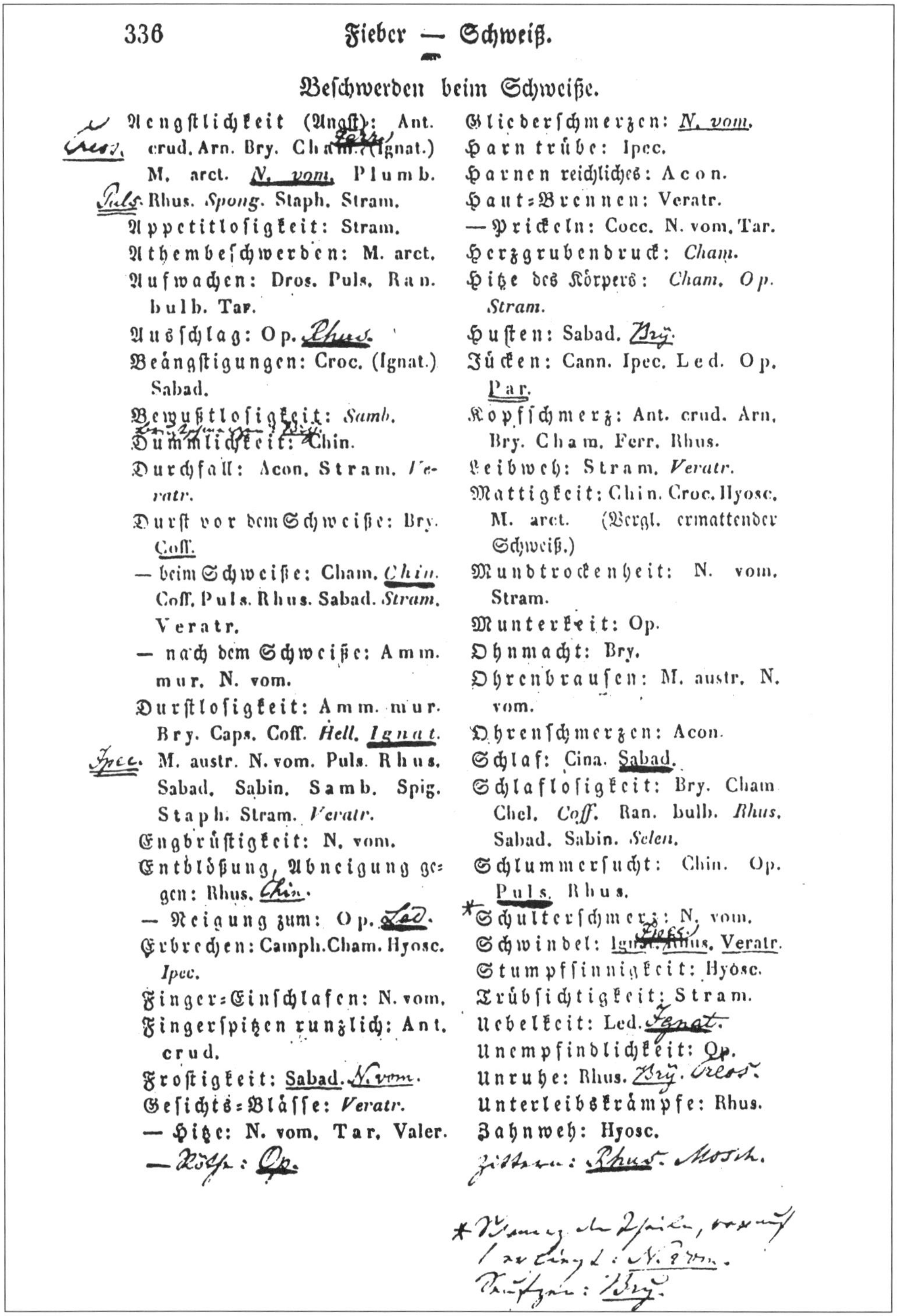

336　　Fieber — Schweiß.

Beschwerden beim Schweiße.

Aengstlichkeit (Angst): Ant. crud. Arn. Bry. Cham. (Ignat.) M. arct. *N. vom.* Plumb. Puls. Rhus. Spong. Staph. Stram.

Appetitlosigkeit: Stram.

Athembeschwerden: M. arct.

Aufwachen: Dros. Puls. Ran. bulb. Tar.

Ausschlag: Op. Rhus.

Beängstigungen: Croc. (Ignat.) Sabad.

Bewußtlosigkeit: Samb.

Dummlichkeit: Chin.

Durchfall: Acon. Stram. Veratr.

Durst vor dem Schweiße: Bry. Coff.

— beim Schweiße: Cham. Chin. Coff. Puls. Rhus. Sabad. Stram. Veratr.

— nach dem Schweiße: Amm. mur. N. vom.

Durstlosigkeit: Amm. mur. Bry. Caps. Coff. Hell. Ignat. M. austr. N. vom. Puls. Rhus. Sabad. Sabin. Samb. Spig. Staph. Stram. Veratr.

Engbrüstigkeit: N. vom.

Entblößung, Abneigung gegen: Rhus. Chin.

— Neigung zum: Op. Led.

Erbrechen: Camph. Cham. Hyosc. Ipec.

Finger=Einschlafen: N. vom.

Fingerspitzen runzlich: Ant. crud.

Frostigkeit: Sabad. N. vom.

Gesichts=Blässe: Veratr.

— Hitze: N. vom. Tar. Valer.

— Kälte: Op.

Gliederschmerzen: N. vom.

Harn trübe: Ipec.

Harnen reichliches: Acon.

Haut=Brennen: Veratr.

— Prickeln: Cocc. N. vom. Tar.

Herzgrubendruck: Cham.

Hitze des Körpers: Cham. Op. Stram.

Husten: Sabad. Bry.

Jücken: Cann. Ipec. Led. Op. Par.

Kopfschmerz: Ant. crud. Arn. Bry. Cham. Ferr. Rhus.

Leibweh: Stram. Veratr.

Mattigkeit: Chin. Croc. Hyosc. M. arct. (Vergl. ermattender Schweiß.)

Mundtrockenheit: N. vom. Stram.

Munterkeit: Op.

Ohnmacht: Bry.

Ohrenbrausen: M. austr. N. vom.

Ohrenschmerzen: Acon.

Schlaf: Cina. Sabad.

Schlaflosigkeit: Bry. Cham Chel. Coff. Ran. bulb. Rhus. Sabad. Sabin. Selen.

Schlummersucht: Chin. Op. Puls. Rhus.

*Schulterschmerz: N. vom.

Schwindel: Ignat. Rhus. Veratr.

Stumpfsinnigkeit: Hyosc.

Trübsichtigkeit: Stram.

Uebelkeit: Led. Ignat.

Unempfindlichkeit: Op.

Unruhe: Rhus. Bry. Creos.

Unterleibskrämpfe: Rhus.

Zahnweh: Hyosc.

Zittern: Rhus. Mosch.

Abb. 17a: Eine Seite aus dem Repertorium der nicht-antipsorischen Arzneien von Bönninghausen: handschriftliche Nachträge mit unterschiedlichen Unterstreichungen, durch die die Grade der Arzneien markiert sind. Handexemplar der Ausgabe von 1835.

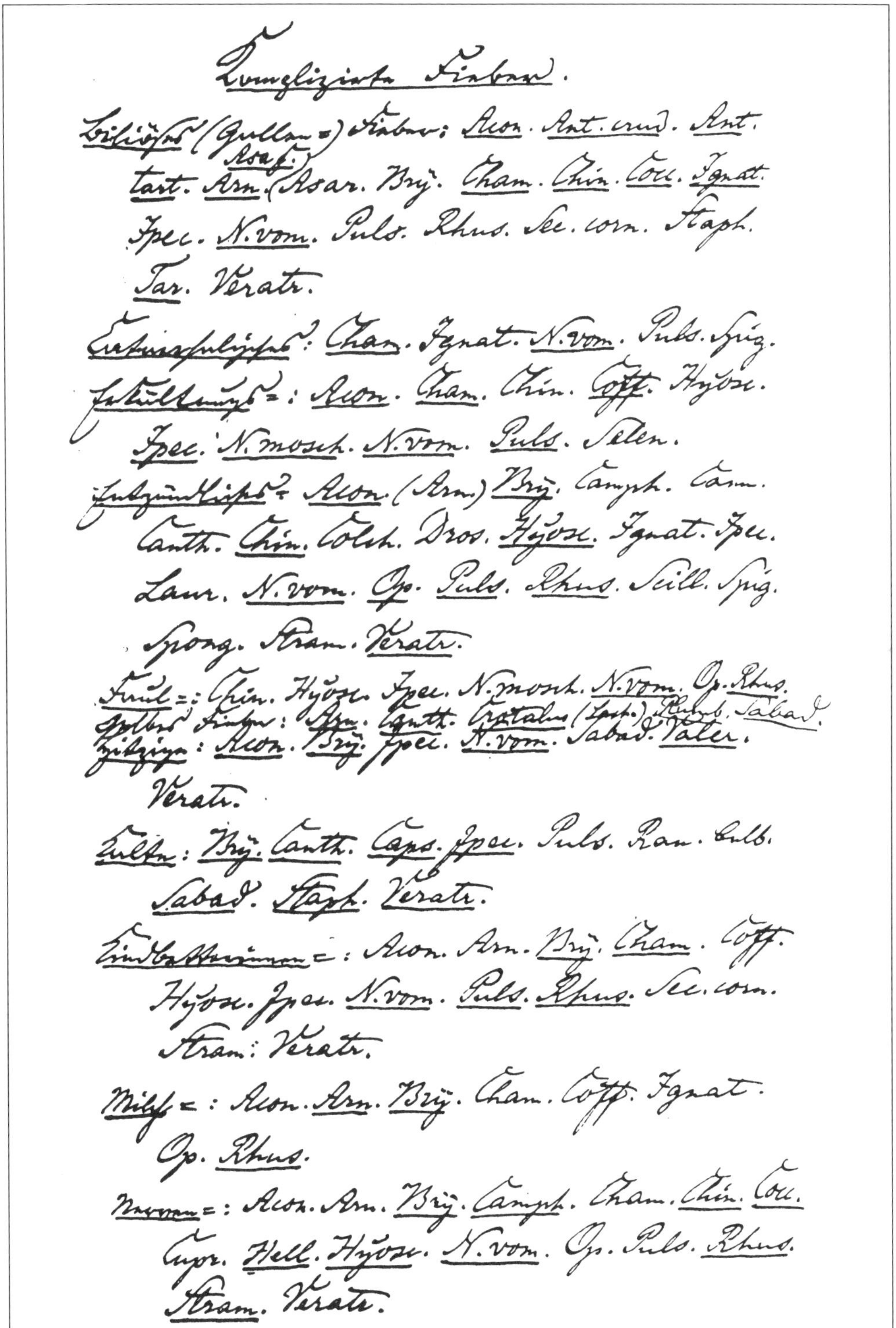

Abb. 17b: Gegenüberliegende, eingefügte Seite mit weiteren Nachträgen.

Komponenten Ort, Empfindung, Modalität und Begleitbeschwerden zerlegte und in jeweils eigenen Kapiteln unterbrachte. Durch diese Zerlegung entstanden sehr allgemein gehaltene Rubriken, die zudem meistens sehr viele Arzneien enthielten. Diese Rubriken waren frei untereinander kombinierbar (siehe den Beitrag zur Mittelfindung nach Bönninghausen, S. 140). Von Bedeutung ist es für die Entstehung des Kent insofern, als die Abteilungen „Empfindungen", „Empfindungen, Haut" und „Änderungen des Befindens" in abgewandelter Form in diesen inkorporiert wurden.

■ G. H. G. Jahr: Systematisch-alphabetisches Repertorium der Homöopathischen Arzneimittellehre, 1848

Georg Heinrich Gottlieb Jahr (1800–1875) war von Beruf Lehrer, kam zur Homöopathie unter anderem durch Karl Julius Aegidi und arbeitete schließlich unter Hahnemanns Anleitung an der Fertigstellung der zweiten Auflage der „Chronischen Krankheiten". Darauf wurde er für kurze Zeit Leibarzt der Prinzessin Luise von Preußen und begann erst danach, in Bonn Medizin zu studieren, allerdings ohne einen Abschluß zu erlangen. Auf Umwegen nach Paris gekommen, war er dort 35 Jahre als Homöopath tätig und damit Hahnemann in dessen letzten Lebensjahren sehr nahe. Er unterzeichnete am 2.7.1843 den Totenschein Hahnemanns. Er starb verarmt in Belgien.

Bei diesem Repertorium handelt es sich um den zweiten Teil des Werks „Ausführlicher Symptomencodex der Homöopathischen Arzneimittellehre", Leipzig 1848 (der erste Teil war eine ausführliche, heute noch sehr brauchbare Arzneimittellehre).

Es stellt einen weiteren Versuch dar, sowohl die Gesamtheit der Materia medica zu verarbeiten, als auch der Notwendigkeit formaler Bearbeitung der Masse in eine gedrängte Form zu folgen. Aufgrund logischer Anordnungsprobleme und einer gewissen Unübersichtlichkeit spielt es heute keine erhebliche Rolle mehr. Interessant und für die

Praxis wichtig ist die Kennzeichnung sogenannter klinischer Symptome, d.h. solcher, die nicht in der Arzneimittelprüfung, sondern erst bei der Anwendung am Krankenbett als geheilte Symptome beobachtet wurden.

■ C. Lippe: Repertory to the more Characteristic Symptoms, 1880

Constantine Lippe (1840–1885) war der Sohn des bedeutenden homöopathischen Arztes Adolph zur Lippe (1812–1888), der von Deutschland nach Amerika ausgewandert war und am Hahnemann Medical College in Philadelphia Vorlesungen über Homöopathie hielt.

Lippes Repertorium wurde im Kopf-zu-Fuß-Schema aufgebaut mit dem Kapitel „Mind and Disposition" an der Spitze. Die Arzneien sind in zwei Graden aufgeführt.

Kent gibt in einem Artikel „The Development and Formation of the Repertory" (1914) an, daß er mit seinem Repertorium im wesentlichen dem Aufbau des Lippeschen Werks gefolgt sei. Auch das Repertorium von Lippe stellte eine Sammlung der bis dahin beobachteten Symptome dar, ohne jedoch Anspruch auf Vollständigkeit zu erheben.

■ E. J. Lee: Repertory of the Characteristic Symptoms, Clinical and Pathogenetic, 1889

Edmund James Lee (1854–1922) war ein amerikanischer Homöopath und Herausgeber der Zeitschrift „The Homoeopathic Physician".

Lee versuchte, aus Lippes gesammeltem Material ein erweitertes Repertorium herauszugeben, kam jedoch krankheitsbedingt nur zu den Kapiteln „Mind" und „Head". Ein Vergleich zeigt, daß Kent praktisch beide Kapitel mit Überarbeitungen komplett übernommen hat.

5.3 J. T. Kent: Repertory of the Homoeopathic Materia medica, 1897

▨ Einführung

Nach Kents eigenen Angaben stellt sein Repertorium eine Kompilation aller bisherigen Repertorien dar. Im wesentlichen folgt es dem Aufbau von Lippes Repertorium und erweitert es um klinische Symptome, die Kent aufgezeichnet hatte, soweit sie einem Vergleich mit den Arzneiprüfungen standhielten. Es gilt heute als gesichert, daß Kent nicht der alleinige Bearbeiter seines Repertoriums war, sondern mehrere Mitarbeiter hatte. Dies ist sicherlich der Grund für viele Unregelmäßigkeiten bei Ausdrücken, für unterschiedliche Schreibweisen desselben Begriffs innerhalb verschiedener Kapitel sowie für zahlreiche synonyme Rubriken in verschiedenen Kapiteln, die nur in seltenen Fällen als solche ausgewiesen sind und sich häufig durch verschiedene Arzneien und/oder verschiedene Grade der übereinstimmenden Arzneien auszeichnen.

So ist z. B. das Symptom „Aufblähung" im Kapitel Abdomen in der Schreibweise „Distension" (K 544 ff.), im Kapitel Magen unter „Distention" (K 487) aufgeführt (amerikanische bzw. engl. Schreibweise). „Kopfschmerzen nach Gefühlserregungen": bei „Kopfschmerzen, allgemein" lautet die Rubrik „Head, pain, excitement of the emotions, after" (K 139, KD 249); bei Hinterkopfschmerzen dagegen: „Head, pain, occiput, emotions, from" („Kopfschmerz, Hinterkopf, Gemütsbewegungen, durch") (K 163, KD 273). Im Kapitel Atmung wiederum findet sich der Eintrag „Respiration, asthmatic, emotions, after" („Atmung, Asthma, Gemütsbewegungen, nach") (K 765, KD 1466). Ein Beispiel für gleichbedeutende Rubriken sogar innerhalb eines Kapitels sind die Symptome „Back, brown spots on: Sep." („Rücken, Farbe, braune Flecken auf dem Rücken: Sep.") (K 884, KD 707) sowie „Back, spots, brown: Thuj." („Rücken, Haut, Flecke, braun: Thuj.) (K 946, KD 707). Beide Rubriken enthalten je eine eigene Arznei.

Kents Repertorium erschien in 1. Auflage im Jahre 1897, in 2. Auflage 1908. Diese stellte auch die letzte von Kent persönlich revidierte Edition dar. Die 3. Auflage wurde 1924, 8 Jahre nach Kents Tod veröffentlicht; leider enthält diese nicht die von Kent selbst vorgenommenen Korrekturen, die er in drei Exemplare seiner 2. Auflage eingearbeitet hatte. Diese drei Exemplare sind heute nicht mehr zugänglich, eines scheint verloren gegangen zu sein, eines wird entweder eigennützig zurückgehalten oder ist anderweitig verschollen, während das dritte korrigierte Exemplar über Gladwin an Schmidt gelangte, der eine authentische Auflage nach Kents letzter Hand vorbereiten wollte.

P. Schmidt war 1922 nach einem Aufenthalt in England nach Amerika gereist, um dort Homöopathie zu studieren. Er hatte das Glück, an Kents enge Schüler A. Austin und F. Gladwin verwiesen zu werden, die ihn in Kentscher Homöopathie unterwiesen.

Das Exemplar wurde jedoch gestohlen und ist mittlerweile unvollständig in zur Unkenntlichkeit verstümmelten Fragmenten wieder aufgetaucht. Eine Rekonstruktion wird daher nur bedingt möglich sein. Drei Neuherausgaben, deren Bearbeiter sich auf dieses Exemplar als Grundlage berufen, können mitnichten als authentisch bezeichnet werden.

Die derzeit erhältliche englische Ausgabe von Kents Repertorium stellt einen Nachdruck der 1957 erschienenen 6. Auflage dar. Bereits ab der 3. Auflage 1924 werden wegen Kents Tod andere Bearbeiter genannt: Kents Witwe Clara Louise zusammen mit den Herausgebern Ehrhart & Karl für die 3. und die 5. Auflage 1945, Gladwin, Schmidt, Sherwood und andere für die 4. Aufl. 1937, Ehrhart & Karl für die 6. Auflage 1957.

1990 erschien die 6. Auflage in einer korrigierten, revidierten und verbesserten Version von Patel.

Ramanlal P. Patel hat, ausgehend von der 6. amerikanischen Auflage, zunächst eine Unzahl von Fehlern korrigiert, wie z. B. falsche Alphabetisierungen, falsche Einrükkungen von Rubriken und Unterrubriken, unvollständige Rubrikentitel, Fehler in den Kolumnentiteln bei Spalten- und Seitenwechsel, Druckfehler, Interpunktionsfehler und vieles mehr. Die Verweise auf Synonyme mit Angabe der Seitenzahlen, sowie ein übersichtliches Satzbild durch Aufhebung des Zweispaltendrucks des Originals und klare Kennzeichnungen der Grade sind weitere Vorteile dieser vierzigjährigen Arbeit.

Das große Verdienst von Patel besteht darin, das Bestehende korrigiert und in mannigfacher Weise verbessert zu haben, ohne neue Rubriken zu schaffen, noch bestehende Rubriken zu streichen oder Umgradierungen vorzunehmen. Diese Art des achtsamen Umgangs mit dem Bestehenden kann als ein erster Schritt in die Richtung verstanden werden, die trotz aller Unzulänglichkeiten bestehende Zuverlässigkeit von Kents Repertorium zu steigern.

▪ Struktur

Aufbau

Das Repertorium von Kent ist in **37 Kapitel** unterteilt, die einerseits einzelnen **Körperregionen** entsprechen, andererseits handelt es sich um Kapitel wie „Gemüt", „Allgemeines"; „Schwindel", „Schlaf", „Frost", „Fieber", „Schweiß", „Stuhl", „Urin" und „Auswurf". Bei der Reihenfolge hat Kent sich im wesentlichen an das **Kopf-zu-Fuß-Schema** von Hahnemanns Arzneiprüfungen in: „Die chronischen Krankheiten, ihre eigenthümliche Natur und homöopathische Heilung" (2. Auflage 1835) gehalten.

> **Die einzelnen Kapitel:**
> Mind (Gemüt)
> Vertigo (Schwindel)
> Head (Kopf)
> Eye (Augen)
> Vision (Sehen)
> Ear (Ohren)
> Hearing (Hören)
> Nose (Nase)
> Face (Gesicht)
> Mouth (Mund)
> Teeth (Zähne)
> Throat (Innerer Hals)
> External Throat (Äußerer Hals)
> Stomach (Magen)
> Abdomen (Abdomen)
> Rectum (Rektum)
> Stool (Stuhl)
> Urinary Organs (Harnorgane) unterteilt in:
>   Bladder (Harnblase)
>   Kidneys (Nieren)
>   Prostate Gland (Prostata)
>   Urethra (Harnröhre)
>   Urine (Urin)
> Genitalia (Männliche Genitalien)
> Genitalia female (Weibliche Genitalien)
> Larynx and Trachea (Kehlkopf und Trachea)
> Respiration (Atmung)
> Cough (Husten)
> Expectoration (Auswurf)
> Chest (Brust)
> Back (Rücken)
> Extremities (Extremitäten)
> Sleep (Schlaf)
> Chill (Frost)
> Fever (Fieber)
> Perspiration (Schweiß)
> Skin (Haut)
> Generalities (Allgemeines)

Der Aufbau der einzelnen Kapitel ist alphabetisch. Innerhalb der einzelnen Rubriken, wie die alphabetisch angeordneten Symptomentitel genannt werden, werden Unterrubriken (z.B. „Kopfschmerz, Morgens"; „Kopfschmerz, Abends"; „Kopfschmerz, frischer Luft, in") plaziert, die nach einem bestimmten Plan angeordnet sind. Bei kleineren Rubriken ist das Schema gut überschaubar, bei sehr großen Rubriken wie dem schon erwähnten Kopfschmerz und

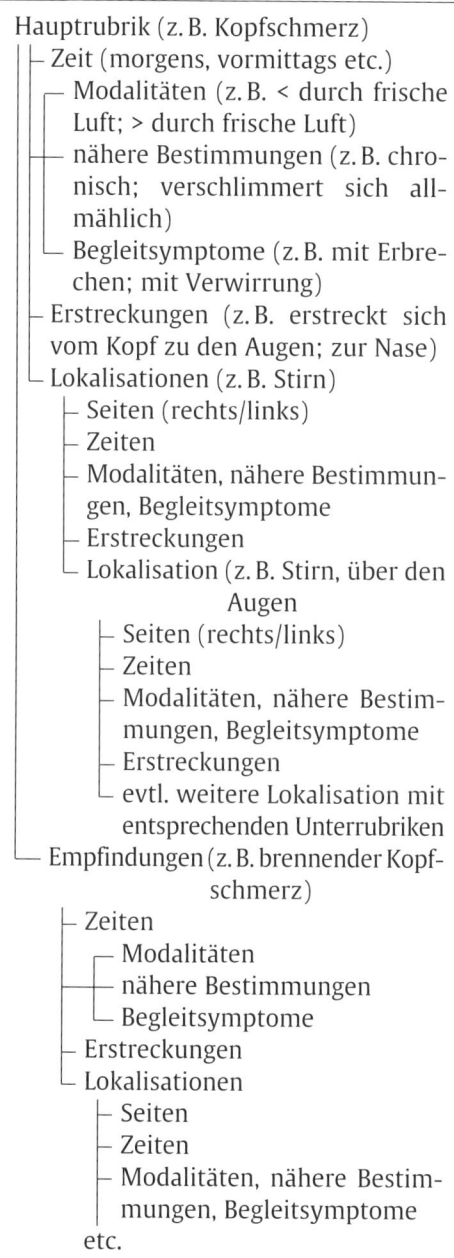

Abb. 18: Rubrikenunterteilung des Kent-Repertoriums.

Zunächst einmal gilt das Prinzip „von den allgemeineren zu den spezielleren Rubriken" („Generals to Particulars"). Zuoberst steht eine allgemein gehaltene Rubrik wie z. B. „Kopfschmerz", die in der Regel alle Mittel enthält, die in ihrer Pathogenese (Arzneimittelprüfung) dieses Symptom hervorgerufen und/oder dieses Symptom bei der Anwendung am Patienten geheilt haben.

Diese Hauptrubrik wird nach folgendem Schema modifiziert:

- **Nach den Seiten,** falls es sich um paarig angelegte oder symmetrische Organbereiche handelt.
- **Nach den Zeiten,** die oft auch noch nach Stunden weiterdifferenziert werden.
- **Nach näheren Bestimmungen, Modalitäten, Begleitsymptomen** (in alphabetischer Reihenfolge). Hier gilt zu beachten, daß die Modifikation in dem Kapitel (= Ort) nachzuschlagen ist, **in dem das Symptom auftritt,** z. B. „Kopfschmerz während der Menses" im Kapitel „Kopf" und nicht im Kapitel „weibliche Genitalien".
- **Nach den Erstreckungen** (z. B. erstreckt sich vom Kopf zu den Ohren). Hier gilt wiederum zu beachten, daß sich die Erstreckung in dem Kapitel (= Ort) findet, **von dem aus** die Erstreckung erfolgt, im oberen Beispiel also im Kapitel „Kopf" und nicht „Ohr".
- **Nach den Lokalisationen** (z. B. Schläfen, Stirn etc.).
- **Nach den Empfindungen** (z. B Brennen, Stechen etc.).

In der Praxis des Kent-Repertoriums sieht die Anordnung des Kapitels Kopfschmerz in seinen Rubriken dann folgendermaßen aus:

> Head, pain, headache in general (Kopf, Kopfschmerz im allgemeinen)
> – daytime (tagsüber).
> – morning (morgens)

zahlreichen anderen, kann das Auffinden des Patientensymptoms schon erheblich schwieriger werden. Wird dieses Schema grundsätzlich verstanden, ist das Auffinden der gesuchten Rubrik relativ einfach.

- bed, in (im Bett)
  - first motion, on (bei der ersten Bewegung)
  - nausea, with (mit Übelkeit)
  - breakfast is delayed, if (wenn das Frühstück verzögert wird)
  - etc.
- forenoon (vormittags)
  - 8 a.m.
  - 9 a.m. to 12
  - etc.
- noon (mittags)
- etc.
- acids, from (sauren Sachen, durch den Genuß von)
- air, cold, from (Luft, kalte Luft verschlechtert)
  - amel. (bessert)
  - walking, in while (Gehen in kalter Luft verschlechtert)
  - draft of, from (Zugluft, durch Z. schlechter)
- air, open (Freien, schlechter im)
  - amel. (besser)
- alternating with abdominal and uterine symptoms (abwechselnd mit abdominellen und Gebärmuttersymptomen)
  - asthma (Asthma)
  - etc.
- anger, from (Zorn, durch)
- animal fluids, from loss of (Körpersäfte, durch den Verlust von)
- etc.
- yawning, when (Gähnen, beim)
- extending to back (erstreckt sich vom Kopf zum Rücken)
  - around the head (Kopf, um den Kopf herum)
- Base of Brain (Schädelbasis)

- etc.
- Bones (Knochen)
- Brain (Gehirn, Kopfschmerz wird tief im G. empfunden)
  - morning (morgens)
  - forenoon (vormittags)
  - afternoon (nachmittags)
  - evening (abends)
  - eating, after (Essen, nach dem)
  - etc.
  - extending out through forehead (erstreckt sich nach außen über die Stirn)
- Forehead (Stirn)
  - right side (rechte Seite)
    - afternoon (nachmittags)
    - evening (abends)
    - etc.
    - extending to left side (erstreckt sich zur linken Seite)
      - cheek (zur Wange)
      - etc.
  - left side (linke Seite)
    - extending to right side (erstreckt sich zur rechten Seite)
- daytime (tagsüber)
- morning (morgens)
  - bed, in (im Bett)
  - every other morning lasting all day (jeden 2. Tag morgens, dauert den ganzen Tag)
  - rising, on (Aufstehen, beim A. schlechter)
  - etc.
- forenoon (vormittags)
- etc.
- air, cold (kalte Luft verschlechtert)
  - amel. (– bessert)
- air, open (Freien, im F. schlechter)

- etc.
- extending backward (erstreckt sich rückwärts)
- etc.
- Forehead, eyes, above (Stirn, über den Augen)
- etc.
- biting (beißender Schmerz)
  - rubbing agg. (Reiben verschlechtert)
  - scratching amel. (Kratzen bessert)
- blow, as from (Schlag, Schmerz wie durch Schläge auf den Kopf)
  - Forehead, one wakens at 1 a.m. (Stirn, auf die, erwacht davon um 1 Uhr)
    - morning on waking (morgens beim Wachwerden)
  - etc.
- boring, digging, screwing (bohrender, grabender, schraubender Schmerz)
  - morning (morgens)
  - etc.
  - Forehead (Stirn)
    - morning (morgens)
    - etc.
  - Occiput (Hinterkopf)
    - afternoon (nachmittags)
    - etc.

Abb. 19: Anordnung der Rubriken des Kapitels Kopfschmerz im Kent-Repertorium.

Innerhalb der Lokalisationen und innerhalb der Empfindungen gilt das gleiche Anordnungsschema, so daß die Regel „vom Allgemeineren zum Besonderen" durchgängig erfüllt wird. Das bedeutet auch, daß bei weiterem Fortschreiten innerhalb dieser Ordnung die Rubriken immer weniger Arzneien enthalten, d.h., man schreitet von unbestimmten zu immer näher bestimmten Symptomen im Sinne des § 153 fort (siehe auch den Beitrag „Homöopathische Symptomenlehre", S. 73).

> Für das gesamte Repertorium gilt, daß eine Besserungsmodalität als solche gekennzeichnet ist, während eine fehlende Kennzeichnung immer eine Verschlimmerung oder auslösende Ursache bedeutet. Zwischen letzteren wird nicht explizit unterschieden.

Die Modalität „Wet, getting" („Nässe, Naßwerden, Folgen von" (K 1421, KD 2050) bedeutet sowohl: Beschwerden ausgelöst durch Naßwerden, als auch: bestehende Beschwerden, verschlimmert durch Naßwerden.

Eine Ausnahme stellt das Kapitel „Haut" dar, da es nur in ganz wenigen Fällen (z.B. in den Rubriken des Juckreizes) Modalitäten enthält. Das liegt daran, daß es im wesentlichen aus Bönninghausens „Therapeutischem Taschenbuch" entnommen ist, wo es ein Kapitel innerhalb der Abteilung „Empfindungen" einnahm. Die Modalitäten für alle Symptome hatte Bönninghausen in einer eigenen Abteilung „Änderungen des Befindens" zusammengestellt (die wiederum in Kents Kapitel „Allgemeines" in wesentlichen Teilen inkorporiert wurde, s.o.).

Ein Problem des Repertoriums von Kent stellt die Tatsache dar, daß, entgegen Kents Angabe, häufig die Arzneien besonderer Unterrubriken nicht in die übergeordnete Hauptrubrik aufgenommen worden sind.

So ist z.B. die einzige Arznei Ammonium carbonicum in der Rubrik „Extremities, pain, stitching, fingers, cold air, when in" („Gliederschmerz, stechender, Finger, kalter Luft, in") (K 1143, KD 1081) nicht in die übergeordnete Rubrik „Extremities, pain, fingers, cold air" („Gliederschmerz, Finger, kalter Luft, in") (K 1060, KD 990) mit Agaricus als einzigem Mittel aufgenommen worden, obwohl in die übergeordnete allgemeinere Empfindung „Schmerz" die differenziertere Schmerzempfindung „Stechen" subsummiert werden müßte: „Extremitäten, Schmerzen, Finger, kalte Luft" müßte beide Arzneien enthalten, während die Unterrubrik unverändert bliebe (bis auf den Wortlaut: „when in" bleibt in jedem Fall überflüssig). Unter diesen Umständen läßt sich Kents Plan des Vorgehens von den allgemeineren zu den bestimmteren Symptomen nicht strikt befolgen, sondern man muß bei Aufsuchen der **Hauptrubrik** die **Unterrubriken** bereits mit im Blick behalten.

Gradierung

Die Arzneien sind in den Rubriken von Kents Repertorium in drei Graden aufgeführt.

Als Beispiel sei die Rubrik „Head, Pain, lies with head high" („Kopf, Kopfschmerz, liegt mit dem Kopf hoch") (K 141, KD 257) angeführt. Hier sind folgende Arzneien angeführt:
Arg-m., **Ars.**, bry., carb-v., *con.*, *gels.*, nat-m., *phos.*, **Puls.**, *spig.*, stront.

Der **dritte und höchste Grad**, repräsentiert als **Fettdruck**, gibt eine Arznei an, die das entsprechende Symptom bei der Mehrzahl oder bei allen Prüfern hervorgebracht hat, und die vielfach in der klinischen Anwendung bestätigt wurde.

Die Erläuterung zu den Graden seines Repertoriums hat Kent in seinen „Lectures on Homoeopathic Philosophy" (1900) am Ende der Lektion XXXIII („The Value of Symptoms") aufgeführt. Hier wurde allerdings der höchste Grad als „first grade" angegeben. Es hat sich jedoch durchgesetzt, den höchsten Grad als den dritten zu bezeichnen.

Der **zweite Grad**, repräsentiert durch *Kursivschrift*, gibt eine Arznei an, die das Symptom in einigen Prüfern hervorgebracht hat, bei Nachprüfungen verifiziert wurde und gelegentlich in der klinischen Anwendung bestätigt wurde.

Der **erste und niedrigste Grad**, repräsentiert durch Normalschrift, gibt eine Arznei an, die das Symptom gelegentlich und bei wenigen Prüfern hervorgebracht hat, bislang in Nachprüfungen nicht bestätigt wurde und gelegentlich klinisch verifiziert wurde.

Wie bei Bönninghausen spielt also auch bei Kent die Häufigkeit sowohl des Auftretens eines Symptoms in der Arzneimittelprüfung, als auch die klinische Verifikation die entscheidende Rolle für die Gradierung einer Arznei, wenn auch die Kriterien etwas unterschiedlich sind.

Auch noch nicht häufig bestätigte rein klinisch gefundene Symptome kommen in den niedrigsten Grad, wohingegen häufig verifizierte in den mittleren oder höchsten Grad, je nach Häufigkeit, eingeordnet werden.

So ist z. B. das Phosphor-Symptom „Erbrechen nach kaltem Wasser, sobald es im Magen warm wird" eine von A. Lippe bei einer Heilung eines Falles von Typhus abdominalis mitgeteilte Beobachtung. Das Symptom ist in Arzneimittelprüfungen nicht beobachtet worden. Später hat Guernsey das Symptom weiterhin bestätigen können, und mittlerweile ist es so häufig verifiziert worden, daß es in den höchsten Grad erhoben werden konnte.

Leider kursiert auch heute noch in einzelnen Homöopathenkreisen die Ansicht, daß der Grad eines Arzneimittels die Intensität eines Symptoms ausdrücken soll. So sei z. B. Arsenicum album im dritten Grad bei „Brennen" aufgeführt, weil es extreme Brennempfindungen hervorgebracht habe bzw. heilen könne. Im höchsten Grad steht es aber, weil es das Brennen bei den meisten Prüfern hervorgebracht hat **und** sich wiederholt bei Heilungen dieses Symptoms bewährt hat.

> Die Intensität eines Symptoms läßt sich also auf gar keinen Fall am Grad im Repertorium ablesen.

Nur am Rande sei angemerkt, daß eine Empfindung ohnehin erst eine gewisse Intensität haben muß, um zu einem Symptom zu werden.
„Ißt gerne Salz" ist noch kein Symptom. Erst wenn der Kranke bestimmte Mengen davon vertilgen muß, wird das „Salzverlangen" zum Symptom.

5.4 Praktische Anwendung

Die Arbeit mit dem Repertorium als entscheidender Schritt bei der Mittelfindung besteht darin, mit Hilfe der Rubriken, die ja Symptomen oder Symptomkomponenten entsprechen, alle diejenigen Arzneimittel herauszufinden, die zur Symptomentotalität des Krankeitsfalles in einer Ähnlichkeitsbeziehung stehen. Andersherum bedeutet dies, alle diejenigen Arzneien auszuschließen, die nicht in diesem Beziehungszusammenhang stehen.

Unabhängig davon, welches Repertorium benutzt wird, ist die Repertorisation im Prinzip ein Weg, die Rubriken, die den Patientensymptomen entsprechen, daraufhin zu vergleichen, ob eine oder mehrere Arzneien in allen enthalten sind. Eine solche, in allen Rubriken verzeichnete Arznei würde der Symptomentotalität entsprechen, da ein Repertorium, wie oben aufgewiesen, nichts anderes als die umgedrehte Materia medica darstellt.

Im folgenden soll die Methode der Repertorisation mit Hilfe des Repertoriums von Kent als die heute weltweit am meisten verbreitete vorgestellt werden.

Diese erfolgt nach den vorausgegangenen Schritten der Anamnese, der Klassifikation der Symptome sowie ihrer Gewichtung. Wie in dem Beitrag „Homöopathische Symptomenlehre" (S. 73) schon ausgeführt, sollte die Auswahl der Symptome auf einige wenige, aber aussagekräftige beschränkt werden. Gerade für den Anfänger ist diese Forderung am schwersten zu erfüllen. Er wird daher dazu neigen, eher mehr Symptome in die Repertorisation einfließen zu lassen. Solange aber gewährleistet bleibt, daß sie alle charakteristische Symptome im Sinne des § 153 sind, kann diese Vorgehensweise auch aus Übungsgründen akzeptiert werden.

Zunächst werden die wahlanzeigenden Symptome in der Reihenfolge ihrer Gewichtung untereinander geschrieben und aus praktischen Gründen durchnumeriert (siehe auch das Beispiel im Beitrag „Homöopathische Symptomenlehre", S. 96).

Für das weitere Vorgehen bieten sich nach Kent (vgl. seinen Artikel „The Use of the Repertory", der in einigen indischen Nachdrucken der 6. Auflage des Repertoriums in Form einer Einleitung abgedruckt ist) zwei Wege an: die **Mechanische Methode** und die **Künstlerische Methode**. Beide sollen im folgenden vorgestellt werden.

Zunächst werden bei beiden Methoden die aufgeführten Symptome entsprechenden Rubriken im Repertorium zugeordnet, was mit zunehmender Erfahrung im Umgang mit diesem Werk leichter fallen wird.

So muß man z. B. wissen, daß Unverträglichkeiten von Speisen und Getränken allgemein im Kapitel „Generalities" („Allgemeines") (K 1362–1364, KD 2046–2050) zu finden sind, Abneigungen und Verlangen nach solchen aber im Kapitel „Stomach" („Magen") (K 480–482, 483–486; KD 1551–1554, 1616–1620), während Magenverderben nach bestimmten Nahrungsmitteln wiederum im Kapitel „Stomach" („Magen") unter „Indigestion" („Verdauungsstörung") (K 503, KD 1586–1587) verzeichnet ist. Durst gehört zwar zu den Allgemeinsymptomen, steht aber ebenfalls im Kapitel „Stomach" („Magen") (K 527–530, KD 1571–1575). Eine wunde Nase bei einem Schnupfen findet man nicht unter den Empfindungen im Kapitel „Nose" („Nase"), sondern unter „Nose, discharge, excoriating" („Nase, Absonderungen, wundmachend") (K 331, KD 1306).

Das Unvermögen zu schwitzen überhaupt ist im Kapitel „Skin" („Haut") unter „Dryness, inability to perspire" („Trocken, Unfähigkeit zu schwitzen") (K 1308, KD 574) aufgeführt und nicht im Kapitel „Perspiration" („Schweiß"), während der fehlende Schweiß bei einem Fieber im Kapitel „Fever" („Fieber") unter „Perspiration, absent" („Schweiß, ohne") (K 1289, KD 445) nachzuschlagen ist.

Für den Fall, daß ein bestimmtes Teilsymptom nicht mit einer bestimmten, aber wahlanzeigenden Modalität in seinem Kapitel zu finden ist, z.B. das Symptom „trockener Husten morgens, durch Reiben des Rückens gebessert", kann man sich behelfen, indem man diese Modalität im Kapitel „Allgemeines" aufsucht (hier: „Reiben bessert"), während man den trockenen morgendlichen Husten im Kapitel „Husten" unter „Husten, trocken, morgens" nachschlägt. Ein großes Problem stellen viele Als-ob-Symptome dar, indem sie nicht in den entsprechenden regio-

nalen Kapiteln zu finden sind, sondern unter den „Wahnideen" („Delusions") im Kapitel Gemüt:
Das Symptom „linker Arm ... wie an der Seite festgebunden ..." ist angeführt im Kapitel „Gemüt" („Mind") als „Wahnidee, Arme sind an den Körper gebunden" („Delusions, arms are bound to her body") (K 21, KD 121). Über die falsche Zuordnung dieser Empfindung wurde hier darüberhinaus auch beträchtlich in den originalen Wortlaut und damit in den Gehalt diese Symptoms eingegriffen. (Siehe hierzu auch W. Klunker: Als-ob-Symptome: Ein Beitrag zur homöopathischen Symptomatologie: ZKH 31 [1987], S. 179–187.)

■ Die „Mechanische Methode" der Repertorisation

Nachdem die ausgewählten Symptome des Patienten im Repertorium aufgesucht worden sind, schreibt man nun alle Arzneien der jeweiligen Rubriken heraus.

Hierfür hat es sich bewährt, die Arzneien direkt neben ihre bereits ausgewählten Rubriken zu schreiben. Eine Zeitersparnis kann mit Hilfe von Repertorisationsbögen erzielt werden (siehe S. 118).

Zur Angabe der Grade kann man entweder Ziffern hinter die Arzneinamen setzen – es hat sich durchgesetzt, den höchsten Grad mit einer 3, den mittleren mit einer 2 und den niedrigsten mit einer 1 zu bezeichnen –, oder man unterstreicht die Mittel doppelt (höchster Grad), einfach (mittlerer Grad) oder gar nicht (niedrigster Grad).

Nun muß ermittelt werden, ob ein oder mehrere Arzneimittel in allen Rubriken zu finden sind; falls nicht, so sollten die Mittel bevorzugt werden, die zu den höher gewichteten Symptomen eine Beziehung aufweisen.

Als nächstes wird ermittelt, welche Arzneien mindestens bei der Hälfte der Rubriken vertreten sind und man addiert für diese die Ziffern ihrer Grade. Praktischerweise setzt man diese Summe vor einen Bruchstrich als Zähler. Als Nenner wird die Anzahl der Symptome angegeben, bei denen das Mittel überhaupt erscheint.

Die Hälfte der Symptome sollte bei einem Mittel zu finden sein, sonst wird die Wahrscheinlichkeit der Simile-Findung zu gering. Man hüte sich auch davor, bei mehreren in Frage kommenden Arzneimitteln dasjenige mit der höchsten Punktzahl auszuwählen, sondern überlasse die endgültige Festlegung dem Studium der Materia medica.

Dieser **mechanische Weg** der Repertorisation nimmt zwar einige Zeit in Anspruch (bei der Verwendung größerer Rubriken auch bis zu über eine Stunde), bietet jedoch dem Anfänger eine größere Gewähr der Zuverlässigkeit. Der sogenannte „künstlerische" Weg (Kent) oder auch die „Eliminationsmethode" ist der rationellere, weniger zeitaufwendige Weg, der auf der nächsten Seite besprochen wird.

Dem Anfänger kann nicht genug ans Herz gelegt werden, seine Ausarbeitung schriftlich und ausführlich zu machen, da er hierbei sein Repertorium kennenlernt. Die Benutzung eines Computerprogramms nimmt zwar etliche mechanisierte Schritte ab, lehrt jedoch nicht den Umgang mit dem Handwerkszeug.

Am Beispiel eines Akutfalles soll der „Mechanische Weg" nun vorgeführt werden.

Fallbeispiel
Ein Junge von 3 1/2 Jahren mit fieberhafter Bronchitis hat folgende Symptome:
Er hustet seit Tagen ohne Auswurf, der Klang des Hustens ist nicht auffällig.
Er hustet in zwei Stößen mit längeren Pausen dazwischen. Nach dem Niederliegen sei es am schlimmsten, so daß er aufsitzen müsse. Weitere Modalitäten sind nicht zu erfahren.
Begleiterscheinungen: weiß belegte Zunge, das Kind ist klagsam, weinerlich, will ständig nur auf dem Arm sein. Temperatur 39,4 °C., kein Schweiß, trotz der hohen Temperatur kein Durst.

Klassifikation:

I. Auffällige Allgemeinsymptome:
Gemütssymptome:
● Will getragen werden
Körperliche Allgemeinsymptome:
● Durstlos in der Fieberhitze

II. Auffällige Teilsymptome
- Husten < nach dem Niederliegen
- Husten in zwei Stößen

III. Gewöhnliche Allgemeinsymptome
- Weinen
- Hohes Fieber
- Trockene Hitze

IV. Gewöhnliche Teilsymptome:
- Husten, trocken
- Zunge weiß belegt

Für die Repertorisation kommen die Symptome der **Klassen I und II** in Frage, die Klassen III und IV dienen allenfalls zur Bestätigung.

Repertorisation:
1. Gemüt; Getragen werden, möchte (Mind, Carried, desires to be):
acet-ac. 1, acon. 1, ant-t. 1, ars. 2, benz-ac. 1, brom. 1, carb-v. 1, cham. 3, cina 2, ign. 1, kali-c. 2, lyc. 2, puls. 1, rhus-t. 2, sanic. 1, staph. 1, sulph. 1, verat. 2 (KD 58, K 10).

2. Magen; Durstlos, Hitzestadium im Fieber, während (Stomach, Thirstless, heat, during):
aeth. 2, agar. 1, alum. 2, ant-c. 2, ant-t. 2, apis 3, arg-m. 1, ars-h. 1, asa-f. 1, bar-c. 1, bov. 1, calc. 2, camph. 1, caps. 2, carb-an. 1, carb-v. 2, caust. 2, chin. 1, cimx. 2, cina 3, cocc. 1, cycl. 1, dig. 1, dros. 2, ferr. 2, gels. 3, hell. 1, ign. 2, ip. 2, kali-c. 2, lec. 1, led. 2, lyc. 1, med. 1, meny. 1, mur-ac. 2, nit-ac. 2, nux-m. 2, op. 1, ph-ac. 2, puls. 2, rhus-t. 1, sabad. 3, samb. 2, sep. 3, spig. 1, sulph. 2 (KD 1572, K 530).
NB: Obwohl diese Rubrik ein Allgemeinsymptom repräsentiert, findet sie sich im Kapitel „Magen".

3. Husten; Hinlegen, sofort nach Hinlegen (Cough, Lying, first lying down, on):
arg-n. 1, ars. 2, caps. 1, con. 1, dros. 2, hyos. 1, laur. 1, phyt. 1, puls. 1, sabad. 1, sang. 1 (KD 1503, K 797).

4. Husten; Anfälle, besteht aus zwei Stößen (Cough, paroxysmal, consisting of two coughs):
agar. 1, cocc. 1, grat. 1, laur. 1, merc. 1, phos. 1, plb. 1, puls. 1, sulph. 1, sul-ac. 1, thuj. 1 (KD 1493, K 800).

Nur eine Arznei ist in allen 4 Rubriken enthalten: Pulsatilla. Die Addition der Grade ergibt 5.
Mit der Summe der Gradziffern als Zähler und der Anzahl der Rubriken, die die Arznei enthalten, als Nenner ergibt sich für Pulsatilla 5/4.
Bei 3 Symptomen ist Sulphur repräsentiert mit 4/3. An nächster Stelle steht Cina mit 5/2, welches zwar eine höhere Gradsumme hat als Sulphur, aber mit nur 2 Rubriken die Symptomentotalität weniger deckt.

Materia-medica-Vergleich:
„Children want to be carried, but very slowly" (Hering: Analytical Repertory of the Symptoms of

the Mind", [2nd Ed. 1881, S. 332]. („Kinder wollen getragen werden, aber sehr langsam.")
„Nach dem Niederlegen, Abends, anhaltender Husten" (RA II, S. 309, Nr. 618).
„Cough, shattering, spasmodic, often in paroxysms of two coughs each" (GS VIII, S. 618).
(„Husten erschütternd, spasmodisch, oft in Anfällen zu je zwei Stößen.")
„Wenn aber dieser Husten z. B. regelmäßig *in je zwei* (Puls.), ... *Stößen* ... erfolgt, ..., so liegt darin schon gleich eine sehr *brauchbare*, wenngleich bei Weitem noch *nicht* die einzige und *genügende Karakteristik.*" (Bönninghausen: Die homöopathische Behandlung des Keuchhustens in seinen verschiedenen Formen, Münster 1860, S. XVII).
„Heat, at night, without thirst" (GS VIII, S. 634). („Hitze nachts ohne Durst.")

2 Globuli Pulsatilla C 30 (DHU) in Wasser aufgelöst, davon ein Teelöffel, halfen prompt, es wurde keine weitere Arzneigabe erforderlich. ▬▬▬

■ Die „Künstlerische Methode" der Repertorisation

Die **künstlerische** Methode, auch „Eliminationsmethode" genannt, besteht darin, aus den wahlanzeigenden Symptomen einige wenige herauszusuchen, die **für den Patienten** als **so charakteristisch** angesehen werden können, daß man sie zur Elimination heranziehen kann. Das bedeutet, daß alle Mittel eliminiert werden, die hier nicht zu finden sind.

Hierzu ist aber anzumerken, daß jede Repertorisation eine Elimination von Arzneien darstellt. Auch der „mechanische Weg" eliminiert ja diejenigen Arzneien, die nicht für die genannten Symptome in Frage kommen. Daher ist der Begriff „Eliminationsmethode" irreführend und sollte eher gemieden werden.

Im geschilderten Fallbeispiel wären die charakteristischen Symptome einmal das ständige Bedürfnis, herumgetragen zu werden, die Durstlosigkeit im Fieber sowie die Verschlimmerung des Hustenreizes sofort nach dem Niederliegen. In diesen drei Rubriken soll das Arzneimittel **unbedingt** enthalten sein.

Hiervon wird nun die **kleinste Rubrik** ausgewählt zur **Elimination**:

Husten; Hinlegen, sofort nach Hinlegen: arg-n. 1, ars. 2, caps. 1, con. 1, dros. 2, hyos. 1, laur. 1, phyt. 1, puls. 1, sabad. 1, sang. 1.

Kreuzt man diese Rubrik mit der nächstkleineren:
Getragen werden, möchte
so bleiben übrig:
Arsenicum album, Pulsatilla.

Von diesen beiden Arzneien ist nur Pulsatilla in der Rubrik „Durstlos, Fieberhitze, während" verzeichnet.
Pusatilla ist auch bei den Symptomen der Klassen III und IV aufgeführt, d.h. weiterhin bestätigt.

Dieser Weg der Elimination mit Hilfe kleinerer Rubriken setzt aber, neben dem Urteilsvermögen, **charakteristische Symptome beim Patienten** auszuwählen, gute Vertrautheit mit dem Repertorium voraus. Denn nicht jedes Charakteristikum eines **Patienten** muß unbedingt auch ein **Charakteristikum von Arzneien** sein. So ist im obigen Beispiel zwar die Durstlosigkeit im Fieber ein auffälliges Symptom auf der Patientenseite, und damit wahlanzeigend, die entsprechende Rubrik im Kapitel „Magen" weist aber doch immerhin 47 Arzneien auf, d.h., auf der Arzneiseite ist es ein weniger charakteristisches Symptom.

Das bedeutet aber nicht, daß dieses Symptom nicht zur Mittelwahl herangezogen werden könnte, denn in § 153 des Organon heißt es lediglich, daß den **charakteristischen** Zeichen und Symptomen des **Krankheitsfalles** sehr ähnliche in der **Symptomenreihe** der gesuchten **Arznei** entsprechen müssen. Hier ist also nicht die Rede von den Charakteristika einer Arznei, sondern nur von deren Symptomenreihe. Erst Bönninghausen begründete eine Methode der Mittelfindung, die von den Charakteristika einer **Arznei** ausging und forderte, bereits während

der Anamnese den **Arzneigenius** in den Patientensymptomen zu erkennen, d.h., den Patienten bereits durch den jeweiligen Genius der dem Homöopathen vertrauten Arzneien hindurch zu betrachten. Diese Vorgehensweise, die bereits Hahnemanns Hinweise im Organon modifiziert und damit strenggenommen von ihnen abweicht, erfordert aber sehr gute Kenntnis der Materia medica (siehe auch den Beitrag zur Mittelfindung nach Bönninghausen, S. 139).

Die **künstlerische Methode** eignet sich also nur für Fälle, deren wahlanzeigenden (**charakteristischen**) Symptomen **Charakteristika auf der Arzneiseite** entsprechen, d.h., die im Repertorium in den kleineren Rubriken repräsentiert sind.
Für diesen Weg ist also die Kenntnis bzw. das Auffinden kleinerer Rubriken im Repertorium Voraussetzung.

5.5 Hilfsmittel zum Repertorium

Die Repertorisation kann unter Benutzung von Hilfsmitteln vereinfacht bzw. abgekürzt werden. Insbesondere für den „Mechanischen Weg" kann hier eine erhebliche Zeitersparnis erreicht werden. Im Folgenden sollen die wichtigsten Hilfsmittel besprochen werden.

■ Repertorisationsbogen

Ein Repertorisationsbogen ist in der Regel so aufgeteilt, daß bis zu zehn Symptome aufgeführt werden können. Mehr sind in der Regel nicht erforderlich; ein erfahrener Homöopath wird mit der Zeit immer weniger Symptome (drei bis fünf) benötigen. Diese werden durchnumeriert, und die Nummern werden an den Kopf von vertikalen Kolumnen gesetzt, d.h. in diesem Fall zehn. Diese Kolumnen sind durch quer liegende Zeilen unterteilt, insgesamt, je nach Ausgabe, ca. 150, die jeweils einer Arznei, die am vorderen Zeilenende steht, zugeordnet sind. Für jedes

Symptom wird nun in seine Kolumne eine jede Arznei in Form einer Zahl, die ihrem Repertoriums-Grad entspricht, in die jeweilige Zeile eingetragen. Nun kann man recht übersichtlich eine eventuell durch alle Rubriken repräsentierte Arznei (alle Kolumnen dieser Zeile enthalten eine Zahl) ablesen. Gehen mehrere Arzneien durch, sollte mit Hilfe der Materia medica die feinere Differenzierung vorgenommen werden. Einfach die Höhe der Grade zu addieren und die Arznei mit der höchsten Quersumme auszuwählen, kann aus verschiedenen Gründen zur falschen Mittelwahl führen: zum einen gibt die Summe der Grade nur die Häufigkeit des Auftretens der Symptome in der Arzneimittelprüfung **und** der klinischen Bestätigung einer Arznei für bestimmte einzelne Symptome an, sagt aber nichts über die Kombination der Symptome aus, wie sie im konkreten Krankheitsfall vorliegt. Zum anderen handelt es sich ja beim Repertorium um formal bearbeitete Materia medica, bei der gewisse Verallgemeinerungen in Kauf zu nehmen sind (s.o.).

Im Zweifelsfall sollte also der **Materia-medica-Vergleich** die letzte Instanz der Mittelfindung bleiben.

Dasselbe Vorgehen gilt auch für den Fall, daß nicht für alle Symptome eine Arznei durchgängig gefunden wird.

Der Repertorisationsbogen erlaubt eine schnelle Übersicht über die Gewichtung der durch eine Arznei repräsentierten Symptome.

Mit Hilfe des Repertorisationsbogens (s. h. S. 120) kann ein beträchtlicher Zeitgewinn erreicht werden, wenn auch das Herausschreiben der einzelnen Arzneien noch immer relativ viel Zeit in Anspruch nimmt.

Lochkarteien

Es gibt verschiedene Lochkartenrepertorien, wie z.B. Bogers „Card Index Repertory", basierend auf seiner „General Analysis" (siehe den Beitrag „Mittelfindung nach Boger, S. 153), P. Sankarans „Card Repertory", Kis-

hores „Card Repertory", „Kents Repertorium in Lochkartenform" von Leers und von der Lieths „Therapeutische Taschenkartei".

Allen ist bei beträchtlichen Unterschieden im Umfang und in der Auswahl der Symptome eines gemeinsam: sie enthalten Karten, die alle mit derselben Anzahl und Anordnung von Arzneien bedruckt sind. Jede Karte ist immer nur einem Symptom zugeordnet. Die Karten werden an der Stelle des Aufdruckes derjenigen Arzneien gelocht, die zu diesem Symptom gehören. Werden mehrere Karten, entsprechend den Symptomen eines Falles, übereinandergelegt und gegen das Licht gehalten, sieht man die Arzneien durchscheinen, die alle Symptome wiedergeben.

Anhand der Lochungen kann aber die Gradierung der Arznei nicht abgelesen werden. Diese müßte entweder zusätzlich auf der Karte markiert werden, z.B. durch Schraffierung wie bei der Leers-Kartei, oder der Benutzer entnimmt sie dem jeweilig zugrundeliegenden Repertorium, aus dessen Rubriken die Karten zusammengestellt sind (bei der „Therapeutischen Taschenkartei" u.a. Bogers „Synoptic Key", Bönninghausens „Therapeutisches Taschenbuch" und Bogers „Boenninghausen's Characteristics and Repertory").

Mit Hilfe der Lochkarteien ist eine weitere erhebliche Zeitersparnis möglich.

Computerprogramme

Von diesen gibt es bereits eine wahre Inflation, die alle das Ziel haben, die Symptome der Materia medica so „vollständig" wie möglich zu erfassen und in Form von Stichwörtern zugänglich zu machen. Der Vorteil liegt darin, nach Eingabe eines bestimmten Stichwortes einen schnellen Rubrikenabgleich vornehmen zu können. Wenn auch gerade mit Hilfe der EDV die Zeitersparnis am größten ist, besteht das Problem ihrer Anwendung doch u.a. darin, daß der Benutzer verlockt wird, möglichst viele Symptome einzugeben, ohne sich vorher die Mühe

Name: Vorname: Datum:

	1	2	3	4	5	6	7	8	
Acon	1								
Aesc									
Agar		1		1					
All-c									
Aloe									
Alum		2							
Ambr									
Am-c									
Am-m									
Anac									
Ang									
Ant-c		2							
Ant-t	1	2							
Apis		3							
Arg-m		1							
Arg-n			1						
Arn									
Ars	2		2						
Ars-i									
Arum-t									
Asar									
Aur									
Bapt									
Bar-c		1							
Bar-m									
Bell									
Benz-ac	1								
Berb									
Bism									
Bor									
Bov		1							
Brom	1								
Bry									
Cact									
Calc		2							
Calc-f									
Calc-p									
Calc-s									
Camph		1							
Cann-s									
Canth									
Caps		2	1						
Carb-an		1							
Carb-v	1	2							
Caust		2							
Cham	3								

	1	2	3	4	5	6	7	8	
Chel									
Chin		1							
Chin-s									
Cic									
Cimic									
Cina	2	3							
Clem									
Cocc		1		1					
Coc-c									
Coff									
Colch									
Con			1						
Croc									
Crot-h									
Crot-t									
Cupr									
Cycl		1							
Dig		1							
Dros		2	2						
Dulc									
Elaps									
Eup-per									
Euph									
Euphr									
Ferr		2							
Ferr-p									
Fl-ac									
Gels		3							
Glon									
Graph									
Guaj									
Hell		1							
Hep									
Hydr									
Hyos			1						
Ign	1	2							
Iod									
Ip		2							

Abb. 20: Repertorisationsbogen mit der Ausarbeitung des o.a. Akutfalles

Fortsetzung:

	1	2	3	4	5	6	7	8			1	2	3	4	5	6	7	8	
Iris										Phos				1					
										Phyt			1						
										Plat									
Kali-bi										Plb				1					
Kali-c	2	2								Podo									
Kali-i										Psor									
Kali-m										Puls	1	2	1	1					
Kali-p										Pyrog									
Kali-s																			
Kreos										Ran-b									
										Rheum									
										Rhod									
Lac-c										Rhus-t	2	1							
Lac-d										Rumx									
Lach										Ruta									
Laur			1	1															
Led		2																	
Lil-t																			
Lyc	2	1								Sabad			3	1					
Lyss										Sabin									
										Samb			2						
										Sang				1					
Mag-c										Sanic	1								
Mag-m										Sars									
Mag-p										Sec									
Mang										Sel									
Med			1							Sep			3						
Meny			1							Sil									
Merc				1						Spig			1						
Merc-c										Spong									
Mez										Squil									
Mosch										Stann									
Murx										Staph	1								
Mur-ac			2							Stict									
										Stram									
										Sul-ac				1					
Nat-c										Sulph	1	2		1					
Nat-m																			
Nat-p																			
Nat-s										Tarx									
Nit-ac			2							Tarent									
Nux-m			2							Thuj				1					
Nux-v										Tub									
Olnd										Valer									
Op			1							Verat	2								
										Verb									
Petr																			
Ph-ac			2							Zinc									

zu machen, eine Auswahl charakteristischer Symptome zu treffen, diese zu klassifizieren und zu gewichten. So findet man nicht selten, daß über 20 Symptome unkritisch ausgewählt werden und am Ende die Arznei gewählt wird, die die meisten Punkte erreicht hat. Gerade für den Anfänger liegt ein weiteres Problem darin, daß er durch das einfache Aufsuchen von Stichwörtern, die ihm dann isoliert aufgelistet werden, den Aufbau des Repertoriums nicht mehr durch die tägliche Arbeit kennenlernt. Ein großer Vorteil ist allerdings die weitaus größere Anzahl von Synonymen im Vergleich zum Kent-Repertorium (hier sei aber darauf hingewiesen, daß die revidierte Edition des Kent von Patel, s. S. 109 f., die synonymen Rubriken so gut wie vollständig aufführt).

Auch sogenannte „Expertenprogramme" suggerieren lediglich mehr Sicherheit in der Arzneiwahl. Keine Software nimmt aber die erforderliche Vorarbeit ab, so daß diese für den Erfahrenen zwar eine große Hilfe als **zusätzliches Nachschlagewerk** sein kann, dem Anfänger aber nicht zu empfehlen ist.

■ Findbücher

Hier handelt es sich um Verzeichnisse von Stichwörtern, die im gesamten Repertorium verzeichnet sind.

R. P. Patel: Word-Index with Rubrics of Dr. Kent's Repertory, 1977

Dieses mittlerweile in der 4. Auflage vorliegende, auf der 6. Auflage des amerikanischen Kent basierende, über 1000 Seiten umfassende Werk enthält praktisch alle dort vorkommenden Stichwörter (durchnumeriert in fetten Kapitälchen, insgesamt 5302!), die alphabetisch in übersichtlicher Reihenfolge aufgelistet werden mit dem genauen Rubrikenwortlaut und dem Rubrikentitel in Klammern. Es folgt die Bezeichnung des jeweiligen Kapitels und die Seitenzahl.

Sucht man z. B. Symptome, die infolge einer Impfung aufgetreten sind, schlägt man nach unter „Vaccination" (S. 972): es finden sich 14 Einträge mit 7 Kapiteln des Kent. Beispiel:
5030. VACCINATION:
after, (INFLAMMATION), – EYE 242; after, (NAUSEA), – STOMACH 510; after, (PAIN), – STOMACH 515; usw.
Hieraus kann man entnehmen, daß es die Rubriken „Augenentzündung nach Impfung", „Übelkeit nach Impfung", „Magenschmerz nach Impfung" usw. gibt, die auf den betreffenden Seiten nachgeschlagen werden können.
Das Stichwort „Walking" (S. 990–1014) enthält auf 25 Seiten über 2 000 Kent-Rubriken, in denen „Gehen" als Stichwort vorkommt, in der Regel als Modalität.

T. Ensinger: Leitfaden zu Kents Repertorium, 1998

Mittlerweile in 7. Auflage vorliegend, enthält das Werk auf 286 Seiten eine Auswahl von Stichwörtern aus Rubriken der deutschen Kent-Ausgabe von Keller/Künzli, die bereits eine Orientierung im Kent-Repertorium ermöglichen, aber weit von der Vollständigkeit des leider nur in Englisch vorliegenden Werkes von Patel entfernt sind. So enthält der Eintrag „Impfung" (S. 203) nur 10 Rubrikenhinweise im Vergleich zu 14 des Patel.

Ausgelassen wurden: Augenentzündung; Unterschenkel, Hautausschläge, Pusteln; Beine, Lähmung; Finger, Eiterung; Oberarmschwellung. Dafür enthält es den Hinweis auf die Rubrik Schulterschwellung nach Impfung, die ausnahmsweise bei Patel nicht zu finden ist.

Zum Stichwort „Gehen" sind 51 Einträge verzeichnet.

G. Moser: Index zum Kentschen Repertorium, 1991

Ebenfalls zur Ausgabe Keller/Künzli erstellt, wirkt dieses Werk mit 403 Seiten ausführlicher als der Ensinger, reicht aber auch nicht an den Patel heran. Der Eintrag „Impfung" enthält ebenfalls nur die 10 bereits bei Ensinger vorliegenden Einträge. Zum

Stichwort „Gehen" gibt es 235 Einträge (S. 114–117) im Vergleich zu ca. 2 000 Einträgen bei Patel.

5.6 Deutsche Ausgaben von Kents Repertorium

■ Repertorium der homöopathischen Materia medica, übs. von W. Erbe, Ulm 1937

Diese Ausgabe hat den Vorteil, das Anordnungsschema des Originals übernommen zu haben, so daß ein Symptom für einen Benutzer der amerikanischen Ausgabe leicht zu finden ist. Leider ist die Übersetzung nicht optimal gelungen.

So werden die Hautausschläge unverständlicherweise zu „Ausbrüchen", die Nasenabsonderungen zu „Ausflüssen", szirrhöser Krebs des Uterus zu „Faserkrebs"; Angst um das Seelenheil wird zu „Angst, Seligkeit, um die ewige", „Quivering" wird mit „Bibbern" übersetzt anstatt besser mit „Beben".

■ Kents Repertorium der homöopathischen Arzneimittel, übs. von G. v. Keller und J. Künzli, 14. Aufl. Heidelberg 1998

Diese Übersetzung ist aufgrund ihrer Genauigkeit auf jeden Fall vorzuziehen. Zu bemängeln ist die Umstellung der Kapitel und Rubriken nach Empfindungen und Modalitäten, die zwar einer eigenen Logik der Bearbeiter folgt (im wesentlichen wurde Herings Schema eines vollständigen Symptoms gefolgt), die in dieser Weise aber nicht mehr dem logischen Anordnungsschema des amerikanischen Originaltextes entspricht. Die Arbeit mit diesem Repertorium wird dadurch zunächst umständlicher, insbesondere für denjenigen, der mit dem Original zu arbeiten gewohnt ist. Wer sich von vornherein in die Ausgabe von Keller/Künzli eingearbeitet

hat, wird hiermit jedoch gut zurechtkommen.

Ein Vorteil stellt die Einarbeitung und Kennzeichnung von Bogers „Additions to Kent's Repertory" dar.

Hier handelt es sich um eine sehr große Anzahl von Nachträgen sowohl von Rubriken und Unterrubriken, als auch von Arzneimitteln, die C. M. Boger 1931 im „Homoeopathic Recorder" veröffentlichte (siehe auch den Beitrag „Mittelfindung nach Boger", S. 153).

■ Kent's Repertorium Generale, hrsg. von J. Künzli und M. Barthel, Berg 1986

Diese Neuübersetzung von M. Barthel enthält viele Übersetzungs- und formale Fehler (siehe A. Grimm: Kent's Repertorium Generale: Gewinn für die Homöopathie? ZKH 31 [1987], S. 102–117). Ein gewisser Vorteil mag, neben der Einhaltung von Kents Anordnungsschema, in den Nachträgen von Künzli aus der internationalen Literatur liegen. Leider sind diese teilweise fehlerhaft wiedergegeben worden.

Drei gravierende Beispiele seien angeführt, da sie auch Eingang in andere Repertorien gefunden haben:
Aus dem Euphorbium-Symptom „Angst, als wenn er Gift verschluckt hätte" aus Hahnemanns Arzneiprüfung (CK III, S. 278, Nr. 2) wurde hier: „Furcht, vergiftet worden zu sein" (RG, S. 27), was eine völlige Sinnentstellung darstellt.
Die Mezereum-Symptome „Aufstossen leerer Luft, mit Brennen und Angstschweiß" (CK IV, S. 249, Nr. 203) sowie „Drückendes Bauchweh, auf Gehen im Freien nach Essen; darauf Schweiss und Angst, als ränge er mit dem Tode; nach Aufstossen besser" (CK IV, S. 251, Nr. 238) wurden verstümmelt zu „Angst, Aufstoßen bessert" (RG, S. 3).
Die Natrum-muriaticum-Symptome „Pflock-Gefühl im Halse, auch ausser dem Schlingen, und wie roh, mit brennendem Schmerze, als wolle Alles zuschwellen" (CK IV, S. 368, Nr. 422) sowie „Pflock-Gefühl und Wundheits-Schmerz im Halse, vorzüglich nachts aus dem Schlafe weckend, als wolle der Hals zuschwellen" (CK IV, S. 369, Nr. 423) wurden sinnentstellt zu „Furcht, Halses, durch Anschwellung" (RG, S. 25).

Ein weiterer Vorteil des Repertorium Generale mag in Nachträgen verschiedener Autoren liegen, wie z. B. von P. Schmidt, sowie in der Aufführung der sogenannten „Punkte" Künzlis, mit denen dieser seiner Erfahrung nach bewährte Rubriken und Arzneien gekennzeichnet hat.

Aus lizenzrechtlichen Gründen fehlen aber die Nachträge in den Kapiteln „Gemüt", „Schlaf, „Allgemeines", die bereits zuvor im „Synthetischen Repertorium" (Herausgeber H. Barthel und W. Klunker) erschienen waren. Außerdem fehlen aus nicht einsehbaren Gründen die sehr zuverlässigen „Additions" von Boger (s.o.).

Eine englische Ausgabe des Repertorium Generale hat zusätzlich den Nachteil, neben einem Neusatz, der nicht frei ist von Druckfehlern, die Seitenumbrüche verändert zu haben, so daß für die Benutzer der englischen Repertorien vergleichende Arbeit und wissenschaftliches Zitieren erschwert sind. In dieser Hinsicht kommt der Ausgabe von Patel Vorbildfunktion zu, indem sie trotz Änderung des Satzbildes in eine weit übersichtlichere Form die Seitenumbrüche exakt beibehalten hat.

5.7 Versuche der Weiterentwicklung und Erweiterung

■ Synthetisches Repertorium von H. Barthel und W. Klunker

Dieses 1973 in 1., 1992 in 4. verbesserter Auflage erschienene dreisprachige Werk beschränkt sich auf die Kapitel „Gemüt", „Allgemeines" und „Schlaf, Träume und Sexualität", d.h. auf diejenigen, die im wesentlichen „Allgemeinsymptome" im Sinne Kents enthalten. Es führt 16 als zuverlässig geltende Quellen bzw. Autoren für die Nachträge auf. Zudem gibt es bewährte Indikationen Schmidts an (entweder als Höhergradierungen oder, im Falle des bereits bestehenden höchsten Grades im Original, als Unterstreichung). Zur Problematik der Nachträge aus verschiedenen Werken von

Boger, siehe den Beitrag „Mittelfindung nach Boger", S. 153. Es hat sich seit seinem Erscheinen, mittlerweile in 4. korrigierter Auflage, als Ergänzung zum Kent bewährt.

■ Synthesis von F. Schroyens

1993 in 1. Auflage, auch als Software erschienen, mittlerweile (2001) als „Version 8" erhältlich, ist gekennzeichnet durch eine Vielzahl von Nachträgen, die zwar alle sehr genau bis auf ihre Quellen gekennzeichnet sind, wo jedoch bei sehr vielen Nachtragsautoren die Zuverlässigkeit sehr in Frage zu stellen ist. Etliche Nachträge stammen aus Seminarmitschnitten, die oft nicht von den Vortragenden revidiert wurden. Vielfach weiß man nicht, woher die Höhergradierungen stammen, wenn ein Vortragender angibt, man könne ein Mittel höher einstufen: hat der Vortragende dieses Symptom mehrfach geheilt oder hat er es bloß in starker Ausprägung beobachtet? Oder handelte es sich bloß um ein Zeichen ohne Symptomcharakter bei einem Patienten, der ansonsten einem bestimmten „Arzneimitteltyp" subsummiert wurde?

Während der Anfänger nicht weiß, welchem Autor er glauben kann, ist dieses Werk für den Fortgeschrittenen aber als Nachschlagewerk von Nutzen, da die Quellen genau gekennzeichnet sind. Darüber hinaus besteht bei der Software die Möglichkeit, bestimmte, unzuverlässige Autoren von der Analyse auszuschließen. Hierdurch ist wissenschaftliches Arbeiten möglich geworden.

Aber auch bei auf den ersten Blick „zuverlässigen" Nachträgen ist Vorsicht bzw. Überprüfung anhand der Materia medica geboten. So sind zwei der auf Seite 123 genannten Beispiele der fehlerhaften Symptomwiedergaben aus dem „Repertorium Generale" in das Synthesis-Repertorium übernommen worden, das dort angeführte Natrum-muriaticum-Symptom wurde korrigiert.

■ Complete Repertory von R. van Zandvoort:

1994 ist dieses Werk zunächst nur in Form des Kapitels „Mind" auf englisch erschienen, mittlerweile als Gesamtwerk mit revidiertem Gemütskapitel sowohl englisch als auch deutsch auf dem Markt. Hier liegt ein ähnliches Problem vor wie beim „Synthesis": die Zahl der Nachtragsautoren ist inzwischen auf 283 (!) angewachsen, der Wert der Mehrzahl fraglich, vor allem auch, was die Gradierungen der Nachträge anbetrifft. Ein Vorteil mag der Versuch sein, Teile aus Bogers „Bönninghausen's Characteristics and Repertory" einzuarbeiten, leider ist hierbei manches Wichtige übersehen worden, zum anderen wurde die nicht authentische posthume 2. Auflage verwendet, so daß man auf jenes wertvolle Repertorium (dann allerdings in der 1. Auflage!) weiterhin nicht verzichten kann. Zudem wurde das „Repertorium Generale" (s. S. 123) zur Grundlage genommen und nicht die 6. Auflage des Kent. Die o.a. Symptome „Fear of being poisoned" (CR 195), „Fear, throat, from swelling of" (CR 195) sowie „Anxiety, eructation amel." (CR 31) sind daher genauso inkorrekt übernommen worden.

Ein großer Nachteil ist die mangelhafte Kennzeichnung der einzelnen Quellen: werden mehrere Werke eines Autors zitiert, bekommen sie alle nur dieselbe ID-Nummer. In der Zuordnung zu Bönninghausen sind viele Fehler unterlaufen, oft wurde hier mit Boger verwechselt. Im Literaturverzeichnis fehlen etliche Autoren und Werke, so daß wissenschaftliches Arbeiten mit diesem Werk **nicht** möglich ist.

Einen Vorteil könnte der, wenn auch nicht komplett gelungene Versuch darstellen, die Arzneien, die nur in Unterrubriken zu finden sind, in die übergeordneten aufzunehmen (siehe das oben angeführte Beispiel der stechenden Fingerschmerzen in kalter Luft, das hier nicht übernommen wurde).

5.8 Abschließende Betrachtung

Das Repertorium von Kent in seiner 6. Auflage stellt trotz aller genannten Mängel und Fehler noch immer ein sehr zuverlässiges Instrumentarium für die wissenschaftliche Arbeit in der Homöopathie dar. Eine **Revision** und **Korrektur** wurde in vorbildlicher Weise von Patel 1990 (s. S. 109) vorgelegt. Erweiterungen, weitere Korrekturen und Nachträge, wie sie für die homöopathische Arbeit nötig und wichtig sind, sollten auf der Grundlage dieser Ausgabe durchgeführt werden. **Hierbei sollten die Nachträge nach kritischer Prüfung ihrer Glaubwürdigkeit ausgewählt werden und nicht unter dem Gesichtspunkt ihrer Masse.** Einen Anfang hat das „Synthetische Repertorium" von Barthel und Klunker gemacht, welches sich auf einen kleinen Kreis von zuverlässigen Autoren und Quellen beschränkt hat, es sich aber leider nicht zur Aufgabe gemacht hatte, die Kapitel für die Körperregionen, in denen die Kentschen „Particulars" („Teilsymptome") zu finden sind, zu bearbeiten.

Da aber auch in den Regionalkapiteln noch viele Nachträge erforderlich wären – nicht nur solche, die Kent bereits zu seiner Zeit übersehen hat, sondern auch solche aus der internationalen Literatur, man denke nur an Bogers „Additions", wäre ein erweitertes Repertorium wünschenswert.

Die ersten Schritte in die richtige Richtung sind bereits von Barthel/Klunker und Patel gemacht worden. Beide Werke haben sich in der Praxis bewährt. Von hier aus sollte, unter größter Skepsis gegenüber zeitgenössischen Quellen, mit der Erweiterung fortgefahren werden.

5.9 Zusammenfassung

Ein Repertorium stellt einen Index der Symptome der Materia medica dar. Im

Idealfall kann es als **umgekehrte Materia medica** gelten. Das Repertorium von Kent in der 6. Auflage kommt diesem Idealfall relativ nahe, obwohl noch viel Arbeit zur Verbesserung und Vervollständigung zu leisten wäre. Anfänge sind hierzu gemacht, allerdings auch zahlreiche Verwirrungen.

Neben seinem Umfang ist vor allem der logische Aufbau des Kent eine Grundbedingung für wissenschaftliches Arbeiten in der Homöopathie.

Für die praktische Arbeit sind zwei Methoden zu unterscheiden: die „mechanische" und die „künstlerische". Die letztere ist geeignet für Fälle, die charakteristische Symptome auf der Arzneiseite (Rubriken mit wenigen Arzneien) aufweisen und erfordert neben Kenntnis der Repertoriumsrubriken ein gutes Urteilsvermögen bezüglich des Charakteristischen beim Patienten. Durch Hilfsmittel kann die Ausarbeitung vereinfacht werden.

5.10 Weiterführende Literatur

Barthel, H. und *W. Klunker:* Synthetisches Repertorium. 4. Aufl. Heidelberg 1992.

Kent, J. T.: Repertory of the Homoeopathic Materia Medica. 6th Edition. Chicago 1957.

Kent, J. T.: Repertory of the Homoeopathic Materia Medica. 6th American Edition. Corr., rev. and impr. by *R. P. Patel.* Kerala 1990. [K]

Kent, J. T.: Kents Repertorium der homöopathischen Arzneien. Neu übs. u. hrsg. von *G. v. Keller* und *J. Künzli von Fimmelsberg.* Heidelberg 1998. [KD]

Kent, J. T.: Use of the Repertory – How to Study the Repertory – How to use the Repertory. In: *J. T. Kent:* Repertory of the Homoepathic Materia Medica. Enriched Indian Reprint New Delhi 1989.

Klunker, W: Repertorisieren: 100 Jahre Kents „Repertory". ZKH 41 (1997), S. 47–68, 91–95, 135–142.

Klunker, W.: Ramanlal P. Patels Neuherausgabe von Kents „Repertory" (Chicago 1957). ZKH 41 (1997), S. 3–12.

Patel, R. P: Preface and Introductory Notes. In: *J. T. Kent:* Repertory of the Homoeopathic Materia Medica. 6th American Edition. Corr., rev. and impr. by R. P. Patel. Kottayam 1990.

Patel, R. P: The Art of Case Taking and Practical Repertorization in Homoeopathy. 4th Ed. Kottayam 1986.

Patel, R. P: Word-Index with Rubrics of Dr. Kent's Repertory. 4th Ed. Kottayam 1992.

6 Mittelfindung nach Kent

Klaus Holzapfel

6.1 Kurzbiographie von James Tyler Kent

James Tyler Kent wurde am 31. März 1849 als Sohn von Stephen und Caroline Kent, geb. Tyler, in Woodhull, New York, geboren. Mit 19 Jahren begann er sein Medizinstudium am Bellevue Medical College, das er 1874 am Institute of Eclectic Medicine in Cincinnati, Ohio, beendete. Mit 28 Jahren wurde er aufgrund seiner Qualifikation Professor für Anatomie am American College of Saint Louis.

Nachdem seine erste Frau (Kent war zweimal verheiratet) durch einen homöopathischen Arzt von einer chronischen Krankheit geheilt werden konnte, wandte er sich selbst der Homöopathie zu.

Mit 56 Jahren wurde er Professor am Hering Medical College in Chicago; er lehrte außerdem am Hahnemann Medical College in Philadelphia.

Seine drei Hauptwerke sind:
1. Repertory of the Homoeopathic Materia Medica (1897) (siehe auch den Beitrag „Repertorien und Repertorisation", S. 101).
2. Lectures on Homoeopathic Philosophy (1900), in denen er die Grundlagen seiner Mittelfindung festlegte.
3. Lectures on Homoeopathic Materia Medica (1905), in denen er anhand von Herings „Guiding Symptoms" Arzneimittellehre las. Das Besondere seiner Art der Darstellung war, in einer lebendigen

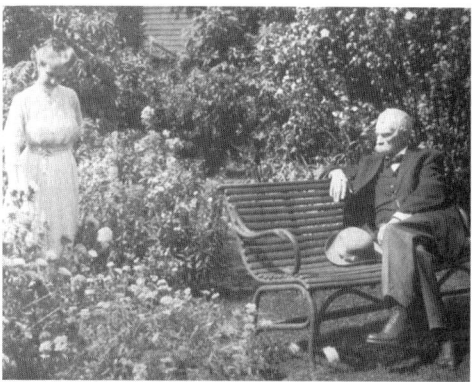

Abb. 21: Kent und seine Frau Clara Louise in ihrem Garten in Evanston, Illinois.

Vortragsweise die Symptome so zu präsentieren, als ob sie von einer einzigen Person erfahren worden wären.

Kent war Mitherausgeber der Zeitschriften „Journal of Homoeopathics" und „Homoeopathician" und veröffentlichte in weiteren Zeitschriften. (Diese Artikel sind größtenteils erschienen als „Kent's Minor Writings on Homoeopathy", hrsg. von Gypser 1987.)

Kent starb 1916 an den Folgen einer Glomerulonephritis.

6.2 „The Patient, not the Disease"

Hatte Hahnemann in Organon § 153 bereits klar dargelegt, daß zur Mittelwahl die **cha-**

rakteristischen Symptome des Krankheitsfalles ins Auge zu fassen sind, und diese von den allgemeineren und unbestimmteren abzugrenzen sind, und in § 211 noch eine gewisse entscheidungstragende Rolle dem Gemütszustand des Kranken zugewiesen, und hatte er weiterhin in § 95 auf die wichtige Rolle der Nebensymptome bei der Behandlung der **chronischen Krankheiten** hingewiesen, so blieb es, nach Bönninghausen und vor Boger, Kent vorbehalten, eine weitere für die Mittelfindung vor allem bei **chronischen Krankheiten** in der Praxis bedeutsame Gewichtung und Klassifikation der Symptome einzuführen.

Bereits Hahnemann hatte in § 153 eine Symptomengewichtung vorgenommen: die auffallenderen, sonderlichen, ungewöhnlichen und eigenheitlichen (charakteristischen) Symptome des Krankheitsfalles, akut oder chronisch, sind hiernach besonders und fast einzig ins Auge zu fassen. Allgemeiner gehaltene und unbestimmtere Symptome sind von geringem Wert, weil sie zu allgemein und damit zu wenig individuell sind, und weil man sie sowohl bei fast jeder vergleichbaren Krankheit als auch bei sehr vielen Arzneien finden kann.

Kent übernahm Hahnemanns Unterteilung in **auffallende** und **unbestimmte** Symptome; bei ihm wurden sie **Peculiars** und **Commons** genannt.

Neben dieser Einteilung schuf er aber eine weitere wichtige Klassifizierung der Symptome des Patienten. Ausgehend von einem Weltbild, das geprägt war durch den Einfluß einer mystisch-christlichen Weltanschauung (dem Swedenborgianismus, s. S. 136), führte er die **Allgemeinsymptome** (**Generals**) ein und grenzte diese von den **Teil-** oder **Lokalsymptomen (Particulars)** ab.

Zu den **Allgemeinsymptomen** zählte er alle diejenigen Symptome, die den Patienten als Ganzes betreffen, während er die **Teilsymptome** den einzelnen Organbereichen zuordnete.

Die **Allgemeinsymptome** sind im wesentlichen diejenigen Symptome, die ausgedrückt werden in der Form „Ich fühle...", „ich bin durstig", „ich fröstele", „ich schlafe...", „ich bin traurig", „ich vertrage feuchtes Wetter nicht" etc., d.h., der Patient sagt „ich" anstatt „mein...". Letzteres wird geäußert bei einem **Teilsymptom**, z.B. „mein Kopf pulsiert", „mein Magen brennt".

Das Hauptsymptom, d.h., dasjenige, das den Patienten zum Arzt führt, ist in den weitaus meisten Fällen ein Lokalsymptom (z.B. ein bestimmter Kopfschmerz, ein Ulkusleiden, ein Hämorrhoidalleiden, ein Bronchialasthma).

Die Symptome, die den Patienten als Ganzen betreffen, gehören dagegen meistens zur Sphäre der Nebensymptome. Allerdings hat Kent diese letztere Unterscheidung, die bei Hahnemann und seinen Nachfolgern eine sehr wichtige Rolle spielte (besonders bei Bönninghausen), zugunsten seiner Klassifikation der Allgemein- und Teilsymptome vernachlässigt.

Zwar hatte auch Bönninghausen schon unter den Nebensymptomen solche beachtet, die nicht lokalisiert waren, wie z.B. ein ängstliches, blödes und weinerliches Gemüt, leichtes Magenverderben, besonders bei Fettem, spätes Einschlafen (Zahnschmerzkasuistik in den „Aphorismen des Hippokrates", S. 404, anhand der er die Charakteristika von Pulsatilla darstellte); den konsequenten Schritt zum Allgemeinsymptom hat er aber noch nicht vollzogen.

Zu den **Allgemeinsymptomen** zählt Kent alle psychischen Symptome sowie diejenigen der vegetativen Sphäre, Empfindlichkeiten, Idiosynchrasien (Unverträglichkeiten von äußeren Einflüssen, wie z.B. Nahrungsmittel, bestimmte Wetterlagen, Klimata oder Jahreszeiten), sowie Empfindungen, soweit sie den gesamten Leib betreffen.

Mit dieser Klassifikation inaugurierte Kent seinen Plan, bei der Analyse der Patientensymptome **vom Zentrum zur Peripherie** vorzugehen, d.h. von den Symptomen, die den Patienten als ganzen Menschen charakterisieren, zu den Symptomen, die nur Teile von ihm charakterisieren. Letztere **Teilsymptome** sind diejenigen, die zur jeweiligen Krankheit gehören, während die **Allgemeinsymptome** zum Patienten hinführen: „**The Patient, not the Disease.**"

Ein Symptom, das selten bei einer bestimmten Krankheit gefunden wird, z.B. „Durstlosigkeit" bei einem hochfieberhaften Infekt, ist nach Kent nicht auffällig für die Krankheit, sondern für den Patienten, denn dessen individuelle Besonderheiten sind es, die der Krankheit ihr persönliches Gepräge geben und diese von allen anderen derselben Krankheitsklasse unterscheiden.

Da Krankheitsentitäten, wie z.B. „Magengeschwür", „Mammakarzinom" oder „Epilepsie" in der Regel Endprodukte eines länger laufenden Krankheitsprozesses darstellen, die sich schließlich in geweblichen Veränderungen manifestiert haben, d.h. für Kent der Mensch schon vorher krank war, bevor sein Körper in einzelnen Teilen erkranken konnte, kommt den Symptomen, die den jeweiligen Menschen charakterisieren, die entscheidende Bedeutung zu, indem sie diejenigen darstellen, die primär zu heilen sind. Darüber hinaus ist die Betroffenheit des Patienten tiefgreifender, wenn Störungen im Bereich der Allgemeinsymptome stattfinden, als wenn einzelne Organe beeinträchtigt sind.

So muß auch die Heilung von innen nach außen erfolgen (Heringsche Regel), d.h., die patientennahen Symptome haben zuerst zu gehen, bevor die Krankheitsresultate sich bessern können. Kent hat aber immer wieder explizit darauf hingewiesen, daß es sich auch bei den **Allgemeinsymptomen** um krankhafte Phänomene handeln müsse, daß nicht Charaktereigenschaften, die zum Menschsein gehören, wie z.B. Mitgefühl, Reizbarkeit, Weinen o.ä. in dieser unbestimmten Form Symptomcharakter haben. Zu einem Symptom werden sie erst dann, wenn sie krankhaft werden (siehe den Beitrag „Homöopathische Symptomenlehre", S. 73). Genauso hat sich Kent klar dazu geäußert, daß **Temperamente** und **klassifizierte Konstitutionstypen** keine Verschreibungsgrundlage darstellen können.

Gerade diese Warnung Kents wird heute von vielen Homöopathen nicht beachtet, indem „Typen", „Arzneibilder", „Essenzen", „Kernelemente" und andere Versuche verkünstelter Bildnisse verbreitet werden.

Allerdings gab es schon bei Hahnemann Andeutungen dazu, Temperament und Merkmale der Komplexion und des Habitus bei der Mittelwahl zu beachten (z.B. in den Einführungen zu den Arzneien Pulsatilla und Nitricum acidum in seinen Arzneimittelprüfungen). Hahnemann gab hier Merkmale an, bei deren Vorliegen beim Kranken die genannten Arzneien sich besonders bewährt haben. Diese Merkmale stellten aber für ihn keine Ausschlußkriterien dar, sondern waren lediglich statistische Beobachtungen, die allenfalls die Mittelwahl bestätigen halfen.

Innerhalb der Generals gibt es eine weitere Hierarchie der Symptome: zuoberst stehen die Gemüts- und Geistessymptome, es folgen die körperlichen (im wesentlichen vegetativen, idiosynchrasischen) Allgemeinsymptome (Physical Generals).

Zunächst sollen die Geistes- und Gemütssymptome näher betrachtet werden.

Hierzu gehören in erster Linie die Symptome, die sich auf Liebe und Haß als erste und tiefste Störungsebene beziehen. In Kents Weltbild ist dieses auch der Bereich des Wollens.

Diesem untergeordnet ist der Bereich des Verstehens, des Intellekts.

Die dritte Ebene stellt das Gedächtnis dar.

Insbesondere die ersten beiden, Willen und Verstehen, sind es, in denen sich die wichtigsten Symptome finden können.

„The combination of [...] the will and the understanding constitute man; conjoined they make life and activity, they manufacture the body and cause all things of the body. With the will and understanding operating in order we have a healthy man

[…]. Then the man is the will and the understanding, and the house which he lives in is his body."

(Die Verbindung des Willens und des Verstehens konstituieren den Menschen; miteinander schaffen sie Leben und Aktivität, sie erschaffen den Körper und bedingen alle körperlichen Dinge. Wenn der Wille und das Verstehen ordentlich arbeiten, haben wir einen gesunden Menschen vor uns. […]. So ist der Mensch Wille und Verstehen, und das Haus, in dem er lebt, ist der Körper. [Übs. vom Verfasser dieses Beitrags]).

Aus diesem Zitat aus Kents „Lectures on Homoeopathic Philosophy" (1900) ist deutlich sein **Primat der Gemüts- und Geistessphäre** zu ersehen, und hieraus versteht man auch seine Symptomenhierarchie.

Die körperlichen **Allgemeinsymptome (Physical Generals)** setzen sich zusammen aus (siehe hierzu auch den Beitrag „Homöopathische Symptomenlehre", S. 89):

- allen Empfänglichkeiten gegenüber äußeren Störungen, d.h. aus Modalitäten, die den Menschen als Ganzen beeinflussen, wie z. B. Hitze, Kälte, Sturmwetter, Feuchtigkeit, Bewegung, Ruhe, Nachtzeit, Tageszeit, Jahreszeit, Periodizität;
- Sequelae-Symptomen, d.h. solchen, die in der Folge eines Ereignisses auftreten, wie z. B. Naßwerden, Schreck, Kränkung, Abkühlung nach Schwitzen;
- Empfindungen, die sich durch mehrere Körperregionen durchziehen, wie z. B. Brennempfindungen in verschiedenen Bereichen, beispielsweise brennende Hitze am ganzen Körper (Brennen in den Beinen ist ein Teilsymptom), Taubheit, Kribbeln;
- allgemeinen Empfindungen wie Schwäche, Konvulsionen, anfallsartige Ereignisse;
- Abneigungen und Verlangen bei Nahrungsmitteln;
- Symptomen im Zusammenhang mit dem Schlaf und mit der Sexualität;

- Hautsymptomen, soweit sie generalisiert sind.

Die **Allgemeinsymptome** sind mehr diejenigen, die nicht zur Krankheits**diagnose** gehören. Sie sind es, die den Patienten als Ganzen charakterisieren und an erster Stelle der Fallanalyse zu stehen haben. Erst nach Evaluierung der **Allgemeinsymptome** kommen die **Particulars**, die **Teil- oder Lokalsymptome**. Aber auch für diese Teilsymptome gilt, daß sie möglichst nicht für die Krankheitsdiagnose pathognomonisch sein sollten.

Grundsätzlich gilt jedoch, daß überhaupt ein Symptom vorliegen muß. „Ich mag keinen Wind" ist noch kein Symptom, „ich werde krank, sobald es windig ist" wäre erst eines.

Fallbeispiel

Kent behandelte eine Patientin mit „Hystero-Epilepsie" (diese Krankheitsdiagnose möge zeitbezogen gesehen werden). Sie erleidet mehrfach täglich Krampfanfälle und weist „hysterische" Symptome auf. Kent läßt bei der Mittelwahl alle Symptome weg, die zur Krankheit gehören, also für die genannte Erkrankung pathognomonisch sind. So fallen drei an sich auffallende Symptome der Geistes-und Gemütssphäre heraus: „Gehirn betäubt; ist keiner Anstrengung gewachsen"; „Komisches Gefühl, als treibe ihr Geist dahin"; „Manchmal scheint beim Sprechen das Satzende wie weggewirbelt, als könne sie die Worte im Raum verschwinden sehen". Des weiteren fallen Symptome aus der vegetativen Sphäre heraus, wie: „Empfindlich auf Wind"; „Empfindlich auf Erschütterungen des Bettes"; Störbarkeit gegenüber atmosphärischen Lagen, Berührungen und Gerüchen; Unstetigkeit des Befindens. Die Mittelwahl stützt sich schließlich auf

- kalte, feuchte Füße,
- Fußschweiß,
- Brennen in der Scheide,
- scharfen Ausfluß,
- Fetthäutchen des Urins,
- Ausschläge hinter den Ohren, schorfig,
- spätes Einschlafen,
- < beim Erwachen,
- Sympathie verursacht Weinen.

An diesem Beispiel ist zu lernen, daß Kent die Gewichtung der Symptome vornimmt unter dem Gesichtspunkt der **Auffälligkeit bzgl. des Patienten** und nicht abstrahiert vom konkreten Fall. Für eine „Hystero-Epilepsie" wäre ein Fetthäutchen auf dem Urin in keiner Weise pathognomonisch, ebenso schorfige Effloreszenzen hinter den Ohren. Das einzige von ihm gewählte Gemütssymptom, nämlich „Sympathie verursacht Weinen", ist für die diagnostizierte Erkrankung weniger pathognomonisch als die genannten, weggelassenen Gemütssymptome, die eher als „hysterisch" bezeichnet werden können. ▓▓▓▓▓▓▓▓▓▓▓▓▓▓▓▓

Es folgt eine Aufstellung der **Symptomenhierarchie nach Kent:**

A. Allgemeinsymptome

A.I. Gemüts- und Geistessymptome

A.I.1. Willenssymptome:
u.a. Liebe und Haß; Lebenswille und Lebensüberdruß; Zuneigung und Abneigung

A.I.2. Vernunftssymptome:
u.a. Verstehen, Intellekt; Intentionen, Zielgerichtetheit

A.I.3. Gedächtnissymptome

A.II. Körperliche Allgemeinsymptome

A.II.1. Generalisierte Empfindungen:
Brennen, Stechen, wie losgeschlagen, Juckreiz, Ameisenlaufen, Hitzewallungen usw.

A.II.2. Generalisierte Tätigkeiten des Organismus und Anfälligkeiten:
Konvulsionen, Ohnmacht, Kollaps, Erkältlichkeit, Reaktionsmangel usw.

A.II.3. Allgemeine Modalitäten, die den ganzen Menschen betreffen
- Temperatur: Kälte, Wärme, Ofenwärme, Bettwärme, Zimmerwärme
- Wetter und Klima: trockenes oder feuchtes Wetter, Wetterwechsel, Sturmwetter, Wind, Nebel usw.
- Luft: Raumluft, freie Luft, Meeresluft, Schneeluft, Zugluft usw.
- Jahreszeit
- Tageszeit

- Periodizität: täglich, alle zwei Tage, alle 2 Wochen, jährlich, jeden Tag zur selben Stunde usw.
- Bewegung und Ruhe: anfangende Bewegung, körperliche Anstrengung, moderate Bewegung usw.
- Lage und Haltung: Sitzen; Geradesitzen, Krummsitzen; Stehen; Liegen; auf dem Rücken, auf der Seite, auf der kranken/gesunden Seite, mit dem Kopf erhöht; Bücken usw.
- Sequelae: Naßwerden, Abkühlen, Kaltwerden eines Körperteils, Insolation, psychische Ereignisse, narkotische Arzneien, Verletzungen, Quecksilbermißbrauch usw.

A.II.4. Unverträglichkeit, Abneigung und Verlangen von Speisen und Getränken
Dazu gehört auch die Unverträglichkeit von Muttermilch.
Die Unverträglichkeiten stehen an höchster Stelle, gefolgt von Abneigungen und Verlangen.

A.II.5. Absonderungen, soweit sie nicht lokaler Natur sind:
- Blutung, Schweiß, Urin, Sekrete
- Vermehrung oder Verminderung
- Beschaffenheit: Farbe, Geruch, Viskosität; Brennen oder Juckreiz erzeugend, wundmachend usw.

A.II.6. Schlaf
- Einschlafen, Durchschlafen
- Position im Schlaf
- Träume, vor allem, wenn es wiederkehrende sind
- Tätigkeiten im Schlaf: Sprechen, Lachen, Singen, Schreien, Wandeln, Zähneknirschen, Speichelfluß

A.II.6. Sexualität
- Verlangen oder Abneigung
- sexuelle Kraft
- Menstruationsstörungen

A.II.7. Generalisierte Hautsymptome und Gewebeveränderungen
- Ekzeme
- Juckreiz
- Wundheilung
- Warzen und andere Auswüchse
- Ulzera, Karzinome, Sarkome

B. Teilsymptome

- lokalisierte Empfindungen
- lokale Modalitäten
- lokale Begleitsymptome

6.3 Ein Fallbeispiel

Ein 38jähriger Patient stellt sich 1992 mit Asthma bronchiale vor, das seit seinem Studium vor etwa 14 Jahren besteht.

Ein Auslöser ist nicht zu eruieren. Eine Allergie gegenüber Tierhaaren und Hausstaubmilben wurde festgestellt. Bisherige Therapie: Betamimetika-Spray bis zu zehnmal täglich, Kortikosteroide waren empfohlen, jedoch noch nicht eingenommen worden. Frühere Anamnese bis auf Außenmeniskus-Op. des linken Knies unauffällig.

Es gibt keine tageszeitliche Verschlimmerung der Atemnot. Auffällige Empfindungen fehlen. Bei Nebel und bei Schneefall geht es schlechter, neben der Atemnot kommt bei dieser Witterung auch eine Schwäche hinzu, er tut sich bei seiner Arbeit (Ingenieur in leitender Stellung in einem Großbetrieb) schwerer. Würde gerne mehr Sport treiben, nicht nur, weil er sich nach körperlicher Betätigung wohler fühlt, sondern auch, weil nach Jogging oder Radfahren die Atemnot besser ist.

In vollen Räumen fühlt er sich allgemein unwohl, die Atemnot nimmt zu, so daß er vor Sitzungen Spray nimmt.

Die weitere Befragung ergibt einen seit Monaten bestehenden Kummer aufgrund von Eheproblemen.

Außerdem sei der Hund gestorben, zu dem eine enge Beziehung bestanden hat. Jetzt nach Wochen habe er es noch nicht verarbeitet. Inwieweit hierdurch eine Verschlimmerung des Asthmas stattgefunden hat, ist allerdings nicht sicher zu beurteilen.

Er könne nicht lange stillsitzen, müsse auch im Betrieb öfters aufstehen und sich bewegen. Ist sehr genau in seiner Tätigkeit,

arbeitet auch am Wochenende zu Hause, halte sich mit Details zu lange auf, würde gern effektiver arbeiten.

Enge Gürtel sind unangenehm, Krawatte sollte offen getragen werden (Problem in bestimmten Situationen, wo formalere Kleidung erforderlich ist).

Spricht im Schlaf, knirscht mit den Zähnen. Ausgeprägte Abneigung gegen Milch, gegen Fleisch weniger ausgeprägt.

Die vorliegenden Symptome werden nun nach Kent klassifiziert:

Zu den **Gemütssymptomen** gehören die längerdauernde Kummersituation, die Ruhelosigkeit im Sitzen (aus der psychomotorischen Sphäre) und die Gewissenhaftigkeit in den Details. Die beiden erstgenannten Symptome gehören zur **Gefühlssphäre**, während das dritte eher in den Bereich des **Intellekts** fällt.

Zu den **physischen Allgemeinsymptomen** gehören die Verschlimmerung bei nebliger Witterung sowie bei Schnee, da ja eine Verschlimmerung auf mehreren Ebenen stattfindet. Im übrigen ist es für ein allergisches Asthma auffällig, daß bei feuchter Witterung eine Aggravation eintritt; diese würde eher zu einem intrinsischen Asthma passen. Die Besserung der Atemnot nach körperlicher Anstrengung ist ein auffälliges Symptom; sie wird zum Allgemeinsymptom, da ja **der ganze Mensch** sich nach Sporttreiben wohler fühlt. Dasselbe gilt für das Unwohlsein im Raum mit vielen Menschen und der Zunahme der Atemnot.

Die **Unverträglichkeiten, Abneigungen** und das **Verlangen bzgl. Speisen** und **Getränke** zählen ebenfalls zu den **körperlichen Allgemeinsymptomen**, in diesem Fall die Abneigung gegen Milch (die Fleischabneigung ist zu wenig ausgeprägt, um zum Symptom zu werden).

Ein **physisches Allgemeinsymptom** aus der **Schlafsphäre**: das Zähneknirschen im Schlaf.

Die unangenehme Empfindung bei zu enger Krawatte oder zu engem Gürtel wäre in diesem Fall das einzige auffällige **Teilsymptom**. Da hier eine Unverträglichkeit von enger Kleidung allgemein nicht vorliegt, sondern nur zwei Körperregionen betroffen sind, wäre es hier zu weit gegriffen, ein **Allgemeinsymptom** daraus zu machen.

Somit ergibt sich folgende Symptomenaufstellung:

I. Gemütssymptome:
I.1. Kummer (Grief) (KD 66, K 50)
I.2. Ruhelosigkeit im Sitzen (Restlessness, sitting, while) (KD 85, K 74)
I.3. Peinlich in Kleinigkeiten (Conscientious about trifles) (KD 74, K 16)
II. Physische Allgemeinsymptome:
II.1. Anstrengung, körperliche, bessert (Exertion, physical, amel.) (KD 2025, K 1358)
II.2. Zimmer, überfülltes Z. verschlechtert (Room full of people, agg.) (KD 2063, K 1398)
II.3. Wetter, nebliges Wetter verschlechtert (Foggy weather, agg.) (KD 2062, K 1362)
II.4. Luft, Schneeluft verschlechtert (Snowair, agg.) (KD 2045, K 1402)
II.5. Milch, Abneigung gegen (Milk, aversion to) (KD 1552, K 481)
II.6. Zähneknirschen, Schlaf, im (Teeth, grinding, sleep, during) (KD 1354, K 432)
III. Partikularsymptom:
III.1. Äußerer Hals, Kragen, Kleidung verschlechtert (External throat, clothing, agg.) (KD 1439, K 471)

Die Ausarbeitung wurde mit Hilfe eines Repertorisationsbogens gemacht, siehe Abbildung 22.

Es ergibt sich Sepia als die ähnlichste Arznei.

Materia-medica-Vergleich:
„Ungeduld beim Sitzen, wie Unruhe in den Knochen." (CK V, S. 227, Nr. 1400)

„Die Beschwerden schweigen bei starker Bewegung, als beim Gehen im Freien, Fech-ten usw. (Reiten ausgenommen), erscheinen aber am häufigsten und stärksten bei ruhigem Sitzen, Vormittags und Abends." (CK V, S. 226, Nr. 1381)

„Shortness of breath, < sitting a long time, particularly in a stooping posture and after motion; walks rapidly without feeling any dyspnoea, but if he is stopped gets so short of breath that he cannot speak and is seized with a feeling of deathly anxiety which disappears when he resumes his walk; […]." (GS IX, S. 329)

(„Kurzatmigkeit, < nach längerem Sitzen, vor allem in vorgebeugter Haltung und nach Bewegung; geht schnell, ohne irgendeine Atemnot zu verspüren, aber wenn er anhält, wird er so kurzatmig, daß er nicht sprechen kann und von einer tödlichen Angst heimgesucht wird, die verschwindet, wenn er wieder weitergeht; […].")

„In room: oppression of breathing <." (GS IX, S. 344)

(„Im Zimmer: Atemnot <.")

„Cough and dyspnoea < in dry air, fog, east and north wind; […]." (GS IX, S. 330)

(„Husten und Atemnot < in trockener Luft, im Nebel, in Ost- und Nordwind; […].")

„Snowy weather: feels <." (GS IX, S. 345)

(„Schneewetter: fühlt sich <.")

„Aversion to food: particularly meat and fat; […] to milk, which causes diarrhoea; loathing." (GS IX, S. 313)

(„Abneigung gegen Speisen: vor allem Fleisch und Fett; […] gegen Milch, die Durchfall hervorruft; Ekel.")

„Er beisst Nachts im Schlafe die Zähne zusammen, was ihn sehr schmerzt." (CK V, S. 188, Nr. 378)

Sepia wurde in aufsteigenden Q-Potenzen über einen Zeitraum von mehreren Monaten verabreicht, es folgte nach Auftreten neuer Symptome Sulphur in aufsteigenden Q-Potenzen, Psorinum in Q-Potenzen, und zur Zeit wird Sulphur in seltenen Einzelgaben von Hochpotenzen verabreicht. Der Patient benötigt bronchialerweiternde Sprays nur in „Streßsituationen". Hierzu ist

Name: Vorname: Datum:

	1	2	3	4	5	6	7	8	9	10		1	2	3	4	5	6	7	8	9	10
Acon	1							2			Chel										1
Aesc											Chin			1		1					
Agar	1							1	2		Chin-s										
All-c											Cic								1		
Aloe											Cimic										
Alum	1	1									Cina								2	3	
Ambr				2						1	Clem										
Am-c	1						1				Cocc										
Am-m	1										Coc-c										
Anac											Coff									2	
Ang											Colch									1	
Ant-c	1				2			2			Con						1		3	1	
Ant-t							2				Croc										
Apis		1								2	Crot-h									2	3
Arg-m											Crot-t										3
Arg-n					2					1	Cupr										
Arn								2			Cycl	1	1								
Ars	1		2		1			3													
Ars-i																						
Arum-t											Dig										
Asar											Dros										
Aur	3		1								Dulc										
Bapt											Elaps										2
Bar-c	1		2		1						Eup-per										
Bar-m											Euph										
Bell							1	3	2		Euphr										
Benz-ac																						
Berb																						
Bism											Ferr			2	1						
Bor											Ferr-p								1		
Bov											Fl-ac										
Brom																						
Bry			1			1		2	2												
											Gels										
Cact		1								2	Glon										1
Calc	1						2	2	1		Graph	2		1							
Calc-f											Guaj								2		
Calc-p						2																
Calc-s								2			Hell					2			2		
Camph											Hep			1							
Cann-s											Hydr										
Canth				1							Hyos	1		1					2		
Caps											Hyper						3				
Carb-an	1				1																
Carb-v								2													
Caust	3	2					1		1	1	Ign	3		3	2				2	2	
Cham			1			1					Iod			2	1						

Abb. 22: Repertorisationsbogen mit der Ausarbeitung des o.a. chronischen Falles (S. 132).

Fortsetzung:

	1	2	3	4	5	6	7	8	9	10
Ip										
Iris										
Kali-bi										1
Kali-c								2	2	
Kali-i										
Kali-m										
Kali-p									1	
Kali-s										
Kreos										
Lac-c										
Lac-d			1					3	1	
Lach	2								3	
Laur										
Led										
Lil-t										
Lyc	2	3	2		2		2			
Lyss										
Mag-c		1			2		1			
Mag-m						1				
Mag-p										
Mang				1						
Med										
Meny										
Merc	2					1		2		
Merc-c										
Mez			1							
Mosch				1						
Murx										
Mur-ac			2							
Nat-c			2		1		1	3		
Nat-m	3	1		1	1					
Nat-p								1	1	
Nat-s								2		
Nit-ac										
Nux-m				1						
Nux-v	2		2			2	1			
Olnd										
Op	1									
Petr				1						

	1	2	3	4	5	6	7	8	9	10
Ph-ac	2						2			
Phos				2			2	2		
Phyt										
Plat										
Plb				1	2	1			2	
Podo									1	
Psor									1	
Puls	3		1		2		2	2		
Pyrog										
Ran-b										
Rheum								1		
Rhod						2	1			
Rhus-t				3		3	2			
Rumx										
Ruta										
Sabad										
Sabin					1					
Samb										
Sang										
Sanic										
Sars										1
Sec				1						
Sel										
Sep	1	2	1	3	2	1	3	2	1	2
Sil			2	3	1		2	2	2	
Spig				1						
Spong										
Squil										
Stann					1	1			1	
Staph	2									
Stict										
Stram				2		1			2	
Sulph			1	2		2	1	2	2	
Sul-ac	1									
Syph										
Tarx										
Tarent	2									2
Thuj				2					1	
Tub									3	
Valer										
Verat	1		1			1			2	
Verb										
Zinc									2	

zu bemerken, daß zu einer Heilung auch eine **Veränderung der Lebensumstände notwendig** wäre, (s. ORG VI § 252) zu der die meisten von ihren Verflechtungen abhängig gewordenen Menschen heute nicht in der Lage sind. Daher ist in diesem Fall eine endgültige Heilung nur bedingt zu erwarten.

6.4 Kritische Würdigung von Kent

Mit seiner Klassifikation der Symptome hat Kent sich von Hahnemann entfernt, indem er insbesondere den § 211 tendenziös ausgelegt hat. Dies hat seine Ursache zunächst einmal in den Übersetzungen des Organon ins Amerikanische. Hatte Hahnemann gesagt, daß der Gemütszustand des **Kranken oft am meisten** den Ausschlag gebe bei homöopathischer Wahl eines Heilmittels, so wurde in der Übersetzung aus dem (unmißverständlichen) „Kranken" der (mißverständliche) „Patient". Handelt es sich bei Hahnemann also um den **krankhaft veränderten Gemütszustand,** wie er mit der Krankheit aufgetreten ist (siehe auch die Fußnote zu § 210: hier gibt Hahnemann Beispiele dafür an, wie sich der Gemütszustand im Rahmen einer Erkrankung sogar ins Gegenteil verkehren kann), so kann nun der § 211 dahingehend mißverstanden werden, daß der Gemützustand des Patienten, so wie er auch schon zu gesunden Zeiten zugegen war, den Ausschlag gebe.

Allerdings hat auch Bönninghausen bereits die Gemütsverfassung, wie sie vor der Erkrankung bestand, mit in die Mittelwahl einfließen lassen (siehe seine beiden Zahnschmerz-Kasuistiken aus der AHZ 1835 und aus den AHP 1863).

Ein weiterer Grund für Kents Hierarchie der Symptome war seine Bekanntschaft mit den Lehren von Emanuel Swedenborg (1688–1772). Dieser Gelehrte wurde, ausgehend von den Naturwissenschaften, zum Begründer einer allumfassenden Weltanschauung, die, neben einer christlichen Theologie viele mystische Elemente enthält. Vor und nach Kent gehörten viele homöopathische Ärzte der „New Church of Swedenborg" an, u.a. Constantin Hering, Ernest A. Farrington, William Boericke, um nur einige bedeutende Namen zu nennen.

Insbesondere Swedenborgs hierarchische Strukturen im Menschen mit Liebe und Weisheit (= Gemüt des Menschen) als oberste Instanz, die sich äußern als Wille und Verstand, sowie einer Dreiteilung des Verstandes in das Verständige (das der göttlichen Sphäre Zugehörige), das Vernünftige und das Wissenschaftliche (= Wissen und Gedächtnis), spiegeln sich bei Kent deutlich wider in seiner Hierarchie der Gemüts- und Geistessymptome.

Da für die Swedenborgianer Krankheit immer eine Störung des innersten, seelischen Kerns des Menschen darstellt, kann von hier aus das Primat des Gemüts bei Kent verstanden werden: **„Mind is the Key to Man"** (siehe hierzu auch E. van Galen: Swedenborg und Kent, ZKH 39 [1995]).

Kent hat mit seiner Klassifikation der Symptome einen anderen Weg eingeschlagen als beispielsweise Bönninghausen, der ebenfalls eine Interpretation von Hahnemanns Anweisungen im Organon geschrieben hat (Ein Beitrag zur Beurtheilung des charakteristischen Werths der Symptome, AHZ 60 [1860]), der aber den Gemütssymptomen nicht diese explizite Schlüsselrolle zugewiesen hat (siehe auch den Beitrag zur Mittelfindung nach Bönninghausen, S. 139).

Mit diesem Weg hat Kent eine legitime Methodik der Homöopathieausübung geschaffen, die sich bis heute weltweit bewährt hat und gleichwertig neben den anderen Wegen steht.

Geeignet ist diese Form der Mittelfindung für Fälle, die klare und ausgeprägte psychische und körperliche Allgemeinsymptome aufweisen, wobei diese ja bei Kent nicht unbedingt erst mit der Krankheit oder durch die Krankheit aufgetreten sein müssen.

> Gerade im Bereich der Gemütssymptome besteht aber die **Gefahr**, daß man Phänomene für Symptome ansieht, die diese Bezeichnung gar nicht verdienen.

So wird z. B. gerne Causticum verordnet, wenn der Patient angibt, sehr mitleidig zu sein. Dieses allein hat aber noch **nicht Symptomcharakter**, sondern stellt eine **mögliche Ausdrucksform menschlicher Regungen** dar, die nicht therapiert werden muß. Erst wenn der Patient an seinem Mitleid übermäßig leidet, handelt es sich um ein Symptom. Auch der Mangel an Selbstvertrauen ist erst dann ein Symptom, wenn der Mensch dadurch in der Bewältigung seines Alltags beeinträchtigt wird.

Die Interpretationsbreite im Gemütsbereich macht es mitunter schwer, die **Dignität eines Phänomens** – Symptom oder nicht Symptom – zu beurteilen. Oft lassen sich bestimmte Gemütssymptome auch nicht mit Arzneien verändern. In vielen Kasuistiken schwerer Krankheiten, wie z. B. Asthma bronchiale, M. Crohn, Migräne usw., bei deren Ausarbeitung Gemütssymptome als wahlanzeigende mitgewichtet worden sind (und zwar an die erste Stelle), liest man zwar von Heilungen der Erkrankung, über eine Änderung des zu geringen Selbstwertgefühls oder eine verminderte Neigung zu Mitleid findet sich oft kein Hinweis.

Ein weiteres Problem stellt sich bei Kent bezüglich der Teilsymptome oder Lokalsymptome. Diese stellen meistens das Hauptsymptom dar, das den Patienten zum Arzt führt. Während z. B. Bönninghausen diesem Hauptsymptom einen hohen Stellenwert einräumt und davon ausgeht, daß das zu findende Mittel dieses Symptom aufweisen soll, um es auch heilen zu können, spielt es bei Kent nur eine untergeordnete Rolle nach den Allgemeinsymptomen. Das geht so weit, daß

das Lokalsymptom bei der Repertorisation nicht unbedingt berücksichtigt zu werden braucht.

Das bedeutet, daß, wenn eine Arznei aufgrund der psychischen und körperlichen Allgemeinsymptome klar indiziert ist, das Lokalsymptom sogar dagegen sprechen kann.

In seiner „Philosophy" sagt Kent: „[…] nothing in particulars can contra-indicate generals. One strong general can overrule all the particulars you can gather up." (S. 198.) (Keines unter den Teilsymptomen kann Allgemeinsymptome kontraindizieren. Ein starkes Allgemeinsymptom kann alle Teilsymptome, die vorliegen, übertreffen.)
So kann z.B. bei einem Patienten, dem allgemein ein kaltes Bad sehr schlecht bekommt, der jedoch eine Besserung seiner Podagra bei einem kalten Fußbad erfährt, dennoch die Arznei Causticum für die chronische Behandlung verordnet werden, wenn neben dem genannten Allgemeinsymptom weitere hierfür sprechen, auch wenn die Modalität des Lokalsymptoms dagegen spricht.

Würde man aufgrund des Teilsymptoms verschreiben, stellte dies nach Kent eine Palliation und keine Heilung dar.

Aus dem Gesagten ist es auch zu verstehen, warum Kent der Meinung war, daß Homöopathie bei der Behandlung weit fortgeschrittener chronischer Erkrankungen mit manifesten Gewebeveränderungen, wie z. B. Krebs oder Schwindsucht, kaum mehr zu heilen vermöge. Hier handelt es sich oft um sogenannte einseitige Krankheiten, wo das Lokalsymptom mehr oder weniger das einzige Symptom ist und damit wahlanzeigend, während gerade die für Kent so wichtigen Allgemeinsymptome fehlen.

Hier kann für ihn nur noch Palliation in Frage kommen.

So sagt er z.B. in seiner Materia-medica-Vorlesung über Carbo animalis: „Dieses Mittel ist oft ein großes Palliativum für die Schmerzen, die bei Krebs vorkommen, die Verhärtungen und die stechenden, brennenden Schmerzen. Natürlich wollen wir nicht lehren, […] daß ein Patient mit weitfortgeschrittener Krebserkrankung, wie z.B. Szirrhus, zu vollkommener Gesundheit zurückgeführt werden könne und die kanzeröse Affektion fortgenommen werden könne. Wir können dem Patienten Beistand leisten und wenigstens vorübergehend wieder eine Ordnung herstellen, so daß kein Leiden bei diesen bösartigen Krankheiten sein muß. […] Beiß dich nicht am Krebs fest, denn es ist nicht der Krebs, sondern der Patient, den du behandelst. Der Patient ist es, der krank ist, und wann immer ein Patient krank genug ist, um Krebs zu haben, ist sein Zustand zu sehr gestört, um noch geheilt zu werden." (Übs. vom Verfasser dieses Beitrags.)

6.5 Zusammenfassung

Der Weg der Fallanalyse nach Kent geht von einer **Symptomenhierarchie** aus, die die **Allgemeinsymptome**, d.h. diejenigen, die den Menschen als Ganzes betreffen, an die erste Stelle setzt. Innerhalb dieser sind die **Gemütssymptome** von höchstem Rang, gefolgt von denen des **Intellekts** und des **Gedächtnisses**. Die **körperlichen Allgemeinsymptome** stehen an nächster Stelle. Den **Teil-** oder **Lokalsymptomen** wird nur eine nachgeordnete Rolle zugewiesen, und im Fall deutlicher **Allgemeinsymptome** werden sie kaum wahlanzeigend sein. Steht eine **Modalität** eines **Teilsymptoms** gegen eine **allgemeine Befindensänderung**, so wird erstere vernachlässigt. Diese Methode ist geeignet für Fälle mit deutlichen **psychischen** oder **physischen Allgemeinsymptomen**, sie ist weniger geeignet für **einseitige**, d.h. nur durch ein **Lokalsymptom** geprägte Fälle.

Kent hat, beeinflußt von den Lehren Swedenborgs, eine eigene Strömung innerhalb der Homöopathie begründet, die sich in der Praxis weithin bewährt und legitimiert hat.

6.6 Weiterführende Literatur

Bönninghausen, C. v.: Die Aphorismen des Hippokrates. Nachdr. Göttingen 1979.

Galen, E.: Swedenborg und Kent. ZKH 39 (1995), S. 19–29.

Hahnemann, S.: Organon der Heilkunst. 6. Aufl. Heidelberg 1999.

Kent, J. T.: Lectures on Homoeopathic Philosophy. Repr. New Delhi o. J. (1. Aufl. 1900).

Kent, J. T.: Lectures on Homoeopathic Materia medica. Repr. New Delhi 1987 (1. Aufl. 1905).

Kent, J. T.: Repertory of the Homoeopathic Materia Medica. Sixth American Edition. Corr., rev. and impr. by *R. P. Patel.* Kerala 1990. [K]

Kent, J. T.: Kents Repertorium der homöopathischen Arzneimittel. Neu übs. u. hrsg. von *G. v. Keller* und *J. Künzli von Fimmelsberg.* 14. Aufl. Heidelberg 1998. [KD]

Kent, J. T.: Kent's Minor Writings on Homeopathy. Comp. and ed. by *K. H. Gypser.* Heidelberg 1987.

Klunker, W.: Homöopathische Propädeutik. ZKH 32 (1988), S. 39–41, 78–80, 124–127, 173–176, 214–216, 262–264.

Swedenborg, E.: Leben und Lehre. Zürich 1978.

7 Mittelfindung mit dem Therapeutischen Taschenbuch von Bönninghausen

Andreas Wegener

7.1 Einführung

Der Jurist Clemens Maria Franz von Bönninghausen (1785–1864), der 1828 mit 43 Jahren durch seinen Freund August Weihe von einer Tuberkulose mit je einer Gabe Pulsatilla und Sulphur C 30 geheilt worden war, beschloß, erschüttert durch die für ihn ans Wunderbare grenzende Heilung, sich der Homöopathie zuzuwenden.

Rasch gelang es ihm, sich umfassend in die noch junge Heilmethode einzuarbeiten und neben seiner zeitaufwendigen Arbeit als Landrat eine sehr große Praxis aufzubauen, deren originale Aufzeichnungen in 116 Krankenjournalen heute im Institut für Geschichte der Medizin der Robert Bosch Stiftung in Stuttgart aufbewahrt sind. Im Juli 1843 erhielt er aufgrund der Fürsprache eines einflußreichen Freundes und Patienten von König Friedrich Wilhelm IV. von Preußen die Erlaubnis zum Praktizieren, was ihm bis dahin offiziell als Jurist verwehrt war. Allerdings hat er sich schon im Studium durch den Besuch von medizinischen Vorlesungen gute Kenntnisse der Medizin angeeignet. Bönninghausen übte einen bedeutenden Einfluß auf die Homöopathie der damaligen Zeit aus und begründete vor allem mit dem Konzept des Therapeutischen Taschenbuchs eine eigene Art der Mittelfindung, die ihre Anhänger vor allem in Amerika (unter anderem T.F. Allen, C.M. Boger, S. Close, C. Dunham, H.N. Guernsey, H.A. Roberts) und Indien (unter anderem M.L. Dhawale, S.R. Phatak, P. Sankaran) fand. Einige profilierte Homöopa-

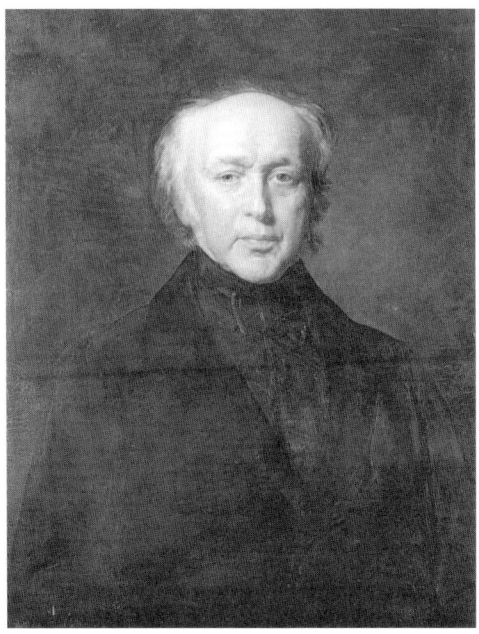

Abb. 23: Clemens von Bönninghausen.

then, wie der Amerikaner C.M. Boger und die indischen Ärzte S.R. Phatak und P. Sankaran, konnten die Idee Bönninghausens durch eigene Werke (*Boger:* Synoptic Key; *Phatak:* Concise Homeopathic Repertory; *Sankaran:* The Pocket Repertory) weiterentwickeln und in unsere heutige Zeit hinein forttragen.

Mit Hahnemann verband ihn eine Gelehrtenfreundschaft. Schon bald war diesem seine besondere Begabung, die sich vor allem in einer gründlichen und systematischen Arbeitsweise zeigte, aufgefallen.

Hahnemanns Wohlwollen gipfelte in einem nur fünf Jahre später ausgestellten Zeugnis, in dem er ihm bescheinigte, daß, wäre er selbst krank und könnte sich nicht selbst helfen, er sich keinem Arzte in der Welt anvertrauen würde außer Bönninghausen.

Nach einem Jahrzehnt reicher Praxiserfahrung und verschiedener Veröffentlichungen, unter anderem der Systematisch-alphabetischen Repertorien der antipsorischen und nicht-antipsorischen Arzneien 1832 und 1835, erschien 1846 das Therapeutische Taschenbuch (TB), dessen völliges Abweichen von der bisherigen Repertoriumsstruktur und zugleich geringer Umfang die Fachwelt verblüffte.

In der herkömmlichen Anordnung, die später auch Kent beibehält, werden mehr oder weniger ganze Symptome der Materia medica in eine repertoriale Form gebracht. Ein vollständiges Symptom besteht aus den Elementen Ort, Empfindung, Modalitäten und Begleitumstände. Im Repertorium bleibt diese Einheit mehr oder weniger vollständig erhalten.

Das Verblüffende am TB dagegen ist, daß diese ursprünglich komplexen Symptome in ihre einzelnen Elemente zerlegt und getrennt aufgeführt werden. Wir finden somit im Taschenbuch die Mittel geordnet nach ihren Orten, Empfindungen und Modalitäten, jeweils aus ihrem Zusammenhang gelöst.

Bis zum Erscheinen des TB wurde die Einheit eines Prüfungssymptoms nie ausdrücklich in Frage gestellt. Bei einem Mittel, das in der Prüfung einen stechenden Kopfschmerz, der sich durch kalte Umschläge bessert, hervorgerufen hätte, wäre es nicht üblich gewesen, die Modalität „Besserung durch Kälte" vom Kopf z.B. auf Schmerzen im Knie zu übertragen. Erst Bönninghausen, durch entsprechende Praxiserfahrungen geleitet, machte im TB die Elemente von Symptomen kombinierbar. Dies führt im TB im Vergleich zum herkömmlichen Repertorium zu weniger Rubriken, die dann aber meist viele Mittel enthalten. Bei den Mitteln werden fünf Grade unterschieden, die einerseits die Häufigkeit ihres Auftretens in der Prüfung und andererseits ihre Verifikation durch Heilungen widerspiegeln.

Bei der Arbeit mit dem Taschenbuch kombiniert man die vollständigen Symptome des Patienten aus ihren einzelnen Elementen. Damit vergrößert sich der Anwendungsbereich eines Mittels beträchtlich, da man jetzt über die Prüfungssymptome hinaus neue Symptome kombinieren kann, womit „ich [...] einen Weg in das weite Feld der Combination eröffnete, welcher bisher noch nicht betreten war", wie es in der Einleitung zum TB (S. VIII) heißt.

> Die Idee, die dem Taschenbuch zugrundeliegt, ist die Möglichkeit der freien Kombination vollständiger Symptome aus den Elementen Ort, Modalität, Empfindung und Begleitbeschwerden.

7.2 Bönninghausens Konzept der Kombinatorik

Die Idee des Taschenbuchs wird aus mehreren Quellen gespeist.

Zuvorderst stand ein pragmatischer Anlaß: Bei der Arbeit an einer verbesserten

Version seiner beiden Repertorien, die im herkömmlichen Anordnungsschema gehalten waren, sah Bönninghausen sich mit dem Problem konfrontiert, die kontinuierlich anwachsende Symptomenfülle nicht mehr in eine praxisgerechte Form umwandeln zu können. Er suchte daher nach einer Möglichkeit, mit einer veränderten Repertoriumsanordnung dasselbe Ziel auf „einfachere Art und dabei noch vollständiger zu erreichen".

Eine Neufassung seiner 1832 und 1835 erschienenen Repertorien wurde für ihn aus verschiedenen Gründen notwendig. Zum einen mußten die bis dahin angesammelten Verifikationen eingearbeitet werden und zum anderen möglichst viele Lükken bei den Prüfungssymptomen geschlossen werden. Eine Hauptschwierigkeit der damaligen Praxis war es nämlich, mit den oftmals unvollständigen Prüfungssymptomen eine Ähnlichkeitsbeziehung zu den Symptomen des Kranken herzustellen. Die ideale Behandlungsmethode der damaligen Zeit war es, die Hauptsymptomatik des Patienten (weswegen der Arzt aufgesucht wird) als vollständiges Symptom, bestehend aus Ort, Empfindung, Modalität, Begleitumständen und möglichen Sequelae-Zusammenhängen einem ebensolchen Prüfungssymptom gegenüberstellen zu können. So ließe sich die Ähnlichkeit am leichtesten ermitteln. Diese Methode eignet sich besonders für akute und subakute Erkrankungen (vgl. den Beitrag „Homöopathische Symptomenlehre", S. 86 ff.). Es stellte sich nun folgendes Problem: In der Arzneimittelprüfung war es eher die Ausnahme, ein vollständiges Symptom zu erhalten. Viel häufiger war der Fall, daß zwar der Ort und die Empfindung vorlagen, aber die Modalität dazu gar nicht oder nur in Bruchstücken vorhanden war. Außerdem war die Anzahl an Prüfungssymptomen begrenzt; nicht für alle Bereiche konnten aussagekräftige Symptome gewonnen werden, schon weil es zu wenige Prüfungen und Prüfer gab. Das Problem ließe sich zwar durch weitere Arzneiprüfungen lösen, aber die Frage war, ob nicht durch eine intelligente Nutzung des vorhandenen Materials quasi ein Vorgriff auf diese noch nicht durchgeführten Arzneiprüfungen möglich wäre. Zu diesem Problem gesellte sich noch ein weiteres hinzu: In der Anfangsphase der Homöopathie fehlte es noch an hinreichenden Erfahrungen, welche Symptome charakteristisch einem Mittel entsprachen.

■ Das charakteristische Symptom

Bönninghausen beobachtete in der Praxis, daß sich Modalitäten innerhalb eines Mittels auf andere Bereiche übertragen lassen. So behandelte er 1835 z.B. einen Patienten, dessen Fall eine Besonderheit aufwies:

Fallbeispiel

„B. H. R. aus S. leidet schon geraume Zeit, besonders *nach* schwerer Arbeit und wenn er lange in *gebückter Stellung* bleibt, an heftigen Kreuz- und Lendenschmerzen, die sich gegen Abend und beim Aufstehen vom Sitze bis zum Unerträglichen erhöhen, durch fortgesetzte gemäßigte Bewegung sich mäßigen, *aber nur dann, wenn er in Schweiß ist, fühlt er gar keine Schmerzen.* Sonst war nichts Innormales aufzufinden. – Am 30. April 1835 erhielt er eine Gabe Rhus 30/2, als das, dem Charakter des Uebels am besten entsprechende Mittel, aber bis zum 16. Mai war das Leiden nur etwas, aber so wenig gemildert, daß ich diese Arznei für nicht angemessen halten mußte. Wir haben nur wenige Mittel, welche *beim* Schweiße und so lange dieser währt, die Beschwerden schweigen lassen, und von diesen (Bry., Calad. und Rhus) war nichts zu erwarten. Ich gab daher nun eine Gabe Ars. 30/2, weil diese Arznei, außer sonstiger Angemessenheit, auch noch das Besondere hat, daß bei Fieberkranken, wo es paßt, *mit dem Eintritte des Schweißes das eigentliche Fieber aufhört.* Meine Vermuthung, auf diese Analogie gestützt, bestätigte sich, denn nach 3 Tagen war das ganze Uebel gehoben."

(Fehl- und Treff-Kuren, in: BKMS, S. 249.)

Im TB findet sich später folgende Rubrik (S. 370): Besserung beim Schweisse: Ars., *Bov.,* Bry., *Calad.,* Calc., *C u p r.,* L y c ., N a t r., Rhus.

Dieser Fall könnte für Bönninghausen das Schlüsselerlebnis gewesen sein. Indem er die Arsenicum-Modalität „Besserung des Fiebers bei Eintritt des Schweißes" zur allgemeinen Modalität „Schweiß bessert" abstrahiert, sprengt er den Rahmen, der von den Prüfungssymptomen vorgegeben war. Mit der erfolgreichen Anwendung zeigt er, daß bestimmten Symptomen eine übergeordnete Bedeutung zukommt. Lassen sich die Symptomenelemente Ort, Empfindung und Modalität wiederholt erfolgreich mit anderen kombinieren, spricht man von charakteristischen Symptomen eines Mittels. Solche Symptome sind z. B. die brennenden Schmerzen bei Sulphur, das Stechen bei Bryonia, die Besserung durch Bewegung bei Rhus-t., die Gereiztheit als Begleitung der Schmerzen bei Chamomilla usw.

Sie durchziehen die ganze Symptomatik eines Mittels, „wie der rote Faden die Taue der englischen Marine", wie Bönninghausen einmal bemerkte.

Charakteristische Symptome eines Mittels lassen sich **vorläufig** bei der Bearbeitung der Prüfungssymptome extrahieren (vgl. den Beitrag „Allgemeine Arzneimittellehre", S. 40), weil sich **charakteristische Modalitäten und Empfindungen meist durch mehrere Prüfungssymptome ziehen.** (Aber auch Einzelsymptome können durch wiederholte Verifikation zu charakteristischen Symptomen eines Mittels werden.)

Verschiedene Arzneiprüfer eines Mittels können bei unterschiedlichen Beschwerden eine Besserung an der frischen Luft oder eine auffallende Reizbarkeit erfahren haben. Ein stechender Schmerz kann sich an unterschiedlichen Lokalisationen zeigen. Außerdem könnte bei der Arzneiprüfung eine Bevorzugung einer Lokalisation, eines Organs oder Organsystems deutlich werden.

Später, nachdem sich die Mittel auch in der Praxis bei Erkrankungen dieser Organe bewährt hatten, wurden daraus grob vereinfachend die sogenannten „bewährten Indikationen" abgeleitet sowie der Begriff des Leber- oder Nierenmittels usw.

> Allgemein gilt: Erst nachdem sich die Prüfungssymptome wiederholt in der Praxis bewährten, kann man von charakteristischen Symptomen eines Mittels sprechen.

Diese charakteristischen Symptome lassen sich jetzt nach Bönninghausen frei mit anderen Symptomenelementen kombinieren. Damit sprengt man zwar den Rahmen, der von den Prüfungssymptomen vorgegeben ist, die Erfahrung zeigt aber, daß man dabei dennoch im Bereich der Ähnlichkeit zum Mittel verbleibt.

Es bleibt allerdings bis heute unklar, ob es sich dabei um eine allgemeingültige Gesetzhaftigkeit handelt, oder ob diese auf bestimmte Fälle beschränkt bleiben muß.

Im herkömmlichen Repertorium kommt diese Übertragungsmöglichkeit und Verallgemeinerung der Symptome durch die Fixierung auf den Symptomentext der Prüfung nicht ohne weiteres zur Geltung. Erst durch die Struktur des Taschenbuchs, bei der die einzelnen Symptomenelemente separat – aus ihrem Zusammenhang gelöst – aufgeführt sind, erschließt sich deren freie Kombination auf einfache Weise.

Um diese kombinierten Symptome anzuwenden, war nach Bönninghausen der Einsatz von höher potenzierten Arzneien notwendig.

◼ Die erweiterte Wirkung der Hochpotenzen

Hahnemann fand heraus, daß die Mittelwirkung bei den tiefen und hohen Potenzen nicht dieselbe ist. Der Umfang der Arzneiwirkung vergrößerte sich immer mehr, je höher das Mittel potenziert wurde (vgl. auch den Beitrag „Die Heilung der chronischen Krankheiten", S. 269 ff.). Besonders eindrücklich wurde dies bei Mitteln wie Calcarea carbonica und Natrum muriaticum, die in ihrem rohen Zustand wenig Symptome erregen, sogar täglich mit der Nahrung aufgenommen werden. Bönninghausen erklärt diese Beobachtung durch ein „früher nicht erkanntes" Naturgesetz. Erst die höheren Potenzen schaffen nach Bönninghausen die Voraussetzung, daß man die Arzneien, über ihre Prüfungssymptome hinaus, nach ihren frei kombinierten, charakteristischen Elementen einsetzen kann. 1860 schreibt er: „Die Zunahme dieser Arzneikräftigkeit im Verhältniss zu den immer höher getriebenen Dynamisationen ist aber so auffallend, dass sie sich jedem aufmerksamen Beobachter von selbst aufdringen muss. Am Oeftersten und Deutlichsten zeigt sie sich in solchen Symptomen, die bisher bei den Prüfungen noch nicht beobachtet waren, aber in Betreff der Körperstelle und der Empfindungen einige Analogie mit schon Bekanntem haben. Hierauf beruht im Wesentlichen die Einrichtung unseres „therapeutischen Taschenbuchs", dessen vierzehnjähriger Gebrauch das eben Erwähnte vollkommen bestätigt hat. Nur in Beziehung auf die Verschlimmerung und Besserung der Beschwerden nach Zeit, Lage und Umständen bleiben sich die höheren und niederen Potenzen überall gleich [...]." (Zur Würdigung der Hochpotenzen, in: BKMS, S. 679–680.)

Bönninghausen verwendete meist die C 200, später setzte er auch noch höhere Potenzen ein.

Damit lagen die zwei wesentlichen Voraussetzungen seines Taschenbuchs vor:

1. die Erkenntnis des charakteristischen Symptoms und dessen freie Kombinationsmöglichkeit und
2. die Hochpotenz, die dieses charakteristische Symptomenelement aus dem lokalen Zusammenhang löst und quasi als Vehikel zur Anwendung bringt.

7.3 Aufbau und Struktur

Zuerst besticht das Taschenbuch durch seinen angenehm handlichen Umfang. Es umfaßt eine Vorrede von 24 und einen Hauptteil mit 510 Seiten, bei einem ungefähren DIN-A-5 Format. Es besteht aus sieben Abteilungen, die vorwiegend Hauptrubriken enthalten.
I.   Gemüt und Geist
II. Körperteile und Organe
III. Empfindungen und Beschwerden
IV. Schlaf und Träume
V.   Fieber
VI. Änderungen des Empfindens
VII. Konkordanzen der homöopathischen Arzneien

Das Taschenbuch ist auf 125 Arzneien begrenzt. Bönninghausen nahm nur diejenigen Mittel auf, die er bis zur Erstellung des TB, die sich über drei Jahre hinzog, gut kennengelernt hatte. Relativ spät geprüfte Arzneien, wie z. B. Lachesis, sind im Taschenbuch nicht adäquat verifiziert. Danach geprüfte Arzneien, wie z. B. Apis mellifica, Gelsemium sempervirens, Kali bichromicum und Natrum sulphuricum, fehlen. Das Taschenbuch wurde von Bönninghausen vorwiegend aus einer Bearbeitung seiner vorliegenden Repertorien, die er mit seinen angesammelten Verifikationen und Erfahrungen vereinigte, erstellt. Für seine Repertorien standen Bönninghausen in erster Linie die „Reine Arzneimittellehre", „Die chronischen Krankheiten" und die Prüfungen aus dem „Archiv" (Stapf) als Primärquellen zur Verfügung. Die Arzneien selbst sind, wie schon in den Repertorien der anti- und nicht antipsorischen Arzneien, in **fünf Grade** unterteilt.

Bönninghausen übernahm die Definition der Grade wie auch ihre drucktechnische Darstellung aus seinen Repertorien (1833, 1835):

1. Grad: (zweifelhaft)
2. Grad: sicher, aber nicht ausgezeichnet
3. Grad: s i c h e r   u n d   a u s g e -
z e i c h n e t, d. h. w i e d e r -
h o l t   a u f g e t r e t e n e
E r s t w i r k u n g
4. Grad: *wie 3, durch Heilungen bestätigt*
5. Grad: *J e d e s m a l i g e   H e i l u n g s -*
b e s t ä t i g u n g   b e i   w i e d e r -
h o l t e r   A n w e n d u n g

Der 1., eingeklammerte Grad benennt ein Symptom, bei dem die Zugehörigkeit zur Arznei als unsicher gilt. Er bedarf noch weiterer Bestätigung, im Taschenbuch ist er fast nicht vertreten. Der 2. Grad (Normaldruck) bezeichnet ein Symptom, das eindeutig bei einer Arzneiprüfung einmal aufgetreten ist. Der 3. Grad (gesperrt) entspricht dem Sperrdruck bei Hahnemann: mehrfach aufgetretene Arzneiwirkung in der Prüfung. Der 4. und der 5. Grad zeigen die unterschiedlich häufigen Heilungsbestätigungen in der Praxis auf. Während sich also die ersten drei Grade nur aus den Prüfungsquellen ableiten lassen, bedarf es beim 4. und 5. Grad nach der Definition Bönninghausens der klinischen Heilungsbestätigung. Damit entsprechen im Taschenbuch insbesondere der 4. und 5. Grad den charakteristischen Symptomen eines Mittels.

Zur Vollständigkeit sei noch erwähnt, daß für den 4. und 5. Grad nicht die „wiederholte Erstwirkung" zusätzlich zur Heilungsbestätigung notwendig ist. Auch ein 2. Grad kann durch wiederholte Heilungsbestätigung zum 5. Grad werden. **Prinzipiell können aber auch die Symptome im schwachen Grad Charakteristika sein.** Sie sind bloß bis dahin noch nicht als solche entdeckt bzw. verifiziert worden.

So hat Bönninghausen später noch Symptome von Polychresten als charakteristisch für ein Mittel erklärt, obwohl sie im Taschenbuch nur im 2. Grad vermerkt sind (vgl. auch seinen Arsen-Fall!). Entsprechend können auch im Kent-Repertorium erstgradige Symptome für die Mittelwahl wichtig

und charakteristisch für ein Mittel sein und dürfen daher nicht von vornherein vernachlässigt werden.

Das Taschenbuch enthält im Vergleich zu herkömmlichen Repertorien:
● weniger, dafür in der Regel größere Rubriken,
● kurze Titel (also nicht wie im Kent: Stechende Schmerzen, in den Oberschenkeln, morgens; statt dessen Verteilung auf drei Kapitel: Empfindung: Stechen; Lokalisation: Oberschenkel; Zeit: Morgens).

Aus den meist umfangreichen Rubriken des TB resultiert naturgemäß ein großer Arbeitsaufwand bei der Mittelfindung in der Praxis. Wenn man alle Grade berücksichtigen möchte, ist daher der Einsatz eines Computers sinnvoll. Es liegen mittlerweile dazu verschiedene Programme vor. Später entstanden aus der weiter ergänzten Kombinationsmethode Lochkarten- oder Kurzrepertorien, die im Wesentlichen nur die „charakteristischen Grade" berücksichtigen (Boger, Sankaran, Lieth; vgl. den Beitrag „Mittelfindung nach Boger", S. 153 ff.).

Bönninghausen hat das Taschenbuch primär auch nicht als Repertorium im herkömmlichen Sinne verstanden, mit dem sämtliche Symptome eines Falls „durchrepertorisiert" werden (s. u. 149 f.)!

Erwähnenswert ist noch, daß Bönninghausen dieses Buch ganz auf die Anforderungen und Erfahrungen mit seiner Klientel abgestimmt hat.

So umfaßt die Abteilung „Geschwüre" neun Seiten (S. 231–240), eine damals häufig zu behandelnde Krankheit, während die **erste Abteilung** „Gemüt und Verstand" aus anderen Gründen nur mit sechs Seiten abgehandelt wird.

Zu diesem ersten Kapitel erwähnt er im Vorwort, daß er es mit Rücksicht auf die Anfänger, denen hier die meisten Fehler unterlaufen, auf das Wesentlichste konzentriert hat, um das Auffinden zu erleichtern.

Die zweite Abteilung „Körperteile und Organe" (S. 9–132) enthält einerseits die rei-

III. 1. Empfindungen..   169

Leerheitsgefühl, (Hohligkeitsgefühl): Alum. Amm. Amm. mur. Ant crud. Ant. tart. Arg. Arn. Aur. Bar. Bry. *Calad.* Calc. Cocc. Coff. Coloc. Croc. Cupr. Dig. Dulc. Chin. Cina. Cocc. Coff. Coloc. Croc. Cupr. Dig. Dulc. Euphorb. Graph. Guaj. Hep. *Ignat.* Jod. Ipec. *Kali.* Lach. Laur. Lyc. Magn. Mang. Mar. Men. Mezer. *Mur. ac.* Natr. Natr. mur. Nitr. N. vom. Oleand. Op. Par. Petr. Phosph. Plat. Plumb. *Puls.* Rhus. Ruta. Sabad. *Sassap.* Scill. Seneg. *Sep.* Spig. Stann. Stram. Sulph. Veratr. Verb. Zinc.

Leichtigkeitsgefühl in den Gliedern: Asar. Chin. *Coff.* Hyosc. M. austr. Natr. mur. N. vom. Op. Rhus. Spig. Stram. Thuj.

Liegen, wie von hartem: (S. Lage.)
— **Neigung** zum: *Acon.* Alum. Ambr. Amm. Anac. Ant. crud. Ant. tart. Arn. Ars. Asar. Bar. *Bell.* Bism. Bor. Bry. *Calad.* Calc. Canth. Caps. Carb. an. Carb. veg. Caust. *Cham.* Chel. Chin. Cina. Cocc. Coff. Con. Croc. Cupr. *Cycl.* Dig. Dros. Dulc. Ferr. Graph. *Guaj.* Ignat. Ipec. Kali. Lach. Led. *Lyc.* M. austr. Magn. Magn. mur. Mar. Merc. Mezer. Mur. ac. Natr. Natr. mur. Nitr. ac. *N. vom.* Op. Petr. Phosph. Ph. ac. Puls. Ran. bulb. *Rhus.* Ruta. Sabad. Selen. *Sep.* *Spong.* Stann. Staph. *Stram.* Stront. Sulph. Tar. Thuj. Veratr. Zinc.

Losgeschlagenheit des Fleisches: (S. Fleisch.)
Luft, Abneigung gegen **freie:** Agar. Alum. Ambr. Amm. Amm. mur. Anac. Ang. Arn. Ars. Aur. *Bell.* Bry. *Calc.* Camph. Cann. Canth. Caps. Carb. an. Carb. veg. Caust. *Cham.* Chel. Chin. Cic. Cina. Cocc. *Coff.* Coloc. Con. Creos. Dig. Dros. Ferr. Graph. *Guaj. Hep. Ignat.* Ipec. *Kali.* Lach. Laur. Led. *Lyc.* Mgs. *M. austr.* Magn. mur. Mang. Mar. Men. Merc. *Mosch.* Mur. ac. Natr. Natr. mur. Nitr. mur. *N. mosch.* N. vom. Op. Petr. Phosph. Ph. ac. Plat. Plumb. Puls. Rhodod. Rhus. Ruta. Sabin. Sassap. Selen. Seneg. *Sep. Sil. Spig. Spong.* Staph. Stram. Stront. *Sulph. Sulph. ac.* Thuj. *Valer.* Veratr. Verb. *Viol. tr.* Zinc.
— **Neigung** zu **freier:** Acon. Alum. Ambr. Amm. Amm. mur. Anac. Ang. *Ant. crud.* Arg. Arn. Ars. Asaf. Asar. Aur. Bar. Bell. Bor. Bov. Bry. Calc. Cann.

---

304   **VI. 2. Verschlimmerung.**

Von **Auflegen** (Aufstützen) des Gliedes: Amm. mur. Ang. Arn. Arg. Asar. *Bell.* Camph. Caust. Cina. *Con.* Croc. Graph. *Kali.* Magn. mur. M a r. N. mosch. Phosph. *Rhus.* Ruta. Sabin. Samb. Scill. *Sil.* Spong. Stann. Sulph. Thuj. Valer. Verb.
Von **Aufmerksamkeits-Mangel:** *Camph.* Cic. Bell.
Beim **Aufrichten:** *Acon.* Alum. Amm. mur. Anac. Ang. Arg. *Arn.* Asar. Bar. *Bell.* Bov. Bry. Calad. *Cann.* Caps. Carb. an. Caust. *Cham.* Chel. Chin. Cic. Cocc. Colch. Coloc. *Con.* Croc. Dig. Dros. Ferr. Hell. Hep. Ignat. Kali. Laur. *Lyc.* M. austr. Magn. mur. Mang. Men. Merc. Mur. ac. Natr. mur. Nitr. ac. N. vom. Op. Phosph. Ph. ac. Plat. Plumb. *Puls.* Ran. bulb. *Rhus.* Sassap. *Scill.* Seneg. Sep. Spong. Stann. Staph. Stram. *Sulph.* Sulph. ac. Tar. Veratr. *Viol. tr.* Zinc.
Beim **Aufstehen** aus dem **Bette:** *Acon.* Amm. mur. Ang. Ant. crud. Ant. tart. Ars. Asar. Aur. *Bell.* Bov. *Bry.* Calad. *Calc. Caps.* Carb. an. Carb. veg. *Caust. Cham.* Chin. Cic. *Cina.* Clem. Cocc. Con. Creos. Croc. Dig. Dulc. Ferr. *Graph.* Guaj. Hell. *Hep. Hyosc. Ignat.* Kali. *Lach.* Led. *Lyc. Mgs.* M. arct. M. austr. *Magn.* Magn. mur. Men. Merc. Mosch. Natr. mur. Nitr. ac. *N. vom.* Oleand. Par. Petr. Phosph. *Ph. ac.* Plat. Plumb. Puls. Ran. bulb. *Rhodod. Rhus.* Ruta. *Sabin.* Samb. S c i l l. *Selen. Sep. Sil. Spig.* Stann. *Staph.* Stram. Sulph. ac. *Thuj.* Valer. Veratr.
Nach dem **Aufstehen** aus dem **Bette:** Acon. *Amm. mur.* Anac. Ang. Ant. crud. Ant. tart. Arg. Ars. Bar. Bell. Bor. Bov. Bry. *Calc.* Camph. Cann. Canth. Caps. Carb. an. Carb. veg. Caust. *Cham. Cina.* Coloc. Con. Croc. Dulc. Euphorb. Graph. Guaj. Hell. Hep. Hyosc. *Ignat.* Ipec. Kali. *Lach. Laur.* Led. Lyc. Mgs. M. arct. *Magn. Magn. mur.* Mang. Men. Mezer. Mur. ac. Natr. Natr. mur. Nitr. ac. N. mosch. N. vom. Oleand. Par. *Phosph. Ph. ac.* Plat. Puls. Ran. bulb. Rhodod. *Rhus.* Ruta. Sabad. Sassap. Scill. Sep. Sil. Spig. Spong. *Staph.* Stram. Sulph. Sulph. ac. Thuj. Valer. Veratr. Verb.
Beim **Aufstehen** vom **Sitze:** *Acon.* Ambr. Anac. Ang. Ant. crud. Ant. tart. Arn. Ars. Asar. Aur.

Abb. 24: Beispielseiten Empfindungen und Verschlimmerungen. Aus: Bönninghausen, Therapeutisches Taschenbuch, S. 169 und 304.

nen Lokalisationen, andererseits aber auch Empfindungen, die nicht der Kombinationsmethode zugeführt werden können. So gibt es Empfindungen im weiteren Sinne, die untrennbar an bestimmte Organe gebunden sind, z.B. Auswurf, Durst, Hunger, Husten, Menses, Übelkeit, Verlangen und Abneigung von Nahrungsmitteln usw. Sie sind demgemäß bei den betreffenden Organen aufgeführt.

Die **dritte Abteilung** „Empfindungen und Beschwerden" (S. 133–258) und die **sechste Abteilung** „Änderungen des Befindens" (S. 299–375) bilden das Herzstück des Taschenbuchs. Sie lassen sich am plausibelsten einer Kombination zuführen und sind zugleich (insbesondere die Modalitäten) bei der Mittelfindung mit am wichtigsten. Die „Empfindungen und Beschwerden" werden noch in 1. Äussere und innere Körperteile im allgemeinen, 2. Drüsen, 3. Knochen und 4. Haut und Äußeres unterteilt. Die Modalitäten werden in 1. Verschlimmerung nach der Zeit, 2. Verschlimmerung nach Lage und Umständen und 3. Besserung durch Lage und Umstände getrennt.

Die **vierte und fünfte Abteilung**, „Schlaf und Träume" (S. 259–274) und „Fieber" (S. 275–298), enthalten viel von Bönninghausens eigener Praxisbeobachtung. Bei Fieber findet sich auch der Schweiß im allgemeinen (unabhängig vom Fieber) und Wärme- und Kälteempfinden.

Besonders viel Mühe verwandte der Autor auf die **siebte Abteilung** „Konkordanzen der homöopathischen Arzneien".

Sie umfaßt die Ähnlichkeiten der Arzneien untereinander, die entsprechend seiner Anordnung nach den einzelnen Abteilungen getrennt vom Autor erfaßt wurden. Dafür hat Bönninghausen aus allen Rubriken statistisch die jeweils gemeinsamen Arzneien ermittelt. Das Maß der Übereinstimmung wird in fünf Graden eingestuft.

Obwohl Bönninghausen angibt, daß für ihn die Konkordanzen „von der entschiedensten Wichtigkeit" sind, um die aufeinanderfolgenden Arzneien in chronischen Krankheiten zu bestimmen, wird diese Abteilung heute wenig oder gar nicht mehr eingesetzt (vgl. auch den Beitrag „Die Verwandtschaften und die Wahl des Folgemittels").

7.4 Praktische Arbeit

An zwei Fällen soll das praktische Vorgehen mit dem Taschenbuch demonstriert werden.

Fallbeispiel

Nach einer Unterkühlung hatte sich bei einer 32jährigen Patientin ein leichtes Brennen beim Wasserlassen mit vermehrtem Harndrang eingestellt, war aber nach einigen Tagen wieder von allein verschwunden. Nachdem sie sich darauf in einem kalten Zimmer aufgehalten hatte, setzten aber nun heftige Beschwerden ein: Abends plötzlich Fieber, Übelkeit, Schwächegefühl sowie starke, drückend-ziehende Rücken- und Flankenschmerzen, die zur Blase zogen. Das Anheben des Beins verursachte Schmerzen im Unterleib. Die Patientin war auffallend ruhelos, keine Lage war ihr erträglich. Ihre Haut war gegen leichte Berührung hochempfindlich, schon der Druck der Kleider war ihr unangenehm. Auch festerer Druck, wie das Liegen auf der schmerzhaften Seite, verschlimmerten. Sie war dabei sehr fröstelig.

Die Urinuntersuchung erbrachte eine hochgradige Erythro-, Leuko- und Bakteriurie. Es lag somit eine akute bakterielle Zystopyelitis vor.

Dieser Fall wurde damals mit der „Therapeutischen Taschenkartei" (von B. von der Lieth; vgl. S. 157) akut in der Praxis gelöst. Sie basiert hauptsächlich auf dem TB und dem „Synoptic Key" von Boger. Sie eignet sich durch ihr Lochkarteisystem besonders für das schnelle Arbeiten in der Praxis. Um die Praktikabilität zu gewährleisten und die Arzneiwahl auf die sicheren und charakteristischen Mittel zu begrenzen, werden bei den Symptomen nur die höhergradigen Einträge in den Rubriken berücksichtigt (was aber auch mit Nachteilen verbunden ist). Sie enthält durch Zusammenfassungen weniger Rubriken.

Folgende Karten wurden damals ausgewählt (deutsche Nummern):

Berührung, leise, agg.	Nr. 50
Druck der Kleider agg.	Nr. 91
Kälte agg., leichtes Frieren, Mangel an Lebenswärme	Nr. 226
Ruhelosigkeit	Nr. 366
Übelkeit	Nr. 486
(Druck agg., Liegen auf schmerzhafter Seite agg.)	Nr. 89

Bearbeitet man den Fall mit dem TB, werden folgende Rubriken verwendet. Die Auswahl der Symptome richtet sich nach den Regeln für die akuten Krankheiten (vgl. hierzu den Beitrag „Homöopathische Symptomenlehre", S. 86 ff. und 93 f.):

Modalitäten und Sequelae-Symptomatik:
Verschlimmerung von leiser Berührung (S. 307; diese Modalität ist durch ihre geringe Rubrikengröße und Aussagekraft zum Beginn besonders günstig; die Verschlimmerung durch den Druck der Kleider ist von ihrem Aussagegehalt zu ähnlich und wird daher vorerst nicht berücksichtigt; mit der ersten Modalität wird eliminiert):
(Schreibweise der Grade: 2. Grad, **3. Grad**, *4. Grad*, ***5. Grad***)

Ars., ***Bell.***, ***Chin.***, *Ign.*, Mag-m., ***Nux-v.***, *Phos.*, **Ph-ac.**, *Stann.*

- Verschlimmerung beim Kaltwerden (S. 328; es werden nur noch die 3., 4. und 5. Grade aufgelistet):
  Ars., **Bell.**, **Chin.**, **Ign.**, *Nux-v.*, *Phos.*, **Ph-ac.**

Begleitsymptome:
- Unruhe, körperliche (S. 189):
  Ars., ***Bell.***, *Chin.*, *Ign.*, *Nux- v.*, **Phos.**
- Frostigkeit (S. 280):
  Ars., ***Chin.***, **Ign.**, ***Nux-v.***, ***Phos.***
- Übelkeit im allgemeinen (S. 60):
  Ars., *Chin.*, Ign., ***Nux-v.***, ***Phos.***

Lokalisation:
- Nieren (S. 63): *Nux-v.*

Nux vomica durchzieht alle Rubriken im insgesamt höchsten Grad. Hätte man noch das Symptom „Verschlimmerung durch Druck der Kleider" (S. 311) hinzugezogen, wäre Nux-v. noch schneller als ähnlichstes Mittel deutlich geworden.

Von **leiser Berührung**: Ars. *Bell. Chin. Ignat.* Magn. mur. *N. vom. Phosph.* Ph. ac. *Stann.*

Beim **Kaltwerden**: Acon. Agar. Amm. Ant. crud. *Arn. Ars.* Asar. *Aur.* Bar. Bell. Bor. Bov. *Bry.* Calc. *Camph.* Canth. Caps. Carb. an. Carb. veg. *Caust.* Cham. Chin. Cic. Clem. *Cocc.* Con. Creos. Dig. *Dulc.* Ferr. *Graph.* Hell. *Hep. Hyosc.* Ignat. *Kali.* Lach. *Lyc.* Mgs. M. austr. Magn. Magn. mur. Mang. Men. Merc. Mezer. *Mosch.* Mur. ac. Natr. Natr. mur. Nitr. ac. N. mosch. *N. vom.* Petr. *Phosph.* Ph. ac. Ran. bulb. Rhodod. *Rhus.* Ruta. *Sabad.* Samb. Sassap. Scill. *Sep.* Sil. Spig. Spong. Staph. Stram. *Stront.* Sulph. Sulph. ac. Thuj. Veratr. Verb. Viol. tr. Zinc.

Frostigkeit, (leichtes Frieren): Agar. *Alum.* Ambr. Amm. Amm. mur. Anac. Ant. crud. Ant. tart. Arn. *Ars. Asar.* Bar. Bell. Bism. Bor. *Bov. Bry.* Calad. *Calc.* Camph. Cann. Canth. Caps. Carb. an. Carb. veg. Caust. *Cham.* Chel. *Chin.* Cic. Cina. *Cocc.* Coff. *Creos.* Croc. Cupr. Dig. Dros. Dulc. Euphorb. Euphr. Graph. Guaj. Hell. *Hep.* Hyosc. Ignat. *Ipec.* Kali. Laur. Led. *Lyc. M. arct.* M. austr. Mar. Men. *Merc. Mezer.* Mosch. Mur. ac. Natr. *Natr. mur.* Nitr. *Nitr. ac. N. mosch. N. vom.* Oleand. Op. Par. Petr. *Phosph.* Ph. ac. Plat. Plumb. *Puls. Ran. bulb.* Ran. scel. Rhodod. *Rhus.* Ruta. *Sabad.* Sabin. Samb. Sassap. Scill. Seneg. Sep. *Sil. Spig.* Spong. Stann. Staph. Stram. Stront. *Sulph.* Tar. Thuj. Valer. Veratr. Viol. tr. *Vit.* Zinc.

Unruhe, körperliche: *Acon.* Agar. Alum. Ambr. Amm. *Anac.* Ant. tart. Arn. *Ars.* Asaf. Asar. Bar. *Bell. Bry. Calc.* Camph. *Cann.* Canth. Carb. an. *Carb. veg.* Caust. *Cham. Chin.* Cina. Cocc. Coff. Coloc. Con. *Croc.* Cupr. Dulc. Euphorb. Euphr. *Ferr.* Graph. Hell. *Hyosc. Ignat.* Jod. Ipec. Kali. Led. Lyc. *Mgs.* M. arct. M. austr. Magn. Magn. mur. Mang. Mar. Men. *Merc.* Mezer. Mosch. Mur. ac. Natr. Natr. mur. Nitr. ac. N. mosch. *N. vom.* Oleand. *Op.* Par. Petr. Phosph. Ph. ac. *Plat.* Plumb. Puls. Ran. bulb. *Rhus.* Ruta. Sabad. Sabin. *Samb.* Scill. *Sep.* Sil. Spig. Spong. Stann. *Staph. Stram.* Sulph. Thuj. Valer. Veratr. Viol. tr. Zinc.

Uebelkeit im **Allgemeinen:** *Acon.* Agar. Alum. Ambr. Amm. Amm. mur. Anac. Ang. *Ant. crud. Ant. tart. Arg.* Arn. *Ars.* Asaf. *Asar.* Aur. Bar. *Bell.* Bism. Bor. Bov. *Bry.* Calad. *Calc.* Camph. Cann. Canth. Caps. Carb. an. *Carb. veg.* Caust. *Cham.* Chel. *Chin.* Cic. Cina. Clem. *Cocc.* Coff. Colch. Coloc. *Con.* Creos. Croc. *Cupr. Cycl. Dig.* Dros. Dulc. Euphorb. Euphr. Ferr. *Graph.* Guaj. *Hell.* Hep. Hyosc. Ignat. Jod. *Ipec. Kali.* Lach. Laur. Led. *Lyc.* M. arct. M. austr. Magn. Magn. mur. Mang. Mar. Men. *Merc.* Mezer. *Mosch.* Mur. ac. Natr. *Natr. mur.* Nitr. *Nitr. ac.* N. mosch. *N. vom.* Oleand. Op. Par. Petr. *Phosph.* Ph. ac. Plat. Plumb. *Puls.* Ran. bulb. Ran. scel. Rheum. Rhodod. *Rhus.* Ruta. Sabad. Sabin. Samb. Sassap. *Scill.* Sec. corn. Seneg. *Sep. Sil.* Spig. Spong. *Stann.* Staph. Stram. Stront. *Sulph. Sulph. ac.* Tar. Thuj. *Valer. Veratr.* Viol. tr. Vit. Zinc.

Nieren: Acon. Alum. *Bell.* Bor. Camph. *Cann. Canth. Clem.* Cocc. Colch. Dig. *Hep. Kali.* Merc. Nitr. *N. vom.* Ph. ac. Plumb. Puls. Ran. scel. Scill. Sulph. Thuj. *Zinc.*

Abb. 25: Auswertung des Falls mit dem Therapeutischen Taschenbuch

Mittelgabe und Verlauf:
Der Patientin, die sich buchstäblich in die Praxis geschleppt hatte, wurden in kurzen Abständen einige Globuli Nux vomica 200 (ISO) verabreicht. Nachdem sie etwa eine

Stunde auf einer Liege in der Praxis verbracht hatte, waren die Schmerzen schon erträglicher und sie konnte die Praxis verlassen. Die Besserung schritt rasch weiter voran, so daß sie nach drei Tagen, bei normalen Urinbefund, völlig beschwerdefrei war.

Es wird deutlich, daß beim Taschenbuch meist mehrere Polychreste konkurrieren, zwischen denen oftmals nur graduelle Unterschiede bestehen. Deshalb ist man beim TB ganz auf die Verifikationsarbeit Bönninghausens angewiesen. Schon die Höherstufung eines Mittels um einen Grad kann die Lösung verändern.

Diese Zystopyelitis läßt sich auch (mit gewissen Schwierigkeiten) mit dem Kentschen Repertorium lösen.

Ganz anders stellt sich der folgende Fall dar:

Fallbeispiel
Eine 58jährige Patientin leidet seit sieben Monaten an beständigen Schmerzen im linken Sitzbein. Eine orthopädische Behandlung und Krankengymnastik waren erfolglos.

Hauptsymptom:
- Empfindung im Knochen „wie entzündet"
- Sitzen, besonders auf harten Stühlen agg.
- Liegen agg., muß wegen der Schmerzen aufstehen
- Seitenlage amel.
- Nach dem Aufstehen vom Sitzen amel.
- Druck ist schmerzhaft

Nebensymptome:
- Verfroren, braucht Sonne und Wärme
- Krämpfe in den Oberschenkeln
- Haarausfall
- Fingernägel splittern seit einigen Monaten
- Brennen auf der Zunge
- Bläschen auf der Fußsohle

Vorgeschichte:
Vor vier Jahren Totaloperation wegen Myome. Sie war früher vor der Periode auffallend gereizt.

Die Patientin erhielt am 9.2.98 zuerst Sepia Q 6 (tägl. 5 Tropfen).

Danach verbesserten sich einige chronische Symptome (Haarausfall, Muskelkrämpfe), aber ihr Hauptsymptom blieb unbeeinflußt, war jetzt sogar (durch den Einfluß von Sepia?) zeitweise von Übelkeit begleitet. Deshalb am 16.3.98 Sulphur Q 6.

Am 11.5.98 wiederum keine Besserung. Allerdings veränderte Sulphur die Symptomatik: Die Schmerzen waren jetzt klopfend und verschlimmerten sich nachts. Sie hatte weniger Kraft, Bewegung besserte.

Die Schmerzen waren äußerst quälend geworden und verlangten nach Linderung. Die erste Einschätzung des Falles als chronische Krankheit und die übliche Vorgehensweise, die lokale Symptomatik nur an nachgeordneter Stelle zu berücksichtigen, erwiesen sich bei diesem konstanten Hauptsymptom als unzureichend. Deshalb zentrierte ich mich jetzt auf das Hauptsymptom (vgl. den Beitrag „Homöopathische Symptomenlehre", S. 93 f.). Dafür empfahl sich aufgrund seiner Anlage das Taschenbuch als Methode der Wahl.

In der nachfolgenden „Repertorisation" im TB wurde mit der ersten Rubrik eliminiert.

- Empfindung, Knochen, Klopfen (S. 207): *Asaf., Calc.,* Carb-veg., **Lyc.,** *Merc.,* Nitr-ac., Phosph., Rhod., Ruta, **Sabad.,** Sep. **Sil.,** *Sulph.,* Thuj.
- Verschlimmerung nachts (S. 300): *Calc., Lyc.,* **Merc.,** *Sabad.,* **Sep., Sil.,** *Sulph.*
- Verschlimmerung von äußerem Druck (S. 310): **Lyc., Merc., Sabad.,** *Sep., Sil.*
- Verschlimmerung im Sitzen (S. 344): *Lyc., Sabad.,* **Sep., Sil.**
- Besserung nach dem Aufstehen vom Sitzen (S. 357): *Lyc., Sabad.,* **Sep., Sil.**
- Besserung von Bewegung (S. 358): *Lyc., Sabad., Sep.*

Es konkurrieren Lycopodium und Sabadilla miteinander. Auffallend ist, daß Sabadilla, ein viel selteneres Mittel als Lycopodium, so stark vertreten ist. Da sich Sabadilla auch bei dem neueren Symptom

- Empfindung, Haut, Nägel, Abbröckeln: **Sabad., Sil.,** *Sulph.* (TB, S. 253)

findet, erhielt die Patientin jetzt Sabadilla XM (Catellan) mit sehr rascher und vollständiger Heilung der Schmerzen. Auch die chronischen Symptome waren gebessert.

Die Schmerzen sind bis heute nicht mehr wiedergekehrt.

So, wie wir es bei der Arbeit mit dem Taschenbuch erwarten können, läßt sich das vollständige Symptom der Patientin nicht unbedingt in der Materia medica auffinden. Erst die Kombination des Klopfens in den Knochen mit den charakteristischen Modalitäten zeigt Sabadilla an, das in der **Hochpotenz** XM die Patientin heilte.

„Sehr empfindlicher Schmerz in allen Knochen, besonders in den Gelenken, als schabte und schnitte man mit einem scharfen Messer ganz inwendig im Knochen herum; besonders im rechten Arme. [...] durch Fühlen wird es vermehrt; gelindert hingegen, doch nur auf kurze Zeit, durch sehr geschwindes Bewegen des Arms; auf längere Zeit in der Wärme und in der Nacht. (H.)" (ACS, S. 937, Nr. 318)
„An mehreren Stellen des Körpers puckende, stumpfe Stiche, fast drückend, bisweilen auch kneipend, welche mehreremale aussetzen, nach 4–7 Pulsschlägen wiederkehren und so eine Weile dauern, einmal hie, einmal da;[...] (H.)" (ACS, S. 937, Nr. 319)
„Rheumatic pains in hips; severe stitching; < during rest, > from motion." (GS IX, S. 158)

7.5 Abschließende Bewertung des Therapeutischen Taschenbuchs und der Kombinationsmethode

Das Taschenbuch ist kein Repertorium im üblichen Sinne und soll ein solches auch nicht ersetzen. Bönninghausen betont im Titel nachdrücklich, daß es zum Gebrauch am Krankenbette bestimmt ist.

Wieso wählt er für den Titel „zum Gebrauch am Krankenbette", warum schreibt er nicht z. B. „für die Praxis"?

Am Krankenbett suchen wir den Kranken beim Hausbesuch auf. Hierfür benötigen wir zur Mittelfindung leicht transportable Werkzeuge, die überschaubar sind und deren Anordnung sich schnell überblicken läßt. Beim Hausbesuch des oftmals akut Erkrankten ist nicht die Zeit und der

Ort, ausführliche Ausarbeitungen und Vergleiche in der Materia medica vorzunehmen.

Damit kommen wir zu einem weiteren Gesichtspunkt von Bönninghausens Taschenbuchkonzept. Bei der Arbeit an der neuen Auflage seines „Systematisch-Alphabetischen Repertoriums" sah sich Bönninghausen mit der Schwierigkeit konfrontiert, die ständig wachsende Symptomenmenge nicht mehr in eine praxisgerechte Form gießen zu können. Mit dem Anspruch der Vollständigkeit wäre ein so voluminöses und damit unpraktisches Werk entstanden, daß beim Hausbesuch die oben genannten Kriterien nicht mehr erfüllt werden könnten. Gerade hierfür schuf er das **Taschenbuch als Werk, das für die Arzttasche gedacht ist.**

Mit der Straffung aller charakteristischen Symptomenelemente auf jeweils ein Kapitel und der damit erzielten Vereinfachung kann der Arzt am Krankenbett rasch noch einmal nachschlagen und sich vergewissern, ob ein möglicherweise **bereits für den Fall in Erwägung gezogenes** Arzneimittel auch zu allen ihm nicht geläufigen Symptomen, z. B. einer Modalität, paßt. Mit der Zielrichtung auf die charakteristischen Symptome, die in ihrer Verallgemeinerung jeweils frei kombiniert werden können, läßt sich das quantitative Problem der zunehmenden Symptomenfülle teilweise umgehen.

Das Taschenbuch ist **primär nicht** dafür vorgesehen, ein Mittel von Anfang an durch die ganze Symptomatik zu „repertorisieren", es ist insofern kein Repertorium!

Das Taschenbuch sollte Bönninghausens „Systematisch-Alphabetisches Repertorium" auch nicht ersetzen. Einige Jahre später berichtete er über die weiterhin geplante Neuausgabe seines ursprünglichen Repertoriums.

Die Vereinfachung, die sich aus der Kombinationstechnik ergibt, ist aber auch mit Nachteilen verbunden.

Mit der Aufsplitterung aller Symptome werden die meisten Mittel auf zahlreiche Rubriken verteilt, die damit im Durchschnitt zu groß sind, als daß man damit rationell im Sinne der herkömmlichen Mittelfindung (hier kann der Computer Abhilfe schaffen) arbeiten könnte. Zu viele Mittel wären das Ergebnis. Man behilft sich daher mit einer Beschränkung auf die verifizierten Mittel im 4. und 5. Grad. Dennoch entspricht dieses Vorgehen nur einer statistischen Wahrscheinlichkeit, da prinzipiell auch ein Mittel im unverifizierten Grad heilen kann, wie es der eingangs erwähnte Arsen-Fall von Bönninghausen zeigt (besonders der 3. Grad, ein mehrfach aufgetretenes Prüfungssymptom, hat das Potential zum charakteristischen Symptom).

Die entscheidende Arsenmodalität des eingangs erwähnten Falls „Besserung beim Schweiß" ist z. B. im Taschenbuch „nur" im 2. Grad aufgeführt.
Beim Vergleich mit anderen Werken, die im Sinne des Taschenbuchs später von sehr guten Praktikern verfaßt wurden (z. B. dem Synoptic Key von C.M. Boger), erkennt man, wie die fortschreitende Verifikationsarbeit den Kreis der charakteristischen Symptome über das Taschenbuch hinaus vermehrt hat.

Bönninghausen schuf das Taschenbuch **in Entsprechung seines Kenntnisstands**; es ist auf seine große Patientenzahl, die schnelles Arbeiten erforderte, zugeschnitten.

Bei der Mittelfindung mit dem Taschenbuch kommen, bedingt durch die großen Rubriken, meist mehrere Mittel mit nur graduellen Unterschieden in die engere Auswahl. Um diese Mittel letztlich zu unterscheiden, können dem Patienten weitere, differenzierende Fragen gestellt werden. Der Umgang mit dem Taschenbuch wird daher durch fortgeschrittene Materia-medica-Kenntnisse sehr begünstigt.

In der Praxis hat die Mittelfindung mit der Kombinationsmethode Vorteile in den Fällen, die eindeutige Modalitäten, Empfindungen und Begleitsymptome haben. Es sollte ein klar ausgebildetes und aussagekräftiges Hauptsymptom vorliegen. Daher eignet es sich eher für akute und subakute Krankheiten, die sich am vorteilhaftesten

mit der Zentrierung auf das Hauptsymptom lösen lassen.

Liegen gute Einzelsymptome bzw. lokalgebundene Symptome oder Gemütssymptome vor, muß ein herkömmliches Repertorium hinzugezogen werden. Das Taschenbuch läßt sich dafür in der Praxis gut mit dem Kent- oder Boger-Bönninghausen-Repertorium verbinden. So kann man mit den Modalitäten und Empfindungen im Taschenbuch eine Vorauswahl der in Frage kommenden Mittel bestimmen, die mit guten Einzelsymptomen in den Repertorien zur Feinabstimmung gebracht werden (und umgekehrt).

Das Taschenbuch steht für ein innovatives Konzept der Mittelfindung und zeigt neue Möglichkeiten, wirft aber auch Fragen auf, die bis jetzt ungelöst sind. So stieß u.a. die Zersplitterung der Symptome bei Constantin Hering auf Kritik.

Hering und später Kent kritisierten die Verallgemeinerung vieler lokaler Modalitäten im Taschenbuch. So ist Platinum metallicum bei der Besserung von Bewegung im 4. Grad aufgeführt (S. 358), obwohl diese Modalität in der Arzneiprüfung nur bei einem einzigen Symptom vorkommt (Nr. 346, CK V, S. 133). (Aus: North America Journal of Homoeopathy, Vol. IX, No. II. [1878], S. 167.) Es bleibt auch heute noch ungeklärt, ob die Modalitäten und Empfindungen prinzipiell von den Lokalsymptomen getrennt werden können und ob dieses Vorgehen allgemein und gesetzhaft angewendet werden kann. Weitere Kritikpunkte Herings waren Bönninghausens Unterscheidung zwischen Erst- und Nachwirkungen bei den Prüfungssymptomen im TB (vgl. den Beitrag „Allgemeine Arzneimittellehre"), das bis zur „Rekonstruktion" fehlender Symptome (bei Capsicum) ging, und der identische Rubrikeninhalt entgegengesetzter Modalitäten im TB. So sind u.a. die Rubriken Verschlimmerung in der Wärme (S. 351) mit der Rubrik Besserung in der Kälte (S. 365) sowie die Rubriken Verschlimmerung von Licht (S. 331) und Besserung im Dunkeln (S. 360) in ihren Mitteln und Graden völlig identisch. „Not every symptom ,better in the dark', gets ,worse in the light'; nor is every one ,worse in the light', ,better in the dark'." (C. Hering: Analytical Repertory of the Symptoms of the Mind, S. 16 ff.)

7.6 Zusammenfassung

Zu den elementaren Hilfsmitteln der homöopathischen Ärzte gehören die Werke, die die Materia medica in der praxisgerechten Form des Repertoriums aufbereiten. Am gebräuchlichsten ist heute das Repertorium, das von J.T. Kent 1897–99 herausgegeben wurde. Eine andere Methode der Mittelfindung liegt dem 1846 erschienenen Therapeutischen Taschenbuch (TB) von Bönninghausen (1785–1864) zugrunde.

Nach einem Jahrzehnt reicher Praxiserfahrung und zahlreicher Publikationen zur Homöopathie veröffentlichte Bönninghausen das Therapeutische Taschenbuch, dessen Struktur von der bisherigen Repertoriumsanordnung völlig abwich. Von den herkömmlichen Repertorien sind wir gewohnt, daß mehr oder weniger ganze Symptome der Materia medica in eine repertoriale Form gebracht werden. So werden z.B. von einer Empfindung der Ort, die möglichen Modalitäten und Ausstrahlungen aufgeführt. Das Symptom bleibt also noch als nachvollziehbare Einheit erhalten. Im Taschenbuch hingegen ist diese ursprüngliche **Einheit des Symptoms in seine einzelnen Elemente aufgelöst** worden.

Die Idee, die dem TB zugrunde liegt, ist die **Möglichkeit der freien Kombination** vollständiger Symptome **aus den Elementen Ort, Empfindungen, Modalitäten und Begleitumstände**. Bis zum Erscheinen des TB wurde die Einheit eines Prüfungssymptoms nie ausdrücklich in Frage gestellt. Bei einem Mittel, das in der Prüfung einen stechenden Kopfschmerz, der sich durch kalte Umschläge bessert, hervorgerufen hätte, wäre es nicht üblich gewesen, die Modalität „Besserung durch Kälte" vom Kopf z.B. auf Schmerzen im Knie zu übertragen. Erst Bönninghausen, durch entsprechende Praxiserfahrungen geleitet, erschloß mit dem TB die freie Kombination von Symptomenelementen. Damit vergrößerte sich der Anwendungsbereich eines Mittels erheblich, da man jetzt über die Prüfungssymptome hinaus die Mittel verordnen kann. Voraussetzung dafür ist allerdings der Einsatz der Arznei in **hochpotenzierter Form** und die Herausarbeitung von charakteristischen Symptomenelementen der einzelnen Arzneien, da diese bevorzugt der Kombinationsmethode zugeführt werden können.

7.7 Weiterführende Literatur

Bönninghausen, C. v.: Therapeutisches Taschenbuch. Münster 1846. [TB]

Bönninghausen, C. v.: Fehl- und Treff-Kuren. ACS 18, 2 (1840), S. 1–34. In: BKMS, S. 249.

Bönninghausen, C. v.: Zur Würdigung der Hochpotenzen. AHZ 60 (1861), S. 134-135, 140–142, S. 159–160, 164-165. In: BKMS, S. 679–680.

Kottwitz, F.: Clemens Maria Franz von Bönninghausen (1785–1864). Med. Diss., Berlin 1983.

Wegener, A.: Arbeiten mit dem „Therapeutischen Taschenbuch" Bönninghausens. ZKH 40 (1996), S. 139–152.

8 Mittelfindung nach Boger

Klaus Holzapfel

8.1 Kurzbiographie

Cyrus Maxwell Boger wurde am 13.5.1861 als Sohn von Cyrus und Isabelle Maxwell Boger in Annville, Pennsylvania, geboren. Zunächst studierte er Pharmazie am Philadelphia College of Pharmacy, wo er 1882 sein Examen ablegte. Danach wandte er sich dem Medizinstudium am Hahnemann Medical College in Philadelphia zu. Er bestand 1888 die Abschlußprüfung und ließ sich darauf in Parkersburg, West Virginia, nieder, um dort bis zu seinem Tod am 2.9.1935 zu praktizieren.

1904 wurde Boger zum Vorsitzenden der International Hahnemannian Association berufen. Er hielt viele Vorträge auf den Jahresversammlungen und veröffentlichte mehrere Artikel im „Homoeopathic Recorder" (hier auch 1931 eine Vielzahl von „Additions to Kent's Repertory"), im „Homoeopathic Physician" und in der „Medical Advance".

Ein Teil dieser Veröffentlichungen wurde von Bannan unter dem Titel „C. M. Boger: Collected Writings" herausgegeben (Edinburgh 1994).

Er hielt Homöopathievorlesungen am Pulte Medical College in Cincinnati, Ohio, sowie ab 1924 an der Post Graduate School der American Foundation of Homoeopathy.

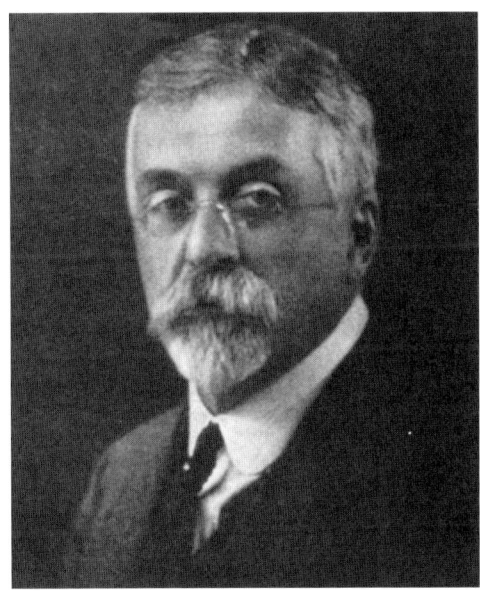

Abb. 26: Cyrus Maxwell Boger.

8.2 Bogers Werk

Boger war ein Kenner sowohl des Werkes von Bönninghausen als auch der Lehren Kents.

Aufgrund seiner Vertrautheit mit der deutschen Sprache konnte er einen Teil der Werke Bönninghausens ins Amerikanische übersetzen, wie z.B. dessen „Systematisch-Alphabetisches Repertorium der Antipsorischen Arzneien" in der zweiten Auflage von 1833 (Boenninghausen, C. v.: A Systematic Alphabetic Repertory of Homoeopathic Remedies – Part I: Embracing the Antipsoric, Antisyphilitic and Antisycotic Remedies, transl. by C. M. Boger [Philadelphia 1899]).

■ Boenninghausen's Characteristics and Repertory

Eine Synthese verschiedener Werke Bönninghausens stellte sein 1905 erschienenes „Boenninghausen's Characteristics and Repertory" dar. Dieses Werk besteht aus zwei Teilen: einem Materia-medica-Teil – die „Characteristics" – sowie dem Repertorium. In den ersten Teil gingen Bönninghausens „Übersicht der Hauptwirkungssphäre der antipsorischen Arzneien und ihrer charakteristischen Eigentümlichkeiten" (1833), „Die homöopathische Behandlung des Keuchhustens in seinen verschiedenen Formen" (1860), „Der homöpathische Hausarzt" (1853), „Die Aphorismen des Hippokrates" (1863), „Versuch einer homöopathischen Therapie der Wechselfieber" (1864), „Die Körperseiten und Verwandschaften" (1853) sowie Zeitschriftenbeiträge ein.

Der zweite, repertoriale Teil besteht im wesentlichen aus Bönninghausens Systematisch-alphabetischem Repertorium in zwei Teilen von 1833 und 1835, dem Therapeutischen Taschenbuch von 1846, dem repertorialen Teil des Buches über die Behandlung des Keuchhustens (1860) und des Buches über die Behandlung der Wechselfieber (1864) sowie Auszügen aus den „Aphorismen des Hippokrates" (1863). Boger hat eigene Beobachtungen sowie Beobachtungen anderer hinzugefügt und gekennzeichnet.

In einer zweiten, angeblich von ihm überarbeiteten posthumen Auflage von 1937 sind die Kennzeichnungen ohne ersichtlichen Grund weggelassen worden. Revisionen der Herausgeber (z.T. erhebliche Abänderungen) sind ebenfalls nicht gekennzeichnet, so daß dieser zweiten Auflage nur sehr bedingt Authentizität zugesprochen werden kann.

■ A Synoptic Key to the Materia medica

Bogers wichtigstes Werk war nach seinen eigenen Angaben sein „Synoptic Key of the Materia medica", 1915 in erster Auflage erschienen, 1931 in letzter von ihm besorgter 4. Auflage. Auch hiervon erschien eine posthume 5. Auflage ohne Jahresangabe in Indien mit zahlreichen, leider nicht nachvollziehbaren Nachträgen und einem um Teile eines Zeitschriftenartikels erweiterten Vorwort, das wahrscheinlich in dieser Form von Boger nicht intendiert war. Die folgende Beschreibung bezieht sich auf diese derzeit ausschließlich lieferbare 5. Auflage.

Der Synoptic Key ist in drei Teile gegliedert:

Der erste Teil **„Analysis"** stellt ein Repertorium dar, das sich in vielen Punkten deutlich sowohl vom Kent-Repertorium als auch vom Therapeutischen Taschenbuch (TB) unterscheidet, obwohl es mit beiden Gemeinsamkeiten aufweist. Zunächst einmal vom Aufbau her: es beginnt mit den Kapiteln „Time", „Conditions of aggravation and amelioration" sowie „Generalities". Erst dann folgen regionale Kapitel, beginnend mit „Intellect", „Mind", „Vertigo"; über „Head" geht es dann im Kopf-zu-Fuß-Schema weiter bis zu „Skin", „Sleep", „Chill", „Heat" und „Sweat". In diesem kleinen, nur 90 Seiten umfassenden Repertorium nehmen die o.g. ersten drei Kapitel allein 32 Seiten ein, also gut ein Drittel. Im Vergleich hierzu stehen die „Generalities" (Modalitäten, Zeiten und Empfindungen sowie allgemeine Diagnosen enthaltend) im Kent am Ende des Repertoriums und nehmen nur 82 Seiten von 1423 ein, also einen viel geringeren Anteil. Auch bei den regionalen Kapiteln finden sich deutliche Unterschiede. Am Beginn eines jeden Kapitels stehen allgemein gehaltene Hauptrubriken, die nur den jeweiligen Orten zugeordnet sind, ähnlich, wie man es bereits vom „Therapeutischen Taschenbuch" her kennt. Zum Beispiel beginnt das Kapitel

„Kopf" mit der Rubrik „Kopf allgemein", und man findet hier 17 Arzneien, die eine besondere Affinität zum inneren Kopf haben. Es folgen die Rubriken „Meninges", „Deep in", „Cerebro-spinal axis", „Forehead" und weitere Regionen wie „Occiput", „Temples" usw. Innerhalb dieser werden weitere genauere Orte unterschieden, wie z. B. bei der Stirn „eyes, over", „arch, orbital", „root of nose" (bei Kent im Kapitel „Nase"). Es folgen Rubriken mit Empfindungen und Modalitäten, die nur für den Kopf zutreffen, wie z. B. „Heat, burning", „Heated, as if", „Eyestrain, agg.", „Diarrhoea, alternating with"; diese können nicht einfach auf andere Körperregionen übertragen werden. Die Rubrik „Throbbing" im Kapitel „Head" hat z. B. mit der gleichnamigen Rubrik im Kapitel „Generalities" 12 Arzneien gemein, enthält jedoch 6 eigene, während Pulsatilla und Phosphor aus der allgemeinen Rubrik wiederum nicht in der lokalen verzeichnet sind.

Boger hat also in seinen ersten drei Kapiteln die Struktur mehr an Bönninghausens Taschenbuch angelehnt, indem er die Symptome in ihre Komponenten Modalitäten und Empfindungen zerlegte – die dritte Komponente, die Orte, hatte er im Beginn eines jeden Regionalkapitels angegeben –, andererseits übernahm er aber in den Regionalkapiteln wieder mehr Kents Strukturierung der Partikularsymptome.

Auch Bönninghausen reichte offensichtlich das Therapeutische Taschenbuch zur Ausübung der Homöopathie nicht aus, denn er plante zeitlebens die Neuherausgabe seiner beiden ersten, regional angeordneten Repertorien. Außerdem lieferte er Monographien zur Behandlung von Fiebern, von Gemüts-, Geistes- und Kopfbeschwerden, sowie des Keuchhustens, die jeweils einen repertorialen Teil enthielten.

Des weiteren sind die Rubriken im Synoptic Key in der Regel viel kleiner als entsprechende im TB oder im Kent. Dies hat seinen Grund darin, daß Boger laut seinem Vorwort nur Arzneien aufgeführt hat, für die das jeweilige Symptom zum Genius gehört.

Zwar gibt auch er in seinem Repertorium drei Grade an, das bedeutet aber hier, daß es sich bei allen drei Graden um eine Auswahl höhergradiger Arzneien handelt, niedergradige Mittel sind also von vornherein ausgelassen.

Hier taucht die Problematik der Übernahme von Bogers Arzneien in Repertorien auf, die den Kent zur Grundlage haben: in der Regel wird Bogers niedrigster Grad z. B. im Synthetischen Repertorium (SR) ebenfalls in den niedrigsten Grad gesetzt. Dieser Grad wurde aber von Kent denjenigen Arzneien zugeordnet, die noch weiterer Bestätigung bedürfen, also keineswegs in einer Geniusbeziehung zu einem Symptom stehen. Der niedrigste Grad im Synoptic Key würde also eher dem zweiten Grad von Kent entsprechen, sofern eine Inkorporation des Synoptic Key in ein Repertorium Kentscher Struktur überhaupt möglich ist. Dies umso mehr, als der niedrigste Grad aus „Boenninghausen's Characteristics and Repertory" im SR ebenfalls in den niedrigsten Grad übernommen wurde, hier aber etwas ganz anderes bedeutet: nämlich eine Arznei, die das ihr vorangestellte Symptom zwar in der Erstwirkung hervorgebracht hatte, sich aber noch nicht ausgezeichnet hat, d.h., dieses Symptom ist weniger ein Charakteristikum.

Das Synoptic-Key-Repertorium stellt aber nun nicht einfach eine Übernahme von Rubriken aus dem TB dar mit lediglich den höhergradigen Arzneien: zum einen enthält es viel weniger Rubriken als das Bönninghausensche Werk, zum anderen enthalten entsprechende Rubriken nicht nur unterschiedliche Arzneien, sondern auch ihre gemeinsamen Arzneien in unterschiedlichen Graden.

Inwieweit hier unterschiedliche Erfahrungen der Generationen nach Bönninghausen mit eingeflossen sind, kann an dieser Stelle nicht geklärt werden. Hier taucht ein Grundsatzproblem auf, das bis heute nicht gelöst wurde, geschweige denn in seinem Ausmaß erkannt und in Angriff genommen wurde.

Bogers Repertorium im Synoptic Key geht nun den von Bönninghausen in seinem „Therapeutischen Taschenbuch" begonnenen Weg konsequent weiter. Ausgehend von dessen

Konzept der **Generalisation** und **Abstraktion von Symptomkomponenten** zur **freien Kombinatorik** (siehe den Beitrag zur Mittelfindung nach Bönninghausen, S. 139), hat er die **Generalisierung** weiterbetrieben. Hatte Bönninghausen, um ein Beispiel zu nennen, die Eigenschaften von Absonderungen, also Viskosität, Farbe, Milde oder Schärfe, Geschmack und Geruch, noch nicht unter den Empfindungen generalisiert, sondern unter den Regionen sowohl der Abteilung „Körperteile und Organe" aufgeführt, wie z. B. „Harn. Scharfer", „Menstruation. Blut scharf", „Schnupfen. Nasen-Absonderung scharf", „Husten. Auswurf scharf", als auch der Abteilung „Empfindungen und Beschwerden" unter „Haut. Geschwüre, Eiter fressend, (scharf)" als auch der Abteilung „Fieber" unter „Schweiß, riechend scharf", so hat Boger nur noch **eine** Rubrik im Kapitel „Generalities" mit dem Titel „Acridity, excoriations, etc." (SK 30) daraus gemacht. Wo Bönninghausen also doch noch sein System der **freien Kombinatorik von Symptomenelementen** verlassen hatte, indem er die Beschaffenheiten bestimmter Absonderungen noch nach Körperregionen differenziert hatte – mit unterschiedlichen Arzneien und Graden –, hat Boger konsequent die Beschaffenheit als solche generalisiert ohne Rücksicht auf die entsprechenden Körperregionen.

Ein weiteres Beispiel einer **Generalisation** von Boger ist die Rubrik „Here and there" (SK 38), die sich weder im TB noch im Kent findet. Liest man die Arzneimittelprüfung von Lycopodium in Hahnemanns CK, so findet man über 30 Symptome, die durch die Angabe „hier und da", „bald hier, bald da" o.ä. näher charakterisiert werden. „Hier und da" ist also ein echtes Geniussymptom von Lycopodium. Auf Bogers Konzept der „Generals" wird auf Seite 159 ausführlich eingegangen.

Der zweite Teil **„Synopsis"** stellt eine sehr gedrängte Arzneimittellehre dar. Jeder Arznei vorangestellt ist ein zweispaltiges Schema, das in einer linken Spalte die **Organbe-**

reiche auflistet, zu denen dieses Mittel eine besondere (**Genius-**)Affinität hat. In der rechten Spalte stehen die **Modalitäten**, die sich durch die einzelnen Regionen und Symptome wie ein roter Faden durchziehen, aber auch – und dies ist der Unterschied zu Bönninghausen, für den die Modalitäten Komponenten von Lokalsymptomen darstellten – im Sinne Kents **Verschlimmerungen und Besserungen im Allgemeinen charakterisieren.**

In seinem Vorwort zum TB hatte Bönninghausen darauf hingewiesen, daß man zwar die Modalitäten, die in den Arzneimittelprüfungen bei vielen Symptomen beobachtet wurden, auch auf Körperregionen übertragen könne, in denen sie bisher nicht beobachtet worden sind, um so die Wirkungssphäre der Arzneien zu erweitern, den Schritt zum Allgemeinsymptom hat er aber 1846 noch nicht vollzogen.

Der darauf folgende Textteil beginnt mit einer allgemeinen Wirkungscharakteristik der Arznei, unterteilt in

- körperliche Merkmale, bei denen die Arznei sich besonders bewährt hat, wie „plethorisch" bei Belladonna, „Zwergwuchs" und „frühzeitige Senilität" bei Baryta carbonica usw.,
- vegetative Zeichen wie Schwäche, Erschöpfung,
- die Dynamik des Auftretens der Symptome wie „plötzliche, heftige Effekte" bei Belladonna, „Langsamkeit" bei Phosphoricum acidum, „Rückfälle" bei Lycopodium usw.,
- die sich durchziehenden Empfindungen wie „Völle, Schwellung" oder „Kongestion" bei Belladonna, „Bersten, Stechen" bei Bryonia usw.,
- Gewebeveränderungen wie „Verhärtungen, Drüsen" oder „Sklerose, Nekrose" bei Aurum usw.,
- klinische Diagnosen wie „Scrophula" bei Baryta carbonica oder „Neuralgie" bei Oxalicum acidum.

Dieser erste Teil der Arzneimittellehre stellt die abstrahierten Symptomkomponenten dar, die den Genius der jeweiligen Arznei wiedergeben.

Hiervon abgegrenzt folgt nun eine Auflistung wichtiger Symptome im Gemüt/Kopf-zu-Fuß-Schema. Am Ende steht eine Auswahl verwandter Mittel.

Das Wesentliche der Bogerschen Arzneimittellehre stellt die knappe Form der Darstellung dar, die in ihrer Gedrängtheit möglich wurde durch sein Konzept der „Generals".

Als Beispiel sei die AML zu Baryta carbonica s. S. 158 angeführt.

Der dritte Teil enthält neben einer Liste von komplementären und antagonistischen Arzneien eine Tabelle „Supplemental Reference Table", die Nachträge zu den Repertoriumsrubriken, nun aber alphabetisch angeordnet, auflistet. Einige der hier zu findenden klinischen Rubriken wie z.B. „Uterus, Carcinoma", „Epistaxis, Menses absent", „Diabetes" oder „Bones, Caries" sind fast vollständig aus Bönninghausens „Aphorismen des Hippokrates" abgeschrieben.

In der Regel stehen bei den Rubriken Seitenangaben zum ersten Teil, so daß die zu ergänzende Rubrik schnell gefunden wird.

Dies hat zur Konsequenz, daß man bei der Suche nach einer bestimmten Rubrik am besten zuerst im Anhang nachschaut, weil man dort sowohl die Ergänzungen als auch die Hinweise auf die entsprechende Rubrik im vorderen Teil des Repertoriums findet.

So ist z.B. unter der Rubrik „Albuminous, clear" im Anhang (SK 344) neben drei nachgetragenen Arzneien ein Hinweis auf die gleichlautende Rubrik im Kap. „Generalities" (SK 30) sowie auf die Rubrik „Urine, albuminous" (SK 82) verzeichnet.

◼ General Analysis

1925 schuf Boger noch einmal ein Repertorium, dessen Rubriken ausschließlich aus **Generals** (s. S. 159), **Körperregionen** und

Modalitäten bestanden. Im wesentlichen ist es kongruent mit den gleichnamigen Rubriken im Synoptic Key, enthält jedoch viele Nachträge an Arzneien. Dieses rein alphabetisch gehaltene Repertorium umfaßt ca. 340 Rubriken. Boger ließ sich daraus eine Lochkartei fertigen, sein „Card Index Repertory" mit ca. 305 Karten, deren jede einer Rubrik entsprach (Rubriken mit wenigen Arzneien bekamen keine eigene Karte). Auf jeder Karte waren in identischer Reihenfolge ca. 220 Arzneinamen in Abkürzungen aufgedruckt. Die zum jeweiligen Symptom gehörigen Arzneien wurden gelocht, so daß man bei Übereinanderlegen verschiedener Karten und bei Halten gegen das Licht sehen kann, welche Arzneien durchscheinen, d.h. welche Arzneien die entsprechenden Symptome haben.

◼ Anmerkung: Die „Therapeutische Taschenkartei" von B. von der Lieth

Ca. 1990 erschien diese Taschenkartei, bestehend aus 2 Karteikästen mit 551 (Kasten I) bzw. 566 (Kasten II) Karten, die sowohl auf Deutsch als auch auf Englisch geordnet werden können. Sie basiert auf dem Synoptic Key von Boger. Im ersten Kasten sind überwiegend Rubriken der Kapitel „Conditions of Aggravation and Amelioration", „Generalities" sowie die meisten Organbereiche und Körperregionen enthalten, während der zweite Kasten mehr die Partikularsymptome enthält. Ergänzungen aus der „Supplemental Reference Table" sind komplett übernommen. Außerdem sind die Karten erheblich erweitert durch allerdings nur teilweise Übernahmen von Arzneien aus dem Therapeutischen Taschenbuch von Bönninghausen, soweit sie im höchsten und zweithöchsten Grad (Geniusgrad) stehen. Schließlich wurde auch aus anderen Werken nachgetragen.

BAPTISIA.—BARYTA CARB.

106

SORE, HEAVY, ACHING MUSCLES; gall bladder, heart, etc.; WITH RAPID PROSTRATION; the bed is too hard, yet he feels too sick to move. Dark; mucous membranes, exudates. hemorrhage, stools, etc. Brown; sordes, stripe down center of tongue, stool, menses, etc. FOUL; odor of body; excretions, stool, sweat, etc. Grippe. Zymoses. Sepsis. Typhoid states. Bed sores, etc. Insensible to pain. SENSE OF DUALITY; PARTS FEEL SCATTERED ABOUT, SEPARATED, numb or too large. Dull and confused. Falls asleep while answering. Eyes feel swelled. DUSKY, SODDEN, BESOTTED, STUPID COUNTENANCE. Dark red, tumid mouth and throat. Fetor oris. Tongue cracked, bleeds, feels thick or is heavily coated. Viscid saliva. Aphthae. Ragged ulcers in throat. Can't swallow solids. Spasm of gullet. Easy vomiting. Diarrhoea; horribly foul, mushy, painless, dark or slaty. Symptoms radiate from small of back. Air hunger; on waking, > standing. Bronchial asthma. Drowsy, stupid and languid; slides down in bed and lower jaw drops (Mur-ac.). Hyperpyrexia.
Related: Arn. Gel. Hyo. Lach. Mur-ac. Op.

BARYTA CARB.

REGION.
NUTRITION.
MIND.
GLANDS {THROAT. Prostate.
HEART. Nerves.
Bloodvessels.
Lungs.

WORSE.
Company. Thinking of it.
Cold {Damp; to Feet. {To Head. Changes.
Lying on {Painful Part. {Left Side.
Odors.
BETTER.
Warm Wraps.

Torpid, dwarfish (Med. Syph.) or marasmic. Weakly. Senility; early (Calc-c.). Adenopathies. Scrophula. Chronicity. Single effects (Agar. Con.). Numb parts; mouth, genitals, fingers, etc. Forced thro' a narrow place, as if. Vascular softening and dilatation. Paralytic effects. Apoplexy. Too tired to even eat. Wants to lie down. Takes colds. Inflamed mucous membranes. SLOW, INEPT AND BACKWARD. Childish, thoughtless behavior. Timid. Cowardly. Groans from every little thing. Weak, beclouded mind. Bad memory. Forgets her errand in her mouth. Irresolute. Mistrustful. Shy of strangers. Brain feels loose; > cool air. Heavy pressure over eyes (Bell.). Baldness; < vertex. Hazy cornea. Eyes, > looking down. Old, sickly, weazened look. Crusty ears. Nose dry, < blowing it. Pendulous lips. Weak tongue. Burning soreness or vesicles on tip of

BARYTA CARB.—BELLADONNA.

107

tongue. Throat (glands) affected by every cold; < menses. Chronic quinsy. Enlarged tonsils (Calc-p.). Spasm of oesophagus. Sore spot in stomach. Diarrhoea, with lumbar ache. Flabby genitals. Erections when riding. Paralytic aphonia. Asthma, < wet, warm air; senile (Bar-m.). Chronic bronchitis. Heart; bruised sore; < suppressed footsweat. Trembling feet. Hot, bruised soles at night. Cold, foul footsweat. Indurated glands; tonsils; cervicals, swelled like knotted cords. Cysts. Lipoma. Warts. Acne. Pulse slow and small. High blood pressure. Arteriosclerosis.
Related: Kali-p. Med. Sil.

BELLADONNA.

REGION.
Nerve Centers.
Bloodvessels. Capillaries.
Mucous Membranes {Eyes. {Mouth. {THROAT.
Skin.
Organs.
Right Side.

WORSE.
Heat; of Sun; if Heated. Afternoon (3 P. M.).
DRAFTS; on Head; Hair cut (Glo.).
After Taking Cold.
CHECKED SWEAT.
LIGHT. NOISE. JARRING.
Touch. Company.
Motion. Hanging Down.
BETTER.
Light Covering.
Bending Backward.
Rest in Bed.

Plethoric, brainy. SUDDEN, VIOLENT EFFECTS. DRYNESS, BRIGHT REDNESS—streaked (Pho.)—AND BURNING HEAT; WITH GREAT PAIN; FULNESS OR SWELLING. CONGESTION: TO HEAD. Dilated arteries. Inflammation. THROBBING, SHARP CUTTING, SHOOTING or clawing PAINS; of maddening severity; coming and going, in repeated attacks (Nit-ac.). Scant or hot discharges. JERKS. Shocks. TWITCHINGS. SPASM; of throat, vagina, etc.—. Overactive. Excited. WILDLY DELIRIOUS; ferocious, noisy, cries out. RESTLESS and talks fast. Tries to escape. Mania. THROBBING HEAD; < temples; < motion; > letting hair down. Brain rises and falls in waves. Rolls head. Pulls her hair. Meningitis. Sunstroke. DILATED PUPILS. Prominent, sparking eyes. Red sclerotic. Lurid, terrifying hallucinations; on closing eyes. Blind attacks: then yellow vision. Flashes before vision. PHOTOPHOBIA. Red nose. Fiery RED, turgid, hot FACE, or alternately pale

Abb. 27: Beispielseite aus: Boger, Synoptic Key, 4. Aufl., S. 106–107.

8.3 Bogers Methode

Aus dem Übergewicht der **Modalitäten** und **Generals** im Synoptic Key und aus dem Inhalt der General Analysis kann man ersehen, daß Boger zunächst einmal von Bönninghausens „Therapeutischem Taschenbuch" ausging. Das bedeutet, daß er, von Bönninghausens **Geniusbegriff** ausgehend, sich bei der Mittelfindung sowohl für die akuten wie für die chronischen Krankheiten der **Kombinatorik** verschiedener Elemente **eines** Symptoms wie auch der Kombination **mehrerer** Symptome – bei ihm „Concomitants" genannt, bei Bönninghausen „Begleitende Beschwerden" – bediente.

Eine weitere wichtige Quelle stellte für ihn Bönninghausens Spätwerk „Die Aphorismen des Hippokrates" aus dem Jahr 1863 dar, eine Quintessenz aus dessen Erfahrungen, die in Form eines Kommentars zum Corpus hippocraticum verfaßt war. Bogers hohe Einschätzung desselben geht aus mehreren Andeutungen in seinen verschiedenen Schriften hervor.

In diesem Werk gibt Bönninghausen sehr zahlreiche Behandlungshinweise für bestimmte **allgemeine Krankheitsformen** an, wie z. B. „scirrhöse Leberverhärtung mit Gelbsucht", „Diabetes mellitus", „Albuminurie", „Schlagflüsse", „Wassersucht", „scirrhöse Verhärtungen der Brust". Bei allen diesen Krankheitsformen handelt es sich um Veränderungen, die in der Regel im Rahmen einer Arzneimittelprüfung nicht erreicht worden sind, da Arzneimittelprüfungen ja nur sehr selten zu strukturellen oder morphologischen Gewebeveränderungen geführt haben.

Er führt die Mittel auf, die sich bei der Heilung der genannten Krankheiten bewährt haben und weist aber immer wieder explizit darauf hin, daß erst das Individualisieren, d.h. das Entwerfen des jeweils individuellen Krankheitsbildes, mit seinem jeweiligen Genius, zur Mittelfindung führen kann. Hierzu gehört neben einem Ausforschen des befallenen **Körperteils**, neben der

Bestimmung der jeweiligen **Empfindungen** samt der äußerlich wahrnehmbaren Zeichen vor allem die Eruierung der **Modalitäten** und der **veranlassenden Ereignisse** und nicht zuletzt der **veränderte Gemütszustand** als wichtiges Nebenzeichen (nicht das wichtigste, wie heutzutage häufig infolge einer Überinterpretation des § 211 behauptet wird). Bönninghausen weist auch explizit darauf hin, daß seine Arzneimittellisten nicht vollständig sind, sondern lediglich bislang Bewährtes angeben.

8.4 Bogers Begriff der „Generals"

Auf diese Vorgehensweise des späteren Bönninghausen aufbauend, führte Boger seinen Begriff der **„Generals"** ein, der über Kents Begriff der **Allgemeinsymptome** hinausgeht. War für diesen ein Allgemeinsymptom ein solches, das den Patienten als Ganzes charakterisiert, welches der Patient auch ausdrückt mit dem Pronom „ich" („ich friere", „ich leide an der See" usw.; im wesentlichen Symptome aus der vegetativen Sphäre), so sind bei Boger mit „Generals" neben diesen körperlichen Allgemeinsymptomen in erster Linie Begriffe gemeint, die Krankheitsformen oder **Gewebeveränderungen** charakterisieren.

Hierzu gehören neben den oben bei Bönninghausen schon erwähnten Gewebeveränderungen, die Boger weiter verallgemeinert hat und die sich von reinen Diagnosebezeichnungen durch ihren mehr **deskriptiven Charakter** unterscheiden (Wassersucht, Verhärtung, Erschlaffung, Schwellung, Weichwerden, Lähmung bzw. lähmender Schmerz [von Boger zu einer Rubrik zusammengefaßt], klumpige Effekte usw.).

Zu den „Generals" im Sinne von Gewebeveränderungen gehören aber auch die betroffenen Gewebe selbst, insbesondere, wenn sie mehrere Körperregionen bzw. den gesamten Organismus durchziehen, z. B. Drüsen, Bindegewebe, Nerven, Schleimhäute, seröse Höhlen, Ligamente, Muskeln, Sinnesorgane, Hautfalten, zu denen auch Gelenkbeugen gehören, Orifizien.

Des weiteren gehören hierzu die **Absonderungen**; zunächst die Vermehrung oder Verminderung derselben, dann die Beschaffenheiten, wie schon weiter oben beschrieben.

Die General Analysis besteht im wesentlichen aus Rubriken dieser „**Generals**". Hinzu kommen viele **Modalitäten**, die sowohl als **Allgemeinmodalitäten** im Sinne von Kents „Physical Generals" anzusehen sind, von Boger auch „fundamentale, konstitutionelle oder lebenslange Effekte" genannt, aber auch als **Modalitäten von Lokalsymptomen**, so wie es mehr (aber nicht ausschließlich) von Bönninghausen aufgefaßt wurde, und die Boger als die entscheidenden Modifikatoren der gegenwärtigen Krankheit ansieht.

Boger geht aber, wie schon erwähnt, bei der Fallanalyse über Bönninghausens Vorgehensweise zur Zeit seines Therapeutischen Taschenbuches hinaus: dort wird eine Symptomentotalität zugrunde gelegt, wie sie zum Zeitpunkt der Anamnese konkret vorliegt, d.h. das Haupt- und das oder die Nebensymptome, die gerade **jetzt** vorhanden sind, entscheiden über das zu wählende Mittel, so wie auch von Hahnemann in seinem Organon inauguriert.

Zu den **Nebensymptomen** gehören alle die jetzt vorliegende Hauptsymptomatik beleitenden Symptome. Hierbei handelt es sich in der Regel um Symptome einer ganz anderen Körpersphäre, die pathophysiologisch nicht mit der Hauptsymptomatik zusammenhängen müssen, denn, je weiter ein Symptom vom normalen Verlauf einer Krankheit entfernt ist, desto wertvoller ist es. Nebensymptome können gleichzeitig mit dem Hauptsymptom aufgetreten sein, müssen es aber nicht.

In zwei Kasuistiken von Zahnschmerzen (Vortrag über homöopathische Heilung der Zahnschmerzen, ACS 15, 2 [1835], sowie Pulsatilla-Kasuistik in: Die Aphorismen des Hippokrates [1863], S. 404) bezieht Bönninghausen vor- und mitbestehende Symptome, wie z. B. ein „ängstliches, blödes und weinerliches Gemüth; leichtes Magenverderben, besonders mit Fettem; Neigung zu Schleimdurchfällen; ängstliches Herzklopfen abends im Hause; spätes Einschlafen; abendliches Frösteln, besonders im Rücken, bei Kopfhitze und Kälte der Extremitäten" in die Mittelwahl als Geniussymptome von Pulsatilla mit ein.

Klarer wird diese Vorgehensweise Bönninghausens aus einem Artikel seines Zeitgenossen Bruckner, erschienen 1865 in der AHZ. Bruckner hatte Bönninghausen zwei Jahre zuvor konsultiert und diesem ein vollständiges Krankheitsbild entworfen unter Berücksichtigung ätiologischer Momente, doch dieser sah sich außerstande, mit einiger Sicherheit ein Mittel wählen zu können, weil alle charakteristischen (individualisierenden) Zeichen fehlten. Er schrieb Bruckner zurück, daß schon seit Jahren das **Individuum** mit seinen einzelnen, mehr oder weniger **abnormen Eigenthümlichkeiten** an der Spitze stehe, und daß er erst hinterher unter den hier konkurrierenden Arzneien diejenige aufzufinden suche, welche auch in Bezug auf das **Wesen der Krankheit** am besten zu passen scheint. Er fügte hinzu, daß auch Hahnemann in seinen letzten Lebensjahren ausschließlich dieser Methode gefolgt sei.

Schließlich verordnete Bönninghausen Causticum für Beschwerden, an denen Bruckner zu jener Zeit gar nicht litt, an denen er aber früher zu längerer Zeit und zu verschiedenen Malen gelitten hatte.

Dieser von Boger in seinem Artikel „The Genus epidemicus" (Homoeopathic Recorder 1929) zitierte Aufsatz wurde für ihn richtungsweisend für seine eigene Vorgehensweise.

Er beschreibt immer wieder die Wichtigkeit der Anamnese bezüglich früherer Erkrankungen, da auch die jetzt vorliegende Symptomatik nur ein Auflodern einer in Episoden verlaufenden chronischen Erkrankung darstellte.

Das gilt bei ihm auch für die weitaus meisten akuten Erkrankungen, und in einer Diskussion seines oben genannten Aufsatzes weist er darauf hin, daß er akute Symptome, die im Verlauf einer chronischen Therapie auftreten, nur behandelt, wenn sie bedrohlich werden.

Das bedeutet, daß auch die Verläufe früherer Krankheiten bezüglich ihres **Genius** eruiert werden müssen, um so diejenigen Charakteristika zu finden, die sich nicht nur im Sinne eines **Organbefalls** (z. B. Gichtanfälle, Steinkoliken, rezidiv. Tonsillitiden), sondern auch als **Empfindungen** oder **Modalitäten** oder auch, was besonders wichtig ist, als **Begleitsymptome** gezeigt haben. „Finde den roten Faden der individualisierenden Anzeigen, der sich durch die Lebensgeschichte der meisten Patienten von der Wiege bis zum Grabe durchzieht!" (The Indicated Remedy, International Hahnemannian Association Proceedings 1922/23.)

Boger warnt, wie auch Kent, immer wieder davor, bei der Behandlung chronischer Krankheiten **„Key-Notes"** (d.h. Symptome, die für eine oder einige wenige Arzneien charakteristisch sind), und sind sie noch so auffallend, als eliminierende Symptome zu verwenden, weil bei dieser Festlegung von vornherein auf einzelne Symptome das Gleichgewicht des Krankheitsverlaufes aus dem Blickfeld gerät.

Die sogenannten „Key-Note-Prescriber" landen zwar immer wieder einmal einen Treffer, meistens jedoch führt ihr Vorgehen zu einem ständigen Mittelwechsel, je nachdem, welches Schlüsselsymptom gerade durch die letzte Mittelgabe zum Vorscheinen kommt. Mit dieser Methode wird

zwar ständig oberflächlich kuriert, aber niemals wirklich geheilt.

Für Boger geht der Weg andersherum:

Zunächst müssen alle **„Generals"** des Falles aufgenommen werden, d.h., es werden die Rubriken aufgesucht, die alle befallenen **Körperregionen** oder **Gewebemanifestationen** einer **Krankheitsbiographie** widerspiegeln. Zu diesen werden die **Veranlassungen** und die **Modalitäten** hinzugefügt. Hierzu zählen sowohl diejenigen, die die **jetzigen** Symptome modifizieren, d.h. die Modalitäten der Lokalsymptome, als auch diejenigen, die den **Patienten als Ganzen charakterisieren**, d.h. die konstitutionellen Effekte, wie auch solche, die bei **früheren Erkrankungen** eine deutliche Rolle gespielt haben. Das Gleiche gilt schließlich für die **Empfindungen**, soweit sie verwertbar sind.

Dieses Problem spielt heute eine größere Rolle als früher, nachdem kaum noch ein Patient in der Lage ist, eine körperbezogene Empfindung ohne eigene Interpretation wiederzugeben. Manche „Magenkrämpfe" werden bei genauerem Nachfragen zu einer stechenden Empfindung im Unterbauch u.ä.

Hat Boger auch in verschiedenen Artikeln eine unterschiedliche Gewichtung der wahlanzeigenden Symptome vorgenommen – mal standen für ihn die Auslöser und die Modalitäten an erster Stelle (so auch im Artikel „Some Thoughts on Prescribing", nachgedruckt in „Studies in the Philosophy of Healing", 2. Aufl. 1964, dessen zweiter Teil nachträglich dem der 5. Auflage des Synoptic Key vorangestellten Vorwort angefügt wurde), mal war der erste Schritt das Aufsuchen der Arzneien, die eine elektive Wirkung im Bereich der erkrankten Bereiche oder Körperteile haben (siehe „How shall I find the Remedy?" aus derselben Quelle) –, so bestand seine Fallanalyse im wesentlichen aus zwei Schritten:

1. **Zuerst werden zur Repertorisation die objektiven und offensichtlichen, allge-**

meinen Befunde aufgelistet. Hier handelt es sich um seine Generals und die Modalitäten.

2. **Dann werden die subjektiven Empfindungen eruiert und insbesondere der Gemütszustand erforscht.**

Der erste Schritt dient dazu, alle Arzneien aufzulisten, die die Generals gemeinsam haben. Hierzu bedient man sich praktischerweise seines Lochkartenrepertoriums, da es sich um größere Rubriken mit vielen gemeinsamen Mitteln handelt. In der Regel werden die Generals eines Falles von mehreren Arzneien abgedeckt, d.h., es bleiben einige Mittel in dieser Vorauswahl übrig.

Nun folgt der zweite Schritt der **feineren Differenzierung.** Kann man für die Empfindungen und einige wenige Gemütssymptome wie Zorn, Angst, Geschwätzigkeit o.ä. noch die Kartei verwenden, so ist für die Key-Notes und für die feineren Gemütssymptome ein weiteres Repertorium, in der Regel der Kent, erforderlich. Hiermit läßt sich oft ein einziges Mittel ausdifferenzieren, das mit Hilfe des Materia-medica-Studiums bestätigt wird. Alternativ könnte auch gleich zur Materia medica gegriffen werden.

Boger weist immer wieder darauf hin, wie wichtig der erste Schritt, nämlich das Erarbeiten der Generals, vor der Feinarbeit mit den Key-Notes ist, offensichtlich aus seiner Erfahrung mit der wohl zu seiner Zeit häufigen Praxis der Leitsymptomen-Verschreibung heraus. Letztere prangert er an als ein Verfahren, bei dem hinter den einzelnen Symptomen hergelaufen wird, anstatt das Ganze zu sehen.

Bogers Vorgehensweise unterscheidet sich somit von der Kents dadurch, daß sie dem Hauptsymptom, das ja meistens ein Lokalsymptom ist, einen hohen Stellenwert als dem gegenwärtigen Auflodern einer in Episoden verlaufenden chronischen Krankheit verleiht. Ebenso stehen die Hauptsympto-

me früherer Krankheitsereignisse, soweit eruierbar, in hohem Rang. Die konstitutionellen Symptome – Kents Allgemeinsymptome – stehen hierneben gleichberechtigt; sie haben keine höhere Gewichtung als die Lokalsymptome wie bei Kent, für den die Allgemeinsymptome die wichtigste Rolle für die Mittelwahl spielen. Vor allem aber benutzt Boger die Gemüts- und Geistessymptome erst für die endgültige Differenzierung mehrerer in Frage kommender Arzneien. Hiermit folgt er direkt Hahnemanns Anweisung in § 211 des Organon. Wie Kent warnt auch Boger vor der Key-Note-Verschreibung.

> Im wesentlichen folgt Boger dem Weg des späteren Bönninghausen, der offensichtlich die Analyse der ausschließlich gegenwärtigen Symptome (zur Zeit seines Therapeutischen Taschenbuchs 1846) verlassen hat zugunsten einer Schau der gesamten Krankheitsbiographie.

Bogers Weg der Arzneimitteldiagnose bei chronischen Krankheiten ist somit eine echte Alternative zum bislang viel weiter verbreiteten Weg Kents, die sich zudem näher an Hahnemanns Anweisungen hält und nicht durch ein fremdes, nicht zur Homöopathie gehöriges Weltbild wie den „Swedenborgianismus" theoretisch geprägt ist.

Seine Vorgehensweise ist darüber hinaus von besonderem Vorteil bei einseitigen Fällen, die in der Regel kaum wahlanzeigende Symptome aufweisen. Über das Eliminieren mit Hilfe der Generals kommen am Ende zwar noch einige Arzneien in Frage, der Umkreis ist jedoch deutlich reduziert worden.

Für den Fall, daß kein charakteristisches Symptom mehr zur letztlichen Differenzierung vorhanden ist, empfiehlt Boger die **Familienanamnese.** Er geht davon aus, daß direkte Blutsverwandte und vorherige Generationen eine Tendenz zu Organschwächen weitergeben können. Die Rubriken der entsprechenden Organe oder Körperregionen werden dann zu den Symptomen des vorliegenden Krankheitsfalles hinzugefügt, um die Mittelwahl weiter einzukreisen. (Finding the Similimum, Proceedings of the Annual Session of the International Hahnemannian Association 1924)

So verordnete er einmal Pulsatilla in einem symptomarmen Fall, bei dem die nächste Verwandschaft siebenmal rheumatische Erkrankungen, zweimal typhusartige Krankheitsbilder, zweimal Pneumonie, zweimal Dysenterie, einmal je Sepsis, Herzerkrankung und hämorrhagische Diathese aufgewiesen hatte. Diese Generals ergaben Phosphor, Pulsatilla und Sulphur, und mit Hilfe der ansonsten nicht charakteristischen Patientensymptome konnte Pulsatilla differenziert werden.

8.5 Ein Fallbeispiel

Es handelt sich um eine 21jährige Patientin mit M. Crohn des Dickdarms. Die Krankheit begann im Sommer 1994 mit Durchfällen mit Blutauflagerungen und Gewichtsabnahme. Die Befunde ergaben immer entzündliche Veränderungen des Dickdarms, der Dünndarm war nicht befallen. Es wurde bald mit Mesalazin und Kortikoiden behandelt.

Vorletzter Schub 1997, z. Z. der Anamnese (21.4.99) dritter Schub seit ca. 6 Wochen.

Aktuelle Symptome:

Flüssig-breiige Durchfälle, häufig Blut aufgelagert, erwacht häufig in den frühen Morgenstunden ab 3 Uhr, meistens zwischen 5 und 7 Uhr an Schmerzen des gesamten Bauchs mit Stuhldrang. Häufig dabei Frösteln. Vor 2 Jahren war die Verschlimmerungszeit vor allem der Vormittag. Afterschmerzen während und nach dem Stuhlgang, weshalb die Entleerung verzögert ist.

Keine Modalitäten, außer daß Milch schon immer Blähungen und Durchfälle verursacht hat. Auch Kraut und Hülsenfrüchte bringen Blähungen hervor.

Seit 2 Wochen auch erhebliche Nachtschweiße am oberen Stamm bei sonst nur geringer Schweißneigung.

Wie auch schon zur Zeit des ersten Schubes (Trennung vom ersten Partner) spielen während des zweiten und dritten Schubes Beziehungsprobleme eine Rolle (Kränkungen und Gefühl, vernachlässigt zu sein).

Beim zweiten Schub 1997 arthritische Beschwerden an Knöcheln, Knien und Hüften, links mehr als rechts ausgeprägt, sie habe kaum laufen können, Ruhe und Heißbaden habe gelindert. Zum Anamnesezeitpunkt aber diesbezüglich beschwerdefrei.

Frühere und vorbestehende Symptome:

Seit Jahren Heuschnupfen in Form von Fließschnupfen, Juckreiz der Nase, Tränenfluß und Halskratzen ohne Charakteristika.

Mit etwa 15–19 Jahren jeden Winter zwei- bis dreimal Nasennebenhöhlenentzündungen, antibiotisch behandelt.

Über 20 Plantarwarzen sind unter Steroidtherapie verschwunden.

Menarche mit 11 Jahren, mit 16 Jahren Kontrazeptiva für 2,5 Jahre. Seit Absetzen Beschwerden am Tag vor sowie am ersten Tag der Periode: Rückenschmerzen, stechend, so daß sie nicht darauf liegen kann, gebessert durch Hohlkreuzhaltung, übergehend in wellenförmige Bauchschmerzen, die aber durch eine Wärmflasche (Druck und Wärme) gebessert werden.

Bauchschläferin seit ca. 2 Jahren.

Perioden regelmäßig, z. Z. aber seit einer Woche überfällig.

Eher verfroren, gern an der Sonne.

Der Fall wird mit Hilfe der Therapeutischen Taschenkartei (von der Lieth), die im wesentlichen auf dem Synoptic Key gegründet ist, analysiert (die Nummer in Klammern hinter dem Symptom gibt die Kartennummer an):

I. Aktuelle Symptomatik

I.1. Generals
  After und Mastdarm (010) (eine Karte für den gesamten Dickdarm gibt es nicht)
  Stuhl, blutig (1492)

I.2. Modalitäten
  Durchfall, nervös, Gemütsbewegung < (1117)
  Gemütsbewegungen, Gefühlserregung < (154)
  Zeit, morgens < (520)

II. Frühere und vorbestehende Symptomatik

II.1. Generals
  Nase und Nebenhöhlen (317)
  Schwammige Auswüchse, Warzen, Feigwarzen, Polypen, wildes Fleisch etc. (405)
  Gelenke, Arthritisbeschwerden (150)

II.2. Modalitäten
  Speisen, Getränke, Milch < (447)

Phosphor geht als einzige Arznei durch alle Rubriken (= Karten) durch.

Mit Hilfe des Kent werden folgende **diskrete Symptome** nachgeschlagen:

1. Schlaf, Lage, Bauch, auf dem (Sleep, position, abdomen, on. (KD 378, K 1246) Phosphor ist in dieser Rubrik nicht enthalten, aber nachgetragen im Synthetischen Repertorium, Band 3, S. 54 f.
   Dieses Symptom besteht seit 2 Jahren und ist damit im Verlauf der Krankheit, um die Zeit des zweiten Schubes herum, aufgetreten.

2. Rektum, Diarrhoe, morgens, erwacht mit Stuhldrang (Rectum, Diarrhoea, morning, waking with urging). (KD 1738, K 610)

3. Schweiß, reichlich, nachts (Perspiration, profuse, night). (KD 465, K 1299 f)

Hiermit ist Phosphor bestätigt.

Die Patientin erhält nun Phosphor 200K (Homeoden) am 22.4.99, woraufhin am übernächsten Tag „Fieber" eingetreten sei (nicht gemessen) und die Durchfälle sich vorübergehend verschlimmert haben.

Nachtschweiß unverändert.

Am 5.5. treten zwei Erythemata nodosa am linken Schienbein auf, was sie nie vorher hatte. Inzwischen seit ca. 5 Tagen Stühle breiig, nicht mehr blutig, die Patientin erwacht nicht mehr an Stuhldrang.

Zusätzlich Schwellung und Schmerzen der rechten Knöchelgegend, keine Modalitäten bis auf Schmerzen beim Auftreten.

Am 12.5. wieder vermehrt Durchfälle, am meisten zwischen 6 und 8 Uhr sowie 21 bis 23 Uhr, wieder etwas Blut aufgelagert. Stuhlabsetzen sehr schmerzhaft. Proktologisch: „beginnende Analfistel wohl auf dem Boden einer chronischen Fissur, reflektorische Stenose".

Erythemata nodosa unverändert, sehr berührungsempfindlich, mehr violett verfärbt.

Fühlt sich aber allgemein sehr gut (die Patientin studiert und fühlt sich den Anforderungen gut gewachsen). Beziehungsprobleme stehen nicht im Vordergrund.

Nachdem nun neue, der Patientin unbekannte Symptome (Erythema nodosum) sowie früher durchgemachte Symptome (Arthritis) aufgetreten waren, das Hauptsymptom sich aber für etwa 12 Tage gebessert hatte und das Allgemeinbefinden überraschend gut war, wurde am 18.5. Sulphur C30 (Gudjons) verabreicht, da der Fall aufgrund einer **falschen Arzneiwahl** verwirrt worden war.

Außer Juckreiz im Genitalbereich trat keine Änderung ein, so daß am 23.5. eine Folgeanamnese durchgeführt wurde, da von längerem Zuwarten nichts zu erwarten war.

Symptome:
Stuhl flüssig, gelb gefärbt, wenig Blut untermischt, bis zu fünfmal am Tag, vor allem

morgens, 6 bis 8 Uhr, und abends, 18 bis 21 Uhr, nicht mehr nachts.

Bauch schmerzt krampfartig (unklar beschrieben) während und nach dem Stuhlgang. Frösteln mit Gänsehaut während der Bauchschmerzen.

Der After brennt, Gefühl, als sei dort eine Beule.

Erythemata nodosa unverändert, Knöchelbeschwerden ebenfalls.

Patientin erwacht wieder an Nachtschweiß am ganzen Körper, außerdem Hitze der Füße abends im Bett, so daß diese herausgestreckt werden. Dieses Symptom habe auch schon vor der Sulphur-Gabe bestanden.

Es werden nun folgende Karten zusammengelegt unter Berücksichtigung der aktuellen Symptomatik:

I. Generals
I.1. Orte
  After und Mastdarm (010)
  Gelenke, Arthritisbeschwerden (150)
I.2. Absonderungen
  Feuchtigkeit, Flüssigkeit, Absonderungen verstärkt (128) (siehe hierzu den Kommentar auf Seite 164)
I.3. Gewebeveränderungen
  Härte, Verhärtungen (188) (für das Erythema nodosum)
II.1. Modalitäten
  Zeit, morgens und abends (521)
III.1. Empfindungen
  Kugel, Knäuel, (Klump), Knoten, als ob (257)

Diese Symptome ergeben Lycopodium, Phosphor und Sepia.

Als **individualisierendes Symptom** wird nun das Frösteln während der Bauchschmerzen im Kent nachgeschlagen:

Frost, Frösteln, Schmerz, bei (Chill, chilliness, pain, with): Ars 2, Caust 2, Puls 2, Sep 1. (KD 410, K 1265)

Hiermit bleibt allein Sepia übrig. Auch unter „Hitze der Füße, nachts" sowie unter „Entblößen, Neigung zu, Füße" findet sich Sepia.

Sucht man übrigens die Karten für **frühere Symptome** heraus, bleiben weiterhin die drei oben genannten Arzneien übrig:

I. Generals
I.1. Orte
  Nase und Nebenhöhlen (317)
I.2. Gewebeveränderungen
  Schwammige Auswüchse, Warzen, Feigwarzen, Polypen, wildes Fleisch etc. (405)
II. Modalitäten
  Gemütsbewegungen, Gefühlserregung < (154)
  Speisen, Getränke, Milch < (447)

Diese Karten allein ergeben ebenfalls nur Lycopodium, Phosphor und Sepia.

Es wird nun Sepia verordnet, ab dem 22.5. in aufsteigenden Q-Potenzen (Arcana und Gudjons), alle zwei Tage zu nehmen.

Am 2.6. Stuhl weich geformt, seit 28.5. keine Blutuntermischung mehr. Gelenkbeschwerden besser, Erythemata nodosa in Rückbildung. Bauchschmerzen nur, wenn sie nicht rechtzeitig entleert. Afterschmerzen deutlich besser. Kein Nachtschweiß mehr. Allgemeinbefinden sehr gut.

Periode kommt am 16.6. fünf Wochen zu spät, kaum Begleitbeschwerden.

Im weiteren Verlauf keine Gelenksymptome mehr, Erythemata abgeklungen, Stuhl fest, gelegentlich mit kleinen Blutfäden bis Ende Juni, danach durchgängig weich geformter Stuhl, nur bei Prüfungen leicht breiig (wie schon vor der Erkrankung). Im folgenden Winter gelegentliche Infekte mit Retronasalkatarrh ohne Beeinträchtigungen. Wegen einer Pharyngitis im Dezember wird Nux vomica C 200 (Spagyros) verabreicht.

Periode regelmäßig, Kreuz- und Bauchschmerzen deutlich geringer.

Am 26.2.00 nach Trennung, „die nötig war", erneute breiige Durchfälle ohne Blut oder Schleim. Nach vorübergehend täglicher Einnahme Normalisierung innerhalb von 5 Tagen.

Zur Zeit Sepia Q 18.

Kommentar:

Obwohl Phosphor aus der Kartenrepertorisation eindeutig hervorging, handelte es sich nicht um die angezeigte Arznei. Betrachtet man die Analyse kritisch, so sieht man, daß eine Karte überflüssigerweise dazugenommen wurde, nämlich „Durchfall, nervös, Gemütsbewegung <" (1117). Die Modalität wird ja schon durch die Karte „Gemütsbewegung, Gefühlserregung <" (154) mitgetragen. Läßt man diese Karte weg, gehen Phosphor und Sepia durch. Sie zu ersetzen durch die Karte „Durchfall" (1115), würde hier am Ergebnis nichts ändern, ist aber aus Gründen der Generalisation nicht zu empfehlen.

Wie Boger gesagt hat, dient sein „Card Index" dazu, eine Vorauswahl an Arzneien zu treffen, die die **Generals** gemeinsam haben. Erst hiernach wird eine feinere Differenzierung mit Hilfe der Particulars, der Empfindungen und des Gemütszustandes durchgeführt.

Hierzu empfiehlt es sich, möglichst allgemein gehaltene Symptome, wie in seiner „General Analysis", auszuwählen. Eine Rubrik „Durchfall" ist dort z.B. nicht verzeichnet, man sollte daher die **allgemeinere Rubrik** „Feuchtigkeit, Flüssigkeit im allgemeinen, Absonderungen verstärkt" (128) heranziehen, auch wenn die Therapeutische Taschenkartei eine Karte „Durchfall" (1115) enthält. Diese Karte entstammt dem Regionalteil des Synoptic-Key-Repertoriums, ist also kein General, sondern ein Partikularsymptom, welches sich daher nicht zur Vorauswahl eignet. Dasselbe gilt für die Karte „Stuhl, blutig" (1492). Hier wäre statt dessen „Blutung, blutige Absonderung" (071) auszuwählen. Da zudem die Patientin nicht jedesmal, sondern nur häufig Blut im Stuhl hatte, sollte diese Karte ohnehin nicht für die Elimination benutzt werden (würde aber im vorliegenden Fall nichts ändern).

Kommt bei der Kartenrepertorisation nur eine Arznei heraus, so ist diese Analyse anzuzweifeln, da es sich ja schon um keine Vorauswahl mehr handelt. Im obigen Beispiel hat eine aufgrund **mangelnder Generalisation** „gefundene" Arznei zu einer Fallverwirrung geführt.

Bei sorgfältigerer Analyse der Symptome wäre bereits bei der ersten Anamnese Sepia in Frage gekommen, um so mehr, als Frösteln bereits häufig ein Begleitsymptom der Bauchschmerzen dargestellt hatte. Zwar findet man Sepia nicht in der Rubrik „Rektum, Durchfall, morgens, erwacht mit Stuhldrang", dafür aber in der Lochkartei auf der Karte „Erwachen <; nach Schlaf <" (114). Auch für die Schlaflage (Abdomen) ist Sepia im Synthetischen Repertorium nachgetragen.

Fazit für die Arbeit mit dem Synoptic Key:
1. Benutze im Synoptic Key möglichst Rubriken, die **Generals** enthalten, d.h. solche, die im allgemeinen Teil eingetragen sind.
2. Vorsicht ist geboten, wenn nur eine einzige Arznei übrigbleibt. Möglicherweise wurden zu viele Rubriken ausgewählt oder es wurden **Particulars** hinzugenommen.
3. Differenziere die ermittelten Arzneien über die **Partikularsymptome** des Krankheitsfalles anhand eines ausführlicheren Repertoriums wie das von Kent.

Anmerkung
Da die Lochkartei von Bogers General Analysis zur Zeit nicht lieferbar ist, kann auf die Therapeutische Taschenkartei von B. von der Lieth ausgewichen werden.
Für den Umgang mit dieser Kartei ergeben sich die folgenden Empfehlungen:
1. Benutze möglichst Karten, die Generals enthalten. Dieses kann man am leichtesten überprüfen, indem man das Symptom im Synoptic Key nachschlägt. Ist es im allgemeinen Teil eingetragen, so handelt es sich um ein General; dasselbe gilt, wenn es in der General Analysis zu finden ist.

Für die Partikularsymptome nimm ein ausführliches Repertorium, das als „umgedrehte Materia medica" gilt, z. B. den Kent (siehe den Beitrag „Repertorien und Repertorisation, S. 101).
2. Nimm im Zweifelsfall eher weniger Karten, und nur von Generals, die eindeutig sind. Die Lochkartei verführt aufgrund ihrer einfachen Benutzbarkeit zu einer zu großen Symptomenauswahl, ähnlich wie bei der Arbeit mit dem Computer.

8.6 Zusammenfassung

Mit der Fallanalyse nach Boger liegt ein Weg der Mittelfindung vor, der sich vor allem bei einseitigen Erkrankungen, die kaum individualisierende Symptome aufweisen, bewährt hat. Boger hat seinen Weg ausgehend vom reifen Bönninghausen entwickelt, indem er dessen Konzept der **Abstraktion** und **Generalisation** von Symptomenkomponenten aufnahm und den biographischen Anteil einer Anamnese weiter ausgebaut hat bis hin zur Berücksichtigung der Familienanamnese.

Durch **Generalisation** bei der Symptomenauswahl können mehrere Arzneien in die engere Auswahl kommen, die dann mit Hilfe eines ausführlichen Repertoriums oder anhand der Materia medica weiter differenziert werden müssen. Die Fallgrube der Methode liegt in der Möglichkeit mangelnder Generalisation.

8.7 Weiterführende Literatur

Barthel, H. und *W. Klunker:* Synthetisches Repertorium. 4. Aufl. Heidelberg 1992.

Bönninghausen C. von: Therapeutisches Taschenbuch für homöopathische Aerzte, zum Gebrauche am Krankenbette und beim Studium der reinen Arzneimittellehre. Nachdr. Hamburg 1996 (1. Aufl. Münster 1846).

Bönninghausen, C. von: Die Aphorismen des Hippokrates. Nachdr. Bonn o.J. (1. Aufl. Leipzig 1863).

Boger, C. M.: A Synoptic Key to the Materia medica. Nachdr. der 5. Aufl. New Delhi o. J. (4. Aufl. Parkersburg 1931).

Boger, C. M.: General Analysis. 5. Aufl. Parkersburg o. J. (1. Aufl. Parkersburg 1925).

Boger, C. M.: Boenninghausen's Characteristics and Repertory. Parkersburg 1905.

Boger, C. M.: Collected Writings. Hrsg. von *R. Bannan.* Edinburgh 1994.

Boger, C. M.: Studies in the Philosophy of Healing. 2. Aufl. New Delhi 1964.

Bruckner, T.: Hahnemann und Rademacher. AHZ 70 (1865), S. 3–4, 11–13, 20–22, 29–30, 35–37, 41–43, 51–53.

Hofäcker, J.: Das Auffinden des Simillimums mit Hilfe der Familienanamnese nach einer Methode von Cyrus M. Boger. Archiv für Homöopathik 5 (1996), S. 157–165.

Kent, J. T.: Repertory of the Homoeopathic Materia medica. Sixth American Edition. Corr., rev. and impr. by *R. P. Patel.* Kerala 1990.

Kent, J. T.: Kents Repertorium der homöopathischen Arzneimittel. Neu übs. und hrsg. von *G. v. Keller* und *J. Künzli von Fimmelsberg.* 14. Aufl. Heidelberg 1998.

9 Homöopathische Gabenlehre

Thomas Genneper

9.1 Einführung

... dass ich fest überzeugt bin, die passende Arznei werde, wenn sie eben nur wirklich passend ist, auch in der kleinsten Gabe ihre gute Wirkung [...] offenbaren ...
(G.H.G. Jahr: Leitfaden zur Ausübung der Homöopathie [Leipzig 1854], § 24)

Nach erfolgter Auswahl der passenden homöopathischen Arznei sind die geeignete Form der Arzneiapplikation, die Potenzart und -höhe sowie die Dosierung festzulegen. Die in der Literatur niedergeschriebenen und in den Weiterbildungskursen gegebenen Anweisungen hierfür sind sehr unterschiedlich, je nach persönlicher Erfahrung des Arztes. Daraus resultiert eine gewisse Unübersichtlichkeit, die dem Anfänger eine Orientierung erschwert. Die Dunkelheit beginnt sich jedoch zu lichten, Angemessenes von Unangemessenem sich zu scheiden, wenn man sich verdeutlicht, daß in der Homöopathie nicht die Quantität im Vordergrund steht, da nichts Meß- oder Wägbares verabreicht wird, sondern die Qualität, daß es gilt, den richtigen Reiz zu setzen, um im Organismus die gewünschte Reaktion hervorzurufen, und daß hierfür bereits kleinste Gaben ausreichend sind, deren unnötige Verstär-

kung zu begleitenden unerwünschten Wirkungen führen kann. Mit diesem Wissen ist die wesentliche Grundlage für das Verständnis der homöopathischen Gabenlehre gelegt.

Hahnemann formulierte in Hinblick auf die homöopathische Gabenlehre folgende Maxime: „Die Angemessenheit einer Arznei für einen gegebnen Krankheitsfall, beruht nicht allein auf ihrer treffenden homöopathischen Wahl, sondern eben so wohl auf der erforderlichen, richtigen Größe oder vielmehr Kleinheit ihrer Gabe. Giebt man eine **allzu starke Gabe** von einer, auch für den gegenwärtigen Krankheitszustand völlig homöopathisch gewählten Arznei, so muß sie, ungeachtet der Wohlthätigkeit ihrer Natur an sich, dennoch schon durch ihre Größe und den hier unnöthigen, überstarken Eindruck schaden [...]." (ORG VI § 275)

In der Auswahl von Potenz und Dosierung stellt aber auch das Prinzip des Individualisierens ein wichtiges Kriterium dar, das alle Teilbereiche der Homöopathie durchzieht. **Dieses Individualisieren stellt jedoch keinen Freibrief für grenzenlose Beliebigkeit aus, sondern ist, wie in der Anamnese, Mittelfindung und Verlaufsbeobachtung, bestimmten Regeln unterworfen.**

9.2 Einzelmittelgabe

Eine unabdingbare Grundregel für korrekte homöopathische Verordnungen ist diejenige der Einzelarznei-Verabreichung.

Es gab und gibt stets Überlegungen und Versuche, zwei oder auch mehrere Arzneien gleichzeitig zu verabreichen. Die bisherigen Darlegungen sollten aber verdeutlicht haben, daß die Grundsätze der Homöopathie damit eklatant verletzt werden, da es kaum systematische Prüfungen von Arzneikombinationen an gesunden Menschen mit Erstellung einer praxistauglichen Materia medica gibt. Ohne eine solchermaßen gewonnene Arzneimittellehre ist keine Verordnung nach dem Ähnlichkeitsprinzip möglich. Die gleichzeitige Gabe von zwei, jede für sich nach dem Simile-Prinzip ausgewählten Arzneien ergibt keinesfalls die Summe aus den Wirkungen beider. Die Versuchung zur Kombination von zwei, drei oder mehr Arzneien liegt besonders dann vor, wenn die Entscheidung für die passendste Arznei schwierig ist, vor allem, falls die in die engere Wahl gelangten Arzneien eine nur teilweise Ähnlichkeit zum Symptomengefüge des Patienten aufweisen und einander ergänzende Teile der Krankheit abdecken. Wie in dieser Situation sachgerecht vorzugehen ist, kann dem Beitrag „Die Verwandtschaften der Arzneien und die Wahl des Folgemittels" (S. 205) entnommen werden.

9.3 Darreichungsformen

Die traditionellen Formen der homöopathischen Arzneieinnahme sind Globuli oder Dilutionen. Neueren Datums sind Tabletten, die gegenüber Globuli allerdings keine Vorteile bieten, sondern durch ihren Gehalt an Hilfsstoffen wie Calciumbehenat und Magnesiumstearat das Risiko der Einflußnahme auf die homöopathischen Substanzen in sich bergen (zu weiteren Proble-

men siehe den Beitrag „Die Pharmazie des homöopathischen Arzneimittels", S. 365). Überflüssig und ebenfalls problematisch sind Injektionslösungen, Suppositorien sowie Augentropfen. Abschließend sind Salben zu erwähnen, eine ebenfalls neuzeitliche Form der homöopath-ischen Arzneiapplikation, gewissermaßen die moderne Variante für jene Indikationen, in denen homöopathische Arzneien zusätzlich oder ausschließlich äußerlich anzuwenden sind. Durch die Vermischung mit anderen Substanzen, ohne die eine Salbe nicht herzustellen ist, ergibt sich jedoch das Problem einer Veränderung des Wirkungsspektrums und/oder der Wirkintensität (zumindest dann, wenn auch die Salbe, z.B. Arnikasalbe, nach dem Ähnlichkeitsprinzip ausgewählt wurde, und nur darum geht es in diesem Lehrbuch), weshalb auch der Salbengebrauch zurückhaltend zu bewerten ist. Unproblematisch für die äußerliche Anwendung sind demgegenüber wieder die traditionellen Formen, nämlich die Auftragung von alkoholischen oder wäßrigen Auflösungen homöopathischer Arzneien.

9.4 Applikationsorte

■ Orale Einnahme

Die häufigste Art der Applikation homöopathischer Arzneien ist jene über den Mund. Da die Arznei bereits über die Schleimhaut von Zunge und Mund ihre Wirkung entfaltet, sollte die Arznei nach der Einnahme noch kurz im Mund verweilen, bevor sie dann geschluckt wird. Unabhängig von der Darreichungsform werden die homöopathischen Arzneien ohne weitere Flüssigkeit aufgenommen. Werden also Globuli verordnet, sind diese pur ohne Flüssigkeitszugabe einzunehmen. Wird demgegenüber die Auflösung von Globuli in einer wäßrigen oder alkoholischen Lösung für sinnvoll gehalten, ist die verordnete Flüssigkeitsmenge ohne weitere Zugabe anderer Flüssigkeiten, z. B. eines Getränks, vorzunehmen. Bei der Verschreibung von vorgefertigten Dilutionen ist ebenfalls zu entscheiden, ob die festgelegte Menge pur oder in Wasser verdünnt einzunehmen ist, in beiden Fällen sollte wiederum keine darüber hinausgehende Flüssigkeitsaufnahme erfolgen.

Arzneieinnahme bei Säuglingen

Eine Sonderform der oralen Aufnahme stellt die Arzneiapplikation beim Säugling über die Muttermilch dar. Die Erfahrung zeigt, daß die Arzneien bei diesem Vorgehen kräftiger wirken als wenn sie dem Säugling direkt gegeben werden. Hahnemann ging so weit, die Einnahme über die Muttermilch, zumindest bei chronischen Krankheiten, als die ausschließlich zu empfehlende anzusehen:

„Säugenden Kindern selbst wird nie Arznei eingegeben; bloß die Mutter oder Amme nimmt das Mittel an ihrer Stelle ein; durch ihre Milch wirkt es sehr schnell auf´s Kind, mild und heilkräftig.“ (CK I, S. 173)

Die Dosierung für die Mutter oder Amme ist die gleiche, als würde sie selber behan-

delt, auch hinsichtlich des Einnahmezeitpunkts gibt es keine Besonderheiten zu beachten. Symptome seitens der Stillenden sind nicht zu erwarten, da die Dosierungen – sofern sie korrekt gewählt wurden – nicht ausreichen, um Arzneiprüfungssymptome hervorzurufen.

◼ Inhalation

Diese Applikationsart, unter Homöopathen meist als „Riechenlassen“ bezeichnet, mutet zunächst etwas seltsam an, verliert aber schnell den Charakter des Eigentümlichen, wenn man sich dessen Wirkung durch eigene Beobachtungen vergewissert hat.

Die Aufnahme des Arzneidunstes geschieht normalerweise über die Nase, es wird also an der Arznei „gerochen“ – daher der Begriff „Riechenlassen“ –, es kann aber auch über den Mund inhaliert werden, vor allem wenn die Nase nicht durchgängig ist (Schnupfen, große Polypen). Die Intaktheit des Geruchsinns ist übrigens keine Voraussetzung für die Wirksamkeit der Inhalation durch die Nase.

Die Wirkung der Arznei durch Inhalation basiert auf der Tatsache einer ständigen Abgabe von Arzneidunst. Deshalb sollten homöopathische Arzneien gut verschlossen aufbewahrt werden und bei der Arzneiverabreichung, z. B. an Patienten in der Praxis, sollte darauf geachtet werden, daß man als verabreichender Arzt nicht selber inhaliert.

Der Übersichtlichkeit halber seien schon an dieser Stelle die Dosierungsrichtlinien für das Riechenlassen angegeben: Zur Inhalation des Arzneidunstes genügt bereits ein Globulus der gewählten Arznei und Potenz, durch Erhöhung der Zahl der Globuli scheint die Wirkung intensiviert zu werden. Der Globulus (oder die Globuli) einer C-Potenz werden in ein kleines Fläschchen gelegt und dieses Fläschchen dem Patienten zunächst an ein Nasenloch gehalten, mit dem inhaliert wird (ein Atemzug); soll die Gabe größer sein, folgt das andere Nasenloch. Wird die

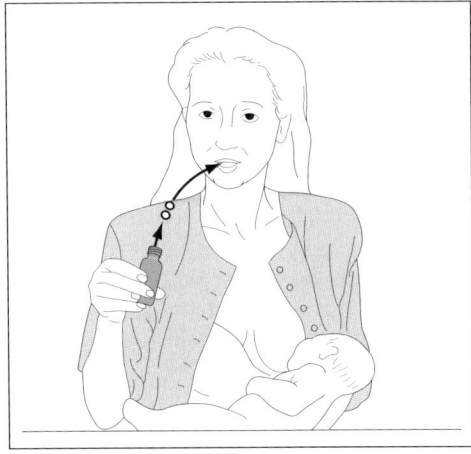

Abb. 28: Arzneieinnahme bei Säuglingen.

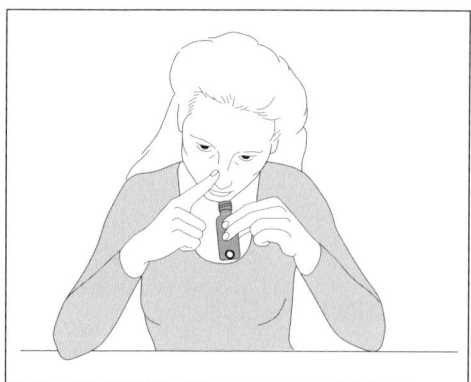

Abb. 29: Inhalation.

Inhalation über den Mund gewählt, hält man das Fläschchen an den geöffneten Mund.

Werden Q-Potenzen zum Inhalieren gewählt, wird nach Hahnemann ein kleines Fläschchen benutzt, in dem ein Globulus der Q-Potenz in einer kleinen Menge verdünnten Weingeistes (ca. 3–4 ml) durch Schütteln aufgelöst wird. Vor jeder Inhalation wird das Fläschchen nochmals 10mal kräftig geschüttelt. Die heute handelsüblichen 10-ml-Fläschchen, in denen die Q-Potenzen abgegeben werden, sind ebenfalls geeignet.

Hatte Hahnemann mit dieser Applikationsform, die sich schon in seinen frühen Krankenjournalen nachweisen läßt, zunächst eine Minderung des anfänglichen Arzneireizes bezweckt, so beobachtete er später, daß die Inhalation nicht nur diesen Zweck erfüllt, sondern – erstaunlicherweise – gleichzeitig besonders wirkungsvoll ist.

Somit sollte die Inhalation der homöopathischen Arznei als absolut ernstzunehmende Alternative ihren Platz in der homöopathischen Praxis haben. Aus psychologischen Erwägungen allerdings ist sie eher für Patienten bereitzuhalten, die schon von der Homöopathie überzeugt sind. Besonders sinnvoll ist diese Art der Arzneiapplikation bei bewußtlosen Patienten.

Auch Bönninghausen bediente sich häufig der Arznei-Inhalation. Schon bei seiner ersten Patientin, der Dichterin Annette von Droste-Hülshoff,

eröffnete er die Therapie erfolgreich auf diese Art: „Indessen war es wünschenswert, möglichst schnelle Linderung zu verschaffen, und dadurch die gesunkene Hoffnung der Leidenden wieder aufzurichten. Außerdem war bei der großen Angegriffenheit dieser ohnedem leicht erregbaren Dame mit großer Vorsicht und mit sehr verkleinerten Gaben zu verfahren, um nicht durch neu erregte Beschwerden in der Erstwirkung der Heilmittel die Leiden derselben zu erhöhen.

Nachdem dies alles erwogen war, ließ ich die Kranke am 3. September Abends an Nux vomica ^{00}/x, als das zunächst anzuwendende Mittel, *riechen*, und war selbst eben so erstaunt, als die Kranke, daß schon nach Verlauf einer halben Stunde die Engbrüstigkeit sich sehr bedeutend vermindert und die Seitenstiche gänzlich verloren hatten. Die folgenden Tage nahm ihr besseres Befinden so sehr zu, daß sie am 8. d. M. bei einer Freundin zu Mittag speisen konnte, hier aber Gewürztes genoß, wonach am nämlichen Nachmittage die Seitenstiche sich wieder einstellten, aber auf nochmaliges Riechen auf Nux in gleicher Potenzierung fast augenblicklich wieder verschwanden." (BKMS, S. 31 f.)

■ Äußerliche Anwendung

Homöopathische Arzneien werden für die Gesamtkrankheit ausgewählt, nicht für einzelne lokalisierte Erscheinungen. Das Lokalsymptom ist somit nur äußerer Ausdruck eines allgemeinen Krankseins. Ausnahmen sind Beschwerden, die durch äußere mechanische Einflüsse hervorgerufen werden, also vorrangig Verletzungen. Somit sind generell alle (scheinbaren) Lokalbeschwerden durch innerliche Wirkung der homöopathischen Arzneien zu behandeln, äußerliche Behandlungen scheiden somit grundsätzlich aus.

Es gibt jedoch Ausnahmen. Dies betrifft insbesondere Verletzungen, die in dieser Hinsicht eine Sonderrolle einnehmen. Zwar dominiert auch bei ihnen die innerliche Anwendung, zumal bei stärkerer Ausprägung der von der Verletzung herrührenden Beschwerden von einer Reaktion des Gesamtorganismus auszugehen ist, ergänzend kann aber eine äußerliche

Behandlung mit der zugleich innerlich verabreichten Arznei erfolgen.

Hahnemann erläutert dies am Beispiel von Arnika (Wohlverleih): „Bei starken, großen Quetschungs-Verletzungen wird die Heilung sehr befördert, wenn man nächst einer kleinen Gabe innerlich eingenommener Arnica (wo nöthig, alle 3 Tage eine) auch äußerlich die Theile die ersten 24 Stunden über befeuchtet mit Wein oder, mit gleichem Wasser verdünntem Branntwein, ein Pfund von dem einen oder dem andern mit 5 bis 10 Tropfen der hundertfachen potenzierten Wohlverleih-Verdünnung gemischt und etwa 10 Mal stark zusammengeschüttelt." (RA I, S. 470)

Etwas einfacher, allerdings nur wenige Tage haltbar, ist eine rein wäßrige Auflösung, z. B. 200 ml Leitungswasser, hierin aufgelöst 1 oder 2 Globuli der entsprechenden Arznei in gleicher Potenz wie innerlich gegeben. Die betreffende Hautstelle wird hiermit, je nach Heftigkeit der Beschwerden möglicherweise auch mehrfach täglich, eingerieben, die innerliche Gabe erfolgt seltener. Bei Besserung der Beschwerden wird die Anwendungsfrequenz reduziert gemäß den Regeln, wie sie in den Kapiteln über die Anwendung der verschiedenen Potenzen beschrieben werden. Wie groß die Variationsbreite bei dieser Form der äußerlichen Anwendung ist, zeigt der Vorschlag von James T. Kent, bei äußerlicher Anwendung von Calendula 1 Tropfen Tinktur mit 4 oder 6 Teilen Wasser zu verdünnen und aufzutragen. Damit befindet man sich allerdings bereits im Grenzbereich zur Phytotherapie.

Eine weitere Ausnahme vom Primat der ausschließlich innerlichen Arzneieinnahme stellt gemäß Hahnemann die äußerliche Behandlung schon länger vorhandener Feigwarzen dar, die aufgrund der sehr speziellen Indikation hier nicht vertieft werden soll, der Hinweis auf das Studium der Anmerkung des § 282, ORG VI, möge genügen.

Eine letzte Indikation zur äußerlichen Verabreichung des Simile besteht darin, die Arznei ergänzend zur innerlichen Einnah-

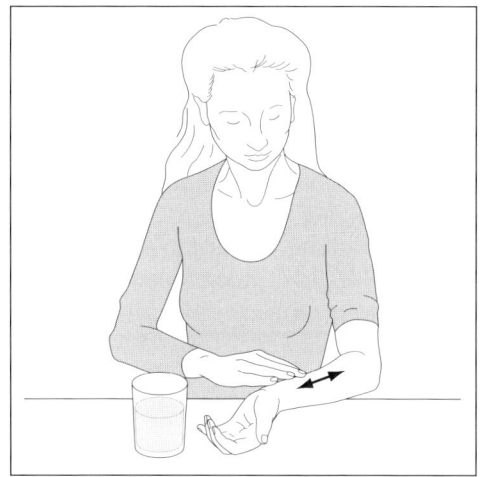

Abb. 30: Äußerliche Anwendung.

me oder auch ausschließlich über die Haut aufnehmen zu lassen, um damit eine **systemische** Wirkung zu entfalten, also nicht nur eine lokale wie in den beiden vorhergehenden Situationen. Vor allem für die Behandlung tiefsitzender chronischer Krankheiten, die auf die alleinige innerliche Gabe hin keine befriedigende Entwicklung zeigen, eignet sich die gleichzeitige Einreibung der Arznei in gleicher Potenz und gleicher Verdünnung. Wird die Arznei nicht als Verdünnung eingenommen (z. B. Globuli pur), wird für die Einreibung eine gesonderte Verdünnung hergestellt, beispielsweise 2 Globuli auf einen Becher Wasser. Mit dieser Lösung werden die entsprechenden Hautstellen (Rücken, Arme, Beine oder auch nur einzelne kleinere Bereiche) eingerieben, wobei sich für diese Art der äußerlichen Anwendung nur gesunde Körperteile eignen; sie müssen also nicht nur äußerlich intakt sein, z. B. frei von Hautausschlägen, sondern auch frei von Schmerzen, Lähmung etc.

Wird die Einreibung von einer zweiten Person durchgeführt, sollte sich diese bei wiederholten Einreibungen durch einen Handschuh schützen, da die Entwicklung von Arzneiprüfungssymptomen nicht ganz auszuschließen ist.

9.5 Potenzart

Auf Hahnemann selber gehen die C- und Q-Potenzen zurück, die D-Potenzen wurden von Constantin Hering (1800–1880) in die Homöopathie eingeführt, später aber wieder von ihm verworfen. Es war vor allem der deutsche Arzt Bruno Albert Vehsemeyer (1807–1871), der danach das Dezimalsystem propagierte. Da den D-Potenzen insbesondere bei organotropen Verordnungen ihre besten Wirkungen zugeschrieben werden, haben sie in der Blütezeit der „naturwissenschaftlich-kritischen" Richtung weite Verbreitung gefunden.

Ihre Dominanz war so groß, daß Tischner 1939 schrieb: „Zuerst vielfach umstritten, hat sich dies Verfahren [die Dezimalskala] doch allmählich durchgesetzt, da man empfand, daß die Verdünnung 1:100 allzu große Sprünge mache. Heute verordnen die meisten Ärzte nach dieser Staffel, wenn auch die andere nicht ganz abgeschafft ist." (R. Tischner: Geschichte der Homöopathie, Teil 3, S. 221)

Im Rahmen der Rückbesinnung auf die genuine Homöopathie haben zunächst die C-Potenzen und später (da wegen Zurückhaltung der 6. Organonauflage durch Hahnemanns Witwe zunächst nicht bekannt) die Q-Potenzen (im Homöopathischen Arzneibuch falsch und irreführend als LM-Potenzen bezeichnet) die ihnen gemäße Bedeutung (wieder-)erlangt, da vor allem bei Verordnungen, die der Gesamtkrankheit in Ähnlichkeit entsprechen (was in der Homöopathie eigentlich eine der entscheidenden Säulen darstellt und ihr die Möglichkeit von grundsätzlichen Heilungen im Gegensatz zu symptomatischen Palliationen gibt), mit ihnen die tieferen und dauerhafteren Wirkungen erzielt werden. Da diese beiden Potenzarten die in der genuinen Homöopathie bewährten und wieder eindeutig dominierenden sind, außerdem für alle Arten von Krankheit geeignet sind, beschränkt sich dieses Lehrbuch auf deren genaue Erörterung. Auch der Anfänger sollte sofort

mit den klassischen Potenzen Erfahrungen sammeln, da er den Umgang mit ihnen sonst möglicherweise nie erlernt. Zudem werden auch C- und Q-Potenzen in niedriger Potenz vertrieben, so daß jedem, der Hochpotenzen meiden möchte, in diesen Potenzreihen genügend tiefe und mittlere Potenzen zur Auswahl stehen. Auch aus diesem Grund ist also keine Notwendigkeit zum Ausweichen auf D-Potenzen gegeben. Wer aber dennoch D-Potenzen anwenden möchte, um die ganze Bandbreite der vorhandenen Möglichkeiten auszuschöpfen, kann sich bei deren Dosierung an den dargelegten Richtlinien für C-Potenzen orientieren.

Welche Kriterien bestimmen nun die Entscheidung zwischen Verordnung einer C-Potenz oder einer Q-Potenz? Diese Frage ist nicht leicht zu beantworten, da verbindliche Regeln hierfür fehlen. Vergegenwärtigen wir uns zunächst den historischen Hintergrund: Hahnemann gab in der 6. Auflage des „Organon der Heilkunst" neue Arzneiherstellungsvorschriften, nämlich diejenigen für Q-Potenzen, in der 5. Auflage waren es noch jene für die C-Potenzen. Der Wortlaut in der 6. Auflage läßt den Rückschluß zu, daß Hahnemann sich von den C-Potenzen gelöst und vollständig den Q-Potenzen zugewandt hat. Empfehlungen zur Wahl zwischen den beiden Potenzlinien werden keine gegeben. Ein Studium der Krankentagebücher aus Hahnemanns Pariser Praxis zeigt jedoch, daß der aus dem Organon VI gewonnene Eindruck unkorrekt ist, Hahnemann habe umfangreiche Erfahrungen mit Q-Potenzen gesammelt. Bis zur Fertigstellung des Organon-Manuskripts für die 6. Auflage dominieren in seiner Praxis eindeutig die C-Potenzen, erst im Jahr der Fertigstellung (1842) steigt die Zahl der Q-Potenz-Verordnungen sprunghaft an. Eine Lösung von den C-Potenzen erfolgt dennoch nicht. Nach Hahnemanns Tod im Jahr 1843 hält dessen Witwe Melanie das Manuskript von Organon VI unter Verschluß, die Nachwelt erfährt kaum etwas über die darin enthaltenen Neuigkeiten zur Arzneipotenzierung. Es wird weiterhin mit C-Potenzen gearbeitet. Alle Homöopathen, die der sogenannten Blütezeit der Homöopathie in Amerika zugerechnet werden (Boericke, Hering, Kent, Lippe usw.) kannten die Q-Potenzen nicht. Erst der Schweizer Arzt Rudolf Flury (1903–1977) entdeckte in der schließlich 1921 von Richard Haehl herausgegebenen 6. Organonauflage diese Neuerung.

Nur mühsam hat dann die Q-Potenz den Weg in die Praxis gefunden. Wirklich zuverlässige Beobachtungen über den Wert dieser Potenz, vor allem in vergleichender Weise mit den C-Potenzen, sind knapp. Viele Informationen beruhen auf mündlichem Erfahrungsaustausch.

Vor dem Hintergrund dieser Historie wird deutlich, daß eindeutige Richtlinien für eine Entscheidung zwischen C- und Q-Potenzen unmöglich sind. Simplifizierende Argumente, die meist von den Q-Potenzen als Hahnemanns letzter Entwicklung und somit als den C-Potenzen eindeutig überlegen ausgehen, werden der Realität nicht gerecht.

C-Potenzen sind in ihrer Anwendung umfassend beobachtet worden, das Schrifttum hierzu ist umfangreich. Sie sind als die „ausgereifte" Potenzreihe anzusehen. Q-Potenzen haben sich in der Praxis bewährt, ihre Anwendungsrichtlinien sind jedoch noch diffus.

Die Spannbreite der praktizierten Verordnungen reicht von der Einnahme purer Globuli mehrmals täglich selbst der Q 30 (was beispielsweise auch Flury praktizierte) bis hin zur Auflösung eines Globulus der entsprechenden Potenz in wäßriger oder alkoholischer Lösung und deren tröpfchenweiser Verabreichung über 4 Wochen (Hahnemanns Anweisungen liegen ungefähr in der Mitte, s. S. 179).

Es wäre allerdings falsch, angesichts dieser Faktenlage ausschließlich den C-Poten-

zen den Vorzug zu geben. Wären sie die Krone der homöopathischen Potenzen, hätte Hahnemann sich wohl kaum im hohen Alter der Mühe unterzogen, Experimente mit einer neuen Potenzform auf sich zu nehmen.

Als grobe Richtlinien zur Entscheidungsfindung mögen folgende Kriterien gelten: Durch die häufige Einnahme der Q-Potenzen (in der Regel täglich oder alle zwei Tage) ist ein rasches Anpassen an besondere Situationen möglich. Dies bewährt sich u.a. bei Erstverschlimmerungen, einem Problem, dem Hahnemann bei den C-Potenzen bis zuletzt große Aufmerksamkeit widmete. Zeigt sich unter Q-Potenzeinnahme der Beginn einer Erstverschlimmerung, kann die Einnahmefrequenz und/oder Dosierung sofort angepaßt werden. Somit sind Patienten, die zu Erstverschlimmerungen neigen oder die (vor allem neue Patienten) in ihren Reaktionen noch unbekannt sind und aufgrund der Krankheit eine Erstverschlimmerung unbedingt vermieden werden soll, eine Indikation für die Verordnung von Q-Potenzen. Ganz allgemein ist die Wirkung der Q-Potenzen milder, weniger stürmisch. Des weiteren scheinen sich Q-Potenzen bei paralleler Einnahme schulmedizinischer Medikamente durch den häufigen Impuls besser durchzusetzen als die in großen Abständen verabreichten C-Potenzen. Da die Einnahme der Q-Potenzen umständlicher ist, empfiehlt sich aus rein praktischen Gründen bei Patienten, die nur mangelhaft mitarbeiten und die Einnahmevorschriften ungenau befolgen, die Verordnung von C-Potenzen.

Viele Homöopathen setzen ihr Vertrauen ganz auf die C-Potenzen, weil sie in ihren Wirkungen bewährt und wesentlich besser beobachtet sind. Das Wissen um diese Potenzen ist umfangreicher. Der Vorteil der C-Potenzen liegt außerdem in der geringeren Gefahr, die Arznei zu oft oder zu lange zu verabreichen. Der Arzt kann die Einnahme-Intervalle wesentlich besser überwachen. Bei der Verordnung von Q-Potenzen wird dem Patienten ein beträchtlicher Teil Eigenverantwortung übertragen, der manchmal trotz bestem Vorsatz mangelhaft verwirklicht wird, meist aus unzureichendem Verständnis für die Zusammenhänge in der Homöopathie. Patienten neigen (verständlicherweise) dazu, die homöopathischen Arzneien nach den ihnen bekannten schulmedizinischen Denkschemata (viel hilft viel) zu dosieren, was für die homöopathische Behandlung eher ungünstige Auswirkungen hat.

9.6 Potenzhöhe

Homöopathische Praxis ist nicht zwingend an den Gebrauch von potenzierten Arzneien gebunden. Hahnemann hat nicht nur in den Jahren des anfänglichen Experimentierens Urtinkturen oder reine Ausgangssubstanzen erfolgreich nach homöopathischen Kriterien angewandt, sondern dies auch in späterer Zeit immer wieder getan. Grundsätzlich eröffneten sich mit der Entdeckung der Arzneipotenzierung und deren Entwicklung in immer höhere Sphären jedoch ganz neue Möglichkeiten der Behandlung. Wirkradius und Wirktiefe nahmen erstaunlicherweise zu, während gleichzeitig die Nachteile der Anwendung von Ausgangssubstanzen minimiert werden konnten. Außerdem wurden der Homöopathie durch die Potenzierung Substanzen zugänglich gemacht, die im Rohzustand entweder hochtoxisch (z. B. Arsenicum album) oder wirkungslos (z. B. Lycopodium clavatum) sind. Während Hahnemann zeitweise der Potenzierung eine Grenze setzen wollte, die etwa bei der C 30 liegen sollte, und deutlich höheren Potenzen skeptisch gegenüberstand, ließ sich die Entwicklung jedoch nicht aufhalten, so daß bereits zu Hahnemanns Zeiten hohe Potenzen hergestellt wurden.

Bekannt waren die hohen Potenzen von J. C. Jenichen (1787–1849), Stallmeister aus Wismar. Hahnemann distanzierte sich zwar öffentlich von ihm, ließ sich seine Potenzen aber auf verschlungenen Wegen zukommen. R.E. Dudgeon (1820–1904), englischer Homöopath und Übersetzer vieler Hahnemann-Werke, spöttelte nach dem (vermutlichen) Selbstmord von Jenichen, daß er sich glücklicherweise erschossen habe, als er die 16 000. Potenz erreicht hatte, man könne nämlich sonst nicht sagen, wo er aufgehört hätte.

In der Herstellung homöopathischer Arzneien sind mittlerweile wesentlich höhere Dimensionen erschlossen worden, es stehen bei den C-Potenzen Arzneien bis zur MM (1 000 000), bei den Q-Potenzen bis zu Q 120 zur Verfügung. Die große Auswahl läßt freilich die Frage nach der im jeweiligen Fall geeigneten Potenz schwieriger erscheinen.

Bei den C-Potenzen ist grundsätzlich die von Hahnemann als Anfangspotenz empfohlene Höhe von C 30 auch heute noch als ideal anzusehen. Dies gilt für akute und chronische Krankheiten gleichermaßen.

Während für die Therapie chronischer Krankheiten ein Beginn mit tieferen C-Potenzen nicht empfehlenswert ist, kann in akuten Krankheiten aber durchaus mit niedrigen Potenzen erfolgreich gearbeitet werden, unmittelbare Vorteile sind dabei aber nicht erkennbar.

„Aus diesem Grunde halten wir uns auch für vollkommen berechtigt, jeden Lehrsatz in unserer Heilwissenschaft zu bezweifeln, bis der Beweis dafür vollständig vorliegt. Zu diesen stark bezweifelten Sätzen rechnen wir namentlich auch die oft wiederholte Behauptung, dass die höheren Potenzen sich nur für chronische Beschwerden eignen, acute Krankheiten aber mit niederen Verdünnungen behandelt werden müssen. Alle, die dies bis jetzt behauptet haben und es gern zu einem Axiom erheben möchten, sind uns sämmtlich jeden Beweis darüber schuldig geblieben; und hinwiederum Alle, die hierüber vergleichende Versuche anstellten, haben sich bald vom Gegentheile überzeugt. Es bedarf in der That nur weniger solcher Versuche, um zu erfahren, dass die höheren Potenzen viel schneller wirken, als die niedrigen, wie solches auch aus den Heilungen unseres Verfassers ersichtlich ist, und wenn bei den acutesten Krankheiten die schnellste Heilwirkung die erwünschteste ist, so müssen folgerichtig eben bei diesen die Hochpotenzen den entschiedensten Vorzug haben." (BKMS, S. 683)

Eine vielfach bestätigte Regel besagt, daß tiefere Potenzen dann geeignet sind, wenn sich eine Ähnlichkeitsbeziehung zwischen Arznei und Krankheit vorrangig auf der Ebene der Lokalsymptome ergibt, höhere Potenzen demgegenüber, wenn sich die Ähnlichkeit auf der Ebene der Gemüts-, Geistes- und Allgemeinsymptome konstituiert. Bei einer „organotropen" Verordnung kann also eine tiefere Potenz bevorzugt werden, während diese Regel bei einer „psychotropen" Verordnung auch zum Einstieg mit einer höheren Potenz als der C 30 berechtigt.

Eine spezielle Variante, die an höhere Potenzen denken lassen sollte, ergibt sich in jenen Situationen, in denen sich die Ähnlichkeit der Arznei nicht über die in der Arzneiprüfung aufgetretenen Symptome definiert, sondern über eine Kombination der Symptome aus ihren Einzelelementen gemäß Bönninghausen. Hochpotenzen jenseits der C 30 scheinen das Spektrum einer Arznei gerade auch auf diese durch Kombination gewonnenen, in der Prüfung nicht aufgetretenen Symptome, auszudehnen.

Übrigens empfahl Pierre Schmidt bei chronischen Krankheiten den generellen Einstieg mit der 10 000, außer bei organischen Veränderungen, dort dann wieder C 30.

Pierre Schmidt (1894–1987) erlernte die Homöopathie bei den Kent-Schülern A.E. Austin und F. E. Gladwin, praktizierte in Genf und hat maßgeblich an der Wiederbelebung der klassischen Homöopathie in Europa mitgewirkt.

Versagt also die C 30, die als eine Art „Basispotenz" der Zentesimalskala anzusehen ist, sollte über eine Variation nach unten oder oben nachgedacht werden. Bei unbefriedigendem Therapieerfolg muß der Fehler nicht unbedingt immer in der falschen Arzneibestimmung liegen, er kann auch in der Wahl einer ungeeigneten Potenz bestehen.

Bei Q-Potenzen ist als Einstiegspotenz von Hahnemann eindeutig die niedrigste Stufe, also die Q 1, genannt. Analog zu den Erfahrungen mit „organotropen" und „psychotropen" Verordnungen bei C-Potenzen hat sich auch bei den Q-Potenzen eine große Spannbreite bis hinauf zur Q 18 als Einstieg entwickelt. Die Ansichten hierzu sind unterschiedlich. Für den Anfänger gilt als Empfehlung, die Spannbreite zwischen Q 1 und Q 6 als Anfangspotenz zu nutzen.

Abschließend einige Erläuterungen zum Gebrauch der Begriffe „niedrige", „mittlere", „hohe" Potenzen. Diese Bezeichnungen haben sich im Laufe des Fortschreitens der homöopathischen Arzneiherstellung entwickelt. Daraus resultierte eine ständige Verschiebung der Zuordnung „niedrig", „mittel", „hoch" entsprechend dem jeweiligen Stand der maximal erreichten Potenzstufe. Eine verbindliche Definition gibt es deshalb nicht. Es hat sich jedoch folgende Nomenklatur herausgebildet: Tiefpotenzen: unter C 12; mittlere Potenzen: ab C 12; Hochpotenzen: ab C 1000 bzw. M. Dem unverbindlichen Charakter dieser Zuordnung gemäß ist die Bezeichnung einer C 30 oder C 200 als Hochpotenz aber auch durchaus üblich und korrekt. Bei Q-Potenzen ist eine entsprechende Einteilung nicht gebräuchlich.

9.7 Arzneiwiederholung

Über die Entscheidungskriterien, wann eine in C-Potenz verabreichte Arznei zu wiederholen ist, informiert der Beitrag „Die zweite Verordnung", S. 197). Ist die Entscheidung zur Arzneiwiederholung gefallen, kann die Arznei entweder in gleicher oder in veränderter Potenz verabreicht werden. Wie in den meisten Fragestellungen zur homöopathischen Arzneidosierung gibt es auch zu diesem Themenkomplex unterschiedliche Richtlinien. Während Hahnemann großen Wert auf die Veränderung der Potenz bei jeder weiteren Gabe der gleichen Arznei legte und dabei die absteigende Potenzreihe (z.B. C 30–C 24–C 18–C 12–C 6) bevorzugte, betonte J.T. Kent, daß jede Arznei, sofern sie weiterhin indiziert ist, zunächst in gleicher Potenz zu wiederholen ist und zwar so oft, bis sie keine Wirkung mehr zeigt. In der Praxis kristallisierte sich die zweimalige Gabe jeder Potenzstufe heraus. Danach ist dann in aufsteigender Reihenfolge die nächste geeignete Potenz zu wählen. **Kent entwickelte eine Skala, die als „Kent-Skala" bekannt wurde, diese stellt die aus seiner Erfahrung hervorgegangene sinnvollste Reihenfolge der Potenzen zusammen: 30, 200, M, XM, LM, CM, DM, MM.** Gelangt man am oberen Ende der Skala an, kann unten erneut begonnen werden.

In der homöopathischen Praxis hat sich eine Mischung der Richtlinien von Hahnemann und Kent ergeben. Die Wiederholung der gleichen Potenz wird eher gemieden. Zu eindringlich beschreibt Hahnemann die Probleme, die dadurch entstehen können (aber natürlich nicht müssen; sonst hätte Kent schließlich nicht das Gegenteil propagiert). In der Reihenfolge der Potenzen wird durchweg Kent gefolgt, zumal Hahnemann die aufsteigende Potenzreihe nicht ablehnte, sondern auch für sinnvoll erachtete, aber eben nicht bevorzugte.

Bei Q-Potenzen bereitet diese Fragestellung kaum Probleme. Aufgrund der Einnahmevorschriften, die gewöhnlicherweise gegeben werden, bleibt nur die aufsteigende Potenzreihe, die auch von Hahnemann für diese Potenzform als die einzig mögliche angegeben wird. Variationen ergeben sich allerdings in Hinblick auf die zeitlichen Abstände zwischen den Potenzerhöhungen, und von diesen wiederum hängen die Stufen der Potenzerhöhung ab. Dieses Thema wird in Zusammenhang mit der Dosierung im folgenden Kapitel besprochen.

9.8 Dosierung

Hahnemann war bei seinem Bemühen um eine „Gabenverkleinerung" nicht nur an einer höheren „Verdünnung", also einer Steigerung der Potenz, sondern gleichzeitig auch an einer Minimierung der Dosis interessiert. Letzteres diente vor allem der Vermeidung unerwünschter Nebenreaktionen durch die Arznei. Als ausreichende Dosis ist bei C-Potenzen 1 Globulus anzusehen. Eine deutliche Erhöhung dieser Zahl scheint die Arzneiwirkung zu intensivieren, birgt aber auch die etwas höhere Gefahr unerwünschter Nebenreaktionen. Meist werden 2 Globuli gegeben, eine sehr bewährte Dosis.

„Aus diesem Grunde schadet eine Arznei, wenn sie dem Krankheitsfalle auch homöopathisch angemessen war, in jeder allzu großen Gabe und in starken Dosen um so mehr, je homöopathischer und in je höherer Potenz sie gewählt war, und zwar weit mehr als jede eben so große Gabe einer unhomöopathischen, für den Krankheitszustand in keiner Beziehung passenden (allöopathischen) Arznei. Allzu große Gaben einer treffend homöopathisch gewählten Arznei und vorzüglich eine öftere Wiederholung derselben, richten in der Regel großes Unglück an." (ORG VI § 276)

Die Globuli einer C-Potenz werden bei oraler Einnahme entweder trocken auf die Zunge gelegt, man läßt sie dort zergehen und schluckt sie ohne anschließendes Trinken, oder sie werden zuvor in Wasser aufgelöst. Der Auflösung in Wasser wird eine stärkere Wirkung zugesprochen. Das Auflösungsmedium können nur wenige Tropfen Wasser sein, in denen man die Globuli auflöst oder auch nur anfeuchtet, anschließend wird die Auflösung eingenommen, ebenfalls ohne anschließendes Trinken. Wird in der Therapie chronischer Krankheiten eine weitere Intensivierung der Arzneiwirkung angestrebt, kann eine größere Menge Wasser (bis zu einem halben Glas Wasser) zur Auflösung der Arzneikügelchen herangezogen werden, diese Auflösung kann dann auf 2 oder 3 Tage verteilt getrunken werden, wobei vor der zweiten und dritten Einnahme die Restflüssigkeit umgerührt werden sollte. Dadurch wird die Arznei etwas potenziert, so daß die Forderung nach Veränderung des Potenzgrades bei jeder weiteren Arzneieinnahme berücksichtigt wird.

Vor allem in der Behandlung sehr akut verlaufender Krankheiten sind relativ häufige Gaben erforderlich. Hierfür hat sich die wäßrige Auflösung ebenfalls bewährt. Meist werden auch dafür ca. 100 ml Wasser verwendet, die Arznei darin aufgelöst, hiervon ein Tee- oder Eßlöffel (je nach gewünschter Dosisgröße) eingenommen. Läßt die Wirkung dieser Gabe nach (in höchst akuten Krankheiten kann dies auch schon nach 10 Minuten sein, in weniger rapid verlaufenden Krankheiten kann die Besserung 24 Stunden anhalten, auch kann eine einzige Gabe für die gesamte Akuterkrankung ausreichend sein), wird das Glas etwa zur Hälfte ausgeleert, erneut mit Wasser aufgefüllt, dann kräftig umgerührt (etwa 10mal), anschließend ein Löffel voll eingenommen usw. Soll die Lösung nicht nach einigen Tagen verderben, kann etwas Weingeist, Cognac oder ähnliches zugefügt werden.

Die Anwendung von Q-Potenzen wird in unterschiedlichster Form betrieben. Als Basis sollte die in § 248 der 6. Organonauflage beschriebene Orginalvorschrift Hahnemanns gelten: „Zu dieser Absicht wird die Arznei-Auflösung[*]

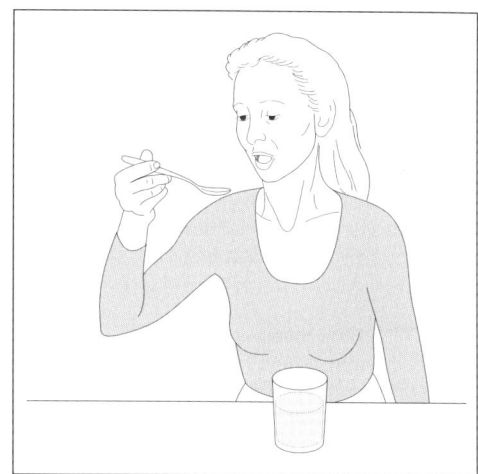

Abb. 31: Orale Einnahme.

vor jedem Male Einnehmen (mit etwa 8, 10, 12 Schüttel-Schlägen der Flasche) von Neuem potenzirt, wovon man den Kranken Einen, oder (steigend) mehre Kaffee- oder Thee-Löffelchen einnehmen läßt, in langwierigen Krankheiten täglich, oder jeden zweiten Tag, in akuten aber, alle 6, 4, 3, 2 Stunden, in den dringendsten Fällen, alle Stunden und öfter."

Hahnemann bietet also zwei Möglichkeiten der Einnahme von Q-Potenzen an:

1. Auflösung eines Globulus der Q-Potenz in 8 bis 40 Eßlöffeln Wasser, Zusatz von Alkohol, davon regelmäßige Einnahme von je einem oder mehreren Kaffeelöffeln, vor jeder Einnahme 8–12 kräftige Schüttelschläge.

2. Auflösung eines Globulus in 7–8 Eßlöffeln Wasser, bei jeder Gabe wird ein Eßlöffel in ein Glas, in dem sich 8–10 Eßlöffel Wasser befinden, gegeben, diese Mischung wird kräftig umgerührt, hiervon ist die individuell zu bestimmende Menge einzunehmen. Der Rest ist auszuleeren. Vor jeder weiteren Gabe ist die Flasche kräftig zu verschütteln. Die Angabe der Schüttelschläge fehlt, vermutlich ebenfalls 8–12.

Jost Künzli von Fimmelsberg (1915–1992), bedeutender Schweizer Homöopath und Schüler

---

[*] „In 40, 30, 20, 15 oder 8 Eßlöffeln Wasser mit Zusatz von etwas Weingeist oder einem Stücke Holzkohle, um die Auflösung unverdorben zu erhalten. […] Die Auflösung des Arznei-Kügelchens (denn mehr als Ein Kügelchen braucht man von einer gehörig dynamisirten Arznei selten dazu) in einer sehr großen Menge Wassers, kann man dadurch ersetzen, daß man von einer Auflösung, z. B. in nur 7, 8 Eßlöffeln Wassers, **nach vorgängigem, starkem Schütteln der Flasche**, einen Eßlöffel in ein Trinkglas Wasser (von etwa 8, 10 Eßlöffeln Inhalt) gießt, letzteres mehrmals **stark umrührt** und dem Kranken hiervon die bestimmte Gabe eingiebt. […]

von Pierre Schmidt, praktizierte die Verordnung von Q-Potenzen in enger Anlehnung an Hahnemann folgendermaßen:

„Er gibt eine Flasche mit 7 Eßlöffeln Wasser plus 1 Löffel Alkohol mit, dazu eine Pulverkapsel mit Milchzucker und einem Globulus. Der Patient muß zu Hause den Globulus in der Kapsel zerquetschen und dann den Flascheninhalt mit dem Pulver ‚impfen'. Dann soll er jeden Morgen die Flasche 10mal schütteln, 1 Eßlöffel Inhalt in 1 Glas Wasser einrühren und davon ein Mokkalöffelchen einnehmen." (ZKH 9 [1965], S. 262–268)

Diese Abgabemethode birgt jedoch rechtliche Schwierigkeiten, da ein Arzt Arzneien nur **direkt** verabreichen darf (siehe das Kapitel über die arzneimittelrechtlichen Aspekte in dem Beitrag „Die Pharmazie des homöopathischen Arzneimittels", S. 397).

Von den Herstellern homöopathischer Arzneien werden Q-Potenzen heute grundsätzlich in 10-ml-Fläschchen angeboten, die alkoholische Lösung enthalten (für Kinder und alkoholabhängige Patienten auf Wunsch auch als wäßrige Lösung erhältlich; Verderblichkeit beachten!). Davon werden zu Beginn ca. 1/3 abgegossen, damit verschüttelt werden kann. Pro Einnahme werden nach gewünschter Intensität der Arzneigabe 2–10 Tropfen in einen zu 2/3 mit kaltem Leitungswasser gefüllten Plastikbecher (0,2 l Größe) gegeben, anschließend mit einem Plastiklöffel (Metall beeinflußt homöopathische Arznei; umstritten!) ca. 10mal kräftig umgerührt. Hiervon werden 1–2 Teelöffel eingenommen, der Rest wird weggeschüttet. Vor jeder weiteren Einnahme wird das Fläschchen zehnmal kräftig gegen den Handteller oder Oberschenkel geklopft. Neben dieser weit verbreiteten Methode werden aber auch deutlich größere Gaben erfolgreich verordnet, z.B. 5 bis 10 Tropfen der Q-Potenz auf einen Eßlöffel Wasser, diese Verdünnung dann komplett einnehmen, oder auch 5 bis 10 Tropfen ohne weitere Verdünnung. **Grundsätzlich sollte der Anfänger hierin zunächst den aus praktischer Erfahrung hervorgegangenen Empfehlungen seines Lehrers folgen.**

Handelt es sich um sehr empfindliche Patienten, wird von der Auflösung im Becher ein Kaffee- oder Eßlöffel voll in einem zweiten Becher aufgelöst, wovon dann ein Löffel einzunehmen ist. Dieser Vorgang kann, falls erforderlich, nochmals ein- oder zweimal wiederholt werden.

Wird die Verschüttelung des Fläschchens mit der Q-Potenz in der vorgesehenen Kräftigkeit (zehnmaliges kräftiges Aufschlagen auf einer harten und elastischen Unterlage) durchgeführt, erhält die Flasche also nach 10 Tagen 100 Schüttelschläge, womit rein rechnerisch die nächste Potenzstufe erreicht ist. Deshalb kann nach Ablauf von 10 Tagen auf die nächsthöhere Potenz übergegangen werden. Aus praktischen Gesichtspunkten heraus wird häufig länger von einer Potenz gegeben, z.B. 4 Wochen; dann ist allerdings bei der nächsten Verordnung auch eine um ein oder zwei Stufen höhere Potenz zu rezeptieren.

In chronischen Krankheiten werden Q-Potenzen einmal täglich, bei heftigeren Reaktionen, z.B. Erstverschlimmerungen, seltener, also alle 2 oder 3 Tage eingenommen. In akuten Krankheiten kann die Häufigkeit der Einnahme ähnlich den C-Potenzen deutlich gesteigert werden, unter Umständen kann die Arznei schon nach 10 oder 20 Minuten wiederholt werden. Dies gilt aber nur für höchst akute Krankheiten. Bei Besserung des Befindens sind seltenere Einnahmen angezeigt: es gelten dann die gleichen Regeln wie bei C-Potenzen.

Bei chronischen Krankheiten ist eine Besserung kein Anlaß, die Medikation mit Q-Potenzen zu reduzieren. Die Arznei wird weiterhin in der vorgesehenen Häufigkeit eingenommen. Lediglich bei Beschwerdefreiheit ist Vorsicht geboten. Es kann dann bei fortbestehender Arzneieinnahme zu einer scheinbaren Verschlimmerung kommen, die in Wirklichkeit einzig auf die zu lange verabreichte Arznei zurückzuführen ist. Die Arznei ist daraufhin abzusetzen oder zumindest nur noch in deutlich größeren Abständen einzunehmen. Lassen die Beschwerden daraufhin nach, ist die Situation geklärt. Spätestens jetzt wird die Arznei noch seltener eingenommen oder vollständig abgesetzt.

9.9 Einnahmezeitpunkt

In der Behandlung akuter Krankheiten ergibt sich die Antwort von allein, dem Patienten ist die Arznei schnellstmöglich zu verabreichen, auch bei der Notwendigkeit rascher Gabenwiederholung braucht kein besonderer Zeitpunkt abgewartet zu werden. Höchstens bei der Wiederholung der Gabe in größeren zeitlichen Zwischenräumen kann der Frage nach einem günstigen Zeitpunkt der Arzneieinnahme nachgegangen werden.

Überlegungen über einen geeigneten Moment der Arzneiverabreichung betreffen somit vorrangig chronische Krankheiten. Grundsätzlich sind Zeiten verhältnismäßiger Ruhe für die Arzneieinnahme besonders geeignet. Mindestens eine halbe Stunde vorher und nachher sollte zudem nichts gegessen und getrunken, auch keine Zähne geputzt werden. Hahnemann bestimmte die Morgenzeit als Optimum, ließ als Alternative aber auch die Abendzeit: „Die beste Zeit zur Einnahme einer Gabe antipsorischer Arznei scheint weniger Abends, eine Stunde vor Schlafengehn, als früh, nüchtern zu seyn, […] ohne (in beiden Fällen) etwas darauf zu trinken oder sonst zu genießen binnen einer halben oder ganzen Stunde.

Nach der Einnahme muß sich der Kranke wenigstens eine volle Stunde ganz ruhig verhalten, doch ohne zu schlafen (der Schlaf verspätet die anfängliche Wirkung). Er muß in dieser Stunde, wie überhaupt bei der ganzen Kur, alle widrige Gemüths-Bewegungen vermeiden, auch den Geist, gleich nach dem Einnehmen, auf keine Weise, weder durch Lesen, noch durch Rechnen, Schreiben oder durch Nachdenken erfordernde Gespräche anspannen." (CK I, S. 171–172)

Die einmalige Einnahme einer C-Potenz (hierauf beziehen sich die Ausführungen in den CK) kann noch einigermaßen problemlos nach diesen Anweisungen morgens vorgenommen werden, die tägliche Einnahme einer Q-Potenz, auf die Hahnemanns Empfehlungen zu übertragen sind, beschert dem „modernen" Menschen, dessen Zeit meist knapp bemessen ist, täglich eine Stunde „Nichtstun". Deshalb werden diese Arzneien meist abends direkt vor dem Schlaf eingenommen, ein nach allgemeiner Erfahrung durchaus guter Zeitpunkt.

Es ist jedoch auch nicht unüblich, einem chronisch kranken Patienten eine C-Potenz der Arznei noch in der Praxis im Anschluß an die Konsultation unabhängig von der Tageszeit zu verabreichen und auch damit werden sehr gute Resultate erzielt.

Bei anfallsartig verlaufenden Krankheiten (Epilepsie, Migräne etc.) sollte die chronische Arznei nicht kurz vor einem zu erwartenden Anfall gegeben (C-Potenz) oder begonnen (Q-Potenz) werden. Ideal ist die Zeit kurz danach.

Ebenfalls ungeeignet für den Beginn einer chronischen Therapie oder die erstmalige Verabreichung einer neuen Folgearznei ist bei weiblichen Patienten die Zeit kurz vor der Menstruation sowie die ersten Tage der Menstruation. Dies gilt ganz besonders dann, wenn es um die Behandlung von chronischen Menstruationsbeschwerden geht.

Für bestimmte Arzneien sind speziell geeignete Einnahmezeitpunkte bekannt. So schrieb Hahnemann bereits in der Einleitung zur Arzneimittellehre von Nux vomica, einer Arznei mit ganz ausgeprägter Morgenverschlechterung, daß sie gelinder wirkt, wenn sie abends, einige Stunden vor dem Schlafengehen eingenommen wird. Eine morgendliche Nüchterneinnahme, die er gemäß obigen Ausführungen grundsätzlich bevorzugte, verursache demgegenüber gerade wegen ihrer Tendenz zur Morgenverschlechterung bei empfindlichen Patienten Probleme. Diese Beobachtung kann auf andere Arzneien übertragen werden, das heißt also, grundsätzlich keine Verabreichung während der typischen Verschlimmerungszeit einer Arznei, ganz besonders dann nicht, wenn auch der Patient zu dieser Zeit eine Verstärkung seiner Symptome empfindet.

9.10 Störende Faktoren

Eine begleitende nichthomöopathische Medikation, auch eine phytotherapeutische, stellt ein störendes Moment während der homöopathischen Behandlung dar. Ein radikales Absetzen aller Medikationen zu Beginn der homöopathischen Behandlung, wie es Hahnemann forderte, ist heutzutage aber nicht mehr möglich. Bei bestimmten Medikationen würde dadurch das Leben der Patienten gefährdet. Der Homöopath muß überflüssige von notwendigen allopathischen Medikamenten zu unterscheiden wissen und kommt in vielen Fällen nicht umhin, nichthomöopathische Arzneien zu tolerieren, auch wenn dadurch die Chancen auf einen sehr guten Behandlungsauftakt gemindert werden. Behutsames Reduzieren dieser Arzneien bei einsetzender Wirkung der homöopathischen Therapie ist der einzig zu verantwortende Weg.

Vermeidbar sind demgegenüber Selbstmedikationen bei Befindlichkeitsstörungen. Der Einsatz eines Nasensprays bei einem zwischenzeitlichen (scheinbaren) Schnupfen stellt für viele Patienten eine des Erwähnens unwerte Bagatelle dar; tatsächlich könnte es sich jedoch um eine im Rahmen der chronischen Behandlung einsetzende positiv zu wertende Absonderung handeln. Sorgfältige Aufklärung der Patienten sollte derartige Probleme verhindern.

Gemäß § 260 des Organon erweitert sich die Liste der störenden Faktoren um zahlreiche Bestandteile unserer Ernährung sowie des täglichen Lebens.

„Kaffee, feiner chinesischer und andrer Kräuterthee; Biere mit arzneilichen, für den Zustand des Kranken unangemessenen Gewächssubstanzen angemacht, sogenannte feine, mit arzneilichen Gewürzen bereitete Liqueure, alle Arten Punsch, gewürzte Schokolade, Riechwasser und Parfümerieen mancher Art, stark duftende Blumen im Zimmer, aus Arzneien zusammengesetzte Zahnpulver und Zahnspiritus, Riechkißgen, hochgewürzte Speisen und Saucen, gewürztes Backwerk und Gefrornes mit arzneilichen Stoffen, z. B. Kaffee, Vanille u.s.w. bereitet, rohe, arzneiliche Kräuter auf Suppen, Gemüße von Kräutern, Wurzeln und Keim-Stengeln (wie Spargel mit langen, grünen Spitzen, Hopfenkeime und alle Vegetabilien), welche Arzneikraft besitzen, Selerie, Petersilie, Sauerampfer, Dragun, alle Zwiebel-Arten, u.s.w.; alter Käse und Thierspeisen welche faulicht sind, oder (Fleisch und Fett von Schweinen, Enten und Gänsen, oder allzu junges Kalbfleisch und saure Speisen; Salate aller Art) welche arzneiliche Nebenwirkungen haben, sind eben so sehr von Kranken dieser Art zu entfernen als jedes Uebermaß […].“

Hahnemann war sich in diesem Punkt jedoch keineswegs so sicher, wie die zitierten Aussagen, die immerhin seit der zweiten Organonauflage unverändert beibehalten wurden, erwarten lassen. Noch im Jahre 1831 schreibt er an Bönninghausen, daß er vor allem beim Gebrauch von hohen Potenzen (C 30) eine ungehinderte Wirkung auch bei Fortgebrauch der üblichen Genüsse, außer unter anderem bei Kaffee und Tee, für durchaus möglich halte.

Die Spannbreite der Empfehlungen zeitgenössischer Homöopathen ist groß. Sie reicht von vollständiger Umsetzung der im Organon und anderer Schriften Hahnemanns aufgelisteten hinderlichen Substanzen, noch ergänzt um verwandte Dinge, wie Einreibungen mit stark riechenden ätherischen Ölen, Antideodorantien, Saunaaufgüsse, Rasierwasser, Massageöle, Shampoos mit Zusätzen, Badezusätze usw. bis zum völligen Verzicht auf jegliches Verbot. Steht auf der einen Seite das Argument nach hoher Sicherheit der Therapie, die durch potenzielle Störfaktoren auf gar keinen Fall gefährdet werden darf, wird auf der anderen Seite darauf hingewiesen, daß die hinderliche Wirkung vieler Faktoren keinesfalls offensichtlich ist, und den Patienten deshalb keine unnötigen Regeln auferlegt werden sollten, zumal vor allem bei langwierigen Therapien chronischer Krankheiten die Motivation zur Umsetzung solcher Verbotslisten deutlich abnimmt, die aber, einmal erteilt, nicht mehr relativiert werden können, will man nicht die eigene Glaubwürdigkeit riskieren.

Die Wahrheit scheint wieder einmal in einem vernünftigen Mittelweg zu liegen. Hahnemanns Organon-Verbotsliste ist offensichtlich überzogen und im Alltag kaum umzusetzen. Da arzneilich wirkende Substanzen, auch in der Ernährung, die Wirkung homöopathischer Arzneien behindern können, sollte deren übermäßiger Genuß oder Anwendung aber vermieden werden. Ansonsten setzen sich homöopathische Hochpotenzen gegen die, in vernünftigem Maß verwendeten, ursprünglich auch in kleiner Menge für störend gehaltenen Substanzen offenbar durch.

Besonders umstritten ist der Genuß von Kaffee und „echtem" Tee. Zurückgehend auf Hahnemann, der den allgemein schädlichen Wirkungen des Kaffees sogar eine eigene Abhandlung gewidmet hatte („Der Kaffee in seinen Wirkungen", 1805) wird dieser vielfach als **der** Störfaktor der homöopathischen Arzneiwirkung angesehen. Andererseits gibt es verantwortungsvolle Homöopathen, die keinerlei Kaffeeverbot erteilen, und sogar davon berichten, daß sie (versuchsweise) Arznei in Kaffee aufgelöst erfolgreich haben einnehmen lassen. Als sinnvoller Kompromiß kann gelten: Kaffee-, Schwarzteegenuß etc. in unmittelbarem zeitlichen Zusammenhang mit der Arzneieinnahme untersagen, während der übrigen Zeit des Tages mäßigen Konsum genehmigen. Strengere Regeln sind jedoch bei Arzneien nötig, die auf Kaffee besonders empfindlich reagieren, wie z. B. Causticum, Chamomilla oder Ignatia. Ähnlich wird meist bei Verwendung von Zahnpasta verfahren: Einnahme der homöopathischen Arznei frühestens 30 Minuten vor oder nach Verwendung einer Zahnpasta, auch bei sogenannten „homöopathieverträglichen" Produkten.

Von deutlich störender Qualität sind mineralische Bäder, z. B. Schwefelbäder. Diese haben eindeutig arzneiliche Wirkung, werden infolge dieser Tatsache ja auch therapeutisch eingesetzt.

Abschließend sei darauf hingewiesen, daß es im Rahmen dieser Erläuterungen nur um die mögliche Beeinträchtigung der Wirkung der homöopathischen Arznei geht. Daß es darüberhinaus notwendig ist, gesundheitsschädliche Ernährungs- und Lebensgewohnheiten zu korrigieren, steht außer Frage.

9.11 Zusammenfassung

Die gleichzeitige Gabe immer nur einer einzelnen Arznei ist Grundlage der homöopathischen Gabenlehre. Mischungen verschiedener Arzneien scheiden wegen Fehlens einer zuverlässigen Materia medica, die homöopathischen Belangen genügt, grundsätzlich aus.

Globuli und Dilutionen stellen die traditionellen und bewährten Formen der homöopathischen Arzneiverabreichung dar. Diese werden entweder oral eingenommen, beim Säugling auch über die Muttermilch, oder es wird an den Arzneien gerochen. Dilutionen können auch äußerlich angewendet werden; dabei sind allerdings enggefaßte Regeln zu beachten.

Hinsichtlich der Potenzart ist der sichere Umgang mit C- und Q-Potenzen zu empfehlen. Sie bieten ausreichend Spielraum in jeder Praxissituation.

Die Wahl der Potenzart und Potenzhöhe sowie die Dosierung sind für jeden Krankheitsfall individuell festzulegen. Auch die Zeitpunkte der Arzneieinnahme und der Arzneiwiederholung werden nicht nach einem starren Schema bestimmt.

9.12 Weiterführende Literatur

Hahnemann, S.: Die chronischen Krankheiten. Bd. 1. Heidelberg 1999.

Hahnemann, S.: Organon der Heilkunst, 5. Aufl. Nachdr. Heidelberg 1987.

Hahnemann, S.: Organon der Heilkunst. Standardausgabe der 6. Aufl. Herausgegeben von *J.M. Schmidt.* Heidelberg 1999.

Kent, J.T.: Zur Theorie der Homöopathie: J. T. Kents Vorlesungen über Hahnemanns Organon. Übs. von *J. Künzli von Fimmelsberg.* 3. Aufl. Leer 1985.

Meyer-König, P.: Leitfaden für den Umgang mit Q-Potenzen. Göttingen 1995.

Oomen, G.: Die Verwendung der C- und Q-Potenzen in Hahnemanns Pariser Zeit. ZKH 43 (1999), S. 87–98.

Schmidt, P.: Über die drei Arten homöopathischer Dynamisation. ZKH 5 (1961), S. 206–212.

10 Reaktionen auf die Arzneigabe

Thomas Genneper

10.1 Allgemeines

> Wenn einmal die erste Gabe des Mittels gegeben worden ist, beginnt der Arzt, seine Beobachtungen am Kranken zu machen. Die Schlüsse, die er aus ihnen zieht, können für das weitere Schicksal des Patienten entscheidend sein, denn des Arztes Beobachtungen bestimmen sein weiteres Vorgehen, und davon hängt das Wohl des Patienten ab.
>
> (J.T. Kent: Zur Theorie der Homöopathie, übs. von J. Künzli von Fimmelsberg [Leer 1985], S. 306)

Nach Verabreichung der homöopathischen Arznei können sich sehr unterschiedliche Reaktionen einstellen, die über eine Grobeinteilung besser/schlechter weit hinausgehen. Diese Reaktionen gilt es in ihren teilweise feinen Differenzierungen zu erkennen und richtig zu interpretieren, da hiervon der Erfolg der gesamten Behandlung abhängt. Eine korrekte Erstverordnung mit durchaus befriedigendem Verlauf der Symptomentwicklung ist keinesfalls ein Garant für eine insgesamt gute Therapie, da durch falsche Folgeverordnungen nicht nur der weitere Therapieverlauf, sondern gleichzeitig auch alle anfänglichen Erfolge gefährdet sind. Eine schlechte Folgeverordnung kann den Patienten manchmal überraschend schnell in die ursprüngliche Symptomenkonstellation zurückversetzen oder eine völlig neue Problemsituation oder eine Mischung aus beidem schaffen. Deshalb erfolgte auch schon in dem Beitrag „Die homöopathische Anamnese" der Hinweis, die Symptomatik des Patienten übersichtlich zu dokumentieren, damit im Rahmen der Folgekonsultationen ein genaues Bild des Behandlungsverlaufs gewonnen werden kann. Eine homöopathische Behandlung, namentlich der chronischen Krankheiten, ist dem Wachsen einer zarten Pflanze vergleichbar, die sorgfältig beobachtet und gepflegt werden muß, damit sie sich kontinuierlich entwickelt.

Um die Gesundung des Patienten sinnvoll auszubauen, ist bei jeder Konsultation eine genaue Überprüfung des Symptomenstatus unentbehrlich. Dieser folgt die Bewertung der aktuellen Situation, danach dann die nächste Verordnung. Für diese Interpretationen gibt es Regeln, die im folgenden erläutert werden. Die Kenntnis dieser Abläufe setzt den Homöopathen zudem in die Lage, klare Aussagen hinsichtlich der Prognose einer Krankheit zu treffen.

10.2 Stillstand

Tritt nach angemessener Wartezeit keinerlei Veränderung ein, so ist entweder die Arznei falsch gewählt oder, bei eigentlich guter Arzneiwahl, die Potenz ungeeignet. Die Häufigkeit der Arzneieinnahme kann ebenfalls eine Rolle spielen. Auf der anderen Seite kann der Fehler beim Patienten liegen, indem dieser die Arznei nicht in der vom Arzt angegebenen Weise einnimmt, andere Therapien, von denen der Homöopath nichts weiß, und die die Wirkungsentfaltung der homöopathischen Arznei behindern, anwendet oder aber mit Substanzen in Kontakt kommt (beispielsweise Inhalation chemischer Substanzen am Arbeitsplatz, beim Heimwerken), die ebenfalls das homöopathische Mittel beeinflussen.

Es ist also bei absolut unverändertem Befinden nicht unbedingt sofort die Arznei zu wechseln, sondern zunächst nach störenden Faktoren zu fahnden und diese, falls vorhanden, zu eliminieren. Danach kommt die falsche Wahl von Potenz oder Einnahmefrequenz in Betracht. Sind auch hierin keine Fehler zu entdecken, muß die Mittelwahl überdacht werden, eventuell auch die Symptomatologie nochmals mit dem Patienten durchgesprochen werden, vor allem jene Symptome, die als Charakteristika ausgewählt wurden und somit Grundlage der Mittelwahl sind. Ist eines dieser Symptome falsch verstanden worden, wurde eine Modalität unkorrekt aufgefaßt, kann dies den Überlegungen schnell eine andere Richtung geben. In solchen Situationen wird dem Homöopathen manchmal drastisch vor Augen geführt, wie rasch sich Ungenauigkeiten in der Anamneseerhebung auf die Therapie auswirken.

Zu Beginn dieses Kapitels wurde von „angemessener Wartezeit" geschrieben. Was ist darunter zu verstehen?

Diese ist zunächst sehr von der Art der Krankheit und der zu erwartenden Entwicklung abhängig. In einer akuten Krankheit ist grundsätzlich innerhalb der ersten 24 Stunden ein Wirkungseintritt zu erwarten, bei hochakuten Krankheiten innerhalb weniger Stunden. Bei chronischen Krankheiten sind zwei bis drei Wochen Wartezeit erforderlich. Dies sind jedoch nur grobe Richtlinien, die zusätzlich auch von der Art der verabreichten Arznei abhängig sind. So sind bei Arzneien, die für ihren eher langsamen Wirkungseintritt bekannt sind, wie Baryta carbonica, Graphites, Petroleum oder Silicea, längere Zeiten der Beobachtung notwendig.

10.3 Besserung

Es gibt sehr unterschiedliche Formen einer Besserung, die auch hinsichtlich ihrer Prognose sehr verschiedene Aussagen zulassen.

■ Besserung in vielen Bereichen

Dies ist sicherlich das wünschenswerteste Resultat. Der Patient empfindet sowohl im Allgemeinbefinden als auch in einer Vielzahl seiner Lokalsymptome eine Besserung, die ohne vorhergehende Verschlimmerung (siehe „Erstverschlimmerung") eintritt und sich kontinuierlich weiterentwickelt, bis sich umfassendes Wohlbefinden einstellt oder die Arzneiwirkung erschöpft ist. Die Prognose ist hervorragend, die gewählte Arznei ist zweifelsohne das Simile, auch die Potenz ist passend. Vor allem in akuten Krankheiten kann diese Reaktion häufiger beobachtet werden. Nicht selten reicht dann eine einzige Gabe Arznei aus, den gesamten Fall zu kurieren. In chronischen Krankheiten ist diese Verlaufsform seltener.

Sofern eine Weiterbehandlung überhaupt noch erforderlich ist, steht ausschließlich die Wiederholung der Arznei zur Diskussion. Nach welchem Zeitraum und in welcher (abgeänderten) Potenz, ist dem Beitrag „Homöopathische Gabenlehre", S. 198 ff., zu entnehmen.

◼ Besserung nur in Teilbereichen

Hierbei ist zu unterscheiden, ob die Besserung mehr im Bereich der Gemüts-, Geistes- und Allgemeinsymptome oder nur bei den Lokalsymptomen eingetreten ist.

Tritt die teilweise Besserung im Allgemeinbefinden des Patienten zutage, fühlt er sich lebendiger, kräftiger, ist der Schlaf oder die Gemütssphäre gebessert, so ist dieser Verlauf absolut befriedigend, auch wenn die Lokalsymptome, derentwegen der Patient möglicherweise in homöopathische Behandlung gekommen ist, unverändert sind.

Entsprechend der Heringschen Regel (s. S. 194) ist es stets positiv zu werten, wenn der Gesundungsprozeß von innen nach außen fortschreitet, wenn er sich vom Allgemeinbefinden in Richtung Lokalsymptome entwickelt. Dies gilt für akute wie für chronische Krankheiten.

Dem Patienten ist diese Denkweise nicht immer einleuchtend. Er wünscht rasche Linderung der ihn besonders belastenden Beschwerden. Hierin darf dem natürlich verständlichen Drängen des Patienten nicht nachgegeben werden. Wird der homöopathisch sinnvolle Weg konsequent weiterverfolgt, sind in absehbarer Zeit auch die Lokalbeschwerden von der Arzneiwirkung erreicht.

Wird der umgekehrte Weg gewählt, dem Wunsch mancher Patienten nach schneller Besserung der Lokalsymptome nachgegeben und ein dementsprechendes Simile gewählt, besteht die Gefahr, eine rein palliative Verordnung zu treffen. Dies ist homöopathisch ebenso möglich wie schulmedizinisch. In bestimmten Fällen, zum Beispiel bei unheilbaren Krankheiten, ist dieses Vorgehen auch sinnvoll, in heilbaren Krankheiten eventuell dann, wenn die Linderung einer bestimmten Symptomatik keinen Aufschub duldet. Ein solches Vorgehen sollte aber immer mit seinen Konsequenzen sorgfältig abgewogen werden, da das zu tilgende krankhafte Grundterrain des Patienten auf diese Weise nicht erreicht wird. Die tieferliegenden Schichten des Krankheitsgeschehens bleiben unbeeinflußt, können sich möglicherweise noch weiter zum Negativen verändern und stellen die Basis für die Aufrechterhaltung und Neuentwicklung von Lokalbeschwerden dar. Stellt sich diese Entwicklung ungewollt ein, obwohl die Zielsetzung die Wahl eines tief wirkenden Similes war, dann fällt es natürlich schwer, sich die eingetretene Wirkung als eine ungünstige einzugestehen und die Fallanalyse nochmals zu überdenken, obwohl der Patient Zufriedenheit signalisiert. Die Erfahrung zeigt jedoch, daß bei Fortführung der bisherigen Behandlungsstrategie keine tiefen und langfristigen Erfolge zu erwarten sind.

Um eine korrekte Bewertung vornehmen zu können, wie die Wirkung der verabreichten Arznei unter homöopathischen Kriterien realiter einzuschätzen ist, darf nicht voreilig dem Urteil des Patienten vertraut werden, der geneigt ist, von schlechtem Befinden zu sprechen, wenn die Lokalsymptome nahezu unverändert sind, und von gutem Befinden, wenn selbige abgeklungen oder gelindert sind. Durch genaue Befragung ist zu überprüfen, welche Symptome besser, welche unverändert, welche schlechter sind, und erst aus der zusammenfassenden Schau kann abgeleitet werden, ob der eingeschlagene Weg gut ist.

◼ Kurzfristige Besserung

Auch in diesem Fall gibt es zwei Varianten zu unterscheiden, nämlich einerseits eine kurzfristige Besserung, die dann abbricht, und eine solche, die in eine Verschlechterung übergeht.

Kommt es zu einer Besserung und der Verlauf der bisherigen Behandlung spricht für eine weitere Verbesserung, z. B. in Fällen, denen eine kurze Erstverschlimmerung vorangegangen ist, bricht diese aber dann plötzlich ab und geht eventuell wieder in eine Verschlechterung über, so liegt der Verdacht auf eine durch äußere Einflüsse bedingte Störung des Gesundungsprozesses vor. Dabei kann es sich um eine weitere jetzt neu begonnene Therapie handeln, die nicht mit der Homöopathie kompatibel ist, oder um einen Abusus von Genußmitteln oder Kontakt mit chemischen Substanzen am Arbeitsplatz, also um Dinge, die das Homöopathikum in seiner Wirkung behindern, wie dies bereits im Kapitel „Stillstand" besprochen wurde.

In der Behandlung akuter Krankheiten kann eine solche kurzfristige Wirkung jedoch auch durch die Erschöpfung des Arzneieinflusses bedingt sein. Vor allem hochakute Krankheiten machen teilweise sehr kurzfristige Mittelgaben erforderlich (siehe den Beitrag „Die zweite Verordnung", S. 197).

In subakuten oder chronischen Fällen kann natürlich auch eine solche Erschöpfung der Arzneiwirkung vor dem erwarteten Zeitpunkt eintreten, so daß die Besserung ohne Einfluß von außen vorzeitig zum Stillstand kommt.

Bei der Differenzierung, ob der Abbruch des Heilungsprozesses auf ein Nachlassen der Arzneiwirkung oder auf störende Faktoren zurückzuführen ist, ist auf das Tempo der Abläufe zu achten. Das plötzliche Abbrechen spricht für störende Einflüsse, ein allmähliches Nachlassen für die Erschöpfung der Arzneiwirkung.

Ist nach einer kurzfristigen Besserung hingegen nicht nur eine Rückläufigkeit der Symptomatik, sondern sogar eine Verschlechterung gegenüber dem Ausgangszustand zu registrieren, so ist dies eine prognostisch ungünstige Reaktionslage. Es handelt sich möglicherweise um einen unheilbaren Fall. Es besteht aber auch die Möglichkeit, daß eine nur auf die Lokalsymptome passende Mittelwahl getroffen wurde, die Arznei also lediglich pallative Effekte hatte.

10.4 Verschlimmerung

Auch hinsichtlich der Verschlimmerungen, die nach der Arzneigabe eintreten, muß differenziert werden. **Keineswegs kündigt beispielsweise jede Art von Anfangsverschlimmerung eine gute Weiterentwicklung des Falles an. Es gibt Verschlimmerungen, die das genaue Gegenteil erwarten lassen. Zusätzlich muß mit dem Vorurteil aufgeräumt werden, daß nur bei einer Erstverschlimmerung optimale Erfolge zu erzielen sind.** Auch in Patientenkreisen hat sich dieser Irrglaube bereits erstaunlich verbreitet.

■ Kurzdauernde Erstverschlimmerung

Eine kurzdauernde, eventuell durchaus intensive Verschlimmerung bald nach Verabreichung der Arznei mit nachfolgendem Übergang in eine Phase der beginnenden Besserung wird als klassischer Verlauf einer homöopathischen Behandlung angesehen. Dies ist, wie bereits erwähnt, unrichtig. Dennoch bleibt festzuhalten, daß dieser Verlauf sehr positiv zu werten ist und die weitere Entwicklung in Ruhe und optimistisch abgewartet werden kann.

Hintergrund für die Entstehung einer homöopathischen Erstverschlimmerung ist die Tatsache, daß eine Arznei ausgewählt wird, die in der Lage ist, bei der Prüfung am gesunden Menschen ähnliche Symptome hervorzurufen, wie sie beim Patienten zu behandeln sind; dadurch wird also eine korrekt gewählte Arznei im kranken Organismus ähnliche Symptome wie jene, an denen der Patient leidet, erwirken. Es wird also eine Kunstkrankheit hervorgerufen, die der Patientenkrankheit sehr ähnlich ist. Um eine ausreichende Reaktion des Organismus zu provozieren, die dieser Kunstkrankheit entgegengesetzt ist, aufgrund der Ähnlichkeit auch der eigentlichen Krankheit entgegengesetzt ist und diese damit beseitigen soll, muß die Kunstkrankheit nach homöopathischem Grundverständnis ein bißchen stärker als die eigentliche Krankheit sein. Dies wird dem Patienten normalerweise nicht bemerkbar, es sei denn, die Kunstkrankheit entwickelt sich allzu heftig, dann ist sie als Erstverschlimmerung spürbar. Setzt daraufhin die Nachwirkung ein und bringt dem Patienten Linderung, dann ist dies das Zeichen der ausreichenden Reaktion, also der Nachwirkung des Organismus, die auch weitere Fortschritte bewirken wird.

Was ist nun unter einer „kurzdauernden" Verschlimmerung zu verstehen? Zunächst sind auch hier akute und chronische Krankheiten zu unterscheiden. In akuten Krankheiten ist von Minuten bis zu wenigen Stunden auszugehen. Bei chronischen Krankheiten sind je nach Potenzart Stunden bis zu etwa 10 Tagen möglich.

Bei der Verabreichung von Q-Potenzen sollte nach Hahnemann eigentlich gar keine Erstverschlimmerung auftreten, vorausgesetzt, der homöopathische Arzt hat dem Patienten geeignete Dosierungsvorschriften an die Hand gegeben. Gerade Q-Potenzen erlauben eine flexible Art der Dosierung und sind deshalb sehr geeignet, eine vielleicht doch auftretende Verschlimmerung nicht ausufern zu lassen. Anders verhält es sich bei C-Potenzen, unter deren Verabreichung Erstverschlimmerungen häufiger vorkommen und die nach erfolgter Einnahme der Einzelgabe keine Variation mehr erlauben. Es bleibt aber festzuhalten, daß sich das Auftreten von Erstverschlimmerungen bei maßvoller Arzneidosierung und überlegter Potenzwahl in Grenzen hält.

Diese beschriebene Art von Erstverschlimmerung muß nicht in einer durchgehenden großen Gesamtreaktion ablaufen, sondern kann auch in leichten Wellenbewegungen vonstatten gehen, innerhalb der einzelnen Wellen auch in unterschiedlicher Symptomenkombination.

■ Langdauernde Verschlimmerung

Aus den Darlegungen über das Zustandekommen einer Verschlimmerungsreaktion – Erstwirkungen/Zweitwirkungen – läßt sich ableiten, welche Art von Ablauf bei einer langdauernden Verschlimmerung zugrunde liegt. Die Arznei entwickelt die Kunstkrankheit, also ihre Erstwirkung, aber die Nachwirkung des Organismus bleibt aus. Es fehlt eine Antwort auf den Arzneireiz. Die ist ein schlechtes Zeichen, nicht selten der Hinweis auf das Vorliegen einer unheilbaren Krankheit. Bei solchen Patienten ist jede weitere Arzneigabe in ihrer Potenz und Dosierung genau abzuwägen, da unbedacht hohe Arzneipotenzen oder Dosierungen sinnlose Verschlimmerungen und Leiden für den Patienten bedeuten. In besonders kritischen Fällen findet der Patient aus dieser Verschlimmerung nicht wieder hinaus, es ist die Gabe eines Diadots oder eines Homöodots zu erwägen. Ist jedoch (eventuell erst nach zwei oder drei Wochen) eine ganz leichte Entspannung der Situation zu erkennen, zeigt dies die allmähliche Entwicklung der erwünschten Nachwirkung des Organismus an, die dann ungestört ablaufen sollte.

Zeigt ein Patient diese Reaktion, müssen die weiteren Arzneigaben sehr sorgfältig überdacht werden. Wird anschließend die gleiche Arznei nochmals verordnet, evtl. in ansteigender Potenz, kann sich die Reaktion wiederholen, möglicherweise noch intensiver als zuvor. Dies ist jedoch nicht wünschenswert, sogar gefährlich. Deshalb ist über den Wechsel zu einer weniger tief wirkenden Arznei nachzudenken, vielleicht sogar – was sonst in der Homöopathie vermieden wird – der Einsatz einer nur palliativ wirkenden Arznei zu erwägen.

Von diesen durch die Schwere der Krankheit bedingten langdauernden Verschlimmerungen sind solche abzugrenzen, die durch unsachgemäße Dosierung der Arzneien herrühren. Bei der Anwendung von Q-Potenzen kann es bei der täglichen Verabreichung (was grundsätzlich lege artis ist) dazu kommen, daß eine zunächst milde Erstverschlimmerung immer weiter verschärft wird, da der Organismus keine Möglichkeit hat, auf die Erstwirkung der Arznei zu reagieren.

Fallbeispiel

Ein 13jähriges Mädchen kommt wegen chronischer Kopfschmerzen in meine Behandlung. Sie erhält Pulsatilla Q 1, täglich abends vor dem Schlafengehen einzunehmen (1 Eßlöffel einer ca. 0,2 l umfassenden wäßrigen Lösung, in der 2 Tropfen der Arznei täglich aufzulösen sind). Ab dem 2. Einnahmetag verschlechtern sich die Kopfschmerzen. Entgegen meinen für diesen Fall schon vorab gegebenen Empfehlungen wird die Arznei weiterhin täglich eingenommen, da die Mutter nach Studium eines Patientenratgebers diese Verschlechterung begrüßt und ihre Tochter motiviert, „sich da durchzukämpfen". Nach drei Wochen weiter fortschreitender Verschlechterung meldet sich die Mutter bei mir, da die Tochter die Arzneieinnahme ablehnt. Ich empfehle eine zunächst einwöchige Pause. In dieser Zeit entwickelt sich die Verschlimmerung auf das ursprüngliche Niveau zurück, nach einer weiteren Woche empfindet die Tochter erstmals eine Verbesserung. Die Arznei wird nun im Abstand von drei Tagen eingenommen, nach 2 Wochen wird die Potenz auf Q 4 erhöht und die Einnahmefrequenz bis zur täglichen Einnahme allmählich gesteigert, ohne daß erneut eine Verschlechterung eintritt. Nach einer weiteren Potenzerhöhung auf Q 7 und einer abschließenden Gabe von Lycopodium Q 1 ist das Mädchen dauerhaft von seinen Kopfschmerzen befreit.
Die Behandlung hätte mit Sicherheit beschleunigt werden können, und der jungen Patientin wären die verstärkten Kopfschmerzen erspart geblieben, hätte die Mutter von Anfang an meinen Rat befolgt, bei jeder Form von Erstverschlimmerung die Einnahmefrequenz zurückzusetzen.

10.5 Neue Symptome

Eine große Zahl neu aufgetretener Symptome während der Wirkzeit der Arznei läßt eine unpassende Arzneiwahl erkennen.

Diese Entwicklung neuer Symptome kann so weit gehen, daß der Patient eine unfreiwillige Arzneimittelprüfung durchmacht. Die in solchen Fällen zu beobachtenden Symptome entstammen dem Wirkungsbereich der verabreichten Arznei, sind also in dessen Materia medica aufzufinden. Dieser Sachverhalt ist deshalb sehr wichtig, da es auch neue Symptome geben kann, die nicht dem Wirkungsbereich der Arznei zugeordnet werden können und somit anders zu bewerten sind.

Im Falle der unfreiwilligen Arzneimittelprüfung ist jede Arzneiwiederholung selbstverständlich obsolet. Es bleibt dann zu beobachten, ob nach Absetzen der Arznei die neuen Symptome wieder abklingen, was meist der Fall ist, oder ob bestimmte Symptome persistieren. Diese sind dann als neuer Bestandteil der Gesamtsymptomatik anzusehen und bei den weiteren Verordnungen in die Symptombewertung mit einzubeziehen. Sollte ein Abwarten wegen der Heftigkeit der Symptome nicht zu vertreten sein, muß eine Diadotierung erwogen werden. Über das detaillierte Vorgehen bei der Auswahl entsprechender Folgemittel oder Diadote informiert der Beitrag „Die Verwandtschaften der Arzneien und die Wahl des Folgemittels", S. 205. Es sei aber bereits darauf hingewiesen, daß diese Situationen eine exakte Aufnahme der Symptomenkonstellation erfordert, da aus der Summe der noch vorhandenen und neu aufgetretenen Symptome die passende Folgearznei ermittelt werden muß.

Fließend stellt sich der Übergang zu jener Situation dar, in der zwar auch mehrere neue Symptome aus dem Wirkungsbereich der verordneten Arznei auftreten und somit manchmal an eine Arzneiprüfung denken lassen, andererseits aber auch kurative Wirkungen der Arznei festgestellt werden können. Diese Konstellation zeigt eine nur teilweise passende Arznei an, die neben ihrer positiven Wirkung auch neue Symptome in das Gesamtbild einfließen läßt. Die unvollkommene Ähnlichkeit kann auf unzureichende Genauigkeit in der Arbeit des Arztes zurückzuführen sein, sie kann aber auch unvermeidlich sein, dann nämlich, wenn keine Arznei aufzufinden ist, die eine befriedigende Ähnlichkeitsbeziehung zu den als charakteristisch erkannten Symptomen aufweist. Angesichts der großen Zahl ausreichend geprüfter Arzneien ist diese Situation im Vergleich zu früheren Zeiten deutlich seltener gegeben.

Eine weitere Variante, in der eine unvollkommene Ähnlichkeitsbeziehung nahezu unvermeidlich ist, liegt dann vor, wenn eine sehr symptomenarme Krankheit vorliegt, die Hahnemann mit dem Namen „einseitige Krankheiten" (s. S. 285) belegte. Bei einer solchen einseitigen Krankheit bleibt keine andere Wahl, als eine nur mäßig passende Arznei zu verabreichen, da keine ausreichende Anzahl von differenzierenden Symptomen vorliegt. Es ist nun sogar erwünscht, daß neue Symptome das bislang dürftige Symptomenbild bereichern, um anschließend eine etwas passendere Arznei auswählen zu können. Diesem zunächst etwas seltsam anmutenden Vorgehen liegt die Erkenntnis Hahnemanns zugrunde, daß die in diesen Fällen sich neu zeigenden Symptome nicht nur dem Symptomenbild der Arznei entsprechen, sondern gleichzeitig bislang versteckt gebliebene Symptome der Krankheit selber sind. Nur solche Symptome können – korrekte Arzneidosierungen vorausgesetzt – durch die Arznei hervorgerufen werden, die latent schon vorhanden waren.

Treten während des Behandlungsverlaufs neue Symptome auf, die nicht der pathogenetischen Symptomenreihe der verabreichten Arznei entstammen, sondern entweder der vorhandenen Art von Krankheit typischerweise zugeordnet werden können oder aber beziehungslos der Gesamtproblematik hinzutreten, so ist die Prognose eher problematisch, da dieser Ablauf für die Weiterentwicklung der Krankheit spricht, also genau das Gegenteil dessen, was während der homöopathischen Therapie eigentlich passie-

ren sollte. Es wurde also entweder eine falsche Arznei oder unpassende Potenz gewählt, im ungünstigsten Fall handelt es sich um eine unheilbare Krankheit.

Dies gilt ganz besonders in jenen Situationen, in denen sich neue Symptome in zentralen Bereichen wie Gemüt, Geist, Allgemeinzustand, Herz, Lunge etc. entwickeln. Dies zeigt einen sehr ungünstigen Verlauf an, der schnellstmöglich zu stoppen ist. Zeigen sich demgegenüber neue Symptome in peripheren Bereichen (Extremitäten, Haut etc.) parallel zum Abklingen von Beschwerden in zentraleren Schichten, so ist dieser Vorgang einer zentrifugalen Krankheitsentwicklung zu begrüßen, wie im Kapitel über die Hering-Regel noch genauer ausgeführt wird.

Da die Konsequenzen für die weitere Arzneiverordnung teilweise weitreichend sind, ist sehr sorgfältig zu eruieren, ob Symptome, die der Patient als neu empfindet, tatsächlich neu sind oder ob es sich in Wirklichkeit um alte, vielleicht längst vergessene Symptome handelt.

10.6 Alte Symptome

Zeigen sich während der homöopathischen Behandlung alte Symptome, gleichgültig, ob diese vor wenigen Monaten oder vielen Jahren zu beobachten gewesen waren und dann abklangen, handelt es sich um ein prognostisch günstiges Zeichen, da eine Rückwärtsentwicklung der Krankheit einsetzt. Diese günstige Prognose ist besonders dann gegeben, wenn andere, vor allem jüngere Symptome bereits verschwunden sind. Eine solche Entwicklung darf nicht durch voreilige Arzneiwiederholungen oder gar einen Arzneiwechsel gestört werden. Nur wenn diese alten Symptome hartnäckig bestehen bleiben und auch nach einer Arzneiwiederholung keine Rückbildungstendenzen zeigen, ist unter Mitberücksichtigung dieser Symptome, die nun als Teil der Gesamtsymptomatik anzusehen sind, eine Folgearznei zu bestimmen.

Häufiger ist jedoch ein Verlauf zu beobachten, in dem alte Symptome nur kurzfristig in Erscheinung treten, trotzdem aber vielleicht heftig, und bei der nächsten Konsultation schon wieder abgeklungen sind.

Wie exakt schon Hahnemann zwischen alten und neuen Symptomen differenzierte, zeigen folgende Ausführungen: „In dem schriftlichen Tages-Berichte während des Gebrauchs der antipsorischen Arznei muß der *entfernte* [weiter entfernt wohnende] Kranke diejenigen unter den Zufällen jedes Tages, welche er seit längerer oder langer Zeit zuerst wieder spürte, *einmal unterstreichen*, zur Belehrung des Arztes, diejenigen Symptome aber, welche er noch nie hatte und an diesem Tage zuerst bemerkte, läßt man ihn *doppelt unterstreichen*. Die erstern deuten an, daß das Antipsorikum das Uebel in der Wurzel erfaßt und viel zur gründlichen Heilung thun wird, die letzteren aber geben dem Arzte den Wink, wenn sie häufiger und immer stärker erscheinen, daß das Antipsorikum nicht völlig homöopathisch gewählt war und bei Zeiten unterbrochen und durch ein treffenderes ersetzt werden müsse." (CK I, S. 168 f.)

10.7 Die 12 Reaktionen nach Kent

James Tyler Kent hatte in seinen Vorlesungen zur Homöopathie die unterschiedlichen Möglichkeiten der Reaktion des Patienten auf die homöopathische Arznei in relevanten Reaktionsformen zusammengefaßt und zu jeder Reaktionsform eine Interpretation gegeben. Diese seien hier kurz zusammengestellt:

1. Eine verlängerte Verschlimmerung und schließlich Übergang in den Zusammenbruch.

Es handelt sich um eine unheilbare Krankheit, bei der die homöopathische Arznei derart intensiv wirkt, daß Kent Gewebszerstörungen für möglich hält. Eine heilende Reaktion ist nicht möglich. Die Verabreichung einer tiefwirkenden Arznei in hoher Potenz ist in diesen Fällen verkehrt.

In derartigen Situationen ist Vorsicht mit der Potenzhöhe geboten. Kent empfiehlt die C 30 oder C 200. (Ihm waren jedoch die Q-Potenzen unbekannt, da die 6. Auflage des Organon, in der die Q-Potenzen erstmals beschrieben wurden, zu seinen Lebzeiten noch nicht veröffentlicht war; die Q-Potenzen stellen nach heutigem Kenntnisstand für diese Krankheiten die schonendste Potenzform dar.)

2. Lange Verschlimmerung, dann langsame Besserung.

Der Patient steht an der Grenze zur Unheilbarkeit, ist aber schließlich doch in der Lage, in eine Erholungsphase einzutreten. Bei jeder weiteren Arzneiverordnung ist wiederum mit langer Verschlimmerung zu rechnen. Deshalb auch bei diesen Fällen äußerst behutsames Vorgehen und Vorsicht in der Wahl der Potenzhöhe.

3. Rasche, kurze und heftige Verschlimmerung mit schneller Besserung.

Die Reaktion des Körpers ist kräftig, es ist mit deutlicher und langdauernder Besserung des Patienten zu rechnen. Alle lebenswichtigen Organe des Körpers (z. B. Gehirn, Herz, Leber, Nieren) sind strukturell unversehrt.

4. Keine Erstverschlimmerung – sehr befriedigender Behandlungsverlauf.

Neben der Arznei paßt auch die Potenz exakt auf den betreffenden Fall. In den lebenswichtigen Organen liegen keine Strukturveränderungen vor. Sehr gute Prognose.

5. Eine anfängliche Besserung geht der Verschlimmerung voraus.

Nach einer sehr rasch einsetzenden Besserung klingt diese schon bald wieder ab und die Beschwerden sind schlimmer als vor der Arzneigabe. In diesen Fällen wurde entweder eine nur auf die oberflächlichen Symptome passende und damit rein palliative Verordnung getroffen oder aber der Patient ist unheilbar. Ein nochmaliges Durcharbeiten des Falls sollte Klarheit bringen.

6. Zu kurzes Andauern der Besserung.

Die Besserung dauert länger als bei der fünften Beobachtung, in chronischen Fällen vielleicht zwei oder drei Wochen, dann ist eine Unterbrechung der Besserung, eventuell schon wieder Verschlechterung, zu sehen. Entweder handelt es sich auch hier, ähnlich der fünften Beobachtung, um einen Fall mit strukturellen Veränderungen oder einem Stadium kurz davor, oder aber die Wirkung der Arznei wurde durch Handlungen des Patienten gestört, z. B. einen Alkoholexzeß, Inhalation chemischer Substanzen, eine anders geartete Vergiftung.

In akuten Krankheiten zeigt eine zu kurze Phase der Besserung die Gefährlichkeit des Prozesses, namentlich von Entzündungsprozessen, an.

7. Besserung der Symptome für die volle Wirkungsdauer der Arznei, dem Patienten geht es aber nicht besser.

Es handelt sich um Patienten, die nie vollständig geheilt werden, obwohl die Besserung der einzelnen Symptome deutlich vorhanden sein kann. Hintergrund können organische Schäden sein, z. B. Narben in wichtigen Organen oder der Verlust z. B. einer Niere. Letztlich ist immer nur eine – wenngleich weitreichende – Palliation möglich.

8. Manche Patienten machen mit jeder Arznei, die sie erhalten, eine Arzneimittelprüfung durch.

Es handelt sich um sehr erregbare, überempfindliche Patienten, deren chronische Krankheit häufig unheilbar ist, obwohl alle Organe intakt sind. Lediglich ihre akuten Krankheiten sind homöopathisch gut behandelbar. Die chronische Krankheit ist, bei behutsamer Wahl der Potenzen, lediglich zu lindern.

9. Wirkung von Arzneimitteln auf Arzneiprüfer.

Diese für die Praxis weniger wichtige Beobachtung beschreibt die positive Wirkung einer lege artis durchgeführten Arzneimittelprüfung auf gesunde Prüfer.

10. Auftreten neuer Symptome nach Mittelgabe.

Je mehr neue Symptome während der Mittelwirkung auftreten, desto mehr spricht dies für eine unpassende Verordnung. Es sollte immer überprüft werden, ob die neuen Symptome wirklich neu sind, oder ob es sich statt dessen um alte, früher schon einmal dagewesene Beschwerden handelt.

11. Rückkehr alter Symptome.

Gemäß der Hering-Regel (s. S. 194) ein gutes Zeichen. Diese alten Symptome waren durch neue lediglich überlagert und tauchen in dem Maße, in denen diese neuen Symptome unter der Arzneiwirkung abklingen, wieder auf.

12. Symptome schlagen die falsche Richtung ein.

Gemäß der Hering-Regel sollen sich die Beschwerden zentrifugal zur Peripherie des Organismus verlagern. Ist das Gegenteil der Fall, zeigt dies eine problematische Entwicklung an, die schnellstmöglich gestoppt werden muß. Die Krankheit darf sich nie zu lebenswichtigen Organen (Gehirn, Herz, Lunge etc.) verlagern. Dies kann durch oberflächliche Verordnungen (z. B. aufgrund alleiniger Berücksichtigung der Hauptsymptome bei einem chronischen Ekzem) bedingt sein.

10.8 Hering-Regel

Als ein sehr verläßliches Instrument bei der Beurteilung der Entwicklung eines homöopathisch behandelten Patienten hat sich die Hering-Regel erwiesen. Vielfach wird sie auch als Hering-Gesetz bezeichnet. Dies hat jedoch zu einer gewissen Fehlentwicklung beigetragen, da ihr hierdurch eine omnipotente Gültigkeit zugewiesen wird, die sie nicht besitzt. Die Praxis zeigt, daß nicht jeder Heilungsprozeß nach ihren Regeln abläuft. Erhebt man die Regel nun aber zum Gesetz, müßten diejenigen Patienten, deren Entwicklung außerhalb dieser Gesetzmäßigkeiten verlaufen, neue Arzneien erhalten, was in manchem Fall eine bedauerliche Fehlentscheidung wäre.

Constantin Hering machte zunächst die Beobachtung, daß eine Krankheit in der Entwicklung hin zum chronischen Stadium ihre Symptome häufig von der Oberfläche des Körpers in tiefere Schichten verschiebt, von weniger vitalen Organen hin zu vitalen Organen und vom unteren Teil des Körpers nach oben. Weiterhin stellte er fest, daß sich Beschwerden sehr häufig zunächst in oberen Körperregionen, später dann auch in unteren verbessern, daß bei einer gründlichen Heilung die vitalen Organe zuerst gebessert werden, sich die Symptome dabei eventuell auf weniger vitale äußere Organe verschieben, und daß sich abschließend möglicherweise ein Hautausschlag entwickelt. Da dieser Heilungsprozeß genau umgekehrt zur Entwicklung der chronischen Krankheit abläuft, ergab sich für Hering die Folgerung, daß das Abklingen der Symptome in der umgekehrten Reihenfolge ihrer Entwicklung ein prognostisch sehr günstiges Zeichen ist.

Aus diesen Ausführungen ergeben sich die folgenden drei Elemente der Hering-Regel; da üblicherweise nicht alle drei Kriterien gleichzeitig erfüllt werden können, hat sich die Wertigkeit in der angegebenen Abstufung bewährt.

> Abklingen der Symptome
> 1. in der umgekehrten Reihenfolge ihres Auftretens,
> 2. von innen nach außen,
> 3. von oben nach unten.

Da üblicherweise nicht alle drei Kriterien gleichzeitig erfüllt werden können, hat sich die Wertigkeit in obiger Abstufung bewährt.

Es ist, um dies zu wiederholen, allerdings ratsam, diese Kriterien lediglich als Orientierungspunkte aufzufassen, deren Erfüllung eine gute Prognose der Therapie verspricht, deren Auftreten andererseits aber keine conditio sine qua non darstellt. Auch der völligen Übertreibung, daß zum Abschluß jeder wirklichen Heilung ein Hautausschlag oder eine Schleimhautabsonderung auftreten **muß**, kann nicht zugestimmt werden. Kommt es zu einer solchen Entwicklung, ist dies zweifellos positiv (der Patient beurteilt dies freilich meist anders), eine Notwendigkeit hierfür besteht aber keinesfalls. Problematisch wird die Situation jedoch dann, wenn die Entwicklung der Symptome genau konträr zur Hering-Regel verläuft, wenn also äußere Symptome (z. B. Hautausschlag) abklingen und dafür dann innere Symptome (z. B. Extrasystolen) auftreten. Hier ist eine Entwicklung wie (nach Herings Beobachtungen) bei der Entstehung einer chronischen Krankheit vorhanden. In solchen Situationen ist die momentane Therapie grundsätzlich zu überdenken.

Abschließend sei darauf hingewiesen, daß es nicht erst Hering war, der diese Regeln für einen Heilungsvorgang beobachten konnte, sondern bereits Samuel Hahnemann, welcher der Wiederherstellung der inneren Ordnung den Vorrang vor Behebung der Lokalsymptome die Priorität gab und der auch der Rückwärtsentwicklung der Symptome große Bedeutung verlieh.

Aus dem Erkennen dieser Regeln erwächst auch ein tieferes Verständnis für die Hintergründe der Gewichtung der Symptome im Prozeß der Arzneiwahl. Die Bedeutung der Gemüts-, Geistes- und Allgemeinsymptome gründet auf dem Bestreben, mit der homöopathischen Arznei genau diese Bereiche als erste zu affizieren, um damit eine Entwicklung, die den obigen Regeln gemäß abläuft, zu initiieren. Auch die in manchen Fällen angezeigte Höhergewichtung der jüngeren Symptome entstammt dem Bestreben, eine Rückentwicklung der Symptome in der umgekehrten Reihenfolge ihres Auftretens anzustoßen.

10.9 Abschließendes

Den hier aufgezeigten Regeln in der homöopathischen Praxis zu folgen, ist nicht immer ganz einfach. Für dauerhaften Erfolg, der über reine Palliativbehandlungen hinausgehen soll, die mit anderen Therapiemethoden meist einfacher zu erzielen sind, und um dem Patienten den Weg zur Heilung seiner Krankheit zu ebnen, ist die Kenntnis um diese Regeln aber von großer Bedeutung. Einerseits erfordert dies nun aber in den Folgekonsultationen eine sorgfältige Eruierung des Symptomenstatus einschließlich korrekter Interpretation, andererseits – und dies macht es oft besonders schwierig – erwartet der Patient stets schnelle Hilfe in denjenigen Beschwerden, die ihm selber momentan die lästigsten sind. Das ist beispielsweise bei Ekzempatienten verständlicherweise häufig der Fall. Diese, einem hohen Leidensdruck ausgesetzten Patienten wünschen rasche Linderung ihrer Hauptbeschwerde. Dadurch wird der homöopathische Arzt dem Druck ausgesetzt, eine eher auf die Hauptsymptomatik ausgerichtete Arznei auszuwählen, statt auf eine die Gesamtkrankheit berücksichtigende Arznei zu setzen, deren Wirkung nicht unmittelbar die Haut betrifft, sondern den oben beschriebenen Weg von innen nach außen geht, dabei möglicherweise den Hautbefund vorübergehend sogar noch verschlechtert. Diesem Konflikt ist der Homöopath öfter ausgesetzt, aber im Interesse des Patienten muß er dessen durchaus verständlichen Wünschen widerstehen.

10.10 Zusammenfassung

Die Beurteilung des Behandlungsverlaufs erfordert ein sehr differenziertes Vorgehen, welches über die Grobeinteilung Besserung – Stillstand – Verschlechterung weit hinausgeht. Die Kenntnis der unterschiedlichen Reaktionen ist für die weiteren Verordnungen von größter Wichtigkeit. Unkenntnis der hier beschriebenen Regeln gefährdet den Behandlungserfolg, auch bei guter Erstverordnung. Dies bezieht sich auf die Therapie sowohl akuter als auch chronischer Krankheiten.

Stillstand in der Entwicklung einer Krankheit zeigt eine falsch gewählte Arznei, eine unpassende Potenz, Fehler bei der Arzneieinnahme oder die Arzneiwirkung behindernde äußere Faktoren an.

Besserung kann sich in vielen Bereichen der Symptomentotalität zeigen, was eine rundum gute Arzneiwirkung anzeigt. Ist eine Besserung nur in wenigen Bereichen zu erkennen, muß differenziert werden, ob es sich bei den Teilbereichen um die Gemüts-, Geistes- oder Allgemeinsphäre handelt, was gut ist und ebenfalls eine positive Arzneiwirkung widerspiegelt, oder ob vorzugsweise Lokalsymptome eine Besserung zeigen, was auf eine mehr palliative Arzneiwirkung hindeutet und bei Weiterverordnung dieser Arznei keine wirkliche Heilung erwarten läßt.

Bei allzu kurzfristigen Besserungen kann es sich um störende äußere Einflüsse handeln, die eine gut begonnene Behandlung behindern, oder um die Erschöpfung der Arzneiwirkung in sehr akuten Krankheiten. Folgt der kurzfristigen Besserung dann jedoch eine Verschlechterung gegenüber der Ausgangssituation, liegt eine allgemein ungünstige Prognose des Krankheitsfalles vor.

Verschlimmerungen sind in kurz- und langdauernde zu differenzieren. Die kurzdauernde mit baldigem Übergang in die Verbesserung zeigt eine sehr gute Prognose an. Allerdings ist diese Art von Verschlimmerung keinesfalls eine Voraussetzung für einen guten Behandlungsverlauf. Die langdauernde Verschlimmerung deutet auf eine ungünstige Prognose hin, eventuell sogar auf einen unheilbaren Fall.

Neue Symptome können bei unvollständiger Homöopathizität zwischen Symptomatik und Arznei auftreten. Je nach Art und Stärke der neuen Symptome ist über die Wahl eines Folgemittels nachzudenken. Bei „einseitigen Krankheiten" können diese Abläufe allerdings auch hilfreich sein. Zeigen sich neue Symptome, die nicht der Wirkungssphäre der verordneten Arznei entsprechen, sondern für ein Fortschreiten der Krankheit sprechen, war die Arznei völlig unpassend und konnte die Krankheit deshalb nicht aufhalten, oder, bei eigentlich guter Arzneiwahl, besteht eine schlechte Gesamtprognose, eventuell Unheilbarkeit.

Alte Symptome, die im Behandlungsverlauf auftreten, unterstreichen einen sehr guten Behandlungsverlauf.

Kent hat 12 Reaktionen auf die Arzneigabe zusammengestellt, die in der Praxis eine rasche Orientierung über die Abläufe der homöopathischen Behandlung erlauben.

Nach Hering gibt es drei Kriterien, die eine gute Prognose der Behandlung erlauben. Sie sind unter dem Namen „Hering-Regel" bekannt: Abklingen der Symptome 1. in der umgekehrten Reihenfolge ihres Auftretens, 2. von innen nach außen, 3. von oben nach unten.

10.11 Weiterführende Literatur

Dhawale, M.L.: Principles and Practice of Homoeopathy. 2 Aufl. Bombay 1994.

Hahnemann, S.: Organon der Heilkunst. Standardausgabe der 6. Aufl. Herausgegeben von *J. M. Schmidt.* Heidelberg 1999.

Hahnemann, S.: Die chronischen Krankheiten. Bd. 1. Nachdr. der 2. Aufl. Heidelberg 1999.

Hering, C.: Constantin Hering's homöopathischer Hausarzt. Nachdr. der 14. Aufl. Hamburg, o. J.

Hering, C.: Einleitung zu Jahr's Handbuche, englisch-amerikanische Ausgabe. Zugleich als Kritik des deutschen Originals. In: HMS, S. 620 ff.

Kent, J.T.: Zur Theorie der Homöopathie: J. T. Kents Vorlesungen über Hahnemanns Organon. Übs. von *Jost Künzli von Fimmelsberg.* 3. Aufl. Leer 1985.

Lucae, C.: Beitrag zur Entstehung des „Heringschen Gesetzes". ZKH 42 (1998), S. 52–61.

11 Die zweite Verordnung

Thomas Genneper

Das Thema der zweiten Verschreibung war für mich das schwierigste der ganzen Homöopathie.
(Elizabeth Wright-Hubbard: Das Studium der klassischen Homöopathie [Heidelberg 1990], S. 62)

11.1 Definition

Unter „zweiter Verordnung" wird diejenige Verordnung verstanden, die der ersten, welche Wirkung gezeigt hat, folgt. Damit ist also nach homöopathischer Definition die „erste Verordnung" nicht unbedingt diejenige, die am Anfang der Therapie getroffen wurde, sondern zeitlich gesehen eventuell erst die dritte Verordnung, wenn nämlich die ersten beiden Arzneien keine positive Wirkung gezeitigt haben.

11.2 Bedeutung der zweiten Verordnung

Der (sogenannten) zweiten Verordnung wird in der Homöopathie große Wichtigkeit zugemessen, während ihr der Anfänger meist mit einer genau entgegengesetzten Einstellung begegnet, ihr nämlich wenig Beachtung schenkt. Dies geschieht vor allem dann, wenn die erste Verordnung gute Wirkung gezeigt hat, da irrtümlicherweise angenommen wird, die folgenden Verordnungen ergäben sich nahezu von allein.

Tatsächlich verhält es sich aber anders; die zweite Verordnung besteht auch bei guter erster Verordnung keinesfalls automatisch aus einer Wiederholung der zuvor gegebenen Arznei, höchstens vielleicht verändert durch die Höhe der Potenz. Die Variationsbreite ist wesentlich größer. Hinweise auf die richtige zweite Verordnung sind aus der genauen Beobachtung des Behandlungsverlaufs zu gewinnen, deren Ergebnisse korrekt interpretiert werden müssen. Manchmal sind es kleine Hinweise, die auf die richtige Folgeverordnung hinweisen. Nicht grundlos bezeichnet Wright-Hubbard das Thema der zweiten Verschreibung als ein äußerst schwieriges.

Elizabeth Wright-Hubbard (1896–1967) erlernte die Homöopathie vor allem bei Pierre Schmidt (Genf) und praktizierte anschließend in New York. Sie gilt als ausgezeichnete Kennerin der genuinen Homöopathie. Sie war Präsidentin des „American Institute of Homoeopathy" und Herausgeberin der Zeitschrift „Homoeopathic Recorder".

Fehlerhafte zweite Verordnungen (gleiches gilt selbstverständlich auch für die „dritte" oder „vierte" Verordnung) können alle anfänglichen Behandlungserfolge wieder zunichte machen und müssen aus diesem Grund mit der gleichen Sorgfalt wie die erste Verordnung getroffen werden.

Deshalb ist auch eine sorgfältige und übersichtliche Dokumentation, auf die bereits im Beitrag „Die homöopathische Anamnese" (S. 65) ausführlich eingegangen wurde, für die Folgekonsultationen wichtig. Der bloße Hinweis auf eine vom Patienten berichtete Besserung des Befindens ist eine für homöopathische Belange unzureichende Dokumentation.

Die zweite Verordnung bietet folgende Möglichkeiten:
1. Wiederholung der ersten Verordnung
2. Wiederholung der Arznei der ersten Verordnung, aber veränderte Potenz
3. Wechsel der Arznei
4. Verabreichung einer Zwischenarznei
5. Verabreichung einer Nosode

Die Entscheidung für ein bestimmtes Vorgehen ergibt sich aus den unterschiedlichen Reaktionen auf die vorangegangene Arzneigabe. Erst deren korrekte Interpretation führt zu den notwendigen Informationen, die die Basis der zweiten Verordnung darstellen. Diese unterschiedlichen Reaktionen sind im vorangehenden Kapitel eingehend besprochen worden.

11.3 Wiederholung der ersten Verordnung

Dies bedeutet Wiederholung der Verordnung in Arznei und Potenz. Wie im Beitrag „Homöopathische Gabenlehre" (S. 177) näher ausgeführt, kommt diese Vari-

ante nur für C-Potenzen in Frage, da sich aufgrund der tradierten und bewährten Regeln bei Q-Potenzen eine weitere Verordnung derselben Potenz (z. B. der Q 1) ausschließt.

Eine Wiederholung der Arznei kommt natürlich nur dann in Betracht, wenn die Reaktion auf die vorhergehende Verordnung erkennen läßt, daß die Arznei gut gewählt war. Die Wiederholung dieser ersten Verordnung ist entweder dann zu erwägen, wenn die zuvor eingetretene Besserung des Patienten rückläufig ist, bereits abgeklungene Symptome beginnen, sich wieder zu zeigen, oder wenn nach ausreichender Zeit des Abwartens keine weitere positive Entwicklung zu beobachten ist, die Behandlung also stagniert. Solange eine Besserung weiter voranschreitet und gemäß der im Beitrag „Reaktionen auf die Arzneigabe" (S. 186) beschriebenen Richtlinien eine wirkliche Besserung vorliegt (und nicht nur z. B. eine Palliation), gilt es weiter abzuwarten und keine weitere Arznei zu verabreichen.

Jede voreilige zweite Verordnung kann alle bislang erzielten Fortschritte zunichte machen. Das ist die stets lauernde Gefahr der zweiten Verordnung, nämlich nach erfreulichem Behandlungsauftakt voreilig die zweite Verordnung zu treffen und damit alles Erreichte wieder zu gefährden.

Kommt der Fall nach zunächst befriedigender Besserung zu einem Stillstand, nicht aber in das Stadium der Rückläufigkeit, so sollte zunächst noch etwas abgewartet werden, da die weitere Besserung nach kurzfristiger Plateauphase durchaus wieder einsetzen kann. In dieser Plateauphase jedoch Wochen oder Monate abzuwarten, wie dies, vor allem in Anlehnung an die Lehren von Kent, häufig empfohlen wird, ist nicht unbedingt sinnvoll.

Da ein genaues Beobachten der Fort- und Rückschritte des Patienten unter der homöopathischen Arznei erforderlich ist, um den besten Zeitpunkt für die zweite Verordnung zu erkennen, werden die in der homöopathischen Literatur häufig anzutreffenden Festlegungen der Wirkdauer der verschiedenen Arzneien und Potenzen gerne stellvertretend herangezogen. Dieses Vorgehen ist problematisch, da die Patienten sehr unterschiedlich auf den Arzneireiz reagieren und bei einer schematischen Festlegung des Termins der zweiten Verordnung die angesprochenen Schwierigkeiten ausgelöst werden können.

Groß ist die Versuchung, eine zweite Verordnung dann zu treffen, wenn der Fortschritt in der Genesung nicht schnell genug erscheint. Auch in diesen Fällen ist so lange von jeder weiteren Arzneigabe abzusehen, wie eine Besserung zu erkennen ist, auch wenn diese nur langsam abläuft.

Andererseits sollte der homöopathische Arzt stets darum bemüht sein, den Heilungsverlauf – soweit möglich und mit den Prinzipien der Homöopathie vereinbar – zu beschleunigen. Diesem Bedürfnis Beachtung zu verschaffen, war bereits Hahnemann bemüht, der zwar, wie später eben auch Kent, immer wieder betonte, daß eine unangemessen früh wiederholte Arznei große Gefahren für den weiteren Heilungsprozeß in sich birgt, daß aber dennoch Möglichkeiten bestehen, übermäßig langes Zuwarten zu vermeiden. Hahnemanns Ausführungen münden letztlich in die Empfehlung, nur bei **deutlichen** Fortschritten noch nicht zu wiederholen, bei spürbarem Abflachen der positiven Entwicklung aber bereits zu wiederholen, so daß auch in chronischen Krankheiten eine Gabenwiederholung schon nach sieben oder zehn Tagen möglich sein kann (gemäß Hahnemann aber in abgeänderter Potenz). Dabei ist jedoch sowohl auf die Art der verordneten Arznei als auch auf die Beschaffenheit des Patienten und nicht zuletzt natürlich auch auf die Art und Stärke der Krankheit Rück-

sicht zu nehmen. Da die Bewertung dieser Variablen zwecks Festlegung einer Arzneiwiederholung bei noch nicht vollständigem Stillstand der Arzneiwirkung schwierig ist, sollte dieses – aus der Sicht Hahnemanns optimierte – Vorgehen dem Fortgeschrittenen vorbehalten bleiben, dem Anfänger ist das zuvor beschriebene längere Abwarten anzuraten.

11.4 Wiederholung der Arznei mit veränderter Potenz

Grundsätzlich sind die im vorangehenden Abschnitt beschriebenen Regeln zu beachten, ob und wann eine Wiederholung der Arznei angezeigt ist. Einziger Unterschied ist die Entscheidung für eine Veränderung der Potenz. Diese sollte dann getroffen werden, wenn die Wirkung auf die zuletzt verabreichte Potenz allzu rasch nachließ oder insgesamt sehr schwach ausfiel, ohne daß störende Einflüsse, wie z. B. parallele Einnahme anderer Medikamente, ausgemacht werden können. Die Arznei hat sich somit auf dieser Potenzstufe in ihrer Wirkung erschöpft.

Orientiert man sich in dieser Frage an Hahnemann, wird die Entscheidung zur Arzneiwiederholung allerdings stets mit einer Potenzveränderung gekoppelt sein. Beobachtete Hahnemann nämlich bei Beibehaltung der Potenz teilweise gravierende Nachteile, weswegen er nach gründlicher Erforschung der Heilungsverläufe für eine bei jeder Arzneigabe abgeänderte Potenz plädierte, lassen die Fallveröffentlichungen Kents, in denen er die Arzneien sogar vier- oder fünfmal in gleicher Potenz verabreichte, ohne irgendwelche Probleme zu realisieren, seine Empfehlungen zur Potenzwiederholung durchaus sinnvoll erscheinen, zumal genügend zeitgenössische vertrauenswürdige Homöopathen diesen

Empfehlungen mit gutem Praxisergebnis folgen.

Dieser Widerspruch läßt sich nicht auflösen. Dem Anfänger ist anzuraten, den Empfehlungen seines jeweiligen Lehrers zu folgen. Der Fortgeschrittene macht seine Entscheidung vom individuellen Fallgeschehen und seinem Verlauf abhängig.

Bei Gebrauch von Q-Potenzen entfällt dieses Problem, da sie in stets veränderter Potenz verabreicht werden. Kent kannte wegen der verspäteten Veröffentlichung der 6. Auflage des Organon, in dem diese Potenzform erstmals von Hahnemann publiziert wurde, die Q-Potenzen nicht und hat folglich für ihren Gebrauch keine Empfehlungen hinterlassen.

Die Änderung der Potenz erfolgt meist in Richtung einer Steigerung, bei Hahnemann kam jedoch auch die absteigende Reihenfolge in Betracht (siehe den Beitrag „Homöopathische Gabenlehre", S. 169).

11.5 Wechsel der Arznei

Ein Wechsel der Arznei ist immer dann indiziert, wenn im Behandlungsverlauf entweder

- einzelne hochwertige Symptome neu auftreten und bestehen bleiben (bei Wiederauftreten alter Symptome, vielleicht sogar sehr alter Symptome, die vor längerem abgeklungen sind, und unter der Arzneiwirkung wieder erscheinen, ist kein Arzneiwechsel indiziert, da dies einen guten Behandlungsverlauf anzeigt),
- wenn sich eine neue Symptomen**gruppe** auch niederwertiger Bedeutung etabliert, oder
- wenn sich trotz Wiederholung der Arznei und Änderung der Potenz keine weiteren Fortschritte im Befinden des Patienten mehr erzielen lassen.

Kommen wir zu den Situationen im einzelnen: Das Auftreten neuer Symptome deutet

grundsätzlich, wie im Beitrag „Reaktionen auf die Arzneigabe" (S. 185) ausführlich besprochen, auf eine nicht ganz passende Arzneiwahl hin. Unbedeutende kleinere Symptome, die neu aufgetreten sind, stellen jedoch noch keine Indikation für einen Arzneiwechsel dar. Mischen sich aber neue Symptome in das Gesamtbild ein, die vom Patienten als gravierend empfunden werden, entstammen diese neuen Symptome dem Bereich der Allgemein- oder Gemütssymptome, so ist ein neues Arzneimittel zu verordnen, wobei für die Symptomengewichtung von der in diesem Moment noch vorhandenen Gesamtsymptomatik (Ausgangssymptomatik minus abgeklungener Symptome plus neu aufgetretener Symptome) auszugehen ist. Stehen nach der darauf folgenden Repertorisation für diese zweite Verordnung mehrere Arzneien in Konkurrenz zueinander, sind die Folgebeziehungen, die im Beitrag „Die Verwandtschaften der Arzneien und die Wahl des Folgemittels" (S. 205) erläutert werden, zu beachten.

> Primäres Entscheidungskriterium bleibt jedoch stets die homöopathische Beziehung zwischen neu entstandener Patientensymptomatik und Arznei.

Zeigt sich trotz Wiederholung der Arznei und Änderung der Potenz kein weiterer Fortschritt mehr, und können störende Faktoren für die Arzneiwirkung ausgeschlossen werden, so ist ebenfalls ein Arzneiwechsel indiziert. Unter Gewichtung der verbliebenen Restsymptomatik ist das nun ähnlichste Mittel zu erarbeiten. Idealerweise besteht zwischen diesem und der vorhergehenden Arznei eine gute Folgebeziehung. Feindliche Beziehungen zwischen aufeinanderfolgenden Arzneien werden möglichst gemieden, stellen aber kein absolutes Ausschlußkriterium dar. **Keinesfalls darf in dieser Situation ohne weitere Überprüfung diejenige Arznei, die zu Be-**

ginn der Therapie als zweitbeste erschien, verordnet werden. Durch die erfolgreiche erste Verordnung sind schließlich Symptome abgeklungen, und dadurch ergibt sich eine veränderte Symptomenkonstellation. Ursprünglich wahlanzeigende Symptome können abgeklungen sein, andere, anfangs weniger charakteristische Symptome, können dadurch zu wahlanzeigenden Symptomen aufsteigen. Erweist sich die anfänglich zweitbeste Arznei jetzt als die ähnlichste, so steht deren Verordnung natürlich nichts entgegen.

Bei der Auswahl der neuen Arznei sowohl in der zunächst geschilderten Situation (Auftreten neuer Symptome) als auch bei Fortbestehen eines Restsymptomenkomplexes sind die gleichen Techniken der Symptomengewichtung und Repertorisation anzuwenden wie bei der ersten Verordnung. Da die Arznei der ersten Verordnung gerade zu den wahlanzeigenden Symptomen des Ausgangsstatus eine Ähnlichkeitsbeziehung hat und somit gerade diese zunächst hochwertigen Symptome abklingen lassen sollte, sind im Augenblick der zweiten Verordnung häufig Symptome übrig, die nicht zu den hochcharakteristischen zu zählen sind. Deshalb ist es wichtig, sich die Fähigkeit anzueignen, auch innerhalb einer solchen Symptomengruppe gewichten zu können, um auch für den Fall einer weit fortgeschrittenen Besserung noch erfolgreiche Verordnungen treffen zu können. Wirkt dies auf den ersten Blick als Selbstverständlichkeit, zeigt die Realität, daß gerade der Behandlungsabschluß häufig nicht glückt und Patienten deshalb unnötig lange unter homöopathischer Behandlung stehen.

11.6 Verabreichung einer Zwischenarznei

Der Begriff der Zwischenarznei wird für zwei ganz unterschiedliche Arten der Arzneiverordnung verwendet:

1. Verordnung einer Arznei im Rahmen einer akuten Erkrankung während der homöopathischen Behandlung einer chronischen Krankheit.
2. Verordnung einer Arznei bei Wirkungsverlust einer jedoch eindeutig weiterhin indizierten Arznei, die im Anschluß an die Zwischenarznei erneut gegeben wird.

Zu 1: Tritt während der Behandlung einer chronischen Krankheit eine leichte akute Zwischenerkrankung auf, sollte versucht werden, diese ohne Verabreichung einer weiteren homöopathischen Arznei zu überwinden. Die chronische Arznei ist häufig in der Lage, auch ohne Ähnlichkeitsbeziehung zu den Symptomen der Akutkrankheit den Organismus ausreichend zu kräftigen, so daß sich dieser relativ problemlos mit den aktuellen Reizen auseinandersetzen kann. Nur wenn die akute Krankheit in größerer Heftigkeit ausbricht, erfordert diese eine akute Zwischenarznei, wobei für den Zeitraum ihrer Verabreichung die chronische Arznei, sofern sie als Q-Potenz in kurzen Abständen verabreicht wird, auszusetzen ist, da nie zwei homöopathische Arzneien gleichzeitig verabreicht werden dürfen. Die Auswahl der Akutarznei richtet sich nach den akut aufgetretenen Symptomen. Stehen mehrere Arzneien zur Auswahl, ist auf eine gute Folgebeziehung zur chronischen Arznei zu achten. Wird Sulphur als chronische Arznei verabreicht, ist Aconitum napellus ein gut passendes Akutmittel, bei Calcarea carbonica paßt Belladonna besonders gut, bei Sepia ist es Nux vomica. Natürlich gilt auch hier die Grundregel, daß in erster Linie die Homöopathizität entscheidet, erst dann die Folgebeziehung. Gelingt aber die Wahl einer sowohl den akuten Symptomen entsprechenden als auch in der Folgebeziehung passenden Arznei, ist häufig nicht nur eine rasche Überwindung der Akutkrankheit zu beobachten, sondern auch ein positiver Impuls für die chronische Behandlung.

Fallbeispiel

Ein dreijähriger Junge erhielt im Juni 1996 als chronische Arznei zur Behandlung einer Infektanfälligkeit mit Neigung zu asthmoiden Bronchitiden erstmals Sulphur, beginnend mit einer C 30 (Spagyros), in unregelmäßigen Abständen steigend bis zur MM (Schmidt-Nagel) im Juni 1998. Zahlreiche Nebensymptome, wie nächtliche Unruhe, rezidivierende ekzematöse Effloreszenzen in beiden Ellenbeugen, Abneigung gegen Eier, übermäßiges Schwitzen klangen während der Behandlung ab, zu einer asthmoiden Bronchitis kam es seit 1997 nicht mehr. Lediglich die Infektanfälligkeit, die zwar auch deutlich gebessert war, ließ sich nur in sehr kleinen Schritten weiter reduzieren. Da aber fortlaufend Fortschritte zu erkennen waren und keine neuen Symptome auftraten, wurde weiterhin Sulphur verordnet, im Oktober 1998 gemäß der Kentschen Skala wieder mit der C 30 beginnend. Erst im Februar 1999 trat ein behandlungsbedürftiger Infekt auf. Dabei zeigte sich folgende akute Symptomatik:

- Seit 2 Tagen Ohrenschmerzen, zuerst links, jetzt rechts, < abends ab ca. 20 / 21 Uhr
- Anfangs Fieber bis 39 °C. rect., jetzt keine Temperatur mehr
- Deutliche Gesichtsblässe
- Kalte Hände
- Leichter Husten, gelegentlich etwas Schleim hörbar
- Verlangt nach einem Stirnband am Kopf, fühlt sich dabei irgendwie wohler

Zwar ist das Fieber abgeklungen, die übrige Symptomatik stagniert jedoch auf gleichbleibendem Niveau, so daß die Verabreichung einer Akutarznei angemessen erscheint.
Die Symptomengewichtung führte zu diesen Repertoriumsrubriken:

- Entblößen des Kopfes verschlechtert (K 233, KD 181)
- Ohrenschmerzen, Modalitäten, abends (K 304, KD 1230)
- Ohrenschmerzen, Modalitäten, links, dann rechts (K 303, KD 1229)

Es ergab sich eindeutig Mercurius solubilis Hahnemanni, zumal gemäß einem Nachtrag im Synthetischen Repertorium, der auf Boger zurückgeht, Mercurius eine gewisse Beziehung zu der Zeit 20–21 Uhr aufweist. Es wird in der C 30 (Spagyros) in Wasser aufgelöst einmal verabreicht. Schon nach einer Stunde deutliche Besserung der Symptomatik, vor allem der Ohrenschmerzen. Am nächsten Tag nur noch leichter Husten und eine gewisse Blässe. Keine Arzneiwiederholung. Am folgenden Tag beschwerdefrei.
Drei Tage später wird Sulphur C 200 (Spagyros) verordnet. Daraufhin Wohlbefinden bis Oktober 1999, kein Infekt. Nach einem leichten, nicht be-

handlungsbedürftigen Schnupfen erneute Gabe von Sulphur C 200 (Spagyros). Während des gesamten Winters wiederum nur ein leichter Schnupfen, ansonsten absolutes Wohlbefinden. Letzte Konsultation April 2000. Keine Arzneigabe mehr.
Mercurius solubilis ist als Folge-, Komplementär- und Zwischenarznei für Sulphur bekannt und hat offensichtlich auch bei diesem Patienten nicht nur in der Akutkrankheit gedient, sondern ebenso der chronischen Behandlung einen entscheidenden Schub verliehen.

Zu 2: Eine ganz andere Situation, in der über die Verordnung einer Zwischenarznei nachgedacht werden muß, ist dann gegeben, wenn eine Arznei ihren Dienst versagt oder aber zumindest in ihrer Wirkung merklich nachläßt, obwohl sie weiterhin eindeutig indiziert ist. Hier kann eine Zwischenarznei, welche die Wirksamkeit des eigentlichen Homöopathikums anregt, sehr dienlich sein. In diesem Fall entscheidet ausnahmsweise weniger die Ähnlichkeitsbeziehung die Auswahl eines solchen Zwischenmittels als vielmehr die Beobachtung, daß bestimmte Arzneien für diesen Zweck besonders geeignet sind. Außerdem ist wiederum die Folgebeziehung zwischen chronischer Arznei und Zwischenarznei wichtig. Als sehr geeignete Zwischenarzneien sind Hepar sulphuris, Mercurius solubilis, Nux vomica, Pulsatilla, Sulphur und Thuja zu erwähnen.

Derartige Zwischenmittel sind auch bei akuten Krankheiten, vor allem solcher von längerer Dauer, anwendbar, da auch bei diesen gelegentlich das Nachlassen der Wirkung einer weiterhin eindeutig passenden Arznei zu beobachten ist. Die Gabe einer Zwischenarznei kann den Mißstand beheben.

11.7 Verabreichung einer Nosode

Die Nosoden stellen ein vielschichtiges Thema dar, weshalb ihnen ein eigener Beitrag gewidmet ist (s. S. 217). Sie können streng nach den Kriterien der Ähnlichkeit verordnet werden, wozu an dieser Stelle kein besonderer Kommentar notwendig ist. Es gelten auch in Hinblick auf die zweite Verordnung die gleichen Regeln wie für alle übrigen Arzneien. Sie können aber auch nach isopathischen Kriterien verabreicht werden, ein Vorgehen, das unter Homöopathen verständlicherweise umstritten ist. Für die zweite Verordnung interessiert innerhalb der großen Spannbreite der isopathisch ausgerichteten Nosodenauswahl lediglich die an der Vorgeschichte des Patienten orientierte. Vor allem in den Behandlungsverläufen, die unbefriedigende Resultate zeigen, oder wenn ein gut indiziertes Mittel keine Wirkung mehr zeitigt, eventuell auch die Gabe einer typischen Zwischenarznei keine Impulse zu setzen vermag, ist an die Verordnung einer Nosode zu denken. Diese orientiert sich an in der Vorgeschichte des Patienten oder seiner Vorfahren aufgetretenen Krankheiten oder Geschehnissen (z.B. einer Impfung). So kann bei anamnestisch bekannter Gonorrhoe Medorrhinum verordnet werden, bei einer alten Lueserkrankung Luesinum, bei Tuberkulose Tuberculinum, bei Symptomen, die einer Impfung folgten, die passende Impfnosode usw. In dieser Anwendungsform sind Nosoden also eine spezielle Form eines Zwischenmittels.

Grundsätzlich sind Nosoden aufgrund ihrer tiefgreifenden Wirkung sparsam einzusetzen, bei gezielter Anwendung aber können sie dem Homöopathen in schwierigen Situationen äußerst hilfreich sein.

11.8 Abschließendes

Gelegentlich wird in Abhandlungen über die zweite Verordnung auch das Thema der Placebos integriert. Placebos stellen jedoch keine homöopathisch-arzneiliche Therapie dar. Es sind reine Scheinarzneien, meist Milchzucker, die zur Befriedigung von Patienten, die größere und regelmäßigere Arzneigaben wünschen, dienen. Vor allem bei Verabreichung von C-Potenz-Einzelgaben kann es geschehen, daß homöopathieunkundigen Patienten die Gabe von einem oder zwei Globuli einer Arznei mit anschließender vierwöchiger Beobachtungszeit äußerst befremdlich erscheint und der Blick auf erste Erfolge der homöopathischen Behandlung getrübt wird. Die Gabe eines oder mehrerer Placebos kann diese Problematik mindern. Die Aufwertung von Placebos zu einer Variante der zweiten Arzneiverordnung ist ungerechtfertigt und trägt lediglich zur Verstärkung bekannter Vorurteile gegen die Homöopathie bei.

11.9 Zusammenfassung

Die zweite Verordnung wird als diejenige Arzneigabe definiert, die der ersten, welche Wirkung gezeigt hat, folgt. Die richtige Entscheidung zur zweiten Verordnung basiert auf der korrekten Beobachtung und Interpretation des Behandlungsverlaufs. Fehlerhafte zweite Verordnungen gefährden alle zuvor erreichten Gesundungsfortschritte.

Die zweite Verordnung bietet folgende Varianten:
- Wiederholung der ersten Arznei und Potenz: Der bisherige Behandlungsverlauf war gut, es bestehen aber Anzeichen für die Notwendigkeit der Gabenwiederholung. Vorsicht vor zu schneller Gabenwiederholung! Während Hahnemann in jedem Fall für eine Potenzvariation plädierte, hielt Kent die Wiederholung derselben Potenzstufe für unproblematisch.
- Wiederholung der ersten Arznei mit veränderter Potenz: Ebenfalls bei gutem bisherigen Behandlungsverlauf und Notwendigkeit der Gabenwiederholung.
- Wechsel der Arznei: Es sind neue Symptome von Bedeutung aufgetreten und bestehen geblieben, oder aber die bisher

hilfreiche Arznei läßt einen Symptomenkomplex zurück, der auf diese Arznei nicht anspricht. Sofern möglich, besteht zwischen der neuen Arznei und der vorhergehenden eine Folgebeziehung.

- Zwischenarzneien: Entweder Gabe einer aufgrund akuter interkurrenter Erkrankung notwendig gewordener Zwischenarznei, oder aber die eigentlich indizierte Arznei verliert ihre Wirkung und wird durch die Gabe einer passenden Zwischenarznei zu erneuter Wirksamkeit geführt.
- Nosoden: Sowohl nach homöopathischen Kriterien gewählt als auch an der Vorgeschichte des Patienten ausgerichtet, wird eine Nosode verordnet, wenn der bisherige Behandlungsverlauf trotz gut gewählter Arzneien unbefriedigende Resultate zeigt.

11.10 Weiterführende Literatur

Dhawale, M.L.: Principles & Practice of Homoeopathy. Repr. Bombay 1994.

Kent, J.T.: Zur Theorie der Homöopathie. Übs. von *J. Künzli von Fimmelsberg.* 3. Aufl. Leer 1985.

Wright-Hubbard, E.: Das Studium der klassischen Homöopathie. Übs. von *K.-H. Gypser.* Heidelberg 1990.

12 Die Verwandtschaften der Arzneien und die Wahl des Folgemittels

Andreas Wegener

12.1 Einführung

Schon Hahnemann beobachtete, daß die Arzneien nicht nur zu den Symptomen des Kranken, sondern auch untereinander in Beziehung stehen. In den Vorworten der einzelnen Arzneien in den „Chronischen Krankheiten" erwähnt er solche Erfahrungen aus der Krankenbehandlung; so war z.B. das homöopathisch angezeigte Lycopodium clavatum besonders wirksam, wenn Calcarea carbonica als Mittel vorausgegangen war (CK IV, S. 73). Hering gebrauchte in diesem Zusammenhang 1830 erstmals den Begriff „Verwandtschaft" und äußerte die Vermutung, daß die homöopathischen Arzneien „nicht selten in einer bestimmten Folge ihrer nächsten Verwandtschaft nach wollen gegeben sein" (HMS, S. 34). Bönninghausen definiert 1836 die Verwandtschaft unter den Arzneien folgendermaßen: „Wenn eine Arznei das Vermögen besitzt, die von einer Andern hervorgerufenen Arznei-Symptome, nach der Aehnlichkeit ihrer eigenen Wirkungen heilkräftig [...] auszulöschen, so bezeichne ich das gegenseitige Verhältnis, welches zwischen diesen beiden Arzneien besteht, mit dem Worte *Verwandtschaft.*" (VVA, S. 1)

> Eine Arznei ist dann mit einer anderen verwandt, wenn sie in der Lage ist, deren Prüfungssymptome (Arzneikrankheit) aufgrund der eigenen Prüfungssymptome (Arzneikrankheit) nach Ähnlichkeit zu beheben.

Entsteht z. B. bei einer Bryonia-Prüfung ein lästiger Husten, so könnte der Prüfer diese Arzneikrankheit mit Pulsatilla, das eine ähnliche Hustensymptomatik erzeugt, behandeln. Beide Mittel, Bryonia und Pulsatilla, sind deshalb miteinander verwandt. Je mehr sich die Symptome zweier Mittel ähneln, umso stärker ist die verwandtschaftliche Beziehung, was dazu führte, daß Bönninghausen bei den Verwandtschaften, wie im Repertorium, Grade unterschied. Da die Polychreste in den Prüfungen die meisten Symptome hervorgebracht haben, ergeben sich zwischen diesen auch die meisten Verwandtschaftsbeziehungen. Verwandtschaften können sich auch nur in einzelnen Bereichen eines Mittels zeigen, Arzneien können z. B. innerhalb der Modalitäten, Empfindungen, Lokalisationen untereinander ähnlich sein.

Bönninghausen hat im Therapeutischen Taschenbuch (siehe dort) in der Abteilung der „Konkordanzen" diese Verwandtschaften einzelner Symptomenbereiche herausgearbeitet.

Die Verwandtschaft von Arzneien wird zwanglos bei jeder Repertorisation sichtbar. Zwei, drei Mittel streiten oft bis zum Schluß um den Vorzug und zeigen damit fallbezogen ihre Symptomenähnlichkeit. Hering und Bönninghausen sind die beiden wichtigsten Vordenker dieses Gebiets, das vor allem in der Behandlung der chronischen Krankheit von Nutzen ist, da zur Heilung oft mehrere Mittel in Folge benötigt werden.

Grob gesagt: Es ist vorteilhaft, verwandte Arzneien, die aus Tabellen (R.G. Miller, W. Klunker: Arzneibeziehungen [Heidelberg 1995]) entnommen werden können, aufeinander folgen zu lassen. Die Lehre von den Verwandtschaften setzt keineswegs das homöopathische Heilgesetz außer Kraft, sondern setzt es durchwegs voraus, so daß sehr gute Praktiker (zum Beispiel E.B. Nash) wiederholt darauf hingewiesen haben, daß sie sich – ohne nachteilige Effekte zu erfahren – nicht besonders um die Arzneiverwandtschaften gekümmert haben. Als Bönninghausen 1834 Hahnemann mit den Vorarbeiten zu den Verwandtschaftabellen der Arzneimittel bekannt machte, antwortete Hahnemann:

„Meines Erachtens könnte diese Tabelle nur zur Bestätigung dienen, wenn der Arzt [...] nach Eruirung der nach einer Arznei übrig gebliebnen Symptome die gefundene Arznei nun auch in dieser Tabelle als verwandtschaftlich mit jener angegeben fände." (Stahl, S. 100)

Damit ist von Hahnemann der angezeigte Umgang mit den Arzneiverwandtschaften auch für heute bereits skizziert: Sie dürfen generell nicht überbewertet werden. **Sie dienen in der Praxis als zusätzliche Bestätigung und Erfahrungssammlung, ohne den Anspruch einer ausschließenden Mittelvorgabe erheben zu können.** Bei der Wahl des Folgemittels entscheidet darum immer die Symptomenähnlichkeit, und es spricht nicht gegen ein Mittel, wenn es nicht in der Rubrik der Folgemittel aufgeführt ist.

12.2 Begriffserklärungen

In der Terminologie der Arzneiverwandtschaften spricht man traditionell von Antidoten, Folgemitteln, feindlichen und komplementären Mitteln.

■ Antidote

Der Begriff des Antidots war die ursprüngliche Bezeichnung für die Gegenmittel bei Vergiftungen und stammt in der Homöopathie aus einer Zeit, in der sehr häufig auch zuerst die Folgen von Arzneimißbrauch behandelt werden mußten, bevor die „eigentliche" homöopathische Therapie begonnen werden konnte. So kamen z. B. Patienten zur Behandlung, deren Syphilis mit massiven Quecksilbergaben behandelt wurde, bis die toxischen Effekte dieser Therapie alles andere überlagerten. Antidote nannte man dann die Mittel, die diese iatrogenen Vergiftungen beheben sollten. Zu den „Antidoten" können auch nichthomöopathische, also enantiopathische oder allopathische Mittel (vgl. ORG VI §§ 23–25) zählen, wie z. B. Kaffee, Essig und Kampfer. Andererseits sprach man auch vom Antidot, wenn auf homöopathischem Weg nach Symptomenähnlichkeit die lästigen Folgen einer Arzneiprüfung oder eines falsch gewählten Mittels geheilt werden sollten. Damit umfaßt der Begriff des Antidots ganz disparate Bereiche, der zudem durch das „Anti" gerade das Gegenteil der homöopathischen Wirkungsweise verkörpert und damit für die homöopathische „Antidotierung" nach Symptomenähnlichkeit eigentlich unzutreffend ist. Der französische Arzt Michel Granier hat deshalb in seinem Homéolexique (Paris 1874) den Begriff des Antidots durch **Homöodot** bzw. **Diadot** ersetzt.

Klunker hat diese passenderen Begrifflichkeiten Graniers in dem Buch „Arzneibeziehungen" wieder reaktiviert (vgl. Klunker: Arzneibeziehungen, ZKH 39 [1995], S. 229–235).

■ Homöodote

Homöodote sind Arzneien, die zu einem bezogenen Mittel eine Symptomenähnlichkeit aufweisen. Mischen sich nach einer kurativen Gabe Symptome des Mittels in die Symptomatik des Patienten ein (s.u.), so muß eine zum ersten Mittel ähnliche Arznei – das Homöodot – gegeben werden, um diese „Nebensymptome" der ersten Arznei zusammen mit den übrig gebliebenen Krankheitssymptomen zu behandeln. Homöodote sind die Mittel, die erfahrungsgemäß nach dem vorhergehenden Mittel besonders gut folgen. Homöodote sind deshalb zugleich auch Folgemittel.

Eine weitere Indikation für ein Homöodot ist die falsche homöopathische Mittelwahl, die eine Intervention verlangt. Lästige Symptome eines ungünstigen Mittels müssen nicht „anti-" sondern homöodotiert werden. Dies geschieht wiederum, wegen der Symptomenähnlichkeit, mit den Folgemitteln bzw. Homöodoten. Eine andere Möglichkeit wäre hier die Gabe eines **Diadots**.

■ Diadote

Diadote sind unpotenzierte Substanzen, wie Kaffee, Essig oder Kampfer, die eine Mittelwirkung „neutralisieren" können. Sie wurden empirisch gefunden. Falls bei der Mittelwahl ein Fehler erfolgte und störende Symptome des unpassenden Mittels nach einer Maßnahme verlangen, ist in der Regel der Einsatz eines Diadots dem des

Homöodots vorzuziehen. **Der Einsatz eines Homöodots bzw. Folgemittels zur Behandlung von störenden Arzneiwirkungen erfordert viel Erfahrung und bleibt letztlich immer unkalkulierbar.** Deshalb ist der Gebrauch eines Diadots ratsamer, da ungefährlicher und leichter steuerbar.

■ Das feindliche Mittel

Feindliche Mittel sind empirisch gefundene Arzneien, die **vor oder nach** einem Bezugsmittel ungünstig wirken, z.B. Causticum nach Phosphor (oder umgekehrt). Obwohl beide Mittel durchaus Symptomenähnlichkeit aufweisen, folgen sie – nach wiederholter Erfahrung – nicht gut aufeinander. Feindliche Mittel in Folge verunklaren die Symptomatik des Patienten, so daß die Weiterbehandlung erschwert wird. Feindliche Mittelbeziehungen lassen sich nicht aus der Mittelsymptomatik ableiten, sondern sind Zufallsfunde aus der Praxis. Manche Homöopathen berichten dennoch von guten Ergebnissen mit solchen „feindlichen" Mittelfolgen. Trotzdem sollte man hier Vorsicht walten lassen. Ob und in welchen Fällen „Feindlichkeit" wirksam wird und ist, oder ob es zufällige Einzelbeobachtungen sind, die unkritisch durch das homöopathische Schrifttum weitergeführt werden, bleibt der zukünftigen Homöopathieforschung überlassen.

12.3 Gesetzmäßigkeiten, die der Anwendung von Folgemitteln zugrunde liegen

In einigen Paragraphen des Organon (vor allem §§ 162–181) gibt Hahnemann seine Erfahrungen und Überlegungen wieder, die sich auf das Zusammenwirken nacheinander verabreichter Arzneien beziehen.

Insbesondere die chronische Praxis zeigte ihm, daß oft mehrere Arzneien zur Heilung notwendig sind, womit Folgemittel bedeutsam werden (§ 171). Demnach verfügt eine einzelne Arznei entweder von Anfang an nicht über die Totalität der wahlanzeigenden Symptome des Kranken oder kann der Veränderung der Symptome im Heilungsverlauf nicht folgen.

„Zuweilen trifft sich's **bei der noch mäßigen Zahl genau nach ihrer wahren, reinen Wirkung gekannter Arzneien**, daß nur **ein Theil** von den Symptomen der zu heilenden Krankheit in der Symptomenreihe der noch am besten passenden Arznei angetroffen wird, folglich diese unvollkommene Arzneikrankheits-Potenz, in Ermangelung einer vollkommnern angewendet werden muß" (§ 162).

Besäßen wir für jeden Krankheitszustand genau die Arznei, die zu allen charakteristischen Symptomen paßt, müßten wir nicht auf eine unvollkommene, nur zu einem Teil der Symptome passende Arznei zurückgreifen und kämen mit einem Mittel aus, das bei unveränderter Symptomatik nur wiederholt werden müßte. Hahnemann hoffte, daß sich mit dem Anwachsen der Materia medica dieses Problem lösen würde. Durch die im Laufe der Zeit zunehmende Zahl gut geprüfter Arzneien müßten sich immer mehr genau passende Mittel finden lassen, bis uns letztlich eine so große Anzahl zur Verfügung stünde, daß wir in jedem Fall das Simillimum und nicht nur ein Simile anwenden könnten.

Bis zur Lachesis-Prüfung von Constantin Hering gab es für Patienten, die Lachesis benötigten, keine schnelle Heilungsmöglichkeit. Dennoch waren sie deshalb vor der Lachesis-Prüfung nicht unheilbar, sondern benötigten zur Genesung eine Abfolge mehrerer Mittel. In einer Diskussion nach einem Vortrag Kents berichtet Wesselhoeft über die Heilung einer Geisteskrankheit mit Apis mellifica. Wesselhoeft wendet sich an Hering, um sich zu bedanken: „Das wäre alles nicht möglich gewesen ohne Ihre geniale Apisprüfung." Dr. Lippe widersprach dem und sagte: „Doch es wäre möglich gewesen. Sie hätten sie durch eine Zickzackkur mit

Pulsatilla, Graphit und Sulfur auch heilen können." (CMA 21 [1888] S. 396–398, zit. n. Keller: Die zweite Verschreibung, ZKH 29 [1985], S. 47–57)

Diese Hoffnung Hahnemanns auf eine alles umfassende Materia medica ist nur zum Teil erfüllt worden. Den Großteil unserer Behandlungen bestreiten wir auch heute noch mit den Mitteln, die bereits Hahnemann zur Verfügung standen, und uns begegnen gewöhnlich immer noch Fälle, bei deren Repertorisation man kein Mittel findet, das alle wahlanzeigenden Symptome erfasst. Wir müssen also bei der homöopathischen Behandlung, vornehmlich bei chronisch Kranken, mitunter auf Mittel zurückgreifen, die nur zu einem Teil der wahlanzeigenden Symptome passen. Die restlichen Symptome des Falls können wir bei der ersten Gabe nicht mit unserem Mittel erreichen.

Es kommt nicht darauf an, **alle** Symptome des Falls durch unser Mittel „abzudecken", sondern die Heilung tritt dann ein, wenn die Arznei **allen wahlanzeigenden** Symptomen entspricht – auch wenn es verhältnismäßig wenige sind (§ 164). **Alle** Symptome zu repertorisieren, ist ein häufiger Anfängerfehler. Man vermeidet ihn durch die Klassifikation und Gewichtung der Symptome (vgl. Symptomenlehre).

Ein anderer, vermutlich noch wichtigerer Grund, warum wir öfters ein Mittel geben, das nur zu einem Teil der Symptome ähnlich ist, liegt an einer unvollständigen Anamnese. Trotz sorgfältiger Anamnesetechnik bleiben aus unterschiedlichen Gründen öfters wahlanzeigende Symptome, die der Mittelwahl eine Wendung geben könnten, verborgen. Außerdem bieten die sogenannten **einseitigen Krankheiten**, deren Kennzeichen die zu geringe Symptomenzahl ist, bei der Mittelwahl ebenfalls das Problem einer unvollkommenen Ähnlichkeit.

Was passiert aber, wenn wir ein Mittel geben, das nur einem Teil der Symptome ähnlich ist? In diesem Fall kann man vom ersten Mittel keine vollständige Heilung erwarten. Ein Teil der Symptome wird zwar geheilt, **gleichzeitig aber treten einige neue**

Symptome – von Hahnemann Nebensymptome genannt – auf, die zum gegebenen Mittel gehören und von diesem der Symptomatik des Kranken hinzugefügt werden. Bei vorsichtiger Dosierung sind sie nur mäßiger Natur (§ 163). Diese neu erschienenen Nebenbeschwerden sind aber nach Hahnemann keine Prüfungssymptome, die sonst in keinem Zusammenhang mit der Krankheit stehen. Sie kommen zwar vom Mittel, es sind aber, nach Hahnemann, „immer nur solche Symptome, zu deren Erscheinung **diese** Krankheit und in **diesem** Körper auch für sich schon fähig war, und welche von der gebrauchten Arznei – als Selbsterzeugerin ähnlicher – bloß hervorgelockt und zu erscheinen bewogen wurden" (§ 181).

Es hat also eine merkwürdige Bewandtnis mit diesen nach Gebrauch einer nicht vollständig passenden Arznei auftretenden Beschwerden. Zum einen gehören sie zur Krankheit des Patienten, zum anderen sind es nur solche, die die Arznei aus ihrer eigenen Symptomenreihe einmischen konnte. Es sind nach Hahnemann „**noch nicht oder selten gefühlten Beschwerden der Krankheit selbst**" (§ 180).

Constantin Hering äußerte wiederholt, daß ein Mittel mehr bewirkt, als nur die Krankheitssymptome wegzuschaffen. Über die Anwendung von Lachesis notierte er folgendes: „Mehrere neue Zeichen bekam ich bei der Anwendung desselben, besonders wenn ofte Wiederholungen nöthig wurden." Dadurch ließ er sich aber nicht von der weiteren Gabe des Mittels abhalten: „Oft entstehen neue Zeichen, und doch ist einzig beim Fortfahren mit demselben Mittel Heilung der alten und neuen Zeichen möglich. Obiges darf daher nicht bewegen, von dem Mittel abzulassen." Nur wenn die Zahl und Bedeutung der neuen Symptome mehr und mehr zunimmt, muß ein anderes Mittel gewählt werden. Er äußert hierzu folgende Hypothese: „Die Krankheit nimmt beim Gebrauch solch eines Mittels dann immer mehr die Form der Arzneikrankheit an." Daraus schließt er, daß die folgenden Arzneien nicht nur zu den Symptomen des Kranken, sondern auch zu denen der vorangehenden Arznei ähnlich sein müssen (HMS, S. 472, 557–558, 1196). (Vgl. auch: Gypser, K.-H.: Beobachtungen zu Organon §142, ZKH 35 [1991], S. 3–6 und Wegener: Cocculus – das Erscheinen von Symptomen nach Mittelgabe, ZKH 36 [1992], S. 29–34.)

Da nun aber eine unvollständig passende Arznei Nebensymptome aus ihrer eigenen Symptomenreihe zusätzlich zu den Symptomen der Krankheit hervorruft, **kann sich die Gesamtheit der Symptome so verändern, daß die nun folgende zweite Arznei der ersten ähnlich sein muß.** Auch wenn die neu entstandenen Symptome keine wahlanzeigenden Allgemeinsymptome, sondern nur lokaler Natur sind, gilt in der Homöopathie im allgemeinen die Regel (auch für Folgemittel), **daß die zuletzt aufgetretenen Symptome bevorzugt dem Charakter des Mittels entsprechen müssen**.

Allerdings wird man bei nur mäßigen neu entstandenen Symptomen und bei gut vorangekommener Heilung, wie es Hering empfohlen hat, sich zuerst abwartend verhalten, statt vorschnell das Mittel zu wechseln (s.u.).

Das oder die Folgemittel heilen dann neben den neu entstandenen Nebensymptomen auch die alten, noch verbliebenen Beschwerden des Kranken.

„Hat man nämlich für den Leidenden eine Arznei ausgewählt, welche der vorhandenen Symptomen-Gruppe am vollständigsten homöopathisch entspricht, (mithin der früher genommenen Arznei *verwandt* ist), so wird man in der Regel finden, daß diese nicht nur die neuerdings erregten Arznei-Symptome fortnimmt, sondern auch, wenn sonst noch Beschwerden da sind, welche irgend im Bereiche derselben liegen, diese Letzteren heilkräftig auslöscht." (Bönninghausen, VVA, S. 2)

12.4 Praktische Anwendung der Arzneiverwandtschaften

Aus diesen Beziehungen kann man praktische Hinweise ableiten. Es muß aber vorweg geschickt werden, daß man in diesem Bereich der Folgemittel, nach den oben zitierten Paragraphen schnell der Gefahr einer bloßen theoretischen Interpretation verfällt und damit den praktischen Erfordernissen nicht gerecht wird. Im folgenden wird daher versucht, praxisgerechte Regeln zu entwerfen. Grundsätzlich muß man sich vom konkreten Einzelfall leiten lassen, der vielleicht jeweils ein unterschiedliches Vorgehen erforderlich macht. Die Bedeutung von neu aufgetretenen Symptomen muß daher immer in Beziehung zum Fortschritt der Gesamtbehandlung gesehen werden.

12.5 Die Reaktion auf die Mittelgabe und die Wahl des Folgemittels

In akuten Krankheiten zeigt sich die heilende Wirkung eines Mittels oft im einsetzenden Schlaf, der dann die Wende in der sich bis dahin zuspitzenden Krankheit markiert. Diese Heilreaktion kann man besonders bei akut fiebernden Kindern beobachten. Dieser Heilschlaf darf auf keinen Fall unterbrochen werden! Bei bedrohlichen Krankheiten könnte dessen Unterbrechung die Prognose sehr verschlechtern (vgl. Bönninghausen, AHP, S. 62 f.).

In chronischen Krankheiten kündigt sich ein gut gewähltes Mittel innerhalb der folgenden Wochen – selten bis zu sechs Wochen – meist durch ein insgesamt gebessertes Lebensgefühl und gesteigertes Wohlbefinden an.

Heute, in der reizverseuchten Lebenswelt (Großstadt!), verlieren die alten Regeln, besonders die Aktions- und Reaktionszeiten der Mittel betreffend, an Bedeutung.

Obwohl die Hauptbeschwerden noch nicht unbedingt Besserung zeigen müssen – dies betrifft insbesondere chronische Krankheiten mit organischen Läsionen –, spürt der Kranke eine Wende. Im Fall einer fehlenden Reaktion kann man dasselbe Mittel in derselben Potenz zunächst wiederholen, ehe man es evtl. in einer anderen Potenz-

stufe verabreicht, oder auf eine andere, passendere Arznei wechselt (vgl. hierzu das Kapitel „Zur Methodik des Behandlungsverlaufs" im Beitrag „Die Heilung der chronischen Krankheiten", S. 272). Wenn keine Reaktion zu verzeichnen war, ist auch die Verwandtschaftsbeziehung zum folgenden Mittel belanglos.

Eine Verschlechterung innerhalb der ersten vierzehn Tage kann in Einzelfällen eine vorübergehende Erstverschlimmerung sein, die rasch von allein wieder abklingt und einer Besserung Platz macht. Sie ist ein Zeichen richtiger, aber zu kräftiger Arzneigabe und durch vorübergehende Verstärkung schon bestehender Symptome gekennzeichnet. Hier wird einfach abgewartet. Wiederholt man später das Mittel, muß die Gabengröße verringert (bei Q-Potenzen) und das Mittel am besten in einer höheren Potenzstufe gegeben werden.

Kommt es in seltenen Fällen nach der Mittelgabe zu anhaltenden und lästigen, bislang dem Patienten unbekannten Symptomen, z. B. zu einer Verschlechterung seines Gemütszustands, ohne daß eine Besserung seiner ursprünglichen Beschwerden einsetzt, war das Mittel falsch gewählt. Es muß je nach Intensität entweder abgewartet, homöodotiert oder am besten mit einem Diadot neutralisiert werden. Homöodote sind zugleich auch immer Folgemittel, deren Wirkung sich deshalb nie auf eine bloße Aufhebung der Mittelwirkung der vorangehenden Arznei beschränken lassen. Sie greifen immer mehr oder weniger in die Behandlung ein. Deshalb ist es unproblematischer, mit Diadoten eine Abschwächung der ungünstigen Mittelwirkung anzustreben.

Tritt eine solche anhaltende Verschlimmerung auf ein gut gewähltes Mittel auf, hat der Fall eine schlechte Prognose (AHP, S. 11–13).

Solange sich unter einem Mittel der Patient und seine Symptome bessern, soll man dieses Mittel nicht verlassen (vgl. die Beiträge „Die zweite Verordnung" und „Die

Heilung der chronischen Krankheiten"). Solange es nicht zu neuen Symptomen kommt und das Verhalten der chronischen Krankheit wie bisher fortdauert, wird bei festgehaltenem Mittel nur eine Änderung der Potenz erforderlich. Dagegen ist das Auftreten von bedeutsamen neuen Symptomen im Rahmen der chronischen Krankheit, einschließlich einer eventuellen weiteren Verschlechterung der vorigen Symptome, zwingend für einen Mittelwechsel.

Die Mittelwahl der Folgearznei erfolgt dann nach den bekannten allgemeinen Regeln, genauso wie bei der ersten Verordnung.

Es lassen sich jetzt zwei Fälle unterscheiden:

1. Das erste Mittel hat der Totalität der Symptome sehr gut entsprochen und war deshalb längere Zeit, über ansteigende Potenzierungen, beim Patienten wirksam. Bei einer Stagnation der Besserung ohne wesentliche neue Symptome können Komplementärmittel die Heilung vollenden. Zeigen sich nach einem längeren erfolgreichen Wirken der ersten Arznei bedeutsame neue Symptome, resultieren diese eher aus einer mit veränderten Symptomen einhergehenden Wandlung der chronischen Krankheit, als aus einer vom ersten Mittel inaugurierten Symptomenveränderung.

2. Das erste Mittel hat der Totalität der Symptome aus unterschiedlichen Gründen nur unzureichend entsprochen (ORG VI § 162). Dafür kann eine Insuffizienz des Arztes oder des Patienten, eine lückenhafte Materia medica, die für diese Symptomenkombination kein adäquates Mittel bereithält, oder eine symptomenarme Krankheit ursächlich sein. Falls es sich jetzt nicht um eine symptomenarme Krankheit handelte, konnten vom ersten Mittel einzelne wahlanzeigende Symptome des Kranken nicht erreicht werden. Deshalb wird meist schneller ein Mittelwechsel notwendig.

Da jetzt nach den Beobachtungen Hahnemanns Symptome des nicht vollständig passenden ersten Mittels in die Symptomatik der Krankheit integriert werden können, muß die nun folgende Arznei im Bereich der neuen Symptome zum ersten Mittel ähnlich sein.

Oftmals findet sich jetzt das Folgemittel in den Listen der verwandten Arzneien. Sie dienen als nachträgliche Bestätigung der homöopathisch ausgewählten Arznei.

Für den Anfänger gilt: Keinesfalls darf vorschnell gewechselt oder das Mittel wiederholt werden! Solange der Patient von einer Mittelgabe Besserung erfährt, läßt man sich nicht von neu aufgetretenen Symptomen beirren. Neu aufgetretene Beschwerden können auch das vorübergehende Aufflackern vergangener Symptome des Kranken sein, was eine besonders gute Arzneiwahl anzeigt und einen günstigen Heilungsverlauf verspricht.

Generell muß sich die richtige Mittelgabe in Ruhe auswirken können. Wenn die nach der Mittelgabe gebesserten Symptome sich wieder stärker zeigen und die allgemeine Besserung abklingt, ist der richtige Zeitpunkt für die Wiederholung derselben Arznei (evtl. in veränderter Potenzstufe) gekommen. Der Fortgeschrittene kann später mitunter die Behandlung abkürzen, weil er von seiner Erfahrung sicherer und früher erkennt, ob von einem Mittel noch etwas zu erwarten ist, oder ob schon gewechselt werden muß.

Die Anweisungen gelten für Einzelgaben homöopathischer Arzneien als Hochpotenzen in ansteigenden Potenzstufen. Die Handhabung der Q-Potenzen folgt etwas anderen Regeln (vgl. den Beitrag „Homöopathische Gabenlehre", S. 169 ff.).

Erst wenn unter einem Mittel, auch bei veränderter Potenzstufe, die Besserung stagniert und sich neue bedeutende Symptome zeigen, muß gewechselt werden; jetzt zeigen die neuen Symptome, gemeinsam mit dem verbliebenen Rest der alten

Beschwerden das Folgemittel an. Die neuen Symptome können zwar zum alten Mittel gehören (s.o.), aber sie entsprechen ihm nicht mehr charakteristisch, da ja mit diesem kein weiterer Fortschritt zu verzeichnen ist. Man wählt deshalb ein Mittel, **das den zuletzt aufgetretenen Symptomen charakteristisch entspricht** und auch zum verbliebenen Symptomenrest ähnlich ist. Häufig findet es sich bei den Folge- bzw. verwandten Mitteln. Da bei der Wahl der Folgearznei die zuletzt aufgetretenen Symptome besonders zu beachten sind, kann sich jetzt gegenüber der ersten Verordnung die Gewichtung der Symptome verschieben.

Lokalsymptome, die in chronischen Fällen bei der ersten Verordnung in der Regel keine große Rolle spielen, können bei der Folgeverordnung eine wahlanzeigende Bedeutung erhalten, falls sie zu den zuletzt aufgetretenen Symptomen zählen und anhaltend sind.

Allerdings entscheidet auch bei neu aufgetretenen Lokalsymptomen immer die Gesamtsituation:

Solange die Besserung voranschreitet: trotz neuer Symptome kein Mittelwechsel.

Bei Stagnation oder Rückschritt der Besserung: Mittelwechsel unter Beachtung der neuen lokalen Symptome.

Die veränderten Symptome, die ein Folgemittel **sicherer** indizieren, sind im Bereich der Gemütssymptome und Modalitäten anzutreffen. Falls sich neue oder veränderte **Allgemeinsymptome** zeigen (z.B. unter der Behandlung ein frostiger Patient warmblütig wird, oder ein bis dahin mild gestimmter Kranker reizbar), ist sehr wahrscheinlich ein Mittelwechsel angezeigt, obwohl auch hier eine sonst fortschreitende Besserung das einstweilige Abwarten ratsam erscheinen läßt. Viele Mittel sind zudem **biphasisch**, d.h. sie können zu frostigen und warmblütigen Patienten passen.

Erwähnenswert ist noch die Beobachtung Hahnemanns, daß die Aufeinanderfolge von zu ähnlichen Mitteln, wie Nux vomica und Ignatia, ungünstig ist (AHP, S. 468).

Die aufgelisteten Folgemittel sind – wie schon Hahnemann ausführte – **nur als Bestätigung zu verstehen, die dem homöopathisch angezeigten Mittel eine zusätzliche Absicherung verleihen.**

Es spricht daher nichts gegen ein homöopathisch angezeigtes Mittel, wenn es nicht in solch einer Liste aufgeführt ist.

Früher wurden die Mittel viel schneller gewechselt, als es heute angezeigt scheint, was auch das Verwandtschaftsverhältnis der Arzneien untereinander bedeutsamer machte. So schreibt Bönninghausen 1863: „Denn meistens wird durch die einmal gegebene, homöopathisch richtige gewählte Arznei der Charakter der Krankheit in kurzer Zeit dergestalt *umgeändert*, dass nun ein *anderes* Mittel angezeigt wird. Daher die häufige Erfahrung, dass der leichtsinnige und unverständige *Fortgebrauch* derselben Arznei oft mehr schadet als nützt [...]" (AHP, S. 467). Bönninghausen hält beim Gebrauch von Hochpotenzen deren „*Wiederholungen* aber für gänzlich *unstatthaft* [...]", „weil durch die höhere *Potenzirung* der *Wirkungskreis* der Mittel immer mehr *erweitert*, mithin die *Heilung* durch eine geringere *Zahl* Derselben und in kürzerer *Zeit* erreicht wird, und die zweite oder weitere Gabe nichts für sie Heilbares mehr vorfindet" (AHP, S. 468–469). Demgemäß zeigen seine Krankenjournale oftmals einen häufigen Mittelwechsel (auch bei chronischen Krankheiten) in kurzen Abständen. Er bediente sich in (z.T. symptomenarmen) chronischen Fällen dabei zusätzlich eines speziellen Verfahrens, bei dem er nur zwei verwandte Arzneien in kurzen Abständen (meist 5 Tage) aufeinander folgen ließ, wobei die eine mehr dem Hauptleiden, die andere mehr den Nebenbeschwerden entsprach (z.B. die Mittelfolge Caust. – Sep. – Caust.).

Daß nach einer Hochpotenz eine „weitere Gabe nichts für sie Heilbares mehr vorfindet", entspricht nicht mehr der heutigen durchschnittlichen Erfahrung bei *chronisch* Kranken. Möglicherweise haben früher die Patienten besser auf die homöopathischen Arzneien angesprochen als heute, was auch die spektakulären Heilerfolge damals, z.T. schon nach einer Arzneigabe, auch bei schweren Krankheiten (z.B. Epilepsie) erklären würde. Der Mensch ist heute vielfältigen, komplizierten und reizüberflutenden Umwelteinflüssen ausgesetzt, die ihn möglicherweise gegen feinere Arzneireize abstumpfen lassen und ein längeres Beharren auf einem Mittel erfordern (wie es bei den Q-Potenzen der Fall ist). Dazu paßt auch die Äußerung des sehr erfahrenen indischen Arztes Phatak, der einmal sagte, daß die Patienten 20 bis

30 Jahre zuvor besser auf die homöopathischen Mittel angesprochen hätten. Die Mittel wirkten heute kürzer und müßten deshalb öfters wiederholt werden.

12.6 Komplementärmittel

Komplementärmittel sind durch die praktische Erfahrung besonders ausgezeichnete Folgemittel. Sie vollenden die vom ersten Mittel eingeleitete Heilung. Mit dem ersten Mittel wurde bereits eine gute Besserung erreicht, die sich aber bei dessen fortgesetzter Anwendung nicht mehr weiter voranbringen läßt. Die Symptome des Patienten sind gebessert, müssen sich aber nicht unbedingt verändert haben, um ein Komplementärmittel zu indizieren, wie folgender Fall zeigt:

Fallbeispiel

Unmittelbar nach einer Brustreduktionsplastik begannen vor drei Wochen bei einer 32jährigen Patientin unerträgliche Rücken- und Nackenschmerzen. Obwohl die Operation unauffällig verlaufen war, traten einige Stunden danach die Beschwerden erstmals auf und steigerten sich in den folgenden Tagen derart, daß die Patientin von einem Orthopäden mit täglichen Injektionen, Massagen und Antirheumatika behandelt wurde, was aber die Beschwerden kaum bessern konnte.

Die mittlerweile verzweifelte Patientin empfindet die Schmerzen wie einen starken Muskelkater, mit einem Ziehen über den ganzen Nacken bis zu den Schulterblättern und in die Ellbogen. Dabei ist die rechte Schulter wie ausgerenkt und sie kann die Arme nur unter starken Schmerzen über die Horizontale heben. Folgende Symptome konnten außerdem noch erhoben werden:

- Hitzeempfindung in den Armen
- Reiben und Massieren agg. eher
- Nachts starke Verschlimmerung
- Kann nicht flach liegen, muß nachts im Sitzen dösen
- Beginn der Bewegung verschlimmert, fortgesetzte allgemeine und lokale Bewegung der Schultern und des Nackens bessert
- Wärme bessert leicht

Besonders schlimm ist es für sie, daß sie keine Möglichkeit der Schmerzentlastung hat, keine Körperhaltung ist ihr wirklich erträglich. Sie ist ruhelos und wird insbesondere nachts ständig umhergetrieben.

Repertorisation und Mittelfindung

Die Symptome indizieren deutlich Rhus toxicodendron:

- Beginn der Bewegung agg., fortgesetzte Bewegung amel. (K 1375)
- Hitzegefühl in den Armen (K 1010)
- Empfindung wie verrenkt bzw. wie verstaucht (K 1099, K 1135)
- Verschlimmerung nachts (K 1342)
- Ruhelosigkeit nachts, die sie aus dem Bett treibt (K 73)

Mittelgabe und Verlauf

Sie erhält Rhus toxicodendron C 1000 (ISO). Wegen der intensiven Schmerzen wird das Mittel in Wasser gelöst und in dreimaligen täglichen Gaben verabreicht. Damit lindern sich in den nächsten Tagen die Beschwerden um die Hälfte. Die Besserung scheint dann aber zu stagnieren, und auch der Schlaf hat sich noch nicht so deutlich entspannt, wie man es sich bei einem optimal passenden Mittel vorstellt. Die Beschwerden haben sich gebessert, ohne daß die Symptome sich verändert haben.

Gesucht wird daher ein Mittel, das mit Rhus-t. verwandt bzw. ihm komplementär ist und die von Rhus-t. eingeleitete Heilung vollenden kann. Ein wichtiges Komplementärmittel zu Rhus toxicodendron ist Calcarea fluorica. In den „Arzneibeziehungen" findet man bei Rhus-t. folgenden Hinweis: „Wenn Rhus-t. ungenügend erscheint, wirkt Calc-f. tiefer und länger" (Boger). Boger hat diese Empfehlung ursprünglich aus den Guiding Symptoms von Hering entnommen. Hering notiert in den Guiding Symptoms (GS) bei Calc-f. in der Abteilung „Arzneibeziehungen": „Nützlich nach dem Versagen von Rhus-t. bei Lumbago."

In der Abteilung „Nacken und Rücken" erwähnt er dazu einen geheilten Fall:

„Lumbalgie nach Zerrung (oder Überanstrengung); Schmerzen < nach Ruhe, > nachdem er sich ein wenig bewegt hat, und von Wärme (nachdem Rhus-t. nichts ausgerichtet hat)." (GS III, S. 147)

Die Ruhelosigkeit und die fehlende Erleichterung durch Lagewechsel unserer Patientin kommt bei Calc-f. in den Prüfungssymptomen auch vor und mag der Grund gewesen sein, dieses Mittel bei dem Lumbagofall nach Rhus-t., für das diese Modalitäten charakteristisch sind, zu geben:

„Müdes Wehtun im Kreuz, wie nach einem langen Ritt, obwohl er nur kurz geritten ist; kann in keiner Position so sitzen, daß seine Schmerzen gelindert werden. Nachmittags viele Schmerzen und müdes Wehtun im unteren Rücken mit körperlicher Unruhe; muß umherlaufen.

Boger hat zusätzlich zu dem Hinweis aus den GS noch eigene gute Erfahrungen mit Calc-f. als Komplementärmittel zu Rhus-t. gemacht.

Calc-f. hat sehr ähnliche Modalitäten wie Rhus-t. und zeigt dadurch die enge Verwandtschaft an.

Calc-f. ist verschlimmert durch:
Beginnende Bewegung, Kälte, Feuchtigkeit, Luftzug, Wetterwechsel, Verrenkungen und Überanstrengungen.
Es sollte daher bei ungenügender Reaktion auf Rhus-t. und beim Vorliegen der typischen Modalitäten mit in Erwägung gezogen werden.
Die Patientin erhielt daraufhin eine Einzelgabe Calc-f. 200 (Catellan) mit sehr schneller und völliger Wiederherstellung in einem Tag.

12.7 Voraussagen und Prognosen über homöopathische Arzneien

Das Verwandtschaftsverhältnis der Arzneien läßt auch Prognosen über Arzneien zu, die in einem Krankheitsfall später möglicherweise noch eingesetzt werden müssen. Findet sich keine Arznei, die der Totalität der Symptome eines Falls vollständig entspricht, können einzelne Symptome, die für bestimmte (Folge-) Mittel des zuerst gewählten Mittels charakteristisch sind, deren möglichen späteren Einsatz ankündigen. **Sichere Voraussagen sind aber prinzipiell nicht möglich.** Einige Beispiele solcher Prognosen haben in der homöopathischen Fachwelt für Erstaunen gesorgt.

1924 veröffentlichte Stuart Close im „Homoeopathic Recorder" in englischer Übersetzung eine Arbeit von Bönninghausen mit dem Titel „The Relationship and Sequence of Remedies in the Treatment of Chronic Diseases" (Versuch über die Verwandtschaften der Arzneien, 1836). Close schreibt zur Einleitung, daß Hahnemann und Bönninghausen diesem schwer verständlichen Gebiet große Aufmerksamkeit widmeten, aber dazu nur wenig veröffentlichten. Es war bekannt, daß beide nach dem Studium eines chronischen Falls in der Lage waren, nicht nur die zur vollständigen Heilung erforderlichen Mittel zu bestimmen, sondern auch deren genaue Abfolge anzugeben. Für Close blieb es rätselhaft, wie so etwas zu bewerkstelligen sei.

Ein bekanntes Beispiel einer verblüffenden Übereinstimmung zwischen Hahnemann und Bönninghausen ist die lebensbedrohliche Ileuserkrankung Bönninghausens, deren Verlauf er dokumentiert hat:

„Nach übermäßiger Geistesanstrengung, zu vielem Sitzen und Nachtwachen im Laufe des Winters, veranlaßt durch viele Dienstbarkeiten [...] fühlte ich mich schon zu Ende Februar unwohl, mit verlornem Appetit, Abmagerung, trägem Stuhl u. dgl., ohne eigentlich krank zu sein. Aus Mangel an charakteristischen Zeichen nahm ich keine Arznei, sondern änderte nur meine Lebensweise und Diät, in der Hoffnung, dadurch wieder gut zu machen, was durch offenbare Fehlerhaftigkeit der frühern verdorben war. Indessen ward meine Erwartung getäuscht: meine Beschwerden nahmen von Tag zu Tag zu und wurden vermehrt durch einen krampfhaft zusammenschnürenden, sehr heftigen Schmerz in der rechten Unterleibs-Seite mit starker Auftreibung desselben und gänzlicher Verstopfung. Ich versuchte nun einmal Riechen an Nux vom. 30., aber ohne den mindesten Erfolg, ja gar mit Verschlimmerung. Meine Leiden steigerten sich indessen immer mehr; ich hatte schon in 11 Tagen keine Oeffnung mehr gehabt, die Schmerzen der Unterbauchsseite waren fürchterlich, und andere Zeichen gaben deutlich zu erkennen, daß ich an einer Art von *Ineinanderverschlingung der Gedärme* (Ileus) an den schmerzhaften Stellen litt. [...] – So standen am Abend des 12ten Tages die Sachen, und es blieb nur wenig Hoffnung übrig, mich meiner zahlreichen Familie erhalten zu sehen, als ich mit der angestrengtesten Willenskraft meine ungeheuern, bis jetzt stets im Zunehmen begriffenen Unterleibsschmerzen überwindend, mein Symptomenbild zur Hand nahm und beschloß, nicht eher nachzulassen, bis ich entweder ein passendes Mittel gefunden hätte, oder durch den Tod von meinen Qualen befreit wäre. Es war Mitternacht geworden, ehe ich damit zu Stande kam, in der Thuja eine Arznei zu finden, in deren Symptomen das Charakteristische meiner Beschwerden so deutlich enthalten war, daß ich mir sofort das Etui reichen ließ und mit jedem Nasenloche *nur einmal* an die vor Jahr und Tag mit der *30sten Verdünnung* derselben befeuchteten Streukügelchen *aufroch*. Wer beschreibt des Verzweifelnden Freude, wenn er sich gerettet sieht? – Schon nach 5 Minuten verminderten sich meine Schmerzen in der leidenden Stelle des rechten Unterbauchs, und nach 10 Minuten hatte ich eine sehr reichliche Stuhlausleerung nach einer 13tägigen Verstopfung. [...]

Die Besserung meines Befindens behielt nun ohne weitere Arznei ihren ruhigen Fortgang, und schon wenige Tage darauf konnte ich meinem theuern Freunde und Lehrer *Hahnemann* von meiner Rettung aus der drohenden Todesgefahr Nachricht geben. Ich könnte hier diese für mich und meine Freunde so sehr lehrreiche Erzählung schließen, wenn es mich nicht drängte, den Verehrern unsers verewigten Vaters *Hahnemann* einen neuen Beweis von dessen seltenen medizinischen Einsichten mitzutheilen, welcher eben hierdurch veranlaßt wurde. Mein zuletzt erwähntes Schreiben traf nämlich in einem Augenblicke in Köthen ein, wo *Hahnemann* selbst schwer erkrankt war, so daß seine Antwort vom 28. April 1833 in den ersten Tagen des Monats Mai in meine Hände gelangte. Was er darin über [...] meine Krankheit schreibt, werde ich mit des ehrwürdigen Mannes eigenen Worten anführen: ‚[...] Von Herzen habe ich bedauert, daß Sie so krank gewesen sind [...]. Soll ich nun noch einen nachgängigen Rath für die Herstellung der Thätigkeit Ihrer Gedärme geben, so würde ich Sie auf *Conium* und *Lycopodium* aufmerksam machen, und auf tägliche Spaziergänge in freier Luft. [...]' Ich bemerke hierzu, daß ich wenige Tage nach Absendung meines Briefes, worin ich mir weder Rath erbeten noch von einer erforderlichen Nachkur geredet hatte, das homöopathisch angezeigte *Lycopodium*, und eben so etwa 8 Tage vor Empfang des Schreibens von unserm Hahnemann, *Conium*, beide in *kleinster* und *einfacher* Gabe, und *sonst gar nichts* genommen habe, als zu derselben Jahreszeit im *folgenden Jahre* noch einmal *eine kleinste Gabe* Lycopodium, wonach jede Spur dieses Leidens auf immer verschwunden ist." (Drei Cautelen Hahnemanns, in: BKMS, S. 342–347)

Leider ist der Brief, in dem Bönninghausen sein Krankheitsbild schildert, verschollen. Vermutlich nannte er bei der Schilderung seines Krankheitsbildes einige Symptome, die nicht zu Thuja gehörten, aber für Conium und Lycopodium (Lycopodium ist verwandt zu Thuja) charakteristische Zeichen enthielten. Obwohl Conium nicht als verwandtes Mittel zu Thuja gilt, muß in der Symptomenschilderung Bönninghausens ein deutlicher Hinweis dafür vorgelegen haben. Nur so kann man sich Hahnemanns gelungene Voraussage für Conium und Lycopodium erklären. Möglicherweise war auch Hahnemann ein ähnlicher Fall untergekommen. **Sicher wissen im voraus konnte auch er es nicht.**

Voraussagen und Prognosen über zukünftig notwendige Arzneimittel können in die Praxis integriert werden. Wenn ein Patient ein auffallendes Symptom hat, das nicht zum zuerst verabreichten Mittel gehört, kann im Verlauf der Behandlung noch die Arznei notwendig werden, die zu diesem auffallenden Symptom charakteristisch gehört. Wenn z. B. ein Patient einen Heißhunger nach Eiern hat – ein charakteristisches Calcarea-carbonica-Symptom –, seine Symptomentotalität aber viel deutlicher für ein anderes Mittel, z. B. Phosphor, spräche, liegt die Vermutung nahe, daß das zu Phosphor verwandte Calcarea carbonica später noch als Mittel benötigt wird.

> Es ist vorteilhaft, sich schon bei der ersten Konsultation diejenigen (verwandten) Arzneien zu notieren, die zu auffallenden Symptomen des Patienten passen, die nicht zum zuerst verabreichten Mittel gehören oder die bei der Repertorisation mit dem ersten Mittel konkurrieren. Möglicherweise benötigt man später eine dieser (verwandten) Arzneien.

Ob überhaupt Folgemittel zur Heilung nötig werden, läßt sich teilweise aus der Symptomatik des Patienten prognostizieren: Wenn nicht alle charakteristischen Symptome eines Krankheitsfalles zu **einem Mittel** passen, werden vermutlich ein oder mehrere Folgemittel zur vollständigen Heilung notwendig. Findet sich dagegen ein Mittel (bevorzugt eines der „großen" chronischen Mittel), das zu allen charakteristischen Symptomen paßt, ist die Heilung durch dieses Mittel allein möglich.

Aber auch hier gilt: Jeder Fall kann sich im Verlauf von seiner Symptomatik her anders entwickeln!

So wie man beim Vorliegen sehr guter, charakteristischer Symptome einer Arznei auf einen guten Behandlungsverlauf schließen kann (ORG VI § 3), läßt sich umgekehrt aus einer schnellen und problemlosen Heilung folgern, daß in diesem Fall die Ähnlichkeitsbedingung sehr gut erfüllt wurde. Möglicherweise lassen sich dann weitere charakteristische Symptome der Arznei im nachhinein beim Patienten eruieren.

12.8 Zusammenfassung

Wenn wir einen chronischen Fall mit einem Mittel beginnen, das nicht vollständig zur Symptomatik paßt, so haben wir uns für einen Behandlungsweg entschieden, den wir dann nicht einfach wieder verlassen können. Nach der Gabe des ersten Mittels kann sich die Gesamtheit der Symptome so verändern, daß Symptome, die zum ersten Mittel gehören, Bestandteil der Krankheit werden. Diese neu erregten Zeichen sind keine Prüfungssymptome einer Arznei – dann könnten wir warten, bis diese abgeklungen sind, und ohne Berücksichtigung der ersten Arznei eine andere geben. Die neuen Symptome gehören zur Krankheit, es sind „noch nicht gefühlte Beschwerden der Krankheit selbst" (ORG VI § 180). Diese neuen Beschwerden und der verbliebene Rest der alten Symptome erfordern ein Folgemittel, das zur ersten Arznei verwandt ist. Bei vorsichtiger Dosierung wird man meist keine auffallend veränderte Symptomatik durch die Gabe eines

Mittels bewirken, wobei aber zu bedenken ist, „daß jede Arznei außer den bemerkten, stark und deutlich hervortretenden Symptomen, jedesmal noch viele andere, schwächere und daher unbeachtete Befindens-Veränderungen erregt" (Bönninghausen).

Ob überhaupt ein Mittelwechsel notwendig wird, entscheidet sich am Befinden des Patienten und am Vorliegen bedeutungsvoller neuer Symptome. Solange der Kranke unter einer Arznei Besserung zeigt, wird man die Arznei nicht wechseln. Zu langes Beharren auf einem Mittel, ohne daß Besserung eintritt, ist ebenso falsch, wie zu hastiger und überstürzter Mittelwechsel. In chronischen Krankheiten leistet **ein Mittel** oftmals die Hauptarbeit bei der Heilung und bedarf nur der mäßigen Unterstützung weiterer Arzneien. Prognosen über Folgemittel und Behandlungsverlauf sind in gewissen Grenzen möglich und sinnvoll.

12.9 Weiterführende Literatur

Bönninghausen, C. v.: Versuch über die Verwandtschaften der homöopathischen Arzneien, nebst einer abgekürzten Uebersicht ihrer Eigenthümlichkeiten und Hauptwirkungen. Münster 1836.
Bönninghausen, C. v.: Aphorismen des Hippokrates. Göttingen 1979.
Miller, R. G. und *W. Klunker:* Arzneibeziehungen. Heidelberg 1995.

13 Die Nosoden und Sarkoden

Andreas Wegener

13.1 Einführung

Nur eine Waffe taugt: – die Wunde schließt der Speer nur, der sie schlug.
(Parsifal, in der gleichnamigen Oper von Richard Wagner)

In der Homöopathie werden Arzneimittel eingesetzt, die aus den Erregern oder Ausscheidungen infektiöser Krankheiten stammen. Man nennt sie **Nosoden** (z. B. Psorinum, ein Präparat, traditionell gewonnen aus Skabiespusteln). Außerdem gibt es Arzneien, die aus menschlichem oder tierischem gesundem oder krankem Gewebe hergestellt sind, **Sarkoden** genannt (z. B. Thyreoidinum, ein Präparat aus der Schilddrüse des Schafes, oder Carcinosinum, das zwar allgemein als Krebsnosode bezeichnet wird, aber eigentlich eine Sarkode ist). Nosoden und einzelne Sarkoden haben sich bei der Behandlung chronischer Krankheiten bewährt und sind dafür unverzichtbar geworden. Ihre Anwendung in der Homöopathie folgt zusätzlichen Besonderheiten, die sie von anderen Arzneien unterscheidet. Sie werden deshalb in diesem Beitrag separat behandelt.

> Nosoden nennt man im klassischen Sinne einen potenzierten Stoff, der in direkter Beziehung zu infektiösen Erkrankungen (Tuberkulose, Scharlach usw.) steht, oder der durch besondere Verfahren hergestellt wurde (z. B. Pyrogen), um krankhafte Reaktionen auszulösen (z. B. Fieber).

13.2 Geschichte der Nosoden

Constantin Hering hat die Arzneimittelgruppe der Nosoden in die Homöopathie eingeführt und ihr den Namen gegeben. Da bei der Lufttrocknung der in Weingeist aufgelösten Nosode Psorinum kleine Kristalle zurückblieben, nahm er ursprünglich als das eigentlich Wirksame ein Salz an. Er nannte die Mittel dieses ganzen Gebiets Nosoden und verstand darunter nur Krankheitsprodukte. (HMS, S. 1078)

Hering fand über Beobachtungen und Analogieschlüsse zu den Nosoden. Ausgangspunkt seiner Überlegungen war seine beeindruckende Arzneiprüfung des Gifts der Buschmeisterschlange (Lachesis muta). Nachdem er dabei die starke Wirkung des Schlangengifts – für ihn war es ein giftiger Speichel – erfahren hatte, vermutete er auch in anderen Absonderungen, z. B. im Speichel des tollwütigen Hundes, ein potentes homöopathisches Heilmittel. Mit dem „Hundswutgift" wollte er eine Art Impfung, ein „Verhütemittel", gegen diese tödliche Krankheit entwickeln.

Falls das Tollwutgift diese erhoffte Wirkung zeigen würde, ergäben sich noch weiterreichende Möglichkeiten. 1830 empfahl er daher die Prüfung anderer krankhafter Produkte, zunächst den Eiter aus Pocken- und Krätzpusteln. (HMS, S. 1070)

Im Rückblick schreibt er 1833:

„Ich habe bei Gelegenheit der Erfahrungen über das Schlangengift und seine Kräfte die Hypothese aufgestellt [...] daß ebenfalls das Wuthgift Wirkung äußern müsse, und das wir im Schlangengift, oder auch im Wuthgift selber, ein Heilmittel müßten finden, sicherer als die bisherigen vier Mittel gegen Hydrophobie; ebenso vom Pockengift [...]. Consequent damit mußte ich ebenso auch das Krätzgift für wirksam halten, so ganz unerhört auch die Sache war. [...] Ich hatte die Ueberzeugung, daß durch dieses Unternehmen, wenn sich die Hypothesen bewährten, wie ich mich ausdrückte: ‚der Gipfel der Heilkunst' erreicht werde." (HMS, S. 388)

Die Impfung gegen die Pocken nach Jenner betrachtete er nur als Notlösung, da er häufig krankmachende Nebenwirkungen davon beobachtete. „Ich habe deutlich gesehen, und mehr als einmal, und von ähnlichen Fällen viel gehört, daß Kinder vom Tage der Impfung an kränkelten, und die früher blühend gesund waren, es nachher nie wieder so geworden sind." (HMS, S. 96)

Da er zur Zeit der Lachesis-Prüfung in Surinam weilte und es dort keine tollwütigen Hunde gab, stellte er seine ersten Versuche mit dem Inhalt der Krätzepusteln an. Psorinum war daher die erste Nosode, die von ihm in die Homöopathie eingeführt wurde.

Im Herbst 1830 sammelte er den Krätzeiter von einem sonst gesunden jungen Farbigen, der sich vermutlich an infizierter Wäsche angesteckt hat. Er litt an den Händen und Vorderarmen an einer Krätze mit großen gelben Blasen. Hering öffnete mehrere Tage hintereinander alle reifen unzerkratzten Pusteln und brachte den Eiter in Fläschchen mit Weingeist. Mit der potenzierten Substanz führte er Arzneiprüfungen an Gesunden durch. Bei Kranken hatte er damit guten Erfolg, aber auch starke Arzneireaktionen. Er nannte das Präparat Psorin. (HMS, S. 1071)

Mit Psorinum erhoffte er sich, an Krätze Erkrankte vor einer erneuten Ansteckung zu schützen. Zu diesem Zweck empfahl er den Kranken von ihrem eigenen Psorin – von ihm **Autopsorin** genannt – zu geben. Falls es aber zu einer epidemischen Krätzeepidemie käme, genügte es nach seiner Beobachtung, das Psorin eines daran Erkrankten allen zu verabreichen. Ein Verfahren, das er auch für andere epidemische Infektionskrankheiten (Pocken und Windpocken) empfahl. (HMS, S. 407)

Bei seinen Versuchen fand er heraus, daß sich jede Ausschlagsform, ob Bläschen, Grind, Flechte oder Geschwür, aus der nach dem Jucken „ein Wasser heraussieperte", zur Herstellung eines wirksamen Präparats eignete. (HMS, S. 409)

Autopsorin war im Gegensatz zum Psorin nach seinen Erfahrungen **allein nicht zur Heilung ausreichend**. Es vermochte lediglich eine allgemeine Reaktion zu bewirken. Die Heilung vollzog sich dann durch das oder die nächsten Folgemittel.

Die Gabe von potenziertem Eigenblut, einer Autonosode, erfreut sich heute in der kinderärztlichen Praxis besonders bei allergischen Erkrankungen großer Beliebtheit (vgl. Hedwig Imhäuser: Homöopathie in der Kinderheilkunde [Heidelberg 2000]).

Später holte er die Prüfung des Speichels eines tollwütigen Hundes nach. Auch hier ging es vorerst um eine Art Impfung und Behandlung der an Tollwut erkrankten Menschen und Tiere. Tatsächlich konnte er in „kaum ein Dutzend Fälle" den vermeintlich sicheren Ausbruch der Tollwut verhindern.

Im Juni 1833 gelang es ihm, in Philadelphia von einem tollwutkranken Hund infektiösen Speichel zu gewinnen. Bei der

Arzneiprüfung konnte er sich von der Wirksamkeit des Präparats überzeugen. Er heilte damit tollwutkranke Hunde und Geschwüre nach Bissen bösartiger Hunde. „Alle von einem für toll gehaltenen Hunde Gebissenen denen ich das Hydrophobin gab, erkrankten nicht." (HMS, S. 1069)

Constantin Hering kann auch als Vordenker der Therapie mit **potenzierten Organgeweben (Sarkoden)** gelten. Pathologische Organgewebe in potenzierter Form werden zur Behandlung dieser kranken Organe eingesetzt. Eine Behandlungsmethode, die heute weit verbreitet ist. 1833 bemerkt er, daß alle festen und flüssigen Teile des menschlichen Leibes, die bis dahin in potenzierter Form untersucht wurden, Einfluß zeigten und daß dieser Einfluß hauptsächlich am Ursprungsorgan zum Tragen kommt. (HMS, S. 461–462)

Er vermutete, daß kranke Organgewebe auch vom Tier stammen könnten, wie das später (1922) von Gillingham geprüfte Thyreoidinum. (HMS, S. 1081)

Hering verlangte aber, jede dieser Substanzen zuvor einer homöopathischen Arzneimittelprüfung zu unterziehen.

13.3 Die Isopathie

Neben dem homöopathischen Einsatz von Nosoden versuchte fast zeitgleich ein homöopathischer Tierarzt, eine vereinfachte Behandlungsmethode zu etablieren, von ihm Isopathie genannt. Der Leipziger Professor der Veterinärmedizin und Magister medicinae Johann Joseph Wilhelm Lux (1773–1849) propagierte 1833 in einem Buch „Die Isopathik der Contagionen" (Leipzig 1833) eine neue Vorgehensweise:

„Mit einem Wort, man potenziere jedes Contagium und brauche es wie die homöopathischen Arzneien und wir sind Herr über alle ansteckenden Krankheiten. [...] Alle ansteckenden Krankheiten tragen in ihrem Ansteckungsstoff das Mittel zu ihrer Heilung."

Lux wurde von einem ungarischen Gutsbesitzer um Rat wegen der Behandlung der Rinderpest und des Milzbrands gefragt. Vermutlich wegen der Heringschen Anregung, die kurz zuvor in Stapfs „Archiv" veröffentlicht wurde, schlug Lux vor, einen Tropfen Blut eines erkrankten Tieres zu potenzieren und den anderen kranken Rindern zu verabreichen. Auch andere Krankheitsprodukte, wie Blattern und der Eiter aus syphilitischen Geschwüren sollten bei den enstprechenden Erkrankungen eingesetzt werden. So stellte Lux auch das Mallein gegen Pferderotz und das Anthrazin gegen den Milzbrand der Rinder her (nach A. Hänni: Nosoden, ZKH 9 [1965], S. 202–207).

Mit diesem vereinfachenden Vorgehen wollte Lux sich die aufwendigen Arzneiprüfungen ersparen; eine Abkürzung, die Hahnemann und Hering zu scharfer Kritik veranlassten. (Hering: „man wollte den allerdings mühsamen Weg der Prüfung am Gesunden ersparen, wollte mit plump ausgesuchten Schablonen malen, wollte es bequem haben!" [HMS, S. 1081]) Hahnemann war die Isopathie sogar eine Anmerkung im Organon und im ersten Band der Chronischen Krankheiten wert. Er weist darauf hin, daß durch die Potenzierung eine „Kraft-Aufschließung" der potenzierten Substanz erfolgt, die zur Veränderung von deren vermeintlichen Eigenschaften führt (zur „Kraft-Aufschließung" siehe den Beitrag „Heilung der chronischen Krankheiten"). Durch die Potenzierung zeigen sich ganz andere Symptome der Substanzen, die gegenüber dem Urzustand neue Indikationen aufzeigen. Somit ist das isopathische Verfahren eine Abart der Homöopathie mit potenzierten, aber ungeprüften Arzneien.

„Man möchte gern eine dritte Anwendung der Arzneien gegen Krankheiten durch **Isopathie** wie man sie nennt, erschaffen, nämlich mit gleichem Miasm eine gleiche vorhandene Krankheit heilen. Aber, gesetzt auch, man vermöchte dieß, so würde, da sie das Miasm nur hoch potenziert, und folglich verändert dem Kranken reicht, sie dennoch nur durch ein dem SIMILLIMO entgegen gesetztes Simillimum die Heilung bewirken. Dieß **Heilen Wollen** aber durch eine **ganz gleiche** Krankheits-Potenz (per idem) widerspricht allem gesunden Menschen-Verstande und daher auch aller Erfahrung." (ORG VI § 56, Anmerkung)

„Die in folgenden Theilen abgehandelten antipsorischen Arzneien enthalten keine sogenannte *isopathischen*, da deren reine Wirkungen, selbst die vom potenzirten Krätz-Miasm (*Psorin*) noch lange nicht genug ausgeprüft sind, daß man sichern homöopathischen Gebrauch von ihnen machen könne. Ich sage *homöopathischen*; denn *idem* bleibt er nicht, wenn man auch den zubereiteten Krätzstoff demselben Kranken eingäbe, von dem er genommen ist, indem er nur, wenn er ihm helfen sollte, in potenzirtem Zustande heilsam seyn könnte, weil roher Krätzstoff, den er ja schon an sich hat, als ein *idem* ohne Wirkung auf ihn ist. Die Kraft-Entwickelungs-(Potenzirungs-) Bereitung ändert ihn aber ab und modificirt ihn, so wie Blattgold nach seiner Potenzirung nicht mehr im menschlichen Körper unthätiges, rohes (Blatt-)Gold ist, sondern bei jeder Stufe von Potenzirung mehr und mehr modificirt und geändert wird. So potenzirt und modificirt, ist auch der einzugebende Krätzstoff (*Psorin*) nicht mehr *idem* mit dem rohen, ursprünglichen Krätzstoffe, sondern nur ein *simillimum*." (CK I, S. 188)

Hahnemann war aber nicht generell gegen Nosoden. Er beteiligte sich daher auch an der Arzneiprüfung von Psorinum. Er lehnte aber die Anwendung von Nosoden ab, wenn sie nicht einer Arzneiprüfung unterzogen worden waren. Durch die Arzneiprüfung der potenzierten Nosode zeigen sich erst die Symptome, nach denen eine homöopathische Anwendung erfolgen kann.

13.4 Grundsätzliche Probleme der Nosoden und Sarkoden

Krankheitsprodukte und Gewebe lassen sich nicht standardisieren und unterliegen naturgemäß einer Variabilität. Unklar ist, ob der Träger der Erkrankung einen Einfluß auf das Krankheitsprodukt ausübt, der sich möglicherweise je nach Alter, Geschlecht usw. in anderen Prüfungssymptomen niederschlägt. Somit bleibt bei jeder Nosode unterschiedlicher Hersteller die Frage nach

der Ausgangssubstanz und deren Bezug zur früher durchgeführten Arzneiprüfung mit deren Prüfungssubstanz (siehe hierzu die detaillierten Ausführungen von A. Grimm über die Pharmazie der Nosoden, S. 382 ff.). Diese Unsicherheiten lassen sich nicht mehr ohne weiteres ausräumen. Allerdings hat Hering bei Psorinum die gleiche Wirksamkeit verschiedener Ausschlagsformen beobachtet. Dies kann man als Indiz für **ein einzelnes, unbeeinflußbares und krankheitsspezifisches Augangssubstrat** ansehen.

Die andere, damit verschränkte Unsicherheit beruht bei den Nosoden auf ihre häufig nur fragmentarisch oder gar nicht durchgeführten Arzneiprüfungen. Die Vermischung mit isopathischen Überlegungen hat zudem zur inflationären Zunahme unterschiedlichster Nosoden geführt, die gemäß der isopathischen Maxime – Nosoden werden für die Krankheiten eingesetzt, von denen sie abstammen – keiner Arzneiprüfung unterzogen wurden.

Frühe Protagonisten der Nosoden, wie S. Swan (1814–1893), vertraten zudem die Ansicht, daß Nosoden bereits durch die an der dazugehörenden Krankheit Leidenden „geprüft" sind: Nosoden seien „bereits die am vollständigsten geprüften Gifte, die es gibt [...]; über Hunderte von Jahren sind sie durch Zehntausende von Menschen, alte und junge Männer und Frauen, ‚geprüft' worden [...]. Es handelt sich dabei sozusagen um an gesunden Menschen vollzogene Prüfungen, wie sie uns von der Natur fertig zur Verfügung gestellt werden. Tragen Sie die Symptome zusammen – und Sie wissen genug über die pathogenetische Wirkung eines jeden dieser Ansteckungsstoffe [...]."

Auch wenn sich Parallelen zwischen Symptomen der Erkrankung und der Arzneiprüfung finden lassen, sind beide doch nicht identisch, was schon Hahnemann als Argument gegen die Isopathie diente.

Trotz der manchmal unzureichenden Arzneiprüfungen hat sich ein reichhaltiges Erfahrungswissen bei der Anwendung der

Nosoden in der Homöopathie angesammelt. Klinisch gewonnene Symptome, die ihre sichere Arzneizugehörigkeit durch zahlreiche Verifikationen bewiesen haben, kompensieren daher zum Teil die fehlenden Prüfungssymptome.

13.5 „Erbnosoden" und ihre Anwendung in der Homöopathie

Einen bedeutsamen Einfluß auf die Nosodenlehre hatte die Miasmentheorie Hahnemanns, der drei Grundinfektionen annahm, von denen sich alle chronischen Krankheiten ableiten lassen (siehe den Beitrag „Hahnemanns Theorie der chronischen Krankheiten", S. 245 ff.). Ordnet man jetzt diesen drei Miasmen, Psora, Sykosis und Syphilis, die entsprechenden Ausscheidungsprodukte zu, entspräche der Psora die Nosode Psorinum (Inhalt der Skabiespusteln), der Sykosis die Nosode Medorrhinum (aus gonorrhoischem Eiter gewonnen; eigentlich entspricht der Sykosis die Feigwarze, deshalb wäre eine Feigwarzennosode das wirkliche Äquivalent zur Sykosis) und der Syphilis die Nosode Syphilinum oder Luesinum (Sekret des Ulcus durum).

Für Hahnemann zählte die Tuberkulose noch zur Psora. Später wurde die Tuberkulose, vor allem unter dem Einfluß amerikanischer und französischer Homöopathen, einem eigenen „Miasma" zugeordnet (état tuberculinique), deren entsprechende Nosode das Tuberkulinum ist (von Constantin Hering als Phthisin zur Behandlung der geschwürigen Lungensucht, „welches mir schon großen Einfluß zeigte", erstmals eingesetzt [HMS, S. 462]). Von Tuberkulinum gibt es heute verschiedene Arzneizubereitungen. (Zur Prüfungsgeschichte und Ausgangssubstanz der einzelnen Nosoden vgl. den Beitrag „Die Pharmazie des homöopathischen Arzneimittels", S. 365).

Diese Nosoden, die sich (außer Tuberkulinum) den Miasmen Hahnemanns direkt zuordnen lassen, nennt man auch „**Erbnosoden**" oder „biotherapeutische Polychreste" (Julian). Man bezeichnet sie deshalb als „Erbnosoden", weil man eine „Vererbung" krankmachender Faktoren annimmt, die z.B. Tuberkulosekranke an ihre Nachkommen weitergeben sollen (A. Nebel und L. Vannier). Beim gehäuften Auftreten von Tuberkulose in einer Familie kann sich bei den Nachkommen eine besondere „Disposition" herausbilden, die von französischen Homöopathen mit dem Terminus „état tuberculinique" belegt wurde. Sie umfaßt u.a. erhöhte Anfälligkeit für Erkältungen, Hautausschläge, adenoide Vegetationen, auffallend glänzende Fingernägel (P. Sankaran), rezidivierende Exazerbationen lokaler Symptome, wie z.B. Migräne, Durchfall, Fieber, Pneumonien. Mit der „Erbnosode" Tuberkulinum kann dann diese „Disposition" oder „Blockade" gebessert bzw. gelöst werden.

Falls bei homöopathisch therapieresistenten Fällen eine auffallende Häufung von Tuberkulose in der Familie erfahrbar ist, kann Tuberkulinum einen Umschwung einleiten.

Der renommierte homöopathische Arzt Eugene B. Nash wird zu solch einem bislang hoffnungslosen Fall hinzugezogen:
„Ich fand ein sieben Monate altes Kind, mit einem Kopf größer als ein Männerkopf, mit herausgetriebenen, nach aufwärts gedrehten Augen, welche nur ein wenig seitwärts beweglich waren. Es sah aus wie ein Idiot. Die Fontanellen waren nicht zu fühlen wegen des hydrocephalen Zustandes, der den ganzen Schädel wie beschrieben ausdehnte. Ich konnte nicht bemerken, daß das Kind etwas erkannte; nur schien sein weinerliches Stöhnen (fast fortwährend) zuzunehmen, wenn zu ihm gesprochen oder wenn es bewegt wurde.
Die Befragung nach der Familiengeschichte ergab, daß mehrere Schwestern der Mutter an Tuberkulose gestorben waren und sie nur allein von der Familie übriggeblieben war.
Ich verordnete mit Zustimmung des Arztes ein Pulver von *Tuberculinum* 1.m. mit dem Rat, es auswirken zu lassen. Dies war am Ostermontag.
Am 24. Mai 1900 erhielt ich folgenden Brief:

‚Lieber Doktor: Sie werden sich zweifellos des Falles von Hydrocephalus erinnern, den Sie mit mir in Athen sahen und für den Sie *Tuberculinum* verordneten. Von diesem Tag an hat der Kopf an Umfang nicht mehr zugenommen, und obgleich keine weitere Arznei seitdem genommen worden ist, fängt er sogar an, allmählich abzunehmen. Sie messen ihn an der gleichen Stelle jeden Sonntag, und am letzten Sonntag war er zwei Zentimeter kleiner als eine Woche zuvor.[...]' Ich kann in einem derartigen Fall schwerlich *Heilung* erwarten, aber immerhin scheinen die Wirkungen des Mittels sehr bemerkenswert." (E.B. Nash: Leitsymptome in der homöopathischen Therapie [Heidelberg 1988], S. 312 f.)

Ähnliche Beobachtungen über vererbte „Dispositionen", die über eine bei der Geburt erfolgte Ansteckung hinausgehen, wie z. B. bei Lues connata, gibt es auch bei anderen Erbnosoden. Ausgewiesene homöopathische Ärzte, wie Donald McD. Foubister (der das Carcinosinum eingeführt hat) und Margarete Tyler, die beide im Royal Homoeopathic Hospital in London tätig waren und sehr viel Erfahrungen mit den Nosoden hatten, waren dieser Überzeugung.

Tyler spricht in diesem Zusammenhang bei Medorrhinum von einer „Ansteckung, [die] durch mehrere Generationen hindurch ‚gefiltert' worden ist." (M.L. Tyler: Homöopathische Arzneimittelbilder [Göttingen 1993], S. 789)

John Henry Clarke führt in seiner Materia medica (A Dictionary of Practical Materia Medica, Vol. II, S. 409) einen von M. Deschere publizierten Fall an, der für Medorrhinum diese Zusammenhänge illustriert:
Eine 23jährige Patientin litt seit ihrem 11. Lebensjahr an einer schweren chronischen Blepharitis. Licht, insbesondere Gaslicht, war unverträglich, und sie konnte deshalb nicht ausgehen. Abends vermochte sie nicht zu lesen, und morgens waren die Lider so fest verschlossen, daß sie große Mühe hatte, sie zu öffnen. Sie hatte reichliche Absonderung aus den Augen. Bevor sie zu Deschere in Behandlung kam, wurde sie die ganze Zeit streng homöopathisch [erfolglos] behandelt. Deschere erinnerte sich daran, daß er bei ihrem Vater vor seiner Heirat eine Gonorrhoe behandelt hat, und er vermutete, daß die Erkrankung jetzt in dieser Form bei der Tochter wieder zum Vorschein kam. Einige Gaben Medorrhinum in hoher Potenz heilten sie völlig.

13.6 Anwendungsregeln der Nosoden

Nosoden lassen sich grundsätzlich auf zwei Weisen anwenden:
1. Aufgrund ihrer geprüften bzw. im klinischen Gebrauch erforschten Symptomatik nach dem Ähnlichkeitsgesetz wie jede andere geprüfte Arznei auch.
2. Aufgrund einer realen oder hypothetischen Beziehung der von der Nosode repräsentierten Erkrankung zum Patienten.

Zu 1:
Die Erfolge mit dieser Anwendung ergeben je nachdem, wie gut die Heilungsbedingungen erfüllt werden können, entsprechende Resultate. Dieses Vorgehen erfordert aber eine geprüfte bzw. mit sicheren klinischen Symptomen versehene Nosode. Die Erfahrung zeigt, daß die Nosode selten allein zur Heilung ausreicht. Häufiger ist der Fall, daß die Nosode als ein durch die Symptome indiziertes Zwischenmittel fungiert und einer oder mehreren davor oder danach verabreichten chronischen Arznei(en) zur besseren Wirksamkeit verhilft. Die Nosode kann aber auch allein zur Heilung ausreichen:

Fallbeispiel

Eine 58jährige Patientin leidet seit längerem an Haarausfall. Vor drei Jahren begann es mit einem Ausdünnen der Haare, bis sich an den beiden Seiten und am Hinterkopf an mehreren Stellen ein kreisförmiger Haarausfall ausbildete. Die Haare wachsen teilweise dünn nach, sind dann aber weiß.
Sie wurde deshalb von einem Hautarzt mit Hormonen, Vitaminen usw. behandelt, aber ohne Erfolg.
Die Kopfhaut kribbelt an einzelnen Stellen wie von Ameisen.
Außerdem leidet sie gelegentlich an Föhntagen morgens an leichten Kofschmerzen. Sie bezeichnet sich als hektische und nervöse Natur und ist besonders vor Terminen voller Erwartungsspannung.
Auffallend war eine unangemessene Erschöpfung nach Gesprächen mit Bekannten.
Sie neigt zur Verstopfung und ist verfroren, wobei sie besonders kalte Hände und Füße stören.
Zusätzlich besteht seit vielen Jahren ein chronischer Reizhusten, der sich besonders beim flachen Liegen auf dem Rücken und in trockener Luft verschlim-

mert. Sie muß sich häufig räuspern. Es wurde noch eine leichte Struma mit anscheinend „minimaler" Unterfunktion der Schilddrüse diagnostiziert.
Wegen Hitzewallungen wird sie noch mit Hormonpflastern behandelt, der Hormonspiegel sei aber ausgeglichen.

Symptomenauswahl und Repertorisation
Erwartungsspannung (diese Rubrik ist im Kent unvollständig, im Synthetischen Repertorium sind viele wichtige Mittel nachgetragen) (SR I, S. 15): u.a. **Psor.**
Erschöpfung vom Reden (K 1420): u.a. *Psor.*
Fleckförmiger Haarausfall (K 120); Haare wachsen weiß nach (Guiding Symptoms, Vol. VIII, S. 541): *Psor.*
Ameisenkribbeln auf der Kopfhaut (K 118): u.a. Psor.
Die Repertorisation ergibt die Nosode Psorinum. Sie erhält daher im Februar 1998 Psorinum Q 6 (5 Tropfen auf einen Löffel mit Wasser, nach zehnmaligem Klopfen der Flasche). Danach besserte sich zuerst ihre Erschöpfung nach Gesprächen, ihre Erwartungsspannung und der Reizhusten. Sie erhielt daher Psorinum weiter in aufsteigenden Q-Potenzen (Q 9, 12, 15, 18, 21, usw.). Der Haarausfall bleibt vorerst unverändert. Erst nach ca. 8 Monaten setzt an den kahlen Stellen wieder das Wachstum gesunder Haare ein. Sie wurde mit Psorinum vollständig geheilt. ▨

Zu 2:
Naturgemäß lassen sich bei dieser Art der Anwendung keine sicheren Heilwirkungen wie im ersten Fall erzielen. Allerdings gibt es immer wieder spektakuläre Heilungen, denen meist eine spezielle Konstellation zugrunde liegt (s.u.). Da Nosoden starke Arzneireaktionen auslösen können, muß generell vor einem zu leichtfertigen Umgang mit ihnen gewarnt werden. Jede hypothetische Beziehung von Nosode bzw. der dazu gehörenden Krankheit zur Erkrankung des Patienten muß kritisch hinterfragt werden. Bei falscher Anwendung sind längerdauernde Verschlimmerungen möglich, aus denen der Patient nicht leicht zu befreien ist. Grundsätzlich sollten deshalb Nosoden homöopathisch (nach Symptomenvergleich) verordnet werden.

In der Praxis verordnet man Nosoden häufig nach einer Kombination aus Symptomenähnlichkeit (es zeigen sich einzelne Symptome der Nosode) und hypothetischer Beziehung (in der Geschichte des Patienten oder seiner Vorfahren finden sich entsprechende Hinweise auf Vorerkrankungen).

13.7 Nosoden bei Folgen von Infektionskrankheiten

Neben den Erbnosoden gibt es Nosoden, die anderen menschlichen Infektionskrankheiten zugeordnet werden können, wie z.B. Diphtherinum, Morbillinum (von Foubister und Tyler sehr hervorgehoben), Pertussinum, Scarlatinum, Staphylococcinum, Streptococcinum, Variolinum.

Eine Sondergruppe in diesem Zusammenhang sind die Impfnososden, Arzneien, die aus Impfstoffen (Tetanus, BCG usw.) hergestellt sind (s.u.).
Andere Nosoden stammen von Erregern, die nur von Tier zu Mensch übertragen werden, wie z.B. der Milzbranderreger Bacillus anthracis (Anthracinum).
Einen Grenzfall stellen Substanzen wie z.B. Ambra grisea (ein Ausscheidungsprodukt des Pottwals) oder Pyrogenium (ein Extrakt fauligen Fleisches) dar. Sie werden teilweise auch zu den Nosoden gezählt, obwohl sie keine Beziehung zu Infektionskrankheiten haben.

Während die Erbnosoden zum Teil sehr gut geprüft sind und über gesicherte klinische Symptome verfügen, sind viele der anderen Nosoden nur ansatzweise oder gar keiner Arzneimittelprüfung unterzogen worden. Ihre Anwendung wird daher oftmals einer Sequelae-Symptomatik (chronische Krankheitsfolgen nach Infektion) zugrunde gelegt.

Wenn sich ein Patient von einer Infektion nur langsam erholt, oder diese Infektion am Beginn einer chronischen Krankheitsentwicklung steht („seit den Masern ist das Kind nicht mehr wohl"), muß an die Anwendung der entsprechenden Infektionsnosode gedacht werden.

Gelegentlich hört man von chronisch Kranken, daß geraume Zeit (bis zu mehreren Jahren!) vor dem Beginn der Krankheit eine virale oder bakterielle Infektion stattgefunden hat, die nicht leicht und komplikationslos verlief. Finden sich jetzt bei diesen Patienten keine klaren Indikationen für ein herkömmliches Mittel, oder ein gut gewähltes Mittel zeigt keine Wirkung, kann die Nosode der zurückliegenden Infektionskrankheit jetzt weiterhelfen.

Fallbeispiel

Eine 22jährige Patientin litt seit neun Monaten an einem ausgeprägten juckenden und brennenden Ekzem im Gesicht und am Oberkörper mit eitrigen Absonderungen. Kühlung mit Eis erleichterte. Eine Allergiesuche verlief ergebnislos. An Nebensymptomen waren ein Heißhunger auf Schokolade, Durst, eine unregelmäßig und zu spät einsetzende Periode und eiskalte Füße abends im Bett auffällig. Zusätzlich litt sie an rezidivierenden Mandelentzündungen und an einer Pollenallergie seit vielen Jahren.

Bemerkenswert war, daß sie zwei Jahre zuvor an einem schwer verlaufenden Pfeifferschen Drüsenfieber erkrankt war, in dessen Verlauf es zu einer Milz- und Leberbeteiligung kam.

Sie erhielt zuerst Sepia Q 6 (tägl. 5 Tropfen nach 10 Schüttelschlägen mit der Flasche).

Daraufhin kam es innerhalb vier Wochen lediglich zu einem vermehrten Schwitzen in den Achselhöhlen. Der Ausschlag blieb unverändert. Sie erhielt deshalb jetzt die Nosode Pfeiffersches Drüsenfieber D 60 mit schneller Besserung und Abheilung des Ekzems. Anschließend wurde erfolgreich mit Sepia weiterbehandelt.

Foubister empfiehlt daher, neben den Kinderkrankheiten jede Neigung zu Streptokokken-, Staphylokokken- oder anderen bakteriellen und viralen Infektionen genau festzuhalten. Die Nosoden Streptococcinum, Staphylococcinum und Morbillinum sind von Tyler und Foubister mit erstaunlichem Erfolg bei entsprechenden Vorerkrankungen eingesetzt worden. In der Literatur finden sich viele solcher Beispiele.

Foubister berichtet über einen Patienten mit therapieresistenter Ménière-Krankheit. Anamnestisch: schwere Masern mit Otitis. Einige Dosen Morbillinum heilten.

> Spektakuläre Erfolge mit Nosoden sind häufig auf die Konstellation – Vorbelastung mit der entsprechenden Infektionskrankheit, die einen Schaden gesetzt hat und die chronischen Krankheiten den Weg bahnt – zurückzuführen.

Daß (chronische) Infektionen Schäden setzen können, war auch Hahnemanns Konzept, das der Miasmentheorie zugrunde liegt. Der Einsatz von Nosoden nach diesem Sequelae-Prinzip „Folge von …" ist eine modifizierende und erweiternde Umsetzung von Hahnemanns Idee der chronischen Krankheiten und eröffnet der Homöopathie noch ein weites, bislang wenig erschlossenes Feld. Solange aber keine Prüfungssymptome dieser Nosoden vorliegen, muß man hier noch von einer vorhomöopathischen Anwendung sprechen.

Die Nosodengabe gewinnt daher bedeutend an Sicherheit, wenn zusätzlich zur Sequelae-Beziehung noch nach Prüfungs- und/oder klinischen Symptomen verordnet werden kann.

13.8 Impfnosoden

Als Impfnosoden bezeichnet man Nosoden, die aus Impfstoffen hergestellt werden. Impfnosoden werden eingesetzt, wenn in Folge von Impfungen Krankheitssymptome auftreten, die auf herkömmliche homöopathische Arzneien nicht gut ansprechen.

Auch wenn von der Schulmedizin ein solcher Zusammenhang vernachlässigt wird, sind den zur genauen Beobachtung erzogenen homöopathischen Ärzten diese Folgen wohl bekannt. (Vgl. U. Friedrich: Impfumfrage, ZKH 41 [1997], S. 31–36)

Bei den Impffolgen muß zwischen unmittelbar nach der Impfung einsetzenden Beschwerden und langfristigen, chronischen Folgen unterschieden werden. Erstere lassen sich auf allergische Reaktionen oder auf eine akute „Reizung" zurückführen. Häufig lassen sich solche akuten Folgen gut mit herkömmlichen homöopathischen Arzneien heilen.

Einige Tage nach einer Mehrfachimpfung schreit das Kleinkind nachts wiederholt plötzlich schrill auf. Zusätzlich fällt den Eltern beim Kind eine ungewohnte Unruhe auf; ein Verhalten, das den Eltern bis dahin unbekannt war. Eine Gabe Apis mellifica C 200 heilte.

Bei längerfristigen Impffolgen, die sich meist erst mit einem größeren Abstand zur Impfung einstellen, muß man von einem „Impfmiasma" ausgehen. Der Organismus bildet nach dem Kontakt mit dem abgeschwächten Krankheitserreger eine eigenständige chronische Krankheit aus. Läßt sich kein passendes herkömmliches Mittel finden, kann man in diesen Fällen die Impfnosode geben. **Ihre Wirksamkeit wird nachträglich die vermutete Sequelae-Beziehung bestätigen.**

Klunker berichtet über den Fall eines 18jährigen Patienten, der seit zwei Jahren an einer Migräne erkrankt ist. Zwei Jahre vor deren Beginn erhielt er eine BCG-Impfung. Die Migräne ist sonnenabhängig, pulsierend, langsam am Tag zunehmend und von Erbrechen und „innerem Kribbeln" begleitet. Zusätzlich kam es zu rezidivierenden Fieberanfällen mit Delir und Unruhe. Der Patient erhielt wegen des wahrscheinlichen Sequelae-Zusammenhangs „Folge von BCG-Impfung" zuerst die BCG-Nosode in XM (Kurtoglu, Lausanne), nach der er zwei Wochen an Durchfall litt. Die Migräne ist nach der Mittelgabe nicht mehr aufgetreten. (ZKH 43 [1999], S. 115)

Bleul berichtet über den Fall eines 15 Monate alten Mädchens, bei dem sich ein Vierteljahr nach der zweiten Polio- und DT-Impfung eine schwere Appetitstörung mit Entwicklungsstillstand ausbildete. Nachdem er ergebnislos mehrere homöopathische Mittel eingesetzt hat, gibt er dem Kind Tetanus-Toxin D 200 (Staufen-Pharma). Unmittelbar nach der Gabe entwickelt das Kind eine dreitägige Fieberphase, nach deren Abklingen sich schlagartig der Appetit wieder einstellt, „als ob ein Schalter umgesprungen sei". Ohne weitere Mittelgabe erfolgt vollständige Heilung. (ZKH 40 [1996], S. 11–14)

Cave! Die Rubrik „Folge von Impfung" im Kent-Repertorium (K 1410, KD 2037) bezieht sich auf die **Pockenimpfung** (die häufig lokale und systemische Nebenwirkungen nach sich zog) und es bleibt unklar, ob sie verallgemeinernd auf andere Impfungen übertragen werden kann.

13.9 Nosoden als „Reaktionsmittel"

Wenn sich in der Vorgeschichte des Patienten keine auffallenden Infektionskrankheiten finden lassen, können die Nosoden nur nach Prüfungs- und/oder klinischen Symptomen eingesetzt werden. Dafür kommen hauptsächlich die Erbnosoden in Betracht. Erbnosoden gelten auch als „Reaktionsmittel", die zu bestimmten Geweben und Krankheitskomplexen eine klinisch regelmäßig verifizierte Beziehung haben und dort eine ins Stocken geratene Behandlung wieder voranbringen können. Die besonders häufig betroffenen Gewebe und Krankheitskomplexe leiten sich zum Teil von der zur Nosode gehörenden Krankheit ab. So hat z. B. Psorinum eine betonte Beziehung zur Haut, Tuberkulinum zur Haut (besonders zur Neurodermitis der [Klein-]Kinder!) und zum Atmungstrakt, Medorrhinum zu den Geschlechtsorganen und rheumatischen Gelenkserkrankungen und Carcinosinum zum Krebs.

Ist der Patient in diesen Organbereichen erkrankt, kann die dafür passende Nosode als Reaktions- oder „chronisches Zwischenmittel" (Hering) dienen:

„Tatsächlich sind alle Nosoden bei den Erkrankungen mit besonderem Erfolg angewendet worden, die denen ähneln, von denen sie abstammen. Ein weiteres bewährtes Anwendungsgebiet sind der Nosode ähnliche Erkrankungen, die nicht zufriedenstellend geheilt werden konnten. Hier kommt es nach Gabe der entsprechenden Nosode zur Reaktion und Öffnung des Falles. So wirkt *Tuberculinum* am besten bei beginnender Schwindsucht, Pneumonie oder anderen Atemwegserkrankungen, die nicht ausreichend reagieren." (C.M. Boger: Vorlesungen über Materia medica, hrsg. und übs. von K.-H. Gypser und A. Wegener [Heidelberg 1989], S. 42)

Die Erbnosoden besitzen charakteristische und klinisch verifizierte Modalitäten, Gemütssymptome und Empfindungen. Finden sich jetzt, bei unbefriedigender oder fehlender Wirkung eines sonst deutlich angezeigten Mittels, vereinzelte Symptome, die für die Nosode charakteristisch sind, wird die Nosode den Fall weiterbringen.

Fallbeispiel

Ein 32jähriger Patient leidet seit 5 Jahren an Arthritis psoriatica. Zuerst setzte eine Fleckenbildung der Finger- und Fußnägel ein, die sich im weiteren Verlauf zu „Tüpfelnägeln" ausbildete. Dazu kamen heftige, stechende Schmerzen (wie von Nadelstichen) in den Finger- und Zehengelenken mit entzündlichen, bevorzugt distalen Gelenkauftreibungen und Anschwellung der Zehen- und Fingerbeeren.

Der Patient lebt seit 8 Jahren in Venezuela am Meer und betreut von dort aus Touristencamps im Dschungel. In der Wärme geht es ihm gut. Wenn er aber nach Deutschland zu Besuch kommt, leidet er sehr unter der geringsten feuchten Kälte, die zu einer drastischen Verschlimmerung der Gelenkbeschwerden führt. Heißes Baden erleichtert dann die Schmerzen, Kälte in jeder Form ist unerträglich. Die Psoriasis ist nur in leichter Form hinter den Ohren und am Penis sichtbar.

Weitere Symptome sind:

Starker Drehschwindel, wenn er etwas sich schnell Bewegendes, z.B. vorbeifahrende Autos, sieht.

Beständiges Druckgefühl in der Stirn, dabei wie benommen.

Er leidet häufig an Durchfall, bisweilen schon morgens, manchmal abwechselnd mit Verstopfung.

Früher litt er lange unter einer ausgeprägten Schlaflosigkeit.

Menschenmengen bereiten ihm Unbehagen.

Nach einem vergeblichen Versuch mit Sulphur (danach besserten sich zwar der Drehschwindel und die Benommenheit, die Schmerzen blieben aber unverändert) und Bryonia, weise ich den Patienten zum wiederholten Mal darauf hin, daß jede Veränderung für die homöopathische Mittelwahl bedeutsam sein kann.

Darufhin berichtet er noch folgende Symptome, die er bis dahin aus Scham verschwiegen hat:

Seit einigen Jahren leidet er an Kondylomen am Penis (an der Eichel [K 694] und in der Harnröhre), die wiederholt in einer Hautklinik entfernt werden müssen. Außerdem hat er seit längerem Risse am After (K 617), die sich entzünden und jucken. Vor dem Hintergrund seiner rheumatischen Grunderkrankung indizieren diese jetzt erst bekannt ge-

wordenen Symptome Medorrhinum. Er erhält das Mittel in der Q 6 (tägl. 5 Tropfen auf einen Löffel mit Wasser, nach zehnmaligem Klopfen der Flasche). Es kommt innerhalb weniger Tage zu einer auffallenden Besserung seiner Gelenkschmerzen. Dabei wird der Schlaf unruhiger und er muß häufiger Wasser lassen, aber er fühlt sich deutlich wohler und kann erstmals die einsetzende Herbstkälte in Deutschland gut vertragen.

Nach der Nosodengabe als „Reaktionsmittel" können außerdem zusätzliche neue Symptome auftreten, die eine bessere neue Mittelwahl erlauben, was besonders bei sogenannten einseitigen Krankheiten (vgl. ORG VI §§ 172–194) wichtig ist (vgl. auch den Beitrag zur Wahl des Folgemittels, S. 207 ff.). Schon Hering beobachtete nach der Gabe der jeweils angezeigten Nosode, daß die nachfolgenden homöopathischen Mittel eine nachhaltigere Reaktion auslösten. Die Nosode machte diese nachfolgenden Mittel aber nicht entbehrlich, sie galt daher für ihn als Zwischenmittel.

13.10 Nosoden als „Infektionsprophylaxe"

Homöopathische Arzneien können zur Prophylaxe von Krankheiten eingesetzt werden. Voraussetzung scheint allerdings zu sein, daß die Krankheit schon im Umfeld (z. B. innerhalb der Familie) des zu Schützenden ausgebrochen ist. So empfahl Hahnemann z. B. die prophylaktische Gabe von Belladonna bei einer schon in unmittelbarer Nähe ausgebrochenen Scharlacherkrankung.

Ein weiteres Anwendungsgebiet finden daher die Nosoden in der Prophylaxe von Infektionskrankheiten. Das ursprüngliche Ziel Constantin Herings war es ja, Krätzkranke mit Psorinum vor einer erneuten Ansteckung zu schützen. Die Nosode sollte wie eine „Impfung" eingesetzt werden. Er berichtet auch über gute Erfahrungen zur Infektionsprophylaxe bei Lyssinum, der

Tollwutnosode. Renommierte Homöopathen konnten später diese schützenden Effekte von Nosoden wiederholt nachweisen:

„Sie [die Nosoden] werden auch als prophylaktische Mittel eingesetzt, da sie eine sicherere Immunität erzeugen, als mit anderen Mitteln erreicht werden kann. Besonders *Variolinum*, die Pockennosode, konnte ich zu meiner vollen Zufriedenheit anwenden. Nach einer *Variolinum*gabe war es sogar Ungeimpften möglich, Pockenkranke zu pflegen und mit ihnen zu leben. Die Kinder der Familien konnten auf diese Weise vor den Pocken geschützt werden. Bei über einem Dutzend solcher Fälle kam es zu keiner einzigen Ansteckung." (C.M. Boger: Vorlesungen über Materia medica, S. 42)

Trotz dieser positiven Erfahrungen muß der Einsatz von Nosoden zur Infektionsprophylaxe dem besonderen Notfall (und zukünftiger Homöopathieforschung) überlassen bleiben und kann heute keinesfalls als zuverlässige Methode empfohlen werden. Außerdem ist die Bezeichnung mancher homöopathischer Mittel diesbezüglich irreführend, da sie nichts mit der entsprechenden Infektionskrankheit zu tun haben. So wird das Mittel „Malaria officinalis" nicht etwa aus Plasmodien gewonnen, sondern aus verrottetem Torf! Als G.W. Bowen das Mittel 1862 in der Homöopathie einführte, suchte er eine Prophylaxe gegen das „Sumpffieber" (Malaria). Es war damals noch unbekannt, daß die Malaria durch die im Sumpf lebenden Mücken übertragen wurde. Deshalb war es für Bowen naheliegend, im Sumpf und dessen Ausdünstungen selbst den Auslöser dieser Krankheit zu vermuten, was ihn veranlaßte, daraus die „Nosode" zu gewinnen.

13.11 Zusammenfassung

In der Homöopathie werden Arzneimittel eingesetzt, die aus den Erregern oder Ausscheidungen infektiöser Krankheiten stammen. Man nennt sie Nosoden. Außerdem werden Arzneien aus gesundem oder krankem Gewebe gewonnen, die als Sarkoden bezeichnet werden. Der Einsatz von Nosoden hat in der Homöopathie eine lange Tradition; heute ist ihr Gebrauch besonders bei chronischen Krankheiten bedeutsam. Von der homöopathischen Anwendung der Nosoden, die auf Arzneiprüfungen und den gesammelten klinischen Erfahrungen gründet, muß das isopathische Vorgehen abgegrenzt werden. In der Isopathie werden infektiöse Substanzen oder kranke Gewebe in potenzierter Form ohne Arzneiprüfung schematisch zur Behandlung der dazu korrespondierenden Krankheiten eingesetzt. Die wichtigste Gruppe in der homöopathischen Nosodentherapie sind die sogenannten Erbnosoden. Sie leiten sich von der Miasmentheorie Hahnemanns ab und umfassen die Geschlechtskrankheiten, die Krätze und die Tuberkulose als Ausgangsmaterial. Bei diesen Krankheiten nimmt man eine Vererbung schädigender Faktoren an, die in den Folgegenerationen zu chronischen Krankheiten führen können, denen man mit der entsprechenden Erbnosode begegnen kann.

Die Nosoden von infektiösen Krankheiten oder Impfstoffen haben sich außerdem zur Behandlung von chronischen Krankheitsfolgen nach Infektionen oder Impfungen bewährt.

13.12 Weiterführende Literatur

Allen, H. C.: The Materia Medica of the Nosodes. Reprint New Delhi o. J.

Hering, C.: Nachträgliche Bemerkungen über das Schlangengift. ACS 10, 2, (1831), S. 24–31. In: Herings Medizinische Schriften (HMS). Hrsg. von *K.-H. Gypser.* Göttingen 1988, S. 92–99.

Hering, C.: Einige Bemerkungen über das Psorin. ACS 13, 2, (1833), S. 103–161. In: HMS, S. 388-422.

Hering, C.: Das Psorin und seine chemische Rettung. AHZ 43 (1852), S. 305–316 und 321–324. In: HMS, S. 1063–1084.

Julian, O.-A.: Materia medica der Nosoden. Heidelberg 1999. Übs. von H. Friz. (In diesem Buch findet sich eine ausführliche Bibliographie vor allem französischer Autoren über Nosoden.)

Keller, G. v.: Psorinum. Symptomensammlung homöopathischer Arzneimittel. Heft 12. Heidelberg 1983.

Tyler, M.L.: Homöopathische Arzneimittelbilder. Übs. von *Rainer Wilbrand.* Göttingen 1993, S. 788 f., 827 f., 969 f., 1184 f.

Foubister, D. McD.: Homöopathisches Tutorium der Kinderheilkunde. Übs. von *Karlheinz Reinke.* Stuttgart 1998, S. 114–139, 169–182.

Sanharan, P.: The Elements of Homeopathy. Vol. 1. Bombay 1996, S. 123–172.

14 Die Behandlung der akuten Krankheiten

Uwe Friedrich

14.1 Einleitung

Ein großer Teil der Patienten einer durchschnittlichen Praxis ist akut erkrankt. Das gilt gleichermaßen für schulmedizinische wie für homöopathische Allgemeinpraxen. Die schulmedizinische Behandlung der akuten Krankheiten, und hier besonders der schweren, lebensbedrohlichen, ist erfolgreich. Darüber gerät leicht aus dem Blick, daß auch die homöopathische Behandlung der akuten Krankheiten, unabhängig von ihrem Schweregrad, äußerst wirksam ist. Sie gelingt dem Erfahrenen sicher, schnell und nachhaltig.

Selbst in der Homöopathie noch Unerfahrene können bei der Behandlung leichterer akuter Erkrankungen befriedigende und motivierende Heilungen erreichen. Gerade bei der Behandlung akuter Krankheiten lassen sich relativ schnell Erfahrungen sammeln, besonders was das Erlernen der Materia medica angeht. Die Symptome beim Patienten und ihre unterschiedliche Bedeutung für die Mittelwahl werden rasch klar. Auch die Reaktionen der Patienten auf Arzneimittelgaben in verschiedenen Potenzen und Dosierungen lassen sich auf diese Weise schnell erlernen.

Erst nachdem der Anfänger neben dem notwendigen Wissen auch einige Erfahrung in der Behandlung akuter Krankheiten gesammelt hat, ist es sinnvoll, mit der Behandlung chronischer Krankheiten zu beginnen. Dieses Lernen zusammen mit dem Patienten ist bei genügender Selbstkritik und ausreichendem schulmedizinischen Wissen der Ärzte für die Patienten ungefährlich; manchmal erfahren sogar chronisch-rezidivierende akute Zustände durch eine angemessene homöopathische Akutbehandlung eine Heilung oder eine deutliche Besserung.

Im folgenden sollen zunächst die Grundsätze der homöopathischen Behandlung akuter Erkrankungen dargestellt werden. Erst wenn man diese Grundsätze verstanden hat, sollte man sich der praktischen Umsetzung zuwenden, die im weiteren beispielhaft besprochen wird.

14.2 Grundsätze der homöopathischen Behandlung akuter Krankheiten

Akute Krankheiten sind vorübergehende, mehr oder weniger plötzlich auftretende Beschwerden. Ihre charakteristischen Symptome verstärken sich und klingen dann entweder von selber wieder ab oder nehmen zu, bis der Tod eintritt. Nach Hahnemann sind akute Krankheiten: „schnelle Erkrankungs-Processe des innormal verstimmten Lebensprincips, welche ihren Verlauf in mäßiger, mehr oder weniger kurzen Zeit zu beendigen geeignet sind." (ORG VI § 72)

Da es zwischen der homöopathischen Behandlung akuter Krankheiten und chronischer Krankheiten grundlegende Unterschiede gibt, ist es von entscheidender Bedeutung, bei jedem Krankheitsfall eindeutig festzustellen, ob es sich um eine akute oder um eine chronische Krankheit handelt. Besonders schwierig kann die Unterscheidung sein, wenn eine akute Verschlechterung des Befindens des Patienten im Verlauf einer chronischen Behandlung auftritt. In diesem Fall kann es sich auch um eine Verschlechterung der chronischen Krankheit handeln, also eine akute Exazerbation derselben. Entsprechend ist die Behandlung in diesem Fall nach den Grundsätzen der Behandlung chronischer Krankheiten erforderlich. Tritt hingegen eine akute Erkrankung zu einer chronischen Krankheit hinzu, ist zunächst die akute zu behandeln und nicht die chronische Krankheit des Patienten.

Fallbeispiel

Eine 6jährige Patientin leidet seit ihrem 2. Lebensjahr an rezidivierenden Infekten. Neben bis zu 15 Erkältungen im Jahr treten mehrmals über das Jahr verteilt Mandelentzündungen und Mittelohrentzündungen auf. Auffallend sind die folgenden Symptome:

- Sehr weinerlich
- Sehr trostbedürftig, auch schon bei kleinen Unannehmlichkeiten

- Schüchtern
- Kann heißes Bad nicht vertragen
- Rezidivierende Infekte
- Übelriechender Fußschweiß

3 Monate nach Behandlungsbeginn mit Pulsatilla pratensis C 30, das der Patientin sehr gut geholfen hat, kommt es zu einer akuten Mandelentzündung. Im Kindergarten „gehe Scharlach um".
Die Tonsillen sind eitrig belegt, es besteht leichter Mundgeruch. Mittelgradiges Fieber. Das Schlucken schmerze. Das Kind ist deutlich geschwächt, durstlos und muß die Mutter immer bei sich haben.
In diesem Fall handelt es sich um die Exazerbation der chronischen Erkrankung. Im Vergleich zu den früheren rezidivierenden Infekten sind keine wesentlichen neuen Symptome aufgetreten. Die Behandlung muß mit Pulsatilla fortgesetzt werden.

Bei einem anderen 5jährigen Mädchen mit rezidivierenden Infekten fanden sich charakteristische Symptome für Calcarea carbonica:
- Dickköpfig
- Mangel an Lebenswärme
- Neigung zu Verstopfung
- Rezidivierende Infekte
- Übelriechender Fußschweiß

Unter der Behandlung mit Calcarea carbonica hatte das Kind seit einem Jahr keine nennenswerten Erkrankungen mehr. Die letzte Gabe von Calcarea carbonica C 1000 erfolgte vor 3 Wochen. Nach einem Schwimmbadbesuch geriet das Kind auf dem Heimweg in ein Unwetter und hatte am nächsten Tag eine Angina tonsillaris: Hochrotes Gesicht, hochrote Mandeln mit Belägen, Schlucken extrem schmerzhaft, in der Nacht Fieberphantasien.
Hierbei handelt es sich um eine neu hinzugetretene akute Erkrankung, die ein akutes Mittel erfordert. Belladonna (Atropa belladonna) C 30 heilte das Kind innerhalb von 24 Stunden. Die nächste Gabe des chronischen Mittels wurde erst nach einigen Monaten erforderlich.

Wird aber ein vormals weitgehend gesunder Mensch plötzlich krank, so können wir eine akute Krankheit annehmen.

Selbst wenn es sich um eine akute Krankheit handelt, die in gleicher oder ähnlicher Form bereits mehrfach aufgetreten ist (z. B. rezidivierende Anginen, rezidivierende Gallensteinkoliken) können wir mit Erfolg die akute Symptomatik therapieren und dem Patienten so zunächst helfen. Wenn der rezidivierende Charakter der akuten Erkrankung jedoch Ausdruck einer chronischen Erkrankung des Patienten ist, wird in aller Regel die Akutbehandlung nicht zur Vermeidung weiterer Rezidive ausreichen. Hier wird sich also eine chronische Behandlung (siehe dort, S. 267 ff.) an die akute Behandlung anschließen müssen.

Dabei beobachten wir dann dasselbe, was Hahnemann in den „Chronischen Krankheiten" beschrieben hat: Einmal oder wenige Male hilft das für die akuten Beschwerden gegebene Mittel, dann läßt jedoch die Wirkung ganz nach, obwohl die akuten Symptome gleich geblieben sind. Der Grund liegt in dem chronischen Kranksein des Patienten, das eine Behandlung des chronisch Kranken in seiner Gesamtheit erfordert, um ihn zu heilen, und nicht nur seine akute Beschwerde, die der Exazerbation seiner chronischen Krankheit entspricht.

Die Abgrenzung kann im Einzelfall schwierig sein, manchmal unmöglich. Die Praxis hat jedoch gezeigt, daß ein pragmatisches Vorgehen meist zum Ziel führt.

Wenn also ein ausreichender Hinweis besteht, daß ein Patient unter einer akuten Krankheit leidet, so kann man nach den Grundsätzen homöopathischer Akutbehandlungen vorgehen. Sollte es sich jedoch entgegen der ersten Annahme herausstellen, daß der Patient chronisch erkrankt ist, schadet man mit der primären Akutbehandlung nicht. Wie schon erwähnt, wird die akute Beschwerde wiederkehren und das „Akutmittel" bald nicht mehr anschlagen. Dann führt die sich anschließende chronische Behandlung jedoch zum Ziel, den Patienten dauerhaft gesund zu erhalten.

Hahnemann hat bei der Definition **akuter Krankheiten** (ORG VI § 73) darauf Wert gelegt, daß bei deren Auftreten einzelne Menschen „Schädlichkeiten" ausgesetzt waren, die dann zu der akuten Krankheit führten. Er nennt als Beispiele Ausschweifungen in Genüssen oder ihre Entbehrung, heftige Eindrücke, Erkältungen, Erhitzungen, Strapazen, Verheben, psychische Erregungen usw. Aber auch bereits bei diesen äußeren Veranlassungen weist Hahnemann darauf hin, daß nur bei einer vorbe-

stehenden chronischen Belastung es durch diese äußeren „Schädlichkeiten" zum akuten Auflodern des chronischen Krankheitsgeschehens kommt.

Weiter weist Hahnemann auf eine spezielle Art akuter Krankheiten hin (akute sporadische Erkrankungen), die bei Menschengruppen auftreten, die für eine besondere „Schädlichkeit" empfänglich sind.

Zu einer solchen akuten sporadischen Erkrankung könnte man den akuten Föhnkopfschmerz oder Schwächezustände bei großer Hitze rechnen.

Eine weitere Gruppe akuter Krankheiten sind die epidemischen Erkrankungen.

Sie ergreifen mehrere Menschen gleichzeitig oder nacheinander und produzieren gleichartige Krankheitsbilder, z. B. Masern, Keuchhusten, Mumps, Grippe usw.

14.3 Die Akutbehandlung

Zur Behandlung einer akuten Krankheit wird **ausschließlich die Gesamtheit der augenblicklich vorliegenden Symptome** zur Mittelwahl herangezogen.

Damit unterscheidet sich die Akutbehandlung grundsätzlich von der chronischen Behandlung, bei der ja die Gesamtheit aller Symptome der Krankheitsgeschichte des Patienten über die akuten Symptome hinaus bei der Mittelwahl berücksichtigt werden müssen.

In dem Beispiel des 5jährigen Mädchens (s. S. 230) mit rezidivierenden Infekten ist für die Bestimmung des akuten Heilmittels also völlig unbeachtlich, daß das Kind unter Stuhlverstopfung, rezidivierenden Infekten und überriechenden Schweißfüßen litt und möglicherweise noch leidet. Auch das Gemütssymptom der Dickköpfigkeit spielt keine Rolle für die Wahl des Akutmittels. Hätte sich jedoch das sonst dickköpfige Kind in seiner akuten Erkrankung als ausgesprochen nachgiebig und schüchtern gezeigt, hätte die **Veränderung** des Gemütszustandes als Teil der akuten Symptomatik sehr wohl eine Rolle, unter Umständen eine entscheidende, gespielt.

Hahnemann hat im Organon § 82 darauf hingewiesen, daß die Aufzeichnung des Krankheitsbildes bei akuten Krankheiten wesentlich schneller erfolgt als bei chronischen. Dies ist für die Praxis von großer Bedeutung, da unter den heutigen wirtschaftlichen und gesellschaftlichen Bedingungen der zeitliche Aufwand für eine homöopathische Behandlung mit dem für eine schulmedizinische Behandlung konkurrieren muß.

Daß die homöopathische Behandlung akuter Krankheiten auch mit der schulmedizinischen Behandlung konkurrieren kann, was die Heildauer angeht, wird oft nicht zur Kenntnis genommen. Das Vorurteil, daß die homöopathische Behandlung lange brauche, bis die Wirkung einsetzt, gilt keinesfalls für die Behandlung akuter Krankheiten. Im Gegenteil, in vielen Fällen heilt die homöopathische Akutbehandlung deutlich schneller als die schulmedizinische.

Da nun bei akuten Krankheiten nur die akuten Symptome zur Mittelwahl herangezogen werden müssen – Symptome, die vom Patienten aufgrund ihres plötzlichen Auftretens oftmals gut erinnert und beschrieben werden können –, ist eine homöopathische Behandlung auch im zeitlichen Rahmen einer Akutsprechstunde gut möglich und nachhaltig erfolgreich.

14.4 Die Fallaufnahme und die Bewertung der Symptome bei akuten Krankheiten

Zunächst schildert uns der Patient seine Beschwerden, deretwegen er zu uns kommt (dies entspricht dem Spontanbericht). Im weiteren erfolgt die Untersuchung des Patienten. Meistens noch während der Untersuchung, spätestens im Anschluß daran wird der Arzt dem Patienten, soweit noch notwendig, ergänzende Fra-

gen stellen, um die Symptome im homöopathischen Sinne zu verdeutlichen (siehe den Beitrag zur Anamnese, S. 45 ff.).

Die Hauptbeschwerde des Patienten ist bei akuten Krankheiten auch das **Hauptsymptom**. Also z. B. die Halsschmerzen, der Schulterschmerz oder der verstauchte Knöchel. Meist wird vom Patienten diese Hauptbeschwerde eher kursorisch beschrieben. Das Ziel der homöopathischen Befragung ist jetzt, das Hauptsymptom so deutlich zu fassen, daß es im Sinne eines vollständigen Symptoms (s.u.) vorliegt. Dieses **vollständige Symptom** besteht aus einer Angabe des Ortes oder des Gewebes der Beschwerden (z. B. Schulter), der dabei auftretenden Empfindungen (z. B. stechende Schmerzen) und der Modalitäten, d.h. der Einflüsse, die das Hauptsymptom verschlechtern oder verbessern (z. B. besser durch Wärme, schlechter durch Bewegung). Dazu kommen noch die Begleitsymptome (z. B. Reizbarkeit seit Beginn der Schulterschmerzen).

Constantin Hering hat seinen Studenten einmal ein Schema an die Tafel gemalt, um ihnen ein systematisches Vorgehen bei der Patientenbefragung zu erleichtern. Auch heute kann dieses Schema und das daraus folgende schematische Befragen in der Zeitknappheit des Praxisalltags hilfreich sein:

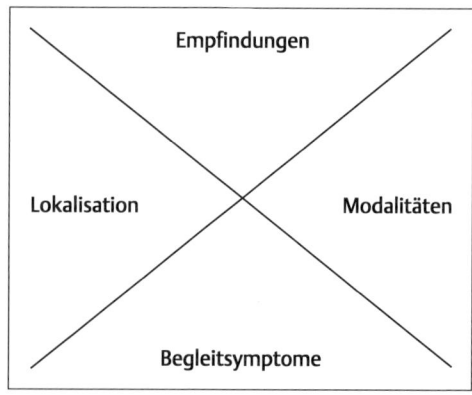

Abb. 32: Schema nach C. Hering.

Geleitet von diesem Schema gelingt es, eine verläßliche Grundlage für die Mittelwahl zu finden. Besonders leicht kann die Mittelwahl werden, wenn zu diesem vollständigen Symptom auch noch eine Sequelae-Symptomatik (s. S. 82 f.), d.h. „ätiologische Symptome", „Folge-von-Symptome" bzw. eine „Causa proxima" kommen.

Auf die Bedeutung dieser einzelnen „Standbeine" für die sichere Mittelfindung wird noch eingegangen. Hering hat dazu gesagt: „Da gemäß der Mathematik 3 Ruhepunkte notwendig sind, um jeglichen Gegenstand zu stützen, können wir annehmen, daß 3 Charakteristika genug sein müßten, um eine Heilung sehr wahrscheinlich zu machen."

14.5 Symptomenklassifizierung

Für die sichere homöopathische Mittelfindung ist es unumgänglich, daß man die Bedeutung der einzelnen Symptome für die Mittelwahl richtig einschätzt. In der Praxis hat sich gezeigt, daß meist die Lokalisation der Beschwerde und die Empfindung von geringerer Bedeutung für die Mittelwahl sind als z.B. die Modalitäten oder gar die Neben- bzw. Begleitsymptome.

Von ganz herausragender Bedeutung sind die Sequelae-Symptome, wobei es hinreichend ist, daß der Patient z.B. die Folge von Durchnässung, die Beschwerden seit Impfung oder das Auftreten während der Schwangerschaft für zutreffend hält.

Wenn z.B. eine Angina nach einer Durchnässung aufgetreten ist, so muß die zeitliche Beziehung eindeutig da sein. Eine pathophysiologische Herleitungsmöglichkeit ist nicht gefordert.

Die Eindeutigkeit der Symptome gilt es auch für die Lokalisation zu überprüfen, weswegen man sich vom Patienten immer die befallene Stelle zeigen lassen sollte, um wirklich zu sehen, was der Patient z.B. unter Kreuz oder Hüfte oder Bein versteht.

Auch bei der Empfindung der Beschwerden muß die Symptomatik eindeutig geklärt sein. Oftmals fehlen unseren Patienten die Ausdrucksmöglichkeiten, um einen Schmerzcharakter eindeutig zu beschreiben. Hier ist, wie überhaupt in jeder Anamnese, ganz besonders auf die Vermeidung von Suggestivfragen zu achten. Indem wir den Patienten aber ein Angebot an möglichen Schmerzarten unterbreiten (z.B. brennend, stechend, dumpf, bohrend, drückend, schneidend) kann der Patient möglicherweise seinen Schmerz genauer bestimmen.

Für die Modalitäten, die ein deutlich stärkeres Gewicht für die Mittelfindung haben, spielt die Genauigkeit eine noch entscheidendere Rolle. So reicht es bei einem Patienten mit Angina tonsillaris nicht aus, wenn er auf Befragen angibt, daß warme Getränke den Schmerz nicht wesentlich beeinflussen, jedenfalls nicht verschlechtern. Aus dieser Bemerkung darf man nicht die Modalität machen, „warme Getränke bessern". Diese Gefahr besteht für den Anfänger besonders dann, wenn keine guten Modalitäten vorhanden sind.

Während Lokalisation, Empfindungen und Modalitäten von dem Patienten oft spontan genannt werden, müssen Begleit- oder Nebensymptome sehr häufig erfragt werden.

Die Begriffe „Begleitsymptome" und „Nebensymptome" werden oft synonym gebraucht. Hahnemann benutzte den Begriff „Nebensymptome", um Beschwerden zu charakterisieren, die als kleinere oder größere Abweichungen vom gesunden Zustand mit dem „Hauptübel" (Hauptsymptom) der **chronischen** Krankheit im Zusammenhang stehen. (ORG VI § 95) Beim viel schnelleren Verlauf der **akuten** Krankheiten hat der Körper oft nicht genug Zeit, um charakteristische Nebensymptome zu entwickeln. (Man kann allerdings durchaus nicht selten beobachten, daß in der akuten Krankheit z.B. ein vormals durstiger Mensch durstlos wird, oder ein frösteliger warm.) Es treten bei akuten Krankheiten begleitende Symptome auf, wie z.B. Reizbarkeit bei Schulterschmerz, die das

Hauptsymptom augenfällig begleiten und mit dem Abklingen des Hauptsymptoms wieder verschwinden. Aus diesem Grund wird der Begriff „Begleitsymptom" meist bei akuten Krankheiten benutzt, „Nebensymptom" bei chronischen.

Begleitsymptome können also solche Beschwerden sein, die während der akuten Krankheit an einer anderen Stelle auftreten. Dies wäre z. B. der Fall bei einem Patienten, der Halsbeschwerden hat und gleichzeitig Herzschmerzen (Lachesis muta).

Die begleitenden Beschwerden können aber auch im örtlichen Zusammenhang mit dem Hauptsymptom auftreten, z. B. wenn bei einem akuten Schulterschmerz an der Schulter ein Gefühl der Kälte auftritt (Ledum, Silicea).

Schließlich kann die akute Beschwerde von Allgemeinsymptomen begleitet werden wie z. B. Durstlosigkeit oder Mangel an Lebenswärme. Auch eine Veränderung des vorbestehenden Gemütszustandes (z. B. Reizbarkeit, Weinerlichkeit) kann auftreten und ist dann für die Mittelwahl oft entscheidend.

Diese Begleitsymptome sind von ganz großer Wichtigkeit für die sichere Mittelfindung. Oftmals kommen verschiedene Mittel für Beschwerden mit einem bestimmten Ort, einer bestimmten Empfindung und bestimmten Modalitäten in Frage. Den Ausschlag geben dann jedoch die Begleitsymptome, die aus den verschiedenen möglichen Arzneien eine als das Heilmittel charakterisieren.

Bei den Begleitsymptomen sind begleitende Lokalsymptome (z. B. Kälte der Schulter) meist weniger wichtig als begleitende Allgemeinsymptome (z. B. Durstlosigkeit bei akuten Kopfschmerzen, Reizbarkeit bei Angina tonsillaris). Bei den begleitenden Allgemeinsymptomen sind die Gemütssymptome die wichtigsten.

Eine Sonderstellung nimmt die schon erwähnte Sequelae-Symptomatik ein. Wenn diese deutlich ist, werden Mittel mit dieser Symptomatik die heilenden Mittel sein. Deswegen wird man immer erst versuchen, für

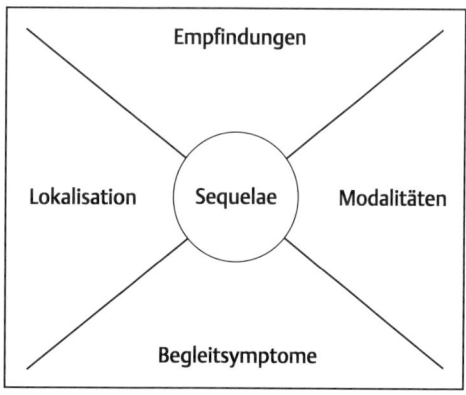

Abb. 33: Schema zur Symptomenerfassung bei akuten Krankheiten.

die Sequelae-Symptomatik passende Mittel zu finden, um dann diese nach den Begleitsymptomen, Modalitäten, Empfindungen und der Lokalisation zu differenzieren.

Entsprechend dem oben gesagten, modifizieren wir das Hering-Schema (Abb. 33), um bei der Fallaufnahme eine methodische Führung zu haben, damit uns auch in der manchmal drangvollen Alltagssprechstunde eine zuverlässige Grundlage für unsere Mittelwahl zur Verfügung steht.

Wenn wir jetzt in der Praxis schauen, welche Bedeutung für die richtige Mittelwahl die einzelnen Symptome haben, so können wir als grobe Richtlinie nach dem unten stehenden Schema (Abb. 34) den Symptomen verschiedene Gewichtungen geben.

Dem Ort der Beschwerden und den Empfindungen geben wir die Gewichtung

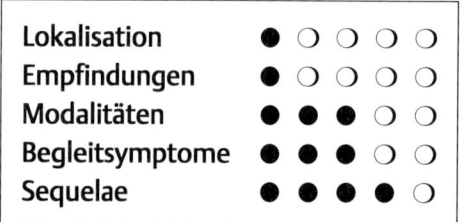

Abb. 34: Für eine hohe Sicherheit bei der Mittelwahl sollte die Summe der Wertigkeiten mehr als 5 betragen.

1, den Modalitäten und den Begleitsymptomen die Gewichtung 3 und der Sequelae-Symptomatik die Gewichtung 4.

Eine sichere Mittelwahl wird erreicht, wenn mindestens 6 „Gewichtspunkte" erreicht werden. So werden wir eine sichere Mittelwahl bereits treffen können, wenn wir eine gute Sequelae-Symptomatik und außerdem noch Ort und Empfindung haben.

Modalität, Ort und Empfindung kann gleichfalls zu einer guten Mittelwahl führen, sie ist jedoch in der Regel nicht so sicher wie im ersten Beispiel. Haben wir jedoch eine Sequelae-Symptomatik, eine gute Modalität und mindestens ein deutliches Begleitsymptom, so kann an der sicheren Mittelwahl nichts vorbeiführen.

Der Praxisalltag zeigt, daß 5 Gewichtspunkte bei akuten Fällen eigentlich immer zu erreichen sind, Idealfälle mit vollständigem Symptom und guter Sequelae-Symptomatik bleiben leider die Ausnahme.

Unabhängig von den genannten groben Richtlinien kommt es für die sichere Mittelfindung auf die richtige Beurteilung der jeweiligen Symptome an. So kann ein pathognomonisches Symptom, wie z.B. Röte der entzündeten Tonsille, zur Mittelfindung bei der akuten Tonsillitis durchaus beitragen, oder eine Empfindung, wie z.B. ein stechender Sehnenschmerz (Kalium carbonicum), wichtiger sein als z.B. gleichzeitige Lumbalschmerzen (näheres siehe unter Symptomenlehre, S. 79 f.).

Zu beachten ist schließlich noch, daß ausgeprägte Modalitäten und Begleitsymptome nicht nur eines oder seltener mehrere Mittel als Heilmittel bestimmen, sondern auch Arzneien ausschließen, die diese Modalitäten und Begleitsymptome ausdrücklich nicht aufweisen.

So werden Bauchschmerzen mit einer ausgeprägten Besserung durch kalte Anwendungen nicht durch Arsenicum album geheilt werden, für das die Besserung der Beschwerden (außer Kopfschmerzen) durch warme Anwendungen charakteristisch ist. Auch wird ein Patient mit Angina tonsillaris und ausgesprochenem Durst auf kalte Getränke nicht durch Pulsatilla pratensis zu heilen sein, auch wenn andere Symptome für Pulsatilla sprechen.

14.6 Das praktische Vorgehen bei der homöopathischen Behandlung akuter Krankheiten

Grundsätzlich sollte man zur sicheren Mittelfindung nach Fallaufnahme und Untersuchung des Patienten die gewonnenen Symptome repertorisieren und nach ihrer Gewichtung das entsprechende Mittel bestimmen. Ein Materia-medica-Vergleich bestätigt im Zweifelsfall die Ähnlichkeit zwischen Patientensymptomen und Symptomen der Arznei.

Dieses Vorgehen ist genau und erfolgversprechend, aber zeitaufwendig. Letzteres ist von Bedeutung, da in der Praxis, besonders der Kassenpraxis, ein schulmedizinischen Verhältnissen entsprechender Zeitaufwand für die akute homöopathische Behandlung eine wesentliche Rolle spielt.

Die Lösung dieses Problems wurde schon von vielen Homöopathen mit Erfolg praktiziert: Durch die Kenntnis von Arzneimitteln, die häufig und erfolgreich bei akuten Krankheiten eingesetzt werden, wird die Mittelfindung erheblich beschleunigt.

In der Homöopathie gilt, wie in der gesamten Medizin: das Häufige ist häufig. Insofern können wir auch erwarten, daß für häufige akute Erkrankungen bestimmte Mittel besonders häufig anzutreffen sind.

Die Kenntnis von speziellen Akutsymptomen und begleitenden Beschwerden, die durch diese Mittel abgedeckt werden, erspart in einem hohen Prozentsatz der Akutfälle die Repertorisation. Die Mittelwahl erfolgt sozusagen durch einen „Materia-medica-Vergleich im Kopf".

Da für die Behandlung der verschiedenen Stadien der Angina tonsillaris sehr viele Mittel infrage kommen, muß eine Auswahl getroffen werden.

Mit den im folgenden beschriebenen acht Arzneimitteln sollte in vielen Fällen eine sichere Behandlung der Angina möglich sein. Beschrieben werden nur die Symptome der Arzneimittel, die für diese typisch und häufig bei Anginen anzutreffen sind.

Abgekürzte Mittel in Klammern sind bei dem jeweiligen Symptom mit zu differenzieren. Wenn also z. B. eine Besserung der Halsschmerzen durch das Schlucken fester Speisen bei Lachesis beschrieben wird (Ign.), so sollte man daran denken, daß auch Ignatia amara dieses Symptom aufweist und möglicherweise zur Behandlung geeignet sein könnte.

14.7 Ausgewählte Materia medica für akute Anginen

■ Belladonna

- Tonsillen sind rot und geschwollen.
- Sie können zusätzlich kleine Eiterstippchen oder Beläge zeigen.
- Die Zunge ist rot und glänzend.
- Es besteht ein Trockenheitsgefühl, das zum Schlucken nötigt, wobei Schlucken verschlechtert.

Verschlechtert heißt, daß die Schmerzen zunehmen und manchmal sogar als schlimme Halskrämpfe beschrieben werden.

- Paradoxerweise besteht ein ständiges Bedürfnis zu schlucken.
- Durst kann vorhanden sein, muß es aber nicht.
- Das Schlucken von festen Speisen tut manchmal weniger weh, als das von Flüssigkeiten (Lach., Ign.).
- Sprechen und überhaupt Erschütterung verschlechtern erheblich.
- Nachts und bei Kälte allgemein schlechter.

- Wenn Fieber vorhanden ist, so ist der Patient rot.
- Er schwitzt besonders an den bedeckten Körperstellen und hat kalte Hände und/ oder Füße.

Das chronische Mittel ist häufig Calc.

(Die Kenntnis von Folgemitteln und Ergänzungs- bzw. Komplementärmitteln erleichtert oft das Auffinden von „chronischen Mitteln", die bei unvollständiger Ausheilung oder bei Rezidiven in Betracht zu ziehen sind.)

■ Apis mellifica

Die meisten akuten Tonsilitiden im Anfangsstadium heilen mit Belladonna. Am zweithäufigsten ist in diesem Stadium Apis.

Die Symptome unterscheiden sich von Belladonna:

- Im Vordergrund steht der Schwellungszustand. Besonders deutlich, wenn das Zäpfchen sackartig geschwollen ist (Kali-bi., Kali-j., Merc. u.a.).
- Auch die Tonsillen sind mehr oder weniger ödematös, was sich oftmals nur in einem deutlich helleren Rot als bei der „Belladonna-Angina" und einem Glänzen zeigt.
- Der Schmerz wird als stechend bezeichnet.
- Gleichzeitig treten auch Brennen und glänzende Röte von Mund und Hals auf.
- In der Regel besteht kein Durst.
- Kalte Getränke bessern.
- Das Leerschlucken schmerzt nicht auffällig, das Trinken warmer Getränke und das Schlucken von festen Speisen schmerzt jedoch heftig.
- Warme Getränke und Wärme überhaupt verschlechtern (Lach.), obwohl die Patienten frösteln.
- Es kann nichts Enges um den Hals vertragen werden (Lach.).
- Schlimmer sind die Beschwerden nachmittags.

Die Apis-Angina ist leicht von Belladonna und Aconit und selten von Phytolacca zu differenzieren.

Das Folgemittel von Apis ist bei Anginen häufig Nat-m. (Nieren); Bar-c. (Lymphknoten) das Ergänzungsmittel.

Das **Pfeiffersche Drüsenfieber** zeigt oft im Beginn die beschriebene Apis-Angina, aber auch bei fortgeschrittenen Stadien kann noch Apis helfen, wenn es Hinweise darauf gibt (Kali-j.).

◼ Arsenicum album

Dieses Mittel hat alle Stadien der Lokalbefunde, im Beginn eher wie Apis, später wie Merc., jedoch mit weitgehend unauffälliger Zunge.
- Brennende Schmerzen werden häufig geklagt.
- Schwerste gangränöse Eiterungen kommen vor.
- Auffallend ist der Durst auf kalte Getränke, wobei das Schlucken sehr schmerzhaft ist und nur warme Getränke und Wärmeanwendungen lindern.
- Wo der Hepar-Patient gereizt und überempfindlich erscheint, zeigt sich der Arsen-Patient eher ängstlich und unruhig.

◼ Baryta carbonica

Bei chronisch rezidivierenden Tonsilliten mit Lymphknotenschwellung und Auslösung jedesmal durch eine auch schon geringe Erkältung ist Bar-c. auch beim akuten Rezidiv in erster Linie in Erwägung zu ziehen.

Was aber nicht heißt, daß das wahrscheinlich chronische Mittel des Patienten (in diesem Falle Baryta carbonica) das einzige wäre, das die akute Erkrankung schnell heilen würde.

◼ Mercurius solubilis

- Geschwürige, eitrige Beläge der geschwollenen Tonsillen bei eher dunkelroter bis livider Schleimhautfarbe.
- Nächtliche Verschlechterung.
- Die oft geschwollen erscheinende Zunge ist schmutzig belegt und weist (wegen der Schwellung) Zahneindrücke an ihren Rändern auf.
- Verstärkter Speichelfluß, manchmal zäh und/oder blutig.
- Der stinkende Mundgeruch ist sehr auffallend.
- Es bestehen starker Durst auf Kaltes mit Speichelfluß.
- Schweißneigung, wobei keine Erleichterung durch Schwitzen eintritt.
- Bei Fieber verstärken sich die Symptome.

Erheblich seltener als Mercurius solubilis werden andere Merkurverbindungen angewendet. Bei typischen Merkursymptomen, jedoch deutlich schwereren Entzündungen ist an Mercurius corrosivus zu denken.
Bei Beginn der Entzündung rechts (Lyc.) und dick, an der Basis gelb belegter Zunge, ist Mercurius jodatus flavus in Erwägung zu ziehen.

◼ Hepar sulphuris

Bei Hepar kann die Eiterung sehr ausgedehnt sein, und vom Tastbefund her (starke Berührungsempfindlichkeit der erkrankten Teile) besteht der Verdacht auf beginnende oder bereits vorhandene Abszedierung.

Es folgt gut auf Mercurius solubilis und stellt auch ein fortgeschritteneres Stadium dar.

Es kommt aber auch vor, daß lediglich ein entzündliches Stadium ohne sichtbare Eiterung vorliegt mit bereits beginnender Abszeßbildung.
- Der Schluckschmerz sticht stellenweise wie ein Splitter.
- Der Schmerz strahlt in Richtung Ohren aus.

- Der Patient kann auffallend gereizt oder überempfindlich sein.
- Ähnlich wie bei Merc. schwitzt der Patient, ist dabei aber auffallend fröstelig (Ars.).
- Kalte Getränke verschlechtern; im Gegensatz zu Merc. (Lach., Phyt.) bessern warme Getränke.

Auch schwere Allgemeinbeeinträchtigungen des Patienten durch den beginnenden Peritonsillarabszeß sollten nicht von der homöopathischen Behandlung abbringen. Allerdings sind intensive kurzfristige Kontrollen des Patienten nicht zu umgehen.

■ Lachesis muta

Anginen, die deutlich **links** beginnen, sich nach rechts ausbreiten und bei denen eine starke Berührungsempfindlichkeit besteht, also auch beim Schlucken und hier besonders beim Schlucken warmer Getränke, läßt an Lach. denken.
- Auffallend ist, daß das Schlucken von festen Speisen besser vertragen wird, als das Schlucken von Flüssigkeiten (Ign.).
- Dem entspricht die Modalität von Lach., daß leichter Druck überhaupt nicht (Sep.), fester hingegen wohl vertragen wird.
- Leerschlucken ist schmerzhaft, trotzdem besteht ständiger Drang dazu.
- Durst besteht überhaupt nicht, trotz sehr trockenen Rachens (Apis.).
- Warme Getränke verschlechtern extrem, es kann dabei zu Erstickungsanfällen kommen.
- Die Farbe der Schleimhäute ist eher livide. Bei Eiterung sind alle Stadien möglich.
- Starker Mundgeruch (Merc.).
- Der Speichel kann oft sehr zäh sein (Kali-bi.).
- Wertvoll ist noch die Verschlechterung morgens und die Modalität: „schläft in die Verschlechterung hinein", d.h., daß die Beschwerden im Schlaf zunehmen.

- Kombinationen von Hals- und Herzsymptomen sind auffällig.
- Auch beobachtet man Halsbeschwerden links oder von der linken Seite ausgehend mit gleichzeitigen drückenden Schienbeinschmerzen.

■ Lycopodium clavatum

Anginen, die deutlich **rechts** beginnen (Merc-j-f.) und dann nach links wandern, lassen an Lyc. denken.
- Gleichzeitig geschwollene Zunge und besonders nachts verstopfte Nase.
- Warmtrinken bessert (Ars.), Kalttrinken verschlechtert.
- Häufig kein Durst.
- Schwellung, Rötung und Eiterung der Tonsillen eher uncharakteristisch.

Mit dieser sehr begrenzten Auswahl an „Angina-Mitteln" lassen sich bereits viele Heilerfolge erzielen.

Dabei ist zu beachten, daß nicht alle erwähnten Symptome eines Arzneimittels bei einem Patienten vorhanden sein müssen. So wird man z.B. Lach. verordnen können, auch wenn das Symptom „Trinken von Flüssigkeiten schmerzhafter als Essen von festen Speisen" nicht ausgeprägt vorhanden ist, wenn andere Symptome für Lachesis muta sprechen.

Bei der dargestellten geringen Zahl an verschiedenen Symptomenkombinationen wird noch relativ häufig eine zusätzliche Repertorisation und ein Materia-medica-Vergleich notwendig werden. Je mehr Mittel jedoch in ihrer „Anginasymptomatik" beherrscht werden, desto seltener wird das Repertorisieren notwendig bei trotzdem sicherer Mittelwahl.

Eine Gefahr bei dieser Art des Vorgehens besteht darin, daß man z.B. aufgrund einiger Symptome an eines der oben genannten Arzneimittel denkt. Weitere vorhandene Symptome aber übersieht man oder vernachlässigt sie, weil sie nicht zu dem vorgestellten Arzneimittel passen oder zu passen scheinen. In einem solchen Fall hätte man die Gesamtheit der akuten Symptome repertorisieren müssen, auch wenn das zeitaufwendiger ist. Solche Fälle kann man vermeiden durch eine genaue, vollständige Akutanamnese nach dem oben dargestellten Schema. Anderenfalls sind Fehlschläge vorprogrammiert.

In der Praxis zeigt sich, daß die meisten der akuten Fälle auf die vorgestellte Art und Weise gelöst werden können, wenn für die gängigen akuten Krankheiten wie Anginen, Infekte der oberen und unteren Atemwege, andere akute HNO-Beschwerden, akute Magen- und Darm-Erkrankungen, Infekte der Harnwege, Verletzungen und andere akute Schmerzzustände eine krankheitsspezifische Materia medica präsent ist.

Bei selbstkritischer Beurteilung merkt man innerhalb kürzester Zeit, ob von diesen Mitteln eines wirklich als Heilmittel infrage kommt. Ist dies nicht der Fall, muß nach Gewichtung der Symptome die Repertorisation erfolgen.

Auch hier kann der Zeitaufwand begrenzt werden, wenn aus der Gesamtsymptomatik ein Minimum an Symptomen mit maximalem Wert zur Repertorisation herangezogen wird. Um jedoch durch die möglichst kleine Anzahl an Symptomen nicht die Sicherheit der Mittelwahl zu gefährden, bedarf es der Auswahl: Es sind die Symptome zu wählen, die das Krankheitsbild am individuellsten charakterisieren. Also zum einen Symptome, die sich deutlich von anderen bei dieser Krankheit vorkommenden unterscheiden (ORG VI § 153), z. B. Wärmebesserung der Angina bei Hepar sulphuris; zum anderen Symptome, die den erkrankten Patienten am deutlichsten charakterisieren (Allgemeinsymptome), z. B. die Überempfindlichkeit und Reizbarkeit des Patienten mit Angina (Hepar sulphuris). Genau diese Allgemeinsymptome und Paragraph-153-Symptome sind es, die die krankheitsspezifische Akut-Materia-medica so effektiv machen.

Bei der homöopathischen Behandlung akuter Krankheiten kommt den Behandlern besonders zugute, daß in der Homöopathie eine klare Ähnlichkeitsbeziehung zwischen eindeutigen Krankheitssymptomen und Symptomen des Arzneimittels für eine Heilung ausreichend ist. Vorausgesetzt, die Totalität der Akutsymptomatik wurde erfaßt, können manche akuten Zustände von verschiedenen Mitteln gleichzeitig gedeckt werden, so daß verschiedene Mittel bei der gleichen Erkrankung zu einem gleich guten Ergebnis führen können.

So kann bei einem Patienten mit Angina tonsillaris folgender Fall eintreten:
- Rötung des Rachens und der Tonsillen
- Uncharakteristische Schluckschmerzen, die durch warme Getränke deutlich gebessert werden
- Ausgeprägte Frösteligkeit des Patienten
- Sonst keine deutliche Symptomatik

Arsenicum album und Hepar sulphuris werden beide die Entzündung, die Schmerzen und das Allgemeinbefinden bessern. Erst der weitere Verlauf nach Mittelgabe wird zeigen, welches Mittel zur vollständigen Heilung führt, möglicherweise wird aufgrund neu auftretender Symptome ein drittes Mittel notwendig.

Die korrekte Mittelwahl ist schnell am Heilerfolg zu überprüfen. Je akuter die Krankheit ist, je intensiver die Symptome sind, desto deutlicher und schneller ist auch die Wirkung des Medikaments zu sehen (s.u.).

Eine Besonderheit stellt die Mittelfindung bei den **epidemischen Krankheiten** dar. (ORG VI §§ 100–103)

Es gibt zum einen solche mit gleichbleibenden Erregern wie z. B. Masern, Mumps, Röteln.

Bei diesen Erkrankungen entstehen bei allen Patienten ähnliche Symptome in lediglich unterschiedlich schwerer Ausprägung. Diese Symptome werden durch wenige Mittel abgedeckt, so daß in diesem Ausnahmefall allein der Krankheitsname auf die richtige Mittelgruppe weist. Da meistens einige wenige Mittel in Frage kommen, muß bloß zwischen diesen anhand der Symptome differenziert werden.

So ist bei Masern im Initialstadium meist eine Symptomatik vorhanden, die durch Belladonna abgedeckt wird. Bei weiterem Fortschreiten ist meistens Pulsatilla pratensis (durstlos), seltener Bryonia alba (durstig) angezeigt. Aber nicht zu seltene Einzelfälle benötigen aufgrund ihrer Symptomatik doch andere Mittel.
Für Scharlach, besonders im Anfangsstadium, ist Belladonna ein Spezifikum, aber auch hier schützt nur die genaue Fallaufnahme davor, ein seltener angezeigtes Mittel zu übersehen.

Bei anderen epidemischen oder endemischen Krankheiten gibt es oft wenige oder ein Mittel, die bei den meisten Erkrankten zur Heilung führen. Die Besonderheit liegt darin, daß nicht bei jedem Patienten alle der in der „Collektivkrankheit" (Hahnemann) vorkommenden Symptome zu sehen sind. Hier kann der Arzt oft erst das angezeigte Heilmittel erkennen, wenn er mehrere Patienten gesehen hat.

Bei einer herbstlichen Grippewelle litten alle Patienten mehr oder weniger stark an Schnupfen, Schwäche und leichtem Fieber. Ein Teil der Patienten litt jedoch unter starken Kopfschmerzen, teils am Hinterkopf, teils im Bereich der Schläfen. Ein anderer Teil klagte über ein lästiges, anhaltendes Benommenheitsgefühl mit zittriger Schwäche, und wieder andere hatten ein Schweregefühl in den Augen mit leichten Sehstörungen.
Während die allgemeinen Grippesymptome von vielen Mitteln abgedeckt werden und eine sichere Differenzierung mit der einzelnen Kopf- und Augensymptomatik nicht gelingt, ist Gelsemium sempervirens das Mittel für die Gesamtheit der bei allen Patienten aufgetretenen Symptome: Benommenheitsgefühl, zittrige Schwäche, Hinterkopfschmerz, Schläfenkopfschmerz, Schwere der Augen, Sehstörungen.

14.8 Mittelgabe

Die Dosierung fällt in ihrer Bedeutung weit hinter die richtige Mittelwahl zurück. Entscheidend ist die möglichst genaue Ähnlichkeit zwischen Patienten- und Medikamentensymptomen, nicht die Höhe der Potenz. Lediglich zu niedrige Potenzen (unter D 12) sollten nicht verwandt werden, da hier unnötigerweise mögliche toxische Effekte berücksichtigt werden müßten. Alle Potenzen sind jedoch grundsätzlich möglich und wirksam. Trotzdem soll hier eine grobe Richtlinie gegeben werden, auf deren Basis eigene Erfahrungen gesammelt werden können.

Bei Einmalgabe des Mittels empfiehlt sich eine C 30, wobei andere Hochpotenzen (C 200, C 1000) genauso in Frage kommen. Möchte man Q-Potenzen anwenden oder hat man nur diese zur Verfügung, bietet sich die Gabe der Q 6 an.

Die Entscheidung für eine bestimmte Potenz muß in der Praxis unter Umständen ganz pragmatisch getroffen werden, da man, solange man noch nicht über eine vollständige eigene homöopathische Apotheke verfügt, die Potenzhöhe geben muß, die in der Apotheke am schnellsten verfügbar oder im Arzneischrank vorhanden ist. **Es ist besser, eine möglicherweise ungeeignetere Potenz eines Mittels zu geben, als ein weniger ähnliches Mittel in der gewünschten Potenz.**
Viele Ärzte richten sich deshalb zunächst einen Medikamentenvorrat in der C 30 ein. Höhere Potenzen und Q-Potenzen folgen, wenn die Mittelauswahl für die Akutsprechstunde groß genug ist. Für die Verordnung eines chronischen Mittels ist die Bestellzeit in der Apotheke meist kein Problem, so daß hier eine Vorratshaltung nicht so dringlich ist.
Die C 30 als auch schon von Hahnemann häufig verwendete Potenz ist hoch genug, um keine materiellen (Neben-)Wirkungen zu haben. Zu bedenken ist auch, daß manche Akutmittel in der C 30 deutlich besser als in anderen, niedrigeren Potenzen wirken. So gibt es Patienten mit akuten Schmerzen des Bewegungsapparats, die eindeutige Symptome von Rhus toxicodendron aufwiesen, denen weder die D 12 noch die C 200 durchgreifend half, die jedoch mit der C 30 schnelle und anhaltende Linderung erfuhren.

Auch was die Wiederholung der Medikamente angeht, gibt es keine festen Regeln.
Wichtig ist jedoch die Beachtung folgender Besonderheiten:

- Bei der Einmalgabe von hohen Potenzen soll man nicht zu lange bis zur Wiederholung bzw. bis zur Neuwahl eines Medikaments warten. Bei hoch akuten, womöglich gefährlichen Erkrankungen ist eine sofortige Wirkung des richtigen homöopathischen Mittels zu fordern. Tritt diese nicht ein, ist das Mittel besser dem Krankheitsfall anzupassen.
- Kommt es zunächst zur Verbesserung und dann zur Verschlechterung ohne Auftreten von neuen Symptomen, ist eine Wiederholung der Hochpotenz in leicht abgeänderter Potenzierung (s.u.) zu verabreichen.
- Wenn neue Beschwerden auftreten, diese jedoch nur leicht sind und es dem Patienten insgesamt besser geht, kann zugewartet werden.
- Wenn neue Beschwerden auftreten und keine Verbesserung des Patienten insgesamt zu beobachten ist, evtl. sogar eine Verschlechterung des Allgemeinzustandes, **muß** gleich ein neues, jetzt der neuen Gesamtheit der vorhandenen Beschwerden ähnliches Mittel verabreicht werden (ORG VI § 167). Keinesfalls darf auf eine weitere Wirkung des Mittels gehofft und weiter abgewartet werden.

Wenn bei der primären Mittelwahl aufgrund der Symptome 2 Mittel mit ziemlicher, aber nicht umfassender Ähnlichkeit gefunden wurden, darf man auf keinen Fall erst das eine und dann das andere geben (§ 169). Schon gar nicht beide gleichzeitig oder im Wechsel. Man muß vielmehr nach Gabe des einen Mittels, welches nicht ausreichend wirkte, die Gesamtheit der Symptome **nach** der Mittelwirkung neu zusammentragen, was bei akuten Krankheiten sehr schnell geht, und dann das dazu passende Mittel wählen.
Es entspricht übrigens dem Verlauf akuter Krankheiten, daß bei Nichtwirken oder unvollständigem Wirken eines homöopathischen Mittels und Fortschreiten der Krankheit die Symptome immer deutlicher und charakteristischer werden und eine Mittelbestimmung immer leichter werden lassen (§ 152).
Im Umkehrschluß kann man öfters sehen, daß Krankheiten mit völlig unbestimmten Symptomen oftmals nur Befindlichkeitsstörungen sind,

die keiner intensiven medikamentösen Therapie bedürfen.

Arbeitet man mit Q-Potenzen oder C-Potenzen in häufiger Wiederholung, so kann man die Wiederholung je nach Dramatik des Krankheitszustandes häufiger oder seltener anordnen, man muß jedoch sofort aufhören mit der Wiederholung, wenn eine Besserung einsetzt. Insofern bleiben die grundsätzlichen Regeln homöopathischen Behandelns unangetastet:

> Ein Mittel wird solange nicht wiederholt, wie die Besserung anhält.
> Man soll das Mittel gleichfalls nicht wiederholen, wenn es zu einer kleinen Erstverschlimmerung kommt, denn das ist meist das Zeichen, daß das Mittel wirkt und die Heilung ohne weitere Gabe vollbringen wird (§ 158).

Theoretisch könnte es schwierig sein, eine Erstverschlimmerung von einem Fortschreiten der akuten Erkrankung zu unterscheiden. In der Praxis zeigt sich jedoch, daß sogenannte Erstverschlimmerungen in Akutfällen bei hohen Potenzen nur kurz und schwach sind, wenn sie überhaupt noch merkbar sind (§ 159).
Wenn sie je auftreten, sind sie jedoch dadurch gekennzeichnet, daß das Gesamtbefinden des Patienten stabil oder eher besser ist, obwohl sich z.B. die Schmerzen oder das Fieber verschlechtert haben.

Bei häufiger Mittelgabe oder bei wiederholter Mittelgabe ist darauf zu achten, daß die Potenz bei jeder Gabe ein klein wenig abgeändert wird. Dies kann sehr leicht dadurch geschehen, daß man den Patienten z.B. 5 Globuli einer C 30 mitgibt, damit er sie zu Hause in einem halben Glas Wasser auflöst. Von dieser Lösung nimmt er z.B. alle 10 Minuten oder alle 30 Minuten oder alle Stunde nach vorherigem Verrühren einen Schluck. Dieses Verrühren führt zu einer kleinen Veränderung der Potenz, so daß die Anweisung Hahnemanns beachtet wird, nie die gleiche Potenz zu wiederholen.

In der Praxis hat sich folgendes Vorgehen bewährt:

Bei sicherer Mittelfindung und ausreichender homöopathischer Compliance des Patienten wird das homöopathische Mittel in Einmalgabe und Hochpotenz verabreicht. Wenn das Mittel gut gewählt ist, wird es, möglicherweise nach einer geringen Erstverschlechterung, die Krankheit auslöschen (§ 154).

Dem Patienten wird zur Sicherheit eine zweite Gabe in Reserve mitgegeben, die ggf. nach telefonischer Rücksprache zu Hause eingenommen werden kann.

Man sollte auch eine homöopathische Behandlung beginnen, z. B. durch Gabe einer Hochpotenz, wenn aus unterschiedlichen Gründen die Weiterbehandlung schulmedizinisch erfolgen wird. So sahen wir einen 7jährigen Jungen, der in den Morgenstunden über heftige Unterbauchbeschwerden rechts klagte. Als Befund fanden sich ein massiver Unterbauchdruckschmerz rechts mit Abwehrspannung sowie ein Loslaßschmerz. Axillar 38,1, rektal 39,0 °C Temperatur. Zunge belegt. Rektaler Druckschmerz. Auffallend waren der starke Durst, die extreme Mundtrockenheit, das Bedürfnis, völlig in Ruhe gelassen zu werden und sich nicht zu bewegen. Obwohl der massive Druckschmerz mit Abwehrspannung bestand, hatte der Junge das Bedürfnis, sich den rechten Unterbauch zu halten.
Bis zum Transport ins Krankenhaus, der sich etwas verzögerte, bekam das Kind Bryonia C 30 in Wasser aufgelöst, alle 5 Minuten einen Schluck.
Eine Stunde später stellte der aufnehmende Arzt im Krankenhaus keinen operationswürdigen Befund mehr fest. Nach einem Tag Beobachtung wurde der Junge gesund entlassen.
Auch wenn nicht alle schweren Akutfälle so günstig wie diese akute Appendizitis verlaufen, sollte man immer versuchen, die primäre gezielte homöopathische Akutbehandlung unabhängig von der Art der Weiterbehandlung durchzuführen.

In anderen Fällen, wo die Arzneimittelwahl auf nicht ganz sicheren Füßen steht und/oder man beim Patienten Ängste befürchten müßte, nicht richtig behandelt zu werden, wenn man ihm nur eine Einmalgabe geben würde (Compliance), ist die Sofortverabreichung z. B. einer C 30 sinnvoll und die Mitgabe der gleichen Potenz, die zu Hause bzw. am Krankenbett in einem halben Glas Wasser aufgelöst werden soll und in bestimmten Abständen eingenommen wird.

Der Beginn und die Häufigkeit der Einnahme, sowie das Beenden der Einnahme müssen mit dem Patienten allerdings genau besprochen werden, bzw. mehrfache telefonische Kontakte sind notwendig, um eine Über- oder Unterdosierung zu vermeiden.

Nicht unerwähnt soll die Beobachtung bleiben, daß bei hoch akuten Zuständen selbst höchste Potenzen sich relativ schnell zu „verbrauchen" scheinen, also wiederholt werden müssen.

Die genaue Beobachtung des Falles zeigt dem Arzt jedoch das angemessene Vorgehen.

14.9 Indikation

Die Indikation für die homöopathische Behandlung akuter Krankheiten hängt im wesentlichen von den Kenntnissen und Erfahrungen des Behandlers ab. Die Grenzen homöopathischer Behandlung liegen selten in der mangelnden Wirksamkeit der homöopathischen Mittel. Eher sind mangelnde Patienten-Compliance, organisatorische und juristische Begrenzungen für eine Einschränkung der Indikation zur homöopathischen Akutbehandlung verantwortlich.

14.10 Zusammenfassung

Akute Krankheiten müssen von akuten Exazerbationen chronischer Krankheiten unterschieden werden. Beim Vorliegen einer akuten Krankheit werden lediglich die neuen Symptome der Akuterkrankung zur Mittelfindung herangezogen. Weder Symptome einer gerade behandelten oder nicht behandelten chronischen Krankheit noch anamnestische Daten früherer Erkrankungen werden berücksichtigt. Bei akuten Symptomen sind die Modalitäten, die Begleitsymptome und die Sequelae-Symptome meistens ausschlaggebend für die Mittelwahl. Die Kenntnis der akuten Symptome bei den am häufigsten vorkommenden Mitteln erleichtert und beschleunigt die meist unschwierige homöopathische Behandlung akuter Krankheiten wesentlich.

14.11 Weiterführende Literatur

Blackie, M.: Lebendige Homöopathie. Stuttgart 1990.

Borland, D.: Homöopathie in der Alltagspraxis. Stuttgart 1992.

Guernsey, H.N.: Homöopathie in Gynäkologie und Geburtshilfe. Rupichteroth 1993.

Lilienthal, S.: Homöopathische Heilmittel nach klinischen Gesichtspunkten. Enger 1997.

Tyler, M.L.: Wichtige Krankheitszustände und ihre homöopathischen Mittel. Bielefeld 1991.

15 Hahnemanns Theorie der chronischen Krankheiten

Andreas Wegener

15.1 Einführung

Nachdem Hahnemann jahrelang praktische Erfahrungen mit der Homöopathie hatte sammeln können, mußte er feststellen, daß sich bestimmte Krankheitsverläufe einer dauerhaften Heilung entzogen. Obwohl auch bei diesen Patienten am Anfang Erfolge zu erzielen waren, zog er um 1816 für deren Kur ein ernüchterndes Fazit: „Ihr Anfang war erfreulich, die Fortsetzung minder günstig, der Ausgang hoffnungslos." (Die chronischen Krankheiten [CK], Bd 1, S. 4)

Es waren die chronischen Leiden, die sich dem bis dahin unausgesprochen für alle Krankheiten gleichermaßen gültigen homöopathischen Behandlungskonzept entzogen. (Zum Unterschied zwischen akuten und chronischen Krankheiten siehe auch den Beitrag „Homöopathische Symptomenlehre", S. 84 ff.)

So heilte die Homöopathie um 1816 zwar schnell und gewiß die akuten Krankheiten, die epidemischen Seuchen, die sporadischen Fieber und die venerischen chronischen Krankheiten, aber „die Zahl der übrigen langwierigen Krankheiten auf der weiten Erde war ungleich größer, ja ungeheuer groß, und blieb es" (CK I, S. 1). Die homöopathische Behandlung konnte zwar die chronische Erkrankung zeitweise durchaus günstig beeinflussen, aber oft genügten kleine Anlässe, wie z.B. eine Störung der Diät, eine Erkältung oder ein Wetterwechsel, eine rauhe, naßkalte Witterung, oder „ein sehr trauriges, das Gemüth beugendes Ereigniß, öfterer Schreck, großer Gram und Kummer und anhaltende Aergerniß" (CK I, S. 3), um die Besserung wieder zunichte zu machen. „Das chronische Siechtum ließ sich durch alles dieß im Grunde nur wenig in seinem Fortgange vom homöopathischen Arzte aufhalten und verschlimmerte sich dennoch von Jahr zu Jahr." (CK I, S. 4)

Der naheliegendste Gedanke war, daß für diesen Mißstand die noch zu geringe Zahl gut geprüfter Arzneimittel verantwortlich sei. Aber: „Hiermit trösteten sich bisher die Schüler der Homöopathie; aber dem Gründer derselben genügte diese Ausflucht oder dieser sogenannte Trost nie – auch schon deshalb nicht, weil auch der von Jahre zu Jahre sich mehrende, neue Zuwachs an geprüften, kräftigen Arzneimitteln die Heilung der chronischen (unvenerischen) Krankheiten um keinen Schritt weiter brachte." (CK I, S. 5)

Es blieb die Frage, warum „in jenen chronischen Uebeln, selbst mit Hülfe der die gegenwärtigen Symptome bestens deckenden homöopathischen Arzneien, keine wahre, dauernde Genesung zu Stande [zu] bringen [sei]? Was hält sie davon ab?" (CK I, S. 5 f.)

15.2 Hahnemanns Verständnis und Theorie der chronischen Krankheiten

Hahnemanns Konzept der chronischen Krankheiten zerfällt in einen theoretischen und einen praktischen Teil. Während sich der praktische Teil konkret auf die Homöopathie und die Krankenheilung bezieht, setzt sich Hahnemann im theoretischen Teil mit den gängigen Krankheitslehren und Behandlungskonzepten seiner Zeit auseinander und stellt diesen seine eigene Theorie gegenüber.

Hahnemanns Verständnis der chronischen Krankheit bewegt sich im Rahmen der damaligen medizinischen Erkenntnisse, wie es sich auch gleichermaßen davon ableiten läßt. Er spricht hier als zeitgebundener, aber kompetenter Mediziner, so wie er sich schon früher zu chemischen und pharmazeutischen Fragestellungen fachkundig geäußert hat. **Seine Theorie der chronischen Krankheiten muß daher auch zeitbezogen, losgelöst von der praktischen Homöopathie verstanden werden.**

Hahnemann beschäftigte sich ab 1816 „Tag und Nacht" mit der Heilung der chronischen Krankheiten und stieß beim Vergleich der homöopathisch heilbaren und unheilbaren Fälle auf folgenden Gedanken: Da mit der besten homöopathischen Behandlung (mit den bis dahin ausgeprüften Arzneien) die chronische Krankheit trotz wiederholter Beseitigung der Beschwerden diese immer in einer mehr oder weniger abgeänderten Gestalt und mit neuen Symptomen ausgestattet wiederkehrt, hat man es bei den chronischen Krankheiten nicht allein mit den gerade vor Augen liegenden Symptomen zu tun. Die jeweiligen Episoden der chronischen Erkrankung sind keine in sich abgeschlossenen Krankheiten, wie es die akuten und epidemischen Krankheiten sind, sondern immer nur ein abgesonderter Teil eines tiefer liegenden „Ur-Uebels" (CK I, S. 7).

Wenn die chronische Krankheit mehr wäre als die wahrnehmbaren Symptome des Kranken, entstünde ein Widerspruch zu den wichtigen Organon-Paragraphen 6 und 12. In diesen Paragraphen betont Hahnemann ausdrücklich, daß es ausschließlich die wahrnehmbaren Veränderungen sind, die die ganze Krankheit repräsentieren. „Der vorurtheillose Beobachter [...] nimmt [...] an jeder Krankheit nichts, als äußerlich durch die Sinne erkennbare Veränderungen im Befinden des Leibes und der Seele, **Krankheitszeichen, Zufälle, Symptome** wahr, das ist, Abweichungen vom gesunden, ehemaligen Zustande des jetzt Kranken, die dieser selbst fühlt, die die Umstehenden an ihm wahrnehmen, und die der Arzt an ihm beobachtet. Alle diese wahrnehmbaren Zeichen repräsentiren die Krankheit in ihrem ganzen Umfange, das ist, sie bilden zusammen das wahre und einzig denkbare Gestalt der Krankheit" (§ 6).

Für Hahnemann sind „die vor den Augen liegenden Symptomen" aber etwas anderes als die Totalität aller Symptome eines Krankheitsfalles. Die „vor den Augen liegenden Symptome" sind für Hahnemann zum einen die beschwerlichsten, am meisten ins Auge springenden Symptome, weswegen sich der Kranke an den Arzt wendet. Man bezeichnet sie auch als Hauptsymptome. Bei den chronischen Krankheiten genügt es jetzt eben nicht mehr, wie bei den akuten Krankheiten, das vollständige Hauptsymptom zur alleinigen Grundlage der Verordnung zu machen. Zentriert man den Blick zu einseitig auf diese vordergründigen Symptome, verfehlt man die chronische Krankheit. Jetzt sind es gerade die nicht „vor den Augen liegenden Symptome", die vom

Kranken oftmals nur am Rande wahrgenommen werden, die für die Mittelwahl des chronischen Mittels entscheidend sind. Zum anderen spricht der Begriff der „vor den Augen liegenden Symptome" auch die Zeitbezogenheit von Symptomen an. Während es bisher bei den akuten Krankheiten die aktuellen, jetzt wahrnehmbaren Symptome waren, auf denen die Mittelwahl gründet, müssen bei der chronischen Krankheit die bedeutungsvollsten Symptome der ganzen Krankheitsgeschichte (nicht Lebensgeschichte!) zur Mittelfindung herangezogen werden, auch wenn sie bei der Konsultation nicht mehr unmittelbar vor den Augen liegen. Die chronische Krankheit verlangt daher eine erweiterte Sichtweise auf die Symptome des Patienten, wie es in der dafür notwendigen umfassenderen Anamnese zum Ausdruck kommt.

Da selbst bei robuster Konstitution und gesündester Diät und Lebensordnung die voll entwickelte chronische Krankheit nicht von selbst erlischt, sondern sich in andere, gefährlichere Leiden verwandeln kann und sich währenddessen mehr und mehr verschlimmert, nahm Hahnemann, **im Einklang mit den damals üblichen Vorstellungen von Krankheiten, durchgängig eine chronische Infektion als deren Ursache an. Die Bezeichnung der damaligen Medizin für eine (ansteckende) Infektion war das Wort Miasma** (griech. für Befleckung). Der Prototyp einer chronischen miasmatischen Erkrankung (die auch mit einem Symptomenwandel und fortlaufender Verschlimmerung einhergeht) war für Hahnemann die Syphilis.

1789 – noch in seiner vorhomöopathischen Zeit – hat er eine ausführliche Abhandlung zu dieser damals weit verbreiteten Krankheit veröffentlicht und ein neues Mittel zu deren Behandlung vorgestellt (Unterricht für Wundärzte über die venerischen Krankheiten, nebst einem neuen Quecksilberpräparate, Leipzig 1789).

Sein Verständnis der Syphilis hat seine Theorie der chronischen Krankheiten entscheidend geprägt.

Hahnemann unterscheidet zwischen akuten und chronischen Miasmen. Die akute miasmatische Krankheit (z. B. Scharlach) heilt meist nach dem Erscheinen eines spezifischen Fiebers und **Ausschlags** mit einer Krisis aus.

Bei der chronischen miasmatischen Krankheit nimmt die Infektion vorerst denselben Gang. Obwohl, wie beim akuten Miasma, erst ein Hautsymptom, z. B. das Scharlachexanthem („Lokalsymptom"), erscheint, bleibt eine klärende Krisis aus. Im entscheidenden Unterschied zum akuten Miasma verharrt das chronische Miasma lebenslang im Organismus und nimmt sogar noch an Intensität zu.

Hahnemann **suchte** deshalb bei seinen nicht venerisch chronisch Kranken nach einer möglichen Infektion. Er bemerkte jetzt, daß oftmals der chronisch (unvenerische) Kranke einen Krätzausschlag in der Vorgeschichte erlitten hat. Gewöhnlich datierte nach seiner Überzeugung sogar der Anfang aller nachgängigen Leiden von dieser Zeit her. Auch wiesen andere chronisch Kranke, die sich an solch eine Infektion nicht erinnern konnten, bei sorgfältiger Nachforschung kleine Spuren (gelegentliches Auftreten einzelner Krätzbläschen, Flechten usw.) dieser „Ansteckung" auf. Für Hahnemann unterlagen in der Mehrzahl aller Fälle die chronischen Miasmen, wie die Syphilis, einem Gestaltwandel, der meist durch eine unsachgemäße Behandlung des Lokalsymptoms bedingt war (s.u.). Exemplarisch hat er dies bei der Syphilis mit ihren unterschiedlichen Stadien kennengelernt und aufgezeigt. Deshalb postulierte Hahnemann als Ursache der zahllosen unterschiedlichen chronischen Leiden eine Krätzeinfektion als „Ur-Übel", das er **Psora** („innere Krätzkrankheit mit oder ohne Hautausschlag") nannte.

Neben der **Psora** galten für ihn noch die **Syphilis** und die **Sykosis** („Feigwarzenkrankheit", eine besondere Form der Gonorrhoe) als chronische Miasmen. Die Psora war das bedeutsamste Miasma, es war für sieben Achtel aller chronischen Erkrankungen verantwortlich, während sich die Syphilis und die Sykosis das restliche Achtel teilten.

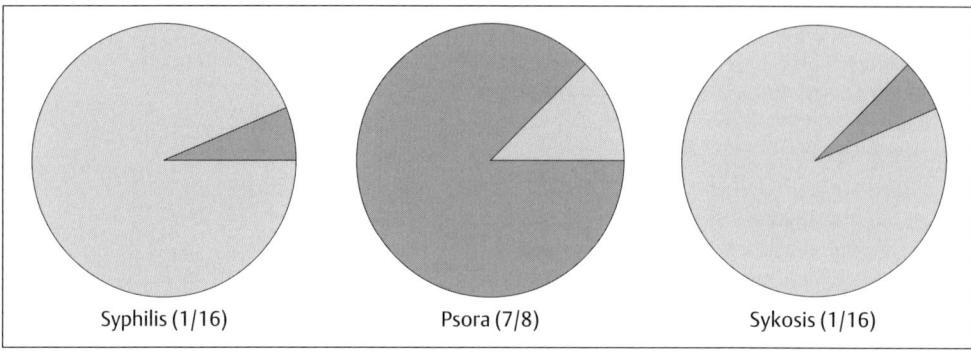

Syphilis (1/16)   Psora (7/8)   Sykosis (1/16)

Abb. 35: Chronische Krankheiten.

Für Hahnemann waren alle chronischen Krankheiten die Folge einer chronischen Infektion, die er nach drei unterschiedlichen Erregern in die Miasmenkategorien Psora, Syphilis und Sykosis einteilte.

Hahnemanns Gedanke zur alleinigen Genese aller chronischen Krankheiten aus Krätze-, Syphilis- und Gonorrhoeinfektionen wird verständlicher, wenn man sich die Praxissituation Ende des 18. und Anfang des 19. Jahrhunderts vergegenwärtigt. Neben akuten Infektionen waren es vor allem die an allen Stadien der Syphilis und an der Gonorrhoe Erkrankten, die einen beträchtlichen Teil der chronischen Patienten ausmachten. Die Feigwarzenkrankheit (Gonorrhoe) erlebte ihren Höhepunkt während der französischen Kriege in den Jahren 1809–1814 und trat danach wesentlich seltener auf. Die Syphilis war weiter verbreitet und schon länger bekannt. Mit großem Abstand war aber die Krätze am häufigsten, sie hatte (aus hygienischen und sozialen Gründen) alle Bevölkerungsschichten und Altersstufen ergriffen und endemische Ausmaße angenommen. So war es nicht verwunderlich, daß viele, wenn nicht die meisten chronisch Kranken in ihrer Geschichte eine Krätzeinfektion aufwiesen.

15.3 Die zeitgenössischen Ursprünge des Miasmenkonzepts Hahnemanns

Hahnemanns Verständnis von Krankheiten bewegt sich im damaligen medizinischen Horizont, der von vielen Theoretikern, aber auch von ernsthaften, um die Wahrheit und die praktische Heilung ihrer Patienten bemühten Ärzte geprägt wurde. Ein bedeutender Wortführer dieser praktischen Richtung der Medizin des 18. Jahrhunderts war F. Boissier de Sauvage de la Croix, „Doctor der Medizin und Königlicher Professor an der Universität von Montpellier".

Hahnemann schätzte und zitierte ihn in seiner Dissertation. J. Baur wies in einer Arbeit den besonderen Einfluß dieses Mannes auf Hahnemann nach. Denn viele von Hahnemanns theoretischen Konzepten in der Homöopathie finden sich auch bei Boissier de Sauvage. (Siehe hierzu J. Baur: Beitrag zur Frage nach den Ursprüngen der Homöopathie, ZKH 28 [1984], S. 136–150.)

Vor Hahnemann verurteilte bereits Boissier de Sauvage energisch Theorien, Systeme und Dogmen in der Medizin und läßt damit eine geistige Verwandtschaft zu Hahnemann erkennen: „Wenn der Arzt aus der Klasse der Schlächter ist, geht er mit häufigen Aderlässen gegen das Fieber vor; wenn er, um mich eines Wortes von Ge-

deon Harvey zu bedienen, zu den Mistkä-
fern gehört, nimmt er zu Ausleerungen und
Abführmitteln Zuflucht."

Er prangerte mit deutlichen Worten die
Wichtigtuerei vieler Ärzte an und man vermeint die Stimme Hahnemanns zu hören:
„Die Quelle aller Irrtümer und Albernhei-
ten in der Medizin ist gewöhnlich die Sucht
der Ärzte, immer nur verborgene und erha-
bene Dinge entdecken zu wollen; je mehr
sich etwas dem menschlichen Verstehen
verschließt, um so mehr sucht man mit Gewalt die Schleier zu durchdringen und es
um jeden Preis zu erklären." – „Handelt es
sich um das Reden über die allerverbor-
gensten Ursachen und das, was jenseits unseres Verständnisses liegt, findet sich bald
eine Unzahl von Ödipussen, die ingenuöse
Hypothesen über Ursachen aufstellen, die
nicht mehr aus der Sache selbst, sondern
aus ihrer Vorstellungskraft geschöpft sind."
– „Am meisten habe ich die Hypothesen
bewundert, die man über Krankheiten wie
Epilepsie, Albträume, Hysterie, Apoplexie,
deren Ursache undurchdringlich und die
für die fähigsten Praktiker unheilbar sind,
aufgestellt hat; wie es Ignoranten gibt, die
sich unfehlbarer Geheimkuren für diese
Krankheiten rühmen, so gibt es ebensovie-
le junge Ärzte, die kühne Theorien und den
Besitz des Ursachenwissens für diese
Krankheiten behaupten." (Zit. n. Baur)

Hahnemann übernahm von ihm (und aus
der damaligen Medizin) das Konzept der
**ansteckungsbedingten Natur chronischer
Krankheiten.** Boissier de Sauvage unterscheidet allerdings anders als Hahnemann
zwischen Virus und Miasma. Zu den Virus-
krankheiten zählen für ihn die „Syphilis, die
Krätze, die Lepra, die Finne und die Flechte".

Das Virus entsteht im Körper als „giftiger
Saft" und steckt andere Menschen durch
Kontakt an. Diese Erkrankungen gleichen
Gifterkrankungen, da sie sich nicht über die
Luft verbreiten, also auch nicht epidemisch
sein können. Das Miasma dagegen ist eine
Ausdünstung, die Kloaken, Gefängnissen,

Lagern und Gräbern entströmt. Miasmen
können daher Epidemien auslösen.

Einen weiteren, ganz wesentlichen Gesichtspunkt, den Hahnemann nicht nur von
Boissier de Sauvage, sondern auch von der
alten, traditionellen Medizin übernommen
und schon in seiner Syphilisabhandlung
1789 aufgegriffen hatte, war der nachteilige Effekt einer Suppression, d.h. einer Unterdrückung eines Ausschlags oder einer
Absonderung. So schreibt Boissier de Sauvage: „Es ist gefährlich, eine Krätze durch
Lokalanwendungen zu heilen. Durch eine
Krätze, die in Gegenrichtung oder ohne
eine vorgängige Blutreinigung zurückgeschlagen ist, werden zahlreiche Krankheiten verursacht, die Verwandtschaft mit der
Krätze haben." So sollen eine Vielzahl von
Krankheiten aus dieser Unterdrückung her-
vorgehen: Lepra, Finne, Flechte, Halsenge,
Schwindsucht, Dysurie, Anasarka, Aszites,
Pleuritis, Hemiplegie, Apoplexie, Asthma,
Epilepsie usw. (vgl. Fußnote auf S. 263)

15.4 Die Natur der chronischen Miasmen

■ Das „beschwichtigende" Lokalsymptom

Nachdem in einem für die Ansteckung
günstigen Augenblick das Miasma vom
Menschen Besitz ergriffen hat, teilt es sich
(nach Hahnemanns Theorie) der „Lebenskraft" unwiderruflich auf dynamischem
Wege mit. Jetzt schützt kein „Abwaschen,
Brennen oder Ätzen" der Eintrittsstelle
mehr vor der Infektion. Nach der Anstek-
kung entwickelt und vervollständigt sich
die Krankheit zunächst unbemerkt im Inneren des Menschen.

Nachdem sie sich dort etabliert hat, bildet der Organismus ein Lokalsymptom auf
der Haut aus.

Es ist der Krätzeausschlag bei der Psora,
der Schanker bei der Syphilis und die Feig-

warze bei der Gonorrhoe. Sobald solch ein Lokalsymptom auf der Haut sichtbar wird, „beurkundet" es die Vollendung der inneren Ausbildung des Miasmas. Das Lokalsymptom ist also nicht der Beginn, sondern der vorläufige Höhepunkt der Erkrankung.

Das Lokalsymptom soll die innere Krankheit „vikariierend beschwichtigen".

Solange dieses Lokalsymptom auf der Haut verbleibt, schützt es nach Hahnemanns Ansicht den Organismus vor einer weiteren Verschlimmerung des inneren Miasmas.

Es hält das innere Übel latent und gebunden, wobei aber ein allmähliches Voranschreiten des Miasmas an der Zunahme des lokalen Hautsymptoms sichtbar werden kann.

Wird dieses Hautsymptom durch eine ärztliche Behandlung vertilgt, oder verschwindet es von allein, kann es das im Inneren schon ausgebildete Miasma nicht mehr beschwichtigen. Dadurch kommt es zum Gestaltwandel des Miasmas und je nach Konstitution (CK I, S. 98) zum Ausbruch der zahllosen unterschiedlichen chronischen Krankheiten, die auf das jeweils zugrunde liegende Miasma zurückzuführen sind. Die Psora ist dabei die Urheberin der meisten chronischen Krankheiten. „So ward die Psora die *allgemeinste* Mutter der chronischen Krankheiten." (CK I, S. 17)

Während die alten Ärzte, wie auch Boissier de Sauvage, vor einer einseitigen „Vertilgung des Krätz-Ausschlags" warnten, da sie die „unzähligen Übel und schwerste chronische Krankheiten" sahen und beobachteten, die in Folge einer solcher Maßnahme erschienen, waren die zeitgenössischen Ärzte Hahnemanns uneinsichtig. Sie behandelten den Krätzeausschlag wie ein lokales Problem, mit „Bädern, Waschwasser und Salben von Schwefel, Blei, Kupfer-, Zink- und Quecksilberpräparaten". Damit bereiteten sie, nach Hahnemann, erst den Boden für die vielfältigen chronischen Krankheiten.

Allerdings waren es nicht nur ärztliche Maßnahmen, die diese verhängnisvolle Ent-

wicklung förderten. „Nicht bloß durch böse Kunst der Ärzte und Afterärzte läßt sich der Krätz-Ausschlag äußerlich vertreiben; sondern er weicht zum Unglücke auch ohnedieß nicht selten von der Haut." (CK I, S. 15)

Den Stellenwert, den Hahnemann dem beschwichtigenden Krätzausschlag zur Heilungsunterstützung der Psora beimaß, zeigt sich an seinem zeitweiligen Bemühen, solch einen Krätzausschlag künstlich hervorzurufen. Zu diesem Zweck bediente er sich eines Pflasters, das mit Terpentin versetzt war. „Doch ward bei aller Geduld der Kranken (so psorisch krank sie auch im Innern waren) doch nie ein vollständiger Krätz-Ausschlag, am wenigsten ein einige Zeit bleibender, wieder auf die Haut gebracht" (CK I, S. 123). Er verließ deshalb diese Maßnahme wieder, die die innere homöopathische Heilung der Psora unterstützen sollte. Hier zeigt sich eindeutig, daß Hahnemann nicht wußte – nicht wissen konnte –, daß die Krätze **nur** eine Parasitose, ausgelöst durch die Krätzmilbe, ist. Sonst hätte er sich nicht bemüht, den Ausschlag mittels Umschläge zu erzeugen.

■ Gestaltwandel („Metaschematismus") statt „Unterdrückung" der chronischen Krankheit

Ein zentraler Punkt in Hahnemanns Verständnis der chronischen Krankheiten ist die unsachgemäße Behandlung des Lokalsymptoms, die erst den unterschiedlichsten chronischen Leiden zum Ausbruch verhilft.

Hahnemanns Einschätzung der Vertilgung des Lokalsymptoms ist aber eine andere, als sie heute viele zeitgenössische Homöopathen haben.

Heutzutage hat man die aus der Naturheilkunde entlehnte Vorstellung, daß man durch unsachgemäße Behandlung (was sogar homöopathisch möglich sein soll!) eines äußeren Leidens, z.B. eines Hautausschlags, dieses unterdrückt und nach innen treibt, wo anstelle des „unterdrückten" Ausschlags ein viel **gefährlicheres**, inneres Leiden entstünde.

Dabei setzt man stillschweigend voraus, daß die Haut dem „Außen" entspricht und grundsätzlich mit den harmloseren Leiden behaftet ist. Aber auch auf der Haut gibt es Krankheiten, die todbringend oder schwerwiegend sind, z. B. das maligne Melanom, das spinozelluläre Karzinom, die Mycosis fungoides oder die Hauttuberkulose. Im Gegensatz zu diesen Krankheiten ist eine Bronchitis oder eine Verstopfung, obwohl „innen" lokalisiert, vergleichsweise harmlos. In dieser Allgemeinheit lassen sich deshalb die Verknüpfung von Haut = außen = harmlos und Eingeweide = innen = gefährlich und die „Beschwichtigungstheorie" nicht halten.

Hahnemann bezeichnet diese naturheilkundliche Vorstellung der Unterdrückung einer Krätze schon in der 1. Auflage des Organon als Aberglaube: „Es ist Aberglaube, dergleichen auf Unterdrückung des Lokalübels erfolgende heftige Krankheiten von einem sogenannten Zurücktritt des Krankheitsstoffes in das Innere des Körpers herzuleiten, wodurch nun erst die innere Krankheit entstünde und sich anspinne. Nein! sie war schon vorhanden, wie das Lokalsymptom noch im Gange war, nur in ihren Ausbrüchen und ihrer Lebensgefährlichkeit von dem Lokalsymptom bisher aufgehalten worden." (ORG I § 175, Anmerkung)

Hahnemann gebraucht statt dessen das Wort **Metaschematismus** („Gestaltwandel") (ORG VI, S. 56) für die Verschlimmerung eines schon bestehenden inneren Leidens, wenn das beschwichtigende Lokalübel weggenommen wird. (Häufig geschieht dies sogar ohne „äußere Einflußnahme von allein", beim harten Schanker ist es die Regel.)

Nach Hahnemann wäre daher eine Cortisonbehandlung einer Neurodermitis mit nachfolgendem Asthma bronchiale keine Unterdrückung des Ausschlags nach Innen, sondern ein erzwungener Gestaltwandel der schon bestehenden chronischen Krankheit. Durch die erzwungene Wegnahme von Symptomen (Hautausschlag) zeigt sich die schon bestehende Krankheit mit anderen

Symptomen, die dann aber mit einem Voranschreiten der Krankheit einhergehen. (Siehe auch W. Klunker: Zum Begriff der Unterdrückung in der Homöopathie, ZKH 35 [1991], S. 91–96.)

Auch wird immer wieder von einer homöopathischen Unterdrückung gesprochen. Homöopathisch kann man auf vielerlei Arten falsch behandeln, aber nicht „unterdrücken"! Man kann z. B. die Totalität der Symptome verfehlen und nur zu einem Teilaspekt der Symptomatik verordnen. Möglicherweise wird diese dann durch die forcierte Arzneigabe von tiefen Potenzen vorübergehend gebessert, ohne daß damit eine wirkliche Heilung eingeleitet wird. Das wäre dann eine **palliative** Verordnung, aber keine unterdrückende! Hohe Potenzen können (nach Bönninghausen und anderen, vgl. den Beitrag „Die Heilung der chronischen Krankheiten") nicht palliieren! Bei unsachgemäßen Arzneigaben können (reversible) Arzneiprüfungssymptome hervorgerufen werden. Nicht optimal passende Mittel erreichen nur Teilbesserungen, die dann fälschlicherweise als eine Unterdrückung interpretiert werden, da die chronische Krankheit im wesentlichen unbeeinflußt von der homöopathischen Behandlung weiter voranschreitet. Eine sorgfältige Verlaufskontrolle und eine klare Erkenntnis über das, was am Patienten zu heilen ist, vermeidet hier Fehleinschätzungen. Das Hauptsymptom des Patienten muß sich bessern, nicht nur Nebensymptome. Dem Anfänger muß Respekt, sorgfältiger und verantwortungsbewußter Umgang mit den Hochpotenzen (als unsere wirksamsten Zubereitungen) beigebracht werden. Es ist aber verantwortungslos, bei Anfängern und Patienten diesbezüglich Ängste zu schüren.

15.5 Die chronischen Miasmen: Syphilis, Sykosis und Psora

■ Die Syphilis – Der Prototyp eines Miasmas

Hahnemanns Verständnis der Syphilis

Schon vor der Entwicklung der Homöopathie beschäftigte sich Hahnemann eingehend mit der Syphilis, deren Ausbruch in Europa Hahnemann auf das Jahr 1493 datierte. Die Syphilis gehörte zur täglichen Praxis der Ärzte zu Hahnemanns Zeit, denen die ansteckungsbedingte Natur dieser Krankheit durch den Geschlechtsverkehr wohl bewußt war. 1789 veröffentlichte Hahnemann eine wissenschaftliche Abhandlung von 292 Seiten, in der er neben einer ausführlichen Darstellung der Pathologie der Syphilis mit ihren drei Stadien, sein neues lösliches Quecksilberpräparat (Hydrargyrum oxydulatum nigrum) vorstellt. Wir kennen es heute als das homöopathische Mittel Mercurius solubilis Hahnemanni. Quecksilber wurde für die Syphilisbehandlung bald nach 1493 in der Hausmittelpraxis durch „glücklichen Fund" entdeckt.

1789 wurden die Gonorrhoe und die Syphilis noch als nosologische Einheit betrachtet (Hunter).

Eine Verwechslung mit der Syphilis ist unter anderem möglich, da es im Rahmen einer benignen Gonokokkensepsis (bei der postgonorrhoischen Urethritis) zum Eindringen von Gonokokken in die Blutbahn und zur hämatogenen Aussaat kommen kann. Neben einer Monoarthritis finden sich dabei häufig hämorrhagische Pusteln auf erythematösem Grund, vor allem im Bereich der Handteller und Fußsohlen, verbunden mit septischen Temperaturen, die evtl. an die palmo-plantaren Syphilide der Lues II erinnern.

Erst 1793 konnte von Bell und dann endgültig 1839 von Ricord die Eigenständigkeit beider Krankheiten aufgezeigt werden.

1816 veröffentlichte Hahnemann eine zweite Arbeit über die Syphilis, deren Hauptthema nunmehr die Anprangerung der fehlerhaften Behandlung durch die herrschende Medizin war.

„Noch bis auf diese Stunde wird fast von allen Ärzten der bewohnten Erde, in Peking wie in Paris und Philadelphia, in London wie in Wien, in Petersburg wie in Berlin, die venerische Krankheit von ihrem Anfang an verpfuscht, und die örtliche Vertreibung des Schankers für das Hauptgeschäft der Cur der venerischen Krankheit angesehen, der innere Gebrauch des Quecksilbers dabei aber nur als eine Nebensache."

(Belehrung über die venerische Krankheit und ihre gewöhnlich unrechte Behandlung, KMS II, S. 160–175)

Als er 1828 mit seiner Darstellung der chronischen Krankheiten an die Öffentlichkeit tritt, ist bei der Ausführung über die Syphilis nichts wesentlich Neues gegenüber 1816 hinzugekommen. Sie wird jetzt auf zehn Seiten im ersten Band der Chronischen Krankheiten (S. 108–118) abgehandelt. Die Syphilis mit ihren sich verändernden Leiden („der Affe unter den Krankheiten") ist Hahnemanns exemplarische chronische Krankheit. Von ihrem Entwicklungsgang leitet er die Psora ab.

Hahnemann unterscheidet bei der Kur der Syphilis drei Zustände:

1. Die Syphilis allein, mit ihrem zugehörenden Lokalsymptom, dem Schanker, oder nach dessen Vertreibung mit dem ähnlichen, ebenfalls vikariierenden Lokalsymptom, der „Schooßbeule" (Bubo). (CK I, S. 108)

   Beim Schanker (indolente, bis pfenniggroße Papel, gerötet, nässend, hochinfektiös, meist am Genitale) spricht man vom Primäraffekt. Er tritt 8–21 Tage nach der Infektion durch das Treponema pallidum auf. Meist schwellen ca. eine Woche darauf die regionalen Lymphknoten an (= Bubonen). Primäraffekt und Lymphknotenschwellung bezeichnet man als Primärkomplex.

2. Die Syphilis allein, jetzt aber ihres stellvertretenden Lokalsymptoms (Schanker oder „Schooßbeule") durch ärztliche Behandlung beraubt oder von allein verschwunden.

   Darunter versteht Hahnemann das sekundäre Stadium (L II), das 2–3 Monate post infectionem mit unter Umständen sehr vielfältigen Symptomen einhergeht. Nach heutiger Erkenntnis setzt es meist mit Fieber, Abgeschlagenheit, Milzschwellung und generalisiertem Lymphknotenbefall ein. Im weiteren Verlauf kommt es zu infektiösen Exanthemen: Roseolen, papulokrustöse Syphilide, Schleimhautveränderungen, breite Kondylome. L II kann unter stark wechselnder oder gar zeitweilig fehlender Symptomatik 5 Jahre andauern, wobei ca. 30 % der Fälle spontan ausheilen. Das Tertiärstadium

(L III, nicht mehr infektiös) setzt 5 bis 50 Jahre post infectionem (!) ein und ist durch „gummiartigen" Eiter, Neigung zu nekrotischem Zerfall der befallenen Gewebe mit nachfolgenden Substanzdefekten gekennzeichnet. Alle Gewebe können befallen sein. Fehldeutungen als Tumor, Tbc u.a. sind häufig. Der Befall des Rückenmarks (Ataxie) und des Großhirns (Paralyse mit Größenwahn) sind möglich (Lues IV).
Hahnemann kannte die Lokalsymptome der Syphilis, die Blenorrhagie mit ihren Folgeerscheinungen, den Schanker, die venerischen Vegetationen und Bubonen. Zur sekundären Syphilis rechnete er die Roseolen und das syphilitische „Ekzem" und die geschwürigen Haut- und Schleimhautveränderungen. Von der tertiären Syphilis waren die Gummen der Knochen bekannt. Der Übergang in das vierte Stadium, die Neurosyphilis, blieb der Zeit Hahnemanns noch verborgen.

3. Die Syphilis, wenn sie mit anderen Miasmen (insbesondere der Psora) verkompliziert ist, mit oder ohne Lokalsymptom.

Die Entwicklung der Syphilis

„Der Schanker kommt nach einem unreinen Beischlafe gewöhnlich zwischen dem siebenten und vierzehnten Tage, selten eher oder später, meist an dem mit dem Miasm angesteckten Gliede zu Vorscheine, zuerst als ein kleines Bläschen, was zu einem unreinen Geschwüre, mit erhabnen Rändern und stichtlichtem Schmerze aufblüht, und, ungeheilt, auf dieser Stelle lebenslang stehen bleiben, nur mit den Jahren sich vergrößern würde, ohne daß je die sekundären Symptome der venerischen Krankheit, die Lustseuche, ausbrechen könnten." (CK I, S. 108–109)
Erst durch die Zerstörung des Schankers mit beizenden, ätzenden, austrocknenden Substanzen leitet jetzt der „allöopathische Arzt" die verhängnisvolle Krankheitsentwicklung ein.
Mit dieser heute als **falsch** erkannten Ansicht steht Hahnemann nicht allein. Der Engländer John Hunter und der Franzose Fabre vertreten dieselbe Meinung: „Die Lustseuche erfolge *stets* auf die örtliche Vertilgung des Schankers" (zitiert nach Hahnemann, CK I, S. 110).
Hier zeigt sich der folgenschwerste Irrtum Hahnemanns (sowie von Hunter und Fabre) bei der Interpretation des Werdegangs der Syphilis, der für die Psoratheorie weitreichende Folgen haben wird. Für Hahnemann ist der Übergang in das sekundäre Stadium der Syphilis allein auf die unsachgemäße Behandlung des Schankers zurückzuführen. Bliebe der Schanker unbehandelt, wäre damit der Ausbruch der sekundären Syphilis sicher verhindert. Der Schanker soll stellvertretend das „innere venerische Leiden" beschwichtigen.
Heute weiß man, daß nach dem primären Stadium der Syphilis, dem Schanker oder Primäraffekt, das sekundäre Stadium der Syphilis folgt. **Das sekundäre Stadium ist nicht die Folge einer „Vertilgung" des Schankers mittels Salben usw., sondern so im natürlichen Gang der Syphilis angelegt.**
Der Schanker wird nach heutigem Wissensstand höchstens einige Monate gesehen. Das sekundäre Stadium kann selten auch schon bei noch bestehendem Schanker einsetzen.

Die Heilung der Syphilis

Solange der Schanker noch nicht vertrieben ist, bereitet die homöopathische Heilung der Syphilis nach Hahnemann keine besonderen Schwierigkeiten. „[...] daß es kein chronisches Miasm, keine von einem Miasm entstandene, chronische Krankheit auf der Erde giebt, welche heilbarer und leichter heilbar wäre, als diese" (CK I, S. 111). Zu ihrer Heilung reicht eine Gabe ihres spezifisches Mittels, Mercurius solubilis, aus, „um binnen 14 Tagen die ganze Syphilis sammt dem Schanker gründlich und auf immer zu heilen."
Beim zweiten Zustand, bei dem der Schanker schon durch eine „örtliche Maßnahme" vertrieben wurde, wird ebenfalls

Mercurius solubilis die Heilung leisten. Jetzt verläuft die Kur allerdings nicht mehr so glatt und einfach wie im ersten Fall. Das Merkmal eines örtlich vertriebenen Schankers ist für Hahnemann eine „mißfarbige, röthliche, rothe, oder bläuliche Narbe", die an der Stelle des Schankers verbleibt und die noch ungetilgte, innere Syphilis anzeigt.

Der dritte Zustand, bei dem die Psora die Syphilis kompliziert, ist am schwierigsten zu heilen. Dazu kommt es, wenn durch eine allopathische Polypragmasie mit scharfen Mitteln die Kräfte des Syphilitikers erschöpft werden. Dadurch wird die Psora mit Gewalt aufgeweckt und zum Ausbruch gebracht. Es entsteht die verlarvte, unechte Syphilis. Jetzt ist über die medikamentöse Behandlung hinaus eine gesunde Lebensweise, eine kräftigende Diät und die Entfernung aller schädlichen Einflüsse unabdingbar. Die homöopathische Heilung besteht in einer oder mehreren Abfolgen von verschiedenen „antipsorischen" Arzneien (s. S. 15 u. 277 f.), die zuerst die später entstandenen „psorischen" Symptome heilen sollen, bis nach deren Verschwinden wiederum Mercurius solubilis in einer oder mehreren Gaben als spezifisches Mittel der Syphilis notwendig wird.

Daß sich alle drei Miasmen bei einem Kranken vereinigen, ist Hahnemann in seiner Praxis nur zweimal begegnet. Hierbei wird nach denselben Grundsätzen verfahren: zuerst werden die psorischen Symptome behandelt, anschließend das Miasma, das im Vordergrund steht, usw. Auch die vollständige Heilung der Sykosis zeigt sich im Verschwinden der mißfarbenen Hautstelle, die nach der örtlichen Zerstörung der Feigwarze zurückbleibt.

> Lokalsymptome der Syphilis und der Sykosis bilden sich immer an den Eintrittspforten der Erreger, sind also meist an den Geschlechtsorganen anzutreffen.

■ Die Sykosis – Die Feigwarzenkrankheit

Der Verlauf und die Natur der Sykosis

Zur Sykosis äußert sich Hahnemann nur sehr knapp auf 4 Seiten. Der Grund mag in ihrem seltenen Auftreten liegen. Ihren Höhepunkt erlebte sie während der französischen Kriege 1809–1814. Die Sykosis erzeugt von den chronischen Miasmen die bei weitem wenigsten chronischen Krankheiten und herrscht nur von Zeit zu Zeit.

Hahnemann unterscheidet zwischen dem gemeinen Tripper und der Feigwarzenkrankheit. Der gewöhnliche Tripper ist für ihn eine örtliche, nur die Harnorgane reizende Krankheit, die aber nicht den ganzen Organismus durchdringt. Ist der Tripper mit häufigem Harndrang verbunden, weicht er gewöhnlich einem Tropfen frischen Petersiliensaftes (Petroselinum sativum). Je nach Beschaffenheit des Trippers waren ihm noch der Saft des Hanfkrautes (Cannabis sativa), die Canthariden (Cantharis vesicatoria) und der „Kopahu-Balsam" zu seiner Heilung dienlich. (Tropisch-südamerikanische Arten des Kopaivabaums lieferten den früher als Mittel gegen Tripper gebrauchten Kopaivabalsam: Copaiva.) Vermutlich entspricht bei Hahnemann dem „gemeinen Tripper" die Gonorrhoe ohne ihre Komplikation mit Feigwarzen.

Wenn der Tripper mit Feigwarzen einhergeht oder die Feigwarzen sogar ohne begleitenden Ausfluß aus der Harnröhre an den Geschlechtsteilen erscheinen, liegt für Hahnemann die eigentliche Sykosis vor.

Gewöhnlich erscheinen die Feigwarzen nach der Ansteckung durch Beischlaf nach mehreren Tagen oder auch Wochen, verbunden mit einem eitrigen Ausfluß aus der Harnröhre an den Geschlechtsteilen. Sie sind meist weich und schwammig und sondern eine süßlich stinkende Feuchtigkeit ab. (CK I, S. 104)

Diese Feigwarzen sind das vikariierende, beschwichtigende Lokalsymptom der

Sykosis. Werden sie jetzt lokal durch Ätzen, Brennen oder Abbinden zerstört, oder bei einer Verwechslung mit der Syphilis mit massiven Quecksilberdosen behandelt, brechen ähnliche Auswüchse an anderen Körperstellen aus, oder es entstehen weitere Leiden, von denen Hahnemann nur die Verkürzung der Sehnen der Beugemuskeln, insbesondere der Finger (Dupuytrensche Kontraktur) eigens erwähnt.

Heute ist die Gonorrhoe (der Tripper) die am häufigsten vorkommende Geschlechtskrankheit. Sie wird durch Gonokokken mit einer Inkubationszeit von 2–8 Tagen übertragen. Beim Mann wird zunächst der vordere Teil der Harnröhre befallen (Urethritis gonorrhoica anterior acuta). Entzündliche Schleimhautveränderungen gehen zuerst mit einer serösen, später eitrigen Absonderung aus der Harnröhre einher. Nach 2–3 Wochen geht die Infektion auf die hintere Harnröhre über (Urethritis gonorrhoica posterior), wobei Komplikationen wie die gonorrhoische Epididymitis, Spermatozystitis, Funikulitis, Prostatitis usw. auftreten können.
Bei der Frau verläuft die Gonorrhoe oft symptomlos. Auch hier sind Komplikationen möglich, z.B. Endometritis, Adnexitis, Salpingitis, Oophoritis, Peritonitis.
Auch ohne Behandlung vermindern sich im Laufe einiger Wochen die akuten Beschwerden. Zurück bleibt das eitrig-schleimige Sekret einer postgonorrhoischen chronischen Urethritis, die über Monate verlaufen kann und ansteckend bleibt. In diesem Stadium kann es zum Eindringen von Gonokokken in die Blutbahn und zu deren hämatogener Aussaat kommen. Neben einer Monoarthritis finden sich häufig hämorrhagische Pusteln auf erythematösem Grund.
In den durch Ausflußwirkung mazerierten Arealen können sich Condylomata acuminata (Feigwarzen) entwickeln. Die Warzen entstehen bevorzugt auf den ständig feuchten Hautpartien des Genital-, Anal- und Dammbereiches, greifen leicht auf die Schleimhäute von Vagina, Urethra und Rektum über und können maligne entarten. **Der Erreger der Feigwarzen ist das Papilloma-Virus. Die Gonorrhoe gehört neben Fluor vaginalis, Schweißbildung, mechanischem Reiben, Phimose, Balanitis, Oxyuriasis, Candidiasis, unspezifischer Urethritis und Syphilis zu den begünstigenden Faktoren für Feigwarzen.**

Die Heilung der Sykosis

Die Sykosis findet ihre homöopathischen Heilmittel in einer potenzierten Gabe des Lebensbaums (Thuja occidentalis) und nach deren vollständiger Auswirkung (nach 15–40 Tagen) in einer weiteren Gabe Salpetersäure (Acidum nitricum), dessen Wirkung ebenfalls ganz abgewartet werden muß. In veralteten Fällen können die größeren Feigwarzen zusätzlich mit dem Saft der Thuja occidentalis (mit Weingeist zu gleichen Teilen gemischt) einmal täglich abgetupft werden.

Gesellt sich in selteneren Fällen zur Sykosis die Psora oder die Syphilis hinzu, muß zuerst die Psora mit den dafür passenden Mitteln angegangen werden. Anschließend erfolgt die Behandlung der Sykosis, bis man letztlich mit Mercurius solubilis die Syphilis heilt. Wenn nötig, muß bis zur vollständigen Heilung diese Behandlung mehrfach abwechselnd wiederholt werden. (CK I, S. 105–107)

■ Die Psora – „die allgemeinste Mutter der chronischen Krankheiten"

Hahnemanns Verständnis der Psora

Für Hahnemann ist die Krätzkrankheit, die Psora, für sieben Achtel aller chronischen Krankheiten verantwortlich. Der Grund dafür liegt in ihrer leichten Übertragbarkeit. Sie ist die alleransteckendste unter den chronischen Miasmen. Während das Miasma der Syphilis und der Feigwarzenkrankheit in die Haut eingerieben werden muß, um zu haften, genügt bei der Psora schon die allgemeine Berührung der Oberhaut, und: „Die Fähigkeit vom Krätzemiasm angesteckt zu werden, hat – was bei den anderen beiden Miasmen nicht der Fall ist – fast jeder Mensch und fast unter allen Umständen." (CK I, S. 48)

Schon Wäsche, mit krätziger Wäsche gewaschen, ein fremdes Nachtlager, neue, aber von einem Krätzigen schon anprobierte Handschuhe usw. reichen für eine Ansteckung aus.

Nachdem das Miasma auf der Haut haftet, bleibt es nicht mehr örtlich, sondern breitet sich nach Hahnemann „dynamisch" im Körper aus. Waschen und Reinigen der infizierten Hautstelle kann die Psora jetzt nicht mehr verhindern. Nachdem sich das Miasma im Innern – zunächst noch unbemerkt – entwickelt hat, bildet der Körper ein Lokalsymptom auf der Haut aus. Es sind die Krätzbläschen, die, solange sie bestehen, die innere Psora mit ihren „sekundären Leiden" am Ausbrechen hindert.

Hahnemann vermengt unter dem Begriff Psora mehrere Krankheiten unterschiedlicher Genese, was allein auf das zu seiner Zeit noch fehlende mikrobiologische und dermatologische Wissen zurückzuführen ist. Er sieht den Grindkopf, die Milchkruste, Flechte usw. als andere Formen des Krätzausschlags an (CK I, S. 41). Es kann aber bei seiner Beschreibung der Krätze kein Zweifel daran bestehen, daß er damit die durch die Krätzmilbe (Acarus oder Sarcoptes scabiei) übertragene Parasitose versteht.

Die weibliche Milbe gräbt bis zu mehrere Millimeter lange, blinde Gänge in die Hornschicht, in denen Eier und Kotballen abgelagert werden. Diese Gänge zeichnen sich als lineare oder winklig gebogene, schwärzliche Linien ab, an deren Ende die Milbe meist als kleines Bläschen erscheint. Oft sind die Gänge durch den starken Juckreiz (vor allem nachts) zerkratzt und pyodermisiert. Bevorzugt werden die dünnen Hautstellen besonders zwischen den Fingern, an der Fußinnenfläche, an den vorderen Achselfalten und an den Geschlechtsteilen. Zusätzlich finden sich häufig papulöse oder papulovesikulöse Ausschläge. Die Übertragung findet meist durch direkten Körperkontakt, seltener durch Wäsche oder Kleider statt.

Die primäre Psora und deren Heilung

6–10 Tage nach der Ansteckung tritt nach Hahnemann beim Infizierten ein abendlicher Frost auf, dem eine nächtliche, mit Schweiß endende Hitze folgt. Unmittelbar darauf entstehen feine, frieselartige Bläschen, zunächst in der Gegend der Infektionsstelle. Diese Bläschen sind von einem „*wohllüstig kitzelnden* (so zu sagen, *unerträglich angenehmen*) *Jücken* (Grimmen) begleitet, was so unaufhaltbar zum Reiben und Aufkratzen der Krätzbläschen zwingt, daß, wenn man sich des Reibens oder Kratzens mit Gewalt enthält, ein Schauder die Haut des ganzen Körpers durchschüttert." (CK I, S. 50)

Reiben und Kratzen der zunächst mit Lymphe, später mit Eiter gefüllten Bläschen erleichtert, aber im Anschluß daran erfolgt ein lang dauerndes Brennen. Spät abends und vor Mitternacht ist das Jucken am unerträglichsten.

Die Feuchtigkeit, die durch das Zerkratzen der Bläschen hervorgerufen wird, ist, selbst durch indirekten Kontakt mit Wäsche, über dritte Personen usw. ansteckend.

In diesem ersten Stadium läßt sich die Psora noch verhältnismäßig leicht mit ihren „spezifischen Arzneien" homöopathisch heilen (CK I, S. 51). Der frisch entstandene Krätzausschlag wich „ohne Zuthun eines äußern Mittels, zuweilen schon von *einer* sehr kleinen Gabe (gehörig potenzirter) Schwefel-Bereitung binnen 2, 3, 4 Wochen." (CK I, S. 130)

Schwefel galt schon in der ältesten Zeit als spezifisches Mittel für die Krätze. Er wurde zuerst nur äußerlich mittels Salben und Bädern angewandt, später ergänzte man diese Anwendung mit massiven inneren Dosen („10, 20, 30 Gran auf die Gabe, öfters wiederholt" [CK I, S. 126]), bis sie Purgierstühle oder Erbrechen auslösten. Damit war aber, nach Hahnemann, kein Stadium der Krätze zu heilen. Durch die damit erzwungene Vertreibung des Ausschlags wurde die Krätze ihres Lokalsymptoms beraubt und somit der Übergang in das gefährlichere sekundäre Stadium der Psora eingeleitet. Erst mit dem Verzicht auf die äußerliche Behandlung und den Gebrauch des Schwefels in „den allerkleinsten Gaben" konnte man sich dessen Heilkraft wirklich zunutze machen.

Das Übergangsstadium in die sekundäre Psora und dessen Heilung

Im Anschluß an das primäre Stadium – den frisch entstandenen Krätzausschlag – beginnt die Psora im Inneren zu wachsen. Dreh- und Angelpunkt dieser Entwicklung ist das Lokalsymptom – der Krätzausschlag. Nach Hahnemanns Konzept beschwichtigt und verhindert der Ausschlag – wie der Schanker bei der Syphilis und die Feigwarze bei der Sykosis – den Ausbruch der Psora. Auch wenn die Haut nicht behandelt wird, schreitet die innere Psora dennoch weiter voran und bekundet dies durch die ebenmäßige Ausbreitung des Ausschlags, bis dieser endlich die ganze Oberfläche des Körpers überzieht. Auch jetzt noch „befindet sich der Mensch in jeder andern Hinsicht noch anscheinend gesund" (CK I, S. 52), die Symptome der innerlich entwickelten Psora bleiben noch verborgen und beschwichtigt. Bedauerlicherweise, schreibt Hahnemann, bleibt der Ausschlag nicht so beharrlich auf der Haut, ist nicht so unwandelbar auf der Stelle feststehend, wie der Schanker oder die Feigwarze. Wenn er nicht „durch böse Kunst der Aerzte und Afterärzte (was doch fast stets geschieht), durch austrocknende Waschwasser, Schwefelsalben, drastische Purganzen oder Schröpfen von der Haut vertrieben wird" (CK I, S. 16), verschwindet er auch ohne äußeres Zutun von selbst (durch eine „Unthätigkeit der Haut"), sowie auf Veranlassungen, denen man keine weitere Beachtung schenkt, z. B. durch Schreck, Ärger, Kummer, Kälte, durch kalte oder warme Flußbäder, durch Durchfälle,

andere Fieber oder akute Krankheiten usw. Die Folgen sind die gleichen wie bei der unsachgemäßen ärztlichen Behandlung: Ausbruch der sekundären Psora mit einer ihrer unzähligen chronischen Krankheiten.

Sobald die Psora ihres Ausschlags beraubt wurde, oder dieser von selbst anfängt, von der Haut zu weichen, ist der Schwefel nie mehr allein zur Heilung ausreichend. Die Psora bedarf jetzt mehrerer, in den schlimmsten Fällen sogar vieler antipsorischer Arzneien (siehe dort S. 15), die je nach Symptomatik bis zur vollständigen Heilung eingesetzt werden müssen.

Ein Sonderfall: Die latente Psora

Wird ein **erst wenige Tage alter** Krätzausschlag durch äußerliche Behandlung vertrieben („mit Bleisalbe oder Bleiwasser"), so zieht dies, nach Hahnemann, wenig unmittelbare Gefahren nach sich. (CK I, S. 56) Es finden sich unmittelbar darauf keine „starken, bösen Folgen."

Trotzdem bleibt die innere Psora bestehen, bleibt durch die beste Konstitution allein unvertilgbar und läßt sich ausschließlich homöopathisch heilen. Nur sind durch die schnelle Vertreibung des einsetzenden Krätzausschlags die Fortschritte der Psora „ungleich langsamere, als wo der Ausschlag lange Zeit auf der Haut geduldet ward (in welchem Falle, wie schon erwähnt, die Fortschritte der innern *Psora* reißend schnell sind)." (CK I, S. 57)

Die Psora zeigt sich jetzt durch diskrete Symptome, die Hahnemann aus vielen hundert Beobachtungen gesammelt hat. Er nennt sie „die innerlich schlummernde, bisher latent gebliebene Psora." (CK I, S. 57)

Zur Identifikation dieser Symptome schreibt Hahnemann:

„Mir ward es möglicher, als vielen Hundert Andern, die Zeichen sowohl der noch im Innern schlummernden und latenten, als der zu ansehnlichen, chronischen Uebeln aus dem Innern erwachten Psora zu finden und zu erkennen durch genaue Vergleichung des Befindens aller der so Behafteten mit mir, *der ich*, was selten ist, nie *psorisch war* und daher von allen diesen hier und weiter unten angeführten Beschwerden (kleinern und größern) von meiner Geburt an bis in mein jetziges achtzigstes Lebensjahr gänzlich frei blieb [...]." (CK I, S. 57)

Hahnemann führt 60 Symptome an, welche die latente Psora bekunden sollen. (CK I, S. 58–61)

Er nennt unter anderem:
„Meist bei Kindern: öfterer Abgang von Spulwürmern und Maden, unleidliches Kriebeln von letztern im Mastdarm."
„Blässe des Gesichts und Schlaffheit der Muskeln."
„Schweiß am Kopfe, Abends nach dem Einschlafen."
„Nasenbluten bei Mädchen und Jünglingen (seltener bei älteren), oft von großer Heftigkeit."
„Gewöhnlich kalte oder inwendig schweißige Hände (Brennen in den Handflächen)."
„Ofter oder langwieriger Stock- oder Fließschnupfen oder Katarrh.*)
*)Hieher gehören nicht die epidemischen, fast jeden, auch den gesündesten Menschen ergreifenden Schnupfenfieber und Katarrhe (z.B. die Grippe, Influenza)."
„Langwierige Verstopfung des einen oder beider Nasenlöcher."
„Oeftere Halsentzündung, öftere Heiserkeit."
„Oefteres Ausfallen der Kopfhaare, Trockenheit derselben, viel Schuppen auf dem Haarkopfe."
„Müdigkeit früh beim Erwachen; erqickungsloser Schlaf."
„Widerwillen gegen Milch."
„Geschwollene, erweiterte Adern an den Beinen (Aderkröpfe, Wehadern)."
„Erneuerung von Schmerzen und Beschwerden in der Ruhe, die bei Bewegung vergehen."
„Unruhige, schreckhafte oder doch allzu lebhafte Träume."
„Hie oder da eine rauhe, sich abschuppende Stelle der Haut, die zuweilen wohllüstiges Jücken und, nach dem Reiben, Brennen verursacht."

Mit diesen Beschwerden (es zeigen sich jeweils nur einzelne der aufgelisteten Symptome) ist besonders für junge, robuste und ausgeglichene Naturen für viele Jahre ein scheinbar gesundes, erträgliches Leben mög-lich. Die Psora kann im Inneren „fortschlummern", ohne daß der Übergang in das sekundäre Stadium mit seinen unterschiedlichsten chronischen Krankheiten erfolgt. Im Alter aber genügen geringe Anlässe, wie z.B. Ärger, Erkältung, Diätfehler, akute Krankheit und vor allem eine „schwächende, angreifende, schiefe Behandlung durch allöopathische Ärzte" (CK I, S. 61–63), um die sekundäre Psora ausbrechen zu lassen.

Die sekundäre Psora

Der Ausbruch der sekundären Psora kündigt sich mit einer Verschlimmerung der latenten Psorasymptome und durch eine Vielzahl neuer Beschwerden an, die je nach Konstitution, Erbanlagen, Angewohnheiten, Lebensweise, Diät usw. des Kranken unterschiedlich ausfallen können. Hahnemann hat diese Symptome von denjenigen seiner chronisch Kranken zusammengetragen, die er heilen konnte, die sich an eine Krätzansteckung erinnerten und bei denen er keine Zeichen von Syphilis und Sykosis wahrnahm. Diese Symptomensammlung auf ca. 30 Seiten bezeichnet er aber als unvollständig. (CK I, S. 67–98)

Einige Beispiele:
„Schwindel, Taumel beim Gehen."
„Düseligkeit, Unvermögen zu denken und Geistesarbeiten zu vollführen."
„Augenwinkel voll von eiterigem Schleime (Augenbutter)."
„Im Ohre vielfaches Geräusch und Getön."
„Nasen-Polypen (gewöhnlich mit Geruchlosigkeit), die auch wohl durch die Choanen bis in den Rachen sich erstrecken."
„Zähneknirschen im Schlaf."
„Zunge weiß, weißbelegt oder rauhweiß."
„Gestank aus dem Munde."
„Aufstoßen nach dem Geschmacke der Speisen, ein paar Stunden nach dem Essen."
„Appetit ohne Hunger; sie bekommt Lust, allerlei hastig zu verschlingen, ohne ein Bedürfnis dazu im Magen zu spüren."

„Früh, gleich Durst, steter Durst."

„Blähungen treten wie in die Höhe; es kommt Aufstoßen – dann oft Brennen im Halse, oder Erbrechen, bei Tage und Nacht."

„Leberschmerz, ein Drücken und Spannen – ein Spannen unter den rechten Ribben."

„Stuhlgang hart, wie verbrannt, in kleinen Knoten, wie Schaflorbern, oft mit Schleime, auch wohl zugleich mit Blutäderchen umzogen."

„Durchfall bald so schwächend, daß sie nicht allein gehen kann."

„Nach dem Harnen tröpfelt der Urin noch lange nach."

„Die Ruthe wird nie ganz steif, auch bei den wohllüstigsten Anreizungen."

„Periode mit vielen Beschwerden, Ohnmachten oder (meist stechenden) Kopfschmerzen oder zusammenziehend krampfhaften, schneidenden Bauch- oder Kreuzschmerzen; sie muß sich legen, sich erbrechen usw."

„Unzeitige Geburten."

„Stete, Jahre lange Heiserkeit und Tonlosigkeit; er kann kein lautes Wort sprechen."

„Kehlkopf- und Luftröhr-Eiterung (Kehl-Luftröhr-Schwindsucht)."

„Herzklopfen mit Angst, vorzüglich die Nächte."

„Stechen in den Fersen und Fußsohlen, beim Auftreten."

„In den Gelenken, eine Art Reißen, wie ein Schaben auf dem Knochen mit rother, heißer Geschwulst, die bei Berührung und gegen die Luft unleidlich empfindlich ist, mit unleidlich empfindlichem, ärgerlichen Gemüthe (Gicht, Podagra, Chiragra, Gonagra usw.)."

„Leichte Zerbrechlichkeit der Knochen."

„Kriebeln, auch wohl stichlichtes Kriebeln, wie von Eingeschlafenheit in Armen, in Beinen und andern Theilen (selbst in den Fingerspitzen)."

„Oeftere fliegende Hitze, besonders im Gesichte, öfter mit als ohne Röthe; schnelles, heftiges Heißwerden in der Ruhe oder bei geringer Bewegung, oft schon beim Sprechen, mit oder ohne ausbrechenden Schweiß."

„Auftreibung und Vereiterung der Röhrenknochen des Oberarms, des Oberschenkels, des Schienbeins, auch der Finger und Zehen (Winddorn)."

„Warzen im Gesichte, an den Vorderarmen, Händen usw. (Besonders in der Jugend. Viele derselben stehen nur kurze Zeit und verschwinden, um einem andern Psora-Symptom Platz zu machen.)"

„Fallsuchten verschiedener Art."

„Schon beim Zuthun der Augen, allerhand schwärmerische Bilder, Fratzen."

„Lautreden, Lautschreien im Schlafe."

„Gemüths- und Geistesstörungen aller Art. (Ich habe weder in meiner Praxis, noch in irgend einem Irrenhause je einen Melancholischen, einen Wahnsinnigen, oder Wüthigen angetroffen, bei dessen Krankheit nicht Psora zum Grunde gelegen hätte, obwohl zuweilen, doch selten, mit Syphilis complicirt.)"

„Anfälle von Furcht, z.B. vor Feuer, vor Alleinseyn, vor Schlagfluß, vor Irrewerden usw."

„Anfälle von wahnsinnartiger Zornmüthigkeit."

„Schneller Launenwechsel; oft sehr lustig und überlustig, oft und plötzlich niedergeschlagen, z. B. über seine Krankheit oder andre, geringe Gegenstände. – Schneller Uebergang von Heiterkeit in Traurigkeit, oder Aergerlichkeit ohne Ursache."

Die genannten Symptome sind für Hahnemann besonders charakteristisch für die sekundäre Psora (darunter auch Warzen; fälschlicherweise werden heute die Warzen generell der Sykosis zugeordnet!). Aus ihnen setzen sich die unzähligen chronischen Leiden zusammen, die in Unkenntnis ihrer gemeinsamen Wurzel von der „alten Schule" als eigenständige und abgeschlossene Krankheiten angesehen werden.

Zu Krankheiten der sekundären Psora rechnet Hahnemann u.a. „Rachitis, Schwindsucht, Asthma, Kopfwassersucht, Bluterbrechen, Gelbsucht, Herzkrankheiten, Unfruchtbarkeit, Kurz- und Langsichtigkeit, Tages- und Nachtblindheit, Glaukome, Amaurosen, Migräne, Knochengeschwüre, Skirrhen, Lippen-, Wangen-Krebs, Brustkrebs, Mutterkrebs, Blutschwamm, Schlagfluß-Anfälle" usw. (CK I, S. 98–99), d.h. **beinahe alle chronischen Krankheiten**, bis auf die wenigen (ein Achtel), die sich auf die Syphilis und die Sykosis zurückführen lassen.

Hahnemanns erweiterte Sicht der Psora und deren geschichtliche Begründung

Für Hahnemann ist die Psora mehr als nur die infektiöse Krankheit eines Menschen. Sie ist für ihn das „Ur-Übel", die „Mutter aller chronischen Erkrankungen" seit Anbeginn. So wie die Psora im Verlauf der Erkrankung eines Einzelnen einen Gestaltwandel über das Primär- zum Sekundärstadium durchläuft, so unterliegt nach Hahnemann dieses

Miasma in der Geschichte der Menschheit einer wiederholten Wandlung und zeigt sich in ganz unterschiedlichen, den Menschen peinigenden Seuchenzügen.

„Die *Psora* ist es, jene *älteste, allgemeinste, verderblichste* und dennoch am meisten verkannte, chronisch-miasmatische Krankheit, welche seit vielen Jahrtausenden die Völker verunstaltet und peinigte, seit den letzten Jahrhunderten aber die Mutter aller der Tausende unglaublich verschiedener (akuter und) chronischer (unvenerischer) Uebel geworden ist [...]. Die *Psora* ist die *älteste* miasmatisch-chronische Krankheit, die wir kennen." (CK I, S. 11)

Hahnemann versucht das Wirken der Psora seit Anbeginn der Menschheitsgeschichte historisch zu belegen, indem er (nach unserem heutigen Wissen) ganz unterschiedliche Krankheiten auf sie zurückführt (CK I, S. 12–17). So soll sie dem von Moses vor 3400 Jahren erwähnten Aussatz entsprechen, die den Priester vom Opferdienst ausschließt. Im Mittelalter erscheint die Psora in Gestalt eines „bösartigen Rothlaufs (St. Antoniusfeuer genannt)." Hahnemann scheint die Aufklärung des St. Antoniusfeuers als Nahrungsmittelvergiftung mit Mutterkorn (Ergotismus) durch Tuillier 1630 nicht bekannt gewesen zu sein.

Im dreizehnten Jahrhundert nahm die Psora durch den von den rückkehrenden Kreuzzüglern mitgebrachten Aussatz (Lepra) wieder dessen Gestalt an. Später minderte sie sich durch Verbesserung der hygienischen Bedingungen (durch den von den Kreuzfahrern eingeführten Gebrauch baumwollener Hemden und warmer Bäder) zur gewöhnlichen Krätze ab. Da sich der Aussatz kaum von der Haut vertreiben ließ, somit als Lokalsymptom die Psora in Schach hielt, werden damit die zahllosen chronischen Krankheiten der sekundären Psora verhindert. Außerdem erschwerte die Isolierung der Aussätzigen die Ansteckung. Mit der Abmilderung der Psora zur Krätze, deren Ausschlag sich leichter vertreiben ließ, und deren leichteren Verbreitung war nach Hahnemann die unheilvolle Entwicklung zur sekundären Psora ab ca. 300 Jahre vor Hahnemann gebahnt. (Zur ausführlichen Kritik an Hahnemanns historischer Begründung der Psoratheorie siehe W. Klunker in ZKH 34 [1990], S. 3–13.)

15.6 Hahnemanns Miasmenkonzept aus heutiger Sicht

■ Zusammenfassung der Miasmentheorie Hahnemanns

Die chronischen Krankheiten waren für Hahnemann und andere seiner Zeit die Folgen einer chronischen Infektion dreier Erreger, „halbgeistige Krankheitsparasiten", die ursächlich für drei Miasmen waren: **Psora, Syphilis und Sykosis.**

Für Hahnemann äußerten sich die Miasmen als konkrete Infektionen: Die Krätze als Psora, die Condyloma acuminata (als mögliche Begleiter der Gonorrhoe) als Sykosis und die Syphilis (Lues) als Syphilis. Daraus entstanden später eine Vielzahl chronischer Krankheiten. **Für Hahnemann sind Miasmen konkrete Krankheiten.**

Der Werdegang der Infektion war bei den drei Miasmen immer derselbe: Ansteckung, Ausbildung eines beschwichtigenden Lokalsymptoms, nach dessen (natürlichem) Verschwinden oder (künstlicher) Vertreibung der Ausbruch der unterschiedlichsten chronischen Krankheiten erfolgt. Das exemplarische Beispiel dieser Genese war für Hahnemann die Syphilis, der er schon 1789 eine Monographie widmete. 1816 wandte er sich mit diesem Thema noch einmal an das Publikum:

„Belehrung über die venerische Krankheit und ihre gewöhnlich unrechte Behandlung" (KMS II, S. 160 ff). In dieser Arbeit entwirft er erstmals auch das Bild des „Krätzmiasma" (S. 164), am Beispiel der „Wollarbeiterkrätze", deren Werdegang für Hahnemann der Syphilis gleicht.

Die Psoratheorie war für Hahnemann bereits 1816 weitgehend abgeschlossen, nicht (wie vielfach geäußert) kurz vor 1828. Die Zeit bis zum Erscheinen der „Chronischen Krankheiten" (1828) benötigte er für die Arzneimittelprüfung der 47 neuen Arzneimittel, die den Hauptteil des Werkes ausmachen.

Das „Krätzmiasma" gehört „zu den langwierigen Ausschlagskrankheiten (wie die venerische Krankheit)", deren Krätzpusteln „von der Natur bestimmt, der äußere Stellvertreter des inneren Uebels zu seyn."

Werden diese vernichtet, „dann bricht dieses innere Uebel oft schnell [...] als Lungenvereiterung, Stickfluß, Wahnsinn, Wassergeschwulst, Schlagfluß, Blindheit, Lähmung" hervor. (KMS II, S. 165)

Die Psora war das bedeutsamste Miasma; sie war für sieben Achtel aller chronischen Krankheiten verantwortlich.

■ Das heutige Verständnis der Miasmen

> Hahnemann erkannte (nach Bosssier de Sauvage und anderen), daß chronische Infektionen Schäden setzen können, die weit über das vordergründig akute Geschehen hinausreichen können. Die Miasmen sind ansteckende, konkrete Viren, Bakterien oder Parasiten, die für chronische Infektionen verantwortlich sind.

Die Rückführung von chronischen Krankheiten auf die Krätze wurde als Allgemeingut in der damaligen Medizin diskutiert und ist nichts Homöopathiespezifisches. So schreibt z. B. der von Hah-

nemann in seiner Disssertation zitierte Boissier de Sauvage de la Croix 1775: „Es ist gefährlich, eine Krätze durch Lokalanwendungen zu heilen. Durch eine Krätze, die in Gegenrichtung oder ohne eine vorgängige Blutreinigung zurückgeschlagen ist, werden zahlreiche Krankheiten verursacht, die Verwandtschaft mit der Krätze haben."

Mit den begrenzten Möglichkeiten seiner Zeit fand Hahnemann dieses Konzept bei seinen Patienten bestätigt. In der Homöopathie sah er die einzige Möglichkeit, die daraus resultierenden chronischen Leiden zu heilen.

Heute sind Viren, Bakterien und Parasiten, im Gegensatz zu früher, mittels Diagnosemethoden nachweisbar. Die moderne Medizin kennt mittlerweile zahlreiche langwierige chronische Erkrankungen, die sich insbesondere auf Viren (z. B. Herpes, AIDS) oder neuerdings auch auf Prionen zurückführen lassen. Man könnte sie in der Terminologie Hahnemanns als Miasmen bezeichnen. Bei anderen chronischen Erkrankungen wird eine Virusgenese diskutiert. Damit findet das Grundkonzept der Miasmen Bestätigung.

Da für Hahnemann die Miasmen konkrete Infektionen mit deren Krankheitsfolgen sind, können prinzipiell diejenigen Ausführungen, die sich auf die Klinik dieser Krankheiten beziehen, heute nicht an homöopathischen Maßstäben gemessen werden, sondern müssen dem gewachsenen naturwissenschaftlichen Kenntnisstand der Infektiologie, Dermatologie und Mikrobiologie angepaßt werden.

Das Miasmenkonzept von Hahnemann fußt daher auf einigen falschen Grundlagen, die sich auf das damals noch mangelhafte medizinische Wissen zurückführen lassen. Die offensichtlichen Fehler müssen heute korrigiert werden, um das Konzept, das die Homöopathie für die chronisch-infektiösen Krankheiten bereit hält, auf der Höhe des Wissens unserer Zeit zu halten.

◼ Notwendige Korrekturen beim Syphiliskonzept

Syphilis
↓
Merc, sol.

Das Syphiliskonzept behält heute für die konkrete Geschlechtskrankheit noch am ehesten seine Gültigkeit. Die Syphilis ist im Vergleich zu früher aber selten geworden. Ob das von Hahnemann angegebene „spezifische Mittel" Mercurius solubilis immer das heilende Mittel ist, muß heute offen bleiben. **Die Bewertung des Primäraffekts, des Schankers, bedarf aber der Korrektur. Der Schanker ist kein beschwichtigendes Lokalsymptom, sondern das erste Stadium im natürlichen Ablauf dieser Erkrankung.** Er geht immer, ob äußerlich behandelt oder nicht, dem sekundären Stadium der Syphilis voraus. Eine jahrelange Persistenz des Schankers, wie Hahnemann schreibt (KMS II, S. 165), ist heute unbekannt. Der Schanker verhindert nicht den inneren Ausbruch der Syphilis. Damit läßt sich das für alle Miasmen gültige Konzept des beschwichtigenden Lokalsymptoms nicht mehr von der Syphilis ableiten.

◼ Korrekturen beim Konzept der Sykosis

Sykosis
↓
Thuja

Bei der Sykosis vermengt Hahnemann zwei unterschiedliche Erreger, die Gonokokken (verantwortlich für den Tripper) und das Papilloma-Virus (verantwortlich für die Feigwarzen), zu einem Miasma. Da Feigwarzen aber auch unabhängig vom Tripper auftreten können, handelt es sich genaugenommen um zwei unterschiedliche Miasmen. Schon Bönninghausen stellt die Einheitlichkeit der Sykosis in Frage:

„Sollte es vielleicht auch Feigwarzen geben, welche ebenso, wie manche Tripper, nicht eigentlich sykotischer Natur sind, und damit im Wesentlichen nichts gemein haben?" (BKMS, S. 731)

Bönninghausen griff zudem die Aufforderung Hahnemanns auf, der selber die Sykosis wenig ausgearbeitet hat, und steuer-

te die charakteristischen Symptome der Thuja occidentalis, die nach Hahnemanns Beobachtung spezifisch für die Sykosis ist, als exemplarische Symptomenliste für dieses Miasma bei. Da Bönninghausen bei den Pocken Heilerfolge mit der Thuja hatte, äußerte er die Vermutung, „daß der reine *Feigwarzentripper* und die *Menschen*- (oder Kuh-) *Pocken* zu einer und derselben Krankheit gehören" (BKMS, S. 716). Er war auch einer der ersten, der bei der Kuhpockenimpfung Impfschäden registrierte, die in der Thuja ihr Heilmittel fanden. Seitdem werden Impfschäden im allgemeinen der Sykosis zugeordnet.

„Die allgemeine Verbreitung dieses *sykotischen*, schon von *Hahnemann* [...] als eins derjenigen Miasmen bezeichneten Gifts, woraus chronische Leiden entstehn, durch die *Kuhpockenimpfung*, bedarf in der Voraussetzung, daß der erste Schluss richtig ist, keiner weitern Ausführung. Nur dürfte hier noch an die tausendfältige Erfahrung erinnert werden müssen, dass viele Kinder, die vorher ganz gesund waren, nicht lange nach der Impfung zu kränkeln anfangen, und zwar, was das Merkwürdigste ist, an jener Art von chronischen Uebeln, die fast am Häufigsten auf solche Mittel hinweisen, welche mit der *Thuja* verwandt sind und auch gegen wirkliche Feigwarzen Anwendung finden können." (BKMS, S. 716 f.)

Da für die Pockenerkrankung ebenfalls ein anderes Virus (Variola vera) verantwortlich ist, bleibt die Einheitlichkeit der Sykosis nunmehr vollends eine Illusion. Sie verbindet daher als Konstrukt verschiedene Erreger mit unterschiedlichen Krankheiten.

Eine weitere Schwachstelle des Konzepts ist wie bei der Syphilis das Lokalsymptom. Man kann heute nicht mehr behaupten, daß die Feigwarzen oder der Pockenausschlag als Lokalsymptom bei der Gonorrhoe oder bei den Pocken Schlimmeres verhüten. Bei der Gonorrhoe erscheinen die Feigwarzen auch nicht zum Beginn der Erkrankung, sondern erst im fortgeschrittenen Stadium. Sie sind sogar eine der gefährlichsten Konsequenzen dieser Erkrankung, da sie selbst maligne entarten können.

■ Die Psora heute

Am problematischsten erweist sich das psorische Miasma. **Die Psora hat in dieser von Hahnemann formulierten Allgemeinheit heute keinen Bestand mehr.** Hahnemann weist den unterschiedlichsten chronischen Krankheiten einen psorischen Ursprung zu. Auch bei vorsichtigster Kritik muß man heute konstatieren, daß die „Menschen-Ausartung der Cretinen in den tiefen Alpentälern, der Kropf in den tiefen Tälern und dem Ausgang derselben usw." keine anstekkungsbedingte psorische Erkrankung ist, die der Krätze folgt (CK I, S. 178), sondern eine Jodmangelkrankheit usw.

Die Krätze ist **kein Urübel**, sondern eine heute schulmedizinisch leicht zu behandelnde, sehr lästige Parasitose[1] von hoher Infektiosität, die keine dramatischen Folgen außer den Hauterscheinungen zeigt. Es ist heute nicht bekannt, daß nach der üblichen äußerlichen Behandlung der Krätze

mit Antiparasitika die Krankheiten der sekundären Psora, z. B. Krebs, Epilepsie, Wahnsinn usw. auftreten. (Vgl. auch die Massenbehandlungen in Kriegszeiten usw.)

Nach unserem heutigen Verständnis können auch bei weitem nicht alle chronischen Krankheiten auf eine infektiöse Ursache zurückgeführt werden. Die klassische chronische Hauterkrankung heute, die Neurodermitis, ist sicher nicht anstekkend (für Hahnemann eine Bedingung für Miasmen) und läßt sich auch nicht auf eine Krätze zurückführen.

Nicht so eindeutig ist bei der Psora die Bewertung des Lokalsymptoms.

Hahnemann vereinigt beim psorischen Primäraffekt, wegen mangelnder Unterscheidungsmöglichkeit, ganz unterschiedliche Hautkrankheiten, darunter auch Flechten (Ekzeme) (CK I, S. 41). Während eine äußerliche Behandlung der Krätzmilbe keine inneren Folgen nach sich zieht (außer den möglicherweise toxischen Wirkungen der antiparasitären Mittel), kann bei einer rein äußerlichen Ekzembehandlung mit Corticoiden z. B. ein Asthma bronchiale forciert werden. Diese Zusammenhänge sind bekannt und unbestritten. Andererseits tolerieren andere Patienten eine solche Behandlung ohne nachteilige Folgen.

Hier vermengen sich unterschiedliche Mechanismen, die noch einer zukünftigen Klärung bedürfen.

---

[1] Die allgemeine Anerkennung der parasitären Natur der Scabies ist erst relativ jüngeren Datums. Obwohl schon Hildegard von Bingen (1093–1179) ein Tierchen beschrieb, das sie als Urheberin der Krätze angab und Hauptmann und Ettmüller die Milbe 1657 sogar mit dem Mikroskop darstellten, scheint man die Milbe in der Medizin im ausgehenden 18. Jahrhundert wieder vergessen zu haben. Die Krätze wurde von der Schulmedizin den „Krasen" zugerechnet, Erkrankungen, die auf einer fehlerhaften Säftemischung beruhen sollen und deren Erscheinen dem Bestreben des Organismus, sich von diesen Säften zu befreien, zugeschrieben wurde. So mußte, wie Cabanis berichtet, noch Napoleon wegen Magenbeschwerden, an denen er nach dem ägyptischen Feldzug (1798–1799) litt und die von seinen behandelnden (allopathischen!) Ärzten als Folge einer zu rasch geheilten Krätze angesehen wurden, sich das Hemd eines Krätzekranken anziehen, um so eine Krätze und durch diese eine Ablenkung auf die Haut entstehen zu lassen. Dies geschah wohlgemerkt lange vor Hahnemanns Psoratheorie (ab 1816). Die Milbe wurde, wenn überhaupt, nur als ein zufälliger Parasit angesehen, ja sogar nur als eine Folge und nicht als die Ursache der Erkrankung. Erst 1834 wurde die Milbe den Ärzten wirklich ein Begriff. Der Korse Renucci zog im Beisein seines Lehrers Alibert, eines prominenten französischen Dermatologen und Gründer der Pariser Hautklinik, des Hôpital Saint-Louis, eine Milbe mit der Nadel aus einem Hautgang hervor. Renucci hatte diese Methode den alten Frauen auf Korsika abgeschaut.

Das Miasmenkonzept Hahnemanns muß heute als ein wertvoller Beitrag zur infektiösen Genese von chronischen Krankheiten verstanden werden. Es sind gegenwärtig aber viel mehr eindeutig unterscheidbare Erreger bekannt, so daß die Zahl der Miasmen nicht auf drei beschränkt werden kann. **Die Mehrzahl der chronischen Krankheiten ist aber nach heutigem Kenntnisstand nicht infektiöser Natur.** Die Krätze ist von Hahnemann in ihrer Bedeutung für die chronischen Krankheiten weit überschätzt worden und z. B. in ihrer Schwere überhaupt nicht mit der Syphilis vergleichbar.

Hahnemanns Empfehlungen für die praktische Heilung der chronischen Krankheit, die sich dem theoretischen Teil anschließen, sind deshalb nicht wertlos geworden, sondern weiter von **grundlegender Bedeutung**. Nur kann jetzt das Wort „psorisch" durch „chronisch" ersetzt werden. Da für ihn beinahe alle chronisch Kranken psorisch waren, zeigt er deshalb in diesen Empfehlungen die Heilung der chronischen Krankheit auf. Hahnemann unterschied streng zwischen Theorie und Praxis der Homöopathie. Für die konkrete Mittelwahl gilt für Hahnemann auch nach der Psoratheorie, daß sie sich ausschließlich an den Symptomen des Kranken auszurichten hat.

> Den Begriff des Miasmas sollte die Homöopathie beibehalten. Er beschreibt in der Homöopathie allgemein die chronischen Folgen einer Infektionskrankheit.

15.7 Zusammenfassung

Hahnemanns Konzept der chronischen Krankheiten zerfällt in einen theoretischen und praktischen Teil. Während sich der praktische Teil konkret auf die Homöopathie und die Krankenheilung bezieht, liefert Hahnemann im theoretischen Teil eine eigene Hypothese zur Genese von chronischen Krankheiten. Ausgehend von dem französischen Arzt Boissier de Sauvage führt er alle chronische Krankheiten auf Infektionen zurück, die er Miasmen nennt. Ein exemplarisches Beispiel einer solchen chronischen Infektion ist für Hahnemann die **Syphilis**. Nach der Ansteckung bildet sich am Ansteckungsort ein Lokalsymptom (Primäraffekt) aus, das, solange es bestehen bleibt, die weitere Verschlimmerung der Krankheit im Inneren verhindert. Erst mit dessen Verschwinden, oft durch eine unsachgemäße ärztliche Behandlung bedingt, kann sich die chronische Krankheit in unterschiedliche Formen weiterentwickeln und verschlimmern. Neben der Syphilis, die nach Hahnemann für ein Sechzehntel aller chronischen Krankheiten verantwortlich sein soll, gibt es für ihn noch zwei weitere Miasmen: die mit der Syphilis gleichhäufige **Sykosis**, deren Ursprung ein mit Feigwarzen einhergehender Tripper ist, und die **Psora**, die für Hahnemann das älteste und häufigste Miasma sein soll. Die Psora wird für Hahnemann durch eine Krätzeinfektion übertragen. Verschwindet später der Krätzeausschlag von der Haut, bricht die sekundäre Psora aus, auf die dann nach Hahnemanns Theorie beinahe alle chronischen Krankheiten zurückzuführen sind.

Hahnemanns Grundgedanke der Miasmentheorie, daß chronische Krankheiten als Spätfolgen von Infektionen angesehen werden können, findet zwar heute zunehmend Bestätigung durch das Entdecken von langfristigen Zusammenhängen zwischen Erregern und chronischen Krankheiten, doch lassen sich bei weitem nicht alle chronischen Erkrankungen von einer infektiösen Ursache ableiten. Jedenfalls ist die Mehrzahl der heutigen chronischen Krankheiten nicht auf eine Krätzeinfektion zurückzuführen. Da für Hahnemann Miasmen konkrete Infektionen sind, müssen daher diejenigen seiner Ausführungen, die sich auf die Klinik dieser Krankheiten (Krätze, Syphilis und Gonorrhoe) beziehen, an den heutigen naturwissenschaftlichen Kenntnisstand angepaßt und wo notwendig modifiziert werden.

15.8 Weiterführende Literatur

Baur, J.: Beitrag zur Frage nach den Ursprüngen der Homöopathie. ZKH 28 (1984), S. 136–150.

Bönninghausen, C.v.: Die Thuja occidentalis als Zwischenmittel. AHZ 64 (1861), S. 149–150. In: BKMS, Heidelberg 1984, S. 715–718.

Bönninghausen, C.v.: Zur Anamnesis der Sykosis. AHZ 65 (1862), S. 100–104. In: BKMS, S. 719–731.

Hahnemann, S.: Die chronischen Krankheiten. Bd. 1., 2. Aufl. Dresden und Leipzig 1835. Nachdruck Heidelberg 1999.

Hahnemann, S.: Belehrung über die venerische Krankheit und ihre gewöhnlich unrechte Behandlung. In: KMS II. Dresden und Leipzig 1829, S. 160–175. Nachdruck Heidelberg 1989.

Jadassohn, J.: Handbuch der Haut- und Geschlechtskrankheiten. Bd. IX, XV, 1. Teil, XVI, 1. Teil, XVIII. Berlin 1927 bis 1930.

Klunker, W.: Was bedeutet der Syphilisbegriff Hahnemanns heute? AHZ 228 (1983), S. 12–16.

Klunker, W.: Die Behandlung der chronischen Krankheiten in der Praxis nach Hahnemanns Lehre. ZKH 32 (1988), S. 135–145.

Klunker, W.: Hahnemanns historische Begründung der Psoratheorie. ZKH 34 (1990), S. 3–13.

Klunker, W.: Zum Begriff der Unterdrükkung in der Homöopathie. ZKH 35 (1991), S. 91–96.

Klunker, W.: Zur Einführung. In: *S. Hahnemann*: Die chronischen Krankheiten. Nachdruck Heidelberg 1999, S. VII–XVIII.

Marchionini, A.: Handbuch der Haut- und Geschlechtskrankheiten. Ergänzungswerk. Bd. VI/2 Bandteil A und B. Berlin 1962.

Korting, G.W.: Dermatologie in Praxis und Klinik. Bd. II und IV. Stuttgart 1980 und 1981.

Toellner, R.: Illustrierte Geschichte der Medizin. Bd. III. Salzburg 1990.

Zeissl, H.: Lehrbuch der Syphilis. IV. Auflage. Stuttgart 1882.

16 Die Heilung der chronischen Krankheiten

Andreas Wegener

16.1 Einführung

Die homöopathisch ärztliche Behandlung der chronischen, unzählbaren Krankheiten [...] kommt, ihrem Wesentlichen nach, im Allgemeinen überein mit der homöopathischen Behandlung der menschlichen Krankheiten überhaupt, wie sie im Organon der Heilkunst gelehrt wird [...].
(Samuel Hahnemann: Die chronischen Krankheiten, Bd. 1 [2. Aufl. Dresden und Leipzig 1835], S. 131)

Obwohl die homöopathische Behandlung chronischer Krankheiten im wesentlichen mit der homöopathischen Behandlung der menschlichen Krankheit überhaupt übereinstimmt, sind hierbei zusätzliche Punkte besonders zu beachten. Im Unterschied zur bereits abgehandelten Akutbehandlung besteht die chronische Behandlung in der Anamnese der chronischen Krankheiten, in der entsprechenden Symptomenauswahl und Gewichtung, sowie in besonderen Therapierichtlinien, wie sie vom gewöhnlich längeren Behandlungszeitraum gefordert werden. So gelten bei der Heilung chronischer Krankheiten besondere Regeln für die Art und Häufigkeit der Arzneigaben sowie für die Einschätzung der Reaktion des Patienten auf die Mittelgabe, die wieder über das Folgemittel entscheidet. Außerdem ist das Vorgehen bei auftretenden Zwischenkrankheiten ein typisches Problem bei der Behandlung chronischer Krankheiten. Da diese Themen teilweise bereits in anderen Beiträgen ausführlich behandelt sind, werden sie hier, auch in Hinblick auf Hahnemanns Empfehlungen, noch einmal kurz zusammengefaßt. Zu eingehenderem Studium wird auf den jeweiligen Beitrag verwiesen.

16.2 Die Anamnese

Im Vergleich zur verhältnismäßig kurzen Anamnese bei akuten Krankheiten ist vielleicht der bedeutend größere Zeitaufwand bei chronischen Krankheiten am auffälligsten. Während sich die Anamnese akuter Krankheiten nur auf die akute Symptomatik unter Außerachtlassung der chronischen Symptomatik des Patienten beschränkt, muß sich die Anamnese der chronischen Krankheit auf die Gesamtsymptomatik des **jetzigen chronischen Krankseins** beziehen, auch wenn dieses nicht wie bei der akuten Erkrankung im Augenblick der Anamnese aktuell ist. In

Erfahrung zu bringen sind die „bedeutungsvollsten Momente aus der ganzen Krankheitsgeschichte des chronischen Siechthums". Zusätzlich können schon längst vergangene Krankheiten beim Patienten und seiner Vorfahren wichtig für die Behandlung sein (vgl. den Beitrag „Die Nosoden und Sarkoden", S. 217 ff.). Deshalb gilt: Bei akuten Krankheiten werden nur die akuten Symptome berücksichtigt. Bei chronischen Krankheiten wird die Mittelwahl auf die **chronischen Symptome** gegründet, ohne diese mit den akuten Symptomen zu mischen.

Die chronischen Symptome stehen meist nicht im direkten Zusammenhang mit den chronischen Hauptbeschwerden. Da erstere Symptome oftmals für den Patienten keinen besonderen Krankheitswert besitzen, müssen sie eigens in der Anamnese erfragt werden, was den höheren Zeitaufwand der chronischen Anamnese erklärt. Es wäre daher z. B. falsch, bei einer schon mehrere Jahre bestehenden Migräne **nur** die Symptome des akuten Anfalls zu berücksichtigen. Die besondere Vorliebe der Kranken für z. B. Saures, ihre Unverträglichkeit von überheizten Räumen oder ihre auffallende Gereiztheit vor der Periode ist für die Mittelwahl mindestens ebenso bedeutsam. Nur bei sorgfältigem Vorgehen kann das vollständige Krankheitsbild, das alle charakteristischen Symptome des Kranken enthalten soll, gewonnen werden.

> **Symptomenauswahl:**
> 1. Akute Krankheiten: nur die akut veränderten Symptome berücksichtigen. Die möglicherweise vorliegenden chronischen Symptome bleiben unberücksichtigt.
> 2. Chronische Krankheiten: nur die chronischen Smptome berücksichtigen. Eine wechselnde akute Symptomatik bleibt unberücksichtigt.

16.3 Wahlanzeigende Symptome

Bei der chronischen Erkrankung handelt es sich nicht um eine bloße Summierung von wechselnden und sich wiederholenden akuten Episoden, sondern um eine einheitliche, im Laufe des Lebens ausgebildete Grundkrankheit. Deshalb genügt es nicht, jeweils mit der Arznei zu behandeln, die nur die **gegenwärtigen** Symptome am besten deckt.

Das alleinige Konzept des vollständigen Symptoms, das sich bei den akuten Krankheiten bewährt, versagt bei den chronischen Krankheiten. Eine gegenüber den akuten Krankheiten modifizierte Symptomenauswahl und Behandlungsstrategie wird notwendig.

Da jede einzelne „akute" Episode in die **eine** chronische Krankheit des Patienten gehört, dürfen diese Episoden nicht mehr wie einzelne, separate Krankheiten behandelt werden, sondern müssen im Zusammenhang der Symptome, die dem ganzen Umfang der chronischen Krankheit entsprechen, geheilt werden. Der „ganze Umfang" ist nicht eine bloße Summation der einzelnen lokalen Symptome der verschiedenen akuten Episoden des Patienten, etwa bei einer Kombination mehrerer vollständiger Symptome, sondern die gezielte Suche nach Symptomen, die **den Kranken im Ganzen** charakterisieren. Diesen Sachverhalt hat Kent mit der Formel „The patient, not the disease" ausgesprochen. Oft, nicht immer, sind dies **Allgemeinsymptome**.

Als Allgemeinsymptome gelten im Gegensatz zu den lokalen Symptomen diejenigen, die den Menschen als Ganzes betreffen. Diese Symptome zeigen eine Störung der übergeordneten Systeme, wie des „vegetativen", „immunpathologischen", „endokrinen" und „psychischen" Systems an.

Im einzelnen zählen dazu:

- Geistes- und Gemütssymptome (z. B. Gereiztheit, Traurigkeit, Angst)
- leibliche Allgemeinsymptome (Modalitäten, die den ganzen Menschen beeinflussen, wie z. B. Sequelae-Symptome, Tageszeit, Periodizität und Jahreszeit, Temperatur und das Verhältnis zur frischen Luft, Wetter, Lage, Bewegung, Ruhe)
- Abneigung, Unverträglichkeit und Verlangen in bezug auf Nahrungsmittel und Getränke
- Sekretionen, soweit sie nicht lokaler Natur sind (z. B. Blutungen und Gerinnungsstörungen, Schweiß, Urin, Absonderung von generalisierten Hautausschlägen) sowie gemeinsame Eigenschaften verschiedener lokaler Absonderungen (z.B.klebrige oder wundmachende Sekrete)
- generalisierte Empfindungen und Eigenheiten (z. B. Berührungsempfindlichkeit, Brennen, Taubheit, Schmerzlosigkeit üblicherweise schmerzhafter Empfindungen, Infektanfälligkeit, Konvulsionen, Schwäche, Seitenbezug der Beschwerden, Ausstrahlungen, ständiger Symptomenwechsel)
- Hautsymptome (z. B. generalisierte Ausschläge, Juckreiz, Unheilbarkeit von Wunden, Kondylome)
- Schlafsymptome (z. B. Insomnie, Träume)
- Sexualsymptome (soweit sie endokrine Zusammenhänge erkennen lassen)

16.4 Therapierichtlinien

Neben der unhomöopathischen Wahl des Arzneimittels drohen dem Arzt, nach Hahnemann, drei Fehler zu unterlaufen:

„Ueberhaupt kann der Arzt, nächst der unhomöopathischen Wahl des Arzneimittels, keinen größeren Fehler begehen, als *erstens*, die [...] bei jeder [...] Arznei angezeigten Gaben für zu klein zu halten, *zweitens*, die unrichtige Wahl des Mittels und *drittens*, die Uebereilung, jede Gabe nicht hinlänglich auswirken zu lassen." (CK I, S. 149)

Die angezeigte Gabe der Arznei für zu klein zu halten, bedeutet, daß man kein Vertrauen in die Wirksamkeit von (hoch)potenzierten Arzneien besitzt und deshalb zu häufigen Wiederholungen von tiefen, d.h. „kräftigeren" Arzneizubereitungen greift. In der Homöopathie kann man sich, ohne gegen die Regeln der homöopathischen Heilkunst zu verstoßen, eines weiten Spektrums der verschiedenen Arzneipotenzen bedienen, um den verschiedenen Situationen gerecht zu werden. Dazu gehören vor allem die **Hochpotenzen**, die sich sowohl in akuten wie in chronischen Fällen als eine unserer wirksamsten Arzneizubereitungen herausgestellt haben.

16.5 Die Potenzfrage

Die Potenzierung von Arzneien war ein Novum in der Medizin und ist ureigenster homöopathischer Besitz. Die Potenzierung von Arzneien läuft dem „gesunden Menschenverstand" insofern zuwider, als er ein Mehr an Wirkung immer mit einem Mehr an Menge verbindet. Man denke an den Standardsatz in der Medizin: „Wenn's nicht hilft, nehmen Sie mehr davon"; aber auch an: „Omne nimium, quamvis optimum, naturae inimicum" („Jedes Zuviel, wäre es auch das Beste, ist der Natur zuwider" zitiert Bönninghausen Linné, in: Systematisch-Alphabetisches Repertorium der Antipsorischen Arzneien [Münster 1833]).

Häufig hört man, daß die Potenzierung von Arzneien zum Wesen der Homöopathie gehöre. Dies gilt nur relativ. Denn von Beginn an wurde erst einmal – und auch noch später – mit nicht potenzierten Arzneien erfolgreich behandelt. In dem Fall einer erkrankten Lohnwäscherin, den Hahnemann dem zweiten Band der Reinen Arzneimittellehre voranstellt und der ihm als exemplarischer Lehrfall einer homöopathischen Heilung dient, wird die Patientin mit einer der „stärksten homöopathischen Gaben", einen vollen Tropfen ganzen Zaunrebenwurzelsaftes (Bryonia) erfolgreich behandelt.

Hahnemann sah sich bei der ausschließlichen Behandlung mit mehr oder weniger verdünnten Ursubstanzen mit dem Problem konfrontiert, daß in der Homöopathie auch starke Gifte, z. B. Arsen, eingesetzt werden. Wie konnte er solche Gifte so stark verdünnen, daß sie dem Patienten nicht schadeten und gleichzeitig ihre Wirkung behielten?

Er hat dazu, um eine gleichmäßige Verteilung zu erreichen, die Arzneisubstanz mit der Trägersubstanz nicht nur verdünnt, sondern geschüttelt oder verrieben und beobachtet, daß diese somit „potenzierten" Arzneien viel wirksamer als die nur verdünnten waren. Es waren Erfahrungen an Patienten, nicht theoretische Überlegungen, die ihn zu dieser Erkenntnis führten.

Die potenzierte Arznei ist eine Darreichungsform des Heilmittels, die von Hahnemann auf empirischem Weg gefunden wurde.

Zur Beobachtung der besseren Wirksamkeit bei der kurativen Anwendung kam noch eine weitere hinzu: Auch bei den Arzneiprüfungen ließen sich mehr und feinere Resultate mit den höheren Potenzen als mit der Ursubstanz oder den tiefen Potenzen erzielen. Besonders eindrücklich wird diese Erfahrung, wenn wir homöopathische Arzneien betrachten, die in ihrer rohen Form Bestandteil der täglichen Nahrung sind, z. B. Kochsalz.

Bei der täglichen normalen Zufuhr von Kochsalz produzieren wir keine Prüfungssymptome, erst mit den höheren – Hahnemann empfahl die C 30 –, erschließt sich das eigentliche Symptomenspektrum dieses Mittels, das, obwohl es zur täglichen Nahrung gehört, in einer Hochpotenz noch nach Jahrzehnten seelische Traumen aufzulösen vermag. Nirgends wird die Veränderung, die den Arzneien durch die Potenzierung („Kraft-Aufschließung") widerfährt, deutlicher.

„Die Homöopathik setzt durch eine, vor ihrer Gründung und Ausbildung noch nicht erfundene Behandlung der rohen Arzneisubstanzen dieselben in den Zustand stufenweiser und hoher Entwicklung ihrer inwohnenden Kräfte, um sie dann zum vollkommensten Heilen anwenden zu können. [...]

Die Veränderung, welche in den Naturkörpern, namentlich in den arzneilichen, durch anhaltendes Reiben mit einem unarzneilichen Pulver, oder, aufgelöst, durch (langes) Schütteln mit einer unarzneilichen Flüssigkeit, entsteht, ist so unglaublich groß, daß sie an Wunder gränzt, und erfreulich, daß der Fund dieser wundervollen Veränderung der Homöopathie angehört." (CK I, S. 179–180)

Entgegen unserem „gesunden Menschenverstand" nahm die Heilkraft der Arznei bei strikt homöopathischer Verordnung mit fortgesetzter Potenzierung noch zu. Anstatt einer Einengung, ja Erschöpfung ihrer Wirksamkeit bei zunehmender Verkleinerung der stofflichen Arzneidosis schien sich die Arzneikraft erst durch die hohen Potenzierungen voll zu entfalten:

„Die *Entdeckung*, daß die rohen Arzneisubstanzen (trockene und flüssige) durch Reiben oder Schütteln mit unarzneilichen Dingen ihre Arzneikraft immer mehr entfalten und in desto größerm Umfange, je weiter, länger und mit je mehr Stärke dieses Reiben oder Schütteln mit unarzneilichen Substanzen fortgesetzt wird, so daß aller materielle Stoff derselben sich nach und nach in lauter arzneilichen Geist aufzulösen und zu verwandeln scheint –; diese, vor mir unerhörte Entdeckung ist von unaussprechlichem Werthe und so unleugbar, daß die Zweifler, welche aus Unkenntniss der unerschöpflichen Natur in den homöopathischen Verdünnungen nichts als mechanische Zertheilung und Verkleinerung bis zum Nichts (also Vernichtung ihrer Arzneikraft) vermuthen, verstummen müssen, sobald sie die Erfahrung fragen." (Aus dem Vorwort zu „Lebensbaum", RA V, S. 123)

In einer Fußnote fügt Bönninghausen in den „Aphorismen des Hippokrates" (S. 469) an dieses Hahnemann-Zitat folgendes an:
„Wer Augen hat zu sehen, wird sich leicht daraus überzeugen, daß hier nicht die (materielle) *Heftigkeit*, sondern vielmehr der *umfangreichere Kreis* der Arzneiwirkungen durch das fortgesetzte s.g. Verdünnen, und der Vorzug der 60. (Centesimal-) Verdünnung in *dieser* Beziehung vor den Niederen gemeint ist."
Bönninghausen spricht sogar von einem neuen Naturgesetz:
„...dass bei jeder höheren Dynamisation neue, bisher gleichsam schlummernde Kräfte aufgeschlossen werden, und so der Wirkungskreis der Arznei thatsächlich immer mehr erweitert wird. Diese allmähliche Symptomenvermehrung durch Potenzirung ist uns bei längerer, genauer Beobachtung so unzweifelbar geworden, dass wir sie als ein neues, früher nicht erkanntes Naturgesetz ansehen [...]" (Zur Würdigung der Hochpotenzen, in: BKMS, S. 679).

Hahnemann beließ es weitgehend beim Gebrauch der C 30 (ORG V § 287, Anmerkung), bzw. nach der Einführung der Q-Potenzen bei einer Reihe bis Q 30, die er „meist hinreichend" als Prüfungspotenz und zur kurativen Anwendung fand. Die Höherpotenzierung ließ sich aber jetzt nicht mehr aufhalten. Wenn schon die C 30 diese Wirkungserweiterung zeigte, was ist dann von den noch höheren Potenzen 200, 1000 usw. zu erwarten?

1860 erschien in „The American Homoeopathic Review" Finckes Artikel „Clinical Cases and Observations on High Potencies".

Hier berichtet er über schwerste akute und chronische Fälle, die mit wenigen Globuli von sehr hohen Potenzen, z.T. 20 000 geheilt wurden.

Hochpotenzen waren auch einer der Gründe, warum es schon zu Hahnemanns Zeit zu einer Spaltung innerhalb der homöopathischen Ärzteschaft kam. Viele konnten dies nicht mehr nachvollziehen. Zu sehr wurde dabei das Vorstellungsvermögen strapaziert, und die Angst, sich vor der Welt der Lächerlichkeit preiszugeben, war greifbar. So ziehen sich durch die homöopathischen Zeitschriften dieser Zeit die Auseinandersetzungen über die Hochpotenzen, deren beharrlichste Vertreter in Deutschland Bönninghausen und in Amerika Hering waren.

Bönninghausen zieht folgendes Resümee (Die Vorzüge der Hochpotenzen, in: BKMS, S. 611 ff):

1. Der Umfang der Wirkungen der Arznei erweitert sich immer mehr, je höher die Potenzierung getrieben wird. – Man erfährt dies am auffallendsten bei denjenigen Mitteln, die in ihrem rohen Zustand wenige Symptome hervorrufen, wie z.B. Calc., Sil., Nat-m., Aur., Arg-m., Alum. und dergleichen mehr.
2. Bei akuten Krankheiten tritt die Heilwirkung schneller ein.
3. Die Arzneimittel werden durch fortgesetztes Potenzieren immer mehr den stofflichen Gesetzen entzogen, wodurch sie z.B. praktisch unbegrenzt haltbar werden.
4. Eingenommene Hochpotenzen sind unempfindlich gegen Störungen von außen.
5. Hochpotenzen vermeiden alle Nebensymptome, die außerhalb des Symptomenkreises der vorhandenen Krankheit liegen.
6. Hochpotenzen sind nicht fähig, gefährliche Symptome und irreführende Scheinbesserungen durch Palliationen hervorzubringen.

Hochpotenzen sind in der Homöopathie ein ständiges Diskussionsthema. Einerseits werden sie esoterisch interpretiert, andererseits werden sie zeitgenössischen naturwissenschaftlichen Vorstellungen angepaßt, wenn sie nicht prinzipiell völliger Ablehnung unterliegen. Bis heute stehen der unvoreingenommenen Bewertung dieses Phänomens Vorurteile gegenüber: „Es ist leichter, ein Atom zu spalten, als ein Vorurteil." (Albert Einstein)

16.6 Mittelwahl

Die Wahl des homöopathischen Mittels muß nach Hahnemann „mit großer Gewissenhaftigkeit, wie sie mehr als Alles in der Welt, die Herstellung eines durch Krankheit gefährdeten Menschenlebens erfordert" vonstatten gehen. (Vgl. hierzu die entsprechenden Lehrbuchbeiträge.)

Hahnemann warnt vor der Bequemlichkeit, die Homöopathie nach den „bewährten Indikationen" auszurichten, wie sie in den Vorberichten von Hahnemanns Arzneien und in vielen einschlägigen Lehrbüchern verzeichnet sind: „Ein ganz falsches nach Allöopathie riechendes Verfahren".

An dieser Stelle sei hinzugefügt, daß man nie vorschnell einen Fall aufgeben oder ihn für eine homöopathische Behandlung als aussichtslos ansehen sollte. Auch in vermeintlich hoffnungslosen Situationen findet sich immer ein homöopathisches Mittel, das vielleicht noch nicht allein zur Heilung ausreicht, aber doch hilft, eine schwierige Phase zu überstehen. Die Homöopathie hält in ihrer Materia medica genügend Mittel bereit, fast jeder, auch heikleren Situation in adäquater Form gerecht zu werden. Daher bleibt es für den homöopathischen Arzt eine ständige Herausforderung, seine Kenntnisse der Materia medica und den Gebrauch des homöopathischen Instrumentariums für sich zu vervollkommnen.

Im Hinblick auf den sogenannten unheilbaren Fall müssen heute verschiedene Punkte berücksichtigt werden. So sind im allgemeinen die klinische Symptomatik der zu behandelnden Krankheit sowie die schulmedizinische Vorbehandlung in Betracht zu ziehen, die für die Homöopathie je nach erfolgter Therapie ein unterschiedliches Symptomenverfügnis bedingen kann. Außerdem entscheiden übergeordnete Faktoren, wie das Alter des Patienten, sein Ernährungs- und Kräftezustand und seine Lebensumstände darüber, ob eine Krankheit kuriert werden kann oder palliiert werden muß. Aus homöopathischer Sicht sind die Qualität der vorliegenden Symptome und z.B. auch die Reaktion auf ein gut gewähltes Mittel bedeutsam. So läßt sich die Heilbarkeit einer Krankheit in der Homöopathie auch danach beurteilen, ob die richtig gewählte Arznei Besserung bringt oder nicht.

16.7 Zur Methodik des Behandlungsverlaufs

Nach der Gabe eines Mittels zeigt sich in chronischen Fällen in der Regel innerhalb der folgenden Wochen – selten bis zu sechs Wochen –, ob das Mittel die erhoffte Heilung einleitet. Im Fall einer fehlenden Reaktion kann man dieselbe Arznei zunächst in derselben oder einer veränderten Potenz wiederholen, ehe man zu einer anderen, passenderen Arznei wechselt.

Eine Verschlechterung innerhalb der ersten vierzehn Tage kann eine vorübergehende **Erstverschlimmerung** sein, die rasch von allein wieder abklingt und einer Besserung Platz macht. Sie ist ein Zeichen richtiger, aber zu kräftiger Arzneigabe und durch vorübergehende Erhöhung schon bestehender Symptome gekennzeichnet. Gelegentlich kommt es bei Kleinkindern nach der Gabe des heilenden Mittels zu Fieberreaktionen, auf die dann meist vollständige Heilung folgt. Bei Migränepatienten **kann** nach der Gabe des richtigen Mittels in einer Hochpotenz in den nächsten Tagen ein Anfall auftreten, der dann den Beginn einer langen beschwerdefreien Zeit markiert, sofern er nicht vom Patienten durch eine allopathische Intervention gestört wird. Hier wird einfach abgewartet. Wiederholt man später das Mittel, gibt man es in diesem Fall am besten in einer höheren Potenzstufe.

> Homöopathische Erstverschlimmerungen sind bei gewissenhafter Mittelwahl und bei vorsichtiger Dosierung in der Praxis nicht regelmäßig zu erwarten und werden fast nie zum Problem.

Hahnemann beobachtete sie bei den akuten Krankheiten in der ersten Stunde nach der Arzneigabe, selten später. Sie waren für ihn ein Zeichen, daß dann zur Heilung keine weitere Arzneigabe mehr notwendig wird. Bei chronischen Krankheiten, die er mit Q-Potenzen behandelte, kamen sie praktisch nicht vor. Entzündliche Erkrankungen und sehr geschwächte Patienten bilden hier eine gewisse Ausnahme: Hier sollte man insbesondere **Sulphur, Phosphor** und **Lycopodium** in C-Potenzen (auch in Q-Potenzen) vorsichtig dosieren (bei Q-Potenzen evtl. über mehrere Gläser verdünnt).

Dramatische Erstverschlimmerungen ent-springen oftmals auch nur einer Erwartungshaltung von Patienten und Ärzten, die meinen, daß es sich dabei um eine unerläßliche Notwendigkeit der Homöopathie handelt, was aber falsch ist. Sie können auch nach der Gabe von Saccharum lactis auftreten! Außerdem kann die natürliche Zuspitzung einer akuten Krankheit als Erstverschlimmerung fehlgedeutet werden, da nach einem falsch gewählten Mittel in der Regel gar nichts passiert.

Sehr selten kommt es nach einem „falschen" Mittel zu anhaltenden und lästigen, bislang dem Patienten unbekannten Symptomen, z. B. zu einer Verschlechterung des Gemütszustands, ohne daß eine Besserung seiner ursprünglichen Beschwerden einsetzt. Es muß dann je nach Intensität entweder abgewartet, homöodotiert (veraltet: „antidotiert") oder am besten mit einem Diadot neutralisiert werden (vgl. den Beitrag „Die Verwandtschaften der Arzneien und die Wahl des Folgemittels").

Homöodote (veraltet: „Antidote") sind Mittel, die die Wirkung der vorangehenden Arznei auf homöopathischem Weg, nach der Ähnlichkeit der Symptome aufheben. Sie sind zugleich auch immer Folgemittel, und ihre Wirkung beschränkt sich deshalb **nie** auf die bloße Aufhebung der Mittelwirkung der vorangehenden Arznei, sondern sie greifen immer in die Behandlung der chronischen Krankheit ein. Darum: Vorsicht!

Ein gut gewähltes Mittel kündigt sich in chronischen Krankheiten meist durch erholsameren Schlaf, verbessertes Lebensgefühl und gesteigertes Wohlbefinden an. Obwohl die Hauptbeschwerden noch nicht

unbedingt Besserung zeigen müssen, spürt der Kranke einen Umschwung. Generell muß sich dann die Mittelgabe in Ruhe auswirken können. Hier unterlaufen dem Anfänger (und leider viel zu häufig auch noch dem Fortgeschrittenen!) die meisten Fehler. Es rächt sich, wenn man sich vom Patienten, der sich eine aktive Behandlung seines Leidens wünscht, zur Eile drängen läßt. Eine vorschnelle Wiederholung der Arznei und vor allem ein übereilter Mittelwechsel aufgrund banaler Symptomenveränderungen führen möglicherweise zur Gefährdung der ganzen Behandlung. Bei jeder neuen Beschwerde die Arznei zu wechseln, was anfangs in der Homöopathie üblich war, muß **unbedingt** vermieden werden. Der ehemalige Leibarzt der Queen, Sir John Weir, prägte für diese entscheidende Phase nach dem ersten Mittel das Motto: „**Watch and Wait!**" (Beobachten und Abwarten!).

> Solange die Arzneigabe in chronischen Krankheiten die Heilung sichtbar fördert und die Besserung merklich zunimmt, darf weder eine andere Arznei gegeben, noch dasselbe Mittel unmittelbar wiederholt werden.

Da wir in Konkurrenz zur schnellwirkenden (aber nur palliativen) Schulmedizin treten, spielt die Zeit bis zur Besserung der Beschwerden eine große Rolle. Die Homöopathie ist in akuten Krankheiten generell eine rasch wirkende Therapie, bedarf aber bei chronischen Krankheiten mitunter Geduld. Daher kann hier die Behandlung mit der Ungeduld der Patienten und den Anforderungen des modernen Berufs- und Erwerbslebens kollidieren. Die Besonderheiten der Homöopathie müssen deshalb dem Patienten erklärt werden. Hierfür bieten sich Patienteninformationen an, die heute in verschiedener Form in reichlicher Auswahl zur Verfügung stehen.

Beim Einsatz von Q-Potenzen entsteht durch die regelmäßige Einnahme eine günstige Behandlungsatmosphäre. Außerdem lassen sich die Q-Potenzen in ihrer

Anwendung gut steuern (bei falscher Mittelwahl kann leichter gewechselt werden), so daß man sie aus diesen Gründen den Anfängern bevorzugt empfehlen kann.

Wenn die Besserung zum Stillstand kommt, **dabei keine neuen wesentlichen Symptome hinzugetreten sind** und die zuerst gebesserten Symptome wieder auftauchen, wird das gleiche Mittel meist einmal in derselben Potenzstufe (C-Potenzen, Fluxionshochpotenzen) wiederholt, bevor man eine höhere Potenz desselben Mittels folgen läßt.

Es gibt grobe Richtlinien, wie lange die verschiedenen Potenzstufen wirken. Allerdings werden die Wirkungszeiten heute eher unter- statt überschritten.

Verfügt man über Fluxionshochpotenzen, kann man bei den Arzneigaben der sogenannten Kentschen Skala (30, 200, M, XM, LM, CM, DM, MM) folgen. Damit steht ein ausreichend großer Potenzbereich zur Verfügung, der es einem Mittel ermöglicht, die chronische Krankheit bis zur Ausheilung zu begleiten.

Die Art der Dosierung gehört in allen Anfängerseminaren der Homöopathie zu den meistgestellten und engagiertesten Fragen. In der Homöopathie gibt es vielfältige Erfahrungen mit unterschiedlichen Vorgehensweisen bei der Wiederholung und Auswahl der Potenzierungshöhen, die jeweils ein anderes Vorgehen anraten. Dies ist ein Indiz für die Möglichkeit eines weitgefächert wirksamen Anwendungsbereichs der Potenzierung und Gabenwiederholung. Hier gilt: Die einzelnen traditionellen Lehrer haben gerne ihre eigenen Erfahrungen ihren Schülern zur Regel gemacht, aber nicht ohne daß zwischen diesen einzelnen Lehrern gewisse Differenzen zu beobachten sind. Am besten geht der Anfänger vom Lehrer seines Vertrauens aus, sofern dieser der genuinen Homöopathie zuzurechnen ist, um im Laufe seiner Praxis, nach eigenen besseren Erfahrungen evtl. auch davon abzuweichen.

Heute werden praktisch nur ansteigende Potenzierungen gewählt, wobei zwischen den Potenzen ein hinreichend großer Abstand liegen muß und die C 30 und C 200 als gewisse Standardgrößen gelten können, da man mit ihnen sowohl akute Krankheiten heilen als auch die Behandlung einer chronischen Krankheit beginnen kann.

In den letzten Jahren konnten außerdem zunehmend positive Erfahrungen mit den Q-Potenzen (vgl. den Beitrag „Homöopathische Gabenlehre") gesammelt werden. Die meisten Heilungsberichte im homöopathischen Weltschrifttum, besonders aus früherer Zeit, beziehen sich bis heute auf Einzelgaben in C-Potenzen und auf die Fluxionshochpotenzen.

Im Laufe der Behandlung **können** Symptome in Erscheinung treten, die der Kranke schon früher (einige Wochen, Monate oder Jahre zuvor) an sich wahrgenommen hat. Dies ist immer ein gutes Zeichen (Heringsche Regel), das die tiefe Wirkung des Mittels auf die Krankheit anzeigt. Diese neuen „alten" Symptome vergehen meist von allein, sie signalisieren die Wiederkehr von ehemaligen chronischen Symptomen, wobei die Kompetenz des aufgrund jetziger Symptome gewählten Mittels für den früheren Zustand der chronischen Krankheit ersichtlich wird. Auf keinen Fall darf jetzt ein anderes Mittel verabreicht oder die Arzneigabe wiederholt werden! Die Wirkung der Arznei muß in Ruhe abgewartet werden.

Solange unter einem Mittel sich der Patient und seine Symptome bessern, soll man es nicht verlassen. Dies ist ja ein Zeichen, daß dieses Mittel richtig gewählt war. Daher soll man dieses Mittel solange ungestört wirken lassen, bis wieder die alten Symptome auftreten bzw. die gebesserten sich wieder verschlechtern. In diesem Fall ist bei C-Potenzen eine Wiederholung desselben Mittels in derselben oder gesteigerten Potenz angezeigt. Würde man dann bereits ein anderes Mittel verabreichen, ist die Verschreibung für den Fortgang der Heilung nur nachteilig.

Ob man die gewählte Potenzstufe eines Mittels ein- oder mehrmals wiederholt oder bei jeder Gabe des Mittels die Potenz steigert, wird unterschiedlich gehandhabt. Es hat sich mir bewährt, dies von der Zeitspanne abhängig zu machen, nach der sich die gebesserten Symptome wieder verschlimmern. Liegt nur ein relativ kurzer Abstand zwischen der ersten Mittelgabe und der notwendigen Wiederholung des Mittels, steigere ich die Potenzstufe, da ja die Gabe nur kurz wirksam war. Wirkt ein Mittel in der gewählten Potenzstufe relativ lang, kann man von einer gut gewählten Potenz ausgehen. Bei diesem Sachverhalt bietet sich die ein- oder mehrmalige Wiederholung derselben Potenzstufe an.

In diesem Zusammenhang sei erinnert, daß das interkurrente Auftreten von nebensächlichen Symptomen, wie sie im gewissen Maß der Gesunde gelegentlich hat, für die chronische Behandlung irrelevant ist. Dagegen ist das Auftreten von bedeutsamen neuen Symptomen im Rahmen der chronischen Krankheit, einschließlich einer eventuellen Verschlechterung der vorigen Symptome, zwingend für einen Mittelwechsel.

Solange es nicht zu neuen Symptomen kommt, die einen Mittelwechsel erzwingen, solange das Verhalten der chronischen Krankheit wie bisher fortdauert, solange wird bei festgehaltenem Mittel langfristig nur eine Veränderung der Potenz erforderlich.

16.8 Der Mittelwechsel

Beim durch Symptomenveränderung notwendigen Mittelwechsel erfolgt die Mittelwahl nach den bekannten allgemeinen Regeln, genau wie beim ersten Mittel. Bei der Verabreichung des neuen Mittels beginnt man wieder mit derselben Anfangspotenz. Es könnte der Fall eintreten, daß die neue Repertorisation nochmals dasselbe Mittel ergibt. Da aber dieses Mittel bereits verbraucht erscheint, stellt sich hier das Problem des Folgemittels (Homöodots). Sollte sich das nächstähnliche Mittel unter den

schon bekannten Homöodoten finden (Arzneibeziehungen), wäre das eine zusätzliche Bestätigung seiner Wahl. Solange ein derartiger Ablauf sich durchhält, kann das genannte entsprechende Verfahren bis zur endgültigen Heilung beibehalten werden.

Im Rückblick lassen sich, grob gesagt, zwei Möglichkeiten unterscheiden:
1. Das chronische Mittel bleibt bis zur Heilung gleich.
2. Das Mittel muß bis zur Heilung gewechselt werden.

Es ist heute die durchschnittliche Erfahrung, daß die Heilung chronischer Krankheiten oft mehrere Mittel verlangt; meist übernimmt davon eine Arznei den Hauptpart.

Ein notwendiger Mittelwechsel kann unterschiedlich häufig angezeigt sein. Eine „ruhige" Behandlung, mit seltenen Wechseln, spricht für einen günstigen und sicheren Heilungsverlauf. Häufiger Mittelwechsel wegen Symptomenwechsel ist prognostisch eher nachteilig, wobei aber auch solche Fälle heilbar sind, sofern dieser häufige Mittelwechsel nicht auf Unsicherheit beruht, die sich dann ihrerseits noch ungünstig auf den weiteren Verlauf auswirkt.

An dieser Stelle scheint der Hinweis auf unterschiedliche Sachverhalte dienlich. Wir kennen erstens **das alternierende Symptom**. Unter einem alternierendem Symptom versteht man einen konstanten Wechsel zwischen zwei Symptomen, z.B. abwechselnd krankhaftes Lachen mit Weinen; Durchfall mit Verstopfung und dergleichen. Dieses gilt als **ein** Symptom. Davon ist zweitens **ein chaotisch inkonstantes Auftreten verschiedener Symptome** zu unterscheiden. Dem liegt, sofern nicht subjektiv beim Patienten eine Pseudologia phantastica oder ähnliche psychopathische Gewohnheiten vorliegen, die Folge einer chaotischen Homöopathie oder anderer Methoden zugrunde, bei der oder bei denen ein häufiger unmotivierter Wechsel von Hochpotenzen ohne homöopathische Beziehung beim Patienten angewendet worden ist. In solchen Fällen ist schwerlich mit einer homöopathischen Heilung zu rechnen.
Bei chronischen Krankheiten wird übrigens durch den oft notwendigen Mittelwechsel die Vorstellung von Menschen als unverrückbare „Arzneitypen" ad absurdum geführt.

16.9 Behandlung akuter Zwischenkrankheiten

Die chronische Behandlung muß unterbrochen werden, wenn akute **behandlungsbedürftige** Krankheiten auftreten. **Akute Krankheiten können chronische Krankheiten suspendieren.** Das heißt, es kann in der Regel nur eine Krankheit im Organismus herrschen (siehe dazu Organon §§ 35–40). Hahnemann führt aus, daß, wenn eine **neue unähnliche Krankheit stärker als die schon im Organismus herrschende ist**, diese solange die schon bestehende Krankheit aufschiebt, bis die akute Krankheit von allein abgeklungen ist oder geheilt wird. Anschließend kommt die alte Krankheit wieder **ungeheilt** zum Vorschein. Zu den akuten suspendierenden Krankheiten zählen auch die Kinderkrankheiten.

Als ein sechsjähriger, chronisch an Asthma bronchiale leidender Junge an Windpocken erkrankt, waren seine Atembeschwerden während dieser Infektion völlig verschwunden. Erst mit dem Abklingen des Ausschlags stellte sich die gewohnte Atembeklemmung wieder ein.

Da bei behandlungsbedürftigen akuten Krankheiten andere Symptome vorherrschen, muß jetzt das zu diesen akuten Symptomen passende Mittel gegeben werden. Damit wird vorübergehend die chronische Behandlung unterbrochen.

Akute Zwischenerkrankungen lassen sich einteilen in:
1. Störungen durch seelische Affekte
2. Störungen durch Diätfehler größerer Art und physikalische Expositionen
3. Interkurrente Erkrankungen, die nicht auf 1 oder 2 zurückgehen:
   - Kinderkrankheiten und andere feststehende Krankheiten
   - Übrige Akutkrankheiten, z.B. Grippe, Sinusitis, Diskushernie usw.
4. Verletzungen
5. Säfteverlust

Nicht jede akute Krankheit muß gleich homöopathisch behandelt werden. So können z.B. leichtere virale Infekte auch nach altem hausärztlichem Vorgehen mit physikalischen Maßnahmen wie beispielsweise warmen Bädern, heißen Getränken, Wikkeln, finnischem Saunieren oder auch nur mittels Schonung behandelt werden. Hierüber geben einschlägige Handbücher Auskunft. Bei schwereren Störungen, z.B. akuter Lumbalgie, muß interveniert werden.

Die Homöopathie hält für alle akuten Erkrankungen bewährte Mittel bereit. Die Arzneiwahl erfolgt nach den Regeln der Akutbehandlung und orientiert sich deshalb nur an den neu aufgetretenen Symptomen, unter Außerachtlassung der chronischen Symptomatik.

Nachdem die akute Krankheit abgeklungen ist, kann die chronische Behandlung fortgeführt werden. Oftmals hat sich jetzt aber die Symptomatik etwas abgeändert, so daß möglicherweise ein anderes Mittel notwendig wird. Symptomenwechsel ist insbesondere nach Kinderkrankheiten wie z.B. Masern oder Keuchhusten häufig. Es muß darauf geachtet werden, daß die akute Krankheit vollständig ausgeheilt wird, wobei für deren Ausheilung mitunter mehrere Arzneien notwendig werden. Epidemien und andere infektiöse Störungen hinterlassen die daran Erkrankten häufig in einer geschwächten Verfassung. Hahnemann fand hierfür gewöhnlich Sulphur nützlich; heute haben sich dafür auch die Nosoden der entsprechenden Krankheiten bewährt.

16.10 Heilungsverlauf und Prognose

Der Regelfall der Heilung der chronischen Krankheit wäre die Abheilung nach der Heringschen Regel. Dabei weichen die in der Krankheit am spätesten aufgetretenen Symptome bei der homöopathischen Behandlung zuerst, die etwas älteren danach und die bis dahin am unveränderlichsten, ältesten Symptome erst am Schluß. Häufig gehören zu den ältesten Symptomen auch die „ständigen Lokal-Uebel", die den Patienten oftmals eigentlich zum Arzt geführt haben. Sie weichen oft erst, wenn alle übrigen Beschwerden verschwunden sind und der Patient davon abgesehen als ganz gesund gelten kann. Obwohl schon alle übrigen, in der Regel die schwerwiegenderen Symptome, abgeklungen sind, wird man gelegentlich mit der Ungeduld und dem Undank der Patienten konfrontiert, weil sie diese persistierenden Lokalsymptome als Fehlschlag der gesamten Kur interpretieren.

Zur Heilung gehört auch das Vergessen sehr belastender Symptome, was das ungläubige Staunen mancher Patienten erklärt, die man mit den notierten Symptomen der ersten Konsultation konfrontiert.

Es empfiehlt sich jedenfalls, dem Patienten zu erklären, daß solche Restsymptome ein Anzeichen für eine noch nicht vollständige Heilung sind, und der Patient muß selbst entscheiden, ob er die Behandlung bis zur Behebung der letzten Symptome weiterführen will.

Heutzutage wird unter dem Einfluß der Schulmedizin in diesem Zusammenhang ein Scheinproblem diskutiert. Man versucht eine Zeitdauer zu erfinden, nach deren Ablauf man von der homöopathischen Heilung der Krankheit sprechen dürfe. Da das Heilungsproblem der Homöopathie grundsätzlich vom Heilungsproblem der naturwissenschaflichen Medizin, der es um statistische Wirksamkeitsaufweise einer Behandlung geht, verschieden ist, müssen solche Zumutungen als homöopathiefremd abgelehnt werden. Niemand ist in der Lage, aufgrund einer Symptomfreiheit über eine bestimmte Zeitdauer die Heilung der chronischen Krankheit des Patienten schlechthin zu bestimmen. Die erreichte Beschwerdefreiheit des Patienten kann theoretisch bis zu seinem Tod bestehen bleiben, aber ebenso kann der Patient erneut erkranken. Erst nach dem Tod kann über Heilung, Unheilung oder Teilheilung einer chronischen Krankheit in einem Menschenleben entschieden werden.

Über den Abschluß einer chronischen Behandlung muß im Einvernehmen mit dem Patienten entschieden werden. Im Einzelfall sind ganz verschiedene Überlegungen anzustellen. Hier gibt es nur situative Lösungen. In vielen Fällen beendet der Patient ohne Rücksprache vor einer durchschnittlich ausreichenden Therapiezeit seine Behandlung aus unterschiedlichen Gründen. So wie die Homöopathie im eigentlichen Sinne eine individuelle Heilweise ist, so hat sie sich nicht nur auf ganz individuelle Verläufe, sondern auch auf individuelle Verhaltensweisen des Patienten beim Behandlungsablauf einzustellen.

16.11 Die Arzneien für die chronische Krankheit

Neun Zehntel der „Chronischen Krankheiten" Hahnemanns bestehen aus einer vierbändigen Arzneimittellehre, die 47 chronische, d.h. hier „homöopsorische Arzneien" aufführt. Die Prüfungssymptome dieser Mittel glichen den Symptomen seiner nicht-venerisch chronisch Kranken.

Nochmals zur Klärung der Begriffe:
1. Nachdem Hahnemann in seinem Organon nachdrücklich das homöopathische Medikament vom allöopathischen (allopathischen) und enanthiopathischen bzw. antipathischen Medikament streng unterschieden sehen wollte, ist nicht einzusehen, warum in der Homöopathie antipsorische Arzneien einen Platz finden könnten. Es kann sich hier selbstverständlich nur um homöopsorische Arzneien handeln.
2. Ausgehend von den beiden Arzneimittellehren Hahnemanns (Reine Arzneimittellehre [RA], Die chronischen Krankheiten [CK]) darf nicht angenommen werden, daß die RA nur akute und die CK nur chronische Mittel enthielte. Denn im Fall der RA handelt es sich um eine Sammlung der erstmals geprüften Mittel, bevor Hahnemann sich des Problems der chronischen Krankheit bewußt wurde, so daß hier die mögliche Trennung der homöopathischen Arznei in akute und chronische noch nicht vollzogen ist, und daher diese Mittel auch nicht als Akutmittel schlechthin betrachtet werden dürfen.
3. Auch für das Bönninghausensche Doppelrepertorium (er trennte sein Repertorium anfangs in

zwei Bände, die jeweils die akuten [„nicht-antipsorischen"] und chronischen [„antipsorischen"] Mittel enthielten) ist es nicht im vorhinein ausgemacht, daß die „nicht-antipsorischen" Arzneien schlechthin akute, und die „antipsorischen" chronische Mittel seien. Einen Hinweis auf diese Problematik geben z. B. Mercur und Thuja in der Reinen Arzneimittellehre. Hahnemann forderte Bönninghausen deshalb später auf, diese Trennung wieder aufzuheben.

4. **Prinzipiell ist jedes homöopathische Arzneimittel in der Lage, eine chronische Krankheit zu heilen, vorausgesetzt, die Symptome des Mittels entsprechen denen der chronischen Krankheit, oder sie sind nicht durchgängig rein akuter Natur.**

5. Unklarheit besteht häufig auch durch eine Gleichsetzung von vegetabilem Mittel = akutes Mittel und mineralischem Mittel = chronisches Mittel. Nach der Ansicht von Homöopathen, die auch in der Behandlung schwerer chronischer Krankheiten sehr erfahren sind, ist es geraten, zu Beginn der Behandlung eines schwer chronisch Kranken, besonders wenn er sich in einem schlechten Allgemeinzustand befindet, oder sehr stoffwechselbelastet ist, vor der Gabe eines primär indizierten chronischen Mittels mit einem homöopathisch angezeigten vegetabilen Mittel zu beginnen.

Mit der Zeit erwiesen sich gewisse Mittel besonders häufig bei chronischen Krankheiten angezeigt. Wie schon erwähnt, handelt es sich überwiegend um mineralische Arzneien. Die meisten sind von Hahnemann geprüft und in den Chronischen Krankheiten aufgeführt.

Nosoden können prinzipiell als akute und chronische Mittel eingesetzt werden. Voraussetzung ist allerdings, daß sie einigermaßen gut geprüft sind. Davon ist ihr Gebrauch bei Folgen von chronischen Infektionen abzugrenzen (siehe den Beitrag über die Nosoden und Sarkoden, S. 217 ff.).

Die verschiedentlich angestellten Versuche, Zusammenhänge der Heilungsdauer mit Potenzhöhe, Wirkungsdauer bei der Prüfung, kurz- oder längerwirkender Mittel usw. herzustellen, müssen als problematisch angesehen werden. Unseres Erachtens hängt das weniger von solchen, dem Mittel zugehörenden Faktoren ab, sondern

letztlich vom einzelnen Patienten. Wie immer entscheidet in der Homöopathie, was den Verlauf angeht, die Individualität des Kranken mehr als quantitative Feststellungen aufgrund der Arzneiprüfung.

Hier sei erwähnt, daß Bönninghausen die homöopathischen Arzneien in fünf Klassen unterschiedlicher Wirkungsdauer einteilte, wobei für ihn die Mittel mit langer Wirkung besonders für die chronischen Krankheiten geeignet waren.

In der fünften Klasse vereinigt er die Mittel **mit der allerlängsten Wirkungsdauer.** Es sind die „wahren Heroen unseres Arzneischatzes für die chronischen Krankheiten". Er zählt dazu:

Ant-c., Bar-c., Calc., Caust., Graph., Hep., Kali-c., Phos., Sep., Sil., Sulph.

Als gewisser Anhaltspunkt können heute folgende Mittel als besonders häufig zur chronischen Krankheitsheilung angesehen werden: **Calc., Caust., Lyc., Nat-m., Phos., Puls., Sep., Sil., Sulph.**

16.12 Begleitende diätetische Maßnahmen

Zusätzlich zur ausgefeilten Anwendung homöopathischer Arzneien sind in chronischen Krankheiten aber weitere, flankierende Maßnahmen notwendig. Neben der eigentlichen homöopathischen Therapie müssen auch die Ernährung, die Lebensweise und die Lebensumstände des chronisch Kranken beachtet und reguliert werden. So könnten z. B. Nahrungs- und Genußmittel eine arzneiliche Wirkung entfalten. Die Lebensweise und die Lebensumstände des Kranken können eine Heilung erschweren, wenn nicht gar verhindern.

Die diätetischen Anweisungen für den chronisch Kranken verfolgen zwei Ziele:

1. Diät und Lebensweise sollen die Kur fördern und die Gesundung unterstützen. Bei der Behandlung der chronischen Krankheit müssen alle krankheitsauslösenden und -unterhaltenden Umstände

der Ernährungs- und Lebensweise abgestellt werden.

2. Mit der Vermeidung arzneilich wirkender Substanzen medikamentöser und nicht-medikamentöser Art sollen mögliche Interferenzen mit dem homöopathischen Mittel verhindert werden.

Hahnemann hat in Organon § 260 penible Anweisungen hinterlassen, welcher Nahrungsmittel und Verhaltensweisen sich der chronisch Kranke enthalten soll. Diese umfangreichen und detaillierten Verbote lassen sich in der heutigen Praxis nicht mehr umsetzen, zumal deren Sinn teilweise fraglich oder nur durch ein zeitbedingtes Mißtrauen gegenüber Neuerungen erklärbar ist:

So verbot Hahnemann seinen Patienten auch die neu aufgekommenen „Staubbäder", worunter man das Duschen verstand.

Folgende Anekdote mag dieses zeitbedingte Mißtrauen verdeutlichen: Die bayrische Ärztekammer warnte 1837 bei der Eröffnung der Bahnlinie Nürnberg–Fürth in öffentlichen Proklamationen vor dem Eisenbahnfahren. Überschritte man die Geschwindigkeit von 30 km/h, müsse mit Todesfällen gerechnet werden, da der menschliche Organismus dafür nicht angelegt sei.

Heute ist es bei unseren vielfältigen und unüberschaubaren (exotischen) Nahrungs- und Genußmitteln erst recht unmöglich geworden, deren möglicherweise arzneilich störende Wirkung für die homöopathischen Arzneien richtig einzuschätzen.

Die Diätanleitungen waren für Hahnemann selbst noch unvollkommen, und er sah sie nur als vorläufig an. Einen Ausweg aus dieser Wirrniss deuteten ihm seine neuen Erfahrungen bei der Anwendung höherer Potenzen (C 30) an. Sie schienen nämlich weitgehend unempfindlich gegen Störungen von außen zu sein. So schreibt er 1831 an Bönninghausen:

„Die Anleitung über die Diät bedarf noch mancher Ventilation, da nicht Allen Alles schädlich, nicht Allen Alles zuträglich ist. Ich bin noch selbst nicht mit mir im Reinen, ob [...] große Strenge hierin die Sache befördere oder nicht, auch nicht, ob sie überhaupt nöthig sei, weil was noch nicht [...] der Welt von mir bekannt gemacht worden ist, die ganz hoch, zu C 30 potenzirten Arzneien auch in unsrer kleinen Gabe von 1, 2 Globuli C 30 in ihrer unglaublichen Vollkommenheit, Kräftigkeit, Penetrabilität und Geistigkeit fast durch alle gewöhnlichen Genüsse (etwa vegetabilische Säuren, [...] abgezogene Geister (= Äther) und Kaffee und Thee ausgenommen) unverkürzt in ihrer Kraft hindurchdringen und ausrichten was sie sollen." (M. Stahl: Briefwechsel zwischen Hahnemann und Bönninghausen [Heidelberg 1997], S. 46)

Diese Erfahrung teilte mit ihm später auch Bönninghausen, der anders als Hahnemann noch weit höhere Potenzierungen als C 30 einsetzte: Eine mangelhafte Diät schade um so weniger, je höher die Potenzierung gesteigert ist. Auch spätere Erfahrungen vieler anderer Homöopathen bestätigen diese Beobachtungen. **Daher gilt grundsätzlich: Homöopathische Arzneien in hochpotenzierter Form sind überwiegend unempfindlich gegen Störungen von außen.**

Heute sind wir eher mit anderen Problemen konfrontiert. So können Arznei-, Schwermetall- (z.B. Amalgam-), oder Insektizidrückstände in der Nahrung eine arzneiliche und/oder toxische chronische Wirkung entfalten. Deren hindernder Einfluß auf die homöopathische Behandlung und krankheitsunterhaltende Auswirkung läßt sich im Einzelfall nur schwer abschätzen und kann wohl auch nie vollständig vermieden werden. Da trotz dieser Beeinflussungen (wozu noch die Luft- und Trinkwasserverschmutzung, Aufregungen durch das Fernsehen und die Medien, Reisen, Rastlosigkeit und Streß unserer Berufswelt und anderes hinzukommt) die Homöopathie ihre Wirksamkeit täglich unter Beweis stellt, muß man (glücklicherweise) davon ausgehen, daß im allgemeinen diese Stör-

faktoren auf die homöopathische Mittelwirkung zu vernachlässigen sind. Der heutige Mensch ist in seiner „psychophysi-
schen" Verletzlichkeit und in seinem
Kranksein nicht identisch mit dem Menschen des 18. und 19. Jahrhunderts. Diese
Verschiedenheit verpflichtet uns nicht
mehr, ohne Hahnemann Abbruch zu tun,
seine Diätverbote und Empfehlungen für
verbindlich zu halten. Daher ist bei der Di-
ätempfehlung heute eine pragmatische
Vorgehensweise gerechtfertigt.

Die Diät und Lebensweise, die die homöopathische Behandlung begleiten soll,
richtet sich im allgemeinen an den Empfehlungen zur gesunden Ernährung aus,
die hier nicht eigens erörtert werden müssen. Sie sollten zum Fundus eines jeden
Arztes gehören, da sie unabhängig von der
Behandlungsmethode für alle chronisch
Kranken gelten.

Zusätzlich sind für die Homöopathie einige Punkte besonders zu beachten.

> Neben dem homöopathischen Mittel
> ist weiterer Arzneigebrauch bzw. der
> Einsatz eindeutig arzneilich wirksa-
> mer Substanzen wegen möglicher In-
> terferenzen problematisch und im all-
> gemeinen auch zu verbieten oder ein-
> zuschränken.

Die heutige schulmedizinische Behandlung
(z. B. mit Corticoiden) stellt die Möglichkeit
dieser Einschränkung allerdings in Frage.
Hier muß sich der Arzt mit dem Patienten
nach der Gesamtheit der gegebenen Umstände richten (vgl. das folgende Kapitel
„Allopathische Arzneien während der homöopathischen Behandlung").

Mitunter werden, ohne den Arzt davon zu un-
terrichten, sogenannte Naturheilmittel und potenzierte Arzneien zusätzlich eingenommen.
Dies geschieht in der Überzeugung, mit etwas
Nützlichem und Nebenwirkungslosem die Gesundung zu fördern.

Viele gut begonnene homöopathische Behandlungen werden durch „wohlmeinende" Empfehlungen von ungeduldigen Nachbarn, Verwandten
und Freunden gestört, die sich mit diversen Arz-
neiempfehlungen, Wunderkuren usw. in die Behandlung einmischen. Hierfür scheinen sich die
potenzierten Arzneien leider besonders anzubieten, werden sie doch in Drogerien und Apotheken
freiverkäuflich unter dem Etikett des „natürlichen" und harmlosen Heilmittels feilgeboten.
Chaotischen Vorbehandlungen mit potenzierten
Arzneien begegnet man im Idealfall mit dem Ein-
schalten einer mehr oder weniger langen arznei-
losen Phase vor dem Versuch der homöopathische Behandlung.

Besonders bei den Genußmitteln gilt
Hahnemanns Empfehlung zum Augen-
maß und zur individuellen, fallbezogenen
Entscheidung:

„[...] um die Kur möglich und ausführ-
bar zu machen, muß der homöopathische
Heilkünstler bei seinen Vorschriften der
Diät und Lebensweise den Umständen
nachgeben, und so erreicht er den Zweck
der Heilung weit gewisser [...] als beim
hartnäckigen Bestehen auf strengen, in vielen Fällen unausführbaren Vorschriften."
(CK I, S. 132)

16.13 Allopathische Arzneien während der homöopathischen Behandlung

1. Chronisch Kranke aus schulmedizinischer
Behandlung stehen oft unter massiver allopathischer Palliation, z. B. mit Corticoiden,
und unter prohibitiver Behandlung, z. B. mit
Antiepileptika. Derartige Vorbehandlungen
lassen sich nicht ohne weiteres absetzen.
Das unterscheidet heutige Einsatzmöglich-
keiten der Homöopathie gegenüber früheren, schulmedizinisch noch unterent-
wickelten Zeiten. Wir sind dadurch gezwungen, unsere spezifische Behandlung
gleichzeitig zu beginnen, während keine
Möglichkeit einer vorherigen Absetzung
dieser Therapien besteht. Die mögliche ho-

möopathische Behandlung ist hier im Prinzip parallel möglich, wenn auch unter erschwerten Bedingungen; dies hat inzwischen die Erfahrung gezeigt. In einem solchen Fall muß der homöopathische Arzt mit einem für die Mittelwahl manchmal defizienten Symptomenbild rechnen. Man braucht hier nicht zu verzweifeln; Mittelverordnung, Mittelwiederholung und Mittelveränderung stützen sich strikt auf die jeweilige wahlanzeigende Symptomatik. Bei Geduld und gewissenhaftem Vorgehen und sonst guter Mitarbeit des Patienten wird sich mit der Zeit die allopathische Palliation, unter Beachtung entsprechender Kautelen, absetzen lassen, und die homöopathische Behandlung kann weitergeführt werden. Manchmal bessert sich bei Schwerkranken nur das Wohlbefinden, ohne daß auf zusätzliche Allopathika ganz verzichtet werden kann. Auch das wäre ein Erfolg, mit dem man im Einzelfall durchaus zufrieden sein kann. Wenn parallel behandelt werden muß, ist nach häufigen Erfahrungen eine kontinuierliche Gabe von Q-Potenzen der Einzelgabe von C-Potenzen vorzuziehen.

Unabhängig von der homöopathischen Behandlung werden Patienten, die ein Übermaß von unterschiedlichsten Allopathika einnehmen müssen, im Sinne einer kritischen und rationellen schulmedizinischen Therapie beraten.

Nach einer Cortisonbehandlung sprechen manchmal Patienten schlecht auf gut gewählte Mittel an. Hier hat sich mitunter die Gabe von Cortison (z. B. C 30) als nützlich erwiesen (vgl. auch die Rubrik: Mißbrauch von Medikamenten [SR II, S. 364]: u.a. Nux vomica und Sulphur).

2. Kommen chronisch Kranke mit noch laufender allopathischer Vorbehandlung in die homöopathische Therapie, und die Mittel lassen sich gefahrlos in kurzer Zeit absetzen, so wird sich zunächst das Krankheitsbild vor allem lokal verschlimmern. Damit bietet sich aber zugleich die Handhabe für eine wirksame Aufnahme der homöopathischen Behandlung, indem man entsprechend den sich zeigenden Symptomen das jeweils passende Mittel bestimmt. Das zweite Problem in diesem Fall bildet die mögliche Wegnahme von chronischen Symptomen durch die bisherige allopathische Behandlung, die die Wahl des eigentlichen chronischen Mittels vorderhand nicht möglich macht. In diesem Fall befindet man sich in der Lage, die Hahnemann im Organon in den §§ 172 ff über die Behandlung einseitiger Krankheiten beschrieben hat.

3. Bei jeder ernsthaften chronischen Krankheit muß besonders anfangs mit einer Exazerbation, Komplikation oder einem sonstigem akuten Zwischenfall gerechnet werden. In solchen Fällen ist zunächst der Situation entsprechend zu entscheiden, ob eine Krankenhauseinweisung erforderlich ist, ob die Krise homöopathisch beherrscht werden kann, oder ob eine allopathische temporäre Palliation in Frage kommt. Zu letzterer vgl. Organon § 67, der in einem solchen Fall während einer chronischen Behandlung anwendbar ist.

16.14 Heilungshindernisse

Ein besonderes Augenmerk muß auf die Lebensumstände der chronisch Kranken gerichtet werden. Emotionale Störungen können eine Heilung erschweren. Während körperliche Strapazen einer Heilung wenig entgegensetzen, kann dem an seinen Lebensumständen emotional Leidenden die Gesundung verwehrt bleiben.

Chronische Krankheiten entstehen oder verschlimmern sich durch „Gram und Verdruß" und „ununterbrochenen Kummer oder Ärgerniß". Es können veranlassende oder unterhaltende Ursachen einer chronischen Krankheit sein. (ORG VI § 7)

So weit es die beschränkten Möglichkeiten erlauben, muß sich der homöopathische Arzt hier um Verbesserung bemühen. Bleiben Kranke einem ständigen, unveränderbaren Kummer ausgesetzt, empfahl Hahnemann, die Behandlung lieber abzubrechen. Auch wenn man nicht so weit gehen möchte, muß man sich doch bewußt sein, daß unter diesen Umständen die Heilung einer chronischen Krankheit nur schwer oder sogar unmöglich ist. Weitere Heilungshindernisse können z. B. schwierige Wohn- und Arbeitsverhältnisse, soziale Spannungen, Lärm- und Schadstoffemissionen (Rauchen!) sein, die die feuchten Wohnungen aus Hahnemanns Zeit abgelöst haben. Mittlerweile ist gegenüber früher die Zahl der Heilungshindernisse ins Unermeßliche angewachsen.

16.15 Begleittherapien

Hahnemann hat sich durchaus für Begleittherapien zur Homöopathie interessiert. Er empfahl im Organon (§§ 287–291) die Magnettherapie, den Mesmerismus, Massagen und reine Wasserbäder. Die bedeutendste Rolle kommt dem **Mesmerismus** zu. Aus Hahnemanns Krankenjournalen wird ersichtlich, welchen großen Stellenwert der Mesmerismus bei seinen Krankenbehandlungen spielte.

Trotz der Weiterentwicklung der Homöopathie und zunehmender Fortschritte bei der Heilung der chronischen Krankheiten hielt Hahnemann bis an sein Lebensende am Mesmerismus fest. Kurz vor seinem Tod notierte er: „[...] so wird die Verbindung beider, die der homöopathischen Behandlung mit gehörig dynamisierter wohlgewählter Arznei in angemessner Gabe, mit zweckmäsiger zoomagnetischer Behandlung des Kranken zusammen erst die möglich vollkommenste Art, kranke Menschen herzustellen, bilden, [...]" (zit. n. H. Eppenich: Samuel Hahnemann und die Beziehung zwischen Homöopathie und Mesmerismus, ZKH 38 [1994], S. 153–160).

Diese Aussage bedürfte einer heutigen Reflexion. Ist sie ein Hinweis darauf, daß

Hahnemann die alleinige Anwendung der Homöopathie in bestimmten Fällen als unvollkommen ansah? Wir wissen es nicht, können es nicht zwingend aus seiner Notiz herauslesen.

Der auch als „Heilmagnetismus" bezeichnete Mesmerismus hat heute längst nicht mehr die Popularität wie im 19. Jahrhundert. Wesentlich verbreiteter sind Massageformen, die über das rein mechanische Lockern der Muskeln und des Bindegewebes hinausgehen. Diese verfeinerten Massagemethoden sind zusätzlich zur Behandlung zu empfehlen. Hahnemann sah bei solchen Anwendungen die „mesmerische Einwirkung" als den bestimmenden Faktor an. (ORG VI § 290)

Die Homöopathie **muß** also **nicht** singulär ausgeübt werden, sondern **kann** gewinnbringend mit solchen aufbauenden Therapien kombiniert werden. Sie müssen in ihrer Art „sanft" und in ihrer Auswirkung auf den Kranken allgemein „kräftigend" sein (vgl. auch Hahnemanns Vorwort zu Phosphorus, CK V, S. 1f.). Sie dürfen nicht zu sehr symptomenzentriert, d.h. allein auf eine lokale Beschwerde ausgerichtet, angewendet werden, sondern sie sollen mit der homöopathischen Heilung konform gehen. Je nach Fall, kann deren Anteil an der Behandlung unterschiedlich groß ausfallen und überstürzte Mittelwiederholungen und Wechsel vermeiden helfen. Die Grenze, die bei diesen Begleittherapien nicht überschritten werden sollte, ist die der Palliation, die in jedem Fall als ungünstig anzusehen ist, wenn sie eine Heilung vortäuscht, diese aber gerade dadurch eher verhindert als fördert.

Warum Hahnemann die Akupunktur ablehnt (ORG VI, Einleitung, S. 47) begründet er nicht. Heute wäre durchaus die Diskussion darüber angebracht – die aber den Rahmen dieses Lehrbuchs übersteigen würde –, ob die Akupunktur, wie sie uns die TCM (Traditionelle Chinesische Medizin) übermittelt, nicht mit ähnlicher Indikation wie die mesmerische Behandlung angewendet werden kann (obwohl sie invasiver ist), ohne ebenfalls mit der Homöopathie vermischt zu werden.

Mitunter hört man das Argument, daß bei begleitenden Massagen oder ähnlichem man nicht wissen könne, welche Anteile an der Heilung jetzt der Homöopathie oder dem Begleitverfahren zukomme. Dem ist zu entgegnen, daß es nicht das Ziel unserer ärztlichen Tätigkeit ist, die Wirksamkeit der Homöopathie **zu beweisen**, sondern „kranke Menschen gesund zu machen", was Hahnemann im Organon (§ 1) der Darstellung der Homöopathie und der Begleitbehandlungen als oberstes Prinzip vorangestellt hat.

16.16 Zusammenfassung

Auch wenn die homöopathische Behandlung chronischer Krankheiten prinzipiell der homöopathischen Behandlung überhaupt entspricht, unterscheidet sie sich doch in vielen Punkten von der Akutbehandlung. So ist die Anamnese chronischer Krankheiten umfassender und daher zeitaufwendiger, da Symptome, die nicht im unmittelbaren Zusammenhang mit dem Hauptproblem stehen, jetzt für die Mittelwahl oftmals entscheidend sind. Da sie für den Patienten keinen Krankheitswert besitzen, müssen sie eigens erfragt werden, was eine besondere Methodik verlangt. Bei der meist längerdauernden Behandlung kommen in der Regel mehrere Arzneien zur Anwendung, was das Problem der Folgeverordnungen aufwirft. Dafür muß der Verlauf der Besserung und ein möglicher Symptomenwechsel richtig interpretiert werden. Akut auftretende Störungen und Zwischenkrankheiten müssen behandelt werden; dazu muß das chronische Mittel unterbrochen und vorübergehend durch ein akutes Mittel abgelöst werden. Zusätzlich zur homöopathischen Behandlungsstrategie wird das Umfeld des chronisch Kranken bedeutsam. Seine Ernährung und Lebensumstände können eine Krankheit auslösen und eine Behandlung erschweren; der Einfluß notwendiger allopathischer Medikamente muß bedacht und entsprechend berücksichtigt werden. Zusätzlich kann es sinnvoll sein, mit anderen Therapiemaßnahmen die homöopathische Behandlung zu unterstützen.

16.17 Weiterführende Literatur

Hahnemann, S.: Die chronischen Krankheiten. Band 1. Heidelberg 1999. [CK]

17 Einseitige Krankheiten

Uwe Friedrich

17.1 Symptomenarmut bei chronischen Krankheiten

Bei der Behandlung chronischer und akuter Krankheiten taucht immer wieder ein Problem auf, von dem Hahnemann sagte, es sei selten: Wir haben einen Patienten vor uns mit sehr lästigen Beschwerden, die dringend einer Behandlung bedürfen. Trotz intensiver Befragung gelingt es jedoch nicht, die Beschwerden näher zu bestimmen und weitere Symptome zu erheben, die mit hinreichender Sicherheit die Wahl eines passenden Heilmittels ermöglichen. Es gibt einfach nicht genug ausgeprägte Symptome. Hahnemann nannte solche Krankheiten, bei denen nur wenige Symptome zu finden sind, **einseitige Krankheiten**. Er meinte, daß bei einseitigen Krankheiten die hervorstechenden Hauptbeschwerden so dominant seien, daß die übrigen vorhandenen Symptome überdeckt und damit nicht erkannt würden.

„Bloß diejenigen Krankheiten scheinen nur wenige Symptome zu haben, und deßhalb Heilung schwieriger anzunehmen, welche man **einseitige** nennen kann, weil nur ein oder ein Paar Hauptsymptome hervorstechen, welche fast den ganzen Rest der übrigen Zufälle verdunkeln. Sie gehören größtentheils zu den chronischen." (ORG VI § 173)

Während für Hahnemann einseitige Krankheiten nur sehr selten zu beobachten waren (§ 178), scheinen sie heutzutage häufiger aufzutreten. Dies kann mehrere Gründe haben.

Zunächst kommen einseitige Krankheiten, so wie sie auch Hahnemann sah, möglicherweise häufiger vor als früher. Also Krankheiten, bei denen die Hauptsymptome alle übrigen Symptome „verdunkeln". Es sind dies meistens Hautkrankheiten, Krebs und Geisteskrankheiten. Die ersten beiden sind heute wahrscheinlich deutlich häufiger, die Geisteskrankheiten möglicherweise auch, wenn wir die ganzen neurotischen Störungen dazurechnen, während die eigentlichen psychiatrischen Erkrankungen in der Praxis vielleicht seltener gesehen werden.

Was nicht heißt, daß diese Krankheiten immer einseitig sein müssen. Aufgrund des meist sehr dominanten Hauptsymptoms, wie z.B. eines furchtbar quälenden, juckenden Hautausschlags, eines alles überdeckenden Verfolgungswahns oder einer fulminanten Metastasierung eines Karzinoms, sind diese Krankheiten nur häufiger „einseitig" als andere.

Im Prinzip können natürlich alle Krankheiten in einer symptomreduzierten Form auftreten. Massive Schmerzzustände, wie z. B. Migräne, können ebenfalls als einseitige Krankheiten imponieren.

Eine andere Art von einseitigen Krankheiten entsteht heute dadurch, daß die Patienten oft nicht mehr in der Lage sind, Symptome an sich selber wahrzunehmen und uninterpretiert weiterzugeben. Bei dieser Art von einseitigen Krankheiten findet sich nur deswegen eine Mangel an Symptomen, weil es den Menschen unserer Zeit besonders

schwerzufallen scheint, sich selbst wahrzunehmen und sich darüber mitzuteilen.

Oft muß bei der Anamnese viel Zeit darauf verwandt werden, Gemütssymptome des Patienten
zu erfahren. Zwar berichten viele Patienten gerne
und ausführlich über ihre Gemütsbefindlichkei-
ten und deren Zusammenhänge mit familiären
oder innerpsychischen Prozessen, aber eine eindeutige Festlegung, ob sie z. B. mitfühlend, reizbar
oder nachtragend sind, gelingt nicht. Auch welchen Charakter Beschwerden haben, ob ein
Schmerz schneidend oder brennend ist oder wie
der Geruch einer Ausscheidung ist, können Patienten oft nicht sagen, weil sie es nicht wahrnehmen können. Die präzise Schilderung der Diagnosen inklusive Differentialdiagnosen und der Meinung der vorbehandelnden Ärzte fällt leichter als
die genaue Beschreibung der Beschwerde, weswegen der Patient um Hilfe nachsucht.

Hahnemann hat diese Form der einseitigen
Krankheiten nicht erwähnt. Daß für ihre
Behandlung die gleichen Regeln gelten wie
bei den eigentlichen einseitigen Krankheiten, wo die Prominenz des Hauptsymptoms keine weiteren Symptome merkbar
werden läßt, zeigt die tägliche Praxis.

Davon zu trennen sind symptomarme
Fälle, bei denen aufgrund schlechter Anamnesetechnik nicht genug Symptome
erhoben werden können, obwohl sie vorhanden sind. Hahnemann hat darauf in
§ 175 hingewiesen.

Solche Krankheiten aber, die tatsächlich
weder für den Patienten noch für den Arzt
eine ausreichende Anzahl von guten Symptomen zeigen, die also einseitige Krankheiten im engeren Sinne sind, scheinen für
Hahnemann die Hauptschwierigkeit in der
homöopathischen Behandlung überhaupt
gewesen zu sein. Wenn man erst diese
Schwierigkeit gemeistert habe, habe man
„fast alle Schwierigkeiten dieser vollkommensten aller möglichen Heil-Methoden"
behoben (§172).

Fallbeispiel
Eine 30jährige Patientin, Mutter von 2 Kindern,
Hausfrau, stellt sich wegen chronischer Kopf-
schmerzen vor. Diese Kopfschmerzen würden seit

ca. 10 Jahren ständig zunehmen, seien besonders
heftig in der linken Stirn, strahlten zu Ohr, Nacken
und Schulter aus, seien aber auch an anderen Stellen,
manchmal im ganzen Kopf. Häufig, besonders in
letzter Zeit, käme Übelkeit hinzu. Streß, Sonne,
Schwitzen und Wetterwechsel können verschlech-
ternd wirken. Besserung träte durch Ruhe, Liegen
und Kühlung ein. In den Schwangerschaften hatte sie
keine Beschwerden. Während der Kopfschmerzen
habe sie starken Durst, sonst eher wenig Durst. Insgesamt sei ihr leicht zu warm, weswegen sie frische
Luft gerne möge. Ansonsten sind keine weiteren Beschwerden oder Symptome zu erheben.
Hier besteht die oben genannte Schwierigkeit, daß
zwar das Hauptsymptom (die Kopfschmerzen) einigermaßen gut charakterisiert ist, weitere Symptome
sind jedoch kaum vorhanden. Bei dieser Armut an
guten Symptomen der chronisch kranken Patientin
ist mit keiner sicheren Mittelwahl zu rechnen. Es handelt sich um eine einseitige Krankheit.

Einseitige Krankheiten sind trotz ihrer
Symptomenarmut einer homöopathischen
Heilung zugänglich.

Die Lösung dieses Problemes ist ein
schrittweises Vorgehen: Zunächst zieht
man die wenigen Symptome, die vorhanden sind, zur Mittelwahl heran. Auf diese
Weise wird man zwar in den meisten Fällen nicht mit **einem** Mittel zum Ziel kommen, aber immerhin einen Schritt weiter.

Im oben dargestellten Beispiel nimmt man die
Symptome des Hauptsymptoms und begleitende
Symptome sowie Nebenbeschwerden. Also den
Stirnkopfschmerz links mit seinen Modalitäten,
den begleitenden Durst und das Verlangen nach
frischer Luft. Das Mittel mit der größten Ähnlichkeit hierzu ist Bryonia alba, wobei eine vollständige Übereinstimmung nicht gegeben ist. Nat-m.,
Lach., Ant-c., Phos. und Caust. wären nach der Repertorisation (siehe Repertorisation 1, Abb. 36)
auch in Frage gekommen.

Nur wenn die wenigen Symptome der einseitigen Krankheit von ganz besonders auffallender und charakteristischer Art sind,
kann auch eine endgültige Heilung durch
das passend gewählte Mittel erreicht werden (§178). Dies wird aber nur selten der
Fall sein.

In der Regel wird die aufgrund der wenigen Symptome gewählte Arznei nur

	Bry.	Nat-m.	Sulph.	Lach.	Ant-c.	Phos.	Caust.	Ars.	Thuj.
Totalität	13	12	12	11	10	10	9	9	9
Rubriken	7	6	6	6	5	5	5	4	4
Kopfschmerz; ORTE; Stirn, in der; linke Seite	1	1	1		1		1		3
ORTE; Stirn, in der; erstreckt sich zu den; rückwärts	1			2					3
ORTE; Stirn, in der; erstreckt sich zu den; Schulter									
Magen; ÜBELKEIT; Kopfschmerz, bei	2	2	2	2	3	2	3	2	
Kopfschmerz; ALLGEMEIN; Liegen, beim; bessert	2	2	1	1		2			
Kopfschmerz; ALLGEMEIN; kalte Umschläge bessern	2	2	2	2	2	2	1	2	
Magen; DURST	3	3	3	2	2	3	3	3	2
Allgemeines; LUFT; frische Luft; Verlangen nach	2	2	3	2	2	1	1	2	1

Abb. 36: Repertorisation 1 (MacRepertory 5.3, Kent deutsch).

teilweise passen. Diese nur teilweise passende Arznei hat jetzt aber die Kraft, im Kranken „Nebenbeschwerden" zu erregen, die bisher nicht sichtbar waren. Diese Nebenbeschwerden oder Symptome stammen zwar aus der Symptomenreihe der Arznei (auch wenn sie nicht immer für diese Arznei bekannt sind), es sind jedoch zugleich Beschwerden und Symptome des Patienten selbst, die bislang verborgen waren.

Nach der Gabe von Bryonia alba in der C 30 gab es zum ersten Mal seit langem eine Kopfschmerzpause von 2 Wochen. Danach traten die Kopfschmerzen in bekannter Form wieder auf, konnten aber durch ansteigende Potenzen von Bryonia alba immer wieder für einige Zeit beseitigt werden. Nach Gabe der C 1000 berichtete die Patientin im Rahmen einer leichten Grippe über eine Urininkontinenz beim Husten. In diesem Zusammenhang fällt ihr ein, was sie vorher auch auf Nachfragen nicht beantworten konnte, daß nämlich die Kopfschmerzen erst nach dem Tod ihrer geliebten Großtante aufgetreten seien. Bei dieser Erinnerung fängt die Patientin bitterlich zu weinen an. Überhaupt neige sie in letzter Zeit, ganz im Gegensatz zu früher, zum Weinen. Sie sei sehr ängstlich, und brauche immer jemanden in ihrer Nähe.

Durch die nur teilweise passende Arznei werden also beim Patienten bisher nicht gefühlte oder erkannte Symptome deutlicher oder überhaupt erst hervorgelockt, wodurch die anfängliche Symptomenarmut etwas bereichert wird (§ 180).

Bei der Patientin erscheint eine bisher nicht bemerkte Inkontinenz beim Husten (ein Symptom, das auch zu Bryonia alba gehört, siehe Repertorisation 2, Abb. 37). Die Kummerproblematik und die Angst beim Alleinsein sind gleichfalls auch bei Bryonia alba bekannt. Die Patientin weint, während sie von ihren Beschwerden, hier der mutmaßlichen Auslösung der Beschwerden, berichtet. Alle neuen Symptome weisen wegen des auffallenden Weinens beim Erzählen von ihrer Krankheit auf Pulsatilla pratensis hin (siehe Repertorisation 2, Abb. 37). Nach einmaliger Gabe von Pulsatilla XM treten die Kopfschmerzen bei 5jähriger Nachbeobachtungszeit nicht mehr auf.

Aufgrund seiner vielfachen Beobachtung dieses Phänomens kann Hahnemann sagen, daß die hervorgerufenen Symptome tatsächlich Symptome des Kranken sind und nicht bloß aus der Symptomatik der Arznei (hier Bryonia alba) stammen.

Dies trifft jedoch nur zu, wenn nicht ein anderes äußeres Ereignis – Hahnemann führt als Beispiele Beginn oder Beendigung der Periode, Empfängnis, Niederkunft oder Fehler der Lebensordnung an – das Neuauftreten von Symptomen bedingte. Diese durch äußere Ereignisse hervorgerufenen neuen Symptome gehören

	Puls.	Apis	Lyc.	Sep.	Nat-m.	Bry.	Caust.	Phos.	Ars.
Totalität	13	9	9	8	8	7	7	7	6
Rubriken	5	4	4	4	3	4	3	3	3
WEINEN, zu Tränen geneigt; erzählt, wenn sie von ihrer...	3			3					
Gemüt; KUMMER; Beschwerden durch Kummer	2	2	1		3	2	3		1
Gemüt; FURCHT; Alleinsein, vor dem	2	2	3	2		1		3	3
Allgemeines; LUFT; frische Luft; Verlangen nach	3	2	3	1	2	2	1	1	2
Blase; URINIEREN; unwillkürlich; Husten, beim	3	3	2	2	3	2	3	3	

Abb. 37: Repertorisation 2 (MacRepertory 5.3, Kent deutsch).

jetzt nicht zum Gesamtbild der chronischen Krankheit und dürfen nicht zur nachfolgenden Mittelwahl herangezogen werden.

Wenn bei der Patientin z. B. die Inkontinenz im Rahmen einer erneuten Schwangerschaft aufgetreten wäre, hätte man das Symptom nicht verwerten können, weil es wahrscheinlich nicht durch Bryonia hervorgebracht worden wäre, sondern den Schwangerschaftsbeschwerden zuzurechnen gewesen wäre.

Gab es jedoch kein entsprechendes äußeres Ereignis, so ist es wichtig, daß nach Gabe und Wirkung des ersten Mittels erneut eine Fallaufnahme erfolgen muß, um die noch verbliebenen alten Symptome und die neu hinzugekommenen in ihrer Gesamtheit zu erfassen.

Im Beispiel der Patientin mit den chronischen Kopfschmerzen ergibt die Gesamtheit der Symptome jetzt eindeutig Pulsatilla, wobei es unerheblich ist, daß ein Begleitsymptom der Hauptbeschwerde (Durst während Kopfschmerzen) nicht durch Pulsatilla gedeckt wird. Da es sich um eine chronische Krankheit handelt, dominieren die chronischen Allgemeinsymptome:

- Weint beim Erzählen ihrer Beschwerden
- Beschwerden durch Kummer
- Furcht beim Alleinsein
- Verlangen frische Luft

Die Modalitäten des Lokalsymptoms (Kopfschmerzen) können passen (Übelkeit während Kopfschmerz), müssen es aber nicht (Durst während Kopfschmerz). Ob eine weitere Gabe des ersten Mittels (Bryonia alba) noch weitere zu Pulsatilla passende Symptome hervorgebracht hätte, muß offen bleiben (siehe Repertorisation 2, Abb. 37).

Das Mittel, das zur neuen Symptomentotalität die meiste Ähnlichkeit aufweist, führt zu einer weitergehenden, möglicherweise endgültigen Heilung des Patienten (§ 183).

Es kann aber durchaus sein, daß noch ein drittes oder viertes Arzneimittel nötig wird, um schließlich die Heilung des Patienten aufgrund der zunehmend genaueren Mittelwahl zu erreichen.

Im Grundsatz unterscheidet sich die Behandlung einseitiger Krankheiten nicht von der Behandlung anderer chronischer Krankheiten (siehe dort, S. 267 ff.), bei der ja auch in den meisten Fällen eine Abfolge von Mitteln notwendig ist, um den Patienten zu heilen. Das Besondere bei der Behandlung der einseitigen Krankheiten ist jedoch, daß der Beginn der Behandlung mit einem nicht ausreichend ähnlichen Mittel den Arzt trotzdem auf den Weg zum richtigen oder zu den richtigen Mitteln führt.

Die genaue Beobachtung des Patienten durch den Arzt ist dazu notwendig und erfordert auch einen gewissen zusätzlichen Zeitaufwand. Genauso wichtig ist aber auch die Mitarbeit und Selbstbeobachtung des Patienten, denn nur was dieser wahrnimmt und weitergibt, kann vom Arzt für die bessere Mittelfindung verwandt werden.

17.2 Symptomenarmut bei akuten Krankheiten

Häufiger noch als chronische Krankheiten treten akute Krankheiten einseitig in Erscheinung. Hahnemann hat das genau umgekehrt gesehen (§ 173), aber die heute weit verbreitete Unfähigkeit, Symptome zu empfinden, zu beobachten und zu beschreiben führt bei akuten Fällen häufig zu Situationen, in denen man trotz völliger Symptomenarmut mit einem Mittel die Behandlung beginnen muß, auch wenn die Indikation dafür manchmal auf schwachen Füßen steht.

Wie schon bei den einseitigen chronischen Krankheiten angedeutet, ist es theoretisch fraglich, ob die mangelnde Fähigkeit zur Beschreibung der Symptome bei unseren Patienten der „Verdunklung" der Symptome durch ein dominierendes Hauptsymptom zu Hahnemanns Zeiten entspricht. Die Praxiserfahrung zeigt jedoch, daß ein Vorgehen wie bei den einseitigen Krankheiten auch bei den symptomarmen Patienten unserer Zeit erfolgreich ist.

Fallbeispiel

Ein 49jähriger Mann erkrankt an einer Grippe, die mit extremer Schwäche, starkem Krankheitsgefühl und leichtem Fieber einhergeht.
Es bestehen vernichtende Kopfschmerzen, die durch Bewegung des Kopfes verschlechtert und durch Druck gebessert werden. Frösteln auf dem Rücken auf und ab, verschlechtert durch Bewegung. Kaum Husten. Auswurf braun-gelb, geleeartig.
Es wird Gelsemium sempervirens C 30 verordnet, besonders wegen des charakteristischen Fröstelns auf dem Rücken. Genauso berechtigt wäre die Verordnung von Silicea, Ferrum metallicum oder Bryonia alba gewesen. Auffällige Allgemeinsymptome zur eindeutigeren Mittelwahl fehlen jedoch.
Am nächsten Tag ist die Schwäche leicht gebessert. Die Kopfschmerzen sind weiter furchtbar, jetzt mehr linksbetont. Der Husten hat zugenommen, starkes Brennen wie Pfeffer beim Husten in der Trachea mit gleichzeitigem Schmerz im linken Oberschenkel. Gefühl, als ob der Kopf beim Husten platzen würde.
Auf die Verordnung von Capsicum C 30 bessert sich der Husten schlagartig. Die Kopfschmerzen sind weiter vernichtend, jedoch fast nur noch links. Neu aufgetreten sind Halsschmerzen links mit Verschlechterung beim Leerschlucken und Linderung durch Schlucken fester Speisen.

Lachesis muta beseitigt am nächsten Tag innerhalb von einer Stunde die Halsschmerzen.
12 Stunden später ist neben der Schwäche und einer inzwischen allgemeinen Frösteligkeit auch das mittelgradige Fieber unverändert geblieben. Als Hauptbeschwerde bestehen noch die linksseitigen Kopfschmerzen, die durch Bücken verschlechtert werden. Begleitend Augenschmerzen links, besonders beim Bewegen der Augen.
Spigelia anthelmia C 30 nimmt innerhalb von Stunden alle Beschwerden. Unter Ausbildung eines Fließschnupfens ist der Patient innerhalb von 2 Tagen wieder voll belastbar.

Im Prinzip besteht kein Unterschied im Vorgehen zwischen akuten und chronischen einseitigen Krankheiten, außer daß bei akuten Krankheiten (siehe dort S. 240) die Mittelabfolge wesentlich schneller erfolgt als bei chronischen Krankheiten, deren Heilung sich in der Regel in größeren Zeiträumen vollzieht.

17.3 Das sogenannte Lokalübel

Eine besonders deutliche Form der einseitigen Krankheiten bilden die von Hahnemann so genannten „Local-Uebel". Unter diesen Lokalübeln versteht Hahnemann Veränderungen oder Beschwerden, die außen am Körper entstehen und bei denen ein direkter Zusammenhang mit inneren Körpervorgängen nicht sichtbar ist (§ 185).

Hahnemann geht davon aus, daß es Lokalübel in dem Sinne, daß sie wirklich nur ein örtliches Geschehen, losgelöst vom übrigen Körper, darstellen, nicht oder fast nicht gibt. Lediglich durch Verletzungen entstandene örtliche Symptome läßt Hahnemann als Lokalübel gelten. Hierbei müssen aber die Beschädigungen so gering sein, daß der übrige Körper nicht irgendwie in Mitleidenschaft gezogen worden ist. Man könnte sich hierunter eine kleine oberflächliche Schnittwunde, eine leichte Prellung oder eine kleine Verbrennung vorstellen.

Von allen anderen Lokalübeln erwartet Hahnemann, daß sie mit dem Gesamtorganismus in einem, möglicherweise uns nicht bekannten, Zusammenhang stehen. Daraus leitet er den Behandlungsgrundsatz ab, daß zur wirklichen Heilung von Lokalübeln neben den lokalen Symptomen immer auch die Gesamtheit der übrigen Symptome für die Mittelwahl berücksichtigt werden müssen. Ein so nach der Gesamtheit der Symptome gewähltes Heilmittel wird auch das Lokalübel heilen.

In § 215 weist Hahnemann darauf hin, daß bei den häufig einseitigen Geistes- und Gemütskrankheiten die Geistes- und Gemütssymptome sich oft derartig verstärken, daß sie fast wie ein Lokalübel der „Geistes- und Gemütsorgane" erscheinen, weil alle anderen Symptome (die körperlichen) überdeckt sind. Da dieser Prozeß des Verschwindens der Körpersymptome allmählich vonstatten ging, muß man, um die Totalität der Symptome zu erhalten (den „ganzen Zeichen-Inbegriff"), auch die der Geisteskrankheit vorangegangenen und jetzt verschwundenen Körpersymptome mit zur Mittelwahl heranziehen (§§ 217–218).

Niemals – und das ist Hahnemann ganz wichtig – sollte man Lokalübel durch äußerliche Maßnahmen versuchen zu „heilen" oder zu entfernen. Selbst dann nicht, wenn die gleiche Medizin innerlich und äußerlich angewendet würde.

Hahnemann geht davon aus, daß durch bloße örtliche Entfernung des „Übels" die innere chronische Krankheit dadurch nur um so deutlicher auflodern würde, da dieses äußere Leiden bisher die chronische, im Inneren schlummernde Krankheit „besänftigt" habe.

Wenn durch die innere Kur des Lokalleidens dieses nicht vollständig behoben wird, muß die Behandlung der chronischen Krankheit, wie in den chronischen Krankheiten festgelegt, bis zur Heilung auch des Lokalübels weitergeführt werden.

17.4 Tumoren als Lokalübel

Auch wenn diese Theorie Hahnemanns heute so nicht mehr haltbar ist, steht dahinter doch die Beobachtung, daß es für die Heilung eines Kranken meistens unzureichend ist, wenn man bloß das Lokalübel entfernt und ansonsten zuwartet. Die konventionelle Medizin hat dieses Denken, daß z. B. die vollständige örtliche Entfernung des malignen Tumors zur Heilung führe, nur zum Teil und erst in den letzten Jahren überwunden.

Entsprechend führt Hahnemann an (§ 197), daß die Entfernung des Lokalübels durch örtliche Maßnahmen zwar zum Verschwinden desselben führe, damit aber gleichzeitig auch der Marker für das Bestehen einer tieferliegenden chronischen Krankheit nicht mehr da sei. Es ist also nur eine scheinbare Heilung erzeugt worden, und die Kur würde beendet werden, bevor die eigentliche chronische Krankheit besiegt ist.

Hahnemann geht soweit, daß er die chirurgische Entfernung des Lokalübels aus den vorgenannten Gründen ablehnt. Während dies für Warzen, Naevi, Atherome, Lipome und ähnliche gutartige Veränderungen heutzutage auch noch seine Gültigkeit haben kann, wird man aus naheliegenden Gründen Lokalübel mit Verdacht auf Malignität immer entfernen. Eine nach Entfernung des (malignen) Tumors erfolgende homöopathische Behandlung des chronisch kranken Menschen wird jetzt insofern schwieriger, als man die Wirkung auf den Tumor selbst nicht mehr überprüfen kann und u.U. auf indirektere Zeichen einer wirksamen chronischen Behandlung angewiesen ist.

Für die homöopathische Krebsbehandlung haben die Aussagen Hahnemanns immerhin die Konsequenz, daß mit der homöopathischen Behandlung möglichst bereits vor der Operation begonnen werden soll, um schon dann eine Wirksamkeit am Tumor beobachten zu können. Die so als richtig erwiesene Behandlung (beginnende Tumorverkleinerung) läßt sich dann mit Erfolg nach der Operation weiter fortsetzen.

Der Beginn der homöopathischen Krebsbehandlung erst nach Entfernung des „Lokalübels" erschwert bei der meist sowieso schon vorliegenden Einseitigkeit der Krebserkrankung die Mittelfindung noch weiter.

Um so mehr wird man Wert darauf legen, gutartige Tumoren, und hier vor allem Warzen, nicht zu entfernen. Sie können, selbst wenn der maligne Tumor schon vor Behandlungsbeginn entfernt wurde, als Marker für den Erfolg der antitumorösen Wirksamkeit der homöopathischen Behandlung dienen: Ein Verschwinden der Warzen bei gleichzeitigem Wohlbefinden des Patienten weist auf eine gute Wirkung der homöopathischen Behandlung auf das Tumorgeschehen hin. Eine Zunahme der Warzen bei gleichzeitiger Verschlechterung des Allgemeinbefindens zwingt zum Überdenken der Therapie.

17.5 Zusammenfassung

Einseitige Krankheiten sind solche, bei denen nur wenige Symptome für Patienten und Arzt sichtbar sind. Sie werden behandelt, indem man zunächst das den wenigen Symptomen ähnlichste Mittel wählt. Im weiteren Verlauf treten durch dieses Mittel hervorgerufene weitere Symptome auf, die zu einer besseren Mittelwahl führen.

An der Körperoberfläche bestehende Krankheiten werden immer innerlich behandelt, eine schnelle Entfernung ist nur bei maligner Entartung oder dem Verdacht darauf angezeigt.

17.6 Weiterführende Literatur

Hahnemann, S.: Organon der Heilkunst. 6. Aufl. Heidelberg 1999.

18 Fallsammlung

Thomas Genneper und Andreas Wegener

Diese Kasuistik vereinigt Fallberichte, die exemplarisch Lösungswege zur Mittelfindung aufzeigen sollen. Es werden akute und chronische Fälle unterschiedlicher Schwierigkeitsstufen präsentiert. Aus didaktischen Gründen orientiert sich die Auswahl primär an der Originalität und Besonderheit der Symptomatik und des Krankheitsfalls; deshalb kann aus den vorgestellten Fällen mit den dafür notwendigen Arzneien nicht auf deren Häufigkeit in der Praxis geschlossen werden. Mitunter weichen die Lösungswege von den herkömmlichen ab; damit spiegelt sich nur die Vielfalt an Krankheitsbildern und Fallverläufen wider, denen man in der Praxis begegnen kann und die jeweils unterschiedliche Vorgehensweisen erfordern. Die Homöopathie ist eine individuelle Therapie und verlangt daher Flexibilität, die sich aber mit einem klaren Verständnis ihrer Grundlagen- und Methodenlehre verbinden muß. Die Falldarstellungen sind nach akuten, subakuten und chronischen Fällen sortiert und jeweils mit einer schulmedizinischen Diagnose schlagwortartig überschrieben.

Fall 1: Akuter Erregungszustand eines Kindes (Genneper)

■ Symptomatik

Während des Wochenendnotfalldienstes am 15.3.1998 geht gegen Mittag ein mir unbekannter Herr gemeinsam mit einem **5jährigen Mädchen** auf meine Praxis zu, worauf ich deshalb aufmerksam werde, weil das Mädchen unaufhörlich und auffällig laut schreit. Ich hole die beiden aus diesem Grund bereits an der Haustür ab, bitte sie in mein Sprechzimmer, lege das Mädchen auf die Untersuchungsliege und versuche beruhigend einzuwirken, jedoch ohne Erfolg. Unruhiges Hin- und Herwälzen auf der Liege und weiterhin lautes Schreien. Es fällt auf, daß ich sie nicht anfassen darf, ansonsten noch lauteres Schreien. Der Herr, der sich als Onkel des Mädchens vorstellt, berichtet, daß die Eltern in Urlaub seien und eigentlich am heutigen Sonntag zurückkehren wollten. Sie haben sich jedoch entschieden,

den Urlaub noch um eine Woche zu verlängern. Dies habe er seiner Nichte vor etwa 4 Stunden mitgeteilt, sie habe darauf entsetzt reagiert, sich regelrecht erschrocken. Sie sei dann in ein anderes Zimmer gegangen und habe etwa 3 Stunden später mit dem Schreien begonnen, das nun also ca. 1 Stunde andauere. Auch ihm sei keine Beruhigung gelungen. Mehr könne er nicht berichten.

Das Mädchen liegt weiterhin auf der Untersuchungsliege, wälzt sich immer noch hin und her und schreit ohne Pause.

■ Symptomengewichtung

Die symptomauslösende Situation war nach der Beschreibung des Onkels ein Schreck. Zwischen dem Moment des Schrecks und der jetzt besonders auffälligen Symptomatik des Schreiens liegt zwar eine gewisse Latenzzeit, dies ändert an der Eindeutigkeit des Zusammenhangs jedoch nichts. Man könnte darüber nachdenken, ob vielleicht mehr noch eine Situation der Enttäuschung vorgelegen hat. Dies ist jedoch Spekulation, der wir uns in der Homöopathie enthalten müssen. Wahrnehmbar war nur der Schreck. Dieser Auslöser wird in der Repertorisation an oberster Stelle plaziert.

Die eigentlichen Symptome entstammen alle der Gemütssphäre. Am auffälligsten ist die Abneigung, angefaßt zu werden, und die daraus resultierende Verschlimmerung des Schreiens. Es handelt sich dabei nicht um eine Verschlechterung durch Trost, wie man im ersten Moment vielleicht annehmen könnte. Es ist erst die Berührung, die eine weitere Verschlechterung der Symptomatik auslöst.

Bemerkenswert ist außerdem das Hin- und Herwälzen auf der Untersuchungsliege. Das Mädchen hätte aufstehen können und im Zimmer umhergehen oder umherlaufen. Sie blieb aber liegen und wälzte sich unablässig hin und her.

■ Repertorisation

I. Geist (Gemüt), Schreck, Beschwerden durch (K 49, KD 87)
II. Geist (Gemüt), Angefasst werden, will nicht (K 89, KD 2)
III. Geist (Gemüt), Ruhelosigkeit, Bett, wirft sich umher im Bett (K 73, KD 83)

Wenngleich überraschend viele Arzneien (11) in diesen drei Rubriken, von denen zwei gar nicht besonders groß sind, durchgängig vertreten sind, kommen aufgrund der höheren Wertigkeit (Summe der Grade in den Rubriken) doch nur drei in die engere Wahl: Acon., Bell., Lach. Bei aller Kritik an den Gradierungen und dem prinzipiellen Grundsatz, auch niedrig gradierte Arzneien in die Überlegungen einzubeziehen, ist es in der Praxis unumgänglich und auch korrekt, sich an den Graden zu orientieren, besonders dann, wenn die Mittelwahl eilig ist.

Die Rubrik „Schreien" (K 79, KD 87), eventuell auch die Unterrubrik „Schreien, Kindern, bei" hätte zur letzten Differenzierung herangezogen werden können. Bell. hätte sich dann in den Vordergrund geschoben. Da eine schnelle Entscheidung erforderlich war, entschied ich mich für Aconitum napellus, zumal die Kombination aus Schreck-Sequelae und Unruhe schon vor der Repertorisation vorrangig an Aconitum denken ließ.

■ Verlauf

Ich ließ den Onkel 2 Globuli Aconitum napellus C 30 (Spagyros) unverdünnt per os verabreichen. Fast augenblicklich setzt die Besserung ein. Während ich die Personalien in den Notfallschein eintrug, kam das Mädchen vollkommen zur Ruhe und ging friedlich mit ihrem Onkel aus der Praxis. Zur Sicherheit gab ich noch 2 Globuli Aconitum C 200 mit nach Hause, diese sollten aber nur nach telefonischer Rücksprache gegeben werden. Ich habe jedoch nichts mehr von ihnen gehört.

Fall 2: Meningitis (Wegener)

■ Symptomatik

Ein **6jähriger Junge** leidet seit vier Tagen an einer Continua (bis zu 40 °C); dabei ist er ohne Schweiß, ohne Frost und ohne Schmerzen. Das Fieber begann einen Tag nach einer dreistündigen Fahrradfahrt, die ihn erschöpfte, aber sonst durch keine Besonderheiten gekennzeichnet war.

Bei der telefonischen Konsultation wurden noch folgende Symptome aufgenommen:
- Zunehmende Schwäche.
- Durst auf kalte Getränke, er verlangte Tag und Nacht in kurzen Abständen nach einem Schluck kalten Wassers, dabei ist er appetitlos.
- Der Kopf ist heiß, das Gesicht eher blaß und die Füße eher kühl.
- Gestern trat einmal Nasenbluten auf.
- Leichtes Fieberdelir, er spricht z. B. seine Mutter mit ihrem Vornamen an.
- Er liegt den ganzen Tag teilnahmslos, fast apathisch im Bett.
- Leichter Durchfall.
- Keine Schmerzen.

Er wurde bis dahin von seinem Vater, einem Arzt, mit Belladonna D 4 (dreimal täglich 5 Tropfen) behandelt, allerdings ohne Besserung.

■ Symptomengewichtung, Repertorisation I und Verlauf

Auffallend sind zunächst der häufige Durst auf kalte Getränke und die Teilnahmslosigkeit während des Fiebers.
I. Magen, Durst, unstillbar (evtl. noch die Rubrik Durst, wiederholt nach kleinen Mengen) (K 530, KD 1575)
II. Magen, Verlangen nach kalten Getränken (K 484, KD 1618)
III. Gemüt, Teilnahmslosigkeit, während Fieber (K 55, KD 103)

Diese Symptome scheinen Phosphor zu indizieren, das auch zu den restlichen Symptomen zu passen scheint. Er erhält deshalb Phosphor C 30 (2 Globuli). Nach der Mittelgabe kommt es aber zu keinerlei Veränderung. Am nächsten Tag wird ein örtlicher Kinderarzt zur Mitbehandlung hinzugezogen. Im Laufe dieses Tages entwickelt der Junge bei weiterhin hohem Fieber eine Nackensteifigkeit. Der Kinderarzt diagnostiziert eine Meningitis, verabreicht ein fiebersenkendes Zäpfchen und rät zur Klinikeinweisung. Am Abend dort Infusion zum Flüssigkeitsersatz. Es wird eine Leukozytose und CRP-Erhöhung bei dem Jungen festgestellt. In der Klinik geht es ihm besser (Kopf besser beweglich), so daß die Situation als nicht sehr bedrohlich eingeschätzt wird. Es erfolgt die Empfehlung, zunächst das Fieber weiter zu senken und am nächsten Tag eine ausführliche Diagnostik einzuleiten. Da vorderhand keine weiteren Maßnahmen durchgeführt werden, nehmen die Eltern ihren Sohn wieder mit nach Hause.

Der Vater verabreicht eine Gabe Apis C 30, ohne Reaktion. Sein Zustand verschlimmert sich in den folgenden Stunden zunehmend. In dieser schwierigen Situation verbleibt, wenn überhaupt, nur noch ganz wenig Zeit für einen weiteren homöopathischen Behandlungsversuch. Deshalb wird jetzt bei der zweiten telefonischen Konsultation vereinbart, nur noch wenige Stunden die Reaktion des Mittels abzuwarten und bei deren Ausbleiben erneut die Klinik aufzusuchen. Die jetzt voll entwickelte Symptomatik zeigt ein deutlich verschärftes und bedrohliches Krankheitsbild, bietet aber zugleich eine bessere Handhabe zur Mittelwahl, denn „Je schlimmer die acute Krankheit ist, aus desto mehren, aus desto auffallendern Symptomen ist sie gewöhnlich zusammengesetzt, um desto gewisser läßt sich aber auch ein passendes Heilmittel für sie auffinden [...]." (ORG VI § 152)

Jetziges Krankheitsbild:

- Der Patient liegt weiterhin meist teilnahmslos im Bett, wird aber zornig, falls die Eltern nicht sofort kommen, wenn er sie ruft.
- Phasen von heftigem Fieberdelir, er sieht Insekten und Tiere, die auf ihn krabbeln und ihn beißen.
- Er erkennt seinen Vater und seine Schwester nicht mehr und verlangt, daß diese fremden Personen das Zimmer verlassen.
- Nackensteifigkeit, er äußert (im Kontrast zur Diagnose!) aber kaum Schmerzen.
- Lichtempfindlichkeit, er kneift die Augen zusammen.
- Einnässen, Einkoten.
- Schwach und auffallend zitternd, Zucken im Schlaf.
- Er ist schweißlos, wobei das Fieber weiterhin hoch ist.
- Der Durst auf kalte Getränke besteht nach wie vor.

◼ Repertorisation II

I. Gemüt, Wahnideen, sieht Tiere, Insekten, schreckliche Bilder (K 20, 28; KD 123, 130, 137)

II. Gemüt, Wiedererkennen, kann seine Verwandten nicht w. (K 71, KD 147)

III. Allgemeines, Empfindungen, Schmerzlosigkeit von Beschwerden, die gewöhnlich schmerzhaft sind (K 1390, KD 2015)

IV. Gemüt, Teilnahmslosigkeit, während Fieber (K 55, KD 103)

V. Fieber, Intensive Hitze mit Delirium (K 1287, KD 443)

VI. Magen, Durst, unstillbar (K 530, KD 1575)

Die Repertorisation ergibt Stramonium als ähnlichstes Mittel. Stramonium paßt auch

zu allen anderen, weniger aussagekräftigen Symptomen, die schon von Anfang an bestanden.

Nach der Repertorisation bitte ich die Mutter beim Rückruf, mir noch einmal den unmittelbaren Stand der Symptomatik zu schildern. Dazu begibt sie sich an das Krankenbett und kann mir noch folgende Beobachtung mitteilen: Seit kurzem zieht der Junge die Stirn in Falten. (Die zuletzt aufgetretene Veränderung nennt Boger „das Symptom der höchsten Vitalität" [vgl. Symptomenlehre].)

Gesicht, Ausdruck, faltig, Stirn, bei Gehirnsymptomen: *Hell.*, **Stram.** (K 396, KD 482).

Er erhält daraufhin eine Gabe (2 Globuli) Stramonium DM (eine andere hohe Potenz als die DM war nicht greifbar). Daraufhin kommt es in der nächsten Stunde zu einer heftigen Steigerung des Fieberdeliriums, bei dem er sich von Schlangen und Insekten bedroht sieht. Nach einigen Stunden fällt dann das Fieber erstmals, am Abend zeigt sich der Umschwung deutlich. Am nächsten Morgen noch 38 °C, im Lauf der nächsten Tage ohne weitere Mittelgabe zunehmende Besserung, in den nächsten beiden Wochen folgt dann allmählich die Wiederherstellung.

Fall 3: Augenkontusion (Genneper)

◼ Symptomatik

Am 21.9.1997 berichtet die **35jährige Patientin**, daß sie sich vor 2 Wochen beim Bücken im Garten einen nach oben stumpfen Rebstock in den linken unteren Augenbereich gestoßen habe. Seitdem leidet sie unter den folgenden Beschwerden:

- Herunterhängen des linken Oberlides um ca. 50–60 %.

- Vergrößerung der linken Pupille, Reaktion auf Licht abgeschwächt erhalten.
- Fehlstellung des linken Auges, das nach links abweicht.
- Doppelbilder beim Öffnen des linken Auges.
- Schmerzen im Augapfel beim Öffnen des Auges, anfangs bestanden diese Schmerzen konstant; dumpfer Charakter, wie ein Muskelkater.
- Leichter Bluterguß unter dem linken Augenlid.
- Hängenlassen des Lides empfindet sie als für das Auge entlastend.
- Mit dem linken Auge wird deutlich heller gesehen.

Von der Augenklinik wurde das Tragen einer linksseitig abgedunkelten Brille verordnet. Da außer den Schmerzen keines der Symptome eine auch nur geringfügige Besserungstendenz erkennen läßt, wurde der Patientin die Notwendigkeit einer Operation am Lid und Augenmuskelbereich erläutert. Bis dahin soll aber noch ca. 6 Monate gewartet werden.

■ Symptomengewichtung

Es liegt vermutlich eine Okulomotoriuslähmung vor, zu der die Symptome Mydriasis, Ptosis und Abweichen des Auges nach außen passen. Der durch den N. okulomotorius innervierte Musculus rectus medialis dürfte gelähmt sein. Daraus ergibt sich, daß alle Symptome irgendwie erklärbar sind, entweder durch die Verletzung selber oder durch die daraus entstehenden Folgen, wie die Okulomotoriuslähmung. Auffallende Symptome im Sinne der homöopathischen Symptomengewichtung sind somit nicht zu erkennen. Allgemeinsymptome sind nicht zu eruieren. Die Sorgen der Patientin um ihre weitere berufliche Laufbahn (sie ist auf Provisionsbasis arbeitende Außendienstmitarbeiterin, dabei auf gutes Aussehen und die Fähigkeit, Auto zu fahren, angewiesen) sind absolut verständlich und stellen kein Symptom dar. Es bleibt somit nur der Weg, neben dem Sequelae-Symptom (Verletzungsfolge) – als einzigem hochwertigen Symptom – die primären von den sekundären Symptomen zu scheiden, da bei positiver Beeinflussung der primären Symptome (Ptosis, Lähmung des Musculus rectus medialis, Mydriasis) die restlichen (sekundären) Symptome ebenfalls beseitigt wären.

■ Repertorisation

I. Augen, Modalitäten, Verletzungsfolgen (K 244, KD 1159)
II. Augen, Lähmung, Oberlider (K 261, KD 1153)
Augen, Lähmung, Oberlider, Verletzung, nach (K 261, KD 1153)
Augen, Lähmung, Herunterhängen der Lider (K 240, KD 1153)
III. Augen, Lähmung, Augenmuskeln (K 261, KD 1153)
Augen, Lähmung, rectus internus (K 261, KD 1153)
IV. Augen, Pupillen, weit (K 263, KD 1160)

Arnica montana und Ledum palustre sind, sofern das Sequelae-Symptom eliminierend herangezogen wird, die beiden sich anbietenden Arzneien. Beide Mittel fehlen in der dritten Rubrik. Ich nahm zur Entscheidungsfindung einen Materia-medica-Vergleich vor, und zwar anhand der Guiding Symptoms von C. Hering. Dort ist bei Arnica (Bd. 2, S. 8–10) u.a. zu lesen:
- „Traumatic muscular paralysis in a robust man."
- „Diplopia after injuring eye."
- „Double vision; Traumatic muscular paralysis."
- „Dilated pupils."
- „Inflammation of eyes, with suggillations after mechanical injuries."
- „Traumatic mydriasis."

Arnica weist somit auch eine Beziehung zur Augenmuskellähmung, die aus dem Repertorium nicht hervorgeht, auf. Es kann, bezugnehmend auf Hering, dort nachgetragen werden. Ledum läßt bei dem Materia-medica-Vergleich zwar auch eine gute Übereinstimmung zu zahlreichen Patientensymptomen erkennen, eine Beziehung zur Augenmuskellähmung scheint aber nicht bekannt zu sein.

◼ Verlauf

21.9.97: Arnica C 30 (ISO), 2 Globuli pur auf die Zunge, abends vor dem Schlafengehen. Am 29.9.97 fühlt sich die Patientin irgendwie besser, kann aber keine konkreten Fortschritt benennen; keine weitere Arzneigabe. Am 5.10.97 ist eine leichte Besserung fast aller Symptome erkennbar. Am 11.10.97 Stillstand; deshalb Arnica C 200 (ISO). Der 16.10.97 ergibt eine gleichbleibende Ptosis, eine weitere leichte Besserung der Mydriasis und eine noch schwächere, aber voranschreitende Besserung der restlichen Symptome → abwarten. Am 26.10.97 stabile Besserung, aber Stillstand, somit Arnica M (Homeoden). Daraufhin (2.11.97) erneute Besserung, auch der Ptosis. Die gegenüber dem Ausgangszustand mittlerweile deutliche Befundverbesserung wird auch bei einer weiteren Untersuchung in der Augenklinik bestätigt. Der 13.11.97 zeigt eine nochmalige, deutliche Besserung; nur noch leichte Ptosis, leichte Abweichung des Auges nach links, es kann abgewartet werden. Die Besserung schreitet nun unaufhörlich voran, so daß die Behandlung Anfang Dezember beendet werden kann. Eine Operation ist nicht mehr erforderlich, das subjektive Befinden ist sehr gut, optisch sind keine Abweichungen vom Normalzustand mehr zu erkennen, die Patientin nimmt ihre Berufstätigkeit wieder auf.

Fall 4: Subakute Rhinitis und Bronchitis (Genneper)

◼ Symptomatik

Am 4.12.1998 wird ein **5jähriger Junge** von seiner Mutter wegen einer seit 2–3 Wochen bestehenden Rhinitis und Bronchitis vorgestellt, die unter der Therapie mit Nasentropfen und Mukolytika kaum Besserungstendenz zeigen. Infektanfälligkeit und lange Dauer von Infekten sind bekannt.

Die aktuelle Symptomatik besteht aus folgenden Elementen:
- Husten, verschleimt; Schleim sitzt im Bereich des Kehlkopfes, löst sich aber überhaupt nicht, kein Auswurf.
- Schnupfen mit einem gelben, gelegentlich auch gelbgrünen, und außerordentlich zähen Sekret, das nur schwer aus der Nase abgeht.
- Seit drei Tagen Kopfschmerzen, heute in der rechten Stirn, gestern eher im Hinterkopf, vorgestern in beiden Schläfen.

Untersuchung: unauffälliger Auskultationsbefund.

◼ Symptomengewichtung

Der Kopfschmerz ist als jüngstes und durch seinen wandernden Charakter gut differenziertes Symptom als das hochwertigste einzustufen. Es folgt das Nasensekret, das durch seine zähe Konsistenz auffällt, außerdem der Schleim im Kehlkopfbereich, der sich nicht löst.

◼ Repertorisation

I. Kopfschmerz/Allgemeines und Modalitäten, Wandernder Schmerz (K 151, KD 266)
II. Schnupfen, Absonderung, zäh (K 332, KD 1306)
III. Kehlkopf und Trachea, Absonderung, Schleim, Kehlkopf, schwer löslich (K 751, KD 1444)

Kali-bi. und Sulph. sind in allen drei Rubriken (Sulph. allerdings nur im deutschen Kent durch einen Nachtrag von Boger in der ersten Rubrik) vorhanden. Beide haben zusätzlich eine Beziehung zu gelbem Nasensekret. Da Kali-bi. auch gelbgrünes Nasensekret in seiner Symptomatik aufweist und vor allem die wandernden Beschwerden ein wesentlich klareres Charakteristikum von Kali-bi. sind, fällt die Entscheidung leicht.

■ Verlauf

Verabreichung von Kalium bichromicum C 30 (Spagyros), 2 Globuli pur auf die Zunge, noch in der Praxis. Auflösen von 2 weiteren Globuli in einem Glas Wasser und Einnahme eines Schlucks bei Stillstand der Besserung. Noch am gleichen Tag setzt eine spürbare Besserung der Symptomatik ein, die am Nachmittag des nächsten Tages allerdings wieder leicht rückläufig ist. Vor dem Schlafengehen am Abend wird deshalb ein Schluck der Auflösung genommen. Danach kontinuierliche Verbesserung, die eine weitere Arzneieinnahme verbietet; 3 Tage nach der Konsultation ist der kleine Patient erscheinungsfrei.

Fall 5: Epikondylitis nach Streptokokkeninfektion (Wegener)

■ Symptomatik

Am 9.6.98 begibt sich eine **30jährige Patientin** zur Behandlung ihrer akuten Epikondylitis in meine Sprechstunde.

Seit dem 11.5.98 ist ihr linker Ellbogen entzündet. Er ist geschwollen, heiß und gerötet.

Ihr Orthopäde möchte mit Cortison und Antibiotika behandeln, da eine Laboruntersuchung folgenden Befund ergab:

„Antistreptolysintiter positiv. (Serologie: Antistreptolysin 475 U/ml (<200); Anti-Streptokokken-DNase B 1200 E/ml (<200); Anti-Streptokokken-Hyaluronidase 300 E/ml (<300); Urinuntersuchung: o.B. (keine Erythrozytenzylinder, keine Proteinurie, Erythrozyten 3 (<2). Fachärztl. Beurteilung: Spezifische Antikörper gegen Streptokokken in auffallend hohem Titer nachweisbar. Hinweis auf frische oder vor kurzem abgelaufene Infektion mit β-hämolysierenden Streptokokken der Gruppe A oder Hinweis auf Poststreptokokken-Erkrankung (Rheumatisches Fieber, Glomerulonephritis). Antibiotische Therapie angezeigt."

Sie berichtet, daß sie im November 1997 an einer Halsentzündung erkrankt war, die mit zwei verschiedenen Antibiotika behandelt wurde, allerdings ohne richtigen Erfolg.

Damals litt sie an einem trockenem Hals mit starken Schluckschmerzen und nächtlichem Speichelfluß.

Im Dezember trat zudem erstmals eine Psoriasis disseminata auf, wobei sie deren Ursache in der zweimaligen Antibiotikabehandlung vermutet. Ihre Halsschmerzen flackern seitdem immer wieder auf und sind beinahe ständig im Hintergrund vorhanden.

Sie möchte jetzt wegen der damaligen Unverträglichkeit der Antibiotikabehandlung einen anderen Behandlungsweg einschlagen.

Neben der Entzündung im Ellbogen leidet sie noch an folgenden Symptomen:
- Kloßgefühl, wie ein kantiger Klumpen im Hals (mehr rechts als links, direkt neben dem Kehlkopf), der sich beim Schlucken nicht verändert, dabei aber keine wesentlichen Schmerzen bereitet.
- Sie verträgt nichts Enges am Hals, trägt aber einen lockeren Schal, da kalte Luft die Halsbeschwerden verschlimmert.
- Sie ist sehr müde und erschöpft; sie schläft beim Sitzen ein.
- Seit November übler Schweißgeruch der Füße.
- Nase trocken mit Borkenbildung.
- Geruchsvermögen eingeschränkt.

● Haut unheilsam; Verletzungen heilen schlecht.
● Gelegentlich Durchfälle.

Der Halsentzündung im November ging unmittelbar die Trennung von ihrem Freund voraus. Obwohl sie sich getrennt hat, ist sie seitdem traurig, weiß aber nicht warum. Sie hat „schlechte Gedanken", zieht alles ins Negative. Sie möchte alles unverändert lassen, weiß aber, daß sie sich verändern muß. Sie ist wie gelähmt und bewirbt sich daher um keine Arbeitsstelle, obwohl sie jetzt gerade ihre Abschlußprüfung als Modedesignerin absolviert hat. Sie weint sehr oft und leidet unter wechselnden Stimmungen. In den letzten Monaten ist sie streitsüchtig geworden. Sie ist leicht beleidigt, empfindlich und nimmt alles sehr persönlich.

■ Symptomengewichtung und Repertorisation

Ganz im Vordergrund steht die Sequelae-Symptomatik:
I.   Beschwerden durch Kummer bzw. Liebeskummer (K 51, 63, KD 66, 70)
Als weitere Symptome berücksichtigte ich:
II. Streitsucht (K 70, KD 100)
III. Stimmung abwechselnd (K 67, KD 99)
IV. Empfindlich (K 78, KD 27)
V.   Innerer Hals, Empfindung, Kloß (K 454, KO 1405)

Ignatia ist in allen Rubriken im höchsten Grad vertreten. Bei der Auswahl von weiteren lokalen Rubriken (z. B. überriechender Fußschweiß) verliert sich Ignatia, wobei das häufige chronische Folgemittel dazu, Natrum muriaticum, weiter in den Rubriken vorkommt und damit der Totalität numerisch eigentlich noch besser entspricht. Ich plane die Behandlung folgendermaßen: zuerst die Gabe von Ignatia, der ich bei nachlassender oder unbefriedigender Wirkung Natrum muriaticum folgen

lassen kann. Somit kann ich der Symptomatik zwei Mittel anbieten, die die Patientin, falls nötig, über einen längeren Zeitraum begleiten können.

■ Verlauf

Sie erhält am 9.6.98 einige Globuli Ignatia C 1000 (Gudjons).

Am 17.6.98, dem ersten Kontrolltermin, der in solchen Fällen im kurzen Abstand erfolgen muß, ist ihr Ellbogen nicht mehr so heiß und schmerzhaft, und die Psoriasis ist etwas abgeklungen. Sie ist immer noch müde und hat seit der Mittelgabe Durstattacken auf große Mengen Wasser. Kein Mittel. Am 2.7.98 ist alles sehr viel besser geworden. Die Haut und der Ellbogen sind fast symptomfrei. Ihre Stimmung hat sich grundlegend aufgehellt, sie ist nicht mehr gereizt, nicht mehr müde und weint nicht mehr. Ein starkes Durstgefühl besteht weiterhin. Im Hals spürt sie nur noch einen leichten Kloß. Daher wird weiter abgewartet. Vorerst ist bei diesem sehr günstigen Ablauf keine weitere Mittelgabe notwendig, obwohl der neu aufgekommene Durst ein zusätzlicher Hinweis für das von Anfang an in Frage kommende Natrum muriaticum ist.

Am 29.7.98 erzählt die Patientin, sie habe eine neue Beziehung begonnen und sei schwanger. Dadurch sei alles wieder aufgebrochen. Sie träumt schlecht, ist wieder streitlustig und negativ eingestellt. Der Durst und das Kloßgefühl sind noch in abgeschwächter Ausprägung vorhanden. Die Beschwerden am Ellbogen und die Psoriasis sind weggeblieben. Sie erhält eine zweite Gabe Ignatia C 1000 (Gudjons), wieder mit gutem Erfolg.

Am 25.1.99 wendet sie sich noch einmal mit einer akuten Bauchschmerzsymptomatik an mich. Ihre neue Beziehung ist wieder auseinandergegangen, die Schwangerschaft hat sie mit einer Abtreibung beendet. Ihre psychische Verfassung sei aber dennoch stabil, die alten Zustände seien nicht mehr aufgetreten. Ihre akute Symptomatik wird erfolgreich mit Pulsatilla behandelt. Wegen ihrer Beziehungsprobleme empfehle ich der Patientin eine Psychotherapie.

Fall 6: Endogenes Ekzem (Genneper)

▪ Symptomatik

Konsultation am 15.8.1996: Bei einem **13 Monate alten Jungen** zeigte sich vor 2 Monaten erstmals ohne besonderen Anlaß ein Ausschlag am Rücken, der sich seitdem beständig ausgebreitet und mittlerweile in geringerem Maße auch auf die Brust übergegriffen hat. Der Ausschlag ist offensichtlich juckend, da sich das Kind viel kratzt. Das Jucken verstärkt sich nachts, durch Baden und Waschen (auch mit reinem Wasser ohne weitere Zusätze), besonders wohl bei Kontakt mit kaltem Wasser, außerdem verstärken Schwitzen und der Genuß süßer Nahrungsmittel den Juckreiz.

Auch in beiden Ohrmuscheln scheint es stark zu jucken, da sich der kleine Patient besonders nachts so stark in den Ohren kratzt, daß sie blutig werden; verstärktes Kratzen in den Ohren wird zudem während des Mittagsschlafs beobachtet.

Hinter den Ohren hat sich die Haut in den letzten Wochen gerötet.

Die Mutter berichtet, daß sich bereits vor ca. 8 Monaten ein leichter Ausschlag in beiden Ellenbeugen und beiden Handgelenken entwickelt hatte, dieser wiederum sei vor 2 Monaten abgeklungen. Salben seien dabei nicht verwendet worden.

Das Kind schläft abends schlecht ein und wacht nachts häufig auf, kann dann meist nicht wieder einschlafen, ist nicht selten hellwach.

Gewisse Neigung zu Kopfschweiß bei intensivem Spiel.

Abneigung gegen Tee und Karotten.

Das Kind wirkt insgesamt leicht adipös, wiegt 11,5 kg bei 75 cm.

Die bisherige Entwicklung verlief unauffällig, das Kind kann stehen und mit Unterstützung laufen, hat 8 Zähne, die hintere Fontanelle ist geschlossen, die vordere noch nicht.

▪ Symptomengewichtung

Das auffälligste Merkmal dieser Krankheit findet sich nicht in der gegenwärtigen Symptomatik, sondern im Moment der Entwicklung des jetzigen Ekzems. Gleichzeitig mit dessen Entstehen nämlich klang ein an anderer Stelle bereits vorhandener Ausschlag ab, ohne etwa durch eine Behandlung unterdrückt worden zu sein.

Hochwertig ist die Schlafstörung einzustufen, sie wird durch eine nähere Charakteristik (hellwach) wertvoll.

Innerhalb der Hautsymptomatik hebt sich die Verschlechterung durch bloßen Wasserkontakt ab. Die Angabe, daß vor allem kaltes Wasser verschlechtert, ist sehr interessant, da es sich normalerweise genau umgekehrt verhält, aber leider sehr vage. Derartige Angaben sollten zur Repertorisation gemieden werden.

▪ Repertorisation

Für die Verlagerung von Krankheitsprozessen eignet sich die Repertoriumsrubrik „Metastasierung". Damit ist nicht nur die Metastasierung von Tumoren gemeint, sondern auch die Verlagerung einer Symptomatik auf ein anderes Organ oder bei großen Organen, wie vor allem der Haut, die Verlagerung von einem Areal auf ein anderes. Im Kent-Repertorium ist diese Rubrik sehr klein, das Synthetische Repertorium (SR) von Barthel und Klunker bietet zuverlässige Nachträge.

Auch das Schlafsymptom wird im SR nachgeschlagen, da die entsprechende Rubrik ebenfalls interessante Nachträge aufweist.

Die Rubrik „Hautausschläge/Empfindungen, Juckend, Waschen verschlechtert" (K 1314, KD 602) ist mit Sicherheit unvollständig. Es bietet sich die Kombination dieses Symptoms aus seinen Elementen Ort, Empfindung, Modalität mit Hilfe des Therapeutischen Taschenbuchs von Bönninghausen an.

Dieser Fall zeigt, wie verschiedene Techniken der Mittelfindung in einem Fall sinnvoll kombiniert werden können.

I.   Metastasierung, Verlagerung von Krankheitsprozessen (SR II, S. 369)
II. Schlaflosigkeit, Lebhaftigkeit, wegen (SR III, S. 183)
III. Empfindungen/Haut, Ausschlag, jückender (TB, S. 217), kombiniert mit Verschlimmerung nach Lage und Umständen, Von Wasser (und Waschen) (TB, S. 352)

Folgende Arzneien kommen in die engere Wahl: Ant-c., Merc., Sep., Sulph. Unter diesen Arzneien hat vor allem Ant-c. eine gute Beziehung zu Übergewicht, das aufgrund seiner nicht sehr deutlichen Ausprägung bislang nicht zur Mittelwahl herangezogen wurde, jetzt aber zur Differenzierung hilfreich ist. Die Rubrik „Fettleibigkeit, Kindern, bei" im SR II, S. 393, enthält von den vier in die engere Wahl gekommenen Arzneien sogar nur Ant-c. Auch die Verschlechterung durch kaltes Wasser, sollte sie wirklich vorhanden sein, paßt hervorragend zu Ant-c.

■ Verlauf

Antimonium crudum wird in der Potenz C 30 (Spagyros), 2 Globuli trocken auf die Zunge, am 16.8.1996 morgens nach dem Aufwachen verabreicht. Innerhalb von zwei Wochen klingt der Ausschlag vollständig ab, ebenso das Jucken in den Ohrmuscheln und die Rötung hinter den Ohren. Das Schlafverhalten wird besser, vor allem kann das Kind gut einschlafen, das nächtliche Aufwachen hat sich um ungefähr 50 % verbessert. Am 19.9.96 berichtet die Mutter über ein leichtes Wiederauftreten des Ausschlags am Rücken. Darauf- hin Verordnung von Antimonium crudum C 200 (Spagyros), ebenfalls 2 Globuli morgens. Bereits nach 3 Tagen kein Ausschlag mehr nachweisbar, innerhalb von 4 Wochen weitere deutliche Besserung des Schlafes, so daß die Behandlung beendet werden kann.

Fall 7: Epikondylitis (Wegener)

■ Symptomatik

Im August 1994 suchte mich ein **47jähriger Patient** auf, der seit 4 Monaten an einer beidseitigen Epikondylitis litt. Die Beschwerden begannen nach einem Trauma des linken Arms, das aber vergleichsweise so harmlos war – er schlug den Arm an einer Kante an –, daß ein ursächlicher Zusammenhang fraglich bleibt. Jetzt ist die Bewegung im Ellbogengelenk nur unter stechenden und krampfenden Schmerzen möglich. Kälte empfindet er als unangenehm, lokale Wärmeanwendungen lindern die Schmerzen etwas. Merkwürdig war, daß sich die gleichen Beschwerden nach einer kurzen Zeit auch am rechten Ellbogen einstellten, was ebenfalls gegen die traumatische Auslösung spricht. Orthopädische Behandlungen und eine Akupunkturtherapie brachten bis jetzt nur eine geringfügige Besserung. Da der Patient als Getränkefahrer arbeitet, droht ihm durch die lange Krankschreibung der Verlust seiner Arbeitsstelle. Außer einer leichten Schwellung der Finger nach der Arbeit war sonst nichts Nennenswertes mehr zu erfahren.

■ Symptomengewichtung und Repertorisation

Die Aufmerksamkeit bei der Bewertung seiner für eine Epikondylitis eher typischen Symptome muß sich ganz auf die unerklärliche Verlagerung der Schmerzen von der linken auf die rechte Seite konzentrieren. Glücklicherweise findet sich im Repertorium dafür eine Rubrik:

Gliederschmerzen, Ellbogen, Stechend, links dann rechts (K 1140, KD 1077): *Calc-p.* (einziges Mittel)

Da sich das Symptomenangebot sonst sehr mager ausnimmt und die Verordnung sich daher notgedrungen nur auf ein aussagekräftiges Symptom stützen kann, sollte man sich darüber in der Materia medica versichern:

„Through elbows shooting, usually first left, then right." (GS III, S. 236)

■ Verlauf

Der Patient erhielt in Einerschritten ansteigend Calcarea phosphorica Q6 bis Q8 (Zinsser) 5 Tropfen täglich. Schon nach 2 Wochen konnte er seine Kaffeetasse wieder heben und nach weiteren 5 Wochen waren keinerlei Beschwerden mehr vorhanden. Er konnte jetzt seiner anstrengenden körperlichen Arbeit wieder uneingeschränkt nachgehen.

Fall 8: Migräne (Wegener)

■ Symptomatik

Bei einer **15jährigen Schülerin** traten erstmals vier Monate vor der Konsultation schwere Migräneanfälle auf. Eine neurologische und röntgenologische Abklärung verlief ergebnislos. Die ziehend-stechen-

den Schmerzen kommen plötzlich, ihnen geht ein Blitz vor den Augen voraus, danach sieht sie einige Zeit schlecht, bis dann die Kopfschmerzen in den Schläfen beginnen. Auffallend ist, daß die Kopfschmerzen die Seiten wechseln. Sie ziehen von der linken zur rechten Schläfe und wieder zurück. Starkes Anpressen der Finger bessert.

Zusätzlich leidet sie, seitdem die Kopfschmerzen aufgetreten sind, an Schwindel. An weiteren Symptomen war eine chronische Obstipation mit hartem schmerzhaftem Stuhl bemerkenswert.

Sie hat Angst beim Alleinsein und in der Dunkelheit. Gruselige Vorstellungen zwingen sie, abends unter das Bett zu schauen. Träumt von großen Spinnen, die auf ihr sitzen.

■ Symptomengewichtung und Repertorisation

Der Fall demonstriert, wie hilfreich es ist, neben der Beherrschung der Repertorisationstechnik auch über Arzneimittelkenntnisse zu verfügen. Bei entsprechendem Wissen stößt man schon oft beim Spontanbericht des Patienten auf Symptome, die deutlich auf ein bestimmtes Mittel hinzielen. So gilt der wiederholte Seitenwechsel von Beschwerden als hochcharakteristischer Hinweis auf Lac caninum.

Kopfschmerz, Schläfen, Seitenwechsel (K 170, KD 283): Hyper., **Lac-c.**
(„Kopfschmerzen, meistens in den Schläfen, schießend, stechend; manchmal rechts beginnend, manchmal links beginnend; immer von einer Seite auf die andere wechselnd" [GS VI, S. 517].)

Allerdings wäre es verfrüht, aufgrund eines einzigen, allerdings hervorragenden Symptoms die Mittelwahl jetzt schon für abgeschlossen zu halten. Gefordert ist nämlich das Mittel, das der Totalität der wahlanzeigenden Symptome am ähnlichsten entspricht (ORG VI § 18). Deshalb müssen auch alle anderen wichtigen Symptome berücksichtigt werden. Insbesondere der auffallende Gemütszustand der Patientin muß beachtet werden. Die anderen Symptome sind von geringerer Bedeutung. Um Zeit zu sparen, können diese Symptome jetzt gezielt bei Lac caninum gesucht werden.

I.   Furcht vor dem Alleinsein (K 43, KD 41)
II. Furcht vor der Dunkelheit (K 43, KD 42)
III. Wahnideen, schreckliche Bilder (K 28, KD 123)
IV. Wahnideen, Visionen, schreckliche, von Ungeheuern (K 34, KD 141)

Lac caninum wird in allen Rubriken, bis auf die Furcht in der Dunkelheit, bestätigt. Bei komplexen Gemütssymptomen können bei der Übertragung aus der Materia medica ins Repertorium Sinnentstellungen auftreten. Deshalb lohnt es sich, hier den Originalwortlaut aufzusuchen:

● „Stellt sich vor, Spinnen zu sehen." (GS VI, S. 515)
● „Kann es nicht vertragen, nur einen Augenblick allein gelassen zu werden." (GS VI, S. 515)
● „Sitzt da und schaut unter die Stühle, den Tisch, das Sofa [...] erwartet, ein schreckliches Monstrum hervorkriechen zu sehen [...]." (GS VI, S. 516)

■ Verlauf

Die Patientin erhielt eine Gabe (einige Globuli) Lac caninum M (Catellan). Danach traten nur noch einmal leichte Schmerzen auf, die Gemütssymptomatik besserte sich. Das Mittel wurde nach einigen Wochen einmal in derselben Potenz und später noch in der XM wiederholt. Sie wurde dann aus der Behandlung entlassen, mit dem Hinweis, bei auftretenden Schmerzen sich wieder zu melden, was sie aber binnen 3 Jahren nicht gemacht hat.

Fall 9: Depression (Wegener)

■ Symptomatik

Vor einigen Jahren konsultierte mich ein **67jähriger ehemaliger Rettungssanitäter**. Er litt seit einem Jahr an Niedergeschlagenheit und Erschöpfung. Bis zur richtigen Diagnosestellung verging geraume Zeit. Zuerst wurde er im Krankenhaus wegen Rückenschmerzen und schlechtem Allgemeinzustand behandelt, da er appetit- und kraftlos war. Dabei wurde ein fraglicher leichter Herzinfarkt diagnostiziert und als mögliche organische Ursache seines Erschöpfungszustands in Erwägung gezogen.

Er leidet daran, daß er von seiner Vergangenheit – belastende Erinnerungen aus 32 Jahren Rettungsdiensterfahrung – eingeholt wird. Es gelingt ihm nicht, sich davon zu befreien. Einzelne Szenen drängen sich ihm immer wieder ins Bewußtsein, auch im Traum wird er wiederholt mit Episoden ähnlichen Inhalts konfrontiert. Als er dies berichtet, werden ihm die Augen feucht. Er grübelt, was er in einzelnen, tragisch verlaufenden Fällen falsch gemacht haben könnte und empfindet deshalb Gewissensqualen. Er ist gedrückter Stimmung und unruhig. Er bemitleidet sich selbst und empfindet seinen Zustand als eine Bestrafung.

● Zusätzlich leidet er an einem Erschöpfungsgefühl, wobei es ihm am Vormittag auffällig schlecht geht. Ein Müdigkeitsgefühl in den Beinen bessert sich beim Laufen.
● Er mag nichts Scharfes und Salziges essen.
● Er bevorzugt die Wärme und die Sonne, bei „Nervosität" leidet er an kalten Hände und Füßen.
● Er hat Rückenschmerzen, die er nicht schärfer bestimmen kann; allerdings ist auffällig, daß Liegen auf dem harten Boden bessert.

Als Nebenbefund gibt er noch ein Blasenpapillom an.

■ Symptomengewichtung

Im Vordergrund steht die Gemütssympto-matik des Patienten, die dem Wesentlichen seiner chronischen Krankheit entspricht und gleichzeitig den wahlanzeigenden Symptomenkomplex ausmacht. Die auffallende allgemeine Verschlimmerung im Verlauf des Vormittags ist ein aussagekräftiges Allgemeinsymptom, das ebenfalls berücksichtigt werden muß.

Die restlichen Symptome sind entweder gar keine, da sie keinen privativen Charakter zeigen („mag lieber warm als kalt"), oder sie sind zu unbestimmt oder nur **lokaler Natur** und fallen daher in diesem Fall in ihrer Bedeutung deutlich ab. Letztere Symptome können im Einzelfall aber später zur weiteren Mitteldifferenzierung eingesetzt werden.

■ Repertorisation

Für das Zurückkommen auf Vergangenes kommen drei Rubriken ähnlichen Inhalts in Frage. Da sowohl bei der Arzneiprüfung wie auch bei der Schilderung des Patienten mit einer sprachlichen Unschärfe der Empfindungen zu rechnen ist, müssen einander ähnliche Rubriken bei der Repertorisation immer im Blick behalten werden.

I. Gemüt, Gedanken, quälend (K 88, KD 52)

II. Gemüt, Gedanken, verfolgt von unerfreulichen Dingen (K 87, KD 52)

III. Gemüt, Zurückkommen und Beharren auf vergangenen unangenehmen Dingen (K 39, KD 152)

IV. Gewissensangst (K 6, KD 7)

V. Allgemeines, Modalitäten, Vormittags, schlechter (K 1341, KD 2021)

Bei der Repertorisation ist Natrum muriaticum am stärksten vertreten. Schon bei durchschnittlichen Materia-medica-Kennt-nissen wird man von diesem Mittel das Potential zur Heilung dieser chronischen Krankheit erwarten können. Rückenschmerzen, die sich durch hartes Liegen bessern (K 896, KD 728), sind eine lokale Modalität, die wir zur weiteren Differenzierung zur Verfügung haben und die zudem das Mittel bestätigt. Bei den Gemütssymptomen handelt es sich um sehr bekannte, charakteristische Symptome von Natrum muriaticum, daher erübrigt sich eigentlich der Blick in die Materia medica. Sie seien hier nur aus didaktischen Gründen im Originalwortlaut der Prüfung erwähnt:

● „Kummervoll quält er sich selbst, indem er lauter unangenehme Ideen aufsucht, was ihn sehr schwächt." (CK IV, S. 353, Nr. 8)

● „Wenn sie an die längst vergangene Noth nur denkt, treten ihr die Thränen in die Augen." (CK IV, S. 353, Nr. 13)

● „Beängstigung, als hätte sie Böses begangen, mit Hitze und Nacht-Schweiss." (CK IV, S. 354, Nr. 28)

● „Traurige Träume; denselben Traum träumt er nach Erwachen und wieder Einschlafen noch einmal auf gleiche Art." (CK IV, S. 401, Nr. 1257)

■ Verlauf

Der Patient erhält Natrum muriaticum in der Q 6 (Zinsser), jeden Morgen 5 Tropfen auf einen Löffel mit Wasser nach zehnmaligem Verschütteln der Arzneiflasche (Klopfen der Flasche gegen eine harte und elastische Unterlage, z. B. Handteller, Oberschenkel). Schon nach wenigen Wochen weicht der seelische Druck von ihm, er wird innerlich ruhiger, seine Schuldgefühle lassen nach. Er hört auf, von früher zu träumen. Das Mittel wird in Dreierschritten gesteigert (Q 9, 12, 15, 18) und trotz relativ rascher Beschwerdefreiheit wegen der Schwere der Krankheit noch weiter beibehalten. Die Mittelgabe wird nach ca. einem dreiviertel Jahr abgesetzt. Der Patient ist beschwerdefrei und wird aus der Behandlung entlassen. Nach einem Jahr meldet er sich wieder, weil die Symptome in abgeschwächter Form erneut aufgetreten sind. Sie weichen prompt auf die Gabe von Natrum muriaticum in der zuletzt verabreichten Q-Potenz. Das Mittel wird wiederum über die Beschwerdefreiheit hinaus längere Zeit beibehalten. Seitdem habe ich von dem Patienten nichts mehr gehört.

Fall 10: Z.n. Fazialisparese (Genneper)

■ Symptomatik

Vor anderthalb Jahren trat bei der **21jährigen Patientin** eine spontane Fazialisparese rechts auf, die nach einer stationären Behandlung (mit durchblutungsfördernden Infusionen) schon bald vollständig abklang. Sie war kurz vor Auftreten der Fazialisparese für 2 Wochen in Irland gewesen, Aufregendes sei dort aber nicht passiert, auch nach ihrer Rückkehr nach Deutschland nicht (ihre Mutter wohnt dem Gespräch bei, da sie anschließend ebenfalls eine homöopathische Anamnese wünscht; ein von mir vorsichtig angedeutetes Einzelgespräch ohne Mutter hält die Tochter nicht für erforderlich, sie scheint die Anwesenheit der Mutter sogar zu schätzen). Einige Tage vor Auftreten der Fazialisparese hatte sie Sehstörungen, die in vermindertem, aber durchaus störendem Umfang auch heute noch vorhanden sind: sie sieht dabei mit dem rechten Auge unschärfer, manchmal tritt auch ein Flimmern auf, vor allem nach körperlichen oder geistigen Anstrengungen, gelegentlich mit Übelkeit. Häufiger hat sie gleichzeitig eine Anwandlung zur Ohnmacht dabei (> Essen), ist aber noch nie zeitgleich mit den Sehstörungen bewußtlos geworden. Vor 4 Jahren wurde sie nach einer Mittelohrentzündung ohn-

mächtig, vor 2 oder 3 Jahren nach einer starken Armprellung und vor 4 Wochen, als sie hungrig war und längere Zeit trotzdem nichts essen konnte.

Geblieben ist seit der Fazialisparese außerdem eine gleichzeitig aufgetretene Sprachstörung; sie verwechselt innerhalb eines Wortes die Buchstaben (z.B. „Biele" statt „Liebe" oder „Teb" statt „Bett"). Außerdem stottert sie seitdem in aufregenden Situationen. Während der Anamnese treten diese Symptome nur gelegentlich auf.

Nach Entlassung aus dem Krankenhaus hatte sie die Arznei Natil einnehmen müssen. Nachdem diese Arznei abgesetzt worden war, entwickelten sich Kopfschmerzen, die sie jetzt etwa zweimal wöchentlich hat. Dabei hat sie ein Gefühl, als wolle der Kopf platzen, es sei ein Druck von innen, wie ein Luftballon, mal auf der einen Seite, mal auf der anderen, mal im ganzen Kopf. Auch diese Beschwerden treten vermehrt nach größerer körperlicher oder geistiger Anstrengung und nach psychischen Belastungssituationen auf (z.B. auch nach dem Gespräch mit mir). Sie sind unabhängig von der Sehstörung, gelegentlich mit Übelkeit vergesellschaftet und werden durch Schlaf gebessert.

Bis zum Auftreten der Fazialisparese hatte sie 2 Jahre lang eine Anti-Baby-Pille eingenommen, nach diesem Ereignis dann abgesetzt. Sie hat immer schon großen Durst gehabt, teilweise trinkt sie in großen Mengen, sie kann eine ganze Flasche in 5 Minuten leeren. Seit ihrem 6. Lebensjahr besteht Heuschnupfen (Februar bis August) mit leichter Atemnot, Fließschnupfen und Augenreizung. Noch vor Beginn des eigentlichen Gesprächs weint die Patientin, so daß ich weit gravierendere Beschwerden erwarte, als sie dann vorgetragen werden. Auch während der Anamnese weint sie immer wieder, zwischendurch wird aber auch herzlich gelacht. Im Alltag weint sie nicht häufig.

▪ Symptomengewichtung

Auffällig ist natürlich das Weinen während der Anamnese. Ihre Beschwerden sind freilich unangenehm, aber schließlich nicht so gravierend, daß sie schon vor Beginn des Gesprächs in Tränen ausbrechen mußte.

Es folgt ein Symptom des Intellekts, nämlich die eigentümlichen Fehler beim Sprechen. Das Stottern folgt als weiteres psychisches Symptom.

Als letztes Symptom ist der häufige Lokalisationswechsel der Kopfschmerzen heranzuziehen.

Als Allgemeinsymptom lenkt die Ohnmachtsneigung Aufmerksamkeit auf sich. Es fehlt jedoch ein durchgängiges Charakteristikum dieses Symptoms, vor allem eine Modalität, außerdem tritt sie relativ selten auf, so daß sie auch unter dieser Kautele als Charakteristikum unsicher ist.

Die Tatsache der zweijährigen Einnahme der Anti-Baby-Pille könnte als Sequelae-Symptom angesehen werden, wird aber durch die zweijährige Einnahme, die keine Probleme ergab, als Charakteristikum äußerst fragwürdig. Das Trinkverhalten stellt ebenfalls kein charakteristisches Symptom dar, da sie immer schon in dieser Weise getrunken hat; es ist nicht erkennbar, daß das Trinkverhalten durch ihr Kranksein nachhaltig verändert wurde.

▪ Repertorisation

I. Geist/Gemüt, Weinen, erzählt, wenn sie von ihrer Krankheit (K 94, KD 145)
II. Geist/Gemüt, Fehler, Sprechen, beim (K 66, KD 35)
III. Mund, Sprache, stotternd (K 419, KD 1342)
IV. Kopfschmerz/Allgemeines und Modalitäten, Wandernder Schmerz (K 151, KD 266)

Pulsatilla und Sepia bieten sich in erster Linie zur Behandlung dieser Patientin an. Die Differenzierung fällt nicht schwer; an Pulsatilla denkt man unwillkürlich bereits bei der Anamnese. Einzig das Trinkverhalten scheint der Pulsatilla-Charakteristik zu widersprechen; da es sich hierbei aber, wie oben dargestellt, um kein Symptom handelt, spielt dies keine Rolle.

▪ Verlauf

Am 1.12.97 wird Pulsatilla Q 6 (Apotheken-Sonderanfertigung) rezeptiert. Jeden Abend vor dem Schlafengehen sind 2 Tropfen der Arznei in einem Becher Wasser aufzulösen, davon 1 Eßlöffel voll einzunehmen. Am 22.1.98 wird berichtet, daß am Anfang der Arzneieinnahme für ca. eine Woche eine Verschlechterung der Kopfschmerzen, außerdem Wangenschmerzen, wahrzunehmen waren. Nach ca. zweieinhalb Wochen kurzfristig eine feinstechende Empfindung vom Kopf in den linken Arm (bislang noch nie gehabt). Das Versprechen sei bisher unverändert geblieben, das Stottern und die Sehstörungen seien demgegenüber deutlich besser, die Kopfschmerzen völlig abgeklungen. Sie erhält nun Puls. Q 9. Am 12.2.98 berichtet sie, daß seit wenigen Tagen erstmals wieder Kopfschmerzen aufgetreten sind, sonst ist sie fast vollständig beschwerdefrei, auch das Versprechen tritt nicht mehr auf. Ich lasse sie, da eine homöopathische Spätverschlechterung möglich ist (ORG VI § 248), eine Woche mit der Arznei pausieren. Da sie am 24.2.98 beschwerdefrei ist, erhält sie keine weitere Arznei mehr. Von ihrer Mutter, die mich weiterhin in eigener Angelegenheit konsultiert, erfahre ich, daß ihre Tochter sich unverändert wohlfühlt.

Fall 11: Chronische Bronchitis eines Kindes (Genneper)

▨ Symptomatik

Am 23.3.1993 berichten mir die Eltern, daß ihr **zweieinhalbjähriger Sohn** seit ungefähr 1 3/4 Jahren an einem dauerhaften Husten leide. Der Husten sei trocken, Anstrengung verschlimmert ihn, teilweise wird der Husten durch Anstrengung, z.B. Herumlaufen, auch erst hervorgerufen. Scheinbare Verschlechterung im Winter. Er tritt tags und nachts auf, weckt nicht aus dem Schlaf; nachts ist es meist eine Attacke mit 4–5 Hustenstößen. Das Gesicht wird während des Hustens meist rot, auch wenn es sich nur um einzelne Hustenstöße handelt.

Das Kind ist sehr infektanfällig. Die Infekte laufen heftig ab, nicht selten treten sie alle 2–3 Wochen auf.

Als Säugling bestanden Hautprobleme: Windeldermatitis, kleinere Ausschläge an Armen und Beinen. Seit der Geburt ist eine Rauhigkeit der Haut an den Wangen vorhanden, die sich vor Infekten deutlich verschlimmert. Rezidivierender Herpes am Kinn und unter den Augen. Nachts während des Schlafes häufig intensiver Schweiß am Kopf, besonders an der Stirn. Starker Fußschweiß.

Bekam seinen ersten Zahn erst mit 10 Monaten (ohne Probleme), auch die weiteren Zähne kamen sehr zögerlich, es fehlen jetzt noch vier Zähne.

Schwierige Geburt; mußte in Brutkasten, wurde antibiotisch behandelt wegen eines Streptokokkeninfekts.

Sehr lebhaftes Kind, ungeduldig, liebt Gesellschaft, kein braves Kind. Weint schnell, wenn es nicht nach seinem Willen geht.

Mag sich nicht an den Penis und den After fassen (lassen), läßt sich deshalb dort auch nicht waschen.

Viel Durst. Hat nach dem Abendbrot vor dem Zubettgehen nochmals Hunger. Abneigung gegen Bananen.

Körperlicher Befund: Pulmo bds. o.B., Cor o.B., Zunge o.B.; Haut an den Wangen und Oberarmen bds. rauh.

Medikation: Echinacea D 1 (3mal tgl.) und Calcium carbonicum D 12 (1mal tgl.) seit 5 Wochen, Spasmo-Mucosolvan Saft.

▨ Symptomengewichtung

Als Allgemeinsymptom ist die zu spät einsetzende und zögerlich verlaufende Zahnung in die Mittelfindung unbedingt einzubeziehen. Danach ist der nächtliche Kopfschweiß bemerkenswert. Als drittes charakteristisches Symptom folgt die Rotfärbung des Gesichts beim Husten. Es handelt sich zwar um ein Lokalsymptom, aber um ein auffälliges. Schließlich sind es nicht unbedingt heftige Attacken, die zu dieser Gesichtsverfärbung führen, sondern auch geringfügigere Hustenstöße, die gewöhnlich von keiner Gesichtsverfärbung begleitet sind.

Die Beschreibung des Gemüts ergibt nichts Symptomatisches, das Eß- und Trinkverhalten ebenfalls nicht. Die Infektanfälligkeit ist zwar ein Allgemeinsymptom, zur Mittelwahl jedoch zunächst nicht so relevant, da zu viele Arzneien in der Repertoriumsrubrik vermerkt sind. Die Abneigung gegen Berührung an Penis und After könnte eventuell herangezogen werden, doch bleibt das eigentliche Wesen dieses Symptoms unsicher. Liegt eine Empfindlichkeit vor oder eine Scham? Die Eltern wußten es nicht, ich wußte es nicht. Da drei klare Symptome vorhanden sind, basiert die Mittelwahl besser ausschließlich auf ihnen.

▨ Repertorisation

I.   Zähne, Zahnung, langsam (K 431, KD 1355)

II. Kopf, Kopfschweiß, nachts (K 222, KD 200)

Kopf, Kopfschweiß, Schlaf, während (K 222, KD 201)

Kopf, Kopfschweiß, Stirn, nachts (K 222, KD 201)

III. Gesicht, Farbe, rot, Husten, während (K 362, KD 495)

Silicea terra bietet sich als einzige Arznei an, die in allen drei Rubriken verzeichnet ist. Diese Arznei überzeugt, da sie auch eine deutliche Beziehung zu Fußschweiß besitzt, zu Infektanfälligkeit und zu anstrengungsbedingtem Husten.

■ Verlauf

Silicea terra wird am 23.3.1993 in der Q3 (Gudjons) verordnet, nach Verschütteln der Flasche sind 2 Tropfen in einen wassergefüllten Becher einzurühren, davon 1 Eßlöffel voll einzunehmen. Am 6.5.1993 berichtet die Mutter, daß in den ersten Tagen der Arzneieinnahme eine deutliche Verschlechterung eingetreten sei. Diese sei aber rasch wieder abgeklungen und schon bald darauf habe sich die Besserung bemerkbar gemacht. Momentan sei das Kind beschwerdefrei, es ließe sich überraschenderweise jetzt auch am Penis und After waschen, ebenso bemerkenswert sei die Tatsache, daß nun auch Bananen gegessen würden. Der Kopfschweiß sei deutlich geringer, auch der Fußschweiß. Mir selber fiel auf, daß die Rauhigkeit der Haut nachgelassen hatte. Eine weitere Arzneiverordnung wäre in Anbetracht dieser fast alle erwähnten Bereiche tangierenden deutlichsten Besserung voreilig gewesen. Ich gab also den Rat, 2 Wochen abzuwarten und mir dann noch einmal kurz Bescheid zu geben. Da auch nach Ablauf dieser Zeit keine Rückläufigkeit zu verzeichnen war, entließ ich das Kind aus der Behandlung. Erst 1998 hörte ich wieder von der Familie, da eine Akutkrankheit zu behandeln war. Dabei erfuhr ich, daß auch die Infektanfälligkeit beseitigt war.

Fall 12: Karpaltunnelsyndrom (Wegener)

■ Symptomatik

Eine **31jährige Patientin** suchte meine Praxis im Sommer 1994 wegen eines Taubheitsgefühls in den Händen auf.

Die Beschwerden traten erstmals in der Schwangerschaft (etwa im dritten Monat) vor zwei Jahren auf. Es begann in den Unterarmen und dehnte sich langsam bis in die ganzen Hände aus. Zuerst war es ein Ameisenkribbeln, dann ein ziehender Schmerz, der in eine vollständige Gefühllosigkeit überging. Dabei waren die Hände und Finger geschwollen, ab dem fünften Schwangerschaftsmonat konnte sie deshalb ihre Ringe nicht mehr anziehen. Während die Beschwerden sich anfangs vor allem nachts zeigten – sie erwachte mit Taubheitsgefühl –, gingen sie mit fortschreitender Schwangerschaft in einen Dauerzustand über. Ihre Hände waren wie tot, warm und kalt konnte sie nicht mehr unterscheiden. Damals war es so schlimm, daß sie ihre Hände fast ein halbes Jahr nicht mehr gebrauchen konnte und eine Familienhelferin eingestellt werden mußte. Auch nach der Entbindung (mit Kaiserschnitt) hielt dieser Zustand noch einige Monate an. Eiskaltes Wasser über die Hände laufen zu lassen, hatte vorübergehend etwas geholfen, und sie meinte beobachtet zu haben, daß Bettwärme einen verstärkenden Effekt zeigte.

Jetzt ist sie wieder im dritten Monat schwanger und sie spürt, daß langsam die Beschwerden in den Händen von neuem beginnen. An weiteren Symptomen ist noch zu erfahren:

● Häufige Übelkeit in den letzten sechs Wochen, sie konnte fast nichts essen.

- Die sommerliche Wärme ist ihr unerträglich, grundsätzlich ist sie aber sehr verfroren.
- Stuhlgang jetzt normal, früher litt sie an einer chronischen Obstipation und nahm Abführmittel.
- Empfindlich gegen Zugluft, sie bekommt davon Nackenschmerzen.
- Rückenschmerzen während und nach der Schwangerschaft.
- Vor einigen Jahren Myomoperation.
- Im rechten Ovar hatte sie längere Zeit eine Zyste.

■ Symptomengewichtung und Repertorisation

Da es sich wegen des langen und rezidivierenden Verlaufs der Erkrankung um einen chronischen Fall handelt, wird bei der Mittelwahl mit der üblichen Betonung der chronischen Symptome vorgegangen:

I. Allgemeines, Empfindungen, Mangel an Lebenswärme (K 1366, KD 1996)
II. Allgemeines, Modalitäten, Zugluft verschlechtert (K 1344, KD 2045)
III. Extremitäten, Taubheit, Pelzigsein, Hand, nachts (K 1038, KD 947)
IV. Magen, Übelkeit, während Schwangerschaft (K 509, KD 1614)

Die Repertorisation deutet neben Silicea terra (Silica) noch auf Lycopodium clavatum und Sepia.

Der Materia-medica-Vergleich des chronischen Lokalsymptoms sprach für Silica:

- „Arms and hands feel heavy, paralyzed; as if filled with lead."
- „Arms go to sleep when resting on them; pricking in them."
- „Numb feeling in r. arm, like pins and needles."
- „Sense of numbness in hands and pricking in both arms."
- „Falling asleep of hands at night." (GS IX, S. 396 und 397)

■ Verlauf

Die Patientin erhielt am 11.8.94 Silica Q 6 (Zinsser), ab 26.9.94 Q 9 (5 Tropfen auf einen Löffel Wasser morgens, nach zehnmaligem Aufklopfen mit der Flasche).

Zuerst schien die Taubheit sich leicht zu bessern; aber dann kam es unter der Einnahme wieder zu einer Verschlechterung der Beschwerden.

Am 27.10.94 empfindet sie nachts starke ziehende Schmerzen und Taubheit im rechten Unterarm mit Ausstrahlung in den Mittelfinger. Wacht morgens mit eingeschlafener Hand auf, wobei besonders die mittleren Finger betroffen sind.

Die Beschwerden der Patientin entsprechen einer Schwangerschaftsneuropathie, am ehesten im Sinne eines Karpaltunnelsyndroms. Durch die erhöhte Ödembereitschaft in der Gravidität kommt es zur Schwellung des perineuralen Gewebes und damit zur Kompression des Endastes des Nervus medianus. Zuerst treten nächtliche Parästhesien am Mittelfinger und an der Beugeseite aller ersten drei Finger auf, später zeigen sich die sensiblen Reizsymptome auch tagsüber, und es macht sich auch eine Hypästhesie bemerkbar, die sich dann nach proximal ausbreitet.

Bei oberflächlicher Rezeption dieses Lokalsymptoms der Patientin entgeht einem, daß bei ihr die Ausbreitung der Sensibilitätsstörung **gerade in die entgegengesetzte Richtung** verläuft! Sie beginnt auf halber Höhe des volaren Unterarms, um sich von dort nach vorne in die Finger auszudehnen.

Im Repertorium findet sich ein Hinweis auf diese auffallende Ausstrahlung der Taubheitsempfindung:

Extremitäten, Taubheit, Pelzigsein, Unterarm, erstreckt sich bis zu den Fingern (K 1038, KD 946): Pall.

Sie erhält daher jetzt Palladium Q 6 (Zinsser) mit sehr rascher, vollständiger Beschwerdefreiheit. Die Weiterbehandlung erfolgt mit ansteigenden Q-Potenzen (9, 10) von Palladium, unter deren Gabe ich in der Krankenakte am 22.12.94 notierte, daß die letzte Woche dreimal die Hände leicht eingeschlafen waren, mit Kribbeln darin in der Nacht, das sich aber wieder vollständig verlor. Am 26.1.95 leichte Wassereinlagerung in den Händen, ohne Beschwerden. Am 11.3.95 Geburt einer Tochter mit Kaiserschnitt. Im weiteren Verlauf war nach der Entbindung Sepia angezeigt, das die Patientin in aufsteigenden Einzelgaben bis zur CM (Catellan) mit jeweils sehr gutem Erfolg erhielt.

Drei Jahre später, am 11.9.98, kam es wieder zu einem Taubheitsgefühl in den Händen, ohne daß die Patientin schwanger war. Eine Gabe Palladium C 30 (Spagyros) half prompt.

Die anderen chronischen Symptome zeigten keinen Hinweis auf Palladium, außer der Ovarialzyste re., an der die Patientin früher litt. „It affects the ovaries esp. the right; uterus and mind." (Phatak S. R.: Materia Medica of the Homeopathic Medicines. [New Delhi 1977], S. 450)

Das Taubheitssymptom geht auf eine Beobachtung in der von Constantin Hering 1878 geleiteten Palladiumprüfung zurück (Hering, C.: Article XI.- Palladium, North American Journal of Homoeopathy 27 [1878], S. 129–169).
J.R. Coxe führte vermutlich bei seinen Familienangehörigen eine Prüfung mit der dritten Verreibung von Palladium durch.
Er notierte:
„f. I.R.C. Took a grain daily for eight days. Slight numbness in the right forearm, extending to the fingers, from 3 P.M. 7th day until evening of the 11th." (S. 145)
(Leichte Taubheit im rechten Unterarm, ausstrahlend in die Finger, am 7. Tag 15 Uhr bis zum Abend des 11. Tages.)
In der Prüfung traten noch weitere, ähnliche Symptome auf:
„Sensation in left arm as if it were 'going to sleep'."
„Left arm still feels as if 'gone to sleep'."
„The numbness in arm passed off in the evening."
„.... short, violent stinging pains in the metacarpal bones and thumb of the left hand."
„The right arm and hand often get numb in the night."
„Drawing pain in left forearm, as if lame, more on the radial side." (S. 137–139, 141)

Der Fall zeigt eindrücklich, wie wichtig – auch in einem chronischen Fall – eine lokalisierte Empfindung für die Mittelwahl sein kann. Durch die Berücksichtigung der Besonderheiten wird sie hier zu einem „Schlüsselsymptom", das zum heilenden Mittel führt. Insbesondere Ausstrahlungen von Schmerzen gehören zu den charakteristischen Symptomen eines Krankheitsfalls.

Fall 13: Chronisches Endogenes Ekzem (Genneper)

■ Symptomatik

Konsultation am 6.8.1997: Die **36jährige Patientin** hatte als Kind zunächst Milchschorf, später schuppige Hautausschläge gehabt. Ab dem Jugendalter hatte sie keine Hautprobleme mehr. Ohne besonderen Anlaß entwickelte sich vor ca. 4 Jahren ein Hautausschlag, der sich zunehmend verschlimmerte, dermatologisch als Neurodermitis diagnostiziert wurde und verschiedenen Salbentherapien widerstand. Momentan wird Remederm-Salbe verwendet. Eine mehrmonatige Besserung wurde lediglich mit einer naturheilkundlich verordneten radikalen Diät erzielt, die jedoch zu Mangelerscheinungen führte, weshalb die Patientin diesen Weg nach nunmehriger deutlicher Verschlechterung der Symptomatik nicht nochmals auf sich nehmen möchte. Amalgamfüllungen wurden vollständig entfernt.

Vom Hautausschlag hauptsächlich betroffen sind Gesicht, Hals, oberer Brustbereich, Achseln, Oberarme, Ellenbeugen und Handgelenke. Allerdings wechselt die Lokalisation häufig. Während dann einige Bereiche deutlich besser sind, verschlechtern sich andere. Ein festes Schema ist nicht erkennbar.

Die Effloreszenzen zeigen eine intensive Rötung, mäßige Schuppung und an vielen Stellen Einrisse, zum Teil tiefgehend. Sie sondern Feuchtigkeit ab, aus der sich Krusten bilden. Der Gesichtsausschlag geht oft mit einer Anschwellung des Augenbereichs einher. Juckreiz ist vor allem nachts vorhanden, besonders gegen 3–4 Uhr. Dieser Zeitpunkt ist nach den Beobachtungen der Patientin wahrscheinlich auf das Nachlassen der Wirkung der abendlich aufgetragenen Salbe zurückzuführen. Kratzen verbessert kurzfristig den Juckreiz.

Verschlimmernd wirkt sich der Genuß saurer Nahrungsmittel und von Paprika aus. Trockene Luft verschlechtert ebenso wie allzu warme Luft, längere Sonneneinwirkung und Schwitzen. Regelmäßig wird die Haut im Herbst schlechter. Feuchtes Wetter bessert, vielleicht auch frische Luft.

Das Allgemeinbefinden der Patientin ist gut. Sie knirscht möglicherweise mit den Zähnen im Schlaf, weiß dies aber nicht genau. Sie mag keinen Alkohol, überwindet sich jedoch bei bestimmten Anlässen. In der Jugend hatte sie während der Menstruation Erbrechen, manchmal auch Ohnmachten. Seit sie eine „Anti-Baby-Pille" einnimmt (ab dem 18. Lebensjahr; momentan Femigoa), sind diese Beschwerden abgeklungen. Sie wiegt 65 kg bei 157 cm.

Es fällt ein großer Redefluß der Patientin auf, der kaum zu unterbrechen ist.

■ Symptomengewichtung

Verwertbare Symptome sind ausschließlich im Hautbereich aufzufinden. Die Abneigung gegen Alkohol könnte als Symptom herangezogen werden, ist aber andererseits doch wieder nicht ganz überzeugend; schließlich kann sich die Patientin überwinden. Die frühere Menses-Symptomatik ist zwar sehr charakteristisch, doch kann nach den langen Phasen der Kontrazeptiva-Einnahme keine Aussage getroffen werden, ob der Patientin diese Symptome auch jetzt noch eigen sind. Dies wäre spekulativ. Die Logorrhoe könnte ebenso als Symptom angesehen werden. Überzeugend wäre aber auch diese nur dann einzubeziehen, wenn sich der Redefluß irgendwann entwickelt hätte. Handelt es sich demgegenüber um ihre persönliche Art, besteht kein Symptom. Danach hätte natürlich in der Anamnese gefragt werden können. Um eine mögliche Kränkung der Patientin in dieser Phase des Kennenlernens zu vermeiden, wurde darauf bewußt verzichtet, zumal sich wahlanzeigende Symptome im Hautbereich zeitig ergaben und damit die übrige Symptomenarmut kein unüberwindliches Problem darstellt. Da die Haut nämlich in großem Umfang vom Ausschlag befallen ist, handelt es sich nicht um Lokalsymptome, sondern um Allgemeinsymptome.

Charakteristisch ist die Verschlimmerung im Herbst. Erstens ist dies bei vergleichbaren Patienten selten zu hören und zweitens war bei dieser Patientin, die eine Verschlechterung in warmer Luft und eine Verbesserung bei feuchter Witterung berichtet, die Angabe dieser Jahreszeit, die eigentlich alle Voraussetzungen für eine Entspannung der Situation bietet, eine Überraschung.

Auffällig ist daneben der wandernde Charakter der Effloreszenzen. Auch dies keine Selbstverständlichkeit. Würde es sich nur um mäßig ausgeprägte Schwankungen handeln, ergäbe sich kein wahlanzeigendes Symptom; das wiederum ist häufiger anzutreffen.

Immer interessant in der homöopathischen Arzneiwahl sind Absonderungen. Somit kommt also auch der bei dieser Patientin bestehenden Hautabsonderung Bedeutung zu. Ergänzend können die Einrisse herangezogen werden, da sie infolge ihrer deutlichen Ausprägung Gewicht haben.

■ Repertorisation

Die Auswahl der Arznei gestaltete sich unerwartet schwierig. Im Hauptkapitel des Kent-Repertoriums finden sich keine Rubriken, die den direkten Zusammenhang zwischen Hautausschlägen und der Verschlechterung im Herbst ausdrücken, auch Hautausschläge wandernden Charakters fehlen. Es bietet sich als Alternative die Methode der Kombinatorik an. Es wird die Therapeutische Taschenkartei (von der Lieth) zu Rate gezogen. Die Karten 201 (Herbst, Agg.), 196 (Hautrisse) und, mangels geeigneter Karte in der Kartei, ergänzend aus dem Therapeutischen Taschenbuch (von Bönninghausen) die Rubrik „Empfindungen, Haut, Ausschlag, feuchter" (TB 215) ergeben Lachesis und Rhus toxicodendron. Die Karte 504 (Wandernde, veränderliche Schmerzen) könnte als Äquivalent für den wandernden Ausschlag verwendet werden, jedoch mit Vorbehalt. Eine passendere Karte gibt es leider nicht, auch das TB bietet keine bessere Möglichkeit. Rhus-t. bleibt dann als alleinige Arznei übrig. Es könnte, wiederum nicht ganz passend, aus dem Kent-Repertorium noch die Rubrik „Haut, Empfindungen, Jucken, wandernd" (K 1329, KD 555) herangezogen werden. Bei dieser Variante liefe keine Arznei durch alle Rubriken, allerdings lenkt auch Mercurius wieder Aufmerksamkeit auf sich. Wenngleich Lachesis bei beiden Verfahren „durchfällt", sollte auch diese Arznei bei der Endauswahl nicht ganz außer acht gelassen werden, da zuletzt mit problematischen Rubriken eliminiert wurde.

Es ist also zwischen Lachesis, Mercurius und Rhus toxicodendron zu differenzieren. Rhus-t. scheidet rasch aus, da diese Arznei zwar wesentliche Charakteristika des Falles widerspiegelt, gleichzeitig aber bekannte Charakteristika der Arznei (< feuchte Witterung, > trockene, warme Luft) in genauem Gegensatz zur Patientensymptomatik stehen.

Unwillkürlich wird unter den beiden verbleibenden Arzneien der Blick auf Lachesis gelenkt, da diese Arznei neben der Herbst-Verschlechterung die übrigen Modalitäten, vor allem die Verschlechterung in Wärme und Sonne und die (mögliche) Verbesserung in frischer Luft widerspiegelt. Natürlich läßt auch der Redefluß sofort an Lachesis denken.

■ Verlauf

Lachesis muta wird in der Potenz Q 6 (Apotheken-Sonderanfertigung) verordnet, jeden Abend vor dem Schlaf sind 2 Tropfen in einem Glas Wasser aufzulösen, davon 1 Eßlöffel voll einzunehmen, bei jeder weiteren Einnahme ist die Flasche vorher zehnmal kräftig zu verschütteln.

Die Patientin berichtet am 11.9.1997, daß bereits nach wenigen Tagen eine langsame Besserung einzusetzen begann, die kontinuierlich voranschritt. Bei dieser Konsultation sind nur noch mäßige Rötungen der betroffenen Stellen zu beobachten. Verordnung von Lachesis Q 9.

Am 27.10.1997 wird über eine weitere Besserung des Befundes berichtet. Es sind nur noch geringfügige Rötungen feststellbar. Allgemeinbefinden trotz momentan sehr großem beruflichen Streß gut. Lachesis Q 12 mit dem Hinweis, bei Symptomenfreiheit die Arznei abzusetzen oder zumindest deutlich seltener einzunehmen.

Am 11.11.1997 sucht mich die Patientin vorzeitig auf, da sich am rechten Handgelenk wieder ein deutlich wahrnehmbares Ekzem gebildet hat. Der übrige Hautbefund ist hervorragend. Auch das Allgemeinbefinden ist gut. Ich rate, zunächst einige Tage ohne Arznei die weitere Entwicklung zu beobachten, da eine Spätverschlechterung infolge zu langer Arzneieinnahme nicht auszuschließen ist, wobei die Seitenbeziehung dagegen spricht. Auch eine Einflußnahme der Jahreszeit (Herbst) ist zumindest als Hauptursache unwahrscheinlich, da nach der Erfahrung der Patientin die Verschlimmerung früher einzusetzen pflegte und unter der Lachesis-Medikation ausblieb. Da sich jedoch in dieser Zeit eine weitere Verschlechterung an diesem Bezirk einstellt, wähle ich eine passende Folgearznei aus. Dazu wird der Lokalbefund genau erhoben: Roter, schuppender, leicht nässender Ausschlag, deutliche Einrisse; mäßiger Juckreiz ohne Modalitäten, leichtes Brennen.

Das Folgemittel ist nun also ausschließlich nach diesem Lokalsymptom auszuwählen. Da es sich nicht um ein im homöopathischen Sinne vollständiges Symptom handelt, wäre die erneute Anwendung der kombinatorischen Methode nicht sachgerecht. Im Kent-Repertorium wird deshalb die Rubrik „Extremitäten, Hautausschläge, Handgelenk" (K 992, KD 843) herangezogen, außerdem, da dies innerhalb des Lokalsymptoms noch den auffallendsten Symptomenteil darstellt, die Rubrik „Extremitäten, Haut, rissig, Handgelenk" (K 970, KD 833) und, da diese Rubrik nur eine Arznei enthält, ergänzend „Extremitäten, Haut, rissig, Hände" auf der gleichen Seite. Unter den verbleibenden Arzneien ist nun diejenige auszuwählen, die die beste Beziehung zur rechten Seite („Modalitäten, Seiten, rechts", K 1400, KD 2055) und eine Folgebeziehung zu Lachesis aufweist. Dies ist eindeutig Calcarea carbonica. Diese Arznei ist sogar als Komplementärarznei zu Lachesis im Büchlein „Arzneibeziehungen" von Miller/Klunker aufgeführt.

Calcarea carbonica Q3 (Apotheken-Sonderanfertigung) nach den oben beschriebenen Einnahmeanweisungen. Am 29.12.1997 ist die Haut am Handgelenk fast erscheinungsfrei, der übrige Hautbefund weiterhin sehr gut. Calcarea carbonica Q6 mit der Anweisung, die Arznei bei Symptomenfreiheit abzusetzen. Dies geschieht Mitte Januar 1998. Bei der nächsten Unterredung am 22.2.1998 ist die Haut in sehr gutem Zustand. Keine weitere Medikation. Am 13.7.1998 teilt die Patientin mir telefonisch

mit, daß die Haut symptomfrei ist. Die Behandlung wird beendet. Zuletzt im Sommer 2000 erfahre ich vom Ehemann, der sich in meine Behandlung begibt, daß sich die Haut weiterhin in tadellosem Zustand befindet und es der Patientin insgesamt gut geht.

Fall 14: Infektanfälligkeit mit rezidivierender Sinusitis maxillaris (Genneper)

■ Symptomatik

Konsultation am 15.3.1989: Seit 1982 besteht bei dem **33jährigen Patienten** eine Anfälligkeit für Erkältungskrankheiten, die zudem 3–4mal pro Jahr mit einer Kieferhöhlenentzündung einhergehen, von denen ungefähr die Hälfte einer antibiotischen Behandlung bedurfte. Als auslösenden Faktor für die Entwicklung eines Infekts benennt der Patient eindeutig Kälte und vor allem Zugluft am Kopf. Schon bald nach einem solchen Ereignis spürt er ein „Hochziehen, eine Art Kribbeln" am Hinterkopf beidseits, das dann über die Ohren bis in die Nebenhöhlen zieht. Die sich danach entwickelnden Infekte zeigen kein einheitliches Bild. Fieber ist bei ungefähr der Hälfte der Nebenhöhlenentzündungen vorhanden. In Krankheitszeiten ist er mit sich äußerst unzufrieden, ärgert sich über sich selber, kann sich nicht mehr leiden.

● Allgemeine Kälteempfindlichkeit, wünscht gut geheizte Zimmer. Empfindlichster Bereich ist aber immer der Kopf.

● Seit 3 oder 4 Jahren besteht eine Sonnenallergie, die sich als juckender, roter, trockener, leicht erhabener Hautausschlag an allen sonnenexponierten Hautstellen zeigt. In Deutschland nur geringe Ausprägung, in Südeuropa sehr stark.

● Am Gesäß seit ca. 10 Jahren nicht juckende, kleine, rote Pickel. Ähnliche Erscheinungen im Bartbereich, meist in der Herbst- und Winterzeit.

- Er ißt äußerst gerne sehr stark gewürzte Speisen, hat eine Abneigung gegen Kümmel und mag Süßigkeiten nicht besonders gerne.
- Er besitzt schon immer einen ausgeprägten Ordnungssinn, legt Wert auf ein ordentliches Zuhause, achtet auf korrekte Pflichterfüllung seiner Kollegen, vor allem Pünktlichkeit bei beruflichen Besprechungen ist ihm sehr wichtig. Bei entsprechenden Versäumnissen seiner Umgebung reagiert er gereizt, nicht selten mit großer Heftigkeit, deren Unangemessenheit er nachher erkennt.

Die körperliche Untersuchung zeigt rötliche Papeln am Gesäß beidseits, sonst o.B.

■ Symptomengewichtung

Auffällig sind im Gemütsbereich die Pedanterie und die Ärgerreaktionen. Zwar besteht diese Symptomatik schon wesentlich länger als sein eigentliches Hauptsymptom und es scheint sich hierbei zumindest teilweise um charakterbedingte Verhaltensweisen zu handeln, aufgrund der Ausprägung ist eine Einbeziehung in die Mittelwahl jedoch gerechtfertigt.

Eindeutig als Symptom zu werten ist die in Krankheitszeiten zu beobachtende Unzufriedenheit mit sich selber. Symptome aus solchen Phasen der Akutkrankheit sind nur dann für die Wahl des chronischen Arzneimittels relevant, wenn sie regelmäßig auftreten, was bei diesem Patienten der Fall war.

Bemerkenswert ist im Eßverhalten das Verlangen nach stark gewürzten Speisen, das aufgrund seiner Ausprägung symptomatischen Charakter hat.

Zu berücksichtigen sind für die Mittelwahl ferner die Auslöser der Infekte, die

zweifelsfrei benannt werden können und Teil des chronischen Geschehens sind. Damit stehen fünf hochwertige Symptome zur Verfügung, die in die Nähe der passenden Arznei führen sollten.

Gemäß den Kentschen Regeln der Symptomengewichtung werden die drei Gemütssymptome an erste Stelle gesetzt, es folgt als Allgemeinsymptom das Verlangen nach gewürzten Speisen, das Kopf-Lokalsymptom schließt die Repertorisation ab.

■ Repertorisation

I. Geist (Gemüt), Peinlich in Kleinigkeiten (K 16, KD 74)

II. Geist (Gemüt), Zorn, Ärger, heftig (K 3, KD 151)

III. Geist (Gemüt), Unzufrieden, sich selbst, mit (K 36, KD 112)

IV. Magen, Verlangen nach, gewürzten, stark g. Speisen (K 486, KD 1617)

V. Kopf, Kalte Luft, empfindlich gegen (K 109, KD 196)

Kopf, Luftzug, empfindlich gegen Zugluft (K 107, KD 205)

Die Entscheidung mußte zwischen Hepar sulphuris und Sulphur getroffen werden, zwei miteinander verwandten Arzneien. Eindeutig für Hepar sprach die Empfindlichkeit gegenüber dem eigenen Kranksein. Für Sulphur ist dieser gereizte Zustand speziell in Krankheitszeiten nicht bekannt. Dies gab den Ausschlag für die Wahl von Hepar sulphuris. Nur am Rande sei angemerkt, daß der Ordnungssinn nicht gegen Sulphur spricht, was vereinfachende „Arzneibilder" nahelegen könnten. Sulphur besitzt in diesem Bereich eine durchaus gegenteilige Symptomatik, was auch in Hinblick auf die Beziehung zu Süßigkeiten gilt. Da die Äußerung des Patienten zu Süßigkeiten jedoch nicht eindeutig genug war, entfällt dieses Kriterium der Differenzierung.

■ Verlauf

Einnahme von 2 Globuli Hepar sulphuris C 30 (DHU) am 18.3.1989 trocken auf die Zunge abends vor dem Schlafengehen.

Konsultation am 1.6.1989: Drei Tage später ein „Hochziehen" am Hinterkopf, als wenn eine Erkältung entstehen wollte. Dieses Symptom klingt erst nach 2 Tagen wieder ab, eine Erkältung entwickelt sich nicht. An diesem Tag Anschwellen von Lymphknoten in beiden Achselhöhlen. Dieses Symptom kann er häufig am Ende einer Erkältung beobachten (wovon er bei der Erstanamnese nichts berichtet hatte). Im Mai schien sich eine Sinusitis nach einer typischen Verkühlung am Kopf zu entwickeln, klang im Anfangsstadium ohne Therapie wieder ab. Insgesamt hat die Empfindlichkeit des Kopfes deutlich nachgelassen. Er fühlt sich gelassener, kann Fehler anderer Menschen besser ertragen. Seine Vorliebe nach stark gewürzten Speisen ist geringer geworden, auch die Pickel am Gesäß.

Die Arznei hat also in fast allen Bereichen ihre Wirkung entfaltet, auch das Gemüt wurde affiziert. Eine ganz geringe Form von Erstverschlimmerung rundet die Anzeichen einer sehr guten Arzneiwahl ab. Nochmalige Gabe von Hepar sulphuris, diesmal in der Potenz C 200 (DHU).

Konsultation am 12.10.1989: Im Urlaub auf einer Mittelmeerinsel deutlich geringere Sonnenallergie. Keine Sinusitis mehr gehabt, lediglich einen Schnupfen. Zuletzt wieder vermehrt wahrnehmbare Kälteempfindlichkeit am Kopf. Wegen der Rückläufigkeit dieses Symptoms erneute Gabe von Hepar sulphuris, Potenz M (Ainsworth).

Seit diesem Zeitpunkt Wohlbefinden, lediglich kleinere Erkältungen, keine Sinusitis mehr, die Sonnenallergie tritt im nächsten Jahr überhaupt nicht mehr auf, auch die Pickel am Gesäß verschwinden fast vollständig. Eine weitere Arzneigabe ist nicht mehr sinnvoll. Letzter Kurzbericht Mitte 1991, seitdem nichts mehr vom Patienten gehört.

Fall 15: Adulte Zystennieren (Wegener)

■ Symptomatik

Die polyzystische Nierendegeneration ist eine autosomal dominante Erbkrankheit, die etwa vom 40. Lebensjahr an durch den allmählichen Untergang und zystischen Umbau von Nierenparenchym zu einem Nierenversagen führt. Bei dem **44 Jahre alten Patienten** wurde vor 10 Jahren diese schicksalhafte Diagnose gestellt. Der Verlauf der Kreatininwerte (1986 2 mg/dl; 1989 5 mg/dl; Winter 1990/91 6,5 mg/dl; Frühsommer 91 9,5 mg/dl) deutet auf die bald notwendige Dialyse hin. Laut ärztlichem Bericht der Universitätsklinik in E. liegt jetzt eine „präterminale Niereninsuffizienz" vor. „Herr B. wurde im Stadium der präterminalen Niereninsuffizienz bei adulten Zystennieren am 27.6.91 ambulant vorgestellt. In den letzten Monaten war es zu einem raschen Kreatinin-Anstieg gekommen […]. Wir hielten eine prophylaktische Cimino-Shunt-Anlage für indiziert."

Aus der Vorgeschichte des Patienten ist die Diagnose eines Morbus Bechterew vor 8 Jahren interessant. Damals erkrankte er erstmals an einer Iridozyklitis. Seitdem gab es rezidivierende Entzündungen der Regenbogenhaut, das letzte Mal vor einem Jahr. Jetzt leidet er an rheumatischen Schmerzen im Rücken- und Brustbereich, auch an ziehenden und stechenden Schmerzen im Genick. Früher waren die Hüften besonders stark betroffen, zeitweilig konnte er nicht mehr laufen. Er wurde seinerzeit mit Steroiden und Antirheumatika behandelt. In den letzten Jahren haben diese Schmerzen nachgelassen. Früher bestanden zudem Kopfschmerzen, die sich durch Druck besserten.

Jetzt stehen die Symptome der Niereninsuffizienz im Vordergrund: Zunehmende Schwäche und Erschöpfung, starker Durst, heller, schäumender Urin, Druckschmerzen in der Nierengegend, häufiger Harndrang, die Arme und Beine sind pelzig, die Zunge kribbelt, nächtliche Wadenkrämpfe, er muß deshalb aufstehen und herumlaufen, die Knöchel sind angeschwollen, vermehrte Schweißneigung, er ist sehr reizbar (als z.B. in einer Autoschlange jemand eine Bananenschale wegwarf, regte er sich so auf, daß er den Betreffenden zur Rede stellte und einen Streit vom Zaun brach).

Sein auffallendstes Symptom ist ein Nachtschweiß, der besonders die Beine betrifft.

■ Symptomengewichtung, Repertorisation und Verlauf

Zu den Mitteln, die im Repertorium (K 1182, KD 930) diesem Symptom zugeordnet werden, gehört neben Ars., Mang., Merc., Rumx., Ter., Zinc. auch Colocynthis. Bei der Durchsicht der Materia medica findet sich dafür eine gute Entsprechung:
● „Früh-Schweiss, beim Erwachen, an den Unterschenkeln." (CK III, S. 175, Nr. 279)
Auch andere Beschwerden des Patienten passen gut zu Colocynthis:
● „Höchste Verdriesslichkeit; es ist ihm Nichts recht; er ist äusserst ungeduldig; es ärgert ihn jedes Wort, das er antworten soll, und setzt ihn in die peinlichste Verlegenheit; es ärgert ihn Alles, auch das Unschuldigste." (CK III, S. 162, Nr. 4)
● „Rheumatische Form der Iritis [...]." (GS IV, S. 366)
● „Heftiger Durst." (CK III, S. 165, Nr. 72)
● „Im Nacken schmerzhaftes Ziehen, selbst in der Ruhe, bald darauf Steifheit des Nakkens, schmerzhaft für sich und noch mehr bei Bewegung des Kopfs." (CK III, S. 171, Nr. 198)
● „Reissende und ziehende Schmerzen in allen Gliedmaßen." (GS IV, S. 383)
● „Dumpfe Stiche in der Gegend der rechten Hüfte, so stark, daß er aufhören muß zu gehen [...]." (GS IV, S. 381)

● „Ameisenkribbeln in den betroffenen Teilen." (GS IV, S. 386)
● „Krampf in den Beinen." (GS IV, S. 383)
● „Profuse Schweiße [...]." (GS IV, S. 388)

Daß Colocynthis eine ausgesprochene Nierenbeziehung hat, ist wenig bekannt. Einige Prüfungssymptome und klinische Beobachtungen zeigen dies deutlich:
● „Nierenerkrankungen mit Dysurie und Wassereinlagerung." (GS IV, S. 376)
● „Harn-Verhaltung." (CK III, S. 169, Nr. 156)
● „Der Harn scheint sparsam abgesondert zu werden." (CK III, S. 169, Nr. 157)
● „Zwängen zum Harnen, ohne dass er Harn lassen kann, der überhaupt sehr spärlich abging." (CK III, S. 169, Nr. 159)
● „Urin, sogleich, von unausstehlichem Geruche; er ward im Stehen alsbald dick, gallertartig, klebrig, wie geronnenes Eiweiss." (CK III, S. 169, Nr. 161)
● „Nachts, heftiger Schweiss an Kopf, Händen, Schenkeln und Füssen, urinartigen Geruches." (CK III, S. 175, Nr. 278)

Der Patient erhielt erstmals im Frühsommer 1991 Colocynthis Q 3, dann 6, 7, 8 usw. (Zinsser). Das Allgemeinbefinden besserte sich deutlich, die Wadenkrämpfe und die noch verbliebenen rheumatischen Beschwerden verschwanden. Überraschend sank zuerst der Kreatininwert von 9,5 mg/dl auf 7,5 mg/dl. Danach stieg er, bei gutem Allgemeinbefinden des Patienten, langsam wieder an, bis im Dezember 1992 mit einer Peritonealdialyse begonnen wurde.

Bei dieser Erbkrankheit konnte durch die homöopathische Behandlung keine Heilung erwartet werden. Bemerkenswert aber war, daß sich die von der Universitätsklinik im Frühsommer 1991 unmittelbar erwartete Dialyse ca. eineinhalb Jahre hinausschieben ließ und in dieser Zeit des präterminalen Nierenversagens praktisch keine wesentliche Beeinträchtigung des Allgemeinzustandes vorlag.

Der Verlauf der homöopathischen Behandlung zeigt, daß auch bei Erbleiden eine vorübergehende Besserung oder ein Stillstand der Erkrankung durch die homöopathische Therapie möglich ist. Erbkrankheiten sind demnach für uns nicht nur keine Ausschlußdiagnose, sondern der Patient wird von der homöopathischen Behandlung auch bei Unheilbarkeit der Erbkrankheit profitieren.

Fall 16: Migräne (Wegener)

◼ Symptomatik

Im Jahr 1993 konsultierte mich eine **26jährige Frau**, die seit Einsetzen der Periode im 11. Lebensjahr unter schweren periodischen Migräneanfällen litt.

Die Schmerzattacken kündigen sich durch Flimmern vor den Augen an und befallen bevorzugt die linke Schläfe, die Augenregion sowie den Hinterkopf. Der Schmerz wird zuerst als pulsierend empfunden, der dann allmählich in einen nicht näher zu bestimmenden Dauerschmerz übergeht. Bei den Anfällen werden die Lippen und die Zunge taub und sie kann nicht mehr sprechen. Die linke Hand und das linke Bein werden dabei wie tot empfunden: „Es gehört nicht mehr zu mir." Benommenheit, Geräuschempfindlichkeit, Erbrechen und Durchfall begleiten die Schmerzen. Sie muß sich bei den Anfällen hinlegen.

Über viele Jahre wurde die Patientin mit diversen Migräneprophylaxemitteln behandelt, die auch die Anfallshäufigkeit auf zwei Anfälle pro Jahr reduzieren konnten. Leider gesellten sich seit dem 18. Lebensjahr zu den anfallsartigen Schmerzen noch Dauerkopfschmerzen hinzu, die im Schlaf beginnen und von Lichtblitzen begleitet sind.

Die Migräneanfälle haben sich im letzten Jahr wieder erheblich vermehrt und treten jetzt alle 7–10 Tage auf. Besorgniserregend war das Ergebnis der kürzlich durchgeführten CT-Untersuchung, nämlich eine beginnende Hirnatrophie, die

man mit den Migräneanfällen in Zusammenhang brachte. Die Patientin konnte sich aber über keinerlei geistige Schwäche oder Ausfallserscheinungen beklagen, sondern machte ganz im Gegenteil einen frischen, aufgeweckten Eindruck.

Auslöser für die Kopfschmerzen sind zuviel oder zuwenig Schlaf, auch regnerisches, kaltes Wetter sowie Schneeluft und Föhn.

Sie ist sehr verfroren und liebt es, sich in gut geheizten Zimmern aufzuhalten.

◼ Symptomengewichtung und Repertorisation

Die Symptomatik der Patientin ist sehr auf ihr Hauptproblem ausgerichtet. An nennenswerten Allgemeinsymptomen fällt nur ihre ausgeprägte Verfrorenheit auf, die auch eine Entsprechung in der Auslösung der Migräne durch naßkaltes Wetter findet. Ein häufiger Irrglaube in der Homöopathie ist es, in allen Bereichen beim Kranken Symptome zu erwarten. So muß z. B. nicht jeder Fall auffallende Allgemein- oder Gemütssymptome besitzen!

Bei der Kopfschmerzsymptomatik sind die Begleitsymptome Gefühllosigkeit und Sprachverlust sowie das Flimmerskotom vor der Migräne bemerkenswert.

In der Rubrik „Augenflimmern vor Kopfschmerzen" (K 279, KD 1202) findet sich neben Graph., Iris, Nat-m., Plat., Psor., Sars. und Sulph. auch Aranea diadema.

Kombiniert man mit der Rubrik „Wetter, naßkaltes, verschlechtert" (K 1350, KD 2039), so bleiben Aran., Graph. und Sars. übrig.

Die Gefühllosigkeit der Extremitäten bei einer Migräne findet sich nicht im Repertorium, ist aber in den erst 1958 und 1965 durchgeführten Aranea-diadema-Prüfungen von Frau Kaeske-Eccius (veröffentlicht in der Deutschen Homöopathischen Monatsschrift [DHM] und der Zeitschrift für Klassische Homöopathie [ZKH]) beobachtet worden. Durch die späten Prüfungen fand es noch keinen Eingang ins Repertorium (aufgeführt ist das Symptom aber in der zweibändigen Arzneimittellehre von Mezger).

„23.5.1955 [...] linksseitiger Schläfenkopfschmerz, Übelkeit, Brechreiz, Schwindel [...] Heftigster Kopfschmerz."
„21.3.1955 – 2. Tag [...] Erwachen mit Stirnkopfschmerzen [...] Im Laufe des Tages: lähmende Schmerzen des ganzen linken Beines. Das Bein wurde gefühllos. Es schien, als wenn es gar nicht vorhanden wäre." (DHM 9 [1958], S. 171 u. 166)
„Am Ende der 3. Prüfungswoche erklärte Prüfer 2, ihr rechtes Bein sei gestern den ganzen Abend ‚wie tot' gewesen." (ZKH 9 [1965], S. 157)

■ Verlauf

Aufgrund dieser guten Übereinstimmung erhielt die Patientin deshalb zweimal eine Gabe Aranea diadema XM (Schmidt-Nagel) im Abstand von 3 Monaten, die zuerst die wöchentlichen Anfälle beseitigten, während das Augenflimmern zunächst noch isoliert fortbestand; später verschwand auch der Dauerkopfschmerz, und die Patientin konnte aus der Behandlung entlassen werden.

Sieben Jahre später suchte sie mich wieder auf, diesmal aber zur Behandlung ihrer fünfjährigen Tochter, die seit einem Jahr ebenfalls an Kopfschmerzen litt. Bei dieser Gelegenheit konnte ich mich über den weiteren Verlauf ihrer chronischen Krankheit erkundigen. Sie berichtete, daß sie nach der zweiten Gabe von Aranea diadema zwei Jahre lang beschwerdefrei geblieben war. Danach trat die Migräne wieder auf, sie beschränkte sich dann aber auf zwei bis sechs Anfälle im Jahr. Diese behandelte sie jeweils akut mit einem Sumatriptanpräparat. Allerdings waren in der letzten Zeit die Anfälle wieder heftiger und häufiger geworden. Da sich die Sympotmatik gegenüber früher nicht verändert hatte, erhielt sie von mir wiederum zwei Gaben Aranea diadema XM (im Abstand von vier Monaten), die erneut die Migräne zum Verschwinden brachten.

19 Das Organon der Heilkunst

Thomas Genneper

Obwohl ich nun meine Vorlesungen über das Organon schon manches Jahr halte, so muß ich doch gestehen, daß ich es nie durchlese, ohne irgend eine neue Idee zu entdecken, eine neue Idee, welche die Lehre der Homöopathie noch mehr abrundet, noch harmonischer macht.
(J.T. Kent: Zur Theorie der Homöopathie, übs. von J. Künzli von Fimmelsberg [Leer 1985], S. 101)

19.1 Historischer Überblick

■ Vorläufer des Organon

Wenngleich Hahnemann mit seinem „Organon der rationellen Heilkunde", wie die erste Auflage hieß, in Hinblick auf die Gestaltung und die umfassende Darstellung des homöopathischen Heilgesetzes der Leserschaft etwas völlig Neuartiges vorlegte, so werden einige Abhandlungen Hahnemanns inhaltlich als Vorläufer des Organon angesehen oder umgekehrt das Organon als Zusammenfassung und Verfeinerung dieser früheren Arbeiten. Es sind vorrangig Veröffentlichungen, die während Hahnemanns Aufenthalt in Torgau gedruckt wurden, jenem Ort, den er nach längerer Wanderschaft als erste Stätte einer gewissen Seßhaftigkeit auswählte (1805–1811) und der auch als Geburtsstätte des Organon an-

zusehen ist, dessen erste Ausgabe 1810 publiziert wurde.

An erster Stelle ist die allerdings deutlich vor der Torgauer Zeit veröffentlichte Abhandlung „Versuch über ein neues Prinzip zur Auffindung der Heilkräfte der Arzneisubstanzen nebst einiger Blicken auf die bisherigen" (1796) zu nennen. Diese Arbeit markiert den Beginn der „homöopathischen Zeitrechnung". Nur am Rande sei jedoch erwähnt, daß die Festlegung der Geburtsstunde der Homöopathie auf das Jahr 1796 nicht unumstritten ist.

Hahnemann schreibt hierin über die vorbeugenden, Gesundheit erhaltenden Maßnahmen, über den lobenswerten, aber noch sehr auf Zufall beruhenden Versuch, **heilende** Arzneien zu finden, und erhebt schließlich die Forderung, Arzneien am gesunden Menschen zu prüfen und nach dem Ähnlichkeitsgesetz anzuwenden: *„Man ahme der Natur nach […] und wende in der zu heilenden* (vorzüglich chronischen) *Krankheit dasjenige Arzneimittel an, welches eine andre, möglichst ähnliche, künstliche Krankheit zu erregen im Stande ist*, und jene wird geheilet werden; Similia similibus." (KMS I, S. 154)

Erstmals wird das Ähnlichkeitsgesetz als Alternative zur bisherigen Therapie expressis verbis genannt. Auch wird bereits die Tendenz zu sehr geringen Arzneigaben deutlich.

Zu diesen Vorarbeiten gehört des weiteren „Aesculap auf der Wagschale" (1805; 70 S.). Hierin wird der kritikwürdige Zustand der damals herrschenden Medizin beschrieben, die Kombination mehrerer Arzneien in Rezepten wird verurteilt und die Forderung nach Beseitigung des Apothekerprivilegs ist bereits Thema.

In „Heilkunde der Erfahrung" (1806; 94 S.) weist Hahnemann auf die Unmöglichkeit hin, die innere Ursache von Krankheit zu erkennen. Die Krankheit zeigt sich in den „vorhandenen Zeichen", also den Symptomen. Diese gilt es durch sehr genaues Befragen zu eruieren.

Zentrale Bedeutung hat in dieser Abhandlung die Beobachtung, daß die Wirkungen zweier widernatürlicher Reize nicht gleichzeitig im Körper bestehen können. Daraus ergeben sich folgende Erfahrungssätze:

Erster Erfahrungssatz: Wenn zwei widernatürliche allgemeine Reize zu gleicher Zeit auf den Körper wirken, so wird, *wenn beide ungleichartig sind*, die Wirkung des einen (schwächern) Reizes von der des andern (stärkern) auf einige Zeit zum Schweigen gebracht und suspendirt; hingegen:

Zweiter Erfahrungssatz: Wenn beide Reize große Aehnlichkeit mit einander haben, so wird der eine (schwächere) Reiz, sammt seiner Wirkung, von der analogen Kraft des andern (stärkern) gänzlich ausgelöscht und *vernichtet.*" (KMS II, S. 16 f.)

„Um also *heilen* zu können, werden wir blos nöthig haben, *dem vorhandenen widernatürlichen Reize der Krankheit eine passende Arznei, das ist, eine andere krankhafte Potenz von sehr ähnlicher Wirkung, als die Krankheit äußert, entgegen zu setzen.*" (KMS II, S. 21)

Erneut erhebt Hahnemann die Forderung nach Prüfung der Arzneien am gesunden Menschen, er weist auf die dynamische Wirkung der Arzneien hin, wiederholt die Notwendigkeit möglichst kleiner Arzneigaben und bekräftigt seine Kritik an der zeitgenössischen Medizin.

In seinem Artikel „Was sind Gifte? Was sind Arzneien?" (1806; 17 S.) bemängelt Hahnemann die oft unberechtigt vorgenommene Klassifizierung vieler in der Natur vorkommender Substanzen als Gifte, obwohl sie durchaus heilende Wirkung entfalten können, aber nur in kleinen Gaben. In diesem Beitrag findet sich erstmals das sowohl bei Horaz als auch bei Kant zu findende „Sapere aude". In der Form „Aude sapere" wird es zum Leitwort des Organon ab der 2. Auflage: „Wage, weise zu sein" oder, wie Hahnemann es formulierte, „Habe das Herz, Einsicht zu haben".

In „Fingerzeige auf den homöopathischen Gebrauch der Arzneien in der bisherigen Praxis" (1807; 38 S.) werden Beispiele für unbeabsichtigte Arzneianwendungen nach homöopathischen Gesetzmäßigkeiten aus früheren Zeiten geschildert.

Der Beitrag „Ueber den Werth der speculativen Arzneisysteme, besonders im Gegenhalt der mit ihnen gepaarten, gewöhnlichen Praxis" (1808) setzt sich Hahnemann kenntnisreich mit der zeitgenössischen Medizin auseinander.

In diesen Arbeiten wird der damals herrschenden Medizin ihre Grundlage entzogen, damit die Frage nach einer Alternative aufgeworfen und letztere in groben Zügen mit dem Aufzeigen des homöopathischen Heilgesetzes beantwortet. Eine Zusammenfassung der vielfältigen Aussagen Hahnemanns in einer großen, ergiebigen Abhandlung war nur eine Frage der Zeit. Im Jahre 1810 war es soweit.

■ Organonauflagen

Die erste Auflage erschien 1810 unter dem Titel „Organon der rationellen Heilkunde" im Verlag „Arnoldsche Buchhandlung" in Dresden. Auf der Titelseite zitiert Hahnemann den deutschen Dichter Christian Fürchtegott Gellert (1715–1769):

„Die Wahrheit, die wir alle nöthig haben,
die uns als Menschen glücklich macht,
ward von der weisen Hand, die sie uns
zugedacht,
nur leicht verdeckt, nicht tief vergraben."

Ab der zweiten Auflage wurde dieses Zitat durch das bereits erwähnte „Aude sapere" ersetzt. Zudem änderte sich der Titel des Werks in „Organon der Heilkunst". Beides ist bis zur letzten, der sechsten Auflage, beibehalten worden.

Wurde mit dem Titel „Organon der rationellen Heilkunde" die Abgrenzung der Homöopathie als einer auf dem festen Fundament einsehbarer und unverrückbarer Gesetzmäßigkeiten beruhender Therapieform gegen die verschiedenen, auf spekulativen Prämissen fußenden Behandlungsmethoden ausgedrückt, so zeigte der Titel „Organon der Heilkunst" deutlicher den Absolutheitsanspruch, den Hahnemann erhob. Es gibt nur **eine** Heilkunst, nämlich die Homöopathie.

Die erste Auflage des Organon bestand zunächst aus einer Vorerinnerung und einer umfangreichen Einleitung, in der Hahnemann eine Auflistung von erfolgreichen Heilungen aus der Literatur zusammengestellt hatte, die „versehentlich" nach homöopathischen Kriterien zustande kamen. Wieder einmal stellte Hahnemann dabei seine große Belesenheit unter Beweis. Durch die Wiedergabe mehrerer Zitate aus der alten Literatur weist Hahnemann darauf hin, daß es schon lange Ahnungen des homöopathischen Heilgesetzes gab, nur wurde es nicht konsequent ausgeführt. Hippokrates oder einem seiner Schüler wird die Aussage zugeschrieben: „Durch Ähnliches entsteht Krankheit, und durch Ähnliches werden aus Kranken Gesunde; durch Brechmittel bringt man das Brechen zum Aufhören." (in: ORG I, S. XLVII; zit. n. R. Haehl: Samuel Hahnemann, Bd. 1, S. 90)

Anschließend folgt der eigentliche Hauptteil des Buches, eine in Paragraphen eingeteilte Darstellung der homöopathischen Lehre.

Die Aufnahme des Organon in der Ärzteschaft war schlecht. Dies verwundert nicht angesichts des Schicksals, das fast jede große Neuerung in dieser Welt anfangs ereilt, wenn an festgefügten und von Interessengruppen getragenen Systemen gerüttelt wird. Außerdem führte Hahnemanns allzu radikale und kompromißlose Abrechnung mit der zeitgenössischen Medizin auch bei Kollegen, die sich durchaus neutral oder sogar interessiert an der neuen Methode zeigten, zu einer zumindest Hahnemann gegenüber ablehnenden Haltung. Der große Durchbruch blieb dem Organon versagt, die Revolution blieb (bis heute) aus. Entsprechend schleppend verlief der Verkauf.

Somit wurde erst 1819 die zweite Auflage nötig, es folgte 1824 die dritte Auflage, 1829 die vierte und 1833 die fünfte. Der Textumfang der jeweiligen Auflage wurde größer, bemaß sich die erste Auflage noch auf 271 Paragraphen, sind es in der fünften Auflage 294 Paragraphen.

Der Veröffentlichung der sechsten und somit letzten Auflage gingen unfangreiche Schwierigkeiten voraus. Erst lange Zeit nach Hahnemanns Tod im Jahr 1843 wurde die Überarbeitung der fünften Auflage seines Grundlagenwerks und damit sein Vermächtnis an die Nachwelt, ein nochmals verfeinertes und in einigen Punkten auch deutlich verändertes Abschlußwerk, der interessierten Fachwelt zugänglich gemacht. Die Ergebnisse seiner fortgesetzten Beobachtungen in seiner großen Pariser Praxis finden hier ihren Niederschlag. Daß es sein literarisches Abschiedswerk sein würde, war Hahnemann übrigens bewußt, wie folgende Zeilen an seinen Verleger zeigen:

„Lieber Herr Schaub!

Soeben habe ich, nach 18monatlicher Arbeit, die sechste Edition meines Organons vollendet, welches nun die möglichst vollkommene geworden ist. Sie wird nach dem bisherigen Drucke des Organon 20 bis 22 Bogen betragen, jetzt aber nach libera-

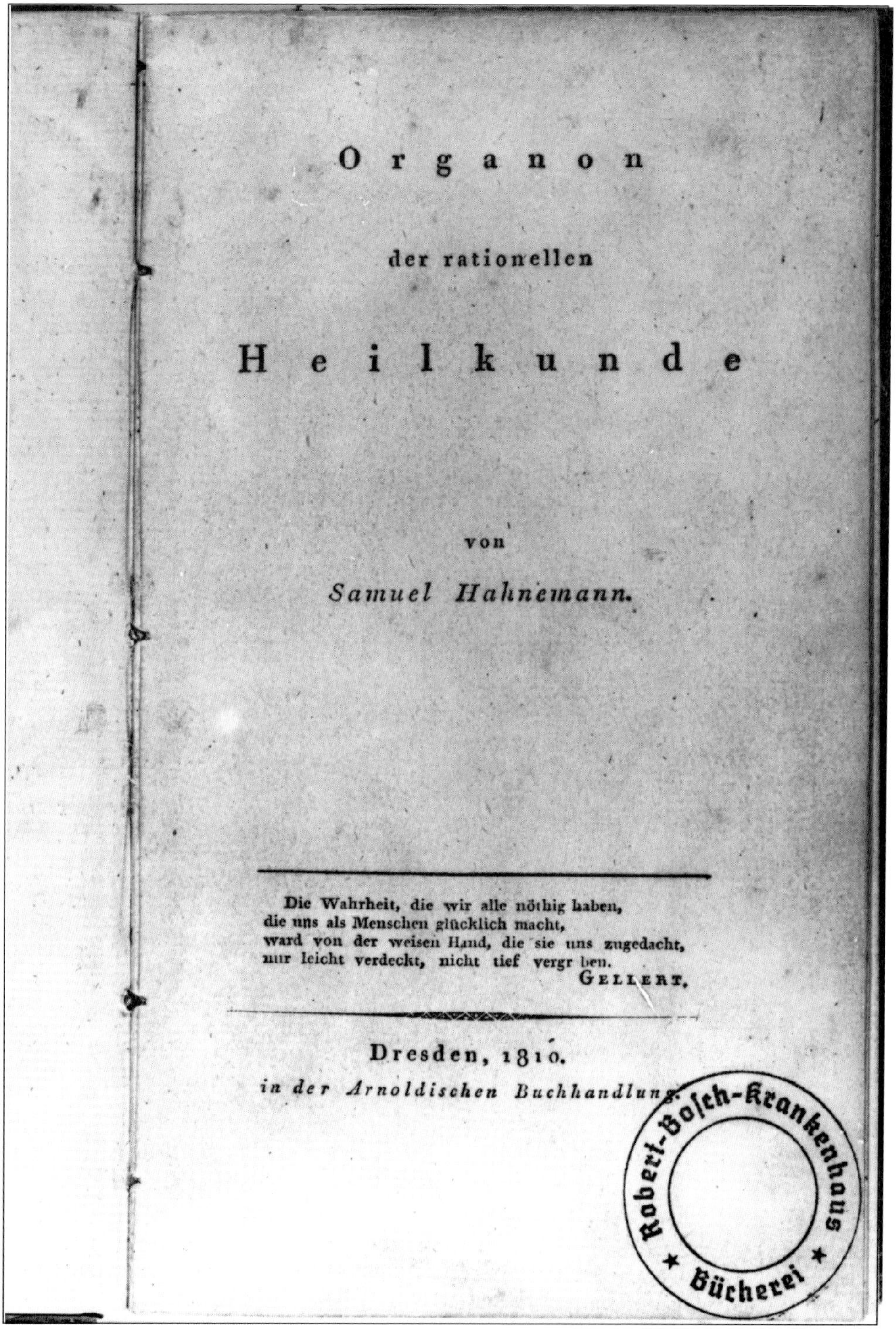

Organon

der rationellen

Heilkunde

von

Samuel Hahnemann.

Die Wahrheit, die wir alle nöthig haben,
die uns als Menschen glücklich macht,
ward von der weisen Hand, die sie uns zugedacht,
nur leicht verdeckt, nicht tief vergr ben.
                                        GELLERT.

Dresden, 1810.

in der Arnoldischen Buchhandlung.

Abb. 38: Titelseite der ersten Organonauflage 1810.

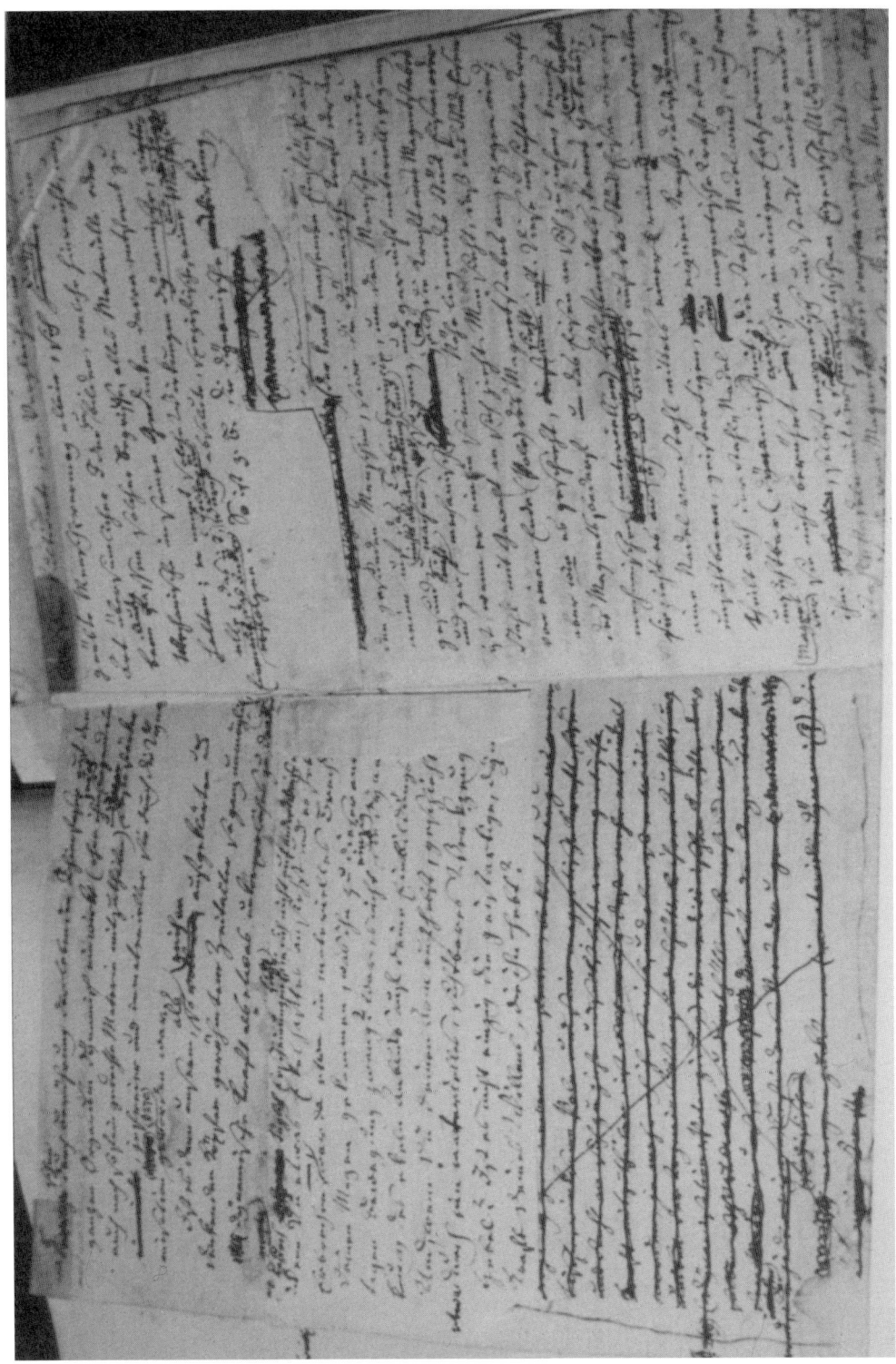

Abb. 39: Orginalmanuskriptseiten der sechsten Auflage.

lerem Drucke, wie ich wünsche, wenig-stens 24. Das weißeste Papier und die neu-esten Lettern wünsche ich zu ihrer Ausstat-tung, da sie wahrscheinlich meine letzte sein wird. [...] Paris, Rue de Milan Nr. 1, den 20. Februar 1842." (ORG VI, S. 321 f)

Die Geschichte der sechsten Auflage sei in wenigen Worten zusammengefaßt: 1841 begann Hahnemann im Alter von 85 Jahren die Vorbereitungen zur Überarbei-tung der fünften Auflage. Nach 18 Monaten war die gesamte Arbeit abgeschlossen. Die Kontakte zu seinem neuen Verleger Schaub in Düsseldorf waren geknüpft, doch gab es Probleme, die eine rasche Drucklegung verhinderten. Hahnemann starb am 2. Juli 1843. Das Manuskript für die sechste Auf-lage war nun in Händen der Witwe, Hahne-manns zweiter Frau Mélanie. Weckte die-ses Manuskript erstaunlicherweise zu-nächst kein großes Interesse mehr, wurde der Wunsch nach Veröffentlichung doch allmählich größer. 1856 schien eine Her-ausgabe durch Mélanie kurz bevorzuste-hen, diese Hoffnungen zerschlugen sich bald aber wieder. Auch in der Folge waren die Bemühungen verschiedener Kreise er-folglos, scheiterten größtenteils an unzu-mutbaren Bedingungen oder finanziellen Forderungen der Witwe Hahnemanns. Der 1866 ausbrechende Deutsch-Französische Krieg bescherte neue Probleme. 1870 ver-ließ Mélanie Paris und begab sich nach Westfalen, der Heimat ihres Schwieger-sohns Carl von Bönninghausen. Auf das der Familie von Bönninghausen gehörende Gut Darup wurde Hahnemanns literarischer Nachlaß gebracht. Neuerliche Versuche, diesen Schatz zu heben, scheiterten wei-terhin an Mélanies finanziellen Forderun-gen. Schließlich verstarb sie im Jahr 1878. Auch danach konnte das Organonmanu-skript nicht mühelos der Drucklegung zuge-führt werden; erst 1920 gelang es dem Stuttgarter Richard Haehl gemeinsam mit William Boericke und James W. Ward aus San Francisco, dieses Manuskript zusam-men mit dem übrigen literarischen Nach-

laß Hahnemanns, wozu auch die Kranken-journale gehörten, käuflich zu erwerben. Schon 1921 gab Richard Haehl, dem ledig-lich eine Abschrift des Originalmanuskripts verblieben war, die 6. Organonauflage in Deutschland heraus, ein Jahr später folgte Boericke mit einer englischsprachigen Ausgabe, wobei Boericke als Vorlage das Originalmanuskript überlassen wurde.

Aufgrund der großen Schnelligkeit, mit der Haehl die sechste Organonauflage her-ausgab, entstanden Zweifel an der Zuver-lässigkeit seiner Arbeit, zumal er zeitgleich die 1922 erschienene große Hahnemann-Biographie verfaßte. Zusätzlich wurde die Tatsache, daß ihm nur eine Abschrift vor-lag, zunehmend als Mangel empfunden. Es dauerte aber bis zum Jahr 1992, ehe eine textkritische Ausgabe erschien.

Josef M. Schmidt, Bearbeiter und Her-ausgeber dieser textkritischen sechsten Organonauflage, hat hierfür das im Besitz der „University of California" befindliche und in San Francisco lagernde Originalma-nuskript Hahnemanns durchgearbeitet und eine textkritische Ausgabe erstellt, in der alle Abweichungen gegenüber der fünften Auflage kenntlich gemacht wur-den. Da diese wissenschaftlich zwar wert-volle Arbeit durch die Fülle an Kennzeich-nungen und Anmerkungen für den tägli-chen Gebrauch jedoch zu unübersichtlich ist, wurde hieraus eine erstmals 1996 ver-öffentlichte Standardausgabe erstellt, die auf dem Originalmanuskript Hahnemanns basiert und somit als die allein gültige an-zusehen ist.

■ Verbreitung in der Welt

Die weltweite Verbreitung der Homöopa-thie spiegelt sich in den vielen Übersetzun-gen des Organon wider. Es gibt Ausgaben in belgischer, dänischer, englischer, französi-scher, holländischer, italienischer, portugie-sischer, russischer, schwedischer, spani-scher und ungarischer Sprache, wobei sich die Ausbreitung der Homöopathie nicht nur auf die Mutterländer dieser Sprachen beschränkt. Dies betrifft vor allem Nord- und Südamerika. Mehrere Ausgaben von Organon-Übersetzungen sind aus Nordamerika bekannt, wo die Homöopathie große Verbreitung fand, aus verschiedenen Gründen (unter anderem auch wegen mangelnder Qualität der Arbeit homöopathischer Ärzte) ihre Bedeutung aber fast vollkommen verlor. Beständiger ist die homöopathische Bewegung in Südamerika, wo Übersetzungen in portugiesischer und spanischer Sprache als brasilianische, chilenische und mexikanische Ausgaben Bedeutung erlangten. Bemerkenswert sind darüber hinaus die Ausgaben in Indien, die vorrangig in englischer Sprache erschienen, aber auch in Bengali, Oriya, Hindi und Urdu, ein Beleg für die Bedeutung der Homöopathie in Indien, wo sie staatlich anerkannte Therapiemethode ist.

19.2 Definition von „Organon"

Der Begriff stammt aus dem Griechischen und bedeutet ursprünglich „Werkzeug" oder „Instrument". In der Literatur war dieser Terminus nicht unbekannt, besonders durch Verwendung für die Sammlung logischer Schriften des Aristoteles und seiner Schüler, die als Hilfsmittel zur Wahrheitserkenntnis dienen sollte, war ihm Bedeutung zugekommen. Das Wort „Organon" gewann dadurch allgemein den Bedeutungsgehalt einer (logischen) Schrift zur Grundlegung von Erkenntnis. Immanuel Kant hatte sein Organon unter dem Aspekt wissenschaftlicher Erkenntnis folgendermaßen definiert: „Unter einem Organon verstehen wir [...] eine Anweisung, wie eine gewisse Erkenntnis zu Stande gebracht werden solle." (I. Kant: Logik, hrsg. von G. B. Jäsche, in: Werke, hrsg. von W. Weischedel, Bd. 3 [Darmstadt 1975])

Als eine Anweisung, wie gewisse, also wissenschaftliche Heilungen zustande ge-

bracht werden sollen, ist das „Organon der Heilkunst" von Hahnemann zu verstehen. Dabei folgt diese Anweisung einer zwingenden Logik, der sich bei sorgfältigem Studium niemand entziehen kann.

Ob Hahnemann sich allerdings auf jenes Organon von Kant oder ein anderes bereits bekanntes Organon bezog (auch das „Novum Organon" von Francis Bacon käme in Betracht), ist nicht bekannt. Er selber äußert sich in seiner schriftlichen Hinterlassenschaft nicht dazu. Constantin Hering erweitert die Möglichkeiten in einem Artikel um die interessante Version, daß Hahnemann sich auf Johann Heinrich Lambert bezogen haben könnte. Lambert, als Mathematiker, Astronom und Philosoph bekannt, Mitglied der Preußischen Akademie in Berlin, und in Briefwechsel mit Kant stehend, hatte 1764 ein „Neues Organon" veröffentlicht, in dem er sich unter anderem mit den Gesetzen des Denkens, der Erfahrung und der wissenschaftlichen Erkenntnis auseinandersetzt.

„Seine philosophische Richtung bekam Hahnemann durch Lambert und nicht durch Kant. Seit sich die Kant'sche Schule mit Schopenhauer auf den höchsten Gipfel erhoben hat, d.h. auf's Nichts, fangen die Philosophen wieder an, Lambert sich zuzuwenden, als einer unbenutzten Quelle, als eines der bedeutendsten Geister, welche für Deutschlands Wissenschaft wirkten." (HMS, S. 1609)
„Nun erst, nach 1800, ging's mit raschen Schritten vorwärts, die Erfolge beim Heilen wurden immer sicherer und günstiger, und nach *abermaligem zehnjährigen* unermüdlichen Forschen übergab er der Welt sein ‚Organon'. Dies Buch ist eine Frucht Lambert'scher Philosophie, der strengen inductiven Methode und zwanzigjähriger Beobachtungen." (Ebd., S. 1612)

19.3 Aktualität und Wert

Das der ersten Auflage des Organon vorangesetzte Zitat von Gellert, das Hahnemann auf die Entdeckung der Homöopathie bezieht, könnte gleichermaßen auf die Darlegung der homöopathischen Lehre durch Hahnemann im Organon bezogen werden.

Wird nämlich beim sorgfältigen Studium desselben die Einfachheit des homöopathischen Heilgesetzes und seiner Anwendung immer deutlicher, eine Einfachheit, die im § 2 des Organon auch gefordert wird („nach deutlich einzusehenden Gründen") und die eigentlich allen großen Entdeckungen in der Natur eigen ist („Natura enim simplex", Isaac Newton), so wird diese Einfachheit zunächst durch eine etwas altertümliche Sprache und eine durch lange Schachtelsätze mit vielen Anmerkungen gekennzeichnete Gestaltung des Organontextes (leicht) verdeckt.

„Hiernach ist die Homöopathie eine ganz einfache, sich stets in ihren Grundsätzen so wie in ihrem Verfahren gleich bleibende Heilkunst, welche, wie die Lehre, auf der sie beruht, wenn sie wohl begriffen worden, dergestalt in sich abgeschlossen (und **nur so** hülfreich) befunden wird, daß, so wie die Lehre in ihrer Reinheit, so auch die Reinheit ihrer Ausübung sich von selbst versteht [...]." (ORG VI, S. 5)

Durch diese, nur am Anfang des Organon-Studiums bestehende, sprachliche Barriere lassen sich leider zahlreiche an der Homöopathie interessierte Ärzte abschrecken. Das Organon bleibt ihnen dadurch dauerhaft verschlossen. **Aber gerade dessen eigenständige Lektüre führt zu einem tiefen Verständnis dieser Heilkunde.** Damit soll das Organon nicht in den Rang eines Evangeliums gehoben werden. Derartige Überhöhungen haben ihm ebenso geschadet wie die pauschale Ablehnung wegen angeblicher Veralterung. Letzterem Argument kann übrigens mit Hinweis auf die Naturgesetzlichkeit der Homöopathie mühelos der Boden entzogen werden. In Hinsicht auf zeitgeschichtlich bedingte Vorstellungen allerdings, wie z. B. Lebenskraft oder Psora, ist Kritik berechtigt (vgl. andere Beiträge in diesem Lehrbuch). Die darauf bezogenen Aussagen gilt es zu abstrahieren von den Aussagen zur naturgesetzlich wirkenden Homöopathie, und vor allem damit beschäftigt sich Hahnemann im Organon.

Es handelt sich beim Organon vielmehr um eine wissenschaftliche Abhandlung, deren Inhalt, von zeitgeschichtlich geprägten Ansichten abgesehen, an Aktualität nichts verloren hat und jedem Homöopathie-Schüler als Grundlage seines Studiums empfohlen werden kann. Das Organon war die Grundlage jeder ernsthaften Beschäftigung mit der Homöopathie und wird es bleiben.

Um es mehr Interessenten zugänglich zu machen, wurde das Organon auch in sprachlich einfacherer Form herausgegeben. Da Hahnemann jedoch der Wahl jedes einzelnen Wortes Bedeutung beigemessen hat, ergaben sich Schwierigkeiten, die zu unbefriedigenden Resultaten führten.

Ein einmaliges Studium des Organon wird nicht genügen, um den ganzen darin enthaltenen Wissensschatz zu bergen. Das diesem Beitrag vorangestellte Motto von J.T. Kent unterstreicht diese Einschätzung. Vor allem ist bloßes Durchlesen ohne tieferes Nachdenken oder die willkürliche Auswahl bestimmter Paragraphen zu vermeiden. Letzteres dient dem vertiefenden Studium spezieller Themen. Das Organon, der Bedeutung seines Namens folgend, ist eine logisch aufgebaute Abhandlung, die zu folgerichtigen wissenschaftlichen (aber nicht naturwissenschaftlichen) Erkenntnissen nur durch dessen vollständiges Studium führt.

19.4 Aufbau

Von Vorwort und Anhang des Herausgebers abgesehen besteht das „Organon der Heilkunst" aus einer Vorrede, einem ausführlichen Inhaltsverzeichnis, einer Einleitung und dem Corpus, dem in Paragraphen unterteilten Organontext.

In der Vorrede kritisiert Hahnemann in prägnanter Form die seinerzeit praktizierte

Medizin und setzt dieser die Vorteile der Homöopathie entgegen.

Die Einleitung beinhaltet im wesentlichen die gleichen Themen, aber ausführlicher. Auf 65 Seiten findet eine grundsätzliche und vernichtende Auseinandersetzung mit der zeitgenössischen Medizin statt. Anschließend leitet er durch Beispiele „zufälliger" homöopathischer Therapien zu den entscheidenden Vorzügen einer konsequenten und wissenschaftlich exakten Anwendung des Ähnlichkeitsgesetzes über.

Dem Charakter eines Gesetzes entsprechend ist der Corpus seines Organon in insgesamt 291 Paragraphen unterteilt. Da Überschriften fehlen, ist die thematische und logische Ordnung des Textes nicht sofort erkennbar. Sie erschließt sich erst bei genauem Studium. Entsprechend der folgenden Zusammenfassung ergeben sich diese Hauptthemenbereiche:

1. Theoretische Grundlagen

Aufgaben des Arztes	(§§ 1–5)
Wesen der Krankheit, Bedeutung der Symptome	(§§ 6–8)
Lebenskraft (Dynamis)	(§§ 9–18)
Heilkraft der Arzneien	(§§ 19–22)
Das Ähnlichkeitsgesetz	(§§ 23–34)
Zusammentreffen unähnlicher Krankheiten	(§§ 35–42)
Zusammentreffen ähnlicher Krankheiten	(§§ 43–46)
Folgerung: Heile durch Symptomenähnlichkeit!	(§§ 47–53)
Allopathie, Antipathie, Isopathie	(§§ 54–58)
Prinzip von Erstwirkung und Nachwirkung	(§§ 59–69)
Zusammenfassende Schlußfolgerungen	(§§ 70–71)

2. Praxis der Homöopathie

Akute und chronische Krankheiten	(§§ 72–82)
Symptomenerhebung	(§§ 83–104)
Wirkung der Arzneien	(§§ 105–120)
Arzneimittelprüfung am Gesunden	(§§ 121–145)
Methodik der Arzneiwahl	(§§ 146–154)
Reaktionen auf die Arzneigabe	(§§ 155–171)
Einseitige Krankheiten	(§§ 172–184)
(Scheinbare) Lokalkrankheiten	(§§ 185–203)
Chronische Krankheiten	(§§ 204–209)
Gemüts- und Geisteskrankheiten	(§§ 210–230)
Wechselkrankheiten	(§§ 231–244)
Richtlinien für die Anwendung der Arzneien	(§§ 245–263)
Arzneiherstellung	(§§ 264–271)
Einzelgabe und Arzneidosierung	(§§ 272–283)
Arzneiapplikation	(§§ 284–285)
Besondere homöopathische und begleitende nicht-homöopathische Behandlungsformen	(§§ 286–291)

19.5 Inhaltlicher Überblick

Die folgende Zusammenfassung der Organon-Paragraphen stellt einen kompakten Überblick über den Gesamtkomplex Homöopathie dar, der ein Grundverständnis dieser Heilmethode ermöglicht. Er beruht auf dem Kenntnisstand Hahnemanns kurz vor seinem Tod.

Diese Zusammenfassung ist als Einstieg und Anregung für das intensive Organon-Studium gedacht, nicht als Ersatz für selbiges.

Es sei nochmals betont, daß an manchen Textstellen zeitgeschichtlich bedingte Vorstellungen zum Ausdruck kommen. Dies betrifft vor allem die Themenbereiche Lebenskraft, psorischer Ursprung chronischer Krankheiten, Kritik an der damaligen medizinischen Praxis. Um die Homogenität der Darstellung nicht zu gefährden, finden auch diese Themen ihren Platz in der Zusammenfassung. Eine kritische Auseinandersetzung mit diesen Vorstellungen, ganz besonders mit Hahnemanns Miasmentheorie, findet in anderen Beiträgen dieses Buches statt.

■ Theoretische Grundlagen

Aufgaben des Arztes (§§ 1–5)

Des Arztes einzige Aufgabe besteht darin, kranke Menschen gesund zu machen. Theorien über das innere Wesen von Krankheiten, das unsichtbar ist und es auch bleiben wird, die Konstruktionen vermeintlicher Systeme nutzen dem Patienten nicht. Einzig den nach Hilfe verlangenden kranken Menschen zu heilen, ist der Arzt aufgerufen. Ideal ist eine Heilung, wenn sie schnell, sanft, dauerhaft und zuverlässig erfolgt. Die Prinzipien eines solchen Heilverfahrens müssen einfach zu verstehen sein. Deren korrekte Anwendung kann aus einem Arzt einen Heilkünstler machen. Dafür muß er erstens in der Lage sein, das am jeweiligen Patienten Zuheilende zu erkennen, zweitens das an jeder einzelnen Arznei Heilende sehen, drittens das Heilende der Arzneien dem Zuheilenden des Patienten nach eindeutigen Kriterien anpassen (Wahl einer geeigneten Arznei, verabreicht in der erforderlichen Zubereitung und Menge sowie in angemessenen Zeitabständen), so daß Heilung erfolgen **muß**, und er sollte viertens Heilungshindernisse erkennen und beseitigen.

Der Arzt hat sich aber nicht nur um Kranke zu kümmern, sondern auch um Gesunde, deren Gesundheit es zu erhalten gilt. Entsprechende Krankheit erzeugende Faktoren muß er wahrnehmen und entfernen.

In seinem Bemühen, den Patienten zu heilen, ist für den Arzt die Kenntnis der wahrscheinlichen Veranlassung einer akuten Krankheit und der wichtigsten Ereignisse in der Entwicklung einer chronischen Krankheit von Bedeutung. Diese muß er ausfindig machen.

Wesen der Krankheit, Bedeutung der Symptome (§§ 6–8)

Die zu heilende Krankheit besteht aus den Symptomen; das sind Abweichungen vom vorher gesunden Zustand des nunmehr Kranken. Nur diese durch die Sinne wahrnehmbaren Veränderungen stellen die Krankheit dar. Anderes ist an Krankheiten nicht wahrnehmbar. Die Symptome nur als Erscheinung der Krankheit zu verstehen und die eigentliche Krankheit im undurchdringlichen Inneren des Menschen finden zu wollen, ist unverständlich und völlig aussichtslos.

Gibt es eine erkennbare äußere Ursache des Leidens, ist diese selbstverständlich möglichst schnell zu beseitigen. Ist eine solche nicht vorhanden, gibt die Krankheit mit den Symptomen zu erkennen, welche Arznei zu ihrer Heilung erforderlich ist, da Krankheit nur in der Gesamtheit ihrer Symptome wahrgenommen werden kann. Deshalb ist diese Gesamtheit der Symptome das einzige, das der Heilkünstler an jedem einzelnen Krankheitsfall zu erkennen hat. Krankheit wird in Gesundheit verwandelt, indem die Totalität der Symptome getilgt wird. Das Einwirken nur auf ein einzelnes Symptom, das symptomatische Behandeln, ist sinnlos, da dadurch die Krankheit in ihrem ganzen Umfang nicht beseitigt wird. Wird dieses einzelne Symptom zusätzlich nur unterdrückt, ist der Schaden meist größer, als wenn die Krankheit unbeeinflußt belassen worden wäre.

Lebenskraft (Dynamis) (§§ 9–18)

Im gesunden Menschen, so Hahnemann, hält die geistartige Lebenskraft (Dynamis) alle Lebensvorgänge in Harmonie aufrecht. Ohne Lebenskraft ist der materielle Organismus tot. Durch den dynamischen Einfluß eines krankmachenden Agens wird die Lebenskraft verstimmt. Diese Verstimmung führt zur Krankheit, zu den Symptomen. Auf welche Weise die Lebenskraft die Symptome erzeugt, bleibt ein ewiges Geheimnis, und Vermutungen hierüber nutzen nicht.

Zeigen nun auf der einen Seite die Symptome die krankhafte Verstimmung der Lebenskraft an, bedeutet auf der anderen Seite deren Verschwinden die Wiederherstellung der Unversehrtheit der Lebenskraft. Krankheit ist somit nicht als ein vom lebenden Ganzen getrenntes Wesen anzusehen. Dies ist ein Irrtum, der materiellem Denken entspringt und Grundlage zahlreicher verhängnisvoller Entwicklungen in der Medizin war. Außer der sich durch Symptome auszeichnenden Krankheit gibt es nichts zu heilen, vor allem nichts Unsichtbares im Inneren des Menschen.

Materieller Organismus und geistartige Dynamis bilden nach Hahnemann eine Einheit. Die Aufteilung in zwei Begriffe wird dieser Gegebenheit eigentlich nicht gerecht, dient aber einer leichteren Vorstellbarkeit. Ebenso bilden die krankhafte Veränderung der Lebenskraft und die Gesamtheit der dadurch hervorgerufenen Symptome eine Einheit.

Da die Lebenskraft nur auf dynamische Art durch krankmachende Einflüsse verstimmt werden kann, müssen auch die heilenden Arzneien durch eine dynamische Wirkung auf die Lebenskraft die Harmonie und somit Gesundheit wiederherstellen. Wird durch deren Einfluß die Gesamtheit der Symptome beseitigt, ist gleichzeitig die krankhafte Verstimmung der Lebenskraft behoben, also die Krankheit in toto. Folglich ist die Gesamtheit der Symptome die einzige Richtschnur für die Auswahl einer Arznei.

Heilkraft der Arzneien (§§ 19–22)

Die Heilkraft der Arzneien erwächst aus ihrer grundsätzlichen Fähigkeit, menschliches Befinden umzuändern. Diese Fähigkeit der Arzneien beruht auf einer inneren geistartigen Kraft, die sich nicht durch theoretische Überlegungen erforschen läßt, sondern nur durch Beobachtung der Folgen ihrer Einwirkung auf Menschen. Besonders durch die Beobachtung ihrer Wirkung auf gesunde Menschen ist diese Kraft unverfälscht wahrzunehmen. Sie ruft Veränderungen im menschlichen Befinden hervor, also Symptome. Durch die Fähigkeit, Symptome im Menschen hervorzurufen, wirken Arzneien somit heilkräftig. Bei der Auswahl einer Arznei zur Krankenbehandlung wird man sich folglicherweise an dieser Fähigkeit, Symptome zu erzeugen, orientieren müssen. Arzneien zeigen ihre Heilkraft also einerseits durch die Fähigkeit, bei Gesunden Symptome zu erzeugen und andererseits bei Kranken zu beseitigen. Durch Erzeugung von Symptomen, somit eines künstlichen Krankheitszustandes, besitzen Arzneien folglich die Fähigkeit, Krankheiten zu heilen. Dann bleibt abschließend nur die wichtige Frage zu klären, wie die Beziehung der durch die Arznei bewirkten Kunstkrankheit zur Krankheit des Patienten sein muß. Sollen sich die beiden ähneln oder entgegengesetzt sein?

Das Ähnlichkeitsgesetz (§§ 23–34)

Die Erfahrung zeigt, daß Arzneien, die den Krankheitssymptomen entgegengesetzte Veränderungen erzeugen, wie dies in der palliativen Methodik geschieht, lediglich kurzdauernde Linderungen bewirken, dann aber treten die Symptome verstärkt wieder hervor. Es bleibt also nur das Gegenteil, die homöopathische Art der Arzneiverordnung übrig, indem eine Arznei ausgewählt wird, die in der Lage ist, eine der Gesamtheit der Symptome sehr ähnliche Kunstkrankheit zu erzeugen. Dies lehrt in der Tat auch die Erfahrung. In angemessener Zubereitung und Dosierung gereicht, heben Arzneien, die in der Einwirkung auf gesunde Menschen sehr ähnliche Symptome hervorgerufen haben, wie sie die Krankheit zeigt, dieselbe schnell, gründlich und dauerhaft auf.

Diese Art der Arzneiverordnung basiert auf einem in der Vergangenheit gelegentlich geahnten, aber nie wirklich erkannten Naturgesetz: „Eine schwächere dynamische Affection wird im lebenden Organism von einer stärkeren dauerhaft ausgelöscht, wenn diese (der Art nach von ihr abweichend) jener sehr ähnlich in ihrer Aeußerung ist." Arzneien heilen also dadurch, daß sie in größtmöglicher Ähnlichkeit und Vollständigkeit die zu heilenden Symptome hervorrufen können, sie aber an Stärke übertreffen.

Dieses Naturgesetz bestätigt sich fortlaufend durch Erfahrung, deshalb sind Erklärungsversuche über die möglichen inneren Abläufe unwichtig. Wahrscheinlich ist jedoch folgende, ebenfalls auf Erfahrungstatsachen gründende Überlegung: Krankheit bedeutet dynamische Verstimmung der Lebenskraft. Bei Einnahme der homöopathischen Arznei wird diese Lebenskraft durch die sehr ähnliche, aber etwas stärkere Kunstkrankheit affiziert. Dadurch schwindet der Lebenskraft das „Gefühl" für die ursprünglich vorhandene, schwächere Krankheit. Die stärkere Kunstkrankheit klingt bald wieder ab, die Lebenskraft ist von beiden Krankheiten frei. Aufgrund der kurzen Zeit des Einwirkens der Arzneien verbindet sich die Lebenskraft nicht dauerhaft mit der Kunstkrankheit, wie dies bei der eigentlich schwächeren, aber länger andauernden natürlichen Krankheit der Fall ist.

Während potenziell krankmachende Einflüsse nur dann Krankheit verursachen können, wenn der Organismus dazu disponiert ist, können Arzneien jederzeit, unter allen Umständen auf jeden lebenden Menschen wirken und ihre typischen Symptome entwickeln (bei ausreichend großer Dosierung). Somit haben Arzneien eine wesentlich größere Macht, das menschliche Befinden krankhaft zu verändern, als dies den natürlichen krankmachenden Einflüssen möglich ist. Vor allem aber ist es die größtmögliche Ähnlichkeit der Kunstkrankheit mit den Symptomen des Kranken und nicht nur ihre größere Stärke, die die Lebenskraft von der Krankheit befreit. Eine unähnliche, auch noch so starke natürliche oder künstlich erzeugte Krankheit vermag dies nicht. Deshalb sind arzneiliche Behandlungen, die keinen ähnlichen Krankheitszustand erzeugen, keiner Heilung fähig.

Zusammentreffen unähnlicher Krankheiten (§§ 35–42)

Was passiert, wenn im Menschen zwei unähnliche Krankheiten aufeinandertreffen, seien dies zwei natürliche Krankheiten oder sei die eine durch ärztliche Verordnung verursacht? Ist die schon länger bestehende stärker als die neu hinzutretende oder sind beide gleichstark, so wird sich die neue Krankheit nicht durchsetzen können. Gleiches gilt für die ärztliche Therapie einer lange bestehenden chronischen Krankheit, die mit einer Arznei behandelt wird, die keine ähnliche Kunstkrankheit erzeugt und nicht allzu stark wirkt.

Ist demgegenüber die neue Krankheit stärker als die schon bestehende, wird letztere zurückgedrängt, kehrt aber wieder, sobald die jüngere Krankheit abklingt. Fazit: Einander unähnliche Krankheiten suspendieren sich, die stärkere die schwächere, heilen einander aber nie. Warum nur haben die Ärzte bisher trotzdem nach diesem Prinzip ihre Patienten behandelt? Ihre Arzneien erzeugten stets nur unähnliche Krankheitszustände. Damit brachten sie die schwächere natürliche Krankheit zwar zu zeitweiligem Schweigen, sie war aber lediglich unterdrückt. Wurde die Therapie ausgesetzt, trat die ursprüngliche Krankheit unverändert wieder hervor.

Als dritte Variante des Zusammentreffens zweier unähnlicher natürlicher Krankheiten erweist sich die Verbindung beider zu einer komplizierten Krankheit, dann nämlich, wenn die neue hinzutretende Krankheit lange genug vorhanden ist. Häufiger als durch natürliche Krankheiten wird eine solche komplizierte Krankheit durch langfristigen Gebrauch unpassender Arznei verursacht, die eine der zu heilenden unähnliche Kunstkrankheit entwickelt, die sich, sofern sie lange genug aufrechterhalten wird, mit der natürlichen Krankheit verbindet. Die Patienten werden dadurch also kränker als zuvor, unter Umständen sogar unheilbar krank. Diese Komplizierungen kommen aber nur bei einander unähnlichen Krankheiten zustande.

Zusammentreffen ähnlicher Krankheiten (§§ 43–46)

Treffen demgegenüber zwei, in ihrer Art verschiedene, in ihren Symptomen aber sehr ähnliche Krankheiten im Organismus aufeinander, vernichtet die stärkere die schwächere, weil sie dieselben Teile affiziert und sich aufgrund ihrer Stärke durchsetzt. Die schwächere erlischt. Sie besteht nicht mehr, da sie nichts Materielles ist, sondern nur eine dynamische Affektion der Lebenskraft. Es lassen sich genügend Beispiele anführen, wie Krankheiten durch andere natürliche Krankheiten mit ähnlicher Symptomatik aufgehoben wurden. Gleiches gilt für eine arzneibedingte Kunstkrankheit. Ist sie stärker, wird die Lebenskraft nur von ihr affiziert, die schwächere natürliche Krankheit schwindet, die Kunstkrankheit klingt anschließend wegen der Kürze der Arzneieinwirkung ebenfalls ab.

Folgerung: Heile durch Symptomenähnlichkeit! (§§ 47–53)

Aus diesen Beobachtungen heraus läßt sich die Frage, welche Art von Beziehung zwischen der zur Krankenbehandlung anzuwendenden Kunstkrankheit und der natürlichen Krankheit bestehen muß, um naturgemäß zu heilen, eindeutig beantworten. Unähnliche Krankheiten, gleichgültig ob natürlichen oder arzneilichen Ursprungs, beseitigen keine Leiden. Dies gelingt nur einer sehr ähnliche Symptome aufweisenden Kunstkrankheit, sofern sie etwas stärker als die natürliche Krankheit ist. Dies ist ein ewiges, unwiderrufliches Naturgesetz.

Die Natur selber hat zu Heilzwecken zu wenige, feststehende Krankheiten, die darüber hinaus teilweise selber lebensgefährlich sind, um sie nach homöopathischem Gesetz anzuwenden, d.h. also eine Krankheit wie die Masern hervorzurufen, um damit eine bestehende ähnliche Krankheit auszulöschen. Außerdem bedürfen diese Krankheiten, da sie nicht von allein wieder abklingen, zum Schluß auch einer Behandlung. Dieses Vorgehen verbietet sich somit.

Trotzdem zeigen diese in der Natur beobachtbaren Vorgänge, wie kranke Menschen zu behandeln sind: „Heile durch Symptomen-Aehnlichkeit!"

Gegenüber dem Einsatz natürlich vorkommender Krankheiten zu Behandlungszwecken bietet die Anwendung der unzähligen Arzneisubstanzen weitreichende Vorteile. Durch ihre Vielzahl sind sie für alle nur erdenklichen Krankheiten geeignet, nach vollendeter Heilwirkung klingt zudem ihre Kraft wieder ab, es bedarf also keiner weiteren Nachbehandlung, um die Folgen der Arzneikrankheit zu überwinden, sie können außerdem beliebig verkleinert werden, so daß sie die natürliche Krankheit des Patienten nur um jenes geringe Maß an Intensität überschreiten, das zu deren Tilgung erforderlich ist. Es sind keine heftigen Angriffe auf den Organismus nötig, auch nicht bei langwierigen chronischen Krankheiten, die oft in erstaunlicher Schnelligkeit geheilt werden können.

Es gibt nur zwei Möglichkeiten, Patienten zu behandeln: einerseits nach Symptomenähnlichkeit (homöopathisch), andererseits ohne Berücksichtigung der Ähnlichkeit (heteropathisch oder allopathisch). Beide Verfahren stehen einander schroff entgegen, und die Vorstellung, beide ließen sich miteinander verbinden oder wechselweise anwenden, ist lächerlich. Am sichersten, schnellsten und dauerhaftesten werden Krankheiten nur homöopathisch geheilt, weil dieser Weg auf einem ewigen Naturgesetz beruht. Die reine Homöopathie ist der einzig mögliche Weg zur Heilung des kranken Menschen.

Allopathie, Antipathie, Isopathie (§§ 54–58)

Die allopathische Medizin war die bislang herrschende. Es gab und gibt bei ihr mancherlei System, nach dem die Krankheiten behandelt werden. Dabei meinte man stets, in der Lage zu sein, in das innere Wesen des gesunden und kranken Lebens hineinleuchten zu können, um danach die Verordnungen zu treffen. Das alles aber waren leere Vermutungen und beliebige Voraussetzungen. Zudem tat man so, als seien Krankheiten Zustände, die auf gleiche Weise immer wieder auftreten würden. Man klassifizierte sie deshalb, gab ihnen Namen. Danach wurden dann Arzneien verordnet, oft viele zusammengemischt, in großen Gaben verabreicht. Das fragile Menschenleben war dadurch nicht selten gefährdet. Aderlaß, Brechmittel, Purgiermittel taten ihr übriges. Nur die palliativen, oft augenblicklich eintretenden Wirkungen einiger Methoden überzeugten die Patienten, ansonsten aber wurden die Leiden der Kranken nur vermehrt.

In der palliativen, antipathischen Methode wird nach der Regel „Contraria contrariis" eine Arznei verordnet, die das genaue Gegenteil des zu behandelnden Krankheitssymptoms bewirkt. Hier liegt immerhin ein Bezug zur Krankheit vor, aber der falsche. Dabei wird meist nur ein einzelnes der zahlreichen Symptome der Krankheit berücksichtigt. Hilfe wird aber für die Gesamtkrankheit benötigt. Außerdem zeigt die Erfahrung, daß bei palliativer Anwendung der Arzneien nach Abklingen ihrer Wirkung eine Verschlimmerung des Ursprungszustands zu beobachten ist.

Es wird noch eine dritte Art der Behandlung, die Isopathie, propagiert. Durch Ansteckung mit einer ganz gleichen Krankheit soll Heilung erfolgen. Dies aber widerspricht aller Erfahrung, nach Hahnemann resultieren ausschließlich Unheil und Verschlimmerung.

Prinzip von Erstwirkung und Nachwirkung (§§ 59–69)

Die mit der palliativen Methodik erzielten Linderungen sind auf Erstwirkungen der Arzneien zurückzuführen; in der Nachwirkung (auch Gegenwirkung genannt) reagiert der Organismus mit einer Verschlechterung seiner Beschwerden. Auf diese Nachwirkungen wird mit verstärkten Arzneigaben reagiert. Dieses Verfahren, so Hahnemann, führt oft zu Unheilbarkeit, manchmal birgt es sogar Lebensgefahr.

Wären die Ärzte in der Lage gewesen, aus diesen traurigen Ergebnissen die Konsequenzen zu ziehen, hätten sie längst schon die einzig mögliche Behandlungsart, das genaue Gegenteil der antipathischen Behandlungsmethode nämlich, die homöopathische, die mit den allerkleinsten Dosierungen arbeitet (auch hier der genaue Gegensatz zu den großen Gaben der antipathischen Methode) finden müssen. Ohnehin sind alle wahren Heilungen schon in früheren Zeiten stets auf zufällig homöopathisch passende Arzneien zurückzuführen.

Warum das palliative Verfahren so unheilbringend, das homöopathische aber helfend wirkt, läßt sich nach Hahnemann aus folgenden Erfahrungen, die wiederum auf Beobachtung basieren, ableiten: Jede auf das Leben einwirkende Potenz, somit auch jede Arznei, beeinflußt die Lebenskraft, stimmt sie um und verursacht dadurch Befindensveränderungen. Dies ist die Erstwirkung. Dieser Einwirkung versucht die Lebenskraft ihre Energie entgegenzusetzen. Dies ist die Nachwirkung oder Gegenwirkung, die in einem gerade entgegengesetzten Befindenszustand besteht. Gibt es keinen entgegengesetzten Zustand, bemüht sich die Lebenskraft, die durch die Erstwirkung verursachten Veränderungen wieder auszulöschen und die Norm wiederherzustellen. Beobachtungen für das Wechselspiel von Erst- und Nachwirkung lassen sich genügend aufzählen. Ist beispielsweise eine in heißem Wasser gebadete Hand zunächst wärmer als die ungebadete (Erstwirkung), wird sie nach einiger Zeit kälter die andere (Nachwirkung); umgekehrt ist der in kaltes Wasser getauchte Arm zunächst blasser und kälter (Erstwirkung), hinterher wird er röter und wärmer, sogar heiß. Kaffeekonsum bewirkt Munterkeit (Erstwirkung), hinterher folgt Trägheit und Schläfrigkeit (Nachwirkung), nur durch erneutes Trinken von Kaffee wird dieser Zustand wieder palliativ gehoben. Auf purgierende Arzneien (Erstwirkung) folgt Verstopfung (Nachwirkung).

Diese in der Erfahrung sich zeigenden Wahrheiten verdeutlichen den Vorgang bei homöopathischen Heilungen und die Verkehrtheit des antipathischen Verfahrens. Einschränkend soll aber darauf hingewiesen werden, daß es Situationen gibt, in denen die Antipathie ihre Berechtigung hat und der Homöopathie vorzuziehen ist, dann nämlich, wenn die Zeit zur Entwicklung der homöopathischen Arzneiwirkung nicht ausreicht. Besteht Lebensgefahr, z. B. bei Ersticken, Erfrieren, Ertrinken, bei Blitzschlag, bei Vergiftungen, so sind Palliative zweckmäßig.

Bei homöopathischer Behandlung sind infolge der Verabreichung sehr kleiner Arzneigaben, die gerade stark genug sind, die natürliche Krankheit zu verdrängen, nach Tilgung dieser Krankheit höchstens noch wenige Symptome der Kunstkrankheit verblieben, die meist ohne weitere Steigerung der Gegenwirkung abklingen. Anders bei der antipathischen Verfahrensweise. Das durch die Arznei verursachte entgegengesetzte Symptom nimmt nicht die Stelle des (einzelnen) Krankheitssymptoms ein, wie dies bei der homöopathischen Verfahrensweise geschieht. Das Krankheitssymptom wird nur vorübergehend neutralisiert. Dann jedoch verliert die Arznei ihre Wirkung, die Krankheit bleibt zurück, wird wieder spürbar, und durch die große Gabe der Arznei wird eine Gegenwirkung im Organismus ausgelöst. Dieses Gegenteil der Arzneiwirkung entspricht in Ähnlichkeit der vorhandenen Krankheit, die dadurch verstärkt wird. Diese Verstärkung fällt umso intensiver aus, je größer die Arzneigabe war.

Zusammenfassende Schlußfolgerungen (§§ 70–71)

Die bisherigen Ausführungen Hahnemanns ergeben zusammengefaßt folgendes:

1. Das Krankhafte und damit Zuheilende des Patienten besteht in der Gesamtheit seiner Symptome.
2. Krankheit ist als Befindensverstimmung der Lebenskraft aufzufassen, diese kann nur durch eine andere Befindensverstimmung der Lebenskraft ausgelöscht werden, d.h. durch Erregung von Symptomen; die dafür geeigneten Arzneien zeigen ihre Symptome am deutlichsten bei Verabreichung an gesunde Menschen.
3. Arzneien, die einen der Krankheit unähnlichen Zustand im gesunden Menschen verursachen, können keine Heilung bewirken.
4. Arzneien, die einem einzelnen Symptom ein entgegengesetztes Kunstkrankheitssymptom gegenüberstellen, bewirken Linderungen; diese sind jedoch nur vorübergehend und hinterlassen eine Verschlechterung des Ausgangszustandes.
5. Die allein hilfreiche Methode ist die homöopathische. Hierbei wird durch die Arznei, die in möglichster Kleinheit verabreicht wird, ein der Gesamtheit der Symptome der natürlichen Krankheit

sehr ähnlicher Zustand hervorgerufen. Dadurch wird die Krankheit sanft, vollständig und dauerhaft ausgelöscht.

Unter diesen Voraussetzungen stellen sich drei Fragen:
- Wie erforscht der Arzt, was er von der Krankheit zu wissen nötig hat?
- Wie erforscht er die Wirkung der Arzneien?
- Wie wendet der Arzt die Arzneien am zweckmäßigsten an?

■ Praxis der Homöopathie

Akute und chronische Krankheiten (§§ 72–82)

Zur Beantwortung der ersten Frage sind zunächst zwei Typen von Krankheit zu unterscheiden: akute und chronische. Akute Krankheiten werden teilweise durch schädliche Einflüsse verursacht, z.B. Ausschweifungen, Erkältungen, psychische Erregungen, wodurch einzelne Menschen befallen werden. Dann gibt es solche, von denen einige Menschen zugleich befallen werden, z.B. durch meteorische oder tellurische Einflüsse, man nennt sie sporadisch. Schließlich gibt es die epidemischen, die viele Menschen aus ähnlicher Ursache mit sehr ähnlichen Beschwerden erfassen.

Unberechtigterweise werden jene Krankheiten den chronischen zugerechnet, die durch vermeidbare schädliche Einflüsse verursacht und aufrechterhalten werden. Ungesunde Ernährung, Ausschweifungen, Mangel an Bewegung und frischer Luft, übermäßige körperliche oder geistige Anstrengung sind Verhaltensweisen, die es zu verändern gilt, dann pflegt die Krankheit abzuklingen. Dies sind somit keine chronischen Krankheiten.

Zu den chronischen Krankheiten müssen bedauerlicherweise jene gerechnet werden, die durch allopathische Behandlungen verursacht werden. Diese gehören zu den am schwierigsten zu behandelnden, manchmal sind sie unheilbar.

Wahre chronische Krankheiten sind solche zu nennen, die auf einer chronischen Grundursache beruhen, auch durch geordnetste Lebensweise nicht zu tilgen sind, und sich ohne gezielte arzneiliche Behandlung beständig fortentwickeln. Die Syphilis und die Sykosis (Feigwarzenkrankheit) sind solche chronischen Krankheiten. Weit bedeutender aber ist nach Hahnemann die Psora. Sie zeigt nach vollständiger innerer Infektion des ganzen Organismus einen intensiv juckenden Hautausschlag. Diese Psora ist, so Hahnemanns Vorstellung, die Grundursache fast aller übrigen Krankheitsformen. Diese Ansteckung hat sich durch viele Generationen entwickelt und ist dadurch zu seiner jetzigen großen Ausdehnung gelangt. Durch die unterschiedliche Körperbeschaffenheit, durch Faktoren wie Lage des Wohnorts, Berufs- und Lebensverhältnisse, Leidenschaften, Ernährung usw. kommt es aus dieser gemeinsamen Ursache heraus zur Ausbildung einer unglaublichen Mannigfaltigkeit von Erkrankungen.

Das Auffinden der gemeinsamen Quelle chronischer Krankheiten hat das Vorgehen in der homöopathischen Behandlung derselben jedoch nicht verändert. Weiterhin sind die Symptome sorgfältig zu erheben, jeder Fall ist zu individualisieren. Zu unterscheiden ist lediglich zwischen den akuten und den chronischen Krankheiten. Bei den akuten Krankheiten fallen die Symptome schnell auf, das Krankheitsbild ist relativ rasch zusammengetragen. Bei den langjährigen chronischen Krankheiten sind die Symptome mühsamer aufzufinden. Deshalb gelten die im folgenden gegebenen Anweisungen nur zum Teil für die akuten Krankheiten.

Symptomenerhebung (§§ 83–104)

Es folgt eine allgemeine Anleitung zur individualisierenden Symtomenerhebung, die vom Arzt Unbefangenheit, gesunde Sinne, Aufmerksamkeit im Beobachten und Treue im Aufzeichnen des Krankheitsbildes verlangt.

Zunächst werden die Symptome vom Patienten selber berichtet, dann schildern die Angehörigen ihre Beobachtungen, auch der Arzt beobachtet den Patienten sorgfältig. Er schreibt alles im gleichen Wortlaut des Patienten nieder, er läßt ihn ausreden, unterbricht nur dann, wenn der Patient abschweift. Jedes Symptom erhält in den Aufzeichnungen eine eigene Zeile, so daß später noch Ergänzungen hinzugefügt werden können. Sind die Symptome vom Patienten und den Angehörigen berichtet, erkundigt sich der Arzt nach weiteren Details. Die Empfindungen werden genau erfragt, dann die Umstände, die zu einer Verschlimmerung oder Verbesserung der Beschwerden führen, die Lokalisation wird exakt festgelegt. Bei dieser Befragung darf der Arzt dem Patienten keine Antwort in den Mund legen, sondern er muß stets offen fragen. Wurden bestimmte Bereiche nicht angesprochen, so sind nun auch diese noch auf eventuelle Symptome zu prüfen. Anschließend fügt der Arzt seine eigenen Beobachtungen an, beispielsweise wie sich der Patient bei der Konsultation verhalten hat, wie die Gesichtsfarbe war, wie die Pupillengröße usw.

Es ist zu unterscheiden, ob sich bestimmte Symptome erst nach Gebrauch anderweitiger Arznei entwickelt haben und welche Beschwerden schon vorher vorhanden waren. Es sollte möglichst das Bild der unverfälschten Krankheit gewonnen werden, denn diese gilt es zu behandeln. Erfordert die Krankheit schnelle Hilfe und fehlt deshalb die Zeit, z. B. durch Absetzen der Medikamente, das reine Krankheitsbild zu sehen, bleibt keine andere Möglichkeit, als die Mischung aus ursprünglicher und arzneibedingter Krankheit zur Grundlage der Arzneiwahl zu machen.

Sowohl bei akuten als auch bei chronischen Krankheiten ist eine eventuelle Ursache sorgfältig zu eruieren. Geschick ist vor allem bei peinlichen Veranlassungen wie Onanie, Ausschweifungen aller Art, häuslichem Unfrieden usw. gefragt. Bei chronischen Erkrankungen ist auf krankheitsunterhaltende Faktoren zu achten, da es diese zu entfernen gilt, um die Genesung zu fördern.

Vorsicht ist bei Patienten geboten, die zur Übertreibung neigen, vor allem bei den sogenannten Hypochondern. Den Gegensatz dazu stellen Patienten dar, die Beschwerden verschweigen, sei es aus Scham, Unverständnis oder anderen Gründen.

Die Erforschung des wahren und vollständigen Symptomenbildes erfordert besondere Umsicht, Bedenklichkeit, Menschenkenntnis, Behutsamkeit und Geduld des Arztes.

In akuten Krankheiten ist die Zusammenstellung der Symptome verhältnismäßig einfach. Die Beschwerden sind erst seit kurzem vorhanden und damit dem Patienten frisch im Gedächtnis.

Auch die epidemischen und sporadischen Krankheiten sind jedesmal in ihrem Symptomenbild neu zu erforschen, gleichgültig, ob es eine ähnliche Krankheit vor einiger Zeit schon einmal gegeben hat. Das charakteristische Bild einer epidemischen Krankheit wird meist erst nach Beobachtung mehrerer Fälle zusammenzutragen sein. Dabei wird das Symptomenbild nicht unbedingt umfassender, aber charakteristischer; die anfangs noch sehr allgemein formulierten Symptome erhalten genauere Bestimmungen und die besonderen, nur wenigen Krankheiten eigenen, Symptome treten deutlicher hervor und bilden das Charakteristische dieser Epidemie. Dann wird eventuell die Auswahl einer homöopathisch noch besser passenden Arznei möglich sein.

Ist die Gesamtheit der die Krankheit auszeichnenden Symptome zusammengetragen, ist die schwerste Arbeit getan. Anschließend können die charakteristischen Symptome herausgearbeitet werden, um eine Arznei zu bestimmen, die eine ihnen ähnliche Symptomatik zu erzeugen fähig ist.

Wirkung der Arzneien (§§ 105–120)

Geht es auf der einen Seite um die Erhebung der Patientensymptomatik, so ist auf der anderen Seite die Erforschung der krankmachenden Kraft der Arzneien wichtig, die Kenntnis aller Symptome, die sie am gesunden Menschen hervorrufen können. Bei gegebener Patientenkrankheit kann dann eine Arznei herausgearbeitet werden, aus deren Symptomensammlung sich eine der Krankheit möglichst ähnliche Symptomenkombination zusammensetzen läßt.

Würden die Arzneien an kranken Menschen geprüft, erhielte man kein reines Symptomenbild, sondern eine Mischung aus Arznei- und Krankheitssymptomatik. Nur an gesunden Menschen also können die Arzneien, in kleinen Gaben verabreicht, in unverfälschter Weise ihre Symptome zeigen.

Da die aus der Literatur bekannten Beschreibungen von Vergiftungserscheinungen nach Einnahme dieser Substanzen in großen Dosierungen (versehentlich, aus Tötungsabsichten usw.) mit den Beobachtungen der gezielten Arzneimittelprüfung an gesunden Menschen in vielen Punkten übereinstimmen, bestätigt dies die Beobachtung, daß die Arzneien nach ewigem Naturgesetz ganz bestimmte Symptome hervorzurufen in der Lage sind, jeder Stoff nach seiner Eigentümlichkeit. Kann man bei den Beschreibungen der oft lebensgefährlichen Effekte der Arzneien nach hohen Dosierungen immer wieder wahrnehmen, daß am Ende der Wirkung ganz entgegengesetzte Reaktionen wie am Anfang zu beobachten sind, so zeigt sich hier wieder das Prinzip von Erst- und Nachwirkung. Bei den geringen Dosierungen der Homöopathie dagegen sind diese Gegenwirkungen fast nie zu spüren. Eine Ausnahme hiervon scheinen nur die narkotischen Arzneien darzustellen, bei denen häufiger Nachwirkungen beobachtbar sind. Ansonsten sind bei den Versuchen mit geringen Arzneimengen ausschließlich Erstwirkungen festzustellen.

Manche Symptome werden in vielen Körpern, manche nur in wenigen hervorgerufen. Die Tatsache, daß die Arzneien bestimmte Symptome nur bei wenigen gesunden Menschen hervorrufen, schließt aber nicht aus, daß sie diese Symptome bei kranken Menschen in jedem Fall erzeugen werden.

Jede Arznei zeigt im menschlichen Körper ganz bestimmte Wirkungen, die keine andere Arznei genauso zu erregen vermag. Diese Wirkungen gilt es genauestens im gesunden Körper zu erforschen. Davon schließlich hängen Leben und Tod, Krankheit und Gesundheit der Menschen ab.

Arzneimittelprüfung am Gesunden (§§ 121–145)

Bei der Prüfung der Arznei am gesunden Körper sind die Dosierungen der Wirkstärke der einzelnen Substanz anzupassen. Die Arzneien müssen bei diesen Versuchen ganz rein und echt und uneingeschränkt wirksam sein. Je nach Arznei ist die geeignetste Einnahmeform zu wählen. Bei einheimischen Pflanzen ist dies der frisch ausgepreßte Saft, mit etwas Weingeist vermischt; ausländische Pflanzen sind als Pulver anzuwenden oder frisch zu einer Tinktur ausgezogen, bei bestimmten Pflanzen ist auch der Aufguß geeignet. Die Arznei muß frei von jeglicher Beimischung sein.

Die Ernährung darf während der Prüfung keine arzneilich wirksamen und somit die Prüfung störenden Elemente enthalten (Kräuter, Kaffee, Branntwein usw.). Die Versuchspersonen müssen zuverlässig sein, sie dürfen sich keinen großen Anstrengungen des Körpers und des Geistes unterziehen, außerdem haben sie sich aller Ausschweifungen zu enthalten. Die Arzneien sind an Männern und Frauen zu prüfen.

Den vollen Reichtum ihrer Kräfte offenbaren Arzneien in der Prüfung am gesunden Menschen allerdings nicht so sehr im rohen Zustand, sondern wenn sie zuvor verdünnt und dann verrieben und verschüttet werden. Dadurch erschließen sich verborgene Bereiche der Arzneien, und ihre Wirkung wird zu unglaublicher Höhe entwickelt.

Da jede Versuchsperson auf jede Arznei unterschiedlich stark reagieren kann, sind die Dosierungen zur Prüfung individuell anzupassen.

Die Unterscheidung in Erst-, Wechsel- und Nachwirkungen ist nicht immer ganz einfach, muß aber so genau wie möglich erfolgen. Treten Prüfsymptome auf, muß sich der Prüfende unterschiedlichen Situationen aussetzen, um die Veränderung des Symptoms dabei zu beobachten. Er muß durch Bewegung des leidenden Körperteils, durch Gehen im Zimmer und in der frischen Luft, durch Sitzen oder Liegen usw. eventuelle Veränderungen beobachten, auch den Einfluß der verschiedenen Tageszeiten. Alle Einflüsse und die dadurch bedingten Veränderungen sind sorgfältig zu notieren. Diese Einzelheiten nämlich sind es, die das Charakteristische eines Symptoms anzeigen.

Da nicht jeder Arzneiprüfer alle Symptome einer Arznei hervorbringt, wird erst durch Prüfung der gleichen Arznei an mehreren Menschen ihr vollständiges Symptomenbild zu erhalten sein.

Um die Erstwirkungen nicht in verwirrender Fülle und Heftigkeit auftreten zu lassen und auch Nachwirkungen möglichst zu vermeiden, ist eine sorgfältige Dosierung bei der Arzneimittelprüfung notwendig.

Alle während einer Prüfung auftretenden Symptome, auch solche, die der Prüfer früher schon einmal gehabt hat, sind als Symptome der Arznei anzusehen. Es werden nämlich nur Symptome hervorgerufen, die Beziehung zur Arznei haben.

Die Ergebnisse der Arzneiprüfung sind präzise zu protokollieren und durch den Prüfungsleiter zu kontrollieren, da von der Korrektheit der Arzneimittelprüfung sehr viel abhängt.

Die beste Arzneiprüfung allerdings ist diejenige, die der Arzt an sich selber durchführt. Zunächst einmal spürt er die große Wirkung der Arzneien ganz unmittelbar, er wird außerdem zu einem guten Beobachter der Arzneiwirkung, eine unentbehrliche Eigenschaft für segensreiches Wirken am Patienten. Ferner wird die Gesundheit des Prüfers durch die Auseinandersetzung mit den Arzneireizen gekräftigt. Sehr schwierig und nur dem Erfahrenen vorbehalten ist die Beobachtung von Arzneisymptomen während der Behandlung eines Kranken mit dieser Arznei.

Ist eine ausreichende Zahl von Arzneien in dieser Weise geprüft und sind alle Beobachtungen sorgfältig zusammengetragen, so liegt eine Materia medica vor, die unverfälschte, reine Wirkungen einfacher Arzneistoffe enthält. Vermutungen, Behauptungen haben darin nichts zu suchen, sondern nur die reine Sprache der Natur. Um für alle in der Welt vorkommenden Krankheiten eine passende homöopathische Arznei zu besitzen, ist ein ansehnlicher Vorrat erforderlich. Aufgrund der großen Menge an Symptomen, die jede Arznei zu erzeugen in der Lage ist, wird allerdings auch kein unendlicher Vorrat an Arzneien benötigt.

Methodik der Arzneiwahl (§§ 146–154)

Wie sind nun diese an gesunden Menschen geprüften Arzneien zur homöopathischen Heilung der natürlichen Krankheiten anzuwenden? Passend ist diejenige Arznei, in deren Reihe ihrer am Gesunden beobachteten Symptome das meiste Ähnliche von der Gesamtheit der Symptome der Krankheit aufgefunden wird. Sie ist für diesen Krankheitsfall das Spezifikum. Wird die Lebenskraft durch Einwirken dieser künstlichen Krankheitspotenz, die die natürliche Krankheit in größtmöglicher Ähnlichkeit nachzuahmen in der Lage ist, in Beschlag genommen – und hierfür reichen die kleinsten Gaben homöopathischer Arznei – so verliert die ursprüngliche Krankheit ihre Macht über sie, sie ist vernichtet. Gelingt dies in akuten Krankheiten nicht selten schon in Stunden, benötigt man in älteren Krankheiten länger, am längsten in den durch unangemessene vorhergehende Behandlung komplizierten Krankheiten, manche sind gar unheilbar. Wenige geringfügige Symptome erfordern nicht immer eine Arznei. Kleine Korrekturen in der Ernährung oder Lebensführung reichen zur Genesung aus.

Je heftiger eine Akutkrankheit abläuft, aus desto mehr und desto auffallenderen Symptomen ist sie zusammengesetzt, so daß sich problemlos eine passende homöopathische Arznei finden läßt, eine Arznei, aus deren einzelnen Symptomen sich ein der Krankheit sehr ähnliches Bild zusammensetzen läßt. Bei der Suche nach der passenden Arznei muß vorrangig auf die charakteristischen Symptome geachtet werden, auf diejenigen, die auffallend, sonderlich, ungewöhnlich und eigenheitlich sind, denn diesen müssen die Symptome der Arznei ganz besonders in Ähnlichkeit entsprechen. Allgemein gehaltene Symptome wie Kopfweh oder Mattigkeit sind für das Aufsuchen der homöopathischen Arznei ungeeignet, da sich solche Symptome bei fast allen Krankheiten und auch Arzneien finden. Enthält das aus der Symptomenreihe einer Arznei zusammengesetzte Gegenbild die charakteristischen Symptome der Krankheit in der größten Zahl und in der größten Ähnlichkeit, so ist diese Arznei für diese Krankheit die homöopathisch passendste.

Reaktionen auf die Arzneigabe (§§ 155–171)

Bei der Anwendung der Arznei am Kranken treten nur die den Krankheitssymptomen entsprechenden Arzneisymptome in Erscheinung, alle übrigen Symptome der Arznei schweigen aufgrund der Kleinheit der Arzneigabe. Besonders in zu großen Dosierungen kann es allerdings kleine ungewohnte Beschwerden geben, die jedoch meist kaum bemerkbar sind.

Auch kann es gleich nach Einnahme der Arznei in akuten Krankheiten bei zu großer Arzneigabe zu einer scheinbaren Verschlimmerung der Krankheit kommen. Es handelt sich hierbei um eine die Ursprungskrankheit an Stärke übersteigende Arzneikrankheit.

Da die Arzneikrankheit geringfügig stärker sein muß, um die natürliche Krankheit auszulöschen, ist mit einer solchen Verschlimmerungsreaktion eine gute Prognose verbunden. Diese Arznei wird somit rasch zur Heilung der Akuterkrankung führen. Aus der Beobachtung, daß selbst kleinste Gaben der homöopathischen Arznei ausreichen, Krankheiten von nicht allzu langer Dauer zu tilgen, wird verständlich, daß auch nur geringfügig zu hohe Arzneigaben zu merkbaren Verschlimmerungen führen, die in dieser Stärke nicht nötig sind. Bei chronischen Krankheiten sollten Verschlimmerungen bei richtiger Anwendung der Arzneien überhaupt nicht mehr vorkommen.

Ist es nicht möglich, eine Arznei herauszufinden, die der Krankheit umfassend in Ähnlichkeit entspricht, muß eine nur teilweise passende Arznei verabreicht werden. Dadurch wird der Verlauf dann allerdings etwas komplizierter. Es können nämlich nur jene Symptome weichen, denen die Arznei in Ähnlichkeit entspricht, außerdem treten durch die mangelnde Homöopathizität neue Symptome auf, die bisher bei der Krankheit nicht zu finden waren. Diese Probleme sind um so geringer, je charakteristischer die wenigen passenden Symptome sind. Wird die Ähnlichkeit aber nur von sehr unspezifischen Symptomen (Übelkeit, Mattigkeit usw.) hergestellt, sind von der Arznei keine gravierenden Vorteile zu erwarten. Kommt es infolge der mangelnden Ähnlichkeit zur Entwicklung neuer Beschwerden, wird eine andere Arznei, die nun auch diesen neuen Symptomen in möglichster Ähnlichkeit entspricht, ausgewählt. Falls erforderlich, kann anschließend nochmals eine andere Arznei verabreicht werden.

Zeigt sich bei der Suche nach der homöo-pathischen Arznei, daß ein Teil der Krankheitssymptome zu einer Arznei paßt, der verbleibende Teil zu einer anderen, so darf nach Verabreichung der ersten nicht ohne erneute Überprüfung der Ähnlichkeitsbeziehung die andere hinterher oder gar beide zeitgleich verordnet werden. Nach Beendigung der Wirkung der ersten Arznei muß je nach aktuellem Symptomenbild sorgfältig die passendste Folgearznei bestimmt werden. Bei chronischen Krankheiten bedarf man ohnehin oft mehrerer nacheinander zu verabreichender Arzneien, immer nach aktueller Symptomenähnlichkeit ausgewählt.

Einseitige Krankheiten (§§ 172–184)

Ein anderes, aber ähnlich geartetes Problem kann darin bestehen, daß die Krankheit symptomenarm ist und dadurch die Auswahl einer gut passenden Arznei erschwert wird. Diese Krankheiten kann man als einseitig bezeichnen, weil nur ein einziges oder wenige Hauptsymptome auffallen. Es handelt sich größtenteils um chronische Krankheiten. Auch bei dieser Symptomenkonstellation wird diejenige Arznei gegeben, die auf die wenigen Symptome noch am besten paßt. Waren diese sehr charakteristisch, so kann dennoch eine sehr gute Mittelwahl getroffen werden, die zur Heilung der Krankheit ausreicht. Meist paßt die Arznei aber nur teilweise. Dann werden sich, wie oben bereits beschrieben, neue Symptome entwickeln, die letztlich aber Symptome der Krankheit sind, bislang jedoch vom Patienten nicht gespürt wurden. Die Arznei hilft also, diese Symptome hervorzulocken, das Krankheitsbild zu vervollständigen und die Auswahl einer Folgearznei zu erleichtern. Hat also die erste Arznei ausgewirkt, muß die Symptomentotalität erneut erhoben und eine dazu homöopathisch passende Arznei erarbeitet werden. Bringt auch diese keine weiteren Fortschritte mehr, wird der Vorgang wiederholt, bis der Patient genesen ist.

(Scheinbare) Lokalkrankheiten (§§ 185–203)

Unter den einseitigen Krankheiten nehmen die sogenannten Lokalkrankheiten eine wichtige Stellung ein. Daß bei einer solchen Erkrankung, die sich durch Veränderungen an äußeren Körperteilen auszeichnet, nur diese Teile affiziert sein sollen, der übrige Körper aber für gesund gehalten wird, ist eine Irrmeinung. Von einer wirklichen Lokalkrankheit ist am ehesten noch dann auszugehen, wenn eine äußere Beschädigung stattgefunden hat. Bei größeren Verletzungen sind allerdings meist auch Reaktionen des Gesamtorganismus zu bemerken. In diesen Situationen wird zu Recht die Chirurgie benötigt. Einrenkungen, Nähte, Stillung von Blutungen, Entfernung von Fremdkörpern u. ä. ist ihre Aufgabe. Für die Reaktionen des Gesamtorganismus infolge solcher Einflüsse wird dann aber wieder die homöopathische Arznei erforderlich werden.

Die verbleibenden vermeintlichen Lokalkrankheiten jedoch haben ihre Ursache in einem inneren Leiden. Sie nur äußerlich zu behandeln, ist unangemessen und schädlich. Eine nur lokale Erkrankung kann ohne Beteiligung des Gesamtorganismus nicht entstehen, zu sehr hängen alle Bereiche miteinander zusammen. Deshalb muß jede Behandlung solcher äußerer Veränderungen auf die Heilung des ganzen Leidens durch Gabe innerlich wirkender Arzneien gerichtet sein. Die Erfahrung bestätigt dies. Die passende innere Arznei beseitigt das Lokalübel ohne jede Anwendung äußerlicher Mittel. Mittels einer Arznei, die auf die Gesamtheit von inneren und äußeren Veränderungen paßt, wird die Krankheit vollständig beseitigt. War sie erst kürzlich entstanden, gelingt dies meist schon durch die erste Gabe.

Weder bei akuten noch bei chronischen Krankheiten mit äußeren Veränderungen ist es sinnvoll, eine Arznei äußerlich anzuwenden, auch nicht die homöopathische, auch nicht parallel zur innerlichen Gabe. Bleibt trotz innerer Arzneianwendung ein Rest eines akuten Lokalsymptoms übrig, zeigt dies eine tieferliegende Störung an, die nach den Regeln der Behandlung einer chronischen Krankheit erfolgen muß.

Die Heilung einer Krankheit scheint manchmal durch gleichzeitige äußerliche Anwendung der homöopathischen Arznei beschleunigt zu werden. Dies hat aber den ganz gravierenden Nachteil, daß durch Verschwinden des Lokalsymptoms ohne Tilgung der Gesamtkrankheit trotzdem der Eindruck erweckt wird, die Krankheit sei geheilt, die Beurteilung des Gesamtzustands wird zumindest deutlich schwieriger. Gleiches gilt für die Beseitigung des Lokalsymptoms mit anderen Maßnahmen (Beizen, Austrocknen, Chirurgie). Bei uncharakteristischen inneren Symtomen kann dann das einzig Charakteristische, nämlich die äußere Veränderung, nicht mehr zur sicheren Wahl des homöopathischen Heilmittels beitragen. Das Verbleiben des Lokalsymptoms bei innerer Behandlung zeigt die noch nicht ausreichende Behandlung der Gesamtkrankheit an; ist es dagegen bei alleiniger innerer Behandlung verschwunden, so ist das ein Zeichen auch für die allgemeine innere Genesung.

Nach Hahnemanns Beobachtungen scheinen bei chronischen Krankheiten, die vom Organismus nicht überwunden werden können, an äußeren Körperteilen Symptome zu entstehen, die das innere Leiden gewissermaßen nach außen ableiten, die innere Krankheit dadurch beschwichtigen, aber natürlich nicht heilen. Das Lokalsymptom ist und bleibt Teil der Gesamtkrankheit. Wird nun das Lokalsymptom durch äußere Maßnahmen vernichtet, wird die Beschwichtigung des inneren Leidens aufgehoben und selbiges wieder intensiviert. Die gewöhnlichen äußerlichen Behandlungsmaßnahmen sind Quelle zahlloser chronischer Krankheiten.

Chronische Krankheiten (§§ 204–209)

Neben den langdauernden Beschwerden, die durch Fehler in der Lebensführung bedingt sind und jenen, die durch unsachgemäße Arzneibehandlung verursacht wurden, machen nach Hahnemanns Ausführungen unter den verbleibenden chronischen Krankheiten diejenigen die größte Gruppe aus, die von den drei Miasmen abhängen, der inneren Syphilis, der inneren Sykosis, ganz besonders aber von der inneren Psora. Deren Lokalsymptome (bei der Psora ist dies der Krätzausschlag) verhüteten den Ausbruch der Gesamtkrankheit. Wurde das Lokalsymptom durch äußere Mittel vertrieben, kam die Krankheit vollständig zum Ausbruch. Die große Menge chronischer Krankheiten, die die Menschen quälen, ist das Resultat. Der homöopathische Arzt behandelt, sofern er den Primärsymptomen dieser Miasmen begegnet – was häufig nicht mehr der Fall ist, da sie äußerlich vernichtet wurden – nur mit innerlichen Arzneien. Gleiches gilt für die nach Vernichtung der Primärsymptome entstandenen Sekundärsymptome. Vor Beginn der Behandlung einer chronischen Krankheit muß also nach venerischen Ansteckungen oder Ansteckung mit „Feigwarzen-Tripper" gefragt werden. Die häufigste Grundursache chronischer Krankheit ist jedoch die Psora. Daneben gibt es Komplizierungen von zwei oder auch allen drei Miasmen. Anschließend sind die vorausgegangenen Behandlungen und deren Folgen zu erkundigen, außerdem Lebensweise und Ernährung, häusliche Verhältnisse und Gemütszustand. Es ist zu überprüfen, ob hierin krankheitserhaltende Faktoren verborgen sind. Dann erfolgt die Erhebung des Symptomenbildes, um die charakteristischen Symptome ausfindig zu machen, nach denen die erste chronische Arznei ermittelt wird.

Gemüts- und Geisteskrankheiten (§§ 210–230)

Den einseitigen Krankheiten zuzurechnen sind die Gemüts- und Geisteskrankheiten, die aber eigentlich keine von den sogenannten Körperkrankheiten abzutrennende Klasse von Krankheiten darstellen, denn auch in den Körperkrankheiten ist der Gemüts- und Geisteszustand verändert. Es kann sogar passieren, daß bei chronisch kranken Patienten ein milder, sanfter Gemützustand angetroffen wird, nach Beseitigung der Krankheit aber ist man über die Veränderung der Gemütsverfassung geradezu erstaunt. Undankbarkeit, Hartherzigkeit, Boshaftigkeit können dann möglicherweise beobachtet werden, eben jene Gemützustände, die den Patienten in ihren gesunden Tagen eigen waren. Veränderungen des Gemützustandes sind in allen Krankheiten, auch den vermeintlichen Körperkrankheiten, in die Symptomentotalität mit aufzunehmen, und zwar als eines der vorzüglichsten Elemente, das bei der Arzneiwahl oft am meisten den Ausschlag gibt.

Dieses Hauptelement aller Krankheiten zeigt sich auch in der Wirkung der Arzneien am gesunden Menschen. Jede Arznei verändert den Gemüts- und Geisteszustand deutlich, jede Arznei in ihrer charakteristischen Weise. Es ist deshalb bei jeder Krankheit, auch bei einer akuten, auf die Gemüts- und Geistesveränderungen zu achten und eine Arznei zu wählen, die diesen Veränderungen homöopathisch entspricht.

Somit ist für die Behandlung der Gemüts- und Geisteskrankheiten wenig Spezielles zu lehren, da sie ebenso wie alle anderen Krankheiten auch durch eine Arznei zu behandeln sind, die ähnliche Gemüts- und Körpersymptome am gesunden Menschen hervorruft.

Die meisten Gemüts- und Geisteskrankheiten sind nach Hahnemann eigentlich Körperkrankheiten, bei denen sich die ohnehin stets vorhandene Veränderung des Gemüts- und Geisteszustandes bei gleichzeitiger Verminderung der Körpersymptomatik bis hin zu der erwähnten Einseitigkeit erhöht. Auch in akuten Krankheiten kann eine solche Verlagerung der Symptomatik von der körperlichen auf die Gemüts- und Geistesebene erfolgen, eventuell sogar sehr rasch, so daß die Körpersymptome kaum noch wahrnehmbar sind. Für diese Krankheiten ist eine homöopathische Arznei auszuwählen, die sowohl die körperliche Symptomatik als auch die Charakteristik der Gemüts- und Geistessymptome berücksichtigt, da die Gesamtkrankheit auszulöschen ist. Die vorausgegangene Körpersymptomatik muß sorgfältig erhoben werden, da sie zwar verdeckt, aber weiterhin vorhanden ist. Zusammen mit der Gemüts- und Geistessymptomatik ergibt sich dann das vollständige Krankheitsbild.

Davon abweichend gibt es die Möglichkeit, daß sich eine Gemütskrankheit plötzlich als akute Problematik zeigt, ausgelöst durch bestimmte Veranlassungen wie Ärger, Schreck usw. Zwar entsteht auch sie meist auf der Basis einer tieferliegenden Störung, aber in dieser akuten Phase ist die Gemütskrankheit nicht sogleich mit einer chronischen Arznei zu behandeln, sondern mit einer solchen, die geeignet ist, den akuten Zustand zu beseitigen. Damit sind diese Patienten jedoch nicht wirklich geheilt. Aus der chronischen Grundkrankheit kann jederzeit erneut eine ähnliche Störung entstehen, deshalb gilt es, die Grunderkrankung zu heilen. Geschieht dies nicht, können zukünftig schon geringfügige Auslöser erneute Anfälle auslösen.

Gemütskrankheiten, die nicht aus Körperkrankheiten entstanden sind, sondern durch Erziehungsfehler, schlechte Angewohnheiten usw., lassen sich durch Gespräche, Zuspruch und ähnliche Maßnahmen häufig ausreichend positiv beeinflussen. Dies ist bei den echten Gemütskrankheiten nicht der Fall, es resultiert sogar eher das Gegenteil. Ergibt sich dieser umgekehrte Weg, daß zuerst die Störung des Gemüts erfolgt, auch z. B. durch Kummer, Kränkung,

Ärger, dann kann sich daraus eventuell eine Störung des körperlichen Zustands entwickeln. Diese Störungen lassen sich, solange der Körper noch nicht allzu angegriffen ist, immer noch durch Maßnahmen wie Gespräche erfolgreich behandeln. Aber auch diese Patienten bedürfen einer anschließenden Behandlung ihrer verdeckten chronischen Grundkrankheit.

Bei den wirklichen Gemütskrankheiten ist auf gleichzeitige Lebensordnung und auf passendes Verhalten der Angehörigen und des Arztes zu achten. Einem wütenden Wahnsinnigen beispielsweise ist Unerschrockenheit und fester Wille entgegenzusetzen. Zurechtweisungen und Schmähungen sind völlig unangemessen, schaden dem Kranken. Wahnsinnige, Wütende und Melancholiker können nicht im Kreise der Familie genesen, sie bedürfen der Behandlung in einer passenden Einrichtung.

Ist die homöopathische Arznei der jeweiligen Gemüts- oder Geisteskrankheit passend angemessen, was bei der unverkennbaren Symptomatik des Gemüts, die als Hauptsymptom vorliegt, leicht zu bewerkstelligen ist, reichen die kleinsten Gaben aus, um deutlichste Besserungen zu erzielen. Gerade im Bereich alter Gemütskrankheiten zeigt die Homöopathie ihre Überlegenheit.

Wechselkrankheiten (§§ 231–244)

Gesondert zu betrachten sind die sogenannten Wechselkrankheiten, das sind die Wechselfieber oder die wechselfieberartig zurückkehrenden fieberlosen Beschwerden und Krankheiten, in denen gleichbleibende krankhafte Zustände in unbestimmten Zeitabständen mit anderen Krankheitszuständen abwechseln. Letztere sind auch als alternierende Krankheiten zu bezeichnen und den chronischen Krankheiten zuzurechnen.

In der Behandlung der sporadischen oder epidemischen Wechselfieber ist darauf zu achten, daß die Wechselzustände

(z.B. Kälte, Hitze, Schweiß) auch von der ausgewählten homöopathischen Arznei hervorgerufen werden können, oder zumindest der stärkste und sonderlichste dieser Wechselzustände (z.B. der Zustand der Kälte mit seinen Nebensymptomen). Ganz besonders aber müssen die Symptome, die sich in der fieberfreien Zeit zeigen, für die Wahl herangezogen werden. Die Arznei sollte kurz nach Beendigung eines Anfalls gegeben werden, nicht kurz vorher. Zu diesem Zeitpunkt nämlich würde zusammen mit der ohnehin ablaufenden Verstärkung der Krankheit die Wirkung der Arznei einsetzen und eine viel zu starke Gegenwirkung des Organismus hervorrufen. Ist der fieberfreie Zwischenraum jedoch sehr kurz, so muß die Arznei schon zum Zeitpunkt des Abklingens des Anfalls gegeben werden. Die Gabe einer passenden Arznei kann das Ausbleiben mehrerer Anfälle bewirken, manchmal sogar schon die Gesundheit vollständig wiederherstellen. Kommt es zu einem erneuten Anfall, muß die Arznei nach dessen Abklingen wiederholt werden, allerdings jedesmal höher potenziert.

Fast jede Arznei bringt in der Prüfung am Gesunden ein eigenes, besonderes Fieber hervor und erregt auch eine Art Wechselfieber mit seinen Wechselzuständen, so daß für jedes der zahlreichen Wechselfieber homöopathische Hilfe möglich ist. Ist dennoch keine vollständige Heilung möglich, kann dies auf den Einfluß einer Sumpfgegend zurückzuführen sein (dann muß eine Änderung des Wohnorts erfolgen) oder es steht eine chronische Krankheit im Hintergrund, die es zu behandeln gilt.

Epidemien von Wechselfiebern haben jeweils einen eigenen Charakter, der durch Zusammentragen aller, den Patienten gemeinsamen, Symptome aufgefunden wird. Dieser weist auf das für die Gesamtheit der Fälle homöopathisch passende Heilmittel hin.

In anderen, bösartigen Fällen von Wechselfieber kann die anfangs gegebene, auf den akuten Zustand passende Arznei ihre

Wirkung verlieren. Hier entwickelt sich die chronische Grunderkrankung, die entsprechende chronische Arzneien erfordert.

Fehlerfreie Lebensordnung befähigt selbst diejenigen, die in Sumpfgegenden wohnen, von Wechselfieber frei zu bleiben oder nur leicht ergriffen zu werden. Kleine Gaben potenzierter Chinarinde beseitigen diese leichten Erscheinungen. Gelingt dies nicht, liegt wiederum eine chronische Grunderkrankung zugrunde, die entsprechend behandelt werden muß.

Richtlinien für die Anwendung der Arzneien (§§ 245–263)

Nach Betrachtung der Verschiedenheit der Krankheiten und deren Bedeutung für die homöopathische Behandlung sollen nun die Arzneien, ihre Anwendungsart und Anweisungen zur Lebensordnung besprochen werden.

Deutliche Besserungen im Befinden des Kranken schließen weiteren Arzneigebrauch aus, vor allem in akuten Krankheiten. Bei chronischen Krankheiten aber, in denen eine langsam sich entfaltende Besserung zu beobachten ist, kann die Arznei in 40–100 Tagen zwar auch ihre Wirkung fortentwickeln. Jedoch liegt dem Arzt wie dem Kranken viel daran, den Heilungsprozeß zu beschleunigen. Dazu muß die Arznei passend gewählt und hoch potenziert sein, in Wasser aufgelöst in kleinen Gaben gereicht werden und in Zeiträumen wiederholt werden, die geeignet sind, die Behandlung so weit wie möglich zu beschleunigen. Jede Gabe muß im Potenzgrad von der vorhergehenden und nachfolgenden etwas abweichen. Durch ein neues Potenzierverfahren ist es jetzt möglich, Arzneien täglich zu wiederholen und zwar, soweit erforderlich, über Monate. Dabei steigt man von den niedrigsten zu höheren Potenzgraden auf. Die Arznei ohne Veränderung ihres Potenzgrades zu wiederholen, ist problematisch. Es entwickeln sich Symptome der Arznei,

die nicht mit der zu heilenden Krankheit in einer Ähnlichkeitsbeziehung stehen. Dies behindert die Heilung.

Zur Krankenbehandlung wird ein Kügelchen der Arznei in einer bestimmten Menge Wasser aufgelöst. Vor jedem Einnehmen wird diese Lösung durch 8–12 Schüttelschläge potenziert, anschließend erhält der Patient ein oder mehrere Löffelchen der Lösung. Als Variante kann das Arzneikügelchen auch in einer kleineren Menge Wasser aufgelöst werden, nach dem jeweiligen Verschütteln wird ein Eßlöffel der Lösung in ein Glas Wasser eingerührt, und hiervon erhält der Patient dann die festgelegte Menge zur Einnahme. Bei sehr empfindlichen Patienten kann eine weitere Verdünnung in einem zweiten oder auch dritten Glas Wasser vorgenommen werden. In chronischen Krankheiten kann die Arznei täglich oder jeden zweiten Tag, in akuten Krankheiten alle 2–6 Stunden, in sehr akuten Krankheiten auch öfter verabreicht werden. Ist in chronischen Krankheiten die Arznei verbraucht und dieselbe Arznei noch angezeigt, wird eine Auflösung eines höheren Potenzgrades in gleicher Weise verabreicht. Solange der Patient Besserung verspürt, wird in dieser Weise fortgefahren. Zeigen sich neue Symptome, ist eine andere, der jetzigen Symptomtotalität homöopathisch angemessene Arznei auszuwählen. Am Ende der Behandlung einer chronischen Krankheit kann sich durch den häufigen Arzneigebrauch eine Verschlimmerung zeigen. Es entsteht der Eindruck, als würde sich die Krankheit wieder verschlechtern. Werden daraufhin die Arzneigaben verkleinert, die Zwischenräume der Wiederholung vergrößert oder aber die Arznei ganz ausgesetzt, so klingen diese Beschwerden wieder ab und die Gesundheit ist endgültig hergestellt.

Zeigen sich während der Arzneiwirkung deutliche neue Symptome, die nicht Bestandteil der zu heilenden Krankheit sind, wird diese Arznei nicht hilfreich sein. Sie muß durch eine neue, homöopathisch passendere ersetzt werden, bei dringenden Fällen auch schon nach Stunden. Ist ansonsten bei sorgfältiger Wahl des homöopathischen Heilmittels keine Besserung auszumachen, ist davon auszugehen, daß krankheitsunterhaltende Faktoren vorhanden sind, die aufgespürt und verändert werden müssen.

Besserungen im Gemütszustand sind sichere Anzeichen der einsetzenden Heilung. Selbst kleinste Änderungen, etwas mehr Gelassenheit oder Zuversicht sind hierfür deutliche Zeichen. Um diesen positiven Entwicklungen schon bald gewahr zu werden, muß die Arznei in möglichst kleinen Gaben verabreicht werden. Sind sie unnötig groß, wirken sie zu heftig, beeinflussen dabei auch Gemüt und Geist in störender Weise. Den Fehler zu großer Gaben begehen vor allem Neulinge der Homöopathie.

Neu aufgetretene Symptome, oder, im Gegenteil, Besserung der ursprünglichen Symptome erlauben dem Arzt eine sichere Beurteilung des Verlaufs, wenngleich einige Patienten zu eindeutigen Schilderungen der Entwicklung nicht fähig sind. Um Sicherheit in der Beurteilung zu haben, sollte man jedes Symptom aus den Aufzeichnungen mit ihnen durchgehen. Sind keine neuen Beschwerden aufgetreten, die alten Symptome zumindest nicht verschlimmert und Gemüt und Geist verbessert, hat die Arznei positive Wirkung. Sind demgegenüber neue Beschwerden aufgetreten, paßt die Arznei nicht.

Lieblingsarzneien darf der Arzt keine haben. Immer muß die homöopathisch angemessene zum Einsatz kommen. Auch darf man Arzneien, die wegen unkorrekter Wahl ihre Wirkung versagten, nicht in Zukunft meiden.

Wegen der Feinheit der homöopathischen Arzneigaben müssen alle übrigen arzneilich wirkenden Dinge gemieden werden, auch in der Ernährung. Sie könnten den arzneilichen Reiz überstimmen. Solche Heilungshindernisse müssen bei chronisch Kranken auch deshalb aufgesucht werden, da sie an der Verursachung der Krankheit häufig mitgewirkt haben. Kaffee, Kräutertee, Liköre, Parfüm, stark duftende Blumen, aus Arzneien zusammengesetzte Zahnpulver, stark gewürzte Speisen sind einige Beipiele. Aber auch eine sitzende Lebensweise in schlechter Zimmerluft, Nachtleben, unnatürliche Wollust, unterdrückter Geschlechtstrieb und viele andere krankheitsverursachende oder unterhaltende Dinge müssen aus der Lebensordnung entfernt und gegebenfalls durch das Gegenteil ersetzt werden, durch Bewegung in frischer Luft, durch gesunde, unarzneiliche Ernährung usw. In sehr akuten Krankheiten dagegen spürt der Kranke selber am besten, wessen er bedarf. Seinen Wünschen beispielsweise nach bestimmten Speisen oder nach der Temperatur des Zimmers sollte nachgekommen werden.

Arzneiherstellung (§§ 264–271)

Der homöopathische Arzt sollte sich jederzeit sicher sein, daß seine Arzneien uneingeschränkt wirksam sind und daß es die richtigen Arzneien sind, um sich auf ihre Heilkraft verlassen zu können.

Substanzen des Tier- und Pflanzenreichs sind in ihrem rohen Zustand am arzneilichsten. Zur Verarbeitung der einheimischen und frisch zu erlangenden Pflanzen wird ihr frisch ausgepreßter Saft sofort mit Weingeist vermischt. Die Arzneikraft des Pflanzensaftes wird auf diese Weise vollständig erhalten. Ausländische Substanzen, die nicht frisch erhältlich sind, sollten nicht in gepulvertem Zustand übernommen werden, sondern roh und ungepulvert.

Zu homöopathischen Heilzwecken werden die inneren, geistartigen Kräfte der Arzneien mit einer bisher unbekannten Methode entwickelt. Erst dadurch werden sie durchdringend wirksam, und Substanzen, die in ihrem rohen Zustand keine arzneiliche Wirkung haben, entwickeln erst durch diese Behandlung, die durch Reiben und Schütteln gekennzeichnet ist, entsprechende Kräfte. Dieser Vorgang wird Dynamisation oder Potenzierung genannt. Es handelt sich also nicht um bloße Verdünnungen. Der Vorgang der Dynamisation läuft folgendermaßen ab: Ein kleiner Teil der zu verarbeitenden Substanz wird mit Milchzucker in mehreren Arbeitsschritten bis zur millionfachen Pulver-Verdünnung verrieben. (Ein Gran Substanz mit dreimal 100 Gran Milchzucker; dreistündiges Reiben.) Hiervon wird 1 Gran Pulver in 500 Tropfen eines Alkohol-Wasser-Gemisches aufgelöst und davon 1 Tropfen in ein Fläschchen gefüllt. Hinzu kommen 100 Tropfen Weingeist. Das zugepfropfte Fläschchen wird mit der Hand 100mal kräftig gegen einen harten und elastischen Körper (z. B. ein mit Leder eingebundenes Buch) geklopft. Hiermit ist der erste Dynamisationsgrad erreicht, mit dem kleine Streukügelchen (aus Stärkemehl und Rohrzucker) befeuchtet werden. Nach dem Trocknen sind sie bei der Aufbewahrung als Potenzgrad I[1] zu kennzeichnen.

Hiervon wird ein Kügelchen zur weiteren Potenzierung verwendet, in gleicher Weise verdünnt und durch Schüttelstöße dynamisiert. Es resultiert der Potenzgrad II. Auf gleiche Weise fährt man fort. Dadurch werden die Arzneisubstanzen in geistartige Arzneikraft verwandelt, denn an sich sind sie für die Sinne nicht mehr wahrnehmbar, aber das arzneilich gewordene Streukügelchen bezeugt ihre Heilsamkeit im kranken Körper.

Einzelgabe und Arzneidosierung (§§ 272–283)

Ein solches Arzneikügelchen kann trocken auf die Zunge gelegt werden und stellt eine der kleinsten Gaben dar. Wird ein Kügelchen aber mit Milchzucker zerquetscht und in Wasser aufgelöst und vor jedem Einnehmen verschüttelt, intensiviert sich die Arzneiwirkung.

Nie darf mehr als eine einzige Arznei auf einmal verwendet werden. Arzneimischungen sind in der Homöopathie nicht erlaubt. Jede einzelne Arznei ist in der Lage, die gewünschte künstliche Krankheit zu erregen. Wozu dann gleichzeitig eine weitere Arznei? Zudem ist es nicht vorauszusehen, wie zwei Arzneien, gleichzeitg gegeben, in ihrer Zusammensetzung auf den menschlichen Körper wirken.

Der Erfolg einer homöopathischen Behandlung hängt nicht nur von der Wahl der richtigen Arznei ab, sondern auch von der richtigen Gabengröße. Zu große Gaben schaden, und zwar um so stärker, je homöopathischer die Arznei ist und je höher die Potenz gewählt wurde. Je homöopathischer eine Arznei gewählt wurde, desto mehr muß die Gabe zu einem für sanfte Hilfe angemessenen Grad verkleinert werden. Dieser ist nur durch Beobachtung der Erregbarkeit des jeweiligen Patienten zu ermitteln. Grundsätzlich zeigt aber die Erfahrung, daß für den Beginn der Behandlung, vor allem bei chronischen Krankheiten, die Arzneigabe nie so klein sein kann, daß sie nicht doch in der Lage ist, eine Kunstkrankheit zu erzeugen, die die natürliche Krankheit ein wenig an Stärke, zumindest in Teilbereichen, übertrifft.

Entwickelt der Patient während der Behandlung nach allmählicher Erhöhung der jeweils durch Schütteln etwas potenzierten Arzneigaben erneut eine oder mehrere seiner ursprünglichen Symptome, so zeigt dies die nahe Heilung an. Deshalb wird die Arznei nun abgesetzt. Vergehen die Beschwerden daraufhin, ist der Patient als geheilt anzusehen. Sollten noch Spuren verbleiben, wird weitere Arznei gegeben.

---

1 Es handelt sich hierbei um Q-Potenzen. Die Herstellung von C-Potenzen wird in der 6. Organonauflage nicht mehr beschrieben.

Zeigt sich zu Beginn der Behandlung, namentlich der chronischen Krankheiten, eine sogenannte homöopathische Verschlimmerung, d.h. eine Verstärkung der Krankheitssymptome des Patienten, ist dies ein eindeutiges Zeichen für zu große Gaben. Der homöopathische Heilkünstler wird auch schon deshalb seine Arznei in möglichst geringen Gaben reichen, um für den Fall unangemessener Arzneiwahl die nachteiligen Auswirkungen der Arzneieinnahme so gering wie möglich zu halten.

Arzneiapplikation (§§ 284–285)

Bei der üblichen Einnahme durch den Mund werden Zunge, Mund und Magen von der Arznei affiziert. Daneben sind aber auch die Nase und die Atmungsorgane für die Einwirkung der Arznei geeignet, wenn an der Arznei gerochen oder sie über den Mund eingeatmet wird. Außerdem ist die gesamte Haut des Körpers für die Arzneiaufnahme geeignet, besonders dann, wenn die Einreibung in die Haut mit der Einnahme verbunden wird. Vor allem bei sehr lange bestehenden Krankheiten ist es hilfreich, die innerlich eingenommene Arznei gleichzeitig an gesunden Hautstellen einreiben zu lassen.

Besondere homöopathische und begleitende nicht-homöopathische Behandlungsformen (§§ 286–291)

Der mineralische Magnet, die Elektrizität und der Galvanismus können homöopathisch-arzneilich angewendet werden. Die Nutzung von Galvanismus und Elektrizität ist allerdings noch zu unsicher. Die Kräfte des Magnets sind demgegenüber bereits in der homöopathischen Arzneimittellehre niedergelegt.

Auch der sogenannte tierische Magnetismus, nach seinem Begründer Mesmer als Mesmerismus bezeichnet, sollte er-

wähnt werden. Eine positive Wirkung ist ebenso dem Massieren zuzuschreiben. Geeignet ist das Massieren für Patienten, die von der chronischen Krankheit zwar im wesentlichen geheilt sind, deren Erholung aber noch Fortschritte bedarf. Bäder in reinem Wasser, lau oder kalt, können in akuten Krankheiten oder in der Rekonvaleszenz chronischer Krankheiten wohltätig sein.

19.6 Zusammenfassung

Die erste Auflage von Hahnemanns Grundlagenwerk, dem „Organon der rationellen Heilkunde", erschien 1810 und trug ab der zweiten Auflage den Namen „Organon der Heilkunst". Die sechste Auflage, noch von Hahnemann vollständig vorbereitet, wurde infolge unterschiedlicher Probleme erst lange nach seinem Tod, nämlich 1921, veröffentlicht. Eine aktuelle textkritische Überarbeitung dieser sechsten Auflage ist die derzeit zuverlässigste Ausgabe.

Das Organon ist eine wissenschaftliche Abhandlung, die die homöopathische Heilkunde umfassend darstellt. Das Werk ist keineswegs nur von historischem Interesse, sondern sein Inhalt hat an Aktualität nichts verloren und ist deshalb jedem Homöopathie-Anfänger als Grundlage seiner Studien zu empfehlen. Eine durch die altertümliche Sprache bedingte anfängliche Barriere schwindet bei Erkennen des Werts dieses Buches schnell.

Der Hauptteil des Organon ist in Paragraphen eingeteilt, die wegen fehlender Überschriften einer auf den ersten Blick nicht zu erkennenden Ordnung folgen. Der erste Teil mit den Paragraphen 1–71 umfaßt die Darstellung theoretischer Grundlagen, der zweite Teil mit den Paragraphen 72–291 wendet sich haupsächlich den praktischen Belangen der Homöopathie zu.

19.7 Weiterführende Literatur

Haehl, R.: Samuel Hahnemann: Sein Leben und Schaffen. Bd. 1 und 2. Leipzig 1922.

Hahnemann, S.: Kleine medizinische Schriften. 2. Nachdr. Heidelberg 1989.

Hahnemann, S.: Organon der rationellen Heilkunde. Nachdr. o.O. und o.J., 1. Aufl. Dresden 1810.

Hahnemann, S.: Organon der Heilkunst. Textkritische Ausgabe der 6. Aufl. Bearbeitet und herausgegeben von *J.M. Schmidt.* Heidelberg 1992.

Hahnemann, S.: Organon der Heilkunst. Standardausg. der 6. Aufl. Herausgegeben von *J.M. Schmidt.* Heidelberg 1999.

Klunker, W.: Titelfrage des Hahnemannschen „Organon". ZKH 36 (1992), S. 91–93.

Tischner, R.: Geschichte der Homöopathie. Nachdr. Wien 1998.

20 Die Wissenschaftlichkeit der Homöopathie
Ansätze zu ihrer philosophischen Grundlegung

Heinz Eppenich

20.1 Die philosophische Grundlage der Homöopathie

Die Philosophie ist nicht nur die höchste aller Wissenschaften, sondern auch die Basis und das Element aller anderen. Ohne Philosophie kann keine Wissenschaft bestehen, sondern sie sinkt zum Handwerk oder wenigstens zur Hülfsdisciplin herab! Vor allem aber die Medicin!
(Samuel Hahnemann, zit. n. Richard Haehl: Samuel Hahnemann: Sein Leben und Schaffen, Bd. 1 [Leipzig 1922], S. 273)

Jede Wissenschaft besitzt als Wissenschaft eine Grundlage, die nicht mit den eigenen wissenschaftlichen Methoden erforscht werden kann. Das Denken beispielsweise eines Naturwissenschaftlers (eines Physikers, eines Chemikers) gründet nicht auf Fakten reinen Beobachtens, sondern auf einer unausgesprochenen Metaphysik seines Gegenstandsgebiets, die sich in einem Weltbild zeigt – eben dem naturwissenschaftlichen –, das alles Seiende quantifizierend bestimmt. Dieser quantifizierende Entwurf leitet zu keiner unvoreingenommenen Beobachtung an, sondern entwickelt Theorien und Paradigmen – die sich immer wieder ändern. Die Beobachtung z. B. eines Physikers beruht nicht einfach auf einer sinnlichen Wahrnehmung, sondern auf einer mathematisierten und theoretisch abstrahierten Vorstellung von „Natur". Die Fakten exakten Beobachtens der Physik sind also nie theoriefrei. Es gibt in der Physik wie in den anderen Naturwissenschaften keine reinen Fakten. Und eine Theorie kann nicht in ihrer Faktizität (Tatsächlichkeit) ausgewiesen werden. Erst recht kann die Physik nichts darüber aussagen, was das Faktische **ist**, sondern nur, wie es gemessen werden kann. Jede Wissenschaft ist daher für die Erhellung ihrer Grundlagen, die sie selbst nicht leisten kann, auf eine denkende Besinnung angewiesen. Diese wäre Sache der Philosophie, deren professionelle Vertreter dieser Aufgabe aber nicht hinreichend nachkommen.

Auch z. B. die „wissenschaftliche" Geschichtsschreibung ist ein „untrennbares Geflecht von Fakten, Hypothesen, Theorien" (Deschner). Wie die naturwissenschaftliche Forschung kann auch die historische Forschung nicht ihr eigenes Wesen erhellen. Aber sie kann wenigstens die historischen Entwicklungen und Zusammenhänge der anderen Wissenschaften und Denksysteme aufzeigen und diese damit relativieren.

In den Lehrbüchern der naturwissenschaftlich-technischen Medizin bleibt das Nachdenken über ihre metaphysischen

Grundüberzeugungen üblicherweise ausgespart. Dies entspricht der strikten Trennung zwischen Philosophie und Medizin, die im 19. Jahrhundert vollzogen wurde. Als Samuel Hahnemann die Homöopathie konstituierte, war diese Trennung noch nicht vollzogen, und in einem Lehrbuch der Homöopathie sollte die denkende Besinnung wenigstens in Ansätzen vermittelt werden, um den immer wieder auftretenden Mißverständnissen entgegenzuwirken. Im Unterschied zur naturwissenschaftlich-technischen Medizin entbehrt die Homöopathie hinsichtlich ihrer eigenen, davon verschiedenen Grundüberzeugungen bisher den Konsens bei ihren Vertretern.

Was Homöopathie ist, kann sie nur von ihr selbst her sehen lassen. Es kann nicht auf etwas anderes zurückgeführt werden.[1] Das Wesen (das Sosein, die Washeit) der Homöopathie läßt sich weder von ihren historischen Erscheinungsformen noch von ihren heutigen vielfach deformierten Gestalten ablesen.

Homöopathie ist Wissenschaft und hat mit den Phänomenen des menschlichen Krankseins zu tun. Um ihren wissenschaftlichen Wesensgrund, aber mehr noch ihren „Gegenstand", den kranken Menschen, zu klären, ist allein ein phänomenologisches Denken adäquat und hinreichend – was weiter unten dargelegt wird –, und zwar das phänomenologische Denken Martin Heideggers (1889–1976), das mit ihm zusammen Medard Boss (1903–1990) der Medizin zugänglich gemacht hat.

Niederschlag fand diese Arbeit in dem profunden Werk „Grundriß der Medizin und der Psychologie" (2. Auflage 1975, 3. unveränderte Auflage 1999). Die vorbereitenden Denkbewegungen zu diesem Grundriß sind dokumentiert in den „Zollikoner Seminare[n]", die Heidegger bei Boss in Zollikon bei Zürich mit Ärzten durchführte. In beiden Büchern ist von der Homöopathie allerdings keine Rede, da sie von beiden Autoren nicht rezipiert wurde.

Die philosophische Grundlegung der Homöopathie hat Hahnemann selbst nicht ausdrücklich vollzogen, obwohl er Ansätze dazu in seinem Organon hinterlassen hat. Diese Ansätze haben zu seiner und in der folgenden Zeit nie die gedankliche Konsistenz erreicht, wie es etwa bei der naturwissenschaftlich-technischen Medizin der Fall ist, die sich bewußt Physik und Chemie samt ihrer unbewußten philosophischen Grundlagen einverleibt hat. Hahnemann konnte für die Homöopathie nicht einfach Physik und Chemie mit ihren Grundlagen übernehmen, denn die Naturwissenschaft mit ihren Grundlagen ist nicht die adäquate Grundlage für eine menschengemäße Medizin. Menschliches Kranksein und Gesundsein sind in Physik und Chemie nicht anzutreffen, können somit keine Gegenstände naturwissenschaftlicher Forschung sein. Die Homöopathie aber ist dem eigentlichen, nicht theoretisch-ideologisch erklügelten Wesen des Menschen adäquat, da sie in ihrem Ansatz von den unmittelbar wahrnehmbaren Phänomenen des Krankseins ausgeht und nicht von ihnen abspringt. Das wirkliche Wesen des Menschen ist das, was sich jeweils am Sein des Menschen von ihm selbst her dem vorurteilsfreien Beobachter zeigt.

Hahnemann war allerdings noch (teilweise) befangen in zeitgenössischen Vorstellungen. Obwohl ein Kind der Aufklärung, konnte er sich – wie auch viele Aufklärer vor ihm – von weltanschaulichen Fixierungen nicht lösen. Wir Heutigen haben gegenüber den Aufklärern des 18. Jahrhunderts den erheblichen Vorteil, aufgeklärter sein zu können; allerdings machen wir von diesem Vorteil verhältnismäßig wenig Gebrauch.

---

1 Vgl. hierzu den auf die chinesische Medizin bezogenen Hinweis von Porkert, der gleichermaßen für die Homöopathie gültig ist: „[...] sie selbst ist der einzige Bewertungsmaßstab für die wissenschaftliche Vertretbarkeit der Methoden und Verfahren, die in ihr vorkommen. Kein Atomphysiker käme heute auf die Idee, seine Spezialdisziplin zur Beurteilung der Physik der Mehrkörpersysteme heranzuziehen. Er würde sich entweder jeglichen Urteils enthalten oder sich zunächst in die für ihn fremdartige Materie einzuarbeiten suchen, bevor er dazu eine Meinung vertritt." (Manfred Porkert: Chinesische Medizin [Düsseldorf und Wien 1986], S. 56 f.)

Das von Hahnemann hinterlassene Vakuum einer ausdrücklichen philosophischen Grundlegung der Homöopathie dürfte der Grund sein für das mehr oder weniger willkürliche Unterlegen der Homöopathie mit wechselnden Philosophemen und wesensfremden Denk- und Wissenschaftssystemen (z. B. wird rekurriert auf Platon, Aristoteles, Thomas von Aquin, Goethe, Swedenborg, die Anthroposophie, die Tiefenpsychologien von Freud und von Jung, die Naturwissenschaft, die Kybernetik). Mit anderen Worten: Hahnemann hat ein Grundlagenvakuum hinterlassen, in das viele mit ihren Meinungen, Ansichten, Vorstellungen – also mit ihrer „verworrenen Subjektivität" (D.T. Suzuki) – hineinkriechen können und davon auch hemmungslos Gebrauch machen.

Die adäquate philosophische Grundlegung der Homöopathie steht noch aus. Die Konzeption von Boss ist konsistent genug, die vorläufige Grundlage der Homöopathie abzugeben.

20.2 Inwiefern ist die Homöopathie eine phänomenologische Medizin?

■ Die Stellung des Phänomens in der homöopathischen Praxis

Beobachtet man unvoreingenommen das Vorgehen des homöopathischen Arztes in der Praxis, so fällt auf, daß er am Leitfaden des Ähnlichkeitsprinzips einen Vergleich vornimmt. Dieser Vergleich bezieht sich auf die Beschreibung der Krankheit durch den Patienten. Dabei wird augenfällig, daß diese Krankheitsbeschreibungen sich ausschließlich auf vom Patienten, vom Arzt und von der Umgebung des Kranken unmittelbar Wahrgenommenes an krankhaften Veränderungen des sonst gesunden Zustands beziehen.

Was unmittelbar der Wahrnehmung evident ist, nennt man bereits seit der antiken Philosophie Phänomene. Dabei ist zu beachten, daß diese Phänomene die unumgängliche Grundlage für alle Erklärungen, Hypothesen und dergleichen bilden; damit sind diese Phänomene auch die unumgängliche Ausgangsgrundlage für jedes wissenschaftliche Forschen und Handeln. Insofern sie sich unmittelbar als das zeigen, was sie sind, d.h. sich in ihrer Seiendheit zeigen, kann man sie als **ontische** Phänomene bezeichnen. Sie sind das, was sie sind, und bedürfen weder eines Beweises noch einer Erklärung im Sinne einer Zurückführung z. B. auf Ursachen oder anderes Seiendes. Jedoch können sie beschrieben werden. In der Tat legt der homöopathische Arzt in der Praxis das ganze Gewicht seines Patientengesprächs auf die möglichst genaue Beobachtung und Beschreibung bestimmter Phänomene. Der Patient beschreibt aber mit diesen Phänomenen nichts anderes als die krankhaften Veränderungen seines gesunden Zustands, an denen er unzweifelhaft leidet. Sie sind sein Leiden und damit die Krankheit selbst, wie sie sich von ihr selbst her zeigt. Dasselbe ist von den Phänomenen des Prüfers bei der Arzneiprüfung zu sagen. Durch die kontrollierte Vergiftung erkrankt der Prüfer an einer Arzneikrankheit, die ebenfalls durch die auftretenden Krankheitsphänomene unmittelbar und evident seiner Wahrnehmung und unter Umständen auch der Wahrnehmung anderer zugänglich wird. Der Vergleich der Patientenkrankheit mit der Arzneikrankheit, der für die Wahl des heilenden Mittels aufgrund des Ähnlichkeitsgesetzes verlangt ist, ist also nichts anderes als der Vergleich von unmittelbar gegebenen ontischen Krankheitsphänomenen, ohne daß diese eines Beweises oder einer Erklärung durch anderes, das selbst etwas nicht Krankhaftes ist, bedürfen.

An dieser Stelle ist eine klare Unterscheidung dieser ontischen Krankheitsphänomene von den sogenannten „Krankheitserscheinungen" der gesamten traditionellen abendländischen Medizin wie auch der naturwissenschaftlich-technischen Medizin nötig. Obwohl beide, Homöopathie und traditionelle Medizin, von Symptomen sprechen, unterscheiden sich diese Symptombegriffe völlig. Dieser **Unterschied zwischen Krankheitsphänomen und Krankheitserscheinung** ist vor allem auch innerhalb der Homöopathie noch keineswegs geläufig.

Symptom als Krankheitsphänomen und Symptom als Krankheitserscheinung werden meist nicht unterschieden, obwohl diese Unterscheidung für das Wesensverständnis der Homöopathie grundlegend ist. Während nämlich für die Homöopathie die Gesamtheit der Patientensymptome die unmittelbar phänomenal gegebene Krankheit selbst ist, versteht die naturwissenschaftlich-technische Medizin unter Symptom als Krankheitserscheinung eben nur eine Erscheinung, d.h. die eigentliche Krankheit teilt sich zwar im Symptom mit, zeigt sich aber selbst nicht. Damit ist das Symptom lediglich eine Verweisung auf die Krankheit selbst, die es zu erforschen gilt. Dazu gehört auch die Vorstellung, daß zwischen der eigentlichen Krankheit und ihren Symptomen eine Kausalbeziehung bestehe, deren Aufklärung für die Heilung der Symptomatik Voraussetzung sei.

In Paragraph 6 seines Organon (6. Auflage) macht Hahnemann den Krankheitsbegriff der Homöopathie deutlich: Die Krankheit ist die Gesamtheit der Symptome; die Symptome sind die Krankheit. Jeder Begriff ist da, wo er Erfahrung transzendiert, d.h. übersteigt, nicht konstituierend für die Homöopathie.

Die Homöopathie orientiert sich also in ihrer Praxis an den Phänomenen. Der **Symptombegriff der Homöopathie**, der ein **Phänomenbegriff** ist, unterscheidet sich wesentlich von der Vorstellung, die die herrschende Medizin mit den Symptomen verbindet.

In der Medizin werden die ontischen Krankheitsphänomene untersucht und behandelt. Die Homöopathie bleibt dabei, springt nicht von ihnen ab. Die Hochschulmedizin hat es auch mit diesen Phänomenen zu tun. Doch sie geht nicht phänomenorientiert, sondern erscheinungsorientiert vor. Diese Medizin beharrt auf naturwissenschaftlichen Suppositionen; sie bleibt nicht bei den (evidenten) Phänomenen, denn sie hat dafür keine Arznei, kein Heilmittel, sondern sie reduziert die ontischen Krankheitsphänomene auf physikalisch-chemische „Ursachen" und behandelt diese.

Für die Homöopathie ist eine methodische Strenge im Denken gefordert, die einen unvoreingenommenen Blick auf die Krankheitsphänomene möglich macht. Bevor diese behandelt werden können, müssen sie angenommen werden.

Heidegger unterscheidet drei Bedeutungen von „annehmen" (Zollikoner Seminare, S. 5–6, 37):
1. Alltäglich: vermuten, erwarten.
2. Als Setzung: „gesetzt (angenommen), daß ..., dann ..." oder „wenn ..., so ..." (Supposition, Voraussetzung, Unterstellung, Hypothese).
3. Als zustimmende Hinnahme (acceptio) von etwas Offenkundigem, als Vernehmen von etwas, das sich mir zuspricht – wenn ich dafür offen genug bin. Also als offenständige Hinnahme dessen, was sich evident zeigt.

Um diese dritte Bedeutung geht es hier. Was evident ist, ist sinnenhaft wahrnehmbar. Das sind die Phänomene.

■ Zur Beziehung zwischen der philosophischen Grundlage der Homöopathie und der philosophischen Phänomenologie

Wir haben gesehen, daß das Phänomen in seiner eindeutigen philosophischen Bestimmtheit als das, was sich von sich selbst her zeigt, als das „Sich-an-ihm-selbst-zeigende", für die Homöopathie eine ausgezeichnete und wesenskonstituierende Stellung einnimmt. Auf der Stufe der homöopathischen Praxis betrachtet, hat die Homöopathie es somit unumgänglich mit echten Phänomenen zu tun, ohne genötigt zu sein, diese Phänomene im allgemeinen in ihrem Sein bestimmen zu müssen, noch diese Phänomene im jeweils Besonderen auszulegen. Insofern ist die Homöopathie **als praktische wissenschaftliche Heilkunst** weder eine philosophische Phänomenologie, noch eine phänomenologische Therapie. Ihr Bezug zur Phänomenologie erschöpft sich in ihrem notwendigen und ständigen Angewiesensein auf Krankheitsphänomene und in der Orientierung ihrer Praxis an denselben. Diesen Bezug nennen wir die **Phänomenorientierung** der Homöopathie.

Die **philosophische Phänomenologie** ist ein von Edmund Husserl (1859–1938) eingeleiteter Aufbruch der Philosophie, indem er die Maxime von Aristoteles „Zu den Sachen selbst" wieder aufgegriffen hat. Husserl verstand „Phänomenologie" als wissenschaftlichen Methodenbegriff schlechthin. So konnte er mit seiner Phänomenologie des „transzendentalen Bewußtseins"[2] eine radikale Neubegründung der Philosophie, die ihrerseits als Fundament der Einzelwissenschaften fungieren sollte, beabsichtigen. Insofern sein Ansatz beim neuzeitlich vorgestellten „Bewußtsein" immer noch die menschliche Subjektivität voraussetzte, war Husserl methodisch nicht radikal genug. Heidegger setzte daher in seinem Hauptwerk „Sein und Zeit" (1927) radikaler am Sein des Menschen als Dasein, d.h. vor so etwas wie „Bewußtsein" und

„Subjekt", bei der primären Offenständigkeit des Menschen für Sein (also beim „Seinsverständnis") an. Auch er verstand Phänomenologie als Methodenbegriff (vgl. Sein und Zeit § 7). Damit ist erstmals neben der unmittelbaren Thematik der Seinsfrage[3] auch die **Möglichkeit einer radikal untheoretischen und somit vorurteilsfreien menschengemäßen Grundlegung der Medizin** und der sogenannten Psychologie eröffnet. Diese vor allen Dingen im ersten Teil von „Sein und Zeit" behandelte sogenannte Daseinsanalytik enthält ausdrücklich oder unausdrücklich die Fragen, die auch eine **phänomenologische, d.h. untheoretische und traditions- und weltanschauungsfreie Grundlegung der Homöopathie** ausmachen.

Der Begriff „Phänomenologie" setzt sich zusammen aus „phainómenon" (= das, was sich von sich her zeigt) und „lógos", das von „légein" abstammt (= sagen, d.h. einen Sachverhalt, so wie er ist, durch eine Aussage sehen lassen). Der Ausdruck „Phänomenologie" heißt somit: etwas, was sich von sich her zeigt, als dieses in der Aussage sehen lassen. Oder mit Heideggers Worten: „Das was sich zeigt, so wie es sich von ihm selbst her zeigt, von ihm selbst her sehen lassen" (Sein und Zeit [Aufl. 1979], S. 34). Daraus geht klar hervor, daß Phänomenologie ein **Methodenbegriff** und keine weltanschauliche Richtung ist. Denn sie beruht auf Evidenzen und nicht auf Vermutungen, Hypothesen, metaphysischen Unterstellungen und religiösen, aus einer transzendenten Dimension stammenden „Offenbarungen".

---

2 Im Unterschied zu „transzendent", womit etwas bezeichnet wird, das über alle Erfahrung hinausgeht, hat das Wort „transzendental" seit Kant die Bedeutung von etwas, das vor jeder Erfahrung (a priori) Erfahrungserkenntnis überhaupt ermöglicht. In der Sprache der Phänomenologie Husserls bedeutet „transzendental": abzielend auf die Aufhellung der Ursprünge und Grundzüge, die das Bewußtsein als Bewußtsein konstituieren.

3 Der homöopathische Arzt, der sich nicht den Kopf zerbrechen mag mit tiefer gehenden ontologischen und Sinnfragen (die „das Sein" und „das Nichts" oder „sein" und „nichts" betreffen), nehme den pointierten Hinweis von Günther Anders entgegen, „daß Wärme wichtiger ist als Sinn; und daß es nicht der Metaphysiker ist, der das letzte Wort behalten darf, sondern nur der Menschenfreund" (Anders: Die Antiquiertheit des Menschen, Bd. 1 [München 1980], S. 231).

Auf der Basis dieser Phänomenologie des menschlichen Daseins begründete Medard Boss seine therapeutische Daseinsanalyse, deren äußerer Rahmen dem der Psychoanalyse Freuds ähnelt. So wie sich die Homöopathie in der Praxis an den therapeutisch relevanten Krankheitsphänomenen der Patienten orientiert, so orientiert sich die Daseinsanalyse ebenfalls in der Praxis zunächst an den relevanten ontischen Krankheitsphänomenen, die sie des weiteren im Unterschied zur Homöopathie in ihrem phänomenalen Bedeutungsgehalt selbst bzw. im Horizont der ontologischen, d.h. seinsbestimmten, Phänomene des Daseins selbst im therapeutischen Miteinander von Patient und Analytiker auslegt.

Erst der Gedankenaustausch von Boss mit Heidegger und die eindringliche Bemühung Heideggers um die Grundfragen der Daseinsanalyse (Zollikoner Seminare) in den 1960er Jahren führten zum Hauptwerk von Boss, der den radikalen phänomenologischen, d.h. daseinsgemäßen Grundriß der Medizin überhaupt vollzog. Seit 1975 hat Will Klunker diesen Grundriß für die Homöopathie erschlossen.

Wenn nun die Homöopathie selbst **eine weltanschaulich-theoretisch voraussetzungslose wissenschaftliche Arzneitherapie** ist, liegt es nahe, daß ihr Grundriß in diesem ebenfalls weltanschauungs- und theoriefreien Grundriß der Medizin als solcher zu suchen ist. Damit wird die Homöopathie zu einer phänomenologischen Medizin, weil sie **auf einem phänomenologischen Grundriß beruht** – wie die naturwissenschaftlich-technische Medizin auf einem naturwissenschaftlichen.

Fassen wir das Ergebnis dieser Ausführungen zusammen, so können wir sagen, daß die Homöopathie als praktische Heilkunst phänomenbezogen und phänomendeskriptiv vorgeht, ihrem Grundriß nach jedoch auf einer hermeneutischen Phänomenologie des Daseins beruht (was im nächsten Kapitel weiter ausgeführt wird). Damit ist sie in praktischer Hinsicht an den

ontischen Phänomenen des Krankseins orientiert, während sie aufgrund ihres Wesens als menschengemäße Therapie von sich her den ontologisch-phänomenologischen Grundriß der Daseinsanalytik fordert. Somit ist die Homöopathie **die daseinsgemäße Arzneitherapie** schlechthin.

20.3 Der Wissenschaftscharakter der Homöopathie

Die Anpassung des Heilenden an das Zuheilende – also „die Sachen selbst" der Arznei an „die Sachen selbst" des Patienten und nicht an Suppositionen – gründet sich auf einer Ähnlichkeitsbeziehung zwischen den Symptomen der Arzneimittelprüfungen und den Patientensymptomen. Die Heilung aufgrund der Ähnlichkeitsbeziehung erhob Hahnemann in den Rang eines Naturgesetzes. Jedes Prinzip ist einer Wissenschaft a priori vorangestellt[4], somit das Ähnlichkeitsprinzip der Homöopathie.

---

4 Eine Wissenschaft besteht üblicherweise aus deduktiv miteinander verknüpften Prinzipien, die ein System bilden. Wie sie solche Systeme verändern und welche Dynamik damit die Wissenschaftsgeschichte bekommt, ist beschrieben in Thomas S. Kuhn: Die Struktur wissenschaftlicher Revolutionen (Frankfurt a.M. 1976). Der seitdem häufig benutzte Begriff „Paradigmawechsel" nimmt in diesem Buch eine zentrale Stellung ein. Innerhalb der Naturwissenschaften vollzieht sich von Zeit zu Zeit ein sogenannter Paradigmawechsel. Ein Paradigma ist als eine weltbildprägende Leitidee innerhalb eines „disziplinären Systems" definiert und wird von allen Mitgliedern einer wissenschaftlichen Gemeinschaft geteilt (so wie umgekehrt per definitionem eine wissenschaftliche Gemeinschaft aus Menschen besteht, denen ein Paradigma gemeinsam ist). Bei einem Paradigmawechsel wird ein Realitätskonzept durch ein anderes Realitätskonzept ausgewechselt. Die Homöopathie fällt nicht unter einen naturwissenschaftlichen Natur- und Wissenschaftsentwurf, sondern ist eine Praxis, die mit „tatsächlich" gegebenen Phänomenen des Krankseins (Prüfer, Patient) zu tun hat. Folglich ist es unsinnig zu sagen, die Homöopathie sei ein anderes Paradigma gegenüber der sich als naturwissenschaftlich verstehenden – oder sich zumindest der Naturwissenschaften bedienenden – allopathischen Arzneitherapie. **Die Homöopathie ist nicht Teil eines Wissenschaftssystems, in dem Paradigmen wechseln.**

Aufgrund der Arzneimittelprüfungen (AMP) geht das Wissen um das Heilende der Arzneien der therapeutischen Behandlung voraus. (Die Frage nach der sicheren Anwendbarkeit der AMP-Symptome, die mit deren klinischer Verifikation zusammenhängt, wodurch echte AMP-Symptome von falsch positiven unterschieden werden, ist eine rein methodologische und keine grundsätzliche und soll deshalb hier nicht behandelt werden.) Der **Vorausentwurf des Heilenden** (der Arznei) durch die AMP aufgrund des Ähnlichkeitssatzes, der die Erfüllung notwendiger Bedingungen fordert, gibt eine (homöopathieimmanente) **Heilungssicherheit für den Einzelfall.** Dagegen kann die sogenannte Doppelblindprüfung allopathischer, d.h. nicht nach dem Ähnlichkeitsprinzip eingesetzter, Medikamente nur eine Wahrscheinlichkeit im nachhinein (und keine Gewißheit) für ein Kollektiv (nicht für den Einzelfall) ermitteln; insofern bleibt die Allopathie eine bloße Erfahrungsheilkunde. Die Art statistischer Aufweise (nicht Beweise!) ist die reine Quantifizierung einer Behandlung; doch ist Krankheit als **Privation** – als Einschränkung in der Befindlichkeit und im Weltbezug des kranken Menschen, als Beraubung seiner (ontisch zur Verfügung stehenden) Seinsmöglichkeiten – **kein quantitatives Problem.** Abgesehen davon, daß es nicht Hahnemanns Anliegen ist, den Kranken als Experimentiergegenstand in das Blickfeld des Arztes treten zu lassen, sind AMP und Doppelblindprüfungen inkommensurabel. Da die allopathische Pharmakotherapie keine Gesetzlichkeit hat, muß sie einen (statistischen) Wahrscheinlichkeitsaufweis liefern. Die naturwissenschaftlich fundierte Technik (z. B. Eisenbahn) braucht dies aufgrund ihrer Gesetzlichkeit ebensowenig wie die Homöopathie.

Wissenschaftshistorisch betrachtet steht Hahnemann hinsichtlich der Suche nach einer sicheren Grundlage in der impliziten Nachfolge von Descartes.[5] René Descartes (1596–1650) wollte weg vom unsicheren Feld der Wahrscheinlichkeiten und hin zum festen Boden von Gewißheiten, die im Wissen, nicht im Glauben systematisch herzustellen wären. Er war auch entschlossen, „die noch übrige Zeit meines Lebens bloß darauf zu verwenden, nur einige Naturkenntnisse der Art zu erwerben, daß sich daraus gewisse Regeln für die Medizin gewinnen lassen, als die man bis jetzt gehabt".[6] Er kann als der metaphysische Begründer der naturwissenschaftlichen Medizin angesehen werden. Er wollte die Medizin als moderne Naturwissenschaft konstituieren, ausgehend von der Res extensa (dem ausgedehnten Ding), von der die Res cogitans (das denkende, sich seiner selbst bewußte Ding) unterschieden und als weitgehend unabhängig postuliert ist.[7] Diese Ontologie, mit der Descartes die neuzeitliche Metaphysik eröffnete und damit den im Christentum hervorgetretenen Vorrang der Subjektivität modifiziert auf die

---

5 Hahnemann steht weniger in der Nachfolge von magischen oder rein empirischen oder spekulativ arbeitenden Ärzten, die zwar eine wie auch immer geartete Ähnlichkeitsbeziehung herstellten, denen aber ein sicheres, wissenschaftliches Fundament fehlte und die auch nie danach strebten (genannt werden immer wieder Hippokrates und Paracelsus). Wenn heutige Homöopathen in das der Homöopathie zugrundeliegende Ähnlichkeitsprinzip eine kosmische Dimension und Weltdeutung hineinlegen, so fallen sie damit weiter in die philosophiegeschichtlich zu Ende gekommene Metaphysik zurück als die metaphysische Verankerung jeder naturgesetzlichen Bestimmung.

6 Descartes: Discours de la méthode pour bien conduire sa raison et chercher la vérité dans les sciences (1637); zit. n. d. dt. Ausgabe: Abhandlung über die Methode des richtigen Vernunftgebrauchs und der wissenschaftlichen Wahrheitsforschung (Stuttgart 1995), S. 72.

7 René Descartes: Meditationes de Prima Philosophia/ Meditationen über die Erste Philosophie (Stuttgart 1996), sechste Meditation. Im Unterschied zu den nachfolgenden Rationalisten litt aber Descartes am Zwiespalt von Körper und Geist; vorwegnehmend für den rationalisierenden Diskurs der Moderne mußte er exemplarisch am eigenen Leib die Entfremdung eines vom Körper abstrahierenden Denkens erleiden (siehe Manfred Pohlen und Margarethe Bautz-Holzherr: Eine andere Aufklärung: Das Freudsche Subjekt in der Analyse [Frankfurt a.M. 1991], S. 418).

Spitze trieb[8], verengt den Menschen in seinem Selbstverständnis auf eine subjektive Innerlichkeit, verflacht die Welt zum „Weltbild" und verschrumpft das Sein der Natur auf deren rein äußeres Maß, nämlich das Ausgedehntsein, also auf einen konstruierten physikalischen Zusammenhang. Dies wurde in der Folgezeit zur maßgeblichen Formulierung.[9] Die Reduktion sinnlicher Wirklichkeiten auf mathematisierte Abstraktionen wurde weltbeherrschend. Der rationalisierende Diskurs der Moderne ist gekennzeichnet durch einen zunehmenden Verlust an sinnlicher Anschauung und menschlicher Wärme.

Zur Wissenschaft im neuzeitlichen Sinne gehört aber nicht nur die Naturwissenschaft, sondern auch die Homöopathie: Wissenschaftliche Technik (z. B. Eisenbahn) und wissenschaftliche Heilung (Homöopathie) stehen durch ihre **Voraussagbarkeit** in stringenter Parallelität zueinander. Die Homöopathie ist die von der neuzeitlichen Wissenschaft eingeforderte Arzneiheilmethode. So kann Ekkehard Fräntzki sagen: „Die Ähnlichkeitsregel ist ein Gesetz, das dem geschichtlichen Wesen der neuzeitlichen Wahrheit [als Gewißheit] entspringt und in diese gehört."[10] Mit der Benennung der geschichtlichen Wurzel der Homöopathie im neuzeitli-

chen Begriff eines **apriorisch gewissen Wissens** ist die naturgesetzliche Bestimmung der wissenschaftlichen Heilkunst Hahnemanns im metaphysikgeschichtlichen Kontext kritisch auf den Punkt gebracht.

Was der Metaphysiker Descartes nicht sehen konnte, hat aber der Homöopath Hahnemann mit seiner Fähigkeit zur Vorurteilsüberlegenheit[11] verstanden: **daß der kranke Mensch sich nicht auf die Res extensa (seinen chemisch-physikalischen Körper) reduzieren läßt, um ihn zu heilen.** Da die Symptome nicht exakt meßbar sind, muß eine andere Methode als die naturwissenschaftliche herangezogen werden; statt von quantifizierbaren Größen muß von den unbestreitbaren Phänomenen ausgegangen werden. Die privativen Existenzphänomene (Krankheitsphänomene) für heilungswissenschaftliche Zwecke können ebenso präzise beobachtet werden wie die „Natur" für technische Zwecke.

Die Naturwissenschaft ist etwas ganz Abgespaltenes vom Wesen des Menschen. Den Menschen als Körperliches zu vergegenständlichen und in Schichten zu zerlegen sind nur Hypostasierungen (im Sinne Kants). Der Mensch ist keine cartesische Res cogitans, kein alleiniges Subjekt, dem die Res extensae als bloße meß- und berechenbare Naturobjekte gegenüberstehen – auch wenn auf der Grundlage dieses metaphysischen Entwurfs und infolge der subjektivistischen Hybris die globalen „Machenschaften der Menschentümer" (Heidegger) real geworden sind. Statt die Welt, die nur und einzig ist, was sie ist, zu vernehmen (offen-

---

8   Vgl. Walter Schulz: Subjektivität im nachmetaphysischen Zeitalter (Pfullingen 1992), S. 24.

9   Kah Kyung Cho: Bewußtsein und Natursein: Phänomenologischer West-Ost-Diwan (Freiburg/ München 1987), S. 84 und 284. Der possessive Subjektivismus und die neuzeitlichen Machenschaften mit ihrer totalen Vernutzung der Natur einschließlich des Menschen finden bereits bei Descartes in Übereinstimmung mit Francis Bacon ihren prägnanten Ausdruck im Postulat, die „uns umgebenden Körper [...] zu allem möglichen Gebrauch zu verwerten und uns auf diese Weise zu Herrn und Eigentümern der Natur zu machen" (Discours, dt. Ausgabe [Stuttgart 1995], S. 58). „Alles Seiende wird vom Menschen-Subjekt nur als ‚Objekt' wahrgenommen, es darf nur im Horizont eigenen Vorstellens und Entwerfens erscheinen" (Martin Dornberg: Gewalt und Subjekt: Eine kritische Untersuchung zum Subjektbegriff in der Philosophie J.P. Sartres [Würzburg 1989], S. 243).

10 Ekkehard Fräntzki: Die Idee der Wissenschaft bei Samuel Hahnemann. ZKH 18 (1974), S. 225–234; ZKH 19 (1975), S. 11–22, Zitat auf S. 21.

11 Keine Wissenschaft ist vorurteilsfrei. „Vorurteilsüberlegenheit" aber heißt, frei zu sein „für die Möglichkeit, im entscheidenden Moment aus der Auseinandersetzung mit einer Sache heraus ein [naturwissenschaftliches, theologisches, psychologisches, esoterisches oder ein anderes] Vorurteil aufzugeben. Das ist die Existenzform des wissenschaftlichen Menschen." (Martin Heidegger: Einführung in die phänomenologische Forschung [Frankfurt a.M. 1994], S. 2.) Die Vorurteilsüberlegenheit muß immer wieder eingeübt werden, sie ergibt sich nicht von selbst.

ständig hinzunehmen), entwirft das in sich eingeschlossene Bewußtsein des objektivierenden Subjekts (die Res cogitans) eine „Weltanschauung", ein „Weltbild".[12] Fragwürdig geworden ist auch der metaphysische Entwurf des Menschen als Animal rationale[13]; vielmehr ist der Mensch ein Lebewesen mit Sprache, das Seinsverständnis hat[14] (insofern ist der „intelligente" Orang-Utan dem „intelligenten" Kraken trotz größerer evolutionsgeschichtlicher, genetischer, anatomischer und physiologischer Unterschiede wesentlich ähnlicher als dem Menschen). Die offenständige Hinnahme der anschaulich vergegenwärtigenden Sprache von Boss und Heidegger anstelle der überlieferten Sprache der Metaphysik kann uns helfen, das zu sehen, was in der Sprache der Metaphysik das „Wesen" des Menschen genannt wird: Der Mensch ist **Existenz**, deren Grundzug das **Da-sein** ist. Das menschliche Da-sein ist nicht einfach nur ein Dasein in der geläufigen Bedeutung von Anwesenheit (wie z. B. ein Tisch anwesend ist), sondern ist ein Sein von „Da". Dieses „Da" nennt den Offenheitsbereich, in den hinein sich dem Da-sein alles Anwesende mit seinen Bedeutsamkeiten und Verweisungszusammenhängen zuspricht. Das Wesen des Menschen ist die **Offenheit zur Welt** hin.

Mensch-sein **ist** ein Offenständig-sein. Als Existenz („Ek-sistenz"), d.h. als das Ausstehen und Offenhalten eines Weltbereichs von Vernehmen-können, ist der Mensch **Mitmensch** (im Vollzug seines primären **Mit-seins**). „Als Mitsein ‚ist' daher das Dasein wesenhaft umwillen Anderer. Das muß als existenziale Wesensaussage verstanden werden. Auch wenn das jeweilige faktische Dasein sich an andere *nicht* kehrt, ihrer unbedürftig zu sein vermeint, oder aber sie entbehrt, *ist* es in der Weise des Mitseins." (Heidegger: Sein und Zeit, S. 123.) Alleinsein und Teilnahme bilden immer eine untrennbare Einheit; jeder Mensch ist „gleichzeitig *mit andern allein*" (Batchelor).[15] Da-sein heißt also: das „Da" sein, diesen Bereich von Weltoffenheit sein, „ihn existieren, auf unserem Lebensweg ausstehen, gemeinsam und einsam zugleich" (Padrutt)[16]. Die Weite oder Enge dieser Weltoffenständigkeit wird dadurch bestimmt, daß menschliches Existieren immer schon so oder anders **gestimmt** ist. Der Mensch ist, was er ist, in einem umfassenden Sinne immer auch **leiblich**: er leibt. Als Leib wird (mit Boss, Heidegger folgend) der Körper nicht mehr gegenständlich verabsolutiert, sondern als Vollzug gedacht, als ein Angesprochen-sein in einem Weltbezug, adäquat dem menschlichen In-der-Welt-sein[17], dem sich aus der Offenheit der Welt her etwas zuspricht. Der Mensch als ein lebendiges, leibendes Existieren (gemäß der alten deutschen Redewendung: „wie er leibt und lebt") ist entgegen der von Platon abendländisch inaugurierten und von Descartes modifizierten

---

12 Der Begriff „Weltanschauung" muß aber nicht auf das „Weltbild" im neuzeitlichen, subjektivistischen Sinne beschränkt bleiben, sondern kann durchaus auch für ältere religiöse und magische Vorstellungen angewendet werden.

13 „Die Metaphysik denkt den Menschen von der animalitas her und denkt nicht zu seiner humanitas hin" (Heidegger: Wegmarken [Frankfurt a.M. 1978], S. 321). Diese Humanitas ist nicht zu verwechseln mit der „humanistischen" Anmaßung des vernunftbegabten Subjekts und seiner verachtenden Selbstüberhebung über alles Tierische ohne Vernunft.

14 Damit bleiben wir noch im Horizont abendländischen Philosophierens. Bei allen Ansätzen Heideggers der „Verwindung der Metaphysik" weist Kah Kyung Cho (mit Laotse im Sinn) auf die **dringende Notwendigkeit** der sachlichen Konfrontation zwischen dem **alten** Osten und dem modernen Aspekt europäischer Philosophie hin (a.a.O., S. 88 und 102). Zum Ost-West-Dialog vgl. auch Willfred Hartig: Die Lehre des Buddha und Heidegger: Beiträge zum Ost-West-Dialog des Denkens im 20. Jahrhundert (Konstanz 1997).

15 Stephen Batchelor: Mit andern allein: Eine existentialistische Annäherung an den Buddhismus (Zürich und München 1992), S. 91.

16 Hanspeter Padrutt: Und sie bewegt sich doch nicht: Parmenides im epochalen Winter (Zürich 1991), S. 288 f.

17 Die Formel „In-der-Welt-sein" („being in the world") findet sich bereits bei Kakuzo Okakura (The Book of Tea, 1906), der erwähnt, daß chinesische Historiker vom Taoismus immer als von der „Kunst des In-der-Welt-seins" gesprochen haben. Den Hinweis auf diese Vorwegnahme der Formulierung Heideggers verdanke ich Frau Yoshiko Oshima.

Geist-Körper- bzw. Seele-Körper-Dualität **nicht** komponiert aus verschiedenen Substanzen wie „Körper" (den Corpus der Anatomen, Descartes' Maschine), „Geist" und „Seele"[18] (letztere wurde mit verschiedenen Bedeutungen versehen und als „Psyche"[19] in weitere Substanzen aufgeteilt). Der lebendige Leib des Menschen ist auch nicht zusammengesetzt aus zwei so grundverschiedenen

Dingen wie eine von Vitalisten und Neo-Vitalisten postulierte „Lebenskraft" einerseits, die nicht naturwissenschaftlich erfaßbar ist, und eine leblose chemophysikalische Substanz andererseits. Was am Menschen gesehen werden kann, sind unmittelbare Seinsphänomene, Seinsverhaltungen, die nicht unter das kategoriale System der Metaphysik fallen. Von daher erweisen sich die **krankhaften Phänomene** des Patienten als **Privationen im faktischen Existieren jener gleichursprünglichen Seinsbestimmungen**, zu denen Medard Boss „das Frei- und Offen-sein, das Räumlich-sein und Zeitlich-sein, das Miteinander-sein in einer gemeinsamen Welt, sein Gestimmt-sein und seine Geschichtlichkeit, sein Leiblich-sein und sein Sterblich-sein" als die medizinisch bedeutsamen Wesenszüge des menschlichen In-der-Welt-seins zählt.[20] Nach Boss vermag dieses „Gefüge der für die Medizin bedeutsamsten Wesenszüge des Mensch-seins die Leere der heute besonders viel berufenen Begriffe einer Ganzheits-Medizin und einer Körper-Seele-Geist-Einheit mit streng gedachten *konkreten* Bestimmungen des Mensch-seins zu füllen" (Grundriß, S. 319).[21] Das Verstehen des Menschen als Da-sein,

---

18 Zur kritischen Auseinandersetzung mit dem Konzept einer „Seele" über den beengten platonisch-christlichen Horizont hinaus siehe Marianne Wachs: Seele oder Nicht-Ich: Von der frühvedischen Auseinandersetzung mit Tod und Unsterblichkeit zur Nicht-Ich-Lehre des Theravāda-Buddhismus (Frankfurt a.M. 1998). Bereits seit dem geschichtlichen Anfang des abendländischen Philosophierens, „des Denkens also, aus dem die wissenschaftlich-technische Weltauslegung hervorgegangen ist, in deren Bannkreis wir heute zu leben haben" (Volkmann-Schluck), sind mit der Anattā-Lehre des Buddha (Nicht-Ich-Lehre bzw. Lehre von der Selbst- und Substanzlosigkeit), die bereits 2500 Jahre vor Heideggers Daseinsanalytik aus der vorurteilsfreien bzw. vorurteilsüberlegenen Analyse der empirischen Wirklichkeit des Menschen hervorging, die (altindischen) vedischen Spekulationen und mit ihnen vorab auch schon die Spekulationen abendländischer Philosophen aufgehoben (62 Arten von Theoretikern werden bereits in einer überlieferten Lehrrede des Buddha kritisiert). Zur detaillierten Analyse wird der Mensch zwar methodisch in einzelne Bestandteile zerlegt, die aber – im Unterschied zu den späteren metaphysischen Entwürfen des Abendlands – in ständiger Dynamik ihren Charakter wechseln und in einem Beziehungsgeflecht aufgehen (Wachs, S. 237), somit bloß abstrakte Klassifikationen bilden und keinen realen Bestand haben (Phramaha Prayoon Mererk: Selflessness in Sartre's Existentialism and Early Buddhism [Bangkok 1988], S. 106). Zur Methodologie siehe Nyānaponika: Geistestraining durch Achtsamkeit: Die buddhistische Satipatthāna-Methode (Konstanz 1979).

19 „Aber wir treiben schon lange eine Psychologie ohne Psyche; wir haben für unsere inneren Vorgänge kein Organ", konstatiert der Sprachkritiker Fritz Mauthner (1849–1923), der der substantivischen Welt illusionären Charakter zuschreibt (Sprache und Leben [Salzburg und Wien 1986], S. 102). Der Begriff „Psyche" findet sich in völlig anderer Bedeutung als in der modernen Psychologie bereits bei Homer, also in vorplatonischer Zeit. Heute gängige Termini der Psychotherapeutischen Medizin sind für nichtmetaphysisch denkende Psychotherapeuten sprachkonventionelle Begriffe und gedankliche Konstruktionen, die keine festen, autonomen Entitäten bezeichnen, sondern nur für kontextuelle Klassifizierungen verwendet werden (um sich z.B. mit theorie- und begriffsgläubigen Fachkollegen verständigen zu können, besonders wenn es sich um Gutachter der Kostenträger handelt, deren Macht der Therapeut unterworfen ist).

20 Ob und wieweit das Sein der Habenichtse und Hungernden vor allem in den armen Ländern, seien es Verelendete im allgemeinen, Flüchtlinge im speziellen, ein „In-der-Welt-sein" genannt werden kann und nicht statt dessen ein „Außerhalb-bleiben" ist, ein „Zur-Welt-nicht-zugelassen-worden-sein" bzw. ein „Nicht-in-der-Welt-ankommen-können", ist ein ernstzunehmender Einwand (den ich von Günther Anders aufgreife), der aber der Formel des „In-der-Welt-seins" nicht widerlegt, da er das Privationsphänomen (die Beraubung der Seinsmöglichkeiten) unberücksichtigt läßt. Der Zukurzgekommene existiert im Entzug von möglichen Weltbezügen, also mit hohem Privationsanteil. Diese Privation ist selbstverständlich nicht mehr bloß als Krankheit definiert, die arzneilich zu behandeln wäre.

21 25 Jahre später ist der Hinweis von Boss auf die begriffliche Leere einer „Ganzheitsmedizin" immer noch aktuell. Folgendes Beispiel mag dies verdeutlichen: „Daß eine „durch die Quantentheorie ermöglichte neue philosophische Sicht der Subjekt-Objekt-Beziehung" zur naturwissenschaftlichen „Überwindung des Descartesschen Dualismus von Subjekt und Objekt" – „von Seele und Leib" (sic!) – führt, wie

dessen Mitgefühl (und damit der verstehend-einfühlende Zugang des Arztes zum Patienten) nichts von seiner wesensmäßigen Offenheit Getrenntes ist, impliziert ein (nachmetaphysisches) Ethos der Bescheidenheit, der Gelassenheit, des Schonens. Diese ethische Haltung ergibt sich nicht aus der naturwissenschaftlichen – messenden, berechnenden – Vergegenständlichung.

Die vorausgegangenen Sätze sind keine dogmatischen Lehrsätze (einer Wesensbestimmung des Menschen), die zu „pauken" oder zu „diskutieren" wären, sondern sie sind vielmehr klärende Hinweise, die der Gewinnung eigener Einsichten dienen sollen, anstatt die Sache, um die es hier geht, ins Gerede zu ziehen und dabei zu verlieren.

Das Wesen des Menschen als Da-sein, als ein Offenstehen für die Welt, ist also nicht etwas, das (europäisch-metaphysisch) durch ein gesetztes Ich-Subjekt begreifend konstituiert wird, sondern das sich von ihm selbst her zeigt und von dem unbefangenen, d.h. nicht ichbefangenen, Beobachter wahrgenommen werden kann.

Somit dürfte auch klar geworden sein, daß das oben skizzierte daseinsanalytisch-phänomenologische Verstehen des Menschen weder auf der naturwissenschaftlichen Evolutionslehre noch auf einem theozentrischen Schöpfungsdogma basiert.

Eine sichere Heilmethode kann nicht von modisch wechselnden Auffassungen über den Menschen abhängig sein. Der verbreitete Stolz, „voll im Trend" zu liegen, ist genau besehen Ausdruck einer Unsicherheit. Die herrschende Medizin, die ständig ihre Theorien wie Moden ändert, verfehlt als Naturwissenschaft ihren „Gegenstand": den kranken Menschen. Erfolge hat diese Medizin deshalb, weil der kranke Mensch als vergegenständlichtes Körperding sich stofflich zum Teil von ihren Theorien erfassen läßt und, in der Sprache der Physik, für bestimmte Manipulationen ausreichend determiniert ist; so kann er in der dieser Medizin adäquaten Sprache medikamentös „eingestellt" (wie eine Maschine justiert) werden.[22]

Es geht hier nicht darum, Nutzen und Erfolge der statistisch berechenbaren Manipulationen der sich als naturwissenschaftlich verstehenden Medizin mit ihrer Pharmakotherapie zu bestreiten; es geht vielmehr um die Selbstbehauptung der Homöopathie **gegen den wissenschaftlichen Alleingeltungsanspruch dieser Medizin.**

Diese Medizin kann erfolgreich pallieren, substituieren, Krankheitserreger abtöten (und auch Arzneikrankheiten erzeugen). Aber kann sie heilen? Die naturwissenschaftliche Forschungsmethode, nämlich das Messen und Verrechnen von Quantitäten, hat von der herrschenden Medizin ganz Besitz ergriffen, aber nur in ihrem methodischen Vorgehen, nicht in ihrer voraussagbaren Gewißheit des Heilens – wie z. B. die Chemie präzise Voraussagen treffen kann. Weil in der quantifizierenden Betrachtungweise das Phänomen als Phänomen unbestimmt bleibt, behilft sich die quantifizierende Medizin mit den Mitteln der Vor- und Unterstellung, auf die sie von den Phänomenen abspringt. Das gleiche gilt für die Kybernetik, deren Gesetzlichkeiten innerhalb der Dimension der naturwissenschaftlichen Be-

---

der Physiker Carl Friedrich von Weizsäcker im Deutschen Ärzteblatt zusammen mit einem Professor für Arbeits- und Sozialmedizin behauptet (Deutsches Ärzteblatt 97, Heft 4, 28. Januar 2000), ist zwar eine dem Ärzteblatt adäquate Aussage, aber keine plausible (wie gerade der medizinische Teil des Artikels deutlich macht). Die Redewendungen des Ärzteblatt-Artikels entstammen alle dem dualen Vorstellen. Ein angemessenes Verständnis menschlichen Existierens kann die Physik wie die naturwissenschaftlich vorgehende Medizin mitsamt den ihr möglichen Theorien nicht erbringen!

22 „Wo aber Krankheitsursachen in der Unbestimmtheit verdämmern und die Hypothese von der Gleichartigkeit des Substrats [alle Lebern, alle Nieren, alle Mägen, alle Herzen, alle Nerven sind gleich] nicht aufrechterhalten werden kann, versagt die [naturwissenschaftlich-technische] Medizin auch dann, wenn ein eindeutiger somatischer Befund vorliegt" (Porkert, op. cit., S. 61).

rechenbarkeit und damit unter der Herrschaft des Kausalitätsprinzips verharren, womit die Kybernetik einem phänomenalen Menschenverständnis nicht gerecht wird; sie ist unmenschlich – was der Phänomenologe Schirmacher prägnant auf den Punkt bringt: „Die kybernetische Strukturmaschine verwirklicht das Maschinendenken mit maschinengemäßer Konsequenz."[23]

Wenn Hahnemann in Paragraph 7 seines Organon auf die Notwendigkeit hinweist, eine mögliche Causa occasionalis zu entfernen, so ist mit diesem Kausalitätsbegriff eine evidente Abfolgegesetzlichkeit gemeint, die sich nicht in einer unendlichen Ursachenkette irgendwo im Dunkeln der Spekulation verliert. Hier muß noch einmal auf die Absurdität des hochschulmedizinischen Ursachendenkens und ihres Anspruchs der Naturwissenschaftlichkeit hingewiesen werden. Naturwissenschaftlich wäre eine exakt bestimmbare – meßbare und berechenbare – Kausalbeziehung im Sinne von Kants „Worauf" (statt eines „Woraus") zu einer anderen ausweisbaren und zugleich meßbaren und berechenbaren Gegebenheit. Eine naturwissenschaftliche Erklärung darf nur solches genannt werden, was aus berechenbaren, lückenlosen Kausalbeziehungen zwischen nachweisbar an je bestimmten Stellen des Raums vorhandenen Größen besteht – seien sie linear oder in raumzeitlicher Wechselwirkung vernetzt. Alles andere mißachtet das tragende Grundaxiom des naturwissenschaftlichen Denkens (Meßbarkeit und Berechenbarkeit alles Geschehens) und liegt außerhalb der Naturwissenschaft.[24] Deshalb erweist sich die sogenannte naturwissenschaftliche Medizin, obwohl sie sich einen naturwissenschaftlichen Grundriß angeeignet hat, in gewisser Weise als außerhalb der Naturwissenschaft stehend: Sie gibt sich zwar **als** Naturwissenschaft, da sie versucht, die gleichen Methoden anzuwenden, ist aber nicht **wie** Naturwissenschaft exakt in ihrer Meßbarkeit und Berechenbarkeit. Bei der Homöopathie verhält es sich umgekehrt: Sie kommt methodisch nicht **als** Naturwissenschaft daher, kann aber **wie** Naturwissenschaft – **wie** Chemie, **wie** Physik (die Quantentheorie ausgenommen) – präzise Voraussagen treffen. Es wäre allerdings unsinnig, deshalb der Homöopathie das Etikett „naturwissenschaftlich" anzuhängen (denn ein solches Etikett weist üblicherweise auf die Methodik hin).[25]

---

23 Wolfgang Schirmacher: Ereignis Technik (Wien 1990), S. 222. Heidegger macht deutlich, daß der bereits Ende der 1880er Jahre von Nietzsche scharfsinnig festgestellte „Sieg der wissenschaftlichen Methode über die Wissenschaft" (Der Wille zur Macht, Nr. 466), nämlich der Sieg der Berechenbarkeit, sich heute in seine äußersten Möglichkeiten als Kybernetik entfaltet (Heidegger: Denkerfahrungen 1910-1976 [Frankfurt a.M. 1983], S. 141). Der Mathematiker und Wissenschaftshistoriker Morris Berman weist auf die politischen Implikationen des kybernetischen Modells hin: es lasse sich eher als Anpassungsstrategie an bestehende Machtverhältnisse denn als emanzipatorisches Instrument verwenden (Berman: Wiederverzauberung der Welt: Am Ende des Newton'schen Zeitalters [München 1984], S. 249 ff).

24 Daß die Welt naturwissenschaftlich nicht durch und durch bestimmbar ist, haben selbst Naturwissenschaftler mittlerweile eingesehen (die Quantentheorie kann ohnehin nur Wahrscheinlichkeitsaussagen machen). Für die Erfassung und Beherrschung der Welt durch die dem Wesen der Naturwissenschaft eigene Methodik des Messens und Berechnens spielt es übrigens keine Rolle, ob heutige Naturwissenschaftler, allen voran die Physiker, die Welt weniger substantiell, sondern mehr dynamisch-prozeßhaft verstehen.

25 Der Oberbegriff „Naturwissenschaft" benennt nicht nur die naturwissenschaftlichen Forschungsdisziplinen, sondern auch den technisch-industriellen Machtkomplex, zu dem die Atomindustrie und die (allopathische) Pharmaindustrie gehören. Mit der Homöopathie läßt sich kein gigantischer industrieller Komplex mit der entsprechenden Herrschaftsmaschinerie aufziehen. In diesem Zusammenhang ist auch zu fragen, ob es in der „naturwissenschaftlichen" Medizin überhaupt primär um die Heilung der Patienten oder nicht vielmehr – unter Instrumentalisierung der kranken Menschen – um Krankheits- und Therapietheorien sowie um Produktentwicklung und um die Demonstration von Macht und Machbarem geht. Entfernen wir uns mit dieser Frage nicht allzuweit von der Frage nach dem Wissenschaftscharakter der Homöopathie? Nein, denn so wird noch einmal deutlich – und zwar diesmal im Kontext der Weltzivilisation, der Industriegesellschaft –, daß die Homöopathie als Wissenschaft nicht „naturwissenschaftlich" ist (wie in Homöopathenkreisen un-

Die naturwissenschaftliche Erforschung der Wirkungsweise der homöopathischen Arznei mag für die Naturwissenschaft von Belang sein, ist aber nicht relevant für die homöopathische Praxis und ihre Grundlagen und braucht deshalb die Homöopathen nicht zu kümmern. Für den Homöopathen ist es völlig irrelevant, vermeintlich zu „wissen" (d.h. zu spekulieren), nach welchen naturwissenschaftlichen Erklärungsmodellen das potenzierte homöopathische Mittel heilt, sondern er muß wissen, was **zu tun** ist, damit Heilung eintritt. Ansonsten kann der Homöopath bei der naturwissenschaftlichen Warum-Frage – die überhaupt keine Beziehung zur wissenschaftlichen (aber eben nicht naturwissenschaftlichen!) Anwendung seiner Heilmethode hat –, nämlich bei der Frage, warum ein höher potenziertes homöopathisches Mittel überhaupt wirkt und nicht vielmehr nicht, sich gegen den naturwissenschaftlichen Erklärungszwang in metaphysischer Ironie und nachmetaphysischer Gelassenheit üben und kopfschüttelnd darauf antworten: „Unglaublich! Was für eine unbedeutende, unnütze Frage! Wie in der Sufi-Geschichte von dem Mann, der seinen Schlüssel im Dunkeln verlor und ihn dann anderswo unter einer Laterne suchte, weil es dort hell war, sucht der Naturwissenschaftler den Schlüssel zur Homöopathie nicht dort, wo er zu finden wäre, sondern in dem ihm vertrauten Bereich seines Denkens und seiner Methodik."

Hahnemann bezeichnet seine wissenschaftliche Arzneiheilmethode als „Heilkunst". Kunst heißt hier nicht, sich beliebig von seinem Spieltrieb und seinen Phantasien leiten lassen und seinen Intuitionen grenzenlosen Raum gewähren. Gefordert ist vielmehr in der von Hahnemann so verstandenen Kunst eine Strenge und Sorgfalt in der Handhabung, wie sie den Kriterien

von Wissenschaftlichkeit entspricht (vgl. Heidegger: Sätze über „die Wissenschaft", in: Beiträge zur Philosophie [Frankfurt a.M. 1989]). Die homöopathische Heilkunst ist eine im strengen Sinne wissenschaftliche Heilmethode, eine Heilmethode mit Gewißheit. Diese Gewißheit wissenschaftlicher Heilung (Homöopathie) aufgrund des Ähnlichkeitsprinzips, parallel zur Gewißheit wissenschaftlicher Technik (z. B. Eisenbahn) aufgrund ihrer physikalisch-chemischen Gesetzlichkeit, hat ihren faktischen Ermöglichungsgrund in der Erfüllung notwendiger Bedingungen.

Daß ärztliche Praxis immer mehr beinhaltet als die wissenschaftliche Anwendung einer Heilmethode, versteht sich von selbst. So sollen auch „magische" Anteile im therapeutischen Miteinander von Arzt und Patient keineswegs verleugnet werden, doch stehen sie außerhalb wissenschaftlichen Handelns.

Zusammenfassend läßt sich sagen, daß die Homöopathie mit ihrem methodisch-systematischen Gewinn und Bereitstellen von Wissen wie Naturwissenschaft im neuzeitlichen Begriff des Wissens wurzelt, nämlich im Begriff dessen, was als gewiß gilt und von der Wissenschaft schlechthin beansprucht wird, gleichzeitig aber nicht den metaphysischen Entwurf der Naturwissenschaft auf den Menschen übertragen kann, um ihn im Krankheitsfall zu heilen. Nur auf ihrer daseinsgemäßen phänomenologischen Grundlage kann sie in praktischer Hinsicht das Wissen des Heilenden am Zuheilenden sicher anwenden.

20.4 Fazit

Die Wissenschaftlichkeit der Homöopathie liegt einmal in der Möglichkeit apriorisch gewisser Arzneiheilungen (Praxis) und zugleich in ihrem wissenschaftlich ausgewiesenen phänomenologischen Grundriß.

---

ermüdlich kolportiert wird). Die Homöopathie hat nichts zu tun mit dem naturwissenschaftlichen und medizinischen Fort-schritt (weg vom menschengemäßen Maß) im Rahmen der allgemeinen Mobilmachung, bei der Fortschrittsimaginationen in Realkatastrophen umschlagen. Die Homöopathie ist keine Wissenschaft zur Naturbeherrschung, sondern dient unmittelbar – durchaus im Sinne des hellenistischen Aufklärers Epikur (341–270 v. d. chr. Z.) – dem Wohlbefinden als Freisein von Unlust (vgl. Malte Hossenfelder: Epikur [München 1998]). In der Besonnenheit des Maßvollen, in der Sorge für das richtige Maß, in der Anerkennung von Grenzen zeigt sich implizit das altgriechische Erbe der Homöopathie.

20.5 Empfohlene Literatur

Boss, M.: Grundriß der Medizin und der Psychologie: Ansätze zu einer phänomenologischen Physiologie, Psychologie, Pathologie, Therapie und zu einer daseinsgemäßen Präventiv-Medizin in der modernen Industrie-Gesellschaft. 2. Aufl. Bern, Stuttgart und Wien 1975 (3. Aufl. 1999).

Condrau, G.: Daseinsanalytische Medizin. AHZ 227 (1982), S. 45–58.

Heidegger, M.: Zollikoner Seminare: Protokolle – Gespräche – Briefe. Herausgegeben von M. Boss. Frankfurt a.M. 1987.

Holzey-Kunz, A.: Zur Frage von Psyche und In-der-Welt-sein (I): Kritik des Objektivismus. ZKH 27 (1983), S. 208–211. Zur Frage von Psyche und In-der-Welt-sein (II): Kritik des Subjektivismus. ZKH 27 (1983), S. 255–258.

Kastrinidis, P.: Zur Frage der Gestimmtheit (am Beispiel der sogenannten Depressionen). ZKH 28 (1984), S. 77–80.

Klunker, W.: Die Selbstbehauptung der Homöopathie in einer verwissenschaftlichten Welt. ZKH 19 (1975), S. 221–229.

Klunker, W.: Das Selbstverständnis der naturwissenschaftlichen Arzneimedizin und die Homöopathie. In: Homöopathie in der Diskussion. Leer 1979, S. 185–203.

Klunker, W.: Homöopathie – eine Außenseitermedizin? ZKH 32 (1988), S. 4–11.

Klunker, W.: Nur ein Einzelfall. ZKH 37 (1993), S. 3–12.

Klunker, W.: Das Symptom – ein Grundbegriff der Homöopathie. ZKH 38 (1994), S. 3–13.

Klunker, W.: Das Prinzip Homöopathie: Zum 200. Gedenkjahr. ZKH 40 (1996), S. 3–10.

Klunker, W.: Heilkunde unter dem Anspruch von Gewißheit: Hahnemann an die Adresse der Schulmedizin. ZKH 40 (1996), S.185–194.

Die „Allgemeine Homöopathische Zeitung" (AHZ) und die „Zeitschrift für Klassische Homöopathie" (ZKH) sind z. B. im Institut für Geschichte der Medizin der Robert Bosch Stiftung in Stuttgart archiviert und können dort eingesehen werden.

21 Die Pharmazie des homöopathischen Arzneimittels

Andreas Grimm

21.1 Einführung

Bei der Herstellung homöopathischer Arzneimittel wird außer den sonst üblichen pharmazeutischen Techniken ein spezielles Verfahren angewendet, das **Potenzierung** oder **Dynamisierung** genannt wird. Weit verbreitet ist die Ansicht, daß der Potenziervorgang in einer stufenweisen Verdünnung und Verschüttelung besteht, aber auf diese einfache Formel läßt sich der Vorgang nicht reduzieren, da der Sachverhalt wesentlich komplexer ist. Im Einzelnen soll darauf in den folgenden Kapiteln eingegangen werden. Die Potenzierung von Arzneimitteln ist allerdings keine unabdingbare Voraussetzung für eine homöopathische Behandlung. Prinzipiell ist eine homöopa-thische Behandlung ohne potenzierte Arzneimittel möglich (Hahnemann selbst hat nach jahrzentelanger Praxis als Homöopath immer noch gelegentlich **Urtinkturen** oder reine **Ausgangssubstanzen** zur Therapie angewendet). **Voraussetzung für eine homöopathische Behandlung ist die Anwendung eines Arzneimittels nach dem Ähnlichkeitsgesetz, nicht die Anwendung potenzierter Arzneimittel.** Die Steigerung der Wirkung aufgrund der Potenzierung ist sozusagen als „Nebeneffekt" im Zuge der Entwicklung der Homöopathie entstanden, hat aber die Möglichkeiten der Homöopathie ungemein erweitert.

Es war Hahnemanns Ziel, das Kranke zu heilen und dabei das Gesunde so wenig wie möglich zu beeinflussen. In seinen Bemühungen, dieses Ziel zu erreichen, hat er die Methoden der Arzneimittelherstellung immer wieder variiert und weiterentwickelt und dabei auch die Dynamisierung oder Potenzierung der Arzneimittel entdeckt. Durch die Potenzierung erfolgt bei einigen, zuvor sonst als pharmakologisch unwirksam geltenden Substanzen überhaupt erst ein Aufschließen der Wirkung. Bärlappsporen (Lycopodium) beispielsweise galten als pharmakologisch unwirksam und wurden deshalb in der Apotheke seit langem als Hilfsstoff verwendet, um ein Verbacken oder Verkleben von Pillen zu verhindern. Durch die Potenzierung aufgeschlossen, konnte Lycopodium zu einem der Polychreste der Homöopathie werden.

In der Entwicklungsgeschichte der Homöopathie wurden zahlreiche, z.T. auch erheblich voneinander abweichende Herstellungsverfahren entwickelt.

21.2 Arzneigrundstoffe (Ausgangssubstanzen) und Arzneiformen (Darreichungsformen)

Als Ausgangssubstanzen (Arzneigrundstoffe) für homöopathische Arzneimittel werden folgende Stoffgruppen verwendet:

- **Frische Pflanzen und Pflanzenteile:**
  - ganze frische Pflanzen wie z. B. Atropa belladonna, Bellis perennis, Pulsatilla,
  - frische Pflanzenteile wie z.B. Convallaria (oberirdische Teile), Bryonia, Podophyllum und Rumex (unterirdische Teile).
- Außer den oben genannten Stoffen dienen aber auch zahlreiche **Drogen** als Arzneigrundsubstanzen: getrocknete Pflanzen und Pflanzenteile wie z. B. Spigelia, Blüten wie z.B. Cina, Rinden wie z. B. China (Rinde von Cinchona succirubra), Wurzeln und Wurzelstökke wie z. B. Ipecacuanha, Sanguinaria,

Früchte und Samen wie z. B. Anacardium, Cocculus, Coffea arabica, Ignatia, Lycopodium, Nux vomica, andere Drogen wie z.B. Asa foetida (getrocknetes Gummiharz) und Aloe (getrockneter Milchsaft) und Zubereitungen aus oben genannten Stoffgruppen wie z. B. Carbo vegetabilis (Buchenholzkohle), Carbo animalis (Tierkohle) und Spongia (gerösteter Meerschwamm).

- **Stoffe mineralischen Ursprungs** wie z. B. Alumen, Petroleum, **chemische Elemente** und deren Verbindungen wie z. B. Phosphor, Sulfur, Arsenicum album, Kalium carbonicum, Mercurius solubilis Hahnemanni und andere Verbindungen wie z. B. Glonoinum und Mischungen wie z. B. Ammonium carbonicum, Borax, Kreosot.
- **Tiere, Teile von Tieren und deren Absonderungen** wie z. B. Ambra, Apis, Calcium carbonicum Hahnemanni, Cantharis, Lachesis, Sepia.
- **Erreger oder Ausscheidungen infektiöser Krankheiten** wie z. B. Lyssinum, Psorinum, Tuberkulinum. Sie werden als Nosoden bezeichnet und abweichend von Herings Definition, der darunter krankhafte Absonderungen verstand, im Homöopathischen Arzneibuch wie folgt definiert: Zubereitungen aus Krankheitsprodukten von Mensch oder Tier, aus Krankheitserregern oder deren Stoffwechselprodukten oder aus Zersetzungsprodukten tierischer Organe. Das Ausgangsmaterial muß vor der weiteren Verarbeitung sterilisiert werden und muß der „Prüfung auf Sterilität" des Arzneibuchs entsprechen. (Vgl. dazu das Kapitel über die Nosoden, S. 382.)

Für den Erfolg einer Therapie nach korrekter Arzneimittelwahl spielt auch die Qualität des homöopathischen Arzneimittels eine wichtige Rolle. Hahnemann hat wohl nicht ohne Grund immer wieder betont, daß der homöopathische Arzt seine Arzneimittel selbst herstellen sollte:

„Es ist Gewissenssache für ihn, [...] daß der Kranke jederzeit die rechte Arznei einnehme, und deßhalb muß er [...] sie selbst zubereiten." (ORG VI § 265). (Zur Arzneimittelherstellung durch den Arzt siehe das Kapitel über die arzneimittelrechtlichen Aspekte.)

Die Qualität eines homöopathischen Arzneimittels wiederum hängt in hohem Maße von der Übereinstimmung von dessen Ausgangssubstanz mit der tatsächlich zur Arzneimittelprüfung eingesetzten Substanz ab. Daß diese Übereinstimmung keineswegs bei allen Arzneimitteln selbstverständlich ist und gewährleistet wird, statt dessen aber z.T. erhebliche Probleme bereitet, wird an zahlreichen Beispielen im Kapitel „Die Qualität homöopathischer Arzneimittel", S. 388 ff. erörtert. Dort werden noch weitere Qualitätskriterien zur Beurteilung von Arzneimitteln sowohl Ausgangssubstanzen als auch Herstellung betreffend aufgeführt.

In der Homöopathie werden hauptsächlich folgende **Darreichungsformen (Arzneiformen)** verwendet:

Globuli verschiedener Größe aus Saccharose und die Auflösungen von Q-Potenz-Globuli stellen die wichtigsten homöopathischen Darreichungsformen dar. Sie sind aus mehreren Gründen **Dilutionen** (bei C- und D-Potenzen) und **Tabletten** vorzuziehen (s.u.).

Dilutionen dienen vornehmlich zur flüssigen Potenzierung und zur Zubereitung der einnahmefertigen Q-Potenzen für Patienten.

21.3 Arzneimittelherstellung

■ Homöopathisches Arzneibuch (HAB 2000)

Übersicht

Das aktuell gültige Homöopathische Arzneibuch (HAB) ist das HAB 2000 als Nachfolger des HAB 1. Die Arzneimittelherstellung nach dem HAB repräsentiert aus der Sicht des Gesetzgebers den anerkannten Stand der pharmazeutischen Technik und ist für die pharmazeutischen Hersteller in Deutschland verbindlich. Aus diesem Grund soll auf diese näher eingegangen werden.

Das HAB ist Teil des Deutschen Arzneibuches (DAB) und wird durch Rechtsverordnung vom Bundesminister für Gesundheit mit Zustimmung des Bundesrates erlassen. Die Ausarbeitung der Vorschriften erfolgt durch die homöopathische Arzneibuchkommission. Das HAB bietet somit eine Sammlung anerkannter pharmazeutischer Regeln über die Qualität, Herstellung, Prüfung usw. von Arzneimitteln und stellt damit Regeln dar, die Arzneimittelhersteller im Geltungsbereich des Arzneimittelgesetzes (AMG) einzuhalten haben.

Es enthält u.a. Analysemethoden, Herstellungsvorschriften und Stoffmonographien.

Arzneigrundstoffe (Ausgangssubstanzen) werden in den betreffenden Monographien beschrieben. Diese enthalten die Angaben über die betreffende Ausgangssubstanz, Prüfung auf deren Identität, Reinheit sowie Hinweise auf die jeweiligen Herstellungsvorschriften der Arzneiformen; bei Pflanzen: welche Pflanzenteile, ob frisch oder getrocknet, welche Verfälschungen auszuschließen sind usw.

Über die Angaben zur Herstellung von Ausgangssubstanzen wird meist keine Angabe gemacht.

Unter Umständen können jedoch durch unterschiedliche Herstellungsweisen der Ausgangssubstanzen Stoffe bzw. Stoffgemische abweichender Zusammensetzungen entstehen (vgl. dazu Hahnemanns Herstellungsmethoden von Ammonium carbonicum, Phosphor, Silicea usw.).

Die Arzneimittelherstellung nach dem HAB weicht in einigen Punkten von den von Hahnemann beschriebenen Herstellungsvorschriften ab. Zum besseren Verständnis der daraus resultierenden Problematik werden in diesem Beitrag daher sowohl das Herstellungsverfahren nach HAB als auch das nach Hahnemann dargestellt. Die Unterschiede der beiden Verfahren werden im Kapitel „Die Qualität homöopathischer Arzneimittel" sowie „Widersprüche zwischen historischer und heutiger Arzneimittelherstellung" erläutert.

Arzneiformen des HAB

In der Homöopathie hauptsächlich verwendete Darreichungsformen:

- **Globuli** stellen die wichtigste homöopathische Darreichungsform für C- und D-Potenzen dar. Sie sind aus mehreren Gründen Dilutionen und Tabletten vorzuziehen (s.u.).
- **Dilutionen** dienen zur flüssigen Potenzierung (in verschiedenen Ethanolkonzentrationen) und zur abgabefertigen Darreichungsform von Q-Potenzen (Ethanolgehalt nur 15%) für Patienten. Der Nachteil ist, daß sie beim Transport durch die Erschütterung höher potenziert werden, was unerwünscht ist und nur bei abgabefertigen Q-Potenz-Dilutionen durch kontrolliertes Verschütteln beabsichtigt wird. Hahnemann warnte aus diesem Grund vor dem Gebrauch von Dilutionen, die ihm selbst nur zum Potenzieren dienten. Ein weiterer Nachteil ist der Ethanolgehalt in Konzentrationen bis zu 62 % (bei C- und D-Potenzen), cave Kinder und Alkoholabhängige.
- **Tabletten** sind als homöopathische Arzneiform eigentlich entbehrlich. Sie werden durch Pressen aus Verreibungen mit Hilfsstoffen wie Calciumbehenat, Natriumstearat (die beide homöopathisch nicht geprüft sind) und Stärke hergestellt. Höhere Potenzen als D 4 oder C 4 können durch Verreiben hergestellt werden oder aber nur durch Mischen bis zur Homogenität, also nicht durch einstündiges Verreiben pro Potenzstufe, wie es für korrekte Verreibungen vorgeschrieben ist.

Das HAB nennt **weitere Darreichungsformen**, die für die Homöopathie weniger wichtig oder gar überflüssig sind:

- Flüssige Verdünnungen zur Injektion,
- flüssige Einreibungen,
- Salben,
- Suppositorien,
- Augentropfen,
- gemeinsam potenzierte Mischungen usw.

Potenzierung

C- und D-Potenzen

Flüssige Zubereitungen, wie Urtinkturen und deren flüssige Verdünnungen, werden als **Dilutionen** bezeichnet; feste Zubereitungen, wie Verreibungen und deren feste Verdünnungen werden **Triturationen** genannt.

Die verschiedenen Konzentrationen (im HAB als Verdünnungsgrade bezeichnet) werden durch Potenzierung erhalten. Als Potenzierung wird hier die stufenweise Verdünnung fester oder flüssiger Zubereitungen bezeichnet. **D-Potenzen** (abgeleitet von decimalis) werden im Verdünnungsverhältnis 1:10 hergestellt. 1 (Gewichts-) Teil wird mit 9 Teilen verarbeitet. **C-Potenzen** (abgeleitet von centesimalis) werden im Verdünnungsverhältnis 1:100 hergestellt. 1 (Gewichts-) Teil wird mit 99 Teilen verarbeitet.

Als **Arzneiträger** dienen unter anderem: Ethanol verschiedener Konzentrationen, Lactose, Globuli aus Saccharose, gereinigtes Wasser, und als Hilfsstoffe unter anderem Calciumbehenat, Magnesiumstearat.

Flüssige Zubereitungen (Dilutionen)

Zur Herstellung von Dilutionen werden 1 Teil mit 9 bzw. 99 Teilen Ethanol in Gefäßen, deren Volumen um mindestens ein Drittel größer ist als das aufzunehmende Flüssigkeitsvolumen, gemischt und pro Potenzstufe mindestens 10mal kräftig geschüttelt. Für jede „Verdünnung" (Potenz-stufe) muß ein eigenes Gefäß verwendet werden (Mehrglasmethode).

Praktisches Beispiel:

1 Teil Urtinktur wird mit 99 Teilen Etha-nol mindestens 10 mal kräftig geschüttelt = C 1, dann wird 1 Teil der C 1 in einem neu-en Gefäß mit 99 Teilen Ethanol gemischt und mindestens 10mal kräftig geschüttelt = C 2 usw.

Hier handelt es sich um eine etwas ver-einfachte Darstellung, da vielfach zur Her-stellung der C 1 2 + 98 Teile oder 3 + 97 Teile verdünnt werden, oder die Urtinktur (Ur-tinktur, mit dem Zeichen ∅ von lateinisch „origo" oder im französischen Sprachraum mit TM für „teinture mère" bezeichnet) der D 1 entspricht, wobei dann zur Herstellung der C 1 10 Teile Urtinktur (= D 1) mit 90 Tei-len Ethanol gemischt werden.

Dies ist abhängig vom Saftgehalt der verwendeten Pflanzen oder Pflanzenteile, der durch Bestimmung des Trocknungs-verlustes vor der weiteren Verarbeitung bestimmt werden muß. Zur Herstellung der D 2 bzw. C 2 und höherer Potenzen wird immer im Verhältnis 1 : 10 bzw. 1 : 100 verdünnt.

Verreibungen (Triturationen)

Handverreibungen werden wie folgt her-gestellt:

1 Teil Arzneigrundstoff wird mit 9 bzw. 99 Teilen **Lactose** 1 Stunde verrieben, dazu wird die erforderliche Lactosemenge in 3 gleich große Teile geteilt und der erste Teil in einem Porzellanmörser geeigneter Grö-ße kurz angerieben. Nach Zugabe der ent-sprechenden Menge Arzneigrundstoff wird 6 Minuten lang verrieben, mit einem Por-zellanspatel 4 Minuten lang abgeschabt, abermals 6 Minuten verrieben, wieder 4 Minuten lang abgeschabt. Dann wird das zweite Drittel der Lactose zugegeben, 6 Mi-nuten verrieben, 4 Minuten abgeschabt, abermals 6 Minuten verrieben und wieder

4 Minuten abgeschabt. Sodann wird der Rest (das letzte Drittel) der Lactosemenge zugegeben, 6 Minuten verrieben, 4 Minu-ten abgeschabt, abermals 6 Minuten ver-rieben und wieder 4 Minuten abgeschabt. Zur Herstellung dieser 1. Potenz (im HAB als Verdünnungsstufe bezeichnet) ist also mindestens 1 Stunde Arbeitszeit nötig.

Zur Herstellung der 2. Verdünnungsstu-fe wird 1 Teil der D 1 bzw. C 1 mit 9 bzw. 99 Teilen Lactose entsprechend mindestens 1 Stunde lang zur D 2 bzw. C 2 verarbeitet.

Für die weiteren Potenzen bis ein-schließlich D 4 und C 4 wird entsprechend vorgegangen. Höhere Verdünnungsgrade können durch bloßes Mischen hergestellt werden. Aus Triturationen können:

- Dilutionen hergestellt werden, die dann flüssig weiter potenziert werden,
- Q-Potenzen hergestellt werden,
- Tabletten gepreßt werden,
- oder sie können direkt als Darreichungs-form eingesetzt werden.

Q-Potenzen (im HAB 2000 fälschlicherwei-se als LM-Potenzen bezeichnet)

Für die 50 000er-Potenzen, die ab Q 1 im Verdünnungsverhältnis 1 : 50 000 herge-stellt werden, sollte in Analogie zu C- und D-Potenzen ausschließlich der Name Q-Po-tenzen für Quinquagiesmillesimal-Poten-zen (abgeleitet von quinquagies millesi-mus) verwendet werden. Zum einen stellt diese Bezeichnung in Analogie zu C- und D-Potenzen die einzig richtige dar. Außerdem können so Verwechslungen mit der Po-tenzbezeichnung LM (50000. Potenz der 1:100-Reihe) vermieden werden.

Praktisches Vorgehen bei der Herstellung:

60 mg C 3-Verreibung werden in 20 ml Ethanol 15 % (entsprechend 500 Tropfen) gelöst, 1 Tropfen dieser Lösung wird mit 2,5 ml Ethanol (entsprechend 100 Tropfen) 100mal kräftig geschüttelt, mit 2,5 ml die-ser Lösung werden 100 g Globuli der Größe 1 (ca. 50 000 Globuli, da 470–530 Globuli ein Gramm wiegen) imprägniert und an

der Luft getrocknet. Diese entsprechen der Potenzstufe Q 1.

1 Globulus dieser Q 1 wird in 1 Tropfen Wasser gelöst und dann mit 2,5 ml Ethanol 86 % (entsprechend 100 Tropfen) versetzt und 100mal kräftig geschüttelt. Mit dieser Lösung werden wiederum wie oben angegeben 100 g Globuli imprägniert, diese entsprechen der Q 2 usw.

Globuli

Als Globuli werden Streukügelchen aus **Saccharose** bezeichnet. Ihre Imprägnierung erfolgt durch gleichmäßiges Befeuchten von 100 Teilen Globuli mit 1 Teil Dilution. Anschließend werden diese schonend getrocknet.

Globuli werden im HAB in 10 verschiedenen Größen beschrieben: von Gr. 1 (470-530 Globuli wiegen 1 Gramm), bis Größe 10 (2 Globuli wiegen 1 Gramm).

Standardmäßig sollen laut HAB-Vorschrift Globuli der Größe 3 (110-130 Globuli wiegen 1 Gramm) für C- und D-Potenzen verwendet werden.

Von Hahnemann wurden allerdings meist andere Globuligrößen benutzt. Zum Vergleich:

Zur Herstellung der Q-Potenzen verwendete Hahnemann Globuli folgender Größe: ca. 1.666 Globuli wiegen 1 Gramm (100 wiegen 1 Gran),

Zur Herstellung der C-Potenzen bestand eine Spannbreite von 5000 Globuli wiegen 1 Gramm (300/Gran) bis ca. 334 Globuli wiegen 1 Gramm (20/Gran).

Zum Riechenlassen verwendete er „senfsamengroße" Globuli: ca. 334 Globuli wiegen 1 Gramm (20/Gran und „10, 20, ...100" wiegen 1 Gran).

Flüssige Zubereitungen, die dann zum Imprägnieren von Globuli dienen, werden aus festen Ausgangssubstanzen wie folgt hergestellt:

Zuerst werden Verreibungen (bis zur C 4 bzw. D 4 wird jeweils 1 Std. pro Stufe

verrieben, ab diesen Potenzstufen wird weiter verrieben oder Lactose nur noch im erforderlichen Verhältnis zugemischt) bis zur C 6 bzw. D 6 hergestellt, diese dann im Verhältnis 1:100 bzw. 1 : 10 in Wasser gelöst, dann im Verhältnis 1 : 100 (1: 10) mit Ethanol zur C 8 bzw. D 8 potenziert. Die C 8- bzw. D 8-Dilution kann dann flüssig bis zur gewünschten Potenzstufe, z.B. C 30 potenziert werden, mit der dann wie oben angegeben C 30-Globuli hergestellt werden (siehe Abbildung 42, Seite 396).

Weitere Herstellungsverfahren

Im HAB sind weitere Herstellungsverfahren aufgeführt, die für die genuine Homöopathie keine Bedeutung haben. Da die juristische Definition eines homöopathischen Arzneimittels aber eine andere ist als die des homöopathischen Praktikers, ist nach arzneimittelrechtlicher Definition jedes Arzneimittel, das nach einer Verfahrenstechnik des HAB hergestellt ist, ein homöopathisches Arzneimittel. So sind z.B. auch Arzneimittel, die mit spagyrischen Methoden nach Zimpel oder Krauß hergestellt sind, „homöopathische Arzneimittel" im Sinne des Arzneimittelgesetzes.

■ Arzneimittelherstellung nach Hahnemann

Übersicht

Da die Entwicklung der Homöopathie durch Hahnemann untrennbar mit dessen Herstellungsverfahren verbunden ist und außerdem viele Arzneimittel zu wichtigen Prüfungen nach diesen Methoden hergestellt wurden, soll darauf entsprechend eingegangen werden.

Hahnemann hat selbst nie eine eigene Pharmakopöe (Arzneibuch) im heutigen Sinne verfaßt. Das von ihm verfaßte Apothekerlexikon stammt aus seiner vorhomöopathischen Zeit und enthält zwar Stoffbeschreibungen, aber keine Angaben zur homöopathischen Arzneimittelherstellung.

Statt dessen hat Hahnemann diese Angaben in seine medizinischen Schriften integriert. Deshalb sind verschiedene Vorschriften an mehreren Stellen weit verstreut zu finden, worin sich auch seine Experimentierfreudigkeit und ständige Suche nach Verbesserungen widerspiegelt. Exemplarisch seien drei Vorschriften aufgeführt, die wichtige Stufen der Entwicklung der Arzneimittelherstellung repräsentieren und zumindest eine Zeitlang Gültigkeit besaßen:

- Organon V, 1833: Frischer Pflanzenpreßsaft wird mit Weingeist gemischt und im Verhältnis 1:100 mit 2 Schüttelschlägen bis C 30 potenziert. Trockene Substanzen werden mit Milchzucker im Verhältnis 1:100 bis C 3 verrieben, nach Auflösung der C 3 flüssig bis C 30 potenziert. Mit der C 30-Dilution werden Globuli befeuchtet. (RA I: 1821 erfolgte die Potenzierung noch mit 10 Schüttelschlägen.)
- CK I, 2. Aufl. 1835: Verreibung aller Substanzen bis C 3, Auflösung der C 3 und anschließende Potenzierung mit Weingeist im Verhältnis 1:100 durch 2 Schüttelschläge bis C 30.
- Organon VI: 50 000er-Potenzen (Q-Potenzen). Ausgehend von einer C 3-Verreibung (wie oben angegeben) wird nach deren Auflösung ab der Q 1 im Verhältnis 1:50 000 mit 100 Schüttelschlägen potenziert (genauere Herstellungsvorschrift s. u.).

Mehrglasmethode: Bei den nachfolgend genannten Herstellungsverfahren, die auf Hahnemann zurückgehen, und bei der Arzneimittelherstellung nach HAB muß für jede Potenz ein eigenes, frisches Gläschen verwendet werden, weshalb diese Methode als Mehrglasmethode bezeichnet wird. Jedes Glas darf nur einmal verwendet werden, die Wiederverwendung gespülter Gläser ist nach Hahnemann unzulässig, nach HAB dagegen erlaubt.

Zum besseren Verständnis der benutzten Mengenverhältnisse folgt eine Übersicht der zu Hahnemanns Zeit gebräuchlichen Apothekergewichte:

> 1 Pfund (358 g)
> zu 12 Unzen (30 g)
> zu 8 Drachmen od. Quentchen (3,7 g)
> zu 3 Skrupel (1,2 g)
> zu 2 Oboli (0,6 g)
> zu 10 Gran (0,06 g)
> 1 Gran (gr, granum, Gewicht eines Weizenkorns) = 60 mg (genauer: 62 mg)

C-Potenzen

Im folgenden werden einige richtungsweisende **Herstellungsvorschriften Hahnemanns** erläutert, die einen gewissen Abschluß seiner Entwicklung bilden und der zeitgenössischen Arzneimittelherstellung als Grundlage dienen (zur besseren Übersicht und Vergleichbarkeit wurden die verschiedenen Herstellungsvorschriften Hahnemanns zusammengefaßt und zum Teil an die heutige pharmazeutische Nomenklatur angepaßt).

C 1-Verreibung:

100 Gran Lactose werden in drei gleiche Teile (entsprechend ca. 2,0 g) geteilt. Ein Drittel wird in einer Reibschale kurz angerieben, dann werden 2 Gran, bei Flüssigkeiten wird 1 Tropfen der zu verarbeitenden Ausgangssubstanz hinzugefügt (Hahnemann hat tatsächlich „ein Paar Gran" mit 100 Gran verrieben, was nicht zu einem exakten Verhältnis 1:100 führt), mit einem Spatel kurz gemischt und 6–7 Minuten verrieben, 3–4 Minuten mit einem Spatel abgeschabt, abermals 6–7 Minuten verrieben, wiederum 3–4 Minuten abgeschabt; dann wird das zweite Drittel Lactose hinzugefügt, kurz mit dem Spatel gemischt und 6–7 Minuten verrieben, 3–4 Minuten abgeschabt, wiederum 6–7 Minuten verrieben

und 3–4 Minuten abgeschabt. Dann wird das letzte Drittel Lactose hinzugefügt, 6–7 Minuten verrieben, 3–4 Minuten abgeschabt, 6–7 Minuten verrieben und dann 3–4 Minuten abgeschabt. Diese Potenzstufe erhält die Bezeichnung C1.

C2-Verreibung:

Zur Herstellung der C2-Verreibung wird 1 Gran der C1 mit 100 Gran Lactose wie oben beschrieben verarbeitet (Hahnemann hat auch hier im Verhältnis 1 + 100 statt 1:100 verdünnt).

C3-Verreibung:

Zur Herstellung der C3-Verreibung wird 1 Gran der C2 mit 100 Gran Lactose wie oben beschrieben verarbeitet, so daß zur Herstellung jeder Potenzstufe mindestens eine Stunde Arbeitszeit aufgewendet wird. Hahnemanns Anweisung, die Zeiten für Verreiben (6–7 Minuten) und Abschaben (3–4 Minuten) nicht genau festzulegen, ist durchaus sinnvoll, da in Abhängigkeit von der Konsistenz der Ausgangssubstanz die Dauer der einzelnen Arbeitsschritte hier variiert werden muß. So ist es z. B. bei klebrigen Substanzen möglich, kürzer zu verreiben, aber erforderlich, länger abzuschaben, wohingegen bei sehr harten Substanzen länger verrieben werden muß und kürzer abgeschabt werden kann.

Weitere Verarbeitung einer Verreibung zu Dilutionen und Globuli:

Ein Gran C3-Verreibung wird in 50 Tropfen Wasser aufgelöst, mit 50 Tropfen Ethanol versetzt, geschüttelt und weiter im Verhältnis 1:100 mit 2 bzw. 10 Schüttelschlägen pro Potenzstufe durch kräftiges Aufschlagen auf eine harte, aber elastische Unterlage bis C30 potenziert. Mit dieser Dilution werden Globuli in einem „Gefäß von der Form eines Fingerhutes […] mit einer feinen Oeffnung am Boden" befeuchtet und anschließend auf Fließpapier getrocknet. Diese dienten Hahnemann zur Bevorratung und Abgabe an Patienten.

Die heute als C3 bezeichnete Potenz wurde als I und die C30 als X bezeichnet.

Bezeichnung der Arzneipotenzen und Verdünnungen in der alten Literatur

$$I = \frac{I}{I} = - = 1 \text{ Millionstel} = C3$$

$$II = \frac{I}{II} = - = 1 \text{ Billionstel} = C6$$

$$VI = \frac{I}{VI} = \frac{}{VI} = 1 \text{ Sextillionstel} = C18$$

$$X = \frac{I}{X} = \frac{}{X} = 1 \text{ Dezillionstel} = C30$$

Q-Potenzen (50 000er-Potenzen)

Bei Herstellung der Q-Potenzen wird sowohl bei flüssigen als auch bei festen Ausgangssubstanzen von einer C3-Verreibung ausgegangen, die nach oben angegebenem Verfahren hergestellt wird.

Zur Herstellung der Q1 wird ein Gran der C3-Verreibung in 500 Tropfen (aus 1 Teil Branntwein und 4 Teilen destilliertem Wasser entsprechend ca. 20,0 ml Ethanol 10%) gelöst. 1 Tropfen dieser Lösung wird in einem Arzneiglas geeigneter Größe mit 100 Tropfen Ethanol (entsprechend 2,5 ml Ethanol 90%) 100mal kräftig durch Aufschlagen auf eine harte, aber elastische Unterlage verschüttelt. Diese Potenzstufe ist die Q1. Mit dieser Lösung werden Globuli (ca. 1600 wiegen 1 g) befeuchtet und anschließend getrocknet. Das Verhältnis Lösungsmittelvolumen und Anzahl der Globuli ist so zu wählen, daß alle Globuli hinreichend benetzt werden. Diese Globuli werden ebenfalls mit Q1 bezeichnet.

Q2: 1 Globulus Q1 wird in 1 Tropfen Wasser gelöst und mit 100 Tropfen Ethanol (entsprechend 2,5 ml Ethanol 90%) 100 mal kräftig wie oben beschrieben geschüttelt. Mit dieser Lösung Q2 werden Globuli wie oben beschrieben befeuchtet, anschließend getrocknet und mit Q2 bezeichnet.

Alle weiteren Potenzstufen werden entsprechend hergestellt.

Die heutige Herstellung erfolgt weitestgehend nach dem HAB. Einige kleinere Hersteller orientieren sich allerdings statt dessen eng an Hahnemanns Vorschriften.

■ Weitere Verfahren der homöopathischen Arzneimittelherstellung

Manuelle Verfahren

D-Potenzen

D-Potenzen (Dezimalpotenzen) werden anlog zu den Centesimalpotenzen im Verhältnis 1:10 hergestellt. Hering hatte dieses Verfahren bereits in Surinam angewandt und 1833 veröffentlicht. Vehsemeyer stellte sie 1836 in der Zeitschrift Hygea als wesentliche Verbesserung gegenüber Hahnemanns Methode vor. Von seinen Zeitgenossen wurde dies offenbar mit Begeisterung aufgenommen. Aus diesem Grund waren Dezimalpotenzen eine Zeitlang in deutschen Apotheken weiter verbreitet als Centesimalpotenzen. In anderen Ländern sind D-Potenzen selten anzutreffen.

Eine quantitative Umrechnung von C- und D-Potenzen ergibt wenig Sinn. Ein Vergleich kann sich, unabhängig von unterschiedlicher pharmakologischer Wirkung, nur auf folgendes beschränken:

Bezogen auf die Konzentration entspricht eine C 30 einer D 60, eine C 12 einer D 24, wobei zu beachten ist, daß eine C 30 30 Potenzierschritte mit insgesamt 300 Schüttelschlägen, eine D 60 dagegen 60 Potenzierschritte mit insgesamt 600 Schüttelschlägen durchlaufen hat.

Einglasverfahren (Korsakoff-Potenzen)

Schon zu Lebzeiten Hahnemanns wurden andere Potenzierverfahren als die zuvor genannten entwickelt.

Bei der Einglasmethode werden ab einer bestimmten Potenz alle weiteren flüssigen Potenzierungsschritte in einem einzigen Gefäß durchgeführt. Man macht sich dabei den Effekt zunutze, daß nach dem Ausleeren des Potenziergefäßes durch Adhäsion an der Glaswand eine bestimmte Flüssigkeitsmenge im Gefäß zurückbleibt. Nach dem Entleeren (1 Teil, der durch Wiegen ermittelt werden kann, bleibt zurück) muß dann nur mit 99 Teilen wieder aufgefüllt und verschüttelt werden.

Praktisches Vorgehen:

Einfüllen, schütteln, ausleeren
einfüllen, schütteln, ausleeren usw.

Obwohl von Hering schon zuvor in Surinam benutzt, wird diese Methode nach Ssemen Nikolajewitsch von Korsakoff (Laienhomöopath, 1789–1853) **„Korsakoff-Methode"** und die danach hergestellten Potenzen als **„Korsakoff-Potenzen"** bezeichnet. Sie werden meist mit „K" gekennzeichnet, z.B. „Belladonna K 200". Da Einglaspotenzen nicht als Herstellungsvorschrift ins HAB aufgenommen wurden, besteht keine einheitlich verbindliche Kennzeichnungspflicht. Es ist anzunehmen, daß Hochpotenzen über C 1000 fast ausschließlich nach der Einglasmethode hergestellt werden.

Diese Methode bietet besonders bei der Herstellung von hohen Potenzen die Vorteile erheblicher Zeit- und Materialersparnis.

Als Nachteil kann angesehen werden, daß die Verdünnungsverhältnisse nicht so exakt wie bei den Mehrglaspotenzen sind, da die nach dem Ausleeren zurückbleibende Flüssigkeitsmenge nicht konstant ist.

Einglaspotenzen haben sich aber jahrzehntelang bewährt und standen anscheinend der Wirkung von Mehrglaspotenzen in nichts nach. Diese Tatsache und der Übergang zu immer höheren Potenzen führte vermutlich zur Entwicklung von maschinellen Potenziermethoden.

Kurze Anweisung zur Herstellung einer Einglaspotenz:

Geeignet sind dafür Gefäße der Größe ab 50,00 ml Inhalt. Kleinere Gefäße sind ungeeignet, da beim Auffüllen auf das Hundertfache der im Glas zurückbleibenden Restmenge das Gefäßvolumen zu klein ist. Das Gefäß, in dem potenziert wird, darf max. nur bis zu 2/3 gefüllt sein. Zuerst sollten einige Vorversuche angestellt werden:

Wiegen der leeren Flasche (Tara).

Füllen des Glases mit soviel Ethanol geeigneter Konzentration, daß die gesamte innere Oberfläche gut benetzt wird und kräftig schütteln. Ausleeren und Bestimmen der Restmenge durch Wiegen. Dies sollte mehrmals wiederholt werden. Aus diesen Wägeversuchen wird dann ein Durchschnitt der im Glas zurückbleibenden Restmenge, die unter anderem von verschiedenen chemisch-pysikalischen Faktoren abhängig ist, ermittelt. Ausgehend von einer vorhandenen Dilution des zu potenzierenden Arzneimittels, z. B. C 30, wird zuerst 1 Teil C 30 eingefüllt, dann werden 99 Teile Verdünnungsmedium hinzugefügt. Nach 10 kräftigen Schüttelschlägen wird ausgeleert. Danach wird für jede weitere Potenz so verfahren: Zugabe von 99 Teilen der bei den Vorversuchen ermittelten Restmenge, 10 Schüttelschläge, ausleeren usw.

Hochpotenzen

Hahnemann hatte 1829 die C 30 als Normdosis festgelegt, aber auch höhere Potenzen, wie z. B. Thuja C 60 empfohlen und in seiner Pariser Zeit Potenzen bis 200 benutzt.

Caspar Julius Jenichen (1787–1849), Stallmeister und Laienhomöopath aus Wismar, stellte nach einer besonderen Methode – Einglasmethode, höhere Verdünnungsschritte als 1:100, höhere Anzahl Schüttelschläge – sehr hohe Potenzen bis 2500, 8000 und sogar 16000 her (Haehl).

Diese wurden von zahlreichen Homöopathen, darunter auch Hahnemann, der sie ursprünglich ablehnte, Bönninghausen, Hering und Stapf, benutzt.

Wegbereiter der Hochpotenzen in Deutschland waren allerdings insbesondere Groß und Bönninghausen.

Maschinelle Potenzierverfahren

Die durchgängig guten Erfahrungen mit Hochpotenzen, der Wunsch nach immer höheren Potenzen und der damit verbundene erhebliche Arbeitsaufwand gaben vermutlich den Anlaß zur Entwicklung von Potenziermaschinen.

Bereits 1833 plante Hering Experimente zur Arzneimittelpotenzierung:

„Ich bin Willens, einen Versuch anzustellen mit Potenzen, die ohne alles Schütteln, blos durch langsames Umdrehen bewirkt werden; ferner einige Versuche, wie weit sich das Hyperpotenziren treiben läßt, in dem Fläschen zur Hälfte, oder 2/3 gefüllt, mit 10, 100, 1000 und mehr Schlägen behandelt werden, was man von jeder [Öl-]Mühle, oder andern Maschine kann thun lassen." (HMS, S. 415)

Hier nahm Hering die Entwicklung von Potenziermaschinen schon vorweg, hat aber vermutlich diese Versuche mit maschineller Verschüttelung niemals selbst ausgeführt. Auch der amerikanische Arzt Carroll Dunham (1828–1877) befaßte sich 1851 mit Fragen, die auch grundsätzlich für die Verwendung von Hochpotenzen und insbesondere für die Entwicklung von Potenziermaschinen von Bedeutung sind. 1. Wirken Hochpotenzen überhaupt auf Kranke? Nur bei positiver Antwort schien die Entwicklung von Potenziermaschinen überhaupt sinnvoll zu sein. 2. Verstärkt große Krafteinwirkung beim Schütteln während des Potenziervorganges die heilende Wirkung? 3. Wird irgendeine „Kraft" durch die Persönlichkeit dessen, der die Potenzierung durchführt, auf die Arzneimittel übertragen? Oder ist die therapeutische Wirkung von maschinell hergestellten Potenzen gleich gut wie die der von Hand hergestellten? Zur Beantwortung dieser Fragen baute sich Dunham aus einer ausgemusterten Ölmühle eine Potenziermaschine. Das Ergebnis war sehr positiv. Die damit hergestellten Hochpotenzen (Einglasmethode) erwiesen sich als überaus wirksam und wurden nicht nur von Dunham in seiner großen Praxis, sondern auch von anderen Ärzten bis in die 1940er Jahre benutzt.

Vor allem in Nordamerika wurden zahlreiche Potenziermaschinen entwickelt und gebaut. Über Heilungen mit damit hergestellten Arzneimitteln gibt es eine umfangreiche Literatur namhafter Autoren. Die Potenziermaschinen lassen sich nach zwei Funktionsweisen einteilen, in die **Fluxionsmethode** (kontinuierliche und diskontinuierliche) und die **Sukkussionsmethode**.

Bei der **kontinuierlichen Fluxionsmethode** wird kontinuierlich – ohne dazwischengeschaltetes Ausleeren und ohne Verschüttelung – verdünnt. Die von Fincke mit seinen zum US-Patent angemeldeten Fluxionspotenzierern hergestellten Hochpotenzen waren weit verbreitet.

Bei der **diskontinuierlichen Fluxionsmethode** wird nach dem Verdünnen immer wieder entleert, ebenfalls ohne Verschütteln. Hierbei wird die Vorgehensweise der Einglasmethode nachgeahmt, ohne daß nach dem Einfüllen geschüttelt und statt dessen sofort wieder entleert wird. Als bekannter Vertreter dieser Methode sei Skinners Fluxionspotenzierer (s.u.) erwähnt.

Bei der **Sukkussionsmethode** wird maschinell verdünnt und geschüttelt, wobei hier die Vorgehensweise der Einglasmethode, nämlich einfüllen, schütteln, ausleeren usw. (s.o.), maschinell durchgeführt wird. Vertreter dieser Methode waren unter anderem die Potenziermaschinen von Boericke und Kent.

1. Fluxionsmethode: Verdünnen ohne Verschüttelung
1.1. Kontinuierliche Fluxionsmethode: ständiges Verdünnen ohne dazwischengeschaltetes Ausleeren (Fincke, Skinner, Swan, H. C. Allen)
1.2. Diskontinuierliche Fluxionsmethode: Verdünnen durch abwechselndes Einfüllen und Ausleeren des Potenziergefäßes im Centesimalverhältnis (Potenzierer von Boericke & Tafel, Skinner)
2. Sukkussionsmethode: Verdünnen im Centesimalverhältnis und Verschüttelung mit definierter Anzahl Schüttelschläge (Potenzierer von Mure, Dunham, Boericke, Kent)

Bei beiden Verfahrensweisen wurde vorwiegend Wasser als Verdünnungsmedium benutzt. Erst die letzten Potenzstufen wurden mit Alkohol hergestellt. Welche der beiden Methoden am weitesten verbreitet war, ist nicht eindeutig zu beantworten. Es scheint aber, daß die Kasuistiken mit Fluxionspotenzen in der Literatur überwiegen.

Benoit Mure (1809–1858), der französische Pionier der Homöopathie, konstruierte und baute während seines Aufenthalts in Palermo 1838 drei Potenziermaschinen.

Bernhardt Fincke (1821–1906) ist der Erfinder der Fluxionspotenzen. Nachdem er auf verschiedene Weisen Hochpotenzen hergestellt hatte, konstruierte er eine Apparatur, die er am 24. Aug. 1869 zum Patent anmeldete (U.S. Patent 93 980). Finckes Hochpotenzen waren weit verbreitet und wurden unter anderem von Dunham, Skinner, Berridge und Kent benutzt. Dieses Herstellungverfahren stellt, wie bereits erwähnt, eine kontinuierliche Fluxionsmethode dar und wurde von Fincke bis 1905 zur Herstellung von Hochpotenzen verwendet. Abbildung 40 zeigt eine von Skinner modifizierte Apparatur nach Fincke.

Thomas Skinner (1825–1906) stellte 1878 seinen „Skinner's Centesimal Fluxion Potentizer" vor (siehe Abbildung 41). Dieser Potenzierer arbeitete nach der Fluxionsmethode. Im Gegensatz zu Finckes, Swans und Allens Apparaten stellte er diskontinuierliche Fluxionspotenzen her. In ca. 33 Stunden konnte eine C 100 000, in ca. 14 Tagen eine MM (= C 1 000 000) her-

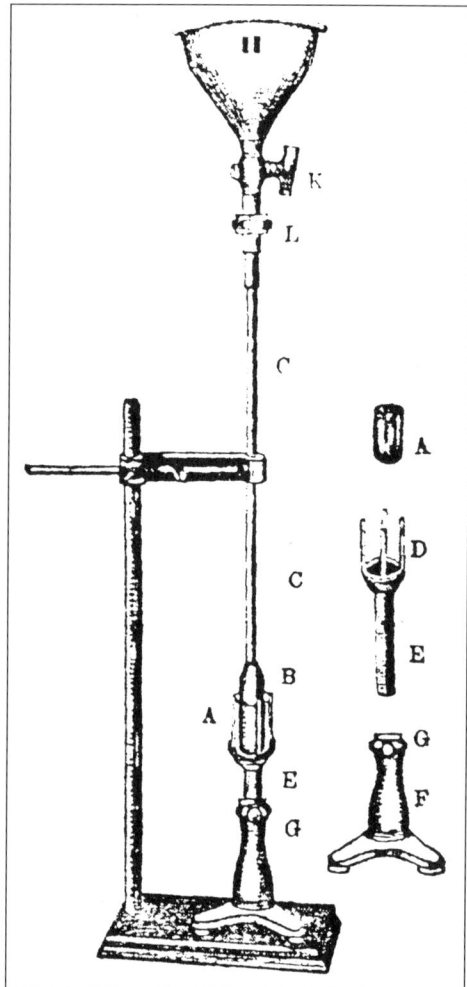

Abb. 40: Eine von Skinner modifizierte Apparatur nach Fincke.

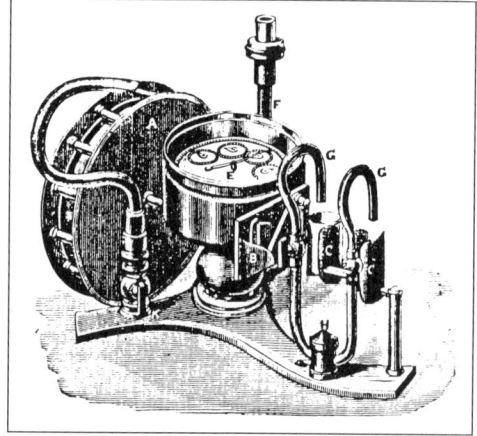

Abb. 41: Skinners Centesimal Fluxions Potenzierer.

für den Potenziervorgang betrachtete (vgl. das Kapitel „Grundsatzfrage: Verdünnt oder verschüttelt?", S. 380). Zahlreiche Literaturstellen Hahnemanns belegen dies, so warnte er z. B. vor allzu vielen und starken Schüttelschlägen.

James Tyler Kent (1849–1916) benutzte während seiner Laufbahn als homöopathischer Arzt Arzneimittel verschiedener Herkunft und Herstellungsweisen. Er hatte nachweislich Arzneien von Fincke, Swan, Boericke & Tafel, Skinner, Tyrell und mit seiner eigenen Maschine hergestellte in Gebrauch.

Spätestens seit 1892 besaß er eine komplette Ausstattung mit Finckes Hochpotenzen und benutzte diese häufig. Kent hatte zuerst die allerbeste Meinung über diese Potenzen: „Finckes Hochpotenzen haben mich nie im Stich gelassen, sie wirken schnell, lang und tief." Er verwendete aber auch Mittel von Swan.

Nach 1903 baute Kent eine eigene Maschine. Diese wurde durch einen Elektromotor angetrieben. Mit ihr wurden Centesimalpotenzen, die zehnmal vertikal geschüttelt wurden, hergestellt. Diese Maschine wurde von der Firma Ehrhardt und Karl weiter benutzt.

Ab dieser Zeit (1903) äußerte Kent eine ganz andere Ansicht über Finckes und

gestellt werden, die mit F.C., Fluxion Centesimal, bezeichnet wurden. Das Verdünnungsverhältnis entsprach exakt dem Centesimalsystem. Die nach dieser Methode hergestellten Fluxionspotenzen waren in Nordamerika sehr weit verbreitet und bestens bekannt. Skinner war ein Verfechter der Fluxionsmethode und hielt den **Verdünnungsvorgang für das Wichtigste.**

Mit dieser These steht Skinner in krassem Widerspruch zu Hahnemann, der das **Verschütteln** als wichtigste Voraussetzung

Swans Mittel. Finckes seien auf geheime, unbekannte Weise hergestellt, Swans seien ein Betrug der schlimmsten Sorte und er habe diese alle verworfen.

Skinners Hochpotenzen wurden von Kent bevorzugt und als die einzigen, die korrekt nach dem Centesimalsystem hergestellt werden, sehr gelobt, nachdem er Finckes und Swans verurteilt hatte.

Die Firma Boericke & Tafel stellte ebenfalls mit einem Skinner-Potenzierer Hochpotenzen her, die von Kent sehr hervorgehoben wurden. Weitere Konstrukteure bzw. Erbauer von Potenziermaschinen waren:

Francis E. Boericke (1826–1901)
    (Sukkussionsmethode)
Samuel Swan (1815–1893)
    (kontinuierliche Fluxionsmethode)
Henry C. Allen (1837–1909)
    (kontinuierliche Fluxionsmethode)

Die unterschiedlichen maschinellen Potenziermethoden legen eine Anzahl von Fragen nahe:

Ob und wie unterscheiden sich die unterschiedlich hergestellten Arzneimittel? Wie lassen sie sich hinsichtlich ihrer Potenzhöhe vergleichen? Welchen Einfluß hat die Stärke der Verschüttelung bei Sukkussionspotenzen bzw. der Grad der Verwirbelung bei Fluxionspotenzen? Welchen Einfluß haben unterschiedliche Verdünnungsschritte bei diskontinuierlichen Fluxionspotenzen?

Auch bezüglich der historischen Entwicklung darf gefragt werden: Wie wäre die Entwicklung verlaufen, wenn die sechste Auflage des Organon bereits 1843 anstatt erst 1921 erschienen wäre? Hätte die Kenntnis der Q-Potenzen den Bedarf nach maschinell hergestellten Hochpotenzen überhaupt entstehen lassen? Über die Antworten kann nur spekuliert werden.

Die Vielzahl verschiedener Potenziermethoden zeigt darüber hinaus, daß Verschüttelung keine notwendige Voraussetzung homöopathischer Arzneimittelherstellung ist, wie so viele Autoren glauben.

Von deutschen Arzneimittelherstellern werden derzeit keine maschinell hergestellten Hochpotenzen nach der Einglasmethode angefertigt. Der Bedarf kann nur von ausländischen Firmen gedeckt werden. Nach den Vorschriften des HAB 2000 ist zwar maschinelle Verschüttelung erlaubt, wenn dabei der Bewegungsablauf der manuellen Verschüttelung entspricht, doch die Herstellung von Einglas- und Fluxionspotenzen ist nicht zulässig.

▪ Bezeichnung von Arzneimittelpotenzen

Sulfur ⊘	Urtinktur, TM (von franz. teinture mère)
Sulfur C 200	200. Potenz der Centesimal-Reihe (= 1:100-Reihe), Mehrglasmethode
Sulfur CH 200	in Frankreich übliche Bezeichnung für C 200 nach Hahnemann (Mehrglasmethode)
Sulfur 200	200. Potenz der Centesimal-Reihe, vermutlich nach der Einglasmethode hergestellt, da ohne „C"; mit „C" werden meist nach der Mehrglasmethode hergestellte Arzneimittel bezeichnet.
Sulfur K 200	200. Korsakoff-Potenz der Centesimal-Reihe
Sulfur CK 200	200. Korsakoff-Potenz der Centesimal-Reihe
Sulfur M	1000. Potenz der Centesimal-Reihe
Sulfur 10 M	XM = 10 000. Potenz der Centesimal-Reihe
Sulfur LM	50 000. Potenz der Centesimal-Reihe, darf nicht mit „LM-Potenzen" verwechselt werden, weshalb für die 50 000er-Potenzen nur der Name Q-Potenzen verwendet werden sollte. Im HAB ist für die 50 000er-Potenzen die falsche Bezeichnung, nämlich LM-Potenzen, aufgeführt.
Sulfur Q 1 oder Q I	1. Stufe der 1 : 50 000-Potenzreihe (Q-Potenzreihe)

| Sulfur CM | 100 000. Potenz der Centesi-mal-Reihe |

Falsche Schreibweisen:

| Sulfur LM I (falsche Schrei-bung) | Q 1 (erste Potenz der 1 : 50 000-Reihe) |
| Sulfur LM XXX (falsche Schrei-bung) | Q 30 (dreißigste Potenz der 1 : 50 000-Potenzreihe) |

Potenzbezeichnungen aus der sogenannten Kentschen Reihe:
Einglasmethode (z. B. Korsakoff), Mehrglas- und Fluxionsmethode (z. B. F.C. nach Skinner): 30, 200, M, XM, LM, CM, DM, MM
Hochpotenzen werden manchmal auch mit 1M (1 m), 10 M (10 m), 50 M (50 m) statt mit M, XM, LM bezeichnet.
D-Potenzen (Dezimal-Reihe) werden im angel-sächsischen Sprachraum auch mit 30 X oder 30 x bezeichnet.

| 1:50 000er-Po-tenzen | Q-Potenzen als Abkürzung von Quinquagiesmillesimal-Potenzen, werden mit Q 3 oder Q III bezeichnet. |

Im Übrigen ist noch zu erwähnen, daß die Be-zeichnungen von Hochpotenzen mit lateinischen Ziffern nicht den korrekten lateinischen Schreib-weisen entsprechen.

21.4 Hahnemanns Entwick-lung der Arzneimittel-herstellung

Hahnemann hat seine Arzneimittelherstel-lung und, eng damit verbunden, auch seine Dosierungslehre häufig geändert.

Er sah sich durch folgende Probleme dazu veranlaßt: zu starke Wirkung der Arz-neimittel und schlechte Ergebnisse bei der Wiederholung der Arzneimittelgabe. Sein Ziel war es, die Stärke der Arzneimittel so zu wählen, daß das Kranke geheilt wird, wird, aber so schwach, um das Gesunde möglichst unberührt zu lassen. Deshalb finden sich in seinen Schriften zahlreiche Warnungen vor allzu hohen Gaben und all-zu häufiger Wiederholung der Arzneimit-telanwendung.

In der Frühzeit der Homöopathie unter-schieden sich Hahnemanns Arzneimittel-gaben noch kaum von denen seiner ärztli-chen Zeitgenossen, wobei selbstverständ-lich die Kriterien der Arzneimittelwahl andere waren.

Im folgenden werden einige **Stationen von Hahnemanns Entwicklung der Arz-neimittelherstellung und Dosierung** auf-geführt, in die die Erfahrungen anderer Ho-möopathen eingeflossen sind, und die schließlich mit der Entwicklung der Q-Po-tenzen abschlossen. Ergänzt werden diese durch Erfahrungen und Versuche anderer Autoren wie Aegidi und Hering (s. S. 379).

In ORG VI stellt Hahnemann die (auf den ersten Blick so radikale) neue Herstellungs-vorschrift der 50 000er-Potenzen (Q-Po-tenzen) vor. Auch wird hier die Zuberei-tung der einnahmefertigen Arznei durch Auflösen in Wasser bzw. Ethanol aus ORG V noch weiter präzisiert:

Ein Globulus in 40, 30, 20, 15 oder 8 Eß-löffel (EL) Wasser (8, 10, 12 Schüttelschlä-ge) einen oder mehrere Kaffeelöffel täglich oder jeden 2. Tag, in akuten Fällen alle 6, 4, 3, 2 Stunden, in dringendsten Fällen stünd-lich und öfter einnehmen.

Oder: 1 Globulus in 7, 8 EL Wasser, star-kes Schütteln, 1 EL in ein weiteres Glas mit ca. 8, 10 EL Wasser stark umrühren, davon 1 Kaffeelöffel einnehmen lassen, evtl. noch durch weitere insgesamt 4 Trinkgläser ver-dünnen.

Wenn eine Auflösung verbraucht ist (nach 7, 8, 14, 15 Tagen), soll eine Auflö-sung der nächst höheren Potenz hergestellt werden.

Mit den Q-Potenzen als Endpunkt einer langen Entwicklung und Abschluß zahl-reicher jahrzehntelanger Versuche glaubte Hahnemann, die optimale Lösung der Arz-neimittelherstellung und Dosierung ge-funden zu haben:

– milde Wirkung, daher kaum noch auf-tretende homöopathische Verschlim-merung („Erstverschlimmerung"),

1796 werden „gemäßigte" oder „mäßige Gaben" als Dosierung empfohlen.

1801 1 Gran des getrockneten Pflanzensaftes (z.B. Belladonnapreßsaft) + 400 Tropfen Ethanol ergibt die „starke Belladonna-Auflösung".
1 Tr. von dieser „starken Belladonna-Auflösung" + 300 Tr. ergibt die „mittle[re] Belladonna-
Auflösung".
1 Tr. davon + 200 Tr. ergibt die „schwache Belladonna-Auflösung". Das Mischen hat durch
„fleißiges Schütteln, minutenlanges Schütteln" zu erfolgen. Von der schwachen Belladonna-
Auflösung, die 1/24 000 000 Gran getrockneten Belladonnasaftes enthält, werden 2–40 Tr.
alle 72 Std. zur Vorbeugung gegen Scharlach verabreicht.
Opium wird zur Einnahme so zubereitet: 1 Tr. Opiumtinktur + 500 Tr. Ethanol, davon 1 Tr.
+ 500 Tr. Ethanol , was 1/5 000 000 Gran „Mohnsaft"/Tropfen entspricht, wovon 2 Tropfen
alle 4–8 Std. verabreicht werden.
Bei Ipecacuanha werden 1/10 - 1/2 Gran der gepulverten Droge gegeben.

1805 erfolgt der Hinweis auf die Vorteile der niedrigen Dosierung und die Warnung vor schneller
Wiederholung der Arznei:
„[...]zur kurativen Absicht sind unglaublich kleine Gaben hinreichend"
„daß im Gegentheile durch [...] eine zu schnelle Wiederholung der Zweck der Heilung ver-
eitelt werden kann". Als Dosierung wird die „kleinst mögliche Gabe" empfohlen, z.B. von
Mohnsaft 1/100 oder 1/1000 Teil.

1810 ORG I enthält den Hinweis, die Arzneien in einer „möglichst kleinsten Gabe" oder in „klein-
ster Gabe" zu dosieren.
Die Verdünnungen werden hergestellt, indem 1 Tr. Tinktur + 1 Pfund Wasser durch starkes
Umschütteln innig gemischt werden. Davon wird „alle zwei Std. zu zwei Unzen eingenommen".

1814 Bryonia: 1 Quentchen der gepulverten Wurzel, mit 10 Quentchen Ethanol innerhalb 6 Std.
extrahiert, davon 1 Tr. mit 6 Quentchen drei Minuten stark umschütteln, über 12 Stufen
verdünnt, 1 Tropfen der 12. Verdünnung dient als Gabe.
Rhus toxicodendron: 1 Quentchen der gepulverten Blätter mit 10 Quentchen Ethanol extrahiert, davon 1 Tr. mit 6 Quentchen Ethanol verdünnt, davon 1 Tr. + 6 Quentchen insgesamt durch 12 Flaschen verdünnt, 1 Tr. der 12. Verdünnung dient als Gabe.
Zur Herstellung der Verdünnungen wird 3 Minuten stark umgeschüttelt.

1815 von Bryonia gibt Hahnemann „eine der stärksten homöopathischen Gaben, einen vollen
Tropfen ganzen Zaunrebenwurzelsaftes". Pulsatilla wird „in einer sehr verkleinten Gabe, d.
i. einen halben Tropfen des Quadrillionstel eines starken Tropfens Pulsatille" verabreicht.

1832 berichtet Aegidi den Fall eines Patienten, bei dem er Tinctura Phosphori C 30 in Auflösung
wiederholt mit bestem Erfolg einnehmen ließ.

1833 erfolgen wieder Hinweise auf die Schwierigkeit der Wiederholung der Arzneimittel und die
Empfehlung der Gabe von Zwischenmitteln. Potenziert wird mit 2 Schüttelschlägen bis
C 30, als Gabe dient 1 Globulus der C 30 trocken auf die Zunge, evtl. alle 7 Tage über einen
Zeitraum von 10 bis 12 Wochen hinweg wiederholt, besser sei aber die Gabe von Zwischen-
mitteln. Auch wird die Potenzierung bis C 60, C 150 und C 300 erwähnt.
Globuli werden dazu benutzt, einen Tropfen zu verkleinern, indem ca. 300 Globuli von ei-
nem Tr. hinreichend benetzt waren, also ein Globulus den 300. Teil eines Tropfens enthält.
Erwähnung findet auch das Riechenlassen und das Einreiben von Arzneimitteln.

1833 Hering machte 1833 folgende Vorschläge zur Arzneimittelherstellung:
Potenzierung „mit 10, 100, 1000 und mehr Schlägen",
Potenzreihen mit den Verdünnungsverhältnissen 1:10, 1: 50, 1:1000,
Potenzieren mit dem Teil eines Tropfens, der mit Hilfe von Nadeln, einer Federspule, mit
Papier oder Milchzucker abgeteilt wird.

1833 berichtet Hering, daß er Aegidis Verfahren, Arzneimittel nach Auflösung zu verabreichen,
mit großem Erfolg aufgegriffen habe. Hering läßt einen senfsamengroßen Globulus in 4–6
Unzen Wasser, womit ein Glas zur Hälfte gefüllt ist, auflösen, 10–12 mal kräftig umrühren
und davon 1 Eßlöffel einnehmen, falls nötig konnte die Arznei so stündlich mit gutem Ergebnis wiederholt werden.

1834   publizierte Hering seine Entdeckung über das Gesetz des Einflusses der Vehikelmassen „daß, je größer die Masse (des Vehikels), je leichter die Wirkung (des Arzneistoffs)". „Bei 1:10 000 verschwindet alle Wirkung bald."

1835   „Potenzen [im Verhältnis] 1 zu 10 bereitet wirken stärker, mit 1 zu 1000 milder als die gewöhnlichen [1:100]." Mit dieser Entdeckung Herings läßt sich die kürzere Wirkungsdauer und die damit verbundene gute Wiederholbarkeit erklären.

1837   empfiehlt Hahnemann die Einnahme in Auflösung. Zur Potenzierung bei der Arzneimittelherstellung wird 10mal geschüttelt statt wie zuvor nur 2mal. Auch erfolgt wieder die Warnung vor Wiederholung derselben Arznei in der gleichen Potenz: die selbe Gabe eines Arzneimittels in ungeänderter Gabe schadet, bzw. wird „nicht wohl" vertragen.
         Wenn dagegen die Arznei in ihrem Dynamisationsgrad auch nur wenig verändert wird, kann diese mit dem besten Erfolg viele Male wiederholt werden.
         Die Zubereitung der einnahmefertigen Arznei erfolgte so:
         Ein Globulus wird in 200, 300 oder 400 Tropfen Ethanol mit 5–6maligem Schütteln aufgelöst, davon werden 1, 2, 3 oder mehr Tropfen mit einem Eßlöffel Wasser in einer Tasse (worin kräftig umgerührt wird) verdünnt oder in einem Gläschen, das 5–6mal geschüttelt wird. Diese Lösung wurde ganz oder zur Hälfte ausgetrunken. Vor jeder neuen Zubereitung wurde wieder 5–6mal geschüttelt. Falls weitere Gaben desselben Arzneimittels nötig waren, verordnete Hahnemann absteigende Potenzen: C 30, dann C 24 usw.

1839   um Arzneimittel mit größter Wirksamkeit zu erlangen, rät Hahnemann in Paris 1838 mit „10, 20, 50 und mehr starke[n] Stoss-Schläge [n]" bis zur C 50 zu potenzieren. Dadurch wird ein Arzneimittel so stark, daß es „in vielem Wasser aufgelöset, in kleinen Theilen eingenommen werden kann und muß".

– leichte Wiederholbarkeit, da jede Arzneigabe in ihrer Potenz geringfügig verändert werden kann,
– Möglichkeit, in jedem Krankheitsfall die Dosierung individuell den Anforderungen anpassen zu können.

Herings Entdeckung über den Einfluß der Verdünnungsverhältnisse liefert die Erklärung dafür, daß Q-Potenzen aufgrund der hohen Verdünnungsverhältnisse wesentlich kürzer wirken als z. B. C-Potenzen. Deshalb können diese öfter wiederholt werden und können 100mal pro Potenzstufe geschüttelt werden, ohne in ihrer Wirkung zu stark zu werden, wie es Hahnemann zuvor bei den C-Potenzen beobachtet hatte.

21.5 Grundsatzfrage: Verdünnt oder verschüttelt?

Für die Gegner der Homöopathie, die meist in der Maske der Kritiker auftreten, beson-

ders für die, die das Prinzip der Homöopathie nicht verstanden haben, bilden die homöopathische Arzneimittelherstellung und Dosierung den Hauptangriffspunkt. Aber auch die Homöopathen selbst waren sich über das Wesentliche des Potenziervorgangs nicht einig.

Hahnemann sah das Verschütteln als den wichtigsten Faktor beim Potenziervorgang an. Er dachte beim Schütteln der gemischten Flüssigkeiten zunächst nur daran, für eine innige Durchmischung zu sorgen. An den später **„Dynamisierung"** genannten Effekt war noch nicht gedacht.

Hering schlug Versuche vor, unter anderem Arzneimittel „blos durch langsames Umdrehen [im Glas]" herzustellen. Für Vehsemayer und Skinner war Verdünnung der wichtigste Vorgang, das Verschütteln hielten sie für unwichtig.

Skinner äußerte sich so:
„Es ist meine feste Überzeugung, auf Experimente gegründet, daß Verdünnung, und nur Verdünnung allein der entscheidende Faktor für die Dynamisierung der homöopathischen Arzneimittel

ist, Verschüttelung hat überhaupt nichts damit zu tun." (The Organon 2 [1878], S. 400, übs. vom Verfasser dieses Beitrags)

Im Zuge der Entwicklung der Arzneimittelherstellung hat Hahnemann auch die Art und Weise des Verschüttelns und die Anzahl der Schüttelschläge variiert. Die Reduzierung der ehemals vorgeschriebenen Anzahl von 10 Schüttelschlägen begründet Hahnemann 1827 so:

„Dieß ist so wahr, daß man Schranken darin halten muß, um nicht [...] die Kräfte der Arzneien für die Kranken allzu sehr zu erhöhen. Ein Tropfen von Drosera in dreißigster Verdünnung mit 20 Armschlägen bei jeder Verdünnung geschüttelt, bringt zur Gabe einem am Keichhusten kranken Kinde gereicht, dasselbe in Lebensgefahr, während, wenn die Verdünnungsgläser nur zweimal geschüttelt werden, ein Mohnsamen großes Streukügelchen mit der letzten Verdünnung befeuchtet, dasselbe leicht heilt." (RA, 2. Aufl., Bd. 6, S. XI)

„Ich zog, um eine bestimmte und gemäßigte Norm zur Kraft-Entwickelung der flüssigen Arzneien zu halten, zwei Schüttel-Schläge für jedes Glas den ehedem öfteren vor (bei denen sie allzu hoch potenziert wurden) [...]." (Ebd.)

Hahnemann warnt hier davor, Arzneimittel in flüssiger Form mit sich herumzutragen, mit der Begründung, daß diese mit der Zeit höher potenziert werden. Dazu führt er folgenden von ihm durchgeführten Versuch an:

„Ich lösete einen Gran Natron in einem Lothe, mit etwas Weingeist vermischtem Wasser in einem zu 2/3 damit angefüllten Glase auf und schüttelte diese Auflösung eine halbe Stunde lang ununterbrochen und die Flüssigkeit war an Potenzirung und Kräftigkeit der 30sten Kraft-Entwicklung an die Seite zu setzen." (ORG V § 270, Anm. 1)

Für Hahnemanns These, Verschüttelung sei der wichtigste Faktor für die Potenzierung, sprechen:
1. Hahnemanns Erfahrungen anhand zahlreicher Versuche,
2. heutige Erfahrungen bei der Zubereitung der gebrauchsfertigen Q-Potenzen, wobei die Auflösung eines Globulus einer Potenzstufe durch wiederholtes Schütteln – ohne Verdünnen – im Potenzgrad geändert wird (s.o.).
3. Untersuchungen eines Schweizer Herstellers, durch die eine Wirkungsverstärkung durch eine Erhöhung der Anzahl von Schüttelschlägen belegt werden konnte: mit 120 Schüttelschlägen pro Potenzstufe hergestellte Chargen derselben Arzneimittel zeigten eine heftigere Wirkung als Chargen, die nur mit 30 Schüttelschlägen hergestellt worden waren. (Meines Wissens liegen zur Zeit keine weiteren umfangreichen Studien über den Einfluß der Schüttelschläge beim Potenzieren vor.)

Für Skinners These, Verdünnung als wichtigstem Faktor der Potenzierung, spricht dagegen die reichhaltige Erfahrung mit Fluxionspotenzen in der homöopathischen Praxis.

Auch die moderne Physik vermag hier keine Klärung zu verschaffen: Neuere Untersuchungen mit modernen physikalischen Methoden ergaben zwar offenbar tatsächlich Unterschiede bei einigen gemessenen Parametern, auf die hier nicht näher eingegangen werden kann, zwischen „potenzierten" Arzneimitteln (wobei mit „Potenzieren" schrittweises Verdünnen und Verschütteln gemeint ist) und sogenannten „reinen" Verdünnungen. Dabei wurde von diesen Autoren offensichtlich übersehen, daß auch nicht-verschüttelte homöopathische Arzneimittel, nämlich Fluxionspotenzen, mit großem Erfolg eingesetzt werden. Dies zeigt die Fragwürdigkeit bzw. mangelnde Aussagekraft der bisherigen –

naturwissenschaftlichen – Versuche, den Effekt des Potenziervorganges zu ergründen.

Eine Entscheidung zwischen beiden oben genannten Thesen scheint also zur Zeit nicht möglich.

Das HAB (s.u.) bleibt hinsichtlich der Anzahl der Schüttelschläge unpräzise: hier wird „mindestens 10mal kräftig geschüttelt".

Möglicherweise liegt der Effekt des Potenziervorgangs in der gemeinsam sowohl beim Verdünnen als auch beim Verschütteln auftretenden Verwirbelung, einer Turbulenz, die im Potenziergefäß entsteht.

Vielleicht sollte man Herings Anregung aufnehmen, der seine Zeitgenossen immer wieder mit den Worten „Auf das Wie der Bereitung kommt also vor der Hand gar nichts an, auf das Was der Wirkung aber alles" (1845) ermunterte, durch Versuche bei der Arzneimittelherstellung neue Erfahrungen zu sammeln.

21.6 Nosoden

■ Definition und Geschichte

Die erste Definition und Namensgebung erfolgte 1852 durch Hering (von griech. „nossos" = Krankheit), der darunter nur Krankheitsprodukte verstand.

„Ich habe bis auf Weiteres die Mittel dieses ganzen Gebietes im Arzneireiche Nosoden genannt und verstehe darunter nur Krankheitsprodukte und zwar insbesondere die darin enthaltenen wirksamen Salze." (HMS, S. 1078)

Zuvor hatte er schon 1850 in einem Brief den Begriff Nosoden erwähnt, wo er beklagt, dass seine Idee, Krankheitsprodukte zu prüfen, zur Isopathie umgedeutet wurde. „Mein Vorschlag, Nosoden (Krankheitsprodukte) zu prüfen, wurde zur Isopathie."

Von anderen Autoren wurde der Begriff Nosoden weiter gefaßt. So bezeichnete

H. C. Allen Pyrogenium (aus verfaultem Rindfleisch hergestellt) ebenfalls als Nosode, und S. Swan bezeichnete sogar Lac caninum (Hundemilch) als Nosode.

Das HAB definiert Nosoden wie folgt:

Nosoden sind Zubereitungen aus Krankheitsprodukten von Mensch oder Tier, aus Krankheitserregern oder deren Stoffwechselprodukten oder aus Zersetzungsprodukten tierischer Organe. Als Ausgangsmaterial für Nosoden nach Vorschrift 43 dienen operativ entfernte, pathologisch veränderte Organe bzw. Organteile; Nosoden nach Vorschrift 44 werden aus abgetöteten Kulturen von Mikroorganismen oder aus Zersetzungsprodukten tierischer Organe oder aus Körperflüssigkeiten hergestellt, die Krankheitserreger bzw. Krankheitsprodukte enthalten wie Blut oder Liquor oder Punktionsflüssigkeit. Die Identität des Ausgangsmaterials ist durch fachärztlichen Befund des Operationsmaterials oder durch Laborbefund protokollarisch zu belegen.

Das Ausgangsmaterial für Nosoden wird zunächst sterilisiert und muß vor dem Verarbeiten der „Prüfung auf Sterilität" des Arzneibuchs entsprechen. Aus diesem Ausgangsmaterial werden dann Urtinkturen nach den Vorschriften 43 oder 44 oder gegebenenfalls Verreibungen nach Vorschrift 6 hergestellt.

Der Nosodenbegriff wird hier wesentlich weiter gefaßt, indem sogar Mikroorganismen und Organpräparate eingeschlossen werden. Die Ausdehnung auf Organpräparate ist äußerst zweifelhaft, da diese wegen meist fehlender Arzneimittelprüfungen nicht im Sinne der Homöopathie – nach dem Ähnlichkeitsgesetz – eingesetzt werden können. Die weitere Verarbeitung erfolgt nach den Vorschriften 43 und 44.

Vorschrift 43: Urtinkturen und flüssige Verdünnungen
Urtinkturen nach Vorschrift 43 werden aus pathologisch veränderten Organen oder Organteilen von Mensch oder Tier hergestellt. Dazu wird 1 Teil

zerkleinertes Ausgangsmaterial, das der „Prüfung auf Sterilität" des Arzneibuchs entsprechen muß, in 10 Teilen Glycerol 85 Prozent verteilt. Nach mindestens 5 Tage langem Stehenlassen wird der Ansatz filtriert.

$\varnothing$ = D 1, C 1: 10 T. $\varnothing$ + 90 T. Eth. 30 %

Vorschrift 44: Urtinkturen und flüssige Verdünnungen

Urtinkturen nach Vorschrift 44 werden aus abgetöteten Kulturen von Mikroorganismen oder aus Zersetzungsprodukten tierischer Organe oder aus Körperflüssigkeiten hergestellt, die Krankheitserreger beziehungsweise Krankheitsprodukte enthalten.

Dazu wird 1 Teil Ausgangsmaterial, das der „Prüfung auf Sterilität" des Arzneibuchs entsprechen muß, mit 9 Teilen Glycerol 85 Prozent gemischt und verschüttelt. Nach mindestens 5 Tage langem Stehenlassen wird der Ansatz filtriert.

Kulturen von Mikroorganismen sind, falls in der Monographie nicht anders angegeben, vor dem Sterilisieren auf 10^7 Keime pro Gramm einzustellen.

$\varnothing$ = D 1, C 1: 10 T. $\varnothing$ + 90 T. Eth. 30 %

Zu beachten ist die Vorgabe, daß das Ausgangsmaterial vor der weiteren Verarbeitung sterilisiert werden muß.

Übersicht über die wichtigsten Nosoden:

Nosode	Ausgangsmaterial
Psorinum	Serös-eitriger Inhalt von Krätzebläschen
Lyssinum	Speichel eines tollwütigen Hundes
Bacillinum	Kaverneninhalt eines Tuberkulose-Kranken (nach Burnett) (Die Kommission D definiert das Ausgangsmaterial für Tuberculinum Burnett Nosode (Bacillinum Nosode) allerdings anders, nämlich von Schlachttieren stammend statt humaner Herkunft, s.u.)
Tuberculinum	Sputum mit cremigem Eiter eines Tuberkulose-Kranken
Medorrhinum	Eitriger Harnröhren-Ausfluß eines Gonorrhoe-Kranken
Syphilinum	Sekret luetischer Geschwüre

Die Nosoden, von denen einige große Bedeutung für die Materia medica haben, stellen aus pharmazeutischer Sicht die Gruppe von homöopathischen Arzneimitteln dar, deren Ausgangssubstanzen sehr viele Probleme bereiten.

Diese sind vor allem:
unklare Quellenlage, lückenhafte Dokumentation der Prüfungen, ungenau beschriebene Ausgangssubstanzen der geprüften Arzneimittel, schlechte Reproduzierbarkeit der geprüften Arzneimittel und schlechte Standardisierung der Arzneimittel.

Allerdings treten diese Schwierigkeiten auch bei zahlreichen anderen homöopathischen Arzneimitteln auf, wenn auch nicht in dieser gehäuften Form.

■ Psorinum (Psorin)

Nach seinem erfolgreichen Versuch mit dem Gift der Lachesis faßte Hering den Entschluß, auch mit dem Speichel eines tollwütigen Hundes und mit anderen krankhaften Absonderungen Versuche anzustellen. Seine erste Präparation einer Nosode, des Psorinums, schildert Hering wie folgt:

„Im Herbste 1830 sammelte ich den Krätzeiter von einem sonst kerngesunden jungen Neger; er hatte als Schneider verschiedene aus Deutschland gekommene Zeuge unter den Händen gehabt, war dadurch angesteckt worden. Ob mit oder ohne Milben, weiß ich nicht. Seine Krätze war fett, große gelbe Blasen, besonders zwischen den Fingern, an den Händen und Vorderarmen. Ich öffnete alle reifen unzerkratzten Pusteln, mehrere Tage hintereinander und brachte den Eiter sogleich in ein Fläschchen mit Weingeist. Nach vielem Schütteln und Stehen machte ich mit diesem Weingeiste Versuche an dem einen und andern Gesunden. Es wirkte ganz auffällig und entschieden. Ich gab es Kranken mit gutem und zuweilen auch mit sehr verschlimmernden Erfolge. Ich nannte dieses Präparat Psorin." (HMS, S. 1071)

Die Namensgebung begründete er so:

„Vielleicht kommt es mir zu, als der Erste, der das neue Mittel vorschlug, und auch der Erste, der es potenzirte und anwendete, demselben einen Namen zu geben. Ich halte für den schicklichsten: *Psorin*. [...] In meinen Tagebüchern ist es schon vor mehreren Jahren immer so bezeichnet." (HMS, S. 391)

Die Arzneimittelprüfung wurde mit C 30-Globuli durchgeführt, die nach flüssiger Potenzierung des alkoholischen Präparates hergestellt worden waren. Diese von Hahnemann durchgeführte Arzneimittelprüfung ist im Stapf-Archiv publiziert, wo 438 Symptome beschrieben sind.

Ein anderes Präparat wurde von Groß hergestellt: Von seinem Freund Kretschmar bekam dieser eine Zubereitung aus der frisch entstandenen „Psora sicca" (vermutlich handelte es sich um die Effloreszenz einer Pityriasis) eines jungen Mädchens. Die Arzneimittelprüfung dieses anderen Psorinums, ebenfalls mit der C 30 durchgeführt, ergab 140 Symptome und ist auch im Stapf-Archiv veröffentlicht.

Groß, der viel Erfahrung durch die therapeutischen Anwendungen des Psorins sammeln konnte, kam 1834 zu dem Schluß, daß verschiedene Psorin-Präparate unterschiedliche Wirkungen haben.

Auch Hering selbst stellte verschiedene Präparate des Psorins her. Er riet, in bestimmten Fällen, jedem Kranken sein eigenes Psorin zu verabreichen, dieses nannte er Autopsorin.

Hering 1833:
„jedem Kranken, wo möglich, nur von seinem eignen Krätzstoffe geben [...] Autopsorin" (HMS, S. 404).

Der Wiener Arzt Attomyr führte ebenfalls Versuche mit Psorinum, das er Psoricum nannte, durch. Er machte z. B. die Beobachtung, daß nach Verabreichung von Psorin vermehrt Kopfläuse auftraten und schloß daraus, dieses könne als Mittel gegen Kopfläuse eingesetzt werden.

Die Beschäftigung oben genannter Autoren führte zeitgleich zu einer heftigen Ausein-

andersetzung um die Isopathie. An diesem Streit waren unter anderem Hahnemann, Hering, Lux und Attomyr beteiligt.

1852 äußerte Hering in dem Artikel „Das Psorin und seine chemische Rettung" die Vermutung, daß von ihm im Inhalt der Krätzepusteln nachgewiesene SCN-Verbindungen für dessen arzneiliche Wirkung verantwortlich seien. Diese Spekulation blieb aber ohne Konsequenzen für die Arzneimittelherstellung.

Ausgangsmaterial der Handelspräparate ist der serös-eitrige Inhalt frischer Krätzebläschen der menschlichen Haut.

■ Lyssinum (Hydrophobinum) „Hundswuthgift"

1833 stellte Hering in Philadelphia als weitere Nosode Lyssinum her.

Er führte die Präparation folgendermaßen durch:

Eine mittelgroße, braune Terrierhündin mit 2–3 Monate alten Welpen war 10 Tage zuvor von einem tollwütigen Hund angegriffen worden. Bei dem Versuch, ihre Welpen zu verteidigen, wurde eines davon bei dem Angriff getötet, sie wurde 2–3mal gebissen. Sie stillte ihre Jungen weiter und schien gesund zu sein, bis 9 Tage später Veränderungen auftraten: sie biß ihre Jungen, verdrehte den Kopf und konnte beim Versuch zu trinken nicht schlucken. Hering bekam sie in diesem Zustand zu Gesicht und entnahm ihr mit einem Federkiel von Maul und Zähnen Speichelproben. Diese bildeten die Ausgangssubstanz für sein Arzneimittel. Am folgenden Tag starb die Hündin. Hering ließ die Welpen, auch das Gebissene, an einer C 6-Potenz riechen, worauf diese überlebten.

Hering nahm die Arzneimittelherstellung vor, indem er eine C 3-Verreibung mit Milchzucker herstellte, diese auflöste und in Alkohol bis C 30 weiter potenzierte. Au-

ßerdem nahm er den entnommenen Speichel in Alkohol auf und potenzierte flüssig
(ohne Verreiben) ebenfalls bis C 30.

Die so hergestellten Arzneimittel schickte er nach Deutschland zu Stapf, Mühlen-
bein und Lappe.

Bemerkenswert ist, daß Hering sein Präparat bereits einsetzte, bevor eine Arzneimittelprüfung vorlag.

Vor Abschluß umfangreicher Prüfungen
verabreichte er Lyssinum bei folgenden
Fällen:

Er behandelte einen Geisteskranken, der
seit einem Jahr von der stetigen und immer
stärker werdenden Furcht gequält wurde, er
sei von einem tollwütigen Hund gebissen
worden und werde nun „wasserscheu". Bereits 8 Tage nach der Einnahme von Lyssinum war der Kranke fast ganz geheilt. Hering
heilte Geschwüre nach Hundebiß und Hunde, die im ersten Stadium der Tollwut erkrankt waren. Außerdem gelang es ihm, den
Ausbruch der Erkrankung bei von vermutlich
tollwütigen Hunden Gebissenen durch frühzeitige Gabe zu verhindern. (HMS, S. 1069 f.)

Hering hatte also schon lange vor Pasteur
Pionierarbeit geleistet und die Möglichkeiten erkannt, aus infektiösem Material ein
wirksames Medikament herzustellen. (Pasteur stellte sein Präparat aus dem Rücken-
mark an Tollwut erkrankter Kaninchen her.)
Arzneimittelprüfungen:

Hering selbst erfuhr bereits beim Verreiben Prüfsymptome. Eine spätere Arzneimittelprüfung mußte er wegen starker
Angstzustände abbrechen.

Die ausführlichste und umfassendste Arzneimittelprüfung (= Hauptprüfung) wurde
1854 von John Redmond Coxe durchgeführt.
Arzneimittel der Potenzen C 4, 6, 12 und 30,
aber auch einige D-Potenzen, wurden an 20
Prüfern geprüft.

Knerr führte 1869 eine Arzneimittelprüfung der 300. und 600. Jenichen-Po-
tenz durch.

Lippe veröffentlichte 1864 in einem Hei-
lungsbericht eines mit der 200. Jenichen-

Potenz geheilten Falles weitere wertvolle
Symptome.

■ Tuberculinum (Bacillinum, „Phthisin")

Die erste Anwendung geht auch hier auf
Hering zurück, der „Phthisin", wie er es
nannte, 1833 bei „geschwüriger Lungensucht" einsetzte.

Swan publizierte Beobachtungen an einer Patientin, die an Tuberkulose erkrankt
war und bei der er 1874 Tuberculinum MM
angewendet hatte. Dabei handelte es sich
um keine Arzneimittelprüfung. Der erste
Gebrauch von Tuberculinum als Hochpotenz geht somit wahrscheinlich auf Swan
zurück.

Biegler berichtet 1878 von einer Patientin
mit tuberkulöser Meningitis, bei der er Tuberculinum angewendet habe. Außerdem
schildert er zwei Kasuistiken mit hartnäk-
kigem Husten. Die Eltern der betroffenen
Patienten waren an Tuberkulose verstorben. Die verabreichte Potenz war Tuberculinum 50M.

H. C. Allen gibt in seiner „Materia Medica of
the Nosodes" (1910) bei Tuberculinum zwar
21 Namen, aber keine Quellen an. Angeblich
hat Allen Tuberculinum an seinen Studenten
geprüft und zwar die Potenzen: C 30, C 200,
M, CM mit Arzneimittel-Gaben bis zu 3mal
täglich. Es ist allerdings unsicher, ob es sich
tatsächlich um Prüfsym-ptome oder klinische Symptome handelt. Eine angekündigte
Veröffentlichung der Prüfung blieb aus.

Die erste richtige Arzneimittelprüfung von
Tuberculin geht auf John Compton Burnett
(1890) zurück. Dieser bezeichnete sein
Präparat als Bacillinum. Er verwendete den
Kaverneninhalt und das angrenzende Ge-
webe eines an Tuberkulose verstorbenen
Patienten. Ob er daraus eine Dilution oder
eine Trituration herstellte, ist unbekannt.

Die Prüfungen erfolgten mit der C 30, C 100 und C 200.

Die zweite richtige Prüfung geht auf R. Boocock (1892) zurück, der ein Kuriosum in der Geschichte der Arzneimittelprüfungen beisteuerte. Seine Arzneimittelprüfung geschah unfreiwillig, da er beim Potenzieren versehentlich vom Arzneimittel eingenommen hatte und Prüfsymptome entwickelte.

Die dritte Prüfung stammt von H. Stratton (1895).

Für die Prüfung wurden CM-Potenzen von Swan genommen, die dieser in den Jahren 1870 bis 1873 hergestellt hatte. Und zwar wurde das Sputum mit cremigem Eiter einer frisch rupturierten Kaverne eines im Endstadium befindlichen Kranken potenziert.

Ob Kent jemals eine Arzneimittelprüfung durchgeführt hat, ist unklar. Er verwendete ein Präparat aus den tuberkulösen Drüsen geschlachteter Rinder, das von Boericke und Tafel (B&T) bis C 6 und abschließend mit einer Skinner-Apparatur bis 30, 200, M und höher potenziert wurde. An anderer Stelle berichtet Kent, die von B&T hergestellte C 6 sei von Tyrell bis 30, 200, M, XM, LM und CM potenziert worden. Thacher (von Mezger versehentlich als Teacher zitiert), auf den Mezger hinsichtlich einer von Kent durchgeführten Arzneimittelprüfung verweist, erwähnt an keiner Literaturstelle eine solche.

Bei Nebels Literatur zu Tuberculinum, die schlechthin als **die** Arzneimittelprüfung gilt, handelt es sich lediglich um Tertiärquellen, in der Kochs Versuche an Tuberkulose-Kranken nach dem Kopf-zu-Fuß-Schema geordnet wiedergegeben werden.

Einige zeitgenössische Handelspräparate:
- **Tuberculini aviarii derivatum proteinosum purificatum:** Gereinigtes aviäres Tuberkulin (DAB 9).

- **Tuberculini bovini derivatum proteinosum purificatum** (Tuberculinum bovinum): gefriergetrocknetes, gereinigtes bovines Tuberkulin (DAB 9).
- **Tuberculinum BURNETT:** Die Kommission D (eine Expertenkommission zur Beurteilung von Arzneimitteln der besonderen Therapierichtungen) definiert das Ausgangsmaterial für Tuberculinum Burnett Nosode (Bacillinum Nosode) so: tuberkulöses Lungengewebe zusammen mit dem Inhalt von tuberkulösen Kavernen von **Schlachttieren.** Burnett dagegen verwendete den Kaverneninhalt und das angrenzende Gewebe eines Verstorbenen (s.o.).
- **Tuberculinum MARMOREK:** Serum von mit humanen oder bovinen Stämmen von Mycobacterium tuberculosis behandelten Pferden.
- **Tuberculinum KOCH:** getrocknete humane oder bovine Stämme von Mycobacterium tuberculosis.
- **Tuberculinum pristinum** (Tuberculinum KOCH alt): Alttuberkulin (DAB 9), das hitzekonzentrierte Filtrat eines flüssigen Nährmediums, auf dem ein humaner oder boviner Stamm von Mycobacterium tuberculosis gezüchtet wurde.
- **Tuberculinum residuum Koch** (Tuberculinum Rest Nosode): Filtrationsrückstand des vorher genannten Ansatzes.
- **Tuberculinum Denys:** Serum von mit humanen oder bovinen Stämmen von Mycobacterium tuberculosis behandelten Meerschweinchen.

In Anbetracht der Vielzahl von Präparaten und der verworrenen Quellenlage sei Roberts erwähnt, der 1930 vor einer unkritischen Betrachtung von Tuberkulinum warnte.

Um zumindest darüber Sicherheit zu haben, womit therapiert wird, sollte bei jedem Hersteller über dessen Präparat(e) Auskunft eingeholt werden.

■ Medorrhinum (Sykosin)

Namensgebung: Der Name Sykosin leitet sich von Sykosis ab, Medorrhinum von Gonorrhoe (griech. = Samenfluß) und Medorr (griech. = männliches Genitale).

Bereits 1833 erwähnte Hering als eines der „Krankheitsgifte" zum ersten Mal das Sykosin. Attomyr schlug 1834 vor, „Versuche mit Tripperstoff" anzustellen. Von Swan wurde Medorrhinum zwischen 1870 und 1875 an Kranke verabreicht. 1880 erschien die erste detailliert beschriebene Kasuistik (von 1875). J. A. Biegler behandelte auf einen Vorschlag Swans hin eine Rheumatikerin mit Medorrhinum. Biegler schrieb daraufhin an Swan, daß Medorrhinum Heilungshindernisse beseitigen könne, wenn es nach einer Erkrankung an Gonorrhoe verabreicht wird.

Diese hier erwähnten Anwendungen erfolgten alle, ohne daß bisher eine Arzneimittelprüfung durchgeführt worden war.

Arzneimittelprüfungen wurden später von folgenden Autoren publiziert:

Die Arzneimittelprüfung von E. W. Berridge wurde erst 1890 veröffentlicht. Sie ergab 46 Symptome und zusätzlich 7 klinische Symptome, darunter viele Fiebersymptome. Leider wurden in der Publikation keine Angaben über die Herstellung von Medorrhinum und die geprüften Potenzen gemacht. Die Arzneiherstellung bleibt also unklar.

Eine weitere Arzneimittelprüfung erschien in Herings Guiding Symptoms 1888. Es handelt sich um eine Zusammenfassung von Manuskripten. Es gab nur direkte Mitteilungen der Prüfer und Prüfungsleiter an Hering bzw. dessen Nachfolger. Die hier publizierten Symptome beruhen also nicht auf vorher schon publizierten Arzneimittelprüfungen.

Die Prüfer waren Ren Dell, Finch, Swan, Farrington, Cleveland, Higgins u.a. (GS, S. 292), außerdem sind klinische und pathogenetische Hinweise von mindestens 17 Prüfern aus Berridges und Swans Manuskripten erwähnt (ebd.).

Die Arzneimittelprüfung wurde ausschließlich mit Hochpotenzen durchgeführt. Die Gewinnung der Ausgangssubstanz und die Zubereitung der Arzneiformen ist unklar.

Eine dritte Arzneimittelprüfung erschien ebenfalls 1890. Die hier publizierten Symptome entsprechen zum Teil denen der Guiding Symptoms. Offensichtlich wurde hier ein Teil der dort zugrunde gelegten Manuskripte mit verwertet. Es handelte sich um eine reine Hochpotenzprüfung, bei der laut Berridge an ca. 57 Prüfern folgende Potenzen geprüft wurden: M, XM, 20 M, 30 M, 40 M, 50 M, 60 M, CM, MM, 3 MM, die nach Finckes und Swans Verfahren hergestellt wurden.

Als **Ausgangsmaterial für die Handelspräparate** sollte gonorrhoischer Eiter verwendet werden.

Als Ausgangssubstanz der Nosode **Gonotoxin** dient eine Suspension einer Gonokokken-Kultur, was sicher nicht dem ursprünglichen Präparat entspricht.

■ Syphilinum (Luesinum)

Die erste Erwähnung erfolgte 1833 durch Hering als Syphilin. Ein Jahr später (1834) wendete er Syphilinum bei einer „okkulten Syphilis" an, einer gehemmten Erkrankung, die nicht recht zum Ausbruch kam. Im Jahre 1864 konnte er damit die quälende Furcht, an Syphilis erkrankt zu sein, heilen. Groß berichtet 1833 über die Heilung von rezidivierenden Ulcera mit Syphilinum.

Über die Arzneimittelherstellung liegen leider keine Angaben vor. Bemerkenswert ist, daß oben genannte Anwendungen vor Durchführung einer Arzneimittelprüfung stattfanden.

Die erste Arzneimittelprüfung erfolgte erst 1879 durch den Gynäkologen Ostrom.

Allerdings war dies eine unfreiwillige Arzneimittelprüfung, da er während der Arzneimittelherstellung beim Befeuchten der Globuli Symptome entwickelte (darunter so interessante wie z. B. „Empfindung, als ob das Sternum zu den Dorsalwirbeln gezogen würde"). Leider ist auch hier die genaue Arzneimittelherstellung unbekannt.

Die zweite, diesmal „freiwillige" Arzneimittelprüfung erfolgte durch Swan mit 5 Prüfern. Er führte eine Hochpotenzprüfung von CM bis MM durch. Leider gibt es auch hier keine Angaben über Einnahmemodus und Präparation der Ausgangssubstanz.

Eine umfangreiche Materia medica von Syphilinum wurde von Swan und Berridge 1888 herausgegeben. Sie enthält Prüfsymptome und Mitteilungen von 44 bekannten homöopathischen Ärzten, darunter Kent und Skinner.

Swan verordnete Syphilinum auch Patienten, die Symptome zeigten, die ihm als Krankheitssymptome der Syphilis bekannt waren, ohne daß sie aber an Syphilis erkrankt waren.

Ausgangssubstanz der Handelspräparate sollte das Sekret luetischer Geschwüre sein.

◼ Andere Nosoden

Auf Carcinosinum, Carcinominum oder Cancerosinum, Diphtherinum, Influenzinum etc. soll hier nicht näher eingegangen werden. Die Quellenlage ist zu unsicher und die Vielzahl der Handelspräparate zu groß. Außerdem liegen nur fragwürdige Prüfungen mit fehlender Beschreibung der geprüften Arzneimittel vor, z. B. gibt es m.W. bis heute keine verläßliche Carcinosin-Prüfung mit zuverlässig definiertem Ausgangsmaterial (bei der Prüfung, deren Ergebnisse Lees Templeton 1954 veröffentlichte, war gar nicht genau bekannt, welche Substanz eigentlich geprüft wurde, und D.M. Foubister steuerte nur klinische Symptome bei).

21.7 Die Qualität homöopathischer Arzneimittel

◼ Allgemeines

Zur Beurteilung der Qualität von homöopathischen Arzneimitteln sollten sowohl die Ausgangssubstanzen als auch die Herstellungsverfahren und alles damit Verbundene betrachtet werden. Arzneimittelrechtlich wird der Begriff Qualität folgendermaßen definiert:

„Qualität ist die Beschaffenheit eines Arzneimittels, die nach Identität, Gehalt, Reinheit, sonstigen chemischen, physikalischen, biologischen Eigenschaften oder durch das Herstellungsverfahren bestimmt wird." (AMG § 4 Abs. 15)

Durch die arzneimittelrechtlichen Grundlagen und deren Umsetzung wird ein hoher Qualitätsstandard bei der Arzneimittelherstellung gesichert. Bei genauer Kenntnis homöopathischer Arzneimittelherstellung und deren Besonderheiten zeigt sich jedoch, daß hierbei spezielle Anforderungen zu stellen sind, die über das gesetzlich geforderte Qualitätssicherungssystem hinausgehen bzw. von diesem nicht erfaßt werden. Der Qualitätsbegriff in der Homöopathie geht somit über den in der naturwissenschaftlichen Therapie bzw. Pharmazie üblichen hinaus.

◼ Herstellung

Folgende für die Arzneimittelherstellung im Sinne Hahnemanns wichtige und charakteristische Besonderheiten werden von den gängigen Qualitätsstandards nur zum Teil berücksichtigt:

Verarbeitung von Frischpflanzen:
Zur Arzneimittelherstellung sollten Frischpflanzen als Ausgangsmaterial verwendet werden, insbesondere dann, wenn dies nach der Arzneimittelprüfung erforderlich ist. Diese sollten auch schnellstmöglich verarbeitet werden, was unter an-

derem durch die Einhaltung von kleinen Chargengrößen ermöglicht wird (s.u.).

Anzahl und Stärke der Schüttelschläge:

Das HAB schreibt für C- und D-Potenzen mindestens zehnmaliges Schütteln vor, nennt also keine genaue Zahl. Deren Stärke ist im HAB mit „mindestens 10mal kräftig geschüttelt" ungenügend beschrieben. Hahnemann forderte „Schüttel-Schläge", „starke Schüttel-Stöße […] gegen einen harten, aber elastischen Körper geführt". Dies bezeichnen wir angemessenerweise als **verschütteln** statt „schütteln" (wie das HAB).

Die Chargengröße:

Die von Hahnemann entwickelten Herstellungsvorschriften sind für kleine Chargen ausgelegt. Ob Änderungen der Chargengröße (die weit über der Größenordnung Hahnemanns liegen) einen Einfluß auf die Qualität haben, kann naturwissenschaftlich nicht nachgewiesen werden. Unmittelbar zu bemerken ist aber, daß kleine Fläschchen viel kräftiger geschüttelt werden können als große und Handverreibungen mit kleinen Mengen viel intensiver durchgeführt werden können als mit großen. Außerdem können Frischpflanzen in kleinen Chargen viel schneller verarbeitet werden.

Somit wird einsichtig, daß bei Verarbeitung in kleinen Ansätzen die Arbeitsweise Hahnemanns und anderer alter Homöopathen viel originalgetreuer nachvollzogen werden kann.

Ethanolkonzentration:

Zur Herstellung von Tinkturen ist die am besten geeignete Ethanolkonzentration (die unter anderem von der Löslichkeit der Wirkstoffe abhängt) zu verwenden, was auch beim Imprägnieren von Globuli beachtet werden sollte. Versuche haben gezeigt, daß mit unterschiedlichen Ethanolkonzentrationen unterschiedliche Ergebnisse sowohl bezüglich der Gleichmäßigkeit als auch des Gehalts beim Imprägnieren erzielt werden.

Globuligröße und -zusammensetzung:

Unterschiedliche Globuligrößen können bei Q-Potenzen zu unterschiedlichen Verdünnungsschritten führen. Die Globuli des HAB bestehen nur aus Saccharose, die von Hahnemann verwendeten aus Saccharose und Stärke.

Reinigung der Gefäße:

Einmal zur Potenzierung benutzte Gläschen dürfen nicht wieder verwendet werden. Reibschale und Pistill müssen mehrfach ausgekocht werden. Besser noch ist nach Hahnemann deren anschließendes Ausglühen.

Gefahr der Kontamination:

Beim Imprägnieren der Globuli muß unbedingt darauf geachtet werden, daß eine Kontamination mit anderen Arzneimitteln beim Imprägnieren vermieden wird. Dies kann durch Imprägnierung in geschlossenen Gefäßen erreicht werden, die ausschließlich für dieses eine Arzneimittel benutzt werden.

■ Besonderheiten und Probleme bei Ausgangssubstanzen (Arzneigrundstoffen)

Übereinstimmung von geprüfter Substanz und Ausgangssubstanz zur Arzneimittelherstellung

Um Qualität und damit größtmögliche Sicherheit in der Therapie zu gewährleisten, bedarf es ganz besonders genauer Kenntnis der Identität der ursprünglich zur Arzneimittelprüfung verwendeten Substanz.

Die Frage nach der Identität einer Prüfsubstanz bzw. deren Inhaltsstoffen stellt sich keineswegs nur aus theoretischen Erwägungen, sondern hat für die tägliche Praxis Bedeutung. Eine sichere Arzneitherapie aufgrund des Ähnlichkeitsgesetzes ist nur möglich, wenn die zur Therapie verwendete Arznei und die geprüfte Arznei identisch sind. (Zur Überprüfung dieser Übereinstimmung muß die chemische Zusammensetzung aufgeklärt oder die Originaltreue des Herstellungsverfahrens gewährleistet sein.)

Aufgrund des homöopathischen Heilgesetzes ist es notwendig, ein mit dem Prüfstoff möglichst weitgehend übereinstimmendes Produkt zur Therapie zu verwenden.

Im Idealfall sollte mit dem Arzneimittel therapiert werden, das für die Arzneimittelprüfung herangezogen wurde. Da dies kaum zu verwirklichen ist, sollte größtmögliche Übereinstimmung zwischen Prüfsubstanz und Arzneimittel gefordert werden.

Entscheidend für die Qualität eines homöopathischen Arzneimittels ist also die Übereinstimmung mit dem tatsächlich geprüften Arzneimittel, von dem die Symptome der Materia medica stammen, und nicht seine „Verbesserung" durch Anwendung moderner Verfahren bei der Herstellung, die es gegenüber dem Prüfstoff verändern!

Identitätsprüfungen sind Bestandteil des pharmazeutischen Qualitätssicherungssystems und arzneimittelrechtlich vorgeschrieben. Das bedeutet aber nicht, daß die Identitätssprüfung die Übereinstimmung einer Ausgangssubstanz für ein Arzneimittel mit der Ausgangssubstanz für die homöopathische Arzneimittelprüfung gewährleistet. Hier wird nur geprüft, ob es sich z. B. bei dem vorliegenden Pflanzenmaterial, das als Bryonia cretica deklariert ist, tatsächlich um diese handelt, nicht aber, ob Bryonia cretica die richtige Pflanze, d.h. die tatsächlich homöopathisch geprüfte Pflanze ist (in diesem Beispiel wäre Bryonia alba die richtige Pflanze).

Bei vielen homöopathischen Arzneimitteln steht die Identität der geprüften Substanzen fest. Bei zahlreichen Arzneimitteln bleiben allerdings diesbezüglich Fragen offen, weil die zur Arzneimittelprüfung verwendeten Stoffe ungenügend beschrieben wurden.

Für die **unzureichende Genauigkeit** bei der Beschreibung der geprüften Arzneimittel könnten mancherlei Ursachen verantwortlich sein: gemessen am heutigen Wissensstand noch ungenügende Kennt-

nisse in Chemie, Botanik und Zoologie, Änderungen der botanischen und zoologischen Systematik, Nachlässigkeit mancher Prüfer bei der Beschreibung der Prüfsubstanzen, unterschiedliche Zusammensetzungen, die in der Natur der Ausgangssubstanzen als solche liegen, z. B. bei Naturprodukten wie Petroleum oder Mischungen mit unterschiedlicher quantitativer Zusammensetzung, da manche Präparationen Stoffgemische liefern, die je nach Art der Präparation unterschiedliche Zusammensetzung aufweisen können.

Die Frage, welche Substanz tatsächlich zu einer bestimmten Arzneimittelprüfung verwendet wurde, kann nur anhand der Originalliteratur geklärt werden und bedarf in Einzelfällen umfangreicher Recherchen. Im Falle Apis/Apisinum z. B. Herings „Amerikanische Arzneiprüfungen" (s. S. 391) oder die „Chronischen Krankheiten" bei Arzneimitteln, die von Hahnemann geprüft wurden.

Bei zahlreichen Arzneimittelprüfungen wurden aus Verreibungen hergestellte Arzneimittel verwendet, heute werden dagegen viele dieser Arzneimittel aus Tinkturen oder Lösungen statt aus Verreibungen hergestellt. Ein Beispiel dafür ist Petroleum (weitere s. S. 392).

Beispiele für mangelnde Übereinstimmung zwischen Arzneimittel und Prüfsubstanz werden im Folgenden aufgeführt.

Arzneimittel aus pflanzlichen Arzneigrundstoffen

Von Arnica hat Hahnemann sowohl eine Tinktur der gepulverten Wurzel als auch eine der kurz vor der Blütezeit geernteten, ganzen frischen Pflanze verwendet, letztere aber für besser befunden. Heute ist allerdings das Präparat aus der Tinktur der Wurzel gängig, denn die HAB-Monographie Arnica montana schreibt die Verwendung der Wurzel vor. (Auf diese Monographie bezieht sich auch die Standardregistrierung Arnica montana.) Dagegen ist die Tinktur der ganzen frischen Pflanze in der Monographie Arnica e planta tota vorgeschrieben. Von den vier im HAB aufgeführten Monographien der Stammpflanze Arnica ist also Arnica e planta tota das Präparat, das Hahnemanns Vorschrift am besten entspricht.

Hahnemann hat Bryonia alba L. geprüft. Somit stammen die meisten Symptome der Materia medica, auch die, die später hinzugekommen sind, von dieser Pflanze. Zur Therapie wird heute aber Bryonia cretica. ssp. dioica (Jacq.) Tutin (= B. dioica Jacq.) verwendet. In W. Schwabes Pharmacopoea homoeopathica polyglottica von 1872 und in der Ausgabe von 1901 werden beide Bryonia-Arten nebeneinander aufgeführt. Im HAB 1 von 1978 wird nur noch B. cretica als Stammpflanze und somit als Ausgangssubstanz für das Arzneimittel Bryonia aufgeführt.

Im HAB 2000 sind in der Monographie von Bryonia, wie in Schwabes Pharmakopöen von 1872 und 1901, beide Stammpflanzen aufgeführt, obwohl Bryonia alba die einzig richtige ist. Entweder kann eine von beiden Stammpflanzen oder eine von vielen möglichen Mischzubereitungen aus beiden verwendet werden.

Weitere Beispiele:
Das Arzneimittel Aloe wurde von Hering geprüft und zusammen mit den Ergebnissen früherer Prüfer in die Materia medica eingeführt. Als Stammpflanze benützte er Aloe von der Inselgruppe Sokotra, die er Sokotrina nannte. Die botanische Art, die seit alters her die berühmte sokotrinische Aloe liefert, ist Aloe perryi Bak. Die Art Aloe soccotrina D.C., heute Aloe succutrina Lam., stammt ursprünglich aus der Kapprovinz Südafrikas und ist damit wohl kaum die von Hering gemeinte. Trotzdem schreibt die HAB-Monographie insbesondere die Verwendung einer Droge vor, die unter der Bezeichnung Kap-Aloe im Handel ist. Die Stammpflanze dazu ist aber nicht einmal Aloe succutrina, deren Namen wenigstens an die Aloe Herings erinnert, sondern Aloe ferox Miller. Nach der Vorschrift des HAB darf demgegenüber die Art Aloe barbadensis Mill. (die frühere Aloe vera Linné), die Hering wohl bekannt war und deren Symptome vermutlich über seine Mitprüfer in die Materia medica gelangt sind, nicht verwendet werden.

Ein weiteres Beispiel ist Viola tricolor, von Hahnemann et al. in der Gegend um Leipzig geprüft und im Stapf-Archiv publiziert. Die geographische Verbreitung von Viola tricolor erstreckt sich von Europa über Sibirien, Asien bis Nord-Afrika; entsprechend groß ist die geographische Rassenbildung mit zahlreichen Varietäten.

Arzneimittel aus tierischen Arzneigrundstoffen

Das Arzneimittel Apis wurde durch Hering in die Materia medica eingeführt. Von zahlreichen möglichen Zubereitungen wurde von Hering eine als die einzig richtige bezeichnet: nämlich das Präparat aus dem isolierten Bienengift, das er Apis nannte. Alle anderen Zubereitungen, wie die der ganzen Biene, verwarf er z.B. wegen Beimischung des gesamten Darminhalts und anhängender Blütenpollen. Die HAB-Monographie beschreibt unter Apis dagegen die Zubereitung aus der ganzen Biene. Die Zubereitung des **Bienengiftes** wird im HAB unter Apisinum aufgeführt. Hier wird allerdings „schonend getrocknetes Gift" statt des frischen verarbeitet. Als das Arzneimittel, das der geprüften Substanz am ehesten entspricht, sollte also Apisinum statt Apis verordnet werden.

Sepia wird aus dem Inhalt des Tintenbeutels von Sepia off. hergestellt. Hahnemann bereitete das Arzneimittel durch Verreiben der getrockneten Substanz. Hier sollte beachtet werden, daß ebenfalls eine Zubereitung aus der Tinktur (Sepia nach Gruner) im Handel ist.

Als weitere Beispiele für problematische Ausgangssubstanzen aus der Tierwelt können u.a. Murex, Latrodectus und Theridion genannt werden.
Das Arzneimittel Murex geht auf den Prüfer Pétroz, der die Schnecken, deren Saft bzw. Sekret die Prüfsubstanz lieferte, als „Murex purpurea" bezeichnete, ein Phantasiename und eine sowohl damals als auch heute sinnlose Bezeichnung: sie führt zu keiner bestimmten Art der sog. Purpurschnecken, die unter den Gattungen Purpura, Murex und Buccinum u.a. zu finden sind. Bis heute konnte leider nicht geklärt werden, von wel-

cher Meeresschnecke das Sekret als Ausgangs-substanz zur Arzneimittelherstellung verwendet werden muß. Heutige Forderungen, ausschließlich das Sekret der Hypobranchialdrüse der Schnecken zu verarbeiten, sind auch nicht korrekt, da diese Drüse zur Zeit der Prüfung noch nicht bekannt war. Der ursprünglichen Prüfung entspricht die Verwendung des Saftes der zerquetschten Schnecke.

Bei Latrodectus mactans und Theridion – beide Arten gehören zu den Witwenspinnen – fehlen seitens der Prüfer (Jones: Latrodectus, Hering: Theridion) leider exakte taxonomische Angaben, um eine sichere Identifizierung zu ermöglichen.

Arzneimittel aus mineralischen Arzneigrundstoffen

Unter den mineralischen Arzneigrundstoffen stellt die Ausgangssubstanz für das homöopathische Arzneimittel Petroleum ein Problem dar.

Die Ausgangssubstanz des von Hahnemann zur Arzneimittelprüfung verwendeten Petroleums beschreibt dieser so:

„Dieses an Geruch, Geschmack und arzneilicher Wirkung äusserst kräftige Erzeugnis des Innern der Erde muss zum Arznei-Gebrauche sehr dünnflüssig und hellgelb von Farbe seyn." (CK IV)

Leider erfolgt keine genaue Angabe darüber, welcher Herkunft das verwendete Öl war. Es folgen nur genauere Anweisungen, wie auf Verfälschungen mit pflanzlichen Ölen geprüft werden soll. Klar und eindeutig ist Hahnemanns Anweisung zur Potenzierung:

„Zur ersten Verreibung […] wird, statt eines Grans, ein Tropfen Bergöl genommen."

Hier ist zu erwähnen, daß der Begriff Petroleum einen Bedeutungswandel erfahren hat: Zu Hahnemanns Zeit war Petroleum, auch als Steinöl bezeichnet, jedes aus der Erde zutage tretende rohe Mineralöl oder Erdöl. Heute bezeichnet das Wort Petroleum die bei der Roh- oder Erdöldestillation zwischen 180 °C und 240 °C übergehende (Kohlenwasserstoff-) Fraktion, eine von vielen Komponenten des Rohöls. Daran anleh-

nend verlangt das HAB die Verwendung eines zwischen 180 °C und 220 °C siedenden Petroleums; und dazu noch, anders als bei Hahnemanns Vorschrift, die flüssige Potenzierung statt der Verreibung. Das moderne Arzneimittel Petroleum ist damit ziemlich weit von Hahnemanns Petroleum entfernt.

Zugegebenermaßen gibt es viele Probleme auf dem Sektor der Herstellung homöopathischer Arzneimittel. Diese werden aber durch Anlegen naturwissenschaftlicher und pharmazeutisch-technischer Kriterien bei grober Mißachtung historischer Quellen nicht gelöst!

Spezielle Arzneimittel aus anorganischen Arzneigrundstoffen

Causticum

Das Präparat Causticum Hahnemanni ist zweifellos das umstrittenste der Materia medica. Es wurde schon zu Lebzeiten Hahnemanns zum Zankapfel innerhalb der homöopathischen Ärzteschaft, jedoch nicht wegen fehlender oder ungenügender Arzneiwirkung, sondern wegen seiner chemischen Zusammensetzung. Die „wahre Natur" des Causticum hat damals wie heute viele Spekulationen ausgelöst.

„Causticum, Ätzstoff" wurde von Hahnemann in seinen „Chronischen Krankheiten", 3. Band, 1830 beschrieben und in die Materia medica eingeführt, die endgültige Fassung erschien dann 1837 in der 2. Auflage. Hahnemann glaubte, im Causticum ein vollkommeneres und reineres Produkt der „Aetzstofftinktur (Tinctura acris)", erstmals in den „Fragmenta", dann in der „Reinen Arzneimittellehre" erwähnt, gefunden zu haben.

Der Streit um den oder die geheimnisvollen Inhaltsstoffe des Causticum zog sich über ca. 150 Jahre durch die homöopathische Literatur.

Einige Höhepunkte der Auseinandersetzung, Ergebnisse und Mutmaßungen der

Causticum-Forschung sollen hier erwähnt werden:

Griesselich 1835–1836:	„Ein Causticum gibt es nicht und kann es nicht geben", [...] fade schmeckend, mit Geruch nach schwachem Kalkwasser, weder saure noch alkalische Reaktion zeigend, Calcium causticum"
Buchner 1837:	Ammoniak enthaltend
Piper 1840:	Spuren von Schwefelsäure, kein Ammoniak
Vereinsversammlung in Mainz 1840:	Ammoniak enthaltend
Lappe 1841:	wasserhelle, farblose Flüssigkeit, alkalisch wie Kalk beim Löschen riechend, zahlreiche Versuche ergeben: Ammoniak, „Spur von Kalkerde", kohlenstoffhaltige Substanz unbekannter Herkunft
Griesselich 1841:	„chemisches Unding", „aller Wahrscheinlichkeit" Ammoniumcarbonat
10. Versammlung des rheinischen Vereins 1843:	„ein unsicheres Präparat"
Rummel 1843:	Causticum ist auch so ein Mittel von zweideutigem Ruf"
Lorbacher 1877:	mehrteilige Publikation, Zitate zahlreicher Arbeiten, kein Ergebnis bezüglich der chemischen Zusammensetzung
Wagner 1926:	glaubt, als endgültige Lösung, Ammoniak (aus dem gebrannten Kalk) und Ammoniumsulfit seien die Inhaltsstoffe
Möckel 1926:	hält in seinem Übersichtsreferat mit 62 Literaturzitaten die Problematik um Causticum für abgeschlossen
Farrington 1931:	vermutet ein Kaliumpräparat unbekannter Zusammensetzung
Mezger 1964:	Causticum sei durch Ammonium carbonicum ersetzbar

Anscheinend ist es in der Zeit nach Hahnemann niemals gelungen, seinen Angaben folgend Präparate gleichartiger Zusammensetzung zu erzielen. Anders lassen sich die Aussagen aus der Literatur nicht interpretieren: Je nach Hersteller enthielten die Causticum-Präparate Ammoniak oder nicht, waren sauer, alkalisch oder neutral, geruchlos oder nach Kalkwasser riechend. Unter den Streitenden finden sich unter anderem so renommierte Homöopathen und Pharmazeuten wie Buchner, Farrington, Griesselich, Gruner, Lappe, Mezger, P. Schmidt, Starke. Die genaue, ausführliche Vorschrift Hahnemanns zur Präparation des Causticum findet sich an oben genanntem Ort.

Als Ausgangssubstanzen dienen frisch gebrannter Kalk und zuvor geglühtes und geschmolzenes Kaliumhydrogensulfat, die gemischt und anschließend „bei gehörig starker Hitze" destilliert werden.

Dabei laufen zunächst folgende chemischen Reaktionen ab:

$$2\ KHSO_4 \longrightarrow -H_2O \longrightarrow K_2S_2O_7 \longrightarrow -SO_3\ K_2SO_4$$
$$CaO + H_2O \longrightarrow Ca(OH)_2$$
$$Ca(OH)_2 + K_2SO_4 \longrightarrow CaSO_4 + 2\ KOH$$

Im wäßrigen Überstand des Reaktionsgemisches befindet sich Kalilauge in konzentrierter Lösung. Diese Lösung wird durch Annäherung eines Kohlenfeuers weiter eingedampft. Dabei kann der in der Chemie sehr gut bekannte und gefürchtete Effekt des Siedeverzugs (plötzliches, stoßartiges Sieden von Flüssigkeiten, die über ihren Siedepunkt erhitzt wurden) einsetzen. Besonders bei Alkalien ist dieser stark ausgeprägt. Bei zunehmender Eindickung der Lösung und Eintreten eines Siedeverzugs spritzt Kalilauge bis an den Helm und gelangt von dort in die Vorlage, also ins Destillat.

Bei weiterer Betrachtung der chemischen Eigenschaften der Reaktionspartner fällt außer dem Siedeverzug noch eine weitere Eigenschaft des Kaliumhydroxids auf: KOH sublimiert unzersetzt ab Temperaturen von 350–400 Grad Celsius. Diese

Temperatur könnte Hahnemann mit dem von ihm verwendeten Kohlenfeuer („gehörig starke Hitze") überschritten und also sublimiertes KOH in seinem Destillat gehabt haben. Alle bisher angeführten Argumente sprechen somit dafür, daß Causticum Hahnemanni aus Kalilauge besteht. Um dies nachzuprüfen, habe ich Hahnemanns Präparation Schritt für Schritt originalgetreu nachvollzogen. Wichtig war auch, dabei eine möglichst originalgetreue Nachbildung der Hahnemannschen Detillationsapparatur zu verwenden. Die anschließende Analyse mehrmaliger Versuche mit Methoden des DAB ergab im Destillat Kaliumionen, aber keine Ammoniumionen.

Somit konnte gezeigt werden, daß eine schwache Kalilauge als der geheimnisvolle Inhaltsstoff des Causticum anzusehen ist. Eine Analyse der Causticum-Präparate dreier deutscher Arzneimittel-Hersteller ergab dagegen negative Kalium-Nachweise, aber positive Ammonium-Nachweise, also als Inhaltsstoff bei Fertigarzneimitteln Ammoniaklösung statt, wie es richtig wäre, verdünnte Kalilauge (Stand ca. 1990). Niemand sonst hielt es bisher für notwendig, Hahnemanns Versuchsbedingungen genau nachzuvollziehen.

Im Entwurf zum HAB 2000 war eine Monographie von Causticum Hahnemanni konzipiert. Hier wurde weder ein positiver Nachweis für Kaliumionen noch ein negativer für Ammoniumionen gefordert. Lediglich eine Prüfung auf sauer oder alkalisch reagierende Verunreinigungen war vorgeschrieben, die nach einer Grenzwertprüfung ausgeschlossen sein müssen. Hahnemann beschrieb sein Causticum dagegen so: „[...] riecht wie Aetz-Kalilauge und schmeckt [...] brennend [...]."

Die zuständigen Experten der HAB-Kommission konnten sich anscheinend auch nicht über den geheimnisvollen Inhaltsstoff des Präparats einigen und verzichteten deshalb auf eine Aufnahme ins HAB 2000.

Ammonium carbonicum

„Das aus wohl zusammengeriebenen, gleichen Theilen Salmiaks und krystallinischen Natrums bei mäßiger Hitze sublimirte Salz." (CK II, S. 93)

Ammoniumchlorid („Salmiak") und Natriumcarbonat („krystallinisches Natrum") werden gemischt, in eine hohe Flasche mit etwas engerem Hals eingefüllt und im Sandbad vorsichtig erhitzt. Am kühleren Flaschenhals schlägt sich das sublimierte Ammoniumcarbonat nieder. Dieses kann (nach Zerbrechen der Flasche) durch Abkratzen entfernt werden. Das entstandene Sublimat besteht aus einem Gemisch von Ammoniumcarbonat, Ammoniumhydrogencarbonat, Ammoniumcarbaminat und Ammoniak in wechselnder quantitativer Zusammensetzung. Bei Lagerung an der Luft zersetzt es sich zu Ammoniak, Wasser und Kohlendioxid. Hahnemann hat diese Mischung mit Milchzucker bis zur C3 verrieben. Die entsprechende Monographie des HAB fordert die Verwendung einer Mischung aus Ammoniumhydrogencarbonat, Ammoniumcarbamat und mindestens 30% Ammoniak. Die Art und Weise der Herstellung ist offengelassen. Praxisberichte lassen vermuten, daß die therapeutische Wirksamkeit eines exakt nach Hahnemanns Vorschrift hergestellten Ammonium carbonicum weitaus besser war als ein Handelspräparat aus industrieller Fertigung. Offenbar entsteht bei Hahnemanns Herstellung jene quantitative Zusammensetzung, die für die bei der Arzneimittelprüfung entstandenen Symptome verantwortlich war.

Diese Beispiele zeigen, daß es unter Umständen bei der Qualität eines homöopathischen Arzneimittels auch auf die Art und Weise der Herstellung der Ausgangssubstanz ankommen kann. Weitere Beispiele ließen sich anführen: Silicea stellte Hahnemann aus zerkleinertem Bergkristall oder weißem Sand her, Phosphor aus „Knochen- (Phosphor-) Säure", wobei diese wiederum (wie der Name andeutet) aus Knochen gewonnen wurde.

21.8 Widersprüche zwischen historischer und heutiger Arzneimittelherstellung (Eine kritische Betrachtung des HAB)

Bei einem genauen Vergleich der historischen mit heutigen Herstellungsverfahren lassen sich zum Teil nicht unerhebliche Abweichungen erkennen. Einerseits stellt sich das HAB, eine Sammlung neuerer Verfahrenstechniken, als Werk mit sinnvollen Seiten dar, indem es die rechtliche Grundlage zur Beurteilung der Qualität von Arzneimitteln bildet, andererseits zeigt sich bei näherer Betrachtung, daß wesentliche Belange der Homöopathie nicht berücksichtigt wurden und insbesondere wichtige historische Quellen unbeachtet blieben.

Änderungen der Nomenklatur

In der 200jährigen Geschichte der Homöopathie hat sich eine Nomenklatur entwickelt, die sich international durchgesetzt hat. Außerdem kann die Homöopathie auf eine umfangreiche Literatur zurückblicken. Um neuesten naturwissenschaftlichen Ansprüchen zu genügen, wurden die alteingeführten Namen geopfert und einige Tier- und Pflanzennamen aktuellen zoologischen und botanischen Standards angepaßt und als Monographietitel übernommen. Die althergebrachten Namen wurden lediglich als Monographie-Untertitel hinzugefügt. Damit sollte Mißverständnissen vorgebeugt werden, statt dessen werden neue provoziert.

Dazu einige Beispiele, in denen die Namen in der Materia medica den Monographietiteln gegenübergestellt sind (im HAB sind sie, wenn nicht gar eliminiert, den Monographietiteln untergeordnet):

Arsenicum album – Acidum arsenicosum
Antimonum crudum (entfällt im HAB 2000) – Stibium sulphuratum nigrum
Antimonium tartaricum – Kalium stibyltartaricus
Cantharis – Lytta vesicatoria
Scilla – Urginea maritima
Spongia – Euspongia officinalis
Sticta – Lobaria pulmonaria
Nux moschata – Myristica fragrans: hier könnte es zu Verwechslungen mit Myristica sebifera kommen. Wie müßte eine Verordnung, auf der nur „Myristica" vermerkt ist, in der Apotheke beliefert werden? Mit Nux moschata, da der Monographie-Titel im HAB Myristica fragrans lautet? Oder mit Myristica sebifera, Stammpflanze Virola sebifera?

Abweichungen bei Ausgangssubstanzen und Herstellung der Arzneiformen

Einige der in den Monographien vorgeschriebenen Ausgangssubstanzen entsprechen nicht denen der Arzneimittelprüfungen.

- Arnica: nach Hahnemann ist die beste Zubereitung die aus der ganzen frische Pflanze; die HAB-Monographie Arnica montana schreibt die Tinktur der Wurzel vor.
- Apis: geprüft: frisch gewonnenes Bienengift; lt. HAB: Tinktur der ganzen Biene
- Apisinum: lt. HAB: getrocknetes Gift
- Bryonia: geprüft: B. alba, lt. HAB: B. alba und B. cretica
- Petroleum: geprüft: unbehandeltes Petroleum, Herstellung der Arzneiform aus Verreibung;
  HAB: rectifiziertes Petroleum, Herstellung der Arzneiform aus Tinktur
- Ammonium carbonicum, Ambra, Jodum, Lycopodium, Natrum muriaticum (im HAB Natrium chloratum), Petroleum und Sulfur: Potenzierung als Dilution statt als Trituration wie bei Hahnemann angegeben.

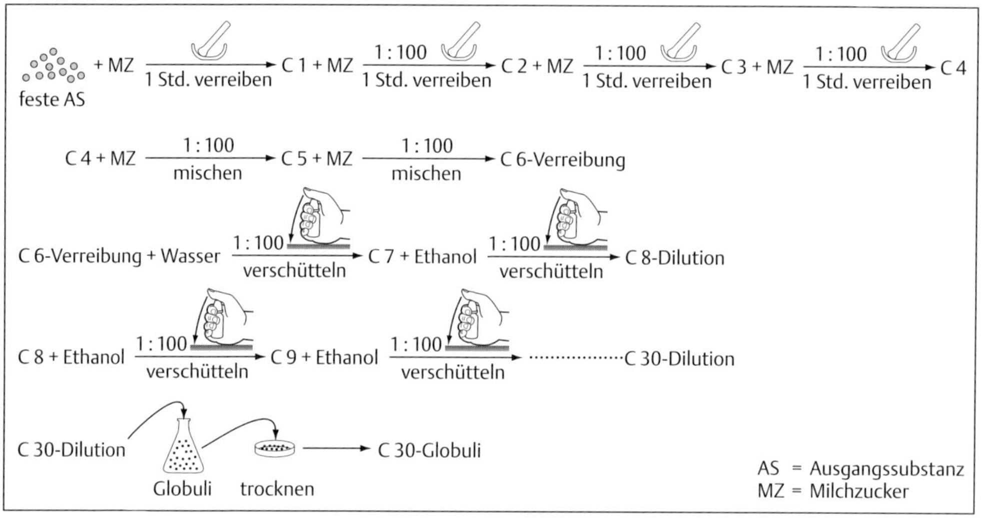

Abb. 42: Herstellung von C 30-Globuli aus einer Verreibung.

Herstellungsvorschriften, die von den historischen Quellen abweichen

Es liegt keine Vorschrift zur **Verreibung von Frischpflanzen** vor. Dies hat zur Folge, daß einige Hersteller anstelle von Frischpflanzen Urtinkturen verreiben. Dies wiederum spielt insbesondere für die Q-Potenzen eine bedeutende Rolle, da hier immer von einer C 3-Verreibung auszugehen ist.

Verreibungen (Vorschrift 6) werden bis zur C 4 bzw. D 4 korrekt verrieben, ab da darf auch gemischt werden.

Zum Beispiel wird eine C 30-Dilution, mit der dann Globuli befeuchtet werden, bei festen Ausgangssubstanzen durch Auflösen einer C 6 hergestellt, wobei aber die Potenzen C 5 und C 6 auch durch Mischen hergestellt werden dürfen.

Ausgangssubstanz fest >C 1, >2, >3, >4, jeweils 1 Stunde korrekt verrieben, >C 5 (verrieben oder nur gemischt) > C 6 (verrieben oder nur gemischt) Auflösen der C 6 > C 7 > C 8, flüssige Weiterverarbeitung bis z. B. C 30 (vgl. dazu die Abb. 42).

Verreibungen dürfen bis zu einer Menge von 1000 Gramm von Hand hergestellt werden. Hahnemann dagegen hat nur eine Menge bis ca. 6 Gramm von Hand verrie-

ben. Größere Mengen – bis 1000 Gramm – können von Hand nicht genauso intensiv verrieben werden wie kleinere (vgl. dazu die Bemerkungen, weiter oben zur Chargengröße).

Verreibungen aus Urtinkturen und Lösungen (Vorschrift 7) werden nur durch Mischen, nicht durch einstündiges Verreiben pro Potenzstufe hergestellt. Dies hat zur Folge, daß Q-Potenzen aus flüssigen Ausgangssubstanzen wie z. B. Petroleum nicht korrekt hergestellt werden, da auch Petroleum C 3 als Zwischenstufe für die Q 0 korrekt verrieben werden muß. Da eine Vorschrift zur Verreibung von Frischpflanzen fehlt und statt dessen die Urtinktur nach Vorschrift 7 verarbeitet wird, also nur gemischt statt verrieben wird, führt dies zu Q-Potenzen anderer, vermutlich schlechterer Qualität, als bei Befolgung von Hahnemanns Vorschriften möglich wäre.

Schließlich werden auch Tabletten, falls diese überhaupt gewünscht werden, bei flüssigen Ausgangssubstanzen generell aus Mischungen statt aus Verreibungen mit Milchzucker gepreßt. Bei festen Ausgangssubstanzen werden Tabletten ab C 5 bzw. D 5 aus Verreibungen oder aus Mischungen hergestellt.

Tabletten (**Vorschrift 9**) werden aus Verreibungen gepreßt. Als Hilfsstoffe können Stärke und Calciumbehenat oder Magnesiumstearat, beide homöopathisch nicht geprüft, zugesetzt werden. Außerdem werden Verreibungen, aus denen Tabletten gepreßt werden, ab C 5 bzw. D 5 verrieben oder nur gemischt.

Globuli: Die kleinste Globuligröße des HAB ist Größe 1: 470–530 Streukügelchen wiegen 1 Gramm. Die von Hahnemann häufig benutzten kleinsten Globuli, aus Saccharose **und** Stärke bestehend, ca. 1 600 wiegen 1 Gramm, fehlen im HAB.

Die Herstellungsvorschrift für **Q-Potenzen** (**Vorschrift 17**) – im HAB fälschlicherweise als „LM"-Potenzen bezeichnet – weicht deutlich von der Hahnemanns in ORG VI ab:

Eine Vorschrift zur Verreibung von Frischpflanzen fehlt. Die Vorschriften 1–3 beziehen sich auf Tinkturen, nicht auf Triturationen (s.o.). Somit führt die Herstellung nach Vorschrift 7 (für Verreibungen flüssiger Ausgangssubstanzen) nur zu Mischungen, nicht zu „echten" 3-stündigen Verreibungen (s.o.).

Die Verwendung einer anderen Globuligröße und eines geänderten Verfahrens zur Imprägnierung führt vermutlich zu anderen Verdünnungschritten als bei Hahnemann.

Da nach aktuellem Kenntnisstand keine experimentellen Befunde für die tatsächlichen Verdünnungsverhältnisse der Hahnemannschen Q-Potenzen vorliegen, sollte die Vorschrift so übernommen werden. Hahnemann postulierte ein Verdünnungsverhältnis von 1:50 000 aufgrund der Beobachtung, daß die von ihm gewählte Globuligröße den 500. Teil eines Tropfens (der zuvor 1 + 100 verdünnt wird) absorbieren konnte.

Die Vorschrift des HAB, 1 Tr. 1 + 100 zu verdünnen und diese Lösung auf 50 000 Globuli zu verteilen, beruht auf der theoretischen Annahme, quasi 1 Tr. auf 50 000 Globuli zu verteilen. Hierzu liegen keine experimentellen Befunde vor.

Die von Hahnemann für die Q-Potenzen verwendeten Globuli bestanden außerdem aus Saccharose und Stärke, statt wie die Globuli des HAB nur aus Saccharose. Dadurch dürften aufgrund unterschiedlichen Absorptionsverhaltens ebenfalls andere Verdünnungsverhältnisse entstehen.

Ferner enthält das HAB keine Vorschrift zur Herstellung von Einglaspotenzen und maschinellen Fluxionspotenzen. Somit können diese im Geltungsbereich des AMG als Fertigarzneimittel nicht in den Verkehr gebracht werden, da eine Registrierung nach § 39 AMG und ein Inverkehrbringen nach § 38 (sog. „1000er-Regel") nicht möglich ist (vgl. das nächste Kapitel).

21.9 Arzneimittelrechtliche Aspekte in der Homöopathie

▪ Allgemeines

In der Definition eines Arzneimittels im § 2 AMG wird nicht zwischen Homöopathika und Nicht-Homöopathika unterschieden.

Homöopathische Arzneimittel unterliegen dem Arzneimittelrecht wie alle anderen Arzneimittel und sind somit Arzneimittel im Sinne des Arzneimittelgesetzes nach § 2 oder Arzneimittel aus Stoffen des § 3 AMG. Diese Gleichstellung mit anderen Arzneimitteln betrifft Herstellung, Qualitätskontrolle, Überwachung durch die zuständigen Behörden, Einfuhr und Ausfuhr usw.

Im AMG wird geregelt, was beim Verkehr mit homöopathischen Arzneimitteln zu beachten ist. Was homöopathische Arzneimittel sind, ergibt sich aus dem Herstellungsverfahren: generell sind homöopathische Arzneimittel solche, die nach einer im HAB beschriebenen Verfahrenstechnik herge-stellt sind, also auch z. B. anthroposophische und spagyrische Arzneimittel. Die Definiti-on des Gesetzgebers unterscheidet sich hier von der aus homöopathischer Sicht.

■ Zulassung, Registrierung

Das Arzneimittelgesetz fordert für im vor-aus hergestellte und abgabefertige Arznei-mittel, die sogenannten Fertigarzneimittel, entweder eine Zulassung oder eine Regist-rierung. Zulassungen sind in der Regel allo-pathischen Arzneimitteln oder Phytophar-maka vorbehalten, die mit deklarierten An-wendungsgebieten in den Verkehr kom-men. Arzneimittel, die nach den Vorschrif-ten des HAB hergestellt werden und nur ohne Angabe von Anwendungsgebieten in den Verkehr kommen dürfen, müssen ein behördliches Registrierungsverfahren durchlaufen, bevor sie als Fertigarzneimit-tel verkehrsfähig sind. Bei Zulassungen müssen Qualität, Wirksamkeit und Unbe-denklichkeit im Zulassungsantrag gegen-über der Behörde belegt werden, bei Re-gistrierungen von homöopathischen Arz-neimitteln entfällt der Nachweis der Wirk-samkeit.

Für eine Registrierung sind bestimmte Anforderungen nötig, wie z. B. ausreichende analytische Prüfung nach gesichertem Stand der naturwissenschaftlichen Erkennt-nisse, angemessene Qualität nach aner-kannten pharmazeutischen Regeln, Herstel-lung nach einer im Homöopathischen Arz-neibuch beschriebenen Verfahrenstechnik und das allgemeine Bekanntsein der An-wendung als homöopathisches oder an-throposophisches Arzneimittel.

Als Erleichterung für kleinere Hersteller bzw. seltene homöopathische Arzneimittel sind Ausnahmen von der Registrierung zu-lässig: Arzneimittel dürfen ohne Registrie-rung in den Verkehr gebracht werden, wenn es sich nicht um mehr als 1000 Pak-kungen pro Jahr handelt (allerdings sind hiervon unter anderem Arzneimittel aus tierischem und menschlichem Ausgangs-material ausgenommen).

Standardregistrierung

Eine weitere Vereinfachung des Inver-kehrbringens bieten die sogenannten Stan-dardregistrierungen.

Der Gesetzgeber hat neben Standardzu-lassungen auch Standardregistrierungen geschaffen, die den Zweck haben, daß für standardregistrierte homöopathische Arz-neimittel eine Einzelregistrierung des Mit-tels nicht erforderlich ist. Besteht eine Standardregistrierung für ein Mittel, darf sich jeder dieser Standardregistrierung be-dienen, also auch Firmen, Apotheken oder Ärzte. Voraussetzung ist aber, daß die Stan-dardmonographien, die im Bundesgesetz-blatt veröffentlicht wurden, strikt beachtet werden. Dies gilt für die Herstellung, wie auch für die Kennzeichnung und Verpak-kung, was zur Folge hat, daß alle homöo-pathischen Arzneimittel, die als Standard-registrierung in den Verkehr gebracht wer-den, mit derselben Dosierungsanweisung versehen sein müssen:
Beispiele:

„Dosierung: Soweit nicht anders verord-net: [bei Streukügelchen] 1–3mal täglich 5–10 Streukügelchen einnehmen"

[bei flüssigen Verdünnungen] „1–3mal täglich 5–10 Tropfen einnehmen"

Dies gilt für Urtinkturen (falls in der Standardregistrierung vorgesehen) und für alle Potenzen (wie z. B. für D 3 bis C 1000), also auch für Q-Potenzen.

Dies sollte beim Rezeptieren beachtet werden. Um Mißverständnissen seitens der Patienten vorzubeugen, ist es emp-fehlenswert, diese entsprechend über die Einnahmeanweisung zu informieren.

■ Kennzeichnung

Homöopathische Arzneimittel müssen durch den Hinweis „Homöopathisches

Arzneimittel" deutlich als solche gekennzeichnet sein. Außerdem müssen sie den Hinweis tragen:

„Homöopathisches Arzneimittel, daher ohne Angabe einer therapeutischen Indikation" und (sinngemäß)

„Bei während der Anwendung fortdauernden Krankheitssymptomen bitte medizinischen Rat einholen"

Oder:

„Falls die Beschwerden während der Anwendung andauern, bitte medizinischen Rat einholen."

Haltbarkeit, Verfallsdatum

Eine begrenzte Haltbarkeit gibt es bei allopathischen wie auch bei homöopathischen Arzneimitteln. Aufgrund der anderen Beschaffenheit ist ein analytisch verifizierbarer Wirkstoffverlust bei homöopathischen Arzneimitteln mindestens ab niederen Potenzen aber kaum nachweisbar. Gleichwohl geht der Gesetzgeber davon aus, daß bei homöopathischen Arzneimitteln die Haltbar-keit maximal 5 Jahre betragen sollte. Allerdings zeigen praktische Erfahrungen, daß homöopathische Arzneimittel auch über diese Zeitspanne hinaus noch wirksam sein können.

Bei Lagerung in Arztpraxen und bei Reiseapotheken muß dem Rechnung getragen werden. Außerdem sind Lagerungshinweise zu beachten, sofern solche bei einem Arzneimittel angegeben sind.

■ Herstellung, Abgabe und Rezeptieren von Arzneimitteln durch den Arzt

Herstellung

Wer Arzneimittel im Sinne des § 2 AMG gewerbsmäßig oder berufsmäßig zur Abgabe an andere herstellen will, bedarf dazu der Erlaubnis. „Eine Abgabe an andere [...]" liegt vor, wenn die Person, die das Arzneimittel herstellt, eine andere ist als die, die es anwendet. Verallgemeinert

kann man sagen, daß „herstellen" nach dem Arzneimittelgesetz jedwede Manipulation an einem Arzneimittel ist, beispielsweise mischen, lösen, verreiben usw. Wenn also in der Arztpraxis eine Mischspritze aus zwei Injectabilia hergestellt wird, ist dies die Herstellung eines neuen Arzneimittels. Der Arzt wird aber im allgemeinen von der Verpflichtung, eine Herstellungserlaubnis haben zu müssen, nicht erfaßt, denn man benötigt eine Erlaubnis nur, wenn man das Arzneimittel auch an andere abgibt. Abgeben bedeutet hier, daß die Verfügungsgewalt des Arzneimittels auf den Patienten übergeht. Das wird in der Regel nicht der Fall sein. Das Anwenden eines Arzneimittels, also das Verabreichen in der Arztpraxis, ist nicht Herstellen. Somit ist also die Herstellung eines Arzneimittels durch den Arzt, sofern es am Patienten angewendet wird, erlaubnisfrei. Diese Regelung gilt gleichermaßen auch für homöopathische Arzneimittel.

Hier ist zu erwähnen, daß auch das Zerdrücken von arzneilichen Globuli in Milchzucker und Abfüllen in Pulverbriefchen Arzneimittelherstellung ist.

Falls sich die Gesetzeslage einmal ändern sollte oder für einen Notfall außerhalb des Geltungsbereiches des AMG ist im Kapitel „Weitere Verfahren der homöopathischen Arzneimittelherstellung", Unterkapitel „Einglasverfahren, S. 373", eine kurze Herstellungsanweisung zur Anfertigung einer Einglaspotenz aufgeführt.

Abgabe von Arzneimitteln durch den Arzt

Nach dem AMG sind alle homöopathischen Arzneimittel apothekenpflichtig. Die Abgabe von apothekenpflichtigen Arzneimitteln an den Endverbraucher ist in Deutschland den Apotheken vorbehalten. Möchte der Arzt, daß der Patient ein Arzneimittel bekommt, das er zu Hause dann einnehmen oder sonstwie anwenden soll, muß er dieses Arzneimittel rezeptieren.

Der Arzt darf seinen Patienten Arzneimittel nur mitgeben, wenn dies unbedingt erforderlich ist und eine sehr kurze Anwendungszeit nicht überschreitet. Das Mitgeben einer Einmaldosis zur Erst- oder Notfallversorgung ist daher zulässig. Wer dem Patienten mehr mitgibt, verstößt gegen das sogenannte Apothekenmonopol. Hiervon ausgenommen sind die sogenannten Ärztemuster, die es nur in der kleinsten Packungsgröße geben darf. Diese dürfen an Patienten abgegeben werden. Solche Packungen müssen vom Hersteller mit „unverkäufliches Muster" gekennzeichnet werden.

Ein Dispensierrecht für Ärzte gibt es in Deutschland (im Gegensatz zu Österreich) schon lange nicht mehr. Ausnahme sind hier Tierärzte, denen das Dispensieren erlaubt ist (Verordnung über tierärztliche Hausapotheken).

Rezeptieren

Beim Rezeptieren sollten außer den sonst üblichen Angaben (einschließlich der Berufsbezeichnung des Verschreibers) bei Verordnung homöopathischer Arzneimittel zusätzlich folgende enthalten sein:
- Name des Arzneimittels: hierbei ist zu beachten, daß manche Bezeichnungen des HAB vom allgemeinen Sprachgebrauch, wie er in der Homöopathie üblich ist, abweichen: Myristica fragrans statt Nux moschata, Natrium chloratum statt Natrium muriaticum u. a. (s.o.); der Name des Arzneimittels muß in jedem Fall eindeutig sein, um Mißverständnisse zu vermeiden!
- Potenz
- Darreichungsform
- Menge
- Name des Herstellers
- Dosierungsanleitung

■ Einfuhr ausländischer Arzneimittel

Im Arzneimittelgesetz ist bestimmt, daß nicht verschreibungspflichtige ausländische Arzneimittel, die in Deutschland nicht zugelassen oder registriert sind, aus EG-Ländern problemlos von Privatpersonen oder auch von Apotheken eingeführt werden können, wenn diese in einem EWR-Staat verkehrsfähig sind. Bei der Einfuhr aus Drittländern, zu denen z. B. auch die Schweiz gehört, ist ein Rezept erforderlich und die Apotheke muß der Einführer sein. Das gilt auch für Arzneimittel, die nicht verschreibungspflichtig sind.

Der Arzt darf Arzneimittel, die er in Ausübung seines Berufs anwendet, nicht selbst aus dem Ausland einführen (nur für seinen Privatgebrauch wäre dies aus der EG bzw. aus EWR-Staaten zulässig).

21.10 Zusammenfassung

Bei der Herstellung homöopathischer Arzneimittel wird außer den sonst üblichen pharmazeutischen Techniken ein spezielles Verfahren angewendet, nämlich die Potenzierung oder Dynamisierung, wodurch eine Steigerung der Wirkung erreicht wird.

Als Ausgangssubstanzen (Arzneigrundstoffe) für homöopathische Arzneimittel dienen:

Ganze frische oder getrocknete Pflanzen und Pflanzenteile, Stoffe mineralischen Ursprungs, chemische Elemente und deren Verbindungen, Tiere, Teile von Tieren und deren Absonderungen, Erreger oder Ausscheidungen infektiöser Krankheiten (Nosoden).

Als erster Vertreter der Nosoden wurde Psorinum durch Hering in die Materia medica homoeopathica eingeführt.

Die Herstellung homöopathischer Arzneimittel nach dem HAB erfolgt nach der Mehrglasmethode. C-Potenzen werden im Verhältnis 1:100, D-Potenzen im Verhältnis 1:10 als Verreibungen bei einstündiger Verreibungszeit pro Potenzstufe oder als Dilutionen mit 10maligem Verschütteln pro Potenzstufe hergestellt.

Q-Potenzen, fälschlicherweise auch als LM-Potenzen bezeichnet, werden ab Q1 im Verdünnungsverhältnis 1:50000 mit 100maligem Verschütteln pro Potenzstufe und jeweils einer Zwischenstufe aus Globuli hergestellt.

Globuli, Streukügelchen aus Saccharose, sind die geeignetste homöopathische Arzneiform und werden durch Imprägnierung mit Dilutionen hergestellt.

Weitere Potenzierverfahren sind die Einglas- oder Korsakoff-Methode und maschinelle Verfahren. Bei der Einglasmethode werden ab einer bestimmten Potenz alle weiteren flüssigen Potenzierungsschritte in einem einzigen Gefäß durchgeführt. Maschinelle Potenzierverfahren lassen sich in verschiedene Funktionsweisen einteilen. Bei der kontinuierlichen Fluxionsmethode wird kontinuierlich – ohne dazwischengeschaltetes Ausleeren und ohne Verschüttelung – verdünnt. Bei der diskontinuierlichen Fluxionsmethode dagegen wird nach dem Verdünnen immer wieder entleert, ebenfalls ohne Verschütteln. Bei der Sukkussionsmethode wird maschinell verdünnt und geschüttelt, wobei hier die Vorgehensweise der Einglasmethode maschinell durchgeführt wird.

Das Vorhandensein dieser verschiedenen Potenziermethoden wirft die Frage auf, wodurch der Effekt der Wirkungsverstärkung beim Potenziervorgang bewirkt wird: durch Verdünnen und Verschütteln oder durch Verdünnen allein? Auch bei den alten Homöopathen wurde dies schon kontrovers diskutiert.

Hahnemann hat seine Arzneimittelherstellung und, eng damit verbunden, auch seine Dosierungslehre häufig geändert. Mit der Entwicklung der Q-Potenzen waren seine jahrzehntelangen Versuche bei der Arzneimittelherstellung abgeschlossen.

Zur Beurteilung der Qualität von homöopathischen Arzneimitteln sollten sowohl die Ausgangssubstanzen als auch die Herstellungsverfahren und alles damit Verbundene betrachtet werden. Besondere Beachtung verdienen dabei die Ausgangssubstanzen, da es aufgrund des homöopathischen Heilgesetzes notwendig ist, ein mit dem Prüfstoff möglichst weitgehend übereinstimmendes Produkt zur Therapie zu verwenden. Im Idealfall sollte mit dem Arzneimittel therapiert werden, das für die Arzneimittelprüfung herangezogen wurde. Entscheidend für die Qualität eines homöopathischen Arzneimittels ist also die Übereinstimmung mit dem tatsächlich geprüften Arzneimittel, von dem die Symptome der Materia medica stammen.

Bei einem genauen Vergleich der historischen mit heutigen Herstellungsverfahren unter Beachtung wichtiger historischer Quellen lassen sich zum Teil nicht unerhebliche Abweichungen erkennen (z.B. Bryonia cretica statt B. alba als Ausgangssubstanz für das homöopathische Arzneimittel Bryonia; Anzahl und Stärke der Schüttelschläge; keine Verreibung von Frischpflanzen; Abweichung bei Herstellung der Q-Potenzen etc.).

In der Definition eines Arzneimittels wird von Seiten des Gesetzgebers nicht zwischen Homöopathika und Nicht-Homöopathika unterschieden. Homöopathische Arzneimittel unterliegen dem Arzneimittelrecht wie allopathische Arzneimittel oder Arzneimittel anderer Therapierichtungen auch. Bezüglich der Kennzeichnung (Dosierungsanweisung, Warnhinweis) und des Inverkehrbringens (Registrierung und Standardregistrierung, sogenannte „1000er-Regel") gelten für homöopathische Arzneimittel allerdings besondere Vorschriften.

21.11 Weiterführende Literatur

Gesetz über den Verkehr mit Arzneimitteln (AMG). Aulendorf 1998.
Gypser, K-H. (Hrsg.): Herings Medizinische Schriften. Göttingen 1988.

Hahnemann, S.: ORG V und VI, RA, CK.

Hahnemann, S.: Apothekerlexikon. Heidelberg 1966 (1. Aufl. Leipzig 1793–1799).

Hering, C.: Amerikanische Arneiprüfungen. Leipzig 1857.

Homöopathisches Arzneibuch 1. Ausgabe 1978 (HAB 1). Stuttgart 1978–1991.

Homöopathisches Arzneibuch 2000 (HAB 2000). Stuttgart 2000.

22 Forschung in der Homöopathie

Uwe Friedrich

Seit den 1980er Jahren hat die Homöopathie weltweit deutlich an Akzeptanz gewonnen. Während sie in Indien schon länger gleichberechtigt neben anderen Behandlungsformen besteht, ist sie weltweit, auch und besonders in ihrem Ursprungsland, zu einer reinen Nischen-Alternativmedizin verurteilt gewesen.

Zunächst begann der Aufschwung in Teilen Süd- und Mittelamerikas, dann auch in Europa und den USA.

Wenn von Homöopathie die Rede ist, so ist hier die „klassische Homöopathie" gemeint. Dabei ist zu beachten, daß weltweit die genuine Homöopathie Hahnemanns zahlenmäßig keine überragende Bedeutung spielt. Hauptsächlich ausgeübt wird vielmehr eine „klassische" Homöopathie, die gegenüber der genuinen Homöopathie durch zeitgenössische Homöopathen wesentliche Veränderungen erfahren hat. Dies ist insofern von großer Bedeutung, als bei der Beforschung der Homöopathie diese Tatsache nicht zur Kenntnis genommen wird. Wie noch näher ausgeführt werden wird, wird immer „die Homöopathie" beforscht, obwohl **die** Homöopathie, nämlich die Homöopathie Hahnemanns, nur noch von den wenigsten konsequent ausgeübt wird. Daß die „Homöopathie" der modernen Aberrationen teilweise die apriorische Heilungsgewißheit eingebüßt hat, wird nicht erkannt. Damit wird eine Homöopathie beforscht, die von vornherein unsicherere Ergebnisse liefert.

Mit der wachsenden Zuwendung von Patienten und Ärzten zur Homöopathie gerät diese zusammen mit den komplementären Heilverfahren zunehmend in ein Spannungsfeld von Geld und Machteinfluß. Dies erhöht den Druck auf die Homöopathie, ihre Wirksamkeit zu beweisen. Homöopathieforschung bekommt so auch eine wirtschaftliche und politische Dimension, die es bisher in dieser Deutlichkeit nicht gegeben hat.

Was ist das also: „Forschung in der Homöopathie"? Welche Forschungsansätze gibt es, wie sind sie zu bewerten und wie sollte es mit der Forschung weitergehen?

Grundsätzlich gibt es verschiedene Forschungsrichtungen und Forschungsgebiete in der Homöopathie, auf die exemplarisch im folgenden eingegangen werden soll.

Unterschieden werden zunächst drei Forschungsarten:

1. Grundlagenforschung

Bei der Grundlagenforschung wird anhand von Modellen, Zellkulturen u.ä. versucht, die grundsätzliche Wirkungsweise der Homöopathie naturwissenschaftlich zu entschlüsseln und zu beweisen.

2. Therapieforschung

Hierunter fallen alle Forschungsansätze, die die Wirksamkeit der Homöopathie als Therapie vor allem der Menschen (aber auch der Tiere und Pflanzen) nachweisen wollen.

Als Werkzeuge werden ausschließlich Methoden angewandt, die auch bei der schulmedizinischen Forschung eingesetzt werden und dort anerkannt sind.

Diese ersten beiden Forschungsrichtungen zur Homöopathie haben als hauptsächliche Zielgruppe die etablierte Naturwissenschaft und Schulmedizin im Auge. Schon deshalb sind sie gefangen im Methodenarsenal eben dieser Wissenschaften. Eine solche Art der Forschung kann eine hohe externe Wirksamkeit bei Nichthomöopathen haben, da diese Forschung von Schulmedizinern verstanden und akzeptiert wird. Homöopathieintern, d.h. für die Qualitätssicherung und -steigerung der eigentlichen homöopathischen Behandlung, trägt sie nur in Einzelfällen und am Rande bei.

3. Eigentliche Homöopathieforschung

Diese Forschung findet im System der Homöopathie statt, und zwar mit Werkzeugen, die der Homöopathie angemessen sind. Sie kann, richtig angewandt, hohe Bedeutung für die Qualitätssteigerung und Sicherung der homöopathischen Behandlung haben. Die homöopathieexterne Wirkung ist eher gering, da Nichthomöopathen (und hier besonders Schulmediziner) damit nicht erreicht werden.

22.1 Grundlagenforschung

Gemeint sind mit „Grundlagenforschung" Untersuchungen völlig verschiedener Art, die mit der eigentlichen homöopathischen Therapie nicht direkt zu tun haben. Dies sind z. B. Untersuchungen zur möglichen Wirkungsweise der Homöopathie. Dabei geht es vor allen Dingen um die Frage, wie eine homöopathische Arznei, ein Ausgangsstoff, durch fortlaufende Verdünnung und Potenzierung zu einer Wirkung am Kranken in der Lage sein kann, obwohl er doch in der verabreichten Lösungssubstanz ab einer bestimmten Potenz molekular nicht mehr nachweisbar ist. Auf die entsprechenden

Versuche und Theorien sei hier nicht weiter eingegangen; bei den meisten Arbeiten geht es jedoch um die Frage, wie das Lösungsmittel, meist Wasser, die Information (welcher Art auch immer) der Arznei aufnehmen und weitergeben kann. Alle Untersuchungen und Ergebnisse dazu haben bis heute zu keinem Resultat geführt, das schlüssig die Wirkungsweise der homöopathischen Arzneien erklären könnte und dies auch (naturwissenschaftlich) „bewiesen" hätte.

Andere Untersuchungen, und das können für die Anwendung der Homöopathie am Menschen unter Umständen wichtige Untersuchungen werden, befassen sich mit der Aufklärung der Unterschiede zwischen einzelnen Potenzen (C-, D- und Q-Potenzen), Untersuchungen zu den Lösungsmitteln, mögliche Beeinflussungen der Potenzen durch äußere Faktoren wie z. B. Licht, Hitze, Kälte, Strahlung usw. Diese Untersuchungen, die wie gesagt einige Bedeutung haben könnten, werden bisher nur vereinzelt und mit geringer wissenschaftlicher Tiefe betrieben. Häufig werden diese Fragen mitdiskutiert bei einer weiteren Art von Studien, bei denen die prinzipielle Wirkung von potenzierten Substanzen an Modellen, bei Pflanzenversuchen und in Tierversuchen geklärt werden soll.

Studien zur prinzipiellen Wirksamkeit von homöopathischen Substanzen an Modellen sind z. B. solche, bei denen chemische Reaktionen durch Homöopathika im Reagenzglas beschleunigt oder verlangsamt werden, oder solche, bei denen an Zellkulturen Wirkungen von potenzierten Substanzen nachgewiesen werden können. In diesem Bereich gibt es bereits eine große Anzahl von guten und vom Ergebnis her die Wirkung von potenzierten Substanzen nachweisenden Studien. Auch diese Arbeiten haben für die klinische homöopathische Tätigkeit keine Bedeutung. Die Außenwirkung könnte jedoch groß sein, wenn zweifelsfrei nachgewiesen würde, daß hochpotenzierte Substanzen reproduzierbare Wirkungen haben.

Versuche mit potenzierten Substanzen an Pflanzenmodellen und in Pflanzenversuchen werden erstaunlicherweise bisher nur in relativ geringer Anzahl systematisch und qualitativ hochstehend vorangetrieben. Gerade hier wäre jedoch ein Anwendungsgebiet zu erschließen, nämlich die Behandlung von z. B. Pflanzenwachstumsstörungen und Pflanzenkrankheiten, das auch einen Markt erschlösse und damit Zugang zu Forschungsgeldern ermöglichte. Wiederum, wie auch bei den In-vitro-Versuchen, werden lediglich potenzierte Substanzen auf mögliche Wirkungen geprüft und unter Umständen deren Wirkung auch nachgewiesen. Untersuchungen der Wirkung eines potenzierten Arzneimittels aufgrund der Ähnlichkeit der Arzneimittelsymptome mit den Symptomen der kranken Pflanze gibt es bisher nur ansatzweise (isopathischer Ansatz). Auch diese Forschungen werden also im besten Fall vielleicht einige Wege der Pflanzenbehandlung mit potenzierten Substanzen zeigen können. Sie konnten bisher schon zeigen, daß potenzierte Substanzen an komplexen Strukturen, wie sie Pflanzen darstellen, nachweisbare und reproduzierbare Wirkungen haben. Für die homöopathische Behandlung kranker Menschen haben diese Forschungen jedoch keine Relevanz.

Bleiben noch die Studien an Tieren. Auch hier gibt es Untersuchungen, die der Grundlagenforschung entsprechen, indem prinzipiell Wirkungen von potenzierten Substanzen an Tieren überprüft werden. Auch diese Untersuchungen kranken daran, daß eine Homöopathizität nicht wirklich gegeben ist. Bewährte Indikationen oder isopathische Beziehungen oder experimentelle Anordnungen von potenzierten Substanzen werden eingesetzt und in ihrer Wirkung überprüft.

Untersuchungen zur Therapie kranker Tiere mit homöopathischen Mitteln finden auch statt und werden noch erwähnt.

All diese Untersuchungen zur „Grundlagenforschung" können dazu beitragen, unser Wissen über die Wirkungsmöglichkeiten potenzierter Substanzen zu erweitern. Sie dienen der Theorienbildung und dem prinzipiellen Nachweis der Wirkung potenzierter Substanzen. Diese Untersuchungsergebnisse können, wenn sie positiv ausfallen (und dafür spricht nach den bisherigen Ergebnissen einiges), eine große Außenwirkung für die Homöopathie haben, obwohl sie über die eigentliche homöopathische Behandlung keine Aussage machen und auch nicht zu ihrer Verbesserung beitragen. Wenn es aber gelänge, durch entsprechende Forschungen die prinzipielle Wirksamkeit von potenzierten Substanzen „verständlich" zu machen, könnte dies der weiteren Verbreitung der Homöopathie nur dienlich sein. Auch können wir von Teilbereichen dieser Forschung Verbesserungen für die Arzneimittelherstellung, für die Potenzierungsart und für die Darreichungsform sowie für die Lagerung und das Umgehen mit homöopathischen Arzneimitteln erhoffen.

Es ist nicht zu erwarten, daß diese Art von Forschung im wesentlichen von Homöopathen gemacht werden wird. Schon in der Vergangenheit waren es eher Wissenschaftler anderer Gebiete, die sich mit diesen Fragen beschäftigt haben. Je mehr sich die Homöopathie verbreitet und je mehr sie sich auch klinisch durchsetzt, desto mehr Interesse (und auch Geld) wird für die Grundlagenforschung zur Verfügung stehen.

22.2 Therapieforschung

Im wesentlichen findet die Therapieforschung zur Homöopathie am Menschen statt. Untersuchungen an Pflanzen betreffen wie zuvor ausgeführt eher nicht-homöopathische Anwendungen von potenzierten Substanzen. In der Tiermedizin gibt es einige Versuche, Therapieforschung zu betreiben. Bis heute liegen jedoch keine wirklich aussagekräftigen und wegweisenden Forschungen vor. Dies ist auch nicht verwunderlich, da die homöopathische Therapie von Tieren sich auf die Arzneisymptome am Menschen beziehen muß, da Arzneimittelprüfungen bei Tieren wenig ergiebig sind. So ist bei vielen therapeutischen Ansätzen eine Behandlung nach „bewährten Indikationen" und isopathischen Behandlungsansätzen üblich. Hinzu kommt die Problematik der schwierigen Rekrutierung des Patientenkollektivs und der schwierigen Vergleichsgruppenbildungen. Grundsätzlich sind das alles Probleme, die bei der Therapieforschung am Menschen auch auftreten. In der Tierhomöopathie wurden für diese Probleme bisher keine schlüssigen Lösungen gefunden.

Zusammenfassend läßt sich sagen, daß die Therapieforschung bei Pflanzen und Tieren bisher nur in Ansätzen vorhanden ist und es ist auch nicht zu erwarten, daß sie zu Ergebnissen kommt, bevor die Problematik der Therapieforschung am Menschen nicht besser gelöst ist.

Die klinische Erforschung homöopathischer Behandlungen des kranken Menschen wird mit Studien versucht, die sich nach den Bedingungen der Durchführungen von Studien in der Schulmedizin richten. Alle ernsthaften Forscher auf diesem Gebiet wollen letztlich die klinische Wirksamkeit homöopathischer Behandlungen „beweisen":

Die Wirksamkeit an sich, die Wirksamkeit im Vergleich zu Placebo und die Wirksamkeit im Vergleich zu (schulmedizinischer) Standard-Behandlung.

Dieser statistische Wirksamkeitsaufweis (der aber kein Beweis sein kann) ist gegenüber Schulmedizinern nur dann möglich, wenn die schulmedizinischen Untersuchungsmethoden anerkannt und auf die homöopathische Behandlung angewandt werden.

In Anlehnung an die schulmedizinische Forschung können die vielen klinischen Untersuchungen zur homöopathischen Behandlung grob in folgende Gruppen eingeteilt werden:

■ Verblindete, randomisierte, placebokontrollierte Studien

Dabei handelt es sich um Untersuchungen, bei der weder Arzt noch Patient wissen, ob Verum oder Scheinmedikament verabreicht wird (doppelblind). Eine einfache Verblindung liegt vor, wenn nur einer von beiden, meist der Patient, nicht weiß, zu welcher Gruppe er gehört.

Die Zuteilung der Patienten zur Verum- oder Placebogruppe erfolgt randomisiert, d. h. nach dem Zufallsprinzip. Die doppelblinde, randomisierte, placebokontrollierte Studie ist bisher noch der „Goldstandard" in der schulmedizinischen Erkenntnisgewinnung. Die evidenzbasierte Schulmedizin baut auf diesen Untersuchungen auf.

■ Nicht verblindete, randomisierte Studien

Ihre Aussagekraft bezüglich der Wirkung eines Medikaments oder eines Therapieansatzes ist deutlich reduziert gegenüber dem „Goldstandard". Hier können „Verzerrungen" wie z. B. der Placeboeffekt deutlich auftreten und das Ergebnis beeinflussen. Im wesentlichen untersuchen diese Studien Vergleichskollektive mit gleicher Erkrankung, die zwei verschiedenen Behandlungen unterzogen werden. Also z. B. schulmedizinische Behandlung der Otitis media verglichen mit homöopathischer Behandlung der Otitis media. Die Patientengruppen sind randomisert, d.h. die Aufteilung in die beiden Gruppen geschieht zufällig.

■ Beobachtungsstudien

Bei Beobachtungsstudien wird z. B. eine homöopathische Patientengruppe hinsichtlich der Wirkung der homöopathischen Behandlung untersucht. Verglichen wird dann mit einzelnen Patienten, die den homöopathisch behandelten Patienten möglichst ähnlich sein sollen (matched pair) oder mit retrospektiven, möglichst ähnlichen Vergleichsgruppen. Bei dieser Art der Untersuchung ist dem „Zufall" Tor und Tür geöffnet. Die Paarbildung (matched pair) können natürlich auch randomisiert und/oder verblindet erfolgen. Dann gelten die vorher beschriebenen Einschränkungen.

■ Praxisevaluation (outcomes research)

Bei der Praxisevaluation werden primär keine Vergleichsgruppen mehr gebildet, sondern man untersucht ein homöopathisches Patientenkollektiv auf verschiedene Parameter (outcomes): z. B. Lebensqualität unter homöopathischer Behandlung, Entwicklung der Beschwerden unter homöopathischer Behandlung, Dauer der Arbeitsunfähigkeit während der homöopathischen Behandlung, Kosten der Behandlung, u.v.a.

Die Aussage der letztgenannten Studienform besteht nur darin, daß man sagen kann, für das untersuchte Patientenkollektiv gelten die festgestellten Ergebnisse. Weitere Aussagen, wie z. B., ob diese Art der Behandlung besser ist als eine andere oder billiger oder angenehmer, lassen sich nicht treffen.

Inzwischen wird auch der Versuch gemacht, Vergleichskollektive zu bilden: Dabei werden z. B. umfassende Krankheitsentitäten wie z. B. chronische Krankheiten, Krebserkrankungen, Hauterkrankungen nach dem Outcomes-Forschungsansatz untersucht, wobei verglichen wird zwischen z. B. Hautkranken, die homöo-

pathische Behandlung erfahren haben, und solchen, die keine erfahren haben. Da die Verteilung der Patienten von vielen Faktoren abhängt, wird man nur in Ausnahmefällen zu Aussagen kommen können, wie: die eine Behandlungsform ist besser als die andere, oder: die eine Behandlungsform ist kostengünstiger als die andere. Trotzdem haben diese Untersuchungen großen Wert, da Versicherungsträger gerade an solchen Aussagen interessiert sind.

Die eingeschränkte Aussagekraft dieser Praxisevaluationen wird klarer, wenn man sich das Prinzip der plazebokontrollierten Doppelblindstudien anschaut:

Sinn dieser als Goldstandard bezeichneten Studienform ist, daß möglichst alle Faktoren, die eine Wirkung auf den Patienten haben, normalverteilt sind und die Therapie den einzigen unterschiedlichen Faktor darstellt. Dabei wird auch das Arzt-Patienten-Verhältnis einer Normalverteilung unterworfen: Durch eine genügend große Zahl von Patienten gleichen sich die unterschiedlichen und vielfältigen therapeutischen Beziehungen mit ihren unterschiedlichen Einflüssen auf das Therapieergebnis so aus, daß sie in beiden Gruppen gleich groß, d. h. normalverteilt sind. Es bleiben als Verantwortliche für unterschiedliche Therapieergebnisse nur die beiden Therapieverfahren übrig.

Die doppelblinde, randomisierte, plazebokontrollierte Studie läßt sich in der Schulmedizin einsetzen, da diagnostische Einheiten mit Substanzen von definierter Wirkung behandelt werden. Und natürlich ist es interessant, ob ein Medikament, das Millionensummen an Kassenbeiträgen verschlingt, einen Effekt für den Patienten hat, der über den Placeboeffekt hinausgeht. Selbstverständlich ist es auch von großer Bedeutung, ob ein hoch toxisches Medikament, wie z. B. ein Chemotherapeutikum in der Krebsbehandlung, bei den Patienten gegenüber einer Vergleichsbehandlung einen Zusatznutzen oder nur mehr Nebenwirkungen und höhere Kosten bringt. Für die Homöopathie ist das entscheidende Problem dieser Studienform jedoch die doppelte Verblindung. Ein Schulmediziner mag diesen Umstand nicht verstehen, ein Homöopath jedoch, der annimmt, daß eine **chronische** Behandlung bei einer größeren Patientenzahl erfolgreich doppelblind durchgeführt werden kann, zeigt nur eine erschreckende Unkenntnis über den Ablauf einer chronischen Behandlung und wird nichts anderes beweisen können (wenn überhaupt) als daß eine chronische Behandlung so nicht geht.

Es bedurfte einiger solcher randomisierter Doppelblindstudien, die widersinnigerweise (s. o.) viel Geld und vor allen Dingen viel Kraft und Engagement verschlungen haben, bis man zumindest in Teilen der Therapieforscher erkannt hat, daß dieses Studiendesign für die Homöopathie schlichtweg ungeeignet ist. Wenn trotzdem dem „Goldstandard" weiter nachgestrebt wird, so hängt das unter anderem mit einigen Studien zusammen, die deutlich positive Ergebnisse aufwiesen. Diese anderen Studien waren jedoch keine Studien, die eine wirklich homöopathische Behandlung **nach den Regeln der chronischen Behandlung** untersucht hätten. Meist wurde mit bewährten Indikationen gearbeitet oder unter isopathischen Gesichtspunkten die Therapie konzipiert. Die darauf folgenden Ergebnisse sorgten bei der Schulmedizin für einiges Aufsehen. Eine 1997 im Lancet veröffentlichte Metaanalyse schien zu zeigen, daß die „homöopathische" Behandlung wirksamer ist als Placebo. Leider sagen diese Studien, wie schon erwähnt, über die Wirksamkeit oder Unwirksamkeit der homöopathischen Behandlung gar nichts aus.

So wichtig also die Außenwirkung der Ergebnisse mit Goldstandarduntersuchungen sein können, weil sie die Akzeptanz für das, was „Homöopathie" genannt wird, erhöhen oder zu erhöhen scheinen, so wenig sollten Homöopathen diese Studien als Argument benutzen.

Alles bisher Gesagte bezog sich auf Untersuchungen zur homöopathischen Behandlung **chronischer** Krankheiten. Die Untersuchung der Wirksamkeit homöopathischer Behandlungen von **akuten** Krankheiten läßt sich wesentlich leichter mit allen vorgestellten Studienformen untersuchen. Da die Akutbehandlung sowohl schulmedizinisch als auch homöopathisch aus Sicht der jeweiligen Behandler „erfolgreich" ist, gibt es auf diesem Gebiet jedoch wenig Forschungsmotivation.

Was die chronischen Krankheiten betrifft, treibt weiterhin viele Homöopathen die Frage um, wie man denn nun die Wirksamkeit der Homöopathie nachweisen könne. In der Praxis wird seit Hahnemann täglich die Wirksamkeit der Homöopathie gezeigt, da kann es doch nicht sein, daß sich dieses Phänomen der Nachweisbarkeit entzieht!

Und tatsächlich gibt es hierfür einen schulmedizinischen Untersuchungsansatz, mit dem die Ergebnisse homöopathischer Behandlungen überprüft werden können. Es handelt sich dabei um die auf Seite 406 genannte Untersuchungsform, die nicht verblindete randomisierte Studie. Dies ist ein Untersuchungsansatz, der sowohl die homöopathische Behandlungsmethode unbeeinträchtigt läßt, als auch erlaubt, Vergleiche zu anderen Behandlungsformen zu ziehen. Im Prinzip muß sich mit dieser Untersuchungsmethode zeigen lassen, daß ein Patientenkollektiv mit Homöopathie besser, genauso gut oder schlechter behandelt werden kann wie mit Schulmedizin. Dazu genügt es, z. B. Asthmakranke zu randomisieren und den verschiedenen Behandlungsformen zuzuführen. Konkret hieße das, daß nach einem Zufallsprinzip Patienten mit Asthma in die Homöopathiegruppe oder in die schulmedizinische Behandlungsgruppe geschleust werden. Dann kann der Homöopath nach streng homöopathischen Gesichtspunkten ohne jede Verblindung behandeln und der Schulmediziner auf seine Weise. Nach entsprechend langer Beobachtungszeit und bei ausreichend großen Untersuchungskollektiven wird man sichere Aussagen zu den Behandlungsergebnissen machen können.

Aber was sich in der Theorie einfach darstellen läßt, zeigt in der Praxis fast unüberwindliche Schwierigkeiten. Diese Untersuchungsmethode würde nämlich nur funktionieren, wenn in der Homöopathie ähnlich wie in der Schulmedizin jeder Patient, wenn er nur das richtige Mittel bekäme, auch die entsprechenden Effekte zeigte. In der homöopathischen Behandlung von chronisch kranken Menschen spielt jedoch die Mitarbeit des Patienten eine wesentlich entscheidendere Rolle als in der Schulmedizin. Es wird hier je nach Krankheitsbild unterschiedlich große Gruppen von Patienten geben, die mit einer homöopathischen Behandlung nicht erreicht werden können, sei es, weil sie ihre Symptome nicht wahrnehmen können oder wollen, sei es, weil sie sich nicht auf die Homöopathie einlassen wollen, sei es, weil sie sich nicht an die Anweisungen des Arztes halten können oder wollen und aus verschiedenen aus der Praxis hinlänglich bekannten anderen Gründen. Je schwerwiegender und gefährlicher das Krankheitsbild ist, desto größer wird die Gruppe der Dropout-Patienten in der homöopathischen Behandlungsgruppe sein. Aber das ist nur ein Problem. Selbst wenn dieses Problem einmal nicht so ins Gewicht fallen sollte, bleibt das Problem der Randomisierung: Wiederum abhängig von der Diagnose lassen sich durchaus nicht alle Patienten randomisieren. Viele Patienten wollen Homöopathie und wollen nicht das Risiko eingehen, zunächst schulmedizinisch behandelt werden zu müssen. Andere wollen keine Homöopathie und wollen nicht das Risiko eingehen, zunächst homöopathisch behandelt werden zu müssen. Dadurch erschwert sich die Rekrutierung genügend großer Patientenkollektive enorm. Herausfallen würden alle die Patienten, die sowieso gerne Homöopathie haben würden, also vermutlich Patienten, die eine gute Compliance und damit Erfolgsaussicht bei homöopathischer Behandlung hätten. Die Rekrutierung würde so lange gehen und so umfangreich sein, daß die Kosten und der Zeitaufwand ungebührlich stiegen. Es gibt Beispiele von Studien, die genau daran gescheitert sind. Außerdem würden die randomisierbaren Patienten nicht mehr repräsentativ für ihre Krankheitsgruppe sein, die sowieso schon geringe Praxisrelevanz randomisierter Studien würde weiter sinken.

Letztlich ist es zu teuer, eine Studie zu machen, die auch den Bedingungen homöopathischen Behandelns gerecht wird, so daß auf diesem prinzipiell (trotz aller Schwierigkeiten) gangbaren Weg wieder nur Studien gemacht werden können, bei denen Standardbehandlungen, bewährte Indikationen oder Isopathie angewandt werden. Wirkliche homöopathische Behandlung chronischer Krankheiten kann wie dargestellt nicht sinnvoll überprüft werden.

Es gibt noch einige andere Gründe, warum Studien nach schulmedizinischem Design auf die Überprüfung der homöopathischen Therapie nicht anwendbar sind. So wurde der ethische Gesichtspunkt noch gar nicht erwähnt: Letztlich ist es unethisch, Patienten einer Randomisierung zuzuführen, wenn die Behandlungsergebnisse der beiden Behandlungsalternativen nicht wirklich unbekannt sind.

Tatsächlich ist es nämlich so, daß homöopathische Ärzte davon überzeugt sind, ihre Behandlung nur dann anzubieten und anzuwenden, wenn sie konventionellen oder gar Placebobehandlungen überlegen ist. In diesem Fall ist es unethisch, den Patienten eine Randomisierung vorzuschlagen. Sie könnte nur von einem Arzt glaubwürdig vorgetragen werden, der von der Gleichwertigkeit beider Behandlungen überzeugt ist. Letztlich müßten also alle randomisierten Studien bereits an der ethischen Frage scheitern, wenn **die Interessen der Patienten wirklich ernst genommen** würden.

Als Fazit bleibt, daß der genuin homöopathische Therapieansatz zur Behandlung chronischer Krankheiten mit den in der Schulmedizin anerkannten und bewährten Untersuchungsmethoden nicht sinnvoll untersucht werden kann. Solange sich auf diesem Gebiet keine grundlegend neuen Erkenntnisse ergeben, sind alle Forschungen von vornherein zum Scheitern verurteilt.

Trotzdem kommen auch Homöopathen nicht darum herum, nachzuweisen, daß ihre Behandlung für die Patienten von Nutzen ist. Der oben genannte Ansatz der Praxisevaluation kann hier zumindest für die individuelle Praxis oder für die Klinik Aussagen machen. Da die Homöopathie immer nur den einzelnen Menschen behandelt und nie eine Diagnose oder Krankheitseinheit oder sonstige Klassifikation, wird man immer nur mit Sicherheit sagen können, ob man diesen einzelnen Menschen mit Homöopathie erfolgreich behandelt hat oder nicht. Untersuchungen bei Patientengruppen mit gleicher Diagnose einer chronischen Krankheit werden dem individuellen Behandlungsansatz der Homöopathie nicht gerecht.

22.3 Eigentliche Homöopathieforschung

Während sich das bisher Gesagte auf die Forschung **zur** Homöopathie bezog, geht es nun um die eigentliche Forschung **der** Homöopathie selbst, das heißt um die Forschung, die die Homöopathie mit den ihr gemäßen Methoden untersucht und weiterentwickelt.

Am Anfang der Homöopathieforschung steht die Arzneimittelprüfung. Aus den Arzneimittelprüfungen bezieht die Homöopathie ihr Hauptmaterial zur Heilung des Kranken. Heutzutage geht es allerdings primär nicht darum, immer neue Substanzen zu prüfen, solange das immense Ma-

terial an vorhandenen Arzneimittelprüfungen nicht vollständig auf ihre Qualität untersucht und in die klinische Prüfung einbezogen worden ist.

Auf die Problematik der neuen Arzneimittelprüfungen soll hier nicht näher eingegangen werden; es zeigt sich jedoch, daß es nicht nur in der Schulmedizin Fehlentwicklungen gibt, sondern daß aus ganz ähnlichen Motiven auch in der Homöopathie Fehlentwicklungen der Forschung zu beobachten sind.

Neben der Bereitstellung der Prüfungssymptome ist das zweite Standbein der Homöopathieforschung deren Verifikation. Einerseits liegen uns diese Verifikationen bereits in der umfangreichen Literatur vor, sie sind jedoch teilweise noch nicht dem Praxisalltag zugänglich gemacht worden. Dieses ist eine zu leistende Forschungsarbeit. Andererseits muß die Verifikation von Symptomen in der täglichen Praxis erst noch durchgeführt werden.

Weitere Forschungsmöglichkeiten und -notwendigkeiten bestehen in der kritischen Auseinandersetzung mit den Quellen, also der Qualität und der Sicherheit der Prüfungssymptome, der Wiedergabe in der Materia medica und schließlich der Qualitätsverbesserung der Repertorien. Auch andere Werkzeuge und Handhabung unserer Arbeit (Lochkarteien, Computer, Repertorisationstechniken) müssen überprüft und optimiert werden.

Ein weites Feld homöopathieinterner Forschung sind außerdem Fragestellungen wie: Therapieoptimierung der chronischen Krankheiten, Untersuchung der komplexen äußeren Einflüsse auf die homöopathische Therapie (z. B. Umwelt, Umfeld) oder innere Einflüsse wie Menses oder Schwangerschaft. Auch Fragen zu Dosierung und Darreichungsform der Mittel, und, wie weiter oben schon erwähnt, zu ihrer Herstellung und Lagerung müssen untersucht und beantwortet werden.

Die Liste ließe sich noch erweitern. Klar ist jedoch, daß in der Homöopathie, wie sie heute betrieben wird, ein enormer Forschungsbedarf besteht. Wir bewegen uns teilweise, was z. B. die Qualität der Arzneimittelsymptome angeht, auf extrem unsicherem Gebiet. Hier bestehen Unschärfen, wie Homöopathen sie der Schulmedizin nie verzeihen würden.

22.4 Schlußfolgerung

Forschung in der Homöopathie kann nur eine Forschung sein, die mit homöopathie-angemessenen Mitteln arbeitet. Wie aufgezeigt, kann Grundlagenforschung hier zur Erkenntniserweiterung beitragen. Für den Fortschritt in der Homöopathie kann nur die homöopathieinterne Forschung beitragen durch Absicherung der Arzneisymptome, Verbesserung unserer Werkzeuge und Techniken und Erweiterung unseres Wissens. Weitgehend ungeeignet für Fortschritte in der Homöopathie ist die bisher durchgeführte kosten- und personalintensive Therapieforschung, die mit schulmedizinischen Methoden versucht, die Wirksamkeit der Homöopathie zu untersuchen. Trotz einiger sinnvoller Bemühungen auf

diesem Gebiet, gerade in neuerer Zeit, werden Homöopathen weiterhin damit leben müssen, daß sie nur an ihrem jeweiligen Patienten sehen, ob sie helfen können oder nicht. Daß diese subjektive Therapiekontrolle großer Selbstkritik und ständigen Bemühens um eine gute und rationale Anwendung der Homöopathie bedarf, versteht sich von selbst. Daß Homöopathen hier durch Selbstüberschätzung und falsche Selbst- und Fremdwahrnehmung auch schaden können, ist nicht zu leugnen. Ein objektivierender Untersuchungsansatz, der unter realistischen Bedingungen auch durchführbar ist, ist jedoch nicht in Sicht.

22.5 Weiterführende Literatur

An Übersichtsarbeiten zu diesem Thema sind folgende Bücher zu empfehlen:

Hornung, J.: Forschungsmethoden in der Komplementärmedizin. Stuttgart 1996.
Righetti, M.: Forschung in der Homöopathie. Göttingen 1988.

23 Samuel Hahnemanns Leben und Wirken

Heinz Eppenich

Die wichtigsten Lebensdaten Hahnemanns

1755	Geburt in Meißen
1775–1777	Studium der Medizin in Leipzig und Wien
1777–1779	Leibarzt und Bibliothekar des Statthalters in Hermannstadt in Siebenbürgen
1779	Promotion in Erlangen
1790	Chinarindenversuch
1796	„Versuch über ein neues Princip zur Auffindung der Heilkräfte der Arzneisubstanzen, nebst einigen Blikken auf die bisherigen" mit der Formel „Similia similibus"
1807	Einführung des Begriffs „homöopathisch"
1810	Erste Auflage des „Organon"
1811–1821	„Reine Arzneimittellehre"
1812	Habilitation und Venia legendi an der Universität Leipzig
1821	Übersiedlung nach Köthen
1828–1830	„Die chronischen Krankheiten"
1835	Übersiedlung nach Paris
1842	Fertigstellung des Manuskripts für die sechste Auflage des „Organon"
1843	Tod in Paris

Als homöopathiehistorisches Basiswissen in bezug auf Hahnemanns Leben mögen diese Daten genügen. Darüber hinaus geht es in diesem Lehrbuch nicht darum, für die Homöopathiegeschichte in plakativer Vereinfachung einen Lernzielkatalog zu präsentieren, der darauf hinweist, was „gepaukt" werden soll (wer nur „paukt", denkt nicht nach). Es geht eher darum, kritisches, differenzierendes Denken zu fördern. Als Lehrbuchbeitrag maßt sich die folgende Geschichtsdarstellung mitunter einen belehrenden Gestus an und weist auch auf Gegenwartsbezüge hin.

23.1 Vor der Entdeckung der Homöopathie

Kang-dsü schenkte dem Weisen ein Arznei-mittel. Er nahm es mit Dank an, setzte aber hinzu: ich werde es nicht gebrauchen, weil ich mit seiner Wirkung nicht bekannt bin.
[Anm.:] Fan-sze spricht: wenn man euch Speisen reicht, so geniesset sie mit Dank-barkeit; aber ein Arzneimittel gebrauchet nicht, wenn seine Kräfte euch unbekannt sind, auch wenn der vertrauteste Freund es empfehlen sollte.
(Wilhelm Schott [Übs.]: Werke des tschine-sischen Weisen Kung-fu-dsü und seiner Schüler [Halle 1826], S. 91 und 214)

Christian Friedrich Samuel Hahnemann wurde um Mitternacht zwischen dem 10. und 11. April 1755 in Meißen geboren. Er selbst feierte stets den 10. April als seinen Geburtstag, während die Eintragung im Kirchenbuch den 11. April angibt. Seine Mutter brachte ihn als drittes von insge-samt fünf Kindern zur Welt. Sein Vater war als Kunstmaler an der Porzellanma-nufaktur angestellt. Im Jahr nach Samuels Geburt brach der Siebenjährige Krieg aus; die Truppen des Preußenkönigs Friedrich II. zogen durch Meißen und beschlag-nahmten alles Porzellan zur Finanzierung ihrer Feldzüge. Durch die somit veränder-te finanzielle Lage seiner Familie wuchs Samuel Hahnemann entbehrungsreich in sehr bescheidenen Verhältnissen auf. Da er sich in der Schule durch große Sprach-begabung auszeichnete, wurde es ihm trotz des väterlichen Geldmangels ermög-licht, die Meißner Fürstenschule St. Afra zu besuchen. 1775 erhielt er dort das Rei-fezeugnis. Anschließend ging er nach Leipzig, um Medizin zu studieren. Wäh-rend dieser Zeit fertigte er bereits erste Übersetzungen an, um sich seinen Lebens-unterhalt zu verdienen.

Das Medizinstudium in Leipzig bot kei-ne Möglichkeit der Ausbildung am Kran-kenbett; lediglich Lehrmeinungen wur-den per Vorlesung verkündet. Deshalb verließ Hahnemann nach vier Semestern die Leipziger Universität und ging zur da-mals bedeutendsten medizinischen Lehr-stätte im Deutschen Reich: nach Wien. Was er in Leipzig vermißt hatte, fand er hier bei Joseph Quarin (1733–1814), dem Leibarzt der Kaiserin Maria Theresia, nämlich eine **praktische** Ausbildung. Quarin war für ihn nicht nur ein guter Lehrer, sondern auch ein Freund, der ihm die Ausbildung kostenlos gewährte und ihn sogar zu Hausbesuchen mitnahm. Später äußert Hahnemann einmal, er ver-danke Quarin, was an ihm Arzt genannt werden könne.

Nach einem dreiviertel Jahr in Wien hat-te Hahnemann trotz bescheidener Lebens-weise seine Ersparnisse aufgebraucht. Quarin vermittelte ihn an den Baron Samu-el von Brukenthal, Statthalter in Hermann-stadt in Siebenbürgen. Hahnemann wurde aus des Barons Privatkasse dafür bezahlt, daß er Bibliothek und Münzensammlung seines Gönners in Ordnung halten und ne-benbei als Hausarzt fungieren sollte. Dane-ben durfte der Kandidat der Medizin auch in der Stadt praktizieren.

Im Frühjahr 1779, nach eindreiviertel Jahren, schied Hahnemann von Brukenthal und Siebenbürgen, um in Erlangen sein Medizinstudium zu beenden. 1779 promo-vierte er dort mit einer Arbeit über Ursache und Behandlung von Krämpfen. In seiner Dissertation erwähnt er unter anderem François Boissier de Sauvage de la Croix, der mit den Erfindern von Systemen und Dogmen nicht glimpflich umging. Bei-spielsweise schrieb Boissier de Sauvage, der an der Universität von Montpellier lehrte: „Man darf in der Medizin nur Prin-zipien anwenden, die ebenso sicher sind wie die Sachen, die über unsere Sinne evi-dent sind", womit eine Konstante der spä-teren homöopathischen Lehre bereits vor-formuliert war.

Es folgen nun erste Wandermonate und (medizinisch) schriftstellerische Arbeiten.

Hahnemanns Interesse gilt auch der Berg- und Hüttenkunde und besonders der Chemie. In der „Mohrenapotheke" in Dessau betreibt er praktische Studien. Dort lernt er Johanna Leopoldine Henriette Küchler, die Stieftochter des Apothekers, kennen und heiratet sie. Aus dieser Ehe gehen 11 Kinder hervor, von denen eines tot zur Welt kommt und ein weiteres kurz nach der Geburt infolge eines Kutschenunfalls stirbt.

1781 folgt er einem Ruf als Physikus nach Gommern. Als Arzt wird er hier nicht sehr in Anspruch genommen, so daß er sich weiterhin intensiv mit der Chemie beschäftigt und dabei ein damals bedeutendes Chemie-Buch von Demachy aus dem Französischen ins Deutsche übersetzt, das 1784 erscheint. Zu dieser Zeit entstehen auch selbständige schriftstellerische Arbeiten, in denen Hahnemann seine Unzufriedenheit mit der herrschenden Medizin und mit seinen Kollegen schonungslos offen artikuliert.

1785 zieht Hahnemann mit seiner Familie nach Dresden. Bis 1789 bleibt er in der sächsischen Landeshauptstadt. Über 2200 Druckseiten kann er in dieser Zeit veröffentlichen, Übersetzungen und eigene Abhandlungen. Anfangs arbeitet er nebenamtlich als Gerichtsmediziner, wobei er sich Kenntnisse über Vergiftungen erwirbt, und vertritt für ein Jahr den erkrankten, mit ihm befreundeten Dresdener Stadtphysikus Wagner, an dessen Stelle ihm auch die Leitung der städtischen Krankenhäuser zufällt. Nach Wagners Tod bewirbt er sich vergeblich um dessen Nachfolge.

Schließlich kommt die ärztliche Tätigkeit Hahnemanns völlig zum Stillstand. Den tieferen Beweggrund, der den praktisch nicht unerfahrenen und sehr belesenen jungen Arzt dazu führt, teilt Hahnemann später, 1808, in einem offenen Brief an Hufeland mit:

„Es war mir ein Piaculum, so fort mit unsern Büchern bei Behandlung der Kranken im Finstern zu tappen, nach der und jener (*eingebildeten*) Ansicht der Krankheiten Dinge zu verordnen, die ebenfalls nur nach Gutdünken ihre Stelle in der Materia medica erhielten; – ich machte mir ein empfindliches Gewissen daraus, unbekannte Krankheitszustände bei meinen leidenden Brüdern mit diesen unbekannten [Anm.: ...] Arzneien zu behandeln, die als kräftige Substanzen, wenn sie nicht *genau* passen, [...] leicht das Leben in Tod verwandeln, oder neue Beschwerden und chronische Uebel herbeiführen können, welche oft schwerer als die ursprüngliche Krankheit zu entfernen sind. Auf diese Art ein Mörder oder Verschlimmerer des Lebens meiner Menschenbrüder zu werden, war mir der fürchterlichste Gedanke, so fürchterlich und ruhestörend für mich, daß ich in den ersten Jahren meines Ehestandes die Praxis ganz aufgab und fast keinen Menschen mehr ärztlich behandelte, um ihm nicht noch mehr zu schaden und bloß – wie Sie wissen – mich mit Chemie und Schriftstellerei beschäftigte."

1789 wechselt Hahnemann nach Leipzig, bis 1792. Der Vorort Stötteritz wird vor allem sein Domizil, wo die immer größer werdende Familie Hahnemann wirtschaftliche Elendsjahre erlebt. Die Behausung der Hahnemanns glich einem übervollen Hühnerstall, mit Kindergeschrei und Zornesausbrüchen der enttäuschten Ehefrau, die sich ihr Zusammenleben mit dem Herrn Doktor wohl anders vorgestellt hatte. Dieser lief in Holzschuhen und abgeschabter Kleidung umher, half im Haushalt, so gut er konnte. Abends, wenn die Kinder zur Ruhe gebracht waren, zog er einen Vorhang aus grobem Sackleinen vor die Schlafecke des einzigen Zimmers und schrieb bei Kerzenlicht bis tief in die Nacht an seinen Übersetzungen und Buchbearbeitungen.

23.2 Hahnemanns Chinarindenversuch und das Ähnlichkeitsprinzip

Als Schriftsteller macht sich Hahnemann bereits einen Namen.

In dieser Zeit übersetzt und bearbeitet er auch die Arzneimittellehre von William C. Cullen (1710–1790), dem Ordinarius für praktische Medizin am Royal Infirmary of Edinburgh. Die Erklärung, die Cullen in seinem Buch über die Wirkung der Chinarinde bei Wechselfieber gibt, überzeugt ihn nicht, wie auch andere Behauptungen, die Hahnemann als Irrtümer erkennt. Er probiert deshalb die Arznei an sich selbst aus:

„Ich nahm des Versuchs halber etliche Tage zweimahl täglich jedesmahl vier Quentchen gute China ein; die Füse, die Fingerspitzen usw. wurden mir erst kalt, ich ward matt und schläfrig, dann fing mir das Herz an zu klopfen, mein Puls ward hart und geschwind; eine unleidliche Aengstlichkeit, ein Zittern (aber ohne Schauder), eine Abgeschlagenheit durch alle Glieder; dann Klopfen im Kopfe, Röthe der Wangen, Durst, kurz alle mir sonst beim Wechselfieber gewöhnlichen Symptomen erschienen nach einander, doch ohne eigentlichen Fieberschauder. Mit kurzem: auch die mir bei Wechselfiebern gewöhnlichen besonders charakteristischen Symptomen, die Stumpfheit der Sinne, die Art von Steifigkeit an allen Gelenken, besonders aber die taube widrige Empfindung, welche in dem Periostium über allen Knochen des ganzen Körpers ihren Sitz zu haben scheint – alle erschienen. Dieser Paroxysm dauerte zwei bis drei Stunden jedesmahl, und erneuerte sich, wenn ich diese Gabe wiederholte, sonst nicht. Ich hörte auf, und ich ward gesund."

Diese aufgetretenen Beschwerden erinnern Hahnemann an die von ihm zwölf Jahre vorher in Siebenbürgen beobachteten Wechselfieber-Erkrankungen – auch er

selbst war damals daran erkrankt und erlitt im Jahr darauf in Erlangen ein Rezidiv. Ihm kommt nun der Gedanke, das Heilvermögen der Chinarinde bei Wechselfieber sei der Fähigkeit zuzuschreiben, bei einem gesunden Menschen wechselfieberähnliche Symptome hervorzurufen. Als wichtige Voraussetzung für Hahnemanns Feststellung einer Übereinstimmung der Symptome von Chinafieber und Wechselfieber muß seine Gewohnheit gesehen werden, die Symptome einer Befindensveränderung detailliert zur Kenntnis zu nehmen, anstatt sich mit allgemeinen Aussagen, etwa der summarischen Feststellung eines Fiebers, zu begnügen. Dieser Einfall der Symptomenähnlichkeit leitet ihn, auch mit anderen arzneilich wirksamen Stoffen Versuche an sich und seinen Familienmitgliedern durchzuführen. Im Laufe von mehrjährigen Beobachtungen kann er seine Ähnlichkeitsthese verifizieren.

Während Hahnemann vor allem durch fortgesetzte Arzneimittelprüfungen hart an der Fundierung seiner wissenschaftlichen Arzneiheilmethode arbeitet, erlebt er die wohl entbehrungsreichste und zugleich aufregendste Zeit seines Lebens. Verwandte schreiben ihm besorgte Briefe; Hahnemann weist sie schroff zurück, z. B. mit den Worten: „Über die äußeren Verhältnisse eines Gelehrten können sich nur Schwachsinnige aufhalten."

1792–1805 kommt es zu einem ständigen Ortswechsel: Gotha und Georgenthal, Molschleben, Göttingen, Pyrmont, Braunschweig, Wolfenbüttel, Königslutter, Hamburg und Altona, Mölln, Machern, Eilenburg, Wittenberg, Dessau, Torgau. In den frühen 1790er Jahren zeichnet sich Hahnemann als ein seiner Zeit vorausgreifender Irrenhausreformer, Diätetiker und Hygieniker aus – davon später mehr.

1796 veröffentlicht er in Hufelands „Journal der practischen Arzneykunde und Wundarzneykunst" zum erstenmal das neue Heilverfahren: „Versuch über ein neues Princip zur Auffindung der Heilkräfte

der Arzneisubstanzen, nebst einigen Blik-
ken auf die bisherigen".

„Man ahme der Natur nach, welche zuweilen eine chronische Krankheit durch eine andre hinzukommende heilt, *und wende
in der zu heilenden* (vorzüglich chronischen)
*Krankheit dasjenige Arzneimittel an, welches
eine andre, möglichst ähnliche, künstliche
Krankheit zu erregen im Stande ist,* und jene
wird geheilet werden; Similia similibus."

Der Begriff „homöopathisch" wird erst
viel später, 1807, in dem Aufsatz „Fingerzeige auf den homöopathischen Gebrauch
der Arzneien in der bisherigen Praxis"
(Hufelands Journal Bd. 26) der Öffentlichkeit vorgestellt:

„Homöopathisch ist, was ein *hómoion
páthos, ein ähnliches Leiden* zu erzeugen
Tendenz hat."

Der Satz „Similia similibus", der mit dem
alten Heilungssatz „Contraria contrariis"
konfrontiert wird, war zwar bereits seit der
Antike bekannt, aber die rein empirisch
oder spekulativ arbeitenden Ärzte gelangten damit nie zu einer Wissenschaft, nie zu
methodisch gewissen Heilungen. Erst
Hahnemann vollzog systematisch den
Schritt vom magischen zum wissenschaftlichen Simile. Er hat als erster den Simile-
Satz zum Prinzip einer sicheren Heilkunst
gemacht, was ihn auch berechtigt, dieses
Prinzip im Kontext neuzeitlicher Wissenschaft als Naturgesetz zu betrachten.

Am Ende der Wanderjahre erscheint 1805
die Schrift „Heilkunde der Erfahrung". Die
von Hahnemann so betitelte Homöopathie
unterscheidet sich wesentlich von dem, was
heute allgemein unter (dem von Hufeland
übernommenen Begriff) „Erfahrungsheilkunde" verstanden wird. Die Homöopathie
gewinnt ihre grundlegende Erfahrung an
Gesunden, wodurch bei ihr das Wissen um
das Heilende der Krankenbehandlung vor-
ausgeht; die „Erfahrungsheilkunde" kann
sich dagegen nur auf eine am kranken Menschen in nachhinein gewonnene Erfahrung
berufen, die aber keine sichere Voraussage
für den Einzelfall gestattet – statistische

Wahrscheinlichkeiten (im Kontext der kritischen Empirie) beziehen sich immer auf Patientenkollektive. Die Homöopathie kann
also keine Erfahrungsheilkunde im modernen Sinne sein. Als Heilungswissenschaft erfordert die Homöopathie notwendig einen
obersten apriorischen Grundsatz – nämlich
den Ähnlichkeitssatz –, um mit Gewißheit
heilen zu können.

23.3 Hahnemann als Diäte-
tiker und Hygieniker

Wie hinsichtlich der Arzneiwirkungen ließ
sich Hahnemann auch in bezug auf Diätetik
und Hygiene nicht von Theorien, sondern
von seinem vorurteilsüberlegenen Beobachten leiten.

Seinem Bemühen, die gesamten Lebensverhältnisse eines Kranken zu beachten,
entsprang Hahnemanns Berücksichtigung
der eigenen Erfahrungen und Wünsche des
Kranken bei der Ernährung. Hahnemanns
frühe Aussagen über die für ihn richtige Lebensweise sind im „Freund der Gesundheit" zu finden (erschienen 1792 und 1795
in zwei Heften). Ein als Dialog verfaßter
Beitrag in dieser Aufsatzsammlung ist insofern bemerkenswert, als Hahnemann bei
der Nahrungsauswahl die täglich sich verändernde Individualität des Menschen betont und ein allgemeingültiges Ernäh-
rungsgesetz ablehnt. „Allein untrügliche
Richtschnur jedes Menschen in der Diät"
ist für ihn: „Mäßigkeit und Acht auf das,
was deiner individuellen Konstitution in
jedesmaliger Lage am besten bekömmt."
Das bestimmende Gefühl, das er „Magen-
instinkt" nennt, „ist bei Leuten, die sich der
Mäßigkeit, als einer der edelsten Tugenden
befleißigen, so wach, so lebhaft – sie hören
die innere Stimme so deutlich, als irgend
ein Thier, dem wir vorzüglichen Instinkt
beimessen, so deutlich, daß sie den Bissen
bestimmen können, wo sie zur Gesundheit
eben genug haben, daß sie das halbe Glas

Wein oder Bier sich versagen, was ihnen nicht bekommen würde. (Der Kranke mit schiefer Einbildung aber gehört nicht hierher.)" Etwas später, 1797, unterscheidet Hahnemann ausdrücklich „zwischen 1) den *Diätsünden*, die dem Kranken sein Uebel erzeugten und unterhielten, 2) zwischen der gewöhnlichen *indifferenten Diät* der Menschen, und 3) zwischen der *neuen*, vom Arzt gemachten *Diätordnung*" (KMS, Bd. 1, S. 2). Beim Verzicht auf die „Diätsünden" rät Hahnemann dem Arzt, auf unbedingte Folgsamkeit zu achten, andernfalls „lasse er lieber den wankelmüthigen Kranken fahren; – besser keine Kranken, als solche!"

In seiner Einstellung zur Hygiene zeigt sich Hahnemann ebenfalls als genauer und vorurteilsüberlegener Beobachter. Zu einer Zeit, als es – wie heute in vielen Orten der armen Welt – noch längst keine Kanalisation und moderne Wasserklosetts gab, keine öffentliche Müllabfuhr, keine zureichende und gute Trinkwasserversorgung, als man noch nichts von den Krankheitserregern und ihren Ausbreitungswegen wußte, war Hahnemann mit detaillierten Vorschlägen um die Seuchenbekämpfung bemüht. Lange vor der Selbstverständlichkeit hygienischer Standards im Krankenhaus, ein halbes Jahrhundert bevor Ignaz Philipp Semmelweis (1818–1865) zum erstenmal (1847) an der Wiener geburtshilflichen Klinik ähnliche Maßnahmen propagierte und damit einen Skandal auslöste, forderte Hahnemann bei ansteckenden Seuchen eine möglichst strenge Trennung von Gesunden und Kranken, Schutzkittel für Ärzte und Pflegepersonal, die Desinfektion von Händen und Gesicht mit Essigwasser nach jedem Krankenbesuch sowie von Kleidern, Bettwäsche und Handtücher durch Erhitzen; vor allem legte er großen Wert auf eine gute Durchlüftung. Üble Gerüche und „miasmatische" Luft kennzeichneten die eng gebauten Städte vor 1800. Entschieden und umfassend formulierte Hahnemann seine Ansprüche an Wohnungshygiene und Städ-

tebau. In seine Bemühungen um die öffentliche Gesundheitsfürsorge schloß er auch die Gefängnisse mit ein.

23.4 Hahnemann und die Psychiatrie

Hahnemanns Rolle als Irrenhausreformer soll nun beleuchtet werden. Im Frühjahr 1792 stellte ihm der philantrope Herzog Ernst von Sachsen-Gotha einen Teil seines südlich von Gotha gelegenen Jagdschlosses Georgenthal für die Behandlung Geisteskranker zur Verfügung. In der Tageszeitung „Der Anzeiger" hatte Hahnemann am 8. März 1792 sein klares Konzept vorgestellt: Die bloße Verwahrung der „zum erhabnen Gebrauche ihrer Vernunft bestimmten, edelsten aller erschaffenen Wesen" lehnt er ebenso ab wie die „schimpfliche Beymischung von Verbrechern, Verunglückten und Kranken aller Art, oder das Gewühl von Wahnsinnigen, Halbvernünftigen und Rasenden aller Grade und Stände" in den bestehenden „Narrenhäuser[n]". In seiner „Genesungs-Anstalt" will er nur „etwa 4 irrsinnige Personen aus vermögenden Häusern" aufnehmen und „seine Zeit und alle seine Kenntnisse bloß für sie verwende[n], […] sie Tag und Nacht unter seiner Aufsicht" behalten, „sie durch keine Schläge, keine Ketten, oder ähnliche harte Behandlungen zur Vernunft" bringen und „überhaupt alles, was reifes Nachdenken, gütliche Zuredungen und äußere und innere, ihm größtentheils eigene, arzneyliche Behandlungen von der ausgesuchtesten Art zu bewirken vermögen, in Bewegung" setzen, um „ihre völlige Gesundheit des Leibes und der Seele wieder her zu stellen".

Im Juni 1792 – als der ehedem kühne und antikonventionelle, durch den staatsmächtigen Goethe aus Weimar ausgewiesene und zuletzt mittellose und „geisteskranke" Dichter Jakob Michael Reinhold Lenz auf einer Moskauer Straße tot aufgefunden wurde – brachte man den Geheimen Kanzleisekretär und Schriftsteller Friedrich Arnold Klockenbring aus Hannover zur stationären Aufnahme nach Georgenthal. Klockenbring wurde von demselben August von Kotzebue in den Wahnsinn getrieben, der etwa ein Jahrzehnt vorher Lenz von einer Anstellung verdrängt und damit dessen Elend unaufhaltsam vermehrt hatte. Die mehrere Monate dauernde Behandlung von Hahnemanns einzigem Patienten nach dem oben vorgestellten Konzept verlief erfolgreich – noch **bevor** Philippe Pinel sich in Paris als der große Befreier der Irren inszenierte. Im Unterschied zu Pinel lehnte Hahnemann jegliche Zwangsmaßnahmen ab, bis hin zur nosologischen Klassifizierung. Im Unterschied zu Pinel ist das Asyl Hahnemanns (um mit Michel Foucault zu reden) ein freies Feld der Beobachtung, der Diagnose und der Therapie, also kein juristischer Raum, in dem man angeklagt, beurteilt und verurteilt wird.

In Georgenthal startete Hahnemann nicht nur im pflegerischen, sondern auch im medizinischen Bereich einen völlig neuartig konzipierten klinischen Versuch: Klockenbring ist (mit Datura Stramonium) homöopathisch behandelt und nicht zuletzt auch dadurch von seiner Geisteskrankheit geheilt worden.

Hüten wir uns aber vor einer Mythisierung und Idolatrie des „Psychiaters" Hahnemann! Hahnemann war selbst gefährdet. Hinter der idealisierenden Darstellung in seinen eigenen Veröffentlichungen und denen anderer gab es auch eine Schattenseite der Georgenthaler Wirklichkeit. Davon berichtet Hahnemann in einem bisher wenig beachteten Brief vom 30. Juni 1793 an Christoph Wilhelm Hufeland:

„Die Ursache, warum ich Ihnen, Theuerster! nicht antwortete, war: weil ich nicht konnte. Das unerträglichste Jahr meines Lebens war das vergangene. Bald hätten Sie die Nachricht von meinem Tode gehört, und die kalte Erde hätte mein Jugendfeuer auf ewig gedämpft.

In einer der rauhesten Gegenden am Thüringerwalde, in einem von drei Seiten verschlossenen Thale, wo blos der inflammatorische Morgenwind Zugang hatte, bezog ich ein seit der Reformation unbewohntes Schloß mit 6 Schuh dicken Mauern und zwar das *par terre*, wo eine dritthalb Jahrhunderte moderne Luft und Ausdünstung aus den Wänden und dem Fußboden allmählig mein Lebenslicht verdunkelte. Ich bekam ein schleichendes Fieber, was mir das Mark aus den Knochen und den Geist aus den Nerven zehrte. In dieser Lage bekam ich den Kranken, den Sie wiederhergestellt gesehen haben – als einen Maniacus von der fürchterlichsten Art. Ich setzte mich oft der Todesgefahr bei ihm aus. Es gelang mir ihn zu bessern. So wie er aber anfing, im Kopfe heller zu werden, entstand aus der halben noch schiefen Vernunft, ein solches Ungeheuer von Arglist, Niederträchtigkeit, Betrug, Bosheit und Schadensfreude, daß kein Tag verstrich, wo ich mich nicht kränker geärgert hätte. Damahls hatte ich noch einen anderen Kranken (mit Vernunft) welcher Zeuge von meinem Leiden war.

Klockenbrings Frau, die ihren Mann gern von mir getödet oder unheilbar gemacht gesehen hätte, konnte die Besserung nicht gleichgültig ansehen und spielte teuflische Kabalen. (Noch jetzt habe ich keinen Heller Honorar auf einen vortrefflich klausulirten Kontrakt – und die sonnenklare Liquidität meiner Forderung.) Die Krankenwärter (welche gewöhnlich das thun, was sie nicht sollen) vollendeten meine Qual.

Neben dem mich so überflüssig beschäftigenden Klockenbring konnte ich unmöglich noch einen anderen Wahnsinnigen nehmen. Also dieser einzige mußte entweder wieder hergestellt werden, oder meine ganze Reputation scheiterte bei diesem verunglückten Versuche. Soll man mit Kranken reüssieren, so läßt sich das leichter unter 3 bis 6, als unter Einem. Da war nichts zu wählen. Entweder dieser mußte genesen, oder ich mußte meinen Geist darüber aufgeben.

In dieser traurigen Konstellation ward meine Frau und meine Kinder die sich indess mit dem sechsten und siebenden (letzteres starb aber) vermehrt hatten, von demselben hektischen Fieber befallen. Und –– Ich wußte meinem Leibe keinen Rath.

Da schwanden die Musen und alle Empfindungen für die übrige Welt, Freundschaft, Dankbarkeit, Ehrbegierde, alles alles schwand ferner von mir, und da wars als ich weder Ihnen noch sonst jemand antwortete.

Jetzt, da der fürchterlichste aller Kranken dieser Art gesund ist, jetzt da ich mit Weib und Kind fern von Georgenthal wieder gesund bin, jetzt bin ich wieder ein Mensch [...]."

Im weiteren Verlauf des Briefes wendet sich Hahnemann rein chemisch-pharmazeutischen Fragen über das Quecksilber zu. Der Brief zeigt deutlich, daß Hahnemann als philantroper Psychiater völlig überfordert war und er nach dieser bitteren Erfahrung sein Interesse doch mehr in die Nutzung der Arzneistoffe legte als in eine Reform des Irrenhauswesens. Später, 1799, und mittlerweile in Altona ansässig, unternahm Hahnemann noch einmal den Versuch, einen Geisteskranken bei sich aufzunehmen. Es handelte sich um den Dichter Wezel, der allerdings ein solch unbändiges Verhalten zeigte, daß Hahnemann sich nach einigen Wochen erfolglos von ihm trennte. Sein Idealismus als Psychiater war damit endgültig zur Strecke gebracht.

Der Dichter Hölderlin mußte nach seiner Zwangsinternierung im Tübinger Klinikum Authenrieths 1806 etliche Zwangsmaßnahmen erleiden. Hahnemanns neuartiger Versuch von Georgenthal blieb ohne Einfluß.

23.5 Entwicklung der Homöopathie im Spannungsfeld von Aufklärung und Romantik

1805 ist in Torgau die Drang- und Wanderperiode beendet. Die Hahnemanns bleiben hier bis 1811. Der Familienvater übt seine ärztliche Tätigkeit wieder voll aus. Das entdeckte Heilungsprinzip wird erfolgreich an den Kranken erprobt. Von 1801 an führt Hahnemann regelmäßig Krankenjournale, insgesamt 54 Bände bis zu seinem Tod 1843; bis auf den verlorengegangenen ersten Band geben alle auch heute noch Zeugnis über seine Praxis ab – sie sind im Institut für Geschichte der Medizin der Robert Bosch Stiftung (IGM) in Stuttgart archiviert.

1810 veröffentlicht Hahnemann sein Grundlagenwerk, das „Organon der rationellen Heilkunde", das von der zweiten Auflage an den Titel „Organon der Heilkunst" trägt. Wie 1796 die Homöopathie – wenn auch noch nicht unter dieser Bezeichnung – ans Licht der Welt trat, so wurde 1810 mit dem Organon ihre praktische Ausübung gelehrt, womit der Übergang von der empirischen zur wissenschaftlichen Arzneitherapie vollzogen wurde. Wie die Pariser Schulen, die weltweit tonangebend eine neue Medizin aus dem Geiste der pathologischen Anatomie propagierten, brach gleichzeitig Hahnemann mit den bislang herrschenden theoretischen Systemen. Doch Hahnemann und die Pariser Ärzte gingen völlig verschiedene Wege. Während die Franzosen die Wendung vom Symptom zur Läsion als pathologischen Grundbegriff vollzogen und in der Folge in einem therapeutischen Skeptizismus stecken blieben – denn eine Pharmakologie der Läsionen konnten sie nicht schreiben –, blieb Hahnemann beim Symptom, d.h. dem unmittelbar gegebenen Krankheitsphänomen, und schuf in radikaler Konsequenz die dafür adäquate Arzneiheilmethode. Die Erfindung des Stethoskops von Laënnec und die in seinem „Traité d'auscultation médiate" von 1819 kodifizierte Praxis der indirekten Auskultation ließen das Symptom (Krankheitsphänomen), das vom Kranken dargeboten wird, hinter das Signum (Krankheitszeichen), das durch ärztlichen Kunstgriff gesucht und gefunden wird, zurücktreten. Hahnemann benutzte selbst das Laënnecsche Stethoskop, führte es aber nicht in die Homöopathie ein, denn er hatte mit ihr ja bereits die phänomenadäquate Heilmethode, brauchte sich also weder praktisch noch epistemologisch an die sich in Paris im modernen Krankenhaus entwickelnde Medizin anzugleichen – er hatte es also nicht nötig, das epistemologische Fundament seiner Wahrnehmung im Sinne der modernen Klinik zu ändern. Lediglich erweiterte er als Arzt seine diagnostischen Möglichkeiten.

Mit der von ihm geschaffenen wissenschaftlichen Heilkunst bewegt sich Hahnemann im Kontext der Aufklärungsmedizin, zu deren Vertretern außer Quarin auch die anderen in Wien wirkenden Ärzte Gerard van Swieten (1700–1772) und sein Schüler Anton von Störck (1731–1803) zugerechnet werden. Bei aller kontroversen Begrifflichkeit von „Aufklärungsmedizin" ist die Homöopathie par excellence der Aufklärung zugehörig – und die Aufklärung in Deutschland ist nicht ohne Kant zu denken – insofern, als sie auf dem Boden der „Kritik der reinen Vernunft" von Immanuel Kant (1724–1804) steht. Kant folgend verbietet Hahnemann den transzendenten Verstandesgebrauch in der Medizin:

„Der bloße Verstand vermag kein Ding *an sich* (a priori) zu erkennen, keinen Begriff vom Wesen der Dinge, von Ursache und Wirkung *aus sich allein* zu entwickeln; *jedem* seiner Sprüche über das Wirkliche müssen *stets* sinnliche Wahrnehmungen, Tatsachen und Erfahrungen zu Grunde liegen, wenn er Wahrheit zu Tage bringen will." (Organon, 2. Auflage, S. 8)

In einem Brief von 1811 beklagt er (zit. n. R. Haehl):

„Hätten die sogenannten Philosophen, die auf Kant folgten, nicht noch mystischer geschrieben, und die Phantasie nicht so viel dichten lassen, hätten sie mit einem Worte sich, wie Kant wollte, blos *innerhalb der Grenzen der Erfahrung* gehalten, so würde ich jetzt auch mit meiner Umformung der Arzneikunde keinen so harten Kampf haben."

Als Hahnemann 1810 sein Organon veröffentlicht, ist er allerdings scheinbar in den Sog der Zeitgeistströmung der Romantik geraten. So ordnen einige Autoren die Homöopathie der romantischen Medizin zu. Beim Ausbau seiner Lehre lehnt Hahnemann sich begrifflich an Vorstellungen an, die auch in der Medizin der Romantik bedeutsam sind: Dies sind vor allem der Dynamismus, der Vitalismus und die Schellingsche Identitätslehre (von Natur und Geist). Doch bei nicht nur oberflächlicher Betrachtung läßt sich feststellen, daß Hahnemann damit keineswegs eine Kehre von der „klassischen" Homöopathie zu einer „romantischen" vollzieht.

Heute meint das mittlerweile mit inflationärer Neigung gebräuchliche Epitheton „klassisch" (das nicht von Hahnemann stammt), wenn es nicht in sinnverfälschender Weise verwendet wird, die theoretisch und weltanschaulich indifferente genuine Homöopathie. Sinnverfälschend bzw. floskelhaft wird das Beiwort „klassisch" gebraucht, wenn damit eine Strömung benannt wird, die durch ein **unausgegorenes, unübersichtliches** und **unverbindliches** Konglomerat aus vitalistischen, animistischen, psychologistischen, symbolistischen, kybernetischen, chaostheoretischen oder anderen ideologischen, meist platitüdenhaften Versatzstücken gekennzeichnet ist und Züge reaktiv epigonaler Romantik und naturphilosophischer Spekulation aufweist. Diese Strömung zieht die Homöopathie heute zunehmend in ihren zeitgeistigen Sog. Bewahrheitet sich hier das, was der greise Chronist in Umberto Ecos bekanntem Roman „Der Name der Rose" in seinem letzten Satz notiert: „[...] nomina nuda tenemus [uns bleiben nur nackte Namen]"? Die in alle möglichen Richtungen (irre)führenden Unterstellungen sind beliebig austauschbar, was bleibt, ist nur der Name „klassisch", solange er sich am besten vermarkten läßt. Das Beiwort „klassisch" für die Homöopathie ist also fast bedeutungslos geworden.

An dem der Homöopathie oft entgegenge-
brachten Unverständnis, das in ihrer Rezep-
tionsgeschichte deutlich wird, zeigt sich
beispielhaft, zu welch eingeengter Perspek-
tive eine einseitige Auslegung des Begriffs
„Aufklärung" und eine strenge Dichotomie
zwischen „Aufklärung" und (keineswegs
homogener) „Romantik" führt. Der Begriff
der Aufklärung war im 18. Jahrhundert in
beklagtem häufigen und unbestimmten Gebrauch; auch die 1784 von Immanuel Kant
gegebene Antwort auf die Frage „Was ist
Aufklärung?", die die „Berlinische Monatsschrift" gestellt hatte, löste das Problem
nicht zur Zufriedenheit seiner Zeitgenossen
– wenn auch zu der seiner späteren Rezipi-
enten des 19. und 20. Jahrhunderts. In seiner Rezeption der Kant-Antwort postuliert
Michel Foucault (1926–1984) eine Haltung,
ein Ethos, „in dem die Kritik dessen, was wir
sind, zugleich die historische Analyse der
uns gegebenen Grenzen ist und ein Experiment der Möglichkeit ihrer Überschrei-
tung". – „Sapere aude! Habe Mut, dich
deines *eigenen* Verstandes zu bedienen!"
Diesen von Kant benannten Wahlspruch der
Aufklärung wählte sich Hahnemann zum
eigenen Leitwort und stellte es von 1819 an
seinem Organon als „Aude sapere"[1] voran,
also längst nach dem Ende des Zeitalters der
Aufklärung. Hahnemann zeigt damit, daß
Aufklärung für ihn keine vorübergehende,
zeitgebundene Erscheinung ist, d. h. nicht
nur die im 18. Jahrhundert zu Ende gegan-

gene kulturelle Konfiguration (als die sie
historisch definiert werden kann), sondern
– gemäß der Geschichtskonzeption der
Aufklärung – ein dauerndes Experiment in
einem geschichtlichen Prozeß (für Kant
war das Zeitalter der Aufklärung ohnehin
noch kein aufgeklärtes Zeitalter, war der
Prozeß der Aufklärung noch längst nicht
ans Ziel gekommen).

„Nicht einzelne Prinzipien und Lehrmeinungen,
nicht die Philosophien einzelner Denker konstituieren ‚Aufklärung', sondern der Prozeß der gedanklichen Auseinandersetzung mit Traditionen und
Lehrautoritäten, mit Glaubensinhalten und Wis-
sensbeständen, mit der Legitimität von Rechten
und der Historizität von Institutionen. Zentrum
und Bezugspunkt dieses Denkens ist der Mensch.
[...] Der Mensch als selbstdenkendes und selbstver-
antwortlich handelndes Individuum ist das pro-
grammatische Leitbild der Aufklärung." (Rudolf
Vierhaus: Was war Aufklärung? [Göttingen 1995])

Daß Ketzer, Atheisten und Agnostiker hierzulan-
de nicht mehr selbstverständlich um ihr Leben
fürchten müssen, ist vor allem der Aufklärung zu
verdanken.

Allerdings ist die Aufklärung mit historischen Erfahrungen belastet, die zur Anerkennung ihrer
Zwiespältigkeit führten (was begrifflich als „Dia-
lektik der Aufklärung" von Horkheimer und Ador-
no benannt wurde). Zum Erbe der Aufklärung gehören sowohl die maschinengemäße naturwissenschaftlich-technische Medizin, die besonders im
Universitätsklinikum Aachen mit seiner industriel-
len Röhrenfassade ihren adäquaten architektoni-
schen Ausdruck gefunden hat, als auch die wesens-
mäßig davon grundverschiedene Homöopathie.

Die Entzauberung der Welt durch die Aufklärung – die Auflösung der Mythen und der Sturz
der Einbildung durch Wissen – ist nicht ohne weiteres zu ertragen und wird nicht einfach hinge-
nommen. So wird einerseits – aufklärungsimma-
nent – mit Wissenschaftsaberglauben und dem
Faszinosum des technischen Fortschritts ständig
ein neuer Zauber geschaffen, andererseits – romantisch – die Welt mit Naturschwärmerei und
allen möglichen übersinnlichen Konstruktionen
wiederverzaubert. Die historische Romantik ist
als eine – teils überschießende – kritische und vor
allem deutsche Reaktion auf die Aufklärungsratio-
nalität zu verstehen und damit gleichzeitig als
Antwort auf das kulturelle Übergewicht Frank-
reichs in Europa um 1800. Schließlich wurde die
Romantik immer mehr religiöse Seelenheilkunde
und vollzog bewußt eine Rückwendung zu ver-

---

1 „Sapere aude" findet sich schon bei Horaz (Epistulae
I, 2), was Hahnemann bekannt gewesen sein dürfte.
Dieses Horaz-Zitat wurde bereits vor Kant als Motto
der Aufklärung verwendet, z.B. von einer 1736 gegründeten Gesellschaft der Wahrheitsfreunde (Ehr-
hard Bahr [Hrsg.]: Was ist Aufklärung? [Stuttgart
1974]). Mit Bezug zur Homöopathie und zum Organon übersetzt Will Klunker die Aufforderung folgendermaßen (ZKH 27 [1983], S. 179): „Arzt, wage es, gegen eine Jahrtausende alte Bevormundung durch Tradition und Vorurteile in der Medizin deinen eigenen
Verstand zu gebrauchen und nach all der *grund-losen*
Vermutungskunst seit *Hippokrates*, dieser bloßen
Empirie, nun endlich wissenschaftlich, d.h. nach deutlich einzusehenden, zureichenden Gründen, d.h. *rationell*, zu heilen! Wage die Heil*kunst!*"

meintlich besseren Zeiten. Vom iatrotechnischen Maschinenmodell des Menschen verschreckte Homöopathen fliehen heutzutage in eine wie auch immer geartete „Romantik", suchen Zuflucht in dem atavistischen, von jedem ethnisch-sozialen und ritualen Kontext losgelösten Glauben an die Allbeseeltheit der Natur (statt ehrfürchtig den Geistern und Seelen Opfergaben darzubringen, theoretisieren sie bloß) oder überhaupt in allem Wust von Glauberei, der noch aus dem 19. Jahrhundert resultiert. Doch dadurch, daß Erkenntnisse gewonnen wurden, die nicht mehr mit altem Zauber und altem Glauben vereinbar sind, ist ein Bruch eingetreten, der das Verhältnis zu alten magischen Ansichten grundlegend veränderte. Daran läßt sich nur um den Preis der intellektuellen Unredlichkeit und Selbsttäuschung vorbeimogeln. Heutige und zukünftige Homöopathen werden mit der Frage konfrontiert, ob, nachdem wir neben dem kritischen Gehalt auch die Irr- und Abwege der historischen Romantik kennen können, eine epigonale oder erneuerte Romantik mit einer „archaischen Religiosität" als Antwort auf die Technokratie unserer Tage **unter den Bedingungen der Industriegesellschaft** angemessen sein kann. Für die Homöopathie ist es jedenfalls unsachgemäß, daß sie, als wissenschaftliche Arzneiheilmethode, für die persönliche Magie- und Mythenbedürftigkeit ihrer Vertreter benutzt wird.

Zu den Ambivalenzerfahrungen, die von den für die Meinungsfreiheit kämpfenden Aufklärern im 18. Jahrhundert bereits selbst gemacht wurden, gehören die Ausbrüche von Massenmeinung und deren Manipulation. Der heutige homöopathische Meinungsmarkt, der besonders dem Anfänger der Homöopathie den Kopf verdreht, ist letztlich ein von der Aufklärung angerichtetes bzw. vorbereitetes Unheil, über das sie – in ihrer heutigen Konfiguration – ihrer Natur gemäß aufzuklären hat. Hahnemann selbst hat bereits den vielfältigen medizinischen Spekulationen seiner Zeitgenossen heftig widersprochen und hat nicht voraussehen können und auf keinen Fall gewollt, daß der von ihm geschaffenen Homöopathie durch die entfesselte Einbildungskraft ihrer Vertreter ähnliches widerfährt. Wie die „Kühnheit, sich seines eigenen Verstandes zu bedienen" öffentlich auszuüben ist, bleibt weiterhin eine Frage für Aufklärer. Doch dürften sich Aufklärer darüber einig sein, daß der Gebrauch der Vernunft **kritisch** vonstatten gehen soll. Zu den heutigen Aufgaben des Aufklärers gehört die Entmythisierung der immer wieder aufs neue beliebig mythisierten Homöopathie, um den Blick auf die Sache selbst, nämlich die Sache der Homöopathie, und das der Überprüfung nicht entzogene Wißbare frei zu machen.

Hahnemanns „dynamische" Ansichten in bezug auf die homöopathischen „Arzneipotenzen" bildeten sich um 1800 aus. Eine Anregung durch Friedrich Wilhelm Joseph Schelling (1775–1854), der sich unter den zeitgenössischen Philosophen besonders mit der „Philosophie der Medizin" beschäftigte[2], erscheint zu dieser Zeit als unwahrscheinlich und muß für die späteren Jahre differenziert betrachtet werden. Von wem auch immer Hahnemann beeinflußt sein mochte, die dynamische Auffassung der Arzneiwirkung steht jedenfalls in unmittelbarem Zusammenhang mit Hahnemanns Entwicklung seiner Arzneizubereitungs- und Gabenlehre. Er stellte fest, daß bei Arzneimitteln, die nach Symptomenähnlichkeit gewählt sind, die üblichen Gaben zu (Erst-)Verschlimmerungen führen können. Deshalb ging er zu kleineren Gaben über. Für das Verdünnen und gleichzeitige wirkungssteigernde „Dynamisieren" bzw. „Potenzieren" durch Verreiben und Verschütteln mögen Schellings Ansichten von der unendlichen Teilbarkeit der Materie ermutigend gewesen sein, aber grundlegend waren sie nicht. Schelling hatte zwar, wie die Frühromantik insgesamt, eine Anleihe bei der mathematischen Terminologie gemacht und von „Potenzen" gesprochen, aber in einem anderen Kontext als Hahnemann. Die von Schelling (wie von Physikern seiner Zeit) bezeichneten „Imponderabilien" wie Wärme, Elektrizität und Magnetismus, ja von ihm sogar geforderten hyperphysischen Arzneimittel fanden eine Entsprechung in Hahnemanns Arzneipotenzen. Schelling sah die Arzneiwissenschaft als die Krone

---

2 Im Bamberger Krankenhaus, das in Deutschland zu den ersten ausschließlich für heilbare Kranke von Grund auf neu errichteten Häusern gehörte, absolvierte Schelling 1800 einen Kurs in praktischer Medizin; unterwiesen wurde er von den beiden Klinikern Marcus und Röschlaub, die wiederum von Schellings Denken beeinflußt waren. Mit wenig Glück – oder als verheerender Kurpfuscher (wie der Medizinhistoriker Jetter es darstellt) – war dann der Philosoph selbst ärztlich tätig.

aller Wissenschaften an, aber im völligen Gegensatz zu Hahnemann war er ausdrücklich gegen das Experiment.

Nach den phantastischen Höhenflügen von Schelling und anderen frühen deutschen Naturphilosophen, die, sich um die Idee der „ächten" Wissenschaft bemühend, die Naturgesetze ohne den Boden der Erfahrung aus ihrem Kopf konstruieren zu können glaubten, verfielen übrigens die späteren Naturforscher dem Irrglauben, das hohe Ziel der Wissenschaft, nämlich die Erkenntnis der Wahrheit, ließe sich auf dem Weg der bloßen Faktizität ohne jede philosophische Gedankenarbeit erreichen.

Das Unwägbare bezeichnet Hahnemann vorsichtig als „geistartig" (was aber weder „vergeistigt" noch „beseelt" bedeutet!). Neben die Vorstellung der dynamischen Arzneiwirkung tritt bei Hahnemann die Supposition der „Lebenskraft als geistartige Dynamis". Mit seiner Auffassung von „Krankheit als geistartige Verstimmung der Lebenskraft" verläßt er theoretisch den Bereich des phänomenal Aufweisbaren. Bis heute ist immer wieder kontrovers darüber diskutiert worden, ob Hahnemann ein Vitalist sei. Diese Position vertritt z.B. sein Biograph Rudolf Tischner. Von philosophischer Seite gibt es Einwände dagegen. So legt Ekkehard Fräntzki (1975) dar, daß Hahnemann mit seiner Lehre von der Lebenskraft vom Boden der Erfahrung her an Kants Metaphysikrestriktion anknüpft und nichts zu tun hat mit der theoretischen Position eines Vitalismus, der das Symptom als Reaktion einer nicht erfahrbaren metaphysischen „vis vitalis" erklärt. Auch Stefan Büttner (1990), der den Versuch unternimmt, Hahnemann und Hegel zusammenzudenken, unterscheidet Hahnemanns Lebenskraft-Begriff von vitalistischen Vorstellungen: „Keinesfalls ist mit dem Begriff ‚Lebenskraft' eine selbständige Entität gemeint, die dann wie im Vitalismus als eigenständiger Faktor zu denken wäre." Hahnemann verwahrte sich explizit dagegen, „das Substrat der Vitalität" selbst bestimmen zu können. Jedenfalls entsprechen

seine Äußerungen über die „Lebenskraft", die lediglich sein Kausalitätsbedürfnis widerspiegeln, sowohl einer seit dem 18. Jahrhundert populären medizinischen Theoriebildung[3] als auch einer alten transkulturellen, nahezu universellen Konzeption und sind **überhaupt nicht homöopathiespezifisch oder gar grundlegend für die Homöopathie** – im Gegensatz zur Behauptung vieler Homöopathen.[4]

Weiter geht Hahnemanns Nähe zur romantischen Begriffswelt und Spekulierfreudigkeit nicht. Das Lieblingswort der Romantiker, der Begriff der Polarität, wird von ihm völlig vermieden. Auch die naturphilosophische Neigung zu einer durchgehenden Dreigliedrigkeit findet bei ihm keine Nachahmung.

Trotz der Verwendung romantisch gebräuchlicher Termini spricht sich Hahnemann ausdrücklich gegen die naturphilo-

---

3 Vgl. Heinz Schott (Hrsg.): Der sympathetische Arzt: Texte zur Medizin im 18. Jahrhundert (München 1998), S.12 ff.

4 Es ist allerdings problematisch, wenn die Hahnemann-Biographin Handley, die zeitgeistbedingt den Vitalismus mit animistischen Implikationen propagiert, den chinesischen Begriff „chi" („qi"), der im Deutschen ohnehin nicht mit einem Wort in seiner ganzen Bedeutung erfaßt werden kann, mit Hahnemanns „Lebenskraft" in Zusammenhang bringt, um diese und ähnlich scheinenden Konzepte in die trübe Melange einer nivellierten „Medizin der Energie" hineinzumischen. Die kontextuellen Unterschiede bleiben dabei auf der Strecke, und mit ihnen die unterschiedlichen Handhabungen. Da ist Mohammed Bin Haji Yacob, einer der führenden Homöopathen Malaysias, differenzierter: Er vermeidet eine kontextuelle Vermischung des „Lebenskraft"-Begriffs („vital force"), den er wörtlich mit „kuasa hayat" ins Malaiische übersetzt, mit dem aus vorislamischer Zeit stammenden malaiischen Begriff „semangat", der in der traditionellen Heilkunde und Kosmologie der Malaien eine kosmische oder vitale Kraft bezeichnet. Allerdings hat Mohd Yacob ein ideologisches Motiv: die Angleichung der „Lebenskraft" wie der Homöopathie überhaupt an die Koranlehre (Mohammed Haji Yacob: Homoeopathy dan Biokemik menurut perspektif Islam, in: Jurnal Perubatan Homoeopathy Majlis Homoeopathy Kebangsaan Malaysia, Tahun 1 [1996]). Diese Beispiele sollen illustrieren, wie ideologisch-beliebig in homöopathischen Kreisen mit dem immer wieder überbetonten Lebenskraft-Konzept umgegangen wird.

sophische „Schwärmerei"[5] aus: „Man hat der Naturphilosophie die Verschraubung und Desorganisation einer Menge von Köpfen junger Aerzte zu danken." In seiner 1808 im „Anzeiger der Deutschen" erschienenen Schrift „Ueber den Werth der speculativen Arzneysysteme, besonders im Gegenhalt der mit ihnen gepaarten, gewöhnlichen Praxis" lehnt er das nicht auf Erfahrung beruhende Ausklügeln von Theorien entschieden ab:

„Kein Sterblicher hat einen klaren Begriff von dem, was man hier sucht, geschweige, daß irgend ein erschaffenes Wesen fähig seyn sollte, einen Weg sich zu denken, auf welchem er zur innern Anschauung dessen gelangen könne, was das Wesen einer Krankheit an sich constituiren mag. Und dennoch haben es eine Menge von Sophisten mit wichtiger Miene unternommen, eine Seherkraft hierin zu affectiren."

Hierin steckt eine deutliche Kritik an Schelling, dessen Methodologie der Naturforschung im Ermitteln von Analogien besteht; die Ähnlichkeiten und die „wahre Idee" der Dinge aufzuspüren, ist für Schelling – im Gegensatz zu Hahnemann – eine Sache des „Sehers", nicht des Empirikers. Gleichermaßen wie dem Wahn des Alleserklärens erteilt Hahnemann in derselben Schrift der (auf Spekulationen beruhenden) Vielmischerei von Arzneien eine deutliche – und für uns heute nach wie vor aktuelle – Absage.

Als praktische phänomenorientierte Heilkunst bleibt die Homöopathie von den theoretischen Überlegungen und Hilfskonstruktionen Hahnemanns im wesentlichen unabhängig. Später wird Constantin Hering (1800–1880), einer der bedeutendsten homöopathischen Ärzte, dazu Stellung beziehen:

„Ob nun *Hahnemanns* Theorie sich längere oder kürzere Zeit erhalten wird, ob sie die beste ist oder nicht, darüber wird die Zeit entscheiden, *aber darauf kommt jetzt gar nichts an.*

Man hält mich allgemein für einen Schüler und Anhänger *Hahnemanns*, und ich erkläre, daß ich zu denen gehöre, die ihm am getreuesten anhängen und zu denen, die seiner Größe mit Begeisterung huldigen, aber dennoch erkläre ich auch, daß seit meiner ersten Bekanntschaft mit der Homöopathik (im Jahre 1821) bis auf den heutigen Tag ich noch niemals, auch keine einzige der Theorien im Organon so angenommen habe, wie sie da gegeben werden. [...]

Wer also die Theorie *Hahnemanns* angreifen will, der thue es; wer sie allesammt verwerfen will, der thue dies auch; aber er bilde sich nicht ein, *daß damit etwas Erwähnenswerthes geschehen sei. Es ist eine, in jeder Hinsicht ganz unbedeutende Sache.*"

23.6 Hahnemann und der animalische Magnetismus

Romantik und Naturphilosophie können durchaus voneinander unterschieden werden.[6] Die naturphilosophischen, ausgesprochen rationalistischen Konzeptkonstrukteure wie Schelling lassen nichts oder wenig von einem romantischen Natur- und Lebensgefühl erkennen, während die Romantik im engeren Sinne der Inbegriff des nicht von der Ratio regierten Phantastischen und

---

5 Im Sprachgebrauch des 18. Jahrhunderts bedeutete Schwärmerei, „sich von dunklen verworrenen Vorstellungen, von seinen dunklen Gefühlen, seiner Einbildungskraft bestimmen zu lassen, ihnen folgen, sich ihnen überlassen und seine Einfälle für göttliche Offenbarungen halten", wie Johann Christoph Adelung in seinem Wörterbuch der hochdeutschen Mundart (1774 ff.) dargelegt hat (zit. n. Bahr, op. cit.).

6 Ich folge hiermit einer Auffassung des Medizinhistorikers Karl E. Rothschuh (1978). Auf das Zuordnungsproblem der Romantik, die zeitgleich mit der Entdeckung der Homöopathie begann und eine Bewegung der manifesten Widersprüche war, und auf ihre komplexen zeitlichen Zusammenhänge kann ich hier nicht eingehen; siehe dazu Hans Mayer: Das unglückliche Bewußtsein: Zur deutschen Literaturgeschichte von Lessing bis Heine (Frankfurt a.M. 1986).

Wunderbaren ist. Neben der „naturphilosophischen" Medizin mit einem exzessiven abstrakt-spekulativen Denken gab es eine „romantische" Strömung, die sich mehr mit dem Menschen selbst und der Nachtseite seines Daseins, dem Traum, dem Somnambulismus, mit seiner „Seele", seinem Glauben und seinen Märchen beschäftigte.

Als ein Teil dieser Romantik wird der „animalische Magnetismus" oder Mesmerismus gesehen. Dies steht im Zusammenhang mit seiner literarischen und philosophischen Verarbeitung, z. B. durch E.T.A. Hoffmann, Jean Paul, Johann Gottlieb Fichte und Arthur Schopenhauer, die den animalischen Magnetismus zwar unterschiedlich rezipierten, aber von längst revidierten Formen ausgingen. Wenn Schopenhauer den animalischen Magnetismus vom philosophischen Standpunkt aus betrachtet als die inhaltsschwerste aller jemals gemachten Entdeckungen rühmt, so spiegelt sich darin die ideengeschichtliche Bedeutung des Mesmerismus wider.

Es ist nicht gerechtfertigt, das von Franz Anton Mesmer (1734–1815) aufgestellte System der romantischen Medizin zuzuordnen. Auch wenn die Romantiker dem Begründer des „tierischen Magnetismus" ihre Reverenz erweisen wollten, waren zu dieser Zeit Bezeichnetes und Bezeichnung kaum zur Deckung zu bringen. Mesmer war im Zeitalter von Lamettries „L'homme machine" (1748) verwurzelt und verstand unter dem tierischen Magnetismus „nur das physisch-thierische Leben" (Ennemoser 1852); die Phänomene wurden von Mesmer bei aller begrifflichen Variabilität und theoretischen Unschärfe seinerseits nie psychologisch, sondern ausschließlich physikalisch begriffen. Später entwickelten sich parallel zu Variationen seines fluidistischen Ansatzes (s.u.) suggestive bzw. psychologische Variationen bis ins 20. Jahrhundert, ausgehend von der Entdeckung des „künstlichen Somnambulismus" durch Mesmers Schüler (und Dissidenten) Puységur, der

mit seinem Konzept den Mesmerismus 1784 erstmals psychologisierte. In der Romantik läßt sich eine Wiederbelebung der eklektischen, spiritualistischen Spielart des Mesmerismus erkennen, die bereits um 1789 über ganz Europa verbreitet war. „Mesmers Ideen waren außer Kontrolle geraten und schweiften zügellos durch übernatürliche Regionen, wo sie nach seinem Dafürhalten nichts verloren hatten" (Robert Darnton 1983). Oder anders gesagt (mit Anneliese Ego 1991): Wer nach Mesmers Magnetismus sucht, wird mitten in die Aufklärung geraten, deren Produkt er ist; wer zur Zeit der Romantik auf den sogenannten Mesmerismus stößt, wird allerdings ein verzerrtes Bild von Mesmers Magnetismus finden – er wurde pneumatisiert, spirituell, flüchtig ...

Der am Bodensee in Iznang geborene und in Meersburg gestorbene Arzt Mesmer hatte in Wien bei Gerard van Swieten und Anton de Haen Medizin studiert. Ganz im Geiste der Aufklärung fesselte er sich weder an eine überlieferte theologische Bindung, noch war er gemäß seinem Selbstverständnis dem Mystizismus und der Magie ergeben. Mit seiner medizinischen Dissertation über den Einfluß der Planeten auf den menschlichen Körper – einer newtonistischen astro-biologischen Abhandlung – antizipierte er das kosmologische System seiner späteren Lehre. Weithin bekannt geworden ist die Heilung der jungen Franziska Oesterlin 1774, die seit zwei Jahren an Magenkrämpfen litt und von Mesmer mit Stahlmagneten behandelt wurde. Diese Heilung wurde als sensationell in den Medien verbreitet. 1775 veröffentlichte Mesmer eine unerwartete Deutung dieser „Magnetkur": Nicht der Stahlmagnet habe die Heilung gebracht, sondern eine Kraft aus dem Universum, die durch die Hand des Arztes auf den menschlichen Körper wirkt. Diese Kraft nennt Mesmer „gravitas oder magnetismus animalis" – „thierischer Magnetismus" im Unterschied zum mineralischen. Die Übertragung geschehe mittels eines Fluidums, einer feinstofflichen Substanz. An dieser Theorie hielt Mesmer bis an sein Lebensende fest.

Das von ihm aufgestellte und später als Mesmerismus bekannt gewordene System erweist sich als der erste neuzeitliche Versuch, die seit Menschengedenken tradierten magischen Praktiken der reinen Be-hand-lung wissenschaftlich in den Griff zu bekommen.

Als 1777 der 22jährige Hahnemann sich zum Studium in Wien aufhielt, hat er möglicherweise von Mesmers spektakulärem Heilerfolg der blinden Pianistin Maria Theresia Paradis erfahren. Die Wiedererlangung der Sehkraft der erfolgreichen Pianistin führte bei der Patientin selbst und ihren Eltern zu großer Beunruhigung vor allem hinsichtlich der beruflichen Karriere, wodurch es schließlich zum Rückfall in den alten Zustand kam. Mesmer wurde von seiten der medizinischen Fakultät öffentlich des Betrugs bezichtigt. Daraufhin kehrte er 1778 Wien den Rücken und ließ sich in Paris nieder, wo er im vorrevolutionären Jahrzehnt als regelrechter Modearzt mit seiner Methode berühmt wurde.

Die französische Revolution erlebte Mesmer nicht mehr in Frankreich; in den folgenden Jahrzehnten hielt er sich weitgehend zurückgezogen vorwiegend im Schweizer Bodenseegebiet auf, bis er schließlich achtzigjährig in Meersburg starb. Einige Jahre zuvor war er für die deutsche Öffentlichkeit wiederentdeckt worden, und in den ersten Jahrzehnten nach seinem Tod erlangte seine Heilmethode (in verschiedenen Varianten) in Deutschland eine verbreitete Akzeptanz und Popularität.

Hahnemann weist auf Mesmers Methode bereits 1779 in seiner Dissertation als therapeutisches Verfahren bei Zahnschmerzen hin. Nach der Entdeckung des homöopathischen Heilverfahrens und der weiteren Entwicklung der Homöopathie intensivierte sich auch Hahnemanns Hinwendung zum Mesmerismus – allerdings weder zu dem physikalisch-kosmologischen (fluidistischen) Theoriegebäude, das Mesmer konstruiert hatte, noch zu der späteren Psychologisierung, sondern nur zu der praktischen Methode der Krankenbehandlung, die in bestimmten Bewegungen der Hände besteht. Im Unterschied zu Mesmer spielte bei Hahnemann die vorgefaßte Theorie keine wesentliche Rolle. Seine Theorie beschränkt sich auf das Postulat der „dynamischen" Übertragung oder Entladung von „Lebenskraft", gemäß dem Konglomerat von Vorstellungen, das seit Ende des 18. Jahrhunderts im Trend lag. Ebenso wie Mesmer, der aus Angst vor Mißbrauch die Anwendung seiner Methode einzuschränken versucht hatte, stand Hahnemann dem künstlich ausgelösten Somnambulismus (dem „magnetischen Schlaf") ablehnend gegenüber. Mesmer wollte seinen Magnetismus nicht mit dem Somnambulismus verwechselt haben; er bestritt nicht die reine Faktizität des Somnambulismus, sondern verwahrte sich gegen die daraus abgeleiteten religiösen Vorurteile. Hahnemann mißbilligte die (seinem Verständnis nach) Übertreibung des Mesmerismus, „die man Somnambulism und Hellsichtigkeit (clair-voyance) nennt, worin der Mensch, der Sinnenwelt entrückt, mehr der Geisterwelt anzugehören scheint – ein höchst unnatürlicher und gefährlicher Zustand, wodurch man nicht selten chronische Krankheiten zu heilen vergeblich versucht hat". Die „magnetische" Praxis Mesmers aus seiner Pariser Zeit mit den Klängen der von ihm gespielten Glasharmonika, den (Leidener Flaschen nachempfundenen) Baquets („Gesundheitszubern") und den gruppentherapeutischen „Krisensitzungen", in denen (vor allem weibliche) Patienten reihenweise in magnetische Orgasmen fielen, übernahm Hahnemann nicht in dieser Weise. Bei ihm geschah die Anwendung des Mesmerschen Verfahrens eher puristisch und völlig unspektakulär. Als er 1815/16 Friedrich Wieck ärztlich versorgte, betrug der Anteil der mesmerischen an der Gesamtbehandlung mindestens 33 % – bei zusätzlicher Verwendung des Mineralmagnets (knapp 8 % an der Gesamtbehandlung). Wie die Krankenjournale Hahnemanns aus späterer Zeit belegen und das Organon widerspiegelt, blieb die von Mesmer populär gemachte Behandlungsmethode weiterhin für Hahnemanns Praxis wichtig. Der Mesmerismus ist das einzige nichthomöopathische Heilverfahren, dem Hahnemann in seinem Organon einen gebührenden Platz einräumt.

Die im Organon ebenfalls gewürdigten „Bäder von reinem Wasser" sind, wenn nicht als „homöopathisch dienliche Beihülfs-Mittel" gebraucht, für Hahnemann nur ein Palliativ und haben damit nicht den gleichen Stellenwert wie der Mesmerismus, dem in jedem Fall eine Heilkraft zugesprochen wird.

Nach der Erwähnung der „heroische[n] Kraft des *Animalismus* (thierischen Magnetismus,)" im 1805 erschienenen Organon-Vorläufer „Heilkunde der Erfahrung" taucht „der thierische Magnetism" in Anmerkungen der ersten Organon-Auflage von 1810 wieder auf. In der dritten Auflage von 1824 schenkt ihm Hahnemann erstmals einen eigenständigen Platz mit zwei Paragraphen und verweist auch darauf, daß der „Mesmerism" „theils homöopathisch" wirke, „durch Erregung ähnlicher Symptome, als der zu heilende Krankheitszustand enthält". Der Passus über die teils homöopathische Wirkung des Mesmerismus bleibt bis einschließlich zur fünften Auflage enthalten. Bemerkenswert ist, daß Hahnemann für die sechste Auflage die homöopathische Wirkung wieder streicht. Somit beläßt er den Mesmerismus als gleichberechtigt neben der Homöopathie, anstatt ihn seiner Arzneiheilmethode einzuordnen und damit zu einer apriorisch gewissen Heilmethode zu machen, wie es vorher bereits seine homöopathischen Schüler und Kollegen Stapf und Caspari durch systematische Prüfungen an Gesunden versuchten – durch Homöopathisierung und Festlegung eines bestimmten Indikationsbereichs würde seine von Mesmer so verstandene Eigenschaft als Universalheilmittel aberkannt. Nach der Auffassung Mesmers ist ohnehin nur ein Kranker mesmerierbar, und Johann Heinrich Hirzel, Mesmers treuer Altersfreund und Hausarzt, der auch mit der Homöopathie und den Prüfungsergebnissen von Stapf und Caspari vertraut war, betont unter Berufung auf eigene Erfahrungen in einem Aufsatz von 1841, „dass das lebensmagnetische Agens an dem gesunden menschlichen Organismus keinerlei krankhafte Erscheinungen hervorbringt". An seinem Lebensende notiert Hahnemann, möglicherweise bei Kenntnis des Aufsatzes von Hirzel, daß „die Verbindung beider, die der

homöopathischen Behandlung mit gehörig dyna[m]isirter wohlgewählter Arznei in angemessener Gabe, mit zweckmäsiger zoomagnetischer Behandlung des Kranken zusammen erst die möglich vollkommenste Art, kranke Menschen herzustellen, bilden." (IGM, A 808)

Unbekümmert der literarischen Phantasien einer Dämonisierung des Mesmerismus (wie bei E.T.A. Hoffmann), aber der Gefahr des Machtmißbrauchs bewußt[7], stellt Hahnemann im Organon die nüchterne Forderung an den Magnetiseur, daß er „bei großer Gemüthlichkeit und vollständiger Körperkraft *einen sehr geringen Begattungs-Trieb* besitzt, den er mit leichter Mühe völlig unterdrücken kann". Üblicherweise schickte Hahnemann seine Patienten zum Mesmerieren an andere dazu geeignete Menschen weiter, über die er sich vorher informiert hatte, ob sie seine Bedingungen erfüllten.

Die Technik des Mesmerierens wurde 1834 von der Hahnemann-Tochter Eleonore Wolff näher beschrieben: „Der Kranke darf nichts von Seide an sich haben, (auch ist es besser nichts von Metall bei sich zu tragen), und die Kopfbedeckung muß unterdeß entfernt werden. Auf den Fußboden muß eine seidene Decke gebreitet, darauf ein

---

7 Dazu lassen sich durchaus reale Anknüpfungspunkte finden. Karl Christian Wolfart beispielsweise, der 1813 die deutsche Mesmer-Renaissance einläutete, in Berlin eine große magnetopathische Poliklinik betrieb und 1817 zum ordentlichen Professor an der Berliner Medizinischen Fakultät ernannt wurde, leistete sich bald nach seiner Berufung einen Skandal: Eine Enkelin des Generals Blücher wurde von ihm schwanger, nachdem er sie offensichtlich allzu intensiv magnetisiert hatte. Bereits 1784 hatten die königlichen Kommissionäre in Paris anläßlich einer Überprüfung der Mesmerschen Behandlung die größten Bedenken über den engen Rapport zwischen Magnetiseur und Patientin geäußert. Jener umschließe bei der Behandlung die Knie der Frau mit seinen eigenen Knien, streiche ihr mit der Hand über Bauch und Unterleib, sogar weiter „bis zu den empfindlichsten Stellen des Körpers". Der magnetische Orgasmus der Patientin, den der Kommissionsbericht dann eindrücklich beschreibt, könnte zu sexuellem Mißbrauch und fataler Hörigkeit führen. Noch größer wurden die Bedenken, nachdem Puységur die Macht der magnetischen Suggestion demonstriert hatte.

Stuhl, und hierauf der Patient gesetzt werden; dessen Füße müssen, unbeschuht, auf der seidenen Decke ruhen und derjenige, welcher mesmeriren will, muß ebenfalls unbeschuht auf die Decke treten. Seine Hände müssen flach ausgestreckt werden und mit den Ballen (der Hände), die sauber des Kranken Hautoberfläche berühren müssen, fängt er auf dessen entblößtem Haupte an, fährt langsam über den Kopf, an den Schultern, wo die Ballen, so wie an den Gelenken, vorzüglich aber an kranken Theilen, ein wenig, ohne völlig aufzulegen, ruhen müssen, dann an den, an den Körper angeschmiegten Armen und von da an den Seiten, Beinen bis zu den großen Fußzehen herunter, zieht hierauf langsam beide Hände auf sich zu, von der Seite über den Kopf in die Höhe, fährt langsam aber entfernt am Vordertheile seines eignen Kopfes [...] herunter, hält jetzt die Hände ein Weilchen frei, und fährt dann noch einmal, aber schnell und lediglich mit der rechten Hand, ohne mit derselben des Kranken Körper zu berühren, von dessen Haupte an über den ganzen vordern Körper bis zu den Füßen herab, damit die Lebenskraft nicht zu mächtig einströmt.

Das Mesmeriren auf beschriebene Weise ist jedoch nicht immer dringend erforderlich, sondern oft sogar ein Schnellstrich hinlänglich. Derselbe wird auf folgende Weise gemacht: Man läßt den Kranken niedersetzen, stellt sich vor ihn hin, und fährt ihm mit der rechten ausgebreiteten flachen Hand so schnell als möglich von der Stirn über das Gesicht und über den ganzen Körper herunter, ohne jedoch irgend einen Theil des Körpers zu berühren."

23.7 Hahnemanns weltanschaulicher Hintergrund

Ebenfalls unwesentlich für die homöopathische Arzneiheilmethode, aber prägend für Hahnemanns Leben, seine Persönlichkeit, seine Motivation, ist sein weltanschaulicher Hintergrund.

Als Hahnemann geboren wurde, hatte die christliche Parusie zunehmend an Glaubwürdigkeit verloren; die Herrschaft der Konzeption eines allmächtigen Schöpfergotts war schon deutlich geschwächt. Die vielen neuen Entdeckungen, die die Abendländer im Zeitalter des Barock gemacht hatten, ließen sich nicht mehr mit der fest-gefügten theologischen Dogmatik des Christentums in Einklang bringen. In Preußen regierte ein bereits atheistischer König. In Paris entstand seit 1751 ein groß angelegtes freidenkerisches Lexikon; die Atheisten d'Alembert, Diderot, Dumarsais und d'Holbach schrieben zusammen mit dem Deisten Voltaire und anderen Autoren an ihrem epochalen Werk „Encyclopédie, ou Dictionaire Raisonné des Sciences, des Arts et des Métiers", einem Monument der Aufklärung (das auch ein Geschäftsprojekt spekulierender Verleger und Buchhändler war). In die Zeit der Aufklärung hineingeboren, wurde Hahnemann von seinem Vater ganz im Sinne dieser Aufklärung erzogen und zum Deismus des deutschen Aufklärers Hermann Samuel Reimarus (1694–1768) hingeführt. Der Deismus gilt als die „Vernunftreligion" der Aufklärung, entstanden in den Köpfen religiöser Freidenker im England des 17. und 18. Jahrhunderts.[8] Die Gottesvorstellung wird entpersonifiziert. Der Deismus ist allerdings ein fließender Begriff, die deistische Gottesvorstellung nicht einheitlich; z. B. lehrt Voltaire im Unterschied zu anderen Deisten einen Deismus ohne Jenseits und ohne göttliche Güte, also einen abstrakten Gottesbegriff. Hahnemann spricht von der (unpersönlichen) „Gottheit", verwendet aber auch andere Begriffe, wie „Gott", „der Schöpfer" und „der Allweise". Nach der Unterscheidung in Kants „Kritik der reinen Vernunft" zwischen „Deist" und „Theist" – dieser glaube an einen „lebendigen Gott", jener bloß an eine „Welturache" – wäre Hahnemann nicht eindeutig als Deist fest-

---

8 Vgl. hierzu (wie zu meinen weiteren Ausführungen) Fritz Mauthner: Der Atheismus und seine Geschichte im Abendlande (Frankfurt a.M. 1989). Nach Christof Gestrich entstand der Deismus bereits „in der zweiten Hälfte des 16. Jh. in von reformierter Theologie (Calvinismus) beeinflußten Gebieten als eine Neubelebung religiöser Reformideen des in der italienischen Renaissance des 15. Jh. verwurzelten Humanismus" (Gerhard Krause und Gerhard Müller [Hrsg.]: Theologische Realenzyklopädie, Bd. 8 [Berlin und New York 1981], S. 393).

zulegen. Aber neben der Unterscheidung bei Kant gab es zu dieser Zeit andere Unterscheidungen. Der Deismus in Reinform als quasi abstrakter Monotheismus ist jedenfalls keine auf Wunder und Übernatürlichem basierende Offenbarungsreligion; für den Deisten beweist sich das „Dasein Gottes" nur durch die Gesetzlichkeit und zweckvolle Ordnung der Welt, so daß das Wichtigste für jeden Menschen das Durchdrungensein von der Notwendigkeit eines sittlichen, guten Lebens sei. Der Deismus entspricht somit den religiösen Grundpositionen der Aufklärer: Der rational nicht nachweisbare Gott (was bereits im 14. Jahrhundert Wilhelm von Ockham festgestellt hatte) erhielt den Charakter von Forderungen der praktischen Vernunft, d.h. von moralischen Postulaten.

Trotz des katastrophalen Erdbebens von Lissabon, das sich etwa ein halbes Jahr nach Hahnemanns Geburt, am „Allerheiligen"-Tag 1755, ereignet hatte und durch das nicht nur eine große, bevölkerungsreiche Stadt zerstört, sondern auch die Leibnizsche Theodizee nachhaltig erschüttert worden war, zweifelte der Begründer der Homöopathie nie an dem „Erhalter der Menschen", an „dem Allwissenden, dem Menschenleben so teuer sind", stellte nie die Güte des „allweisen Schöpfers" in Frage.

Der Orientalist Reimarus hat in seiner ausführlichen Bibelanalyse fundamentale Teile dieser Schrift als gefälscht verworfen, vor allem die Wunderberichte und damit auch die Auferstehung Jesu von den Toten[9], und den Irrtum des endzeitlichen Propheten Jesus hinsichtlich des unmittelbar bevorstehenden Weltendes herausgestellt[10]. In der deistischen Vorstellung hat der Gott diese Welt zwar erschaf-

fen, besitzt aber kein wirkliches Verhältnis zu ihr; der Glaube an einen Messias, Erlöser, Retter (somit auch jede Christologie) ist daher für den Deisten sinnlos (womit der Deismus der islamischen Gotteskonzeption näher steht als der christlichen[11]). Reimarus verwarf zwar den Wunderglauben, blieb aber der seit Augustinus christlich tradierten, doch schon in der Antike gängigen (von Epikur bereits preisgegebenen) Vorstellung der „göttlichen Vorsehung" verhaftet. Diesem Glauben folgt Hahnemann, wobei er die beiden, zu seiner Zeit allgemein unterschiedenen Begriffe „Vorsehung" (praevidentia) und „Fürsehung" (providentia) synonym verwendet; allerdings war er „dem türkischen Fatum, als dem gemächlichsten Glauben über Vorsehung" nicht wohlgesonnen.

Hahnemann stellt sich also die Welt etwa so vor, daß sie wie ein Uhrwerk von einem wohlwollenden Schöpfergott in Gang gesetzt wurde und fortan deterministisch ihren Lauf nimmt. Diese Weltauffassung beinhaltet hinsichtlich der Homöopathie eine unerschütterliche Zuversicht: „Denn Wahrheit ist gleich ewigen Ursprungs mit der allweisen, gütigen Gottheit. Menschen können sie lange unbeachtet lassen, bis der Zeitpunkt kommt, wo ihr Strahl, nach dem Beschlusse der Fürsehung, den Nebel der Vorurtheile unaufhaltsam durchbrechen soll, als Morgenröthe und anbrechender Tag, um dann dem Menschengeschlechte zu seinem Wohle zu leuchten hell und unauslöschlich." (Organon, 4.–6. Auflage, Einleitung.) Eine Kontingenz geschichtlicher Ereignisse hält Hahnemann aufgrund seiner metaphysischen Prämisse nicht für möglich. Daß die Homöopathie kontingent sein könnte (zufällig,

---

9 Hubert Schleichert: Wie man mit Fundamentalisten diskutiert, ohne den Verstand zu verlieren: Anleitung zum subversiven Denken (München 1997), S. 102 f.

10 Karlheinz Deschner: Kriminalgeschichte des Christentums, Bd. 3: Die alte Kirche (Reinbek 1990), S. 72.

---

11 In der Aufklärung wurde der Prophet Muhammad von Abendländern zum erstenmal als Prediger einer vernunftgemäßen Religion verstanden, was auch Reimarus bekräftigte (vgl. Annemarie Schimmel: Der Islam: Eine Einführung [Stuttgart 1997], S. 8). Doch stellt der Islam ebenso wie die beiden anderen großen Offenbarungsreligionen in der deistischen Auffassung nur noch die historische Verfallserscheinung der einen und natürlichen Vernunftreligion dar, an der alle Menschen gleichermaßen teilhaben (Karl-Heinz Kohl: Naturreligion: Zur Transformationsgeschichte eines Begriffs, in: Ders.: Abwehr und Verlangen: Zur Geschichte der Ethnologie [Frankfurt a.M. 1987], S. 109).

ohne geschichtliche Notwendigkeit), ist für Hahnemann undenkbar.

Das altgläubige Luthertum von St. Afra änderte nichts an Hahnemanns religiöser Einstellung. Den diversen Christentümern als dogmatische Religionen stand er (wie sein Biograph Tischner betont) gleichgültig, ja sogar ablehnend gegenüber. Als Hahnemanns offizielle Konfession fungierte der lutherische Glaube. Im Alter schreibt Hahnemann, solche Bekenntnisse seien Kleider, „die man anzieht oder ablegt, um den Vorurteilen der Welt Genüge zu tun" (zit. n. Handley). 1777 trat er auf Anregung des Barons Samuel von Brukenthal in Hermannstadt in die Freimaurerloge „St. Andreas zu den drei Seeblättern" ein; später, 1817–1820, ist er in Leipzig Mitglied der Loge „Minerva zu den Drei Palmen". Als Freimaurer (wie übrigens auch Mesmer) bekannte er sich zur ältesten, typischsten und wesentlichsten sozietären Erscheinung der Aufklärung.

Allen aufklärerischen Grundintentionen zum Trotz lebte und dachte Hahnemann ähnlich wie die meisten Aufklärer des 18. Jahrhunderts in ungeklärter Gemengelage von Glauben und Wissen – deistisch akkomodierte Aufklärer des 18. Jahrhunderts waren (nach dem Maßstab Kants) allemal noch nicht konsequent im freien Gebrauch ihres eigenen Verstandes. Hahnemann war **kein Philosoph**, als den ihn Jean Paul preist: als einen „Doppelkopf von Philosophie und Gelehrsamkeit". Nicht die philosophische Wahrheits- und Wissenssuche – in einem untheologischen Sinne – ist für Hahnemann bestimmend; die Tröstungen seiner Religion sind für ihn bedeutsamer. In Religionsangelegenheiten zog er den Trost seines Glaubens dem Forschen nach der Wahrheit vor. Hahnemann wollte aber auch nur Arzt sein und beanspruchte für sich nicht, als Philosoph zu gelten. Der steinige Weg seiner Wahrheitssuche bleibt also auf medizinischem Terrain; hier aber zählt für ihn nicht der Glaube,

hier ist vielmehr auch für ihn der Zweifel (bis hin zur Verzweiflung und durch sie hindurch) der Kristallisationspunkt alles Wissens. Grundantriebe sind ihm Menschenliebe und Mitleid[12]. Aus seinem religiösen Glauben bezieht er die Kraft zur Selbstbehauptung dessen, was er als medizinische Wahrheit erkannt hat. Sein Arztsein sieht er als religiöse Mission, als göttlichen Auftrag. **Die Gefahr einer theozentrischen Überlagerung der weltanschaulich indifferenten Homöopathie wird damit von Hahnemann selbst impliziert.** Eine philosophische Grundlegung der Homöopathie hat er nicht vollzogen.

Zu den stärksten „Bildungsmächten" (wie Tischner es ausdrückt) gehört für Hahnemann auch die Wirkung des Deisten Jean-Jacques Rousseau (1712–1778), eines Deisten freilich, bei dem der gefühlsmäßige Zugang zur Natur den rein verstandesmäßigen anderer Deisten überwiegt. Dieser Aufklärungskritiker und dennoch zugleich Aufklärer wirkte auf weite Kreise, indem er das Gefühl für Natürlichkeit in der Lebensführung stärkte und dem Bür-

---

12 Das Mitleid spielt in Hahnemanns Schriften eine nicht unbedeutende Rolle. Hahnemann kann es nicht von seinem Gottesglauben trennen. Mitleid als konkrete Erfahrung braucht aber keineswegs eine transzendente „Letztbegründung in Gott". Zu Hahnemanns Zeit ist das Mitleid bei Arthur Schopenhauer (1788–1860), das dieser übrigens als Tugendbegriff vernunftkritisch gegen Kant verteidigt, am radikalsten aus der theozentrischen Befangenheit der abendländischen Tradition befreit. In einem der bedeutendsten Stiftungsgründer für die Homöopathie (nach Hahnemanns Tod), dem reichen Gutsbesitzer und Philanthropen Carl Ferdinand Wiesike (1798–1880), vereinigten sich die Homöopathie Hahnemanns und die Mitleidsethik Schopenhauers (er hatte sowohl mit dem Arzt als auch mit dem Philosophen persönlichen Kontakt). NB: Bei allen Mitleidsbeteuerungen und allem Glauben an den „allgütigen Erhalter aller lebenden Wesen" führte der mitleidsvolle Arzt Hahnemann in seiner vorhomöopathischen Zeit als Gerichtsmediziner (1786) Vivisektionen an Tieren durch und verzichtete zeit seines Lebens wie der mitleidsvolle Philosoph Schopenhauer keineswegs auf den Verzehr eigens zu diesem Zweck getöteter Tiere (wogegen sich bereits im 18. Jahrhundert zahlreiche Autoren ausgesprochen hatten).

gertum die beengenden gesellschaftlichen Verhältnisse bewußt machte. Unter seinem Einfluß verbreitete sich der Gebrauch des Wassers und der Bäder zu Heilzwekken. In Hahnemanns frühen Schriften wird dieser Einfluß deutlich.

Einen ebenfalls bedeutenden Einfluß auf Hahnemann nahmen die überlieferten Worte des Konfuzius (551–479 v. d. chr. Z.). Spätestens 1826, als die erste deutsche Übersetzung der Werke des „tschinesischen Weisen Kung-fu-dsü" von Wilhelm Schott veröffentlicht wird, bekennt sich Hahnemann ausdrücklich zu seinen Lehren. Gegenüber Konfuzius, dem „Wohltäter der Menschheit", wie Hahnemann schreibt, sei Jesus von Nazareth ein „Erzschwärmer" (zit. n. Richard Haehl). Auch wenn sich gemäß der deutschen Konfuzius-Rezeption seit der Aufklärung, seit Christian Wolff (1679–1754), darin eher der Rezipient spiegelt, als daß die chinesische Kultur mit ihrer geschichtlichen Entwicklung und die politischen Ziele des Konfuzius sichtbar werden, dürfte Hahnemann die unspekulative und zutiefst innerweltliche Art sowie die soziale Orientierung von Konfuzius im wesentlichen richtig erfaßt haben. Doch mit deistischem Vorurteil nennt er in theozentrischer Überhöhung den irreligiösen, atheistisch denkenden Meister Kong[13] „den Wohltäter der Menschheit, der uns den geraden Weg zur Weisheit und zu Gott [sic!] führte".

Trotz seines Selbstbekenntnisses läßt sich Hahnemann aber keineswegs als Konfuzianer festlegen, zumindest nicht in allen Aspekten. „Samuel Hahnemann, alter Chinese, Lau-Dses Schüler, ohne den Meister zu kennen" – dieses Attribut verleiht ihm Erhart Kästner; er liest es aus einem Brief Hahnemanns von 1816 heraus:

„Ich wenigstens habe jede Niederkunft meiner Frau, jedes dieser fast überirdi-

schen Ereignisse in mein inneres Leben tief eingreifen lassen [...] und habe mich bestrebt, diese schauerlichen, offenbar für die Ewigkeit berechneten Momente zur [...] Reinigung meines Charakters anzuwenden – und wo ich noch Flecken an mir, Neid gegen meine Mitbrüder, irgend eine verdächtige, heuchlerische Falte in meinem Herzen, irgend eine Spur von Lüge und Falschheit, irgend eine Neigung anders zu scheinen und zu reden, als mit meiner wahren Überzeugung übereinstimmte, entdeckte – habe ich ausgefegt. In diesen Stunden habe ich unverbrüchlich geschworen, blos Einfalt, redlichen Sinn und Wahrheit in mir zu nähren [...]."

„Einfalt und Einfachheit [...] u.a. sind Laotses [Lau-Dses] Grundworte, in denen er mit einer souveränen Ironie das Negative und Femininische über das Positive und Maskulinische stellt und gewissermaßen eine dialektische Überhöhung des Primitiven oberhalb aller bewußtseinsmäßigen und willentlichen Bestrebungen des Menschen zur Geltung kommen läßt" (Kah Kyung Cho).[14] Sind also implizit taoistische (dauistische) Züge bei Hahnemann zu erkennen? Hierzu sei mit dem bedeutenden Chinakenner Joseph Needham angemerkt: „Die Einstellung der Taoisten bei ihren Untersuchungen der Natur war weiblich in dem Sinne, daß der Untersuchende der Natur nicht mit vorgefaßten Einstellungen entgegen treten kann. [...] Ich glaube, sie [die Taoisten] verstanden, daß sich der Wissenschaftler der Natur in einem Geist der Demut, mit der Bereitschaft zur Akkomodation an sie nähern muß, und nicht mit jener maskulinen, soziologisierenden Entschlossenscheit, wie sie die Konfuzianer kennzeichnete." So mag – abgesehen von der dualistischen Symbolik des Weiblichen und des Männlichen – Hahnemann in gewissem Sinne mehr ein Schüler des Lau-Dse sein (ohne den Meister zu kennen) als

---

13 Vgl. Xuewu Gu: Konfuzius zur Einführung (Hamburg 1999); auch Lutz Geldsetzer und Hong Han-Ding: Grundlagen der chinesischen Philosophie (Stuttgart 1998).

14 Kah Kyung Cho: Bewußtsein und Natursein: Phänomenologischer West-Ost-Diwan (Freiburg und München 1987), S. 180 ff.

des Konfuzius. In einem wesentlichen Punkt allerdings ist Hahnemann kein „alter Chinese": Eine „Schöpfung aus dem Nichts" durch eine alleinige und allmächtige Gottheit konnten sich die Chinesen nicht vorstellen.[15]

Hahnemann zeigt nicht nur eine Vorliebe für Konfuzius selbst, sondern auch für die spätere Tradition des rigiden, zwanghaften Konfuzianismus mit seiner äußerst strengen Gehorsamspflicht der Kinder gegenüber den Eltern.

23.8 Verbreitung der Homöopathie und Ausbau des Lehrgebäudes

Nach der Veröffentlichung seines Grundlagenwerks 1810 ist es für den mittlerweile 55jährigen Begründer der neuen Heilkunst an der Zeit, sich um homöopathische „Kinder" zu bemühen.

Als auf Befehl Napoleons Torgau im Rahmen von Kriegsvorbereitungen zu einer Festung ausgebaut werden soll, zieht Hahnemann mit seiner Familie 1811 nach Leipzig. Hier ist er den Stätten der Wissenschaft näher. Zunächst versucht er vergeblich, ein Institut zum Studium der Homöopathie für approbierte Ärzte zu etablieren. Daraufhin habilitiert er sich an der medizinischen Fakultät mit einer von enormer Sprachkenntnis und Belesenheit zeugenden medizinhistorischen Abhandlung über die Nieswurz. Weder in dieser Schrift noch in seiner Habilitationsvorlesung ist von der Homöopathie die Rede. Habilitationsschrift und Disputation werden gewürdigt, und Hahnemann erhält die Venia legendi.

Im Wintersemester 1812 beginnt er seine Vorlesungstätigkeit an der Universität. Bis zu seinem Weggang von Leipzig 1821 wird er hier lehren. In diesen Jahren setzt er sich in aller Öffentlichkeit konsequent für die Homöopathie ein und lehnt die herrschende Medizin rigoros ab. Er sichert sich damit die Feindschaft der führenden Ärzte Leipzigs. Hinzu kommt schließlich ein schwerer Konflikt mit der Apothekerzunft, weil Hahnemann auf der Selbstabgabe seiner Arzneien beharrt. Der pharmazeutisch sehr versierte Hahnemann – er brachte 1793–1799 ein umfangreiches Apotheker-Lexikon heraus – hatte kein Vertrauen zu den Apothekern. Er selbst war aber **kein Apotheker**, wie häufig falsch behauptet wird, uneingedenk der offiziellen Trennung von Apotheker- und Arztberuf durch die Medizinalverordnung des deutschen Kaisers Friedrich II. 1240. Allerdings läßt sich Hahnemanns Beispiel als Hinweis nehmen, daß der homöopathische Arzt – im Unterschied zu seinem heutigen allopathischen Kollegen – einigermaßen über den für ihn relevanten pharmazeutischen Bereich Bescheid wissen sollte.

Während der Zeit seiner Lehrtätigkeit an der Leipziger Universität gewinnt Hahnemann seine ersten Schüler. Es kommt zur Gründung einer Arbeitsgemeinschaft für Arzneiprüfungen. 1811–1821 erscheinen die sechs Bände der „Reine[n] Arzneimittellehre".

Während all dieser Jahre in Leipzig betreibt Hahnemann eine gutgehende überregionale Praxis.

Als die von ihm provozierten Widrigkeiten in Leipzig zu groß werden, zieht Hahnemann 1821 nach Köthen, wo der dort regierende Herzog Ferdinand ihm das Selbstdispensieren seiner homöopathischen Arzneien gestattet.

Köthen ist vor allem durch zwei andere prominente Persönlichkeiten bekannt geworden: Johann Sebastian Bach (1685–1750), der nach eigener Aussage hier die glücklichsten Jahre seines Lebens verbrachte, und Friedrich Naumann (1780–1857), den Begründer der modernen Ornithologie.

Weitgehend zurückgezogen von der wissenschaftlichen Öffentlichkeit, aber mit

---

15 Vgl. Kah Kyung Cho, ebd.

einer vielkonsultierten überregionalen Praxis dienen die folgenden Jahre Hahnemann vorwiegend dem Ausbau der Homöopathie. Neben weiteren Arzneimittelprüfungen, aus denen sein fünfbändiges Alterswerk „Die chronischen Krankheiten" resultiert, entwickelt er seine homöopathische Arzneizubereitungs- und Gabenlehre weiter. Seine Normalgabe wird schließlich die 30. Centesimalpotenz (C 30) auf „mohnsamengroßen" bzw. „senfsamengroßen" Zuckerstreukügelchen, oral oder durch Riechenlassen verabreicht.

Als Forschungs- und Lehrstätte für sein neues Heilverfahren plant Hahnemann 1823 ein homöopathisches Krankenhaus in Köthen. Dieses Vorhaben kann er aber nicht verwirklichen.

Bis 1835, als Hahnemann Köthen und Deutschland verläßt, hat sich die Homöopathie bereits in andere Länder ausgebreitet (um sie mit ihren heutigen Namen zu nennen): nach Österreich und Ungarn, in die Schweiz, nach Italien, Spanien, Frankreich, Belgien, in die Niederlande, nach Großbritannien, Dänemark, Schweden, Polen und Rußland, und über Europa hinaus in die USA und nach Südafrika, bis zu Hahnemanns Tod 1843 auch in die großen Länder Indien und Brasilien.

23.9 Dissens und Schisma

1822 gründet Hahnemanns Schüler Ernst Stapf (1788–1860) die weltweit erste homöopathische Zeitschrift, das „Archiv für die homöopathische Heilkunst" (ACS). Weitere Periodika folgen, wie 1832 die „Allgemeine homöopathische Zeitung" (AHZ), die bis heute (von kriegsbedingter Unterbrechung abgesehen) fortlaufend erscheint. Dazwischen, zwischen ACS und AHZ, zeigt sich der Bruch, der die weitere Geschichte der Homöopathie in Deutschland bis heute entscheidend bestimmen wird.

Meinungsverschiedenheiten und Streitfragen blieben im Laufe der Jahre nicht aus, aber am 10. August 1829, als der mittlerweile 74jährige Hahnemann sein goldenes Doktorjubiläum feiert, herrscht Eintracht – zum letztenmal. Die glanzvolle Feier kann die Differenzen der Homöopathen untereinander nicht nachhaltig überblenden. Mit konfuzianischer Gesinnung verlangt Meister Hahnemann Gehorsam von seinen homöopathischen „Kindern" und Kollegen, die sich nicht alle gleichermaßen radikal von der herrschenden Medizin lossagen wollen.

Während der nun ausbrechenden Kämpfe hatte Hahnemann einen **besonders vertrauenswürdigen Kollegen**: Clemens Maria Franz von Bönninghausen (1785–1864).

Der promovierte Jurist, geboren in Holland, seit 1814 auf dem westfälischen Erbgut Darup wohnhaft, übernahm 1822 das Amt des Generalkommissars des Katasters und hatte wegen der damit verbundenen Dienstreisen oft Gelegenheit, die Flora des Landes zu studieren. 1826 wurde er Direktor des botanischen Gartens in Münster (bis 1845). Mehrere Jahre lang leitete er botanische Exkursionen an der dortigen Theologisch-Philosophischen Lehranstalt. Mit seinen botanischen Kenntnissen entstanden eine Reihe von Veröffentlichungen. 1827 erkrankte er an Tuberkulose und kam in diesem Zusammenhang über einen botanischen Freund, den homöopathischen Arzt August Weihe in Herford, in Kontakt mit der Homöopathie, durch die er geheilt werden konnte. Fortan verschrieb er sich ganz der neuen Heilmethode. Da er vorerst nicht die Erlaubnis zum Praktizieren besaß, widmete er sich der schriftstellerischen Tätigkeit. 1831–1833 erschienen von ihm sieben Werke zur Homöopathie. Weitere bedeutende Veröffentlichungen sollten folgen. Auf seinem Landgut praktizierte er nun auch ohne die offizielle Erlaubnis, die ihm erst 1843 von dem preußischen König Friedrich Wilhelm IV. erteilt wurde.

Mit Hahnemann stand er in regem Briefkontakt. Am 1. September 1833 stellte ihm der Meister folgendes Zeugnis aus:

„Der Herr Regierungsrath, Freiherr von Bönninghausen in Münster hat meine homöopathische Heillehre so gründlich studiert und sich so zu eigen gemacht, daß er als ein vollkommner homöopathischer

Heilkünstler ein so vollkommnes Vertrauen verdient, daß, wäre ich selbst krank und könnte mir nicht helfen, ich mich keinem Arzt in der Welt, ausser ihm, anvertrauen würde."

Die weitere Geschichte der Homöopathie in Deutschland ist von dem Schisma geprägt, das sich nun in der erst jungen homöopathischen Bewegung vollzieht. Mit einem gewissen Wiederholungszwang der Geschichte werden sich übrigens in dem darauffolgenden Jahrhundert vergleichbare Schismen in der psychoanalytischen Bewegung vollziehen, als es beispielsweise 1911 zum Bruch zwischen Freud und Adler und 1925 zum Bruch zwischen Freud und Rank kommt. Schismen hat es in der Geschichte unzählige gegeben; sie treten ubiquitär auf und sind insofern nichts Besonderes. Doch üben sie in der Regel einen bestimmenden Einfluß auf die Entwicklung in den Nachfolgegenerationen aus.

Aus Anlaß von Hahnemanns goldenem Doktorjubiläum wird zur Projektierung einer Leipziger homöopathischen Heil- und Lehranstalt der „Verein zur Beförderung und Ausbildung der homöopathischen Heilkunst" gegründet. Im darauffolgenden Jahr wird er in „Verein für homöopathische Heilkunst" und wiederum zwei Jahre später in „Homöopathischer Zentralverein" umbenannt. Durch diesen Verein zieht sich ab 1832 ein zunehmender Riß.

Kurz bevor es zur Gründung des Leipziger homöopathischen Krankenhauses kommt, veröffentlicht Hahnemann am 3. November 1832 im „Leipziger Tageblatt" ein schmähendes „Wort an die Leipziger Halbhomöopathen" und bringt damit den schon längst schwelenden Streit zwischen den sogenannten „reinen Homöopathen" und den sogenannten „freien Homöopathen" an die Öffentlichkeit. Er zählt all die „Quacksalbereien" auf, „an deren Beigebrauch zu homöopathischen Verordnungen man den sich beliebt machen wollenden Krypto-Homöopathiker erkennt", und

fordert: „Entweder seyd ehrliche, des Bessern noch unkundige Allöopathen alter Zunft, oder reine Homöopathiker zum Heile Eurer leidenden Menschenbrüder!"

Diese Ermahnungen waren vor allem an den Zentralvereinsvorsitzenden Moritz Müller (1784–1849) gerichtet, der schließlich der erste Leiter des 1833 eröffneten ersten deutschen homöopathischen Krankenhauses wurde. Für den Begründer der homöopathischen Arzneiheilmethode war das, was im Leipziger Krankenhaus praktiziert werden sollte, keine richtige Homöopathie. Die von Hahnemann so genannten „Halbhomöopathen" oder „Bastardhomöopathen" um Moritz Müller schickten sich seinem Verständnis nach an, als Verwässerer und damit Totengräber der Homöopathie hervorzutreten. Der Gründer der Homöopathie sah die Selbstbehauptung seines schon längst von den allopathischen Ärzten sowie den Behörden, also den herrschenden Machtinstitutionen, angefeindeten Heilverfahrens gefährdet. Er sah sein Lebenswerk, eine sichere Heilmethode zu schaffen, nun auch von innen her bedroht – und der weitere Verlauf der Homöopathiegeschichte gibt ihm nachträglich recht.

Hahnemanns Rede von „Halbhomöopathen" und „Bastardhomöopathen" nur als Beschimpfung zu verstehen, ist oberflächlich. Diese Rede nennt vielmehr einen genau gesehenen Sachverhalt. Die bastardhomöopathische Richtung wurde in der AHZ als ihrem neu gegründeten Organ in dem Beitrag von Kretzschmar „Was heißt allöopathisieren in der Homöopathie und kann es statt finden?" 1833 richtungsweisend gegen Hahnemann verteidigt. Daraufhin entspann sich ein öffentlich ausgetragener Disput.

Mit seiner pathetischen Verfluchung der Mischhomöopathen hatte Hahnemann eine Welle der Empörung ausgelöst, die noch mehrere Generationen lang die Gemüter erregte. Die Hahnemann-Kritiker, die dem Begründer der Homöopathie eine starre und dogmatische Haltung vorwerfen, sind aber kritisch zu hinterfragen, welchem eigenen (weltanschaulichen) Standpunkt sie möglicherweise bei ihrer Kritik verhaftet sind. Daß Hahnemann grundsätzlich Widerspruch ertragen konnte und es ihm nicht um reine Rechthaberei ging, wenn er mit Schülern und Kollegen zusammentraf, belegt eine Äußerung von Franz Hartmann (1796–1853): Hahnemann „stand freundlich mit seinem Rathe zur Seite und sah es gern, wenn man seine Ansicht offen äußerte, ja ihm widersprach, und nicht selten unterordnete er seine Meinung der des Gegners."

Hartmann war einer von insgesamt fünf ärztlichen Leitern des Leipziger homöopathischen Krankenhauses, das sich wegen der Streitereien nicht entfalten konnte und 1842 wegen Geldmangels seine Pforte schloß. Hahnemann selbst hatte sich bereits seit 1835 nicht mehr in die Querelen eingemischt, seitdem er nach Paris umgesiedelt war.

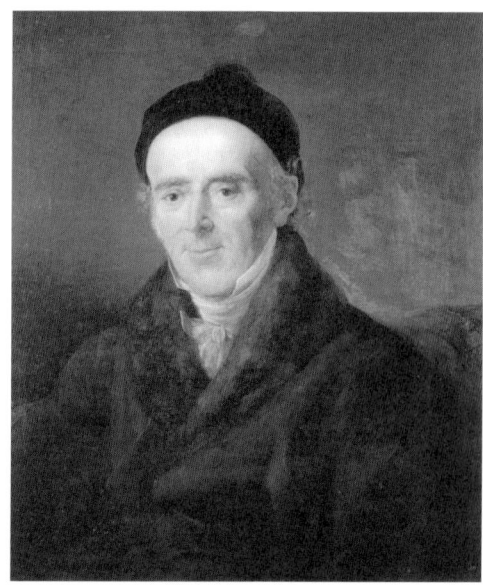

Abb. 43: Samuel Hahnemann. Öl auf Leinwand von Mélanie Hahnemann im Mai 1835.

23.10 Letzter Lebensabschnitt

1830 war Hahnemanns Frau Johanna Henriette verstorben. Im Oktober 1834 tauchte die emanzipierte 34jährige Französin Mélanie d'Hervilly Gohier bei dem fast 80jährigen Hahnemann in Köthen auf, und zwischen beiden entwickelte sich eine Liebesbeziehung. Im Januar 1835 heirateten sie und zogen im Juni von Köthen nach Paris um, wo Hahnemann bis an sein Lebensende 1843 blieb. Mélanie war Künstlerin – Dichterin und Malerin –, und nun hatte sie auch zur Heilkunst gefunden. In Paris führten Samuel und Mélanie Hahnemann zusammen eine florierende überregionale Praxis.

Mélanie Hahnemann kann in gewissem Sinne als die erste homöopathische Ärztin angesehen werden. Von der ersten homöopathischen Hochschule der USA, die Hering 1835 in Allentown gegründet hatte, erhielt sie 1840 durch Vermittlung ihres Mannes ein Zertifikat zur Berechtigung, als „Docteur en médecine homéopathique" die Ho-

möopathie praktisch auszuüben, was sie nach dem Tod Samuel Hahnemanns seinem Verlangen gemäß auch selbständig tat und weswegen ihr von der (männlichen) Ärzteschaft 1847 der Prozeß gemacht wurde. 1872 bekam sie 72jährig aufgrund ihres amerikanischen Diploms in Paris doch noch die amtliche Zulassung als Ärztin – zu einer Zeit, als in Deutschland Frauen zum Medizinstudium noch längst nicht zugelassen waren, obgleich die Ausnahmeerscheinung Dorothea Erxleben geb. Leporin bereits 1754, im Jahr vor Hahnemanns Geburt, in Halle mit einer herausragenden therapiekritischen Arbeit als Ärztin promoviert worden war.

Zurück zu Hahnemann. In Paris entwickelte er seine Arzneizubereitungs- und Gabenlehre weiter. Das Neuartige sind die 50 000er-Potenzen (Q-Potenzen), die im Organon zum erstenmal in der sechsten Auflage erwähnt werden. Diese sechste Auflage konnte Hahnemann 1842 fertigstellen. Veröffentlicht wurde sie aber erst 1921 von Richard Haehl. Eine textkritische Ausgabe erschien erstmals 1992.

Am 2. Juli 1843 starb Samuel Hahnemann. Eine Bronchitis hatte ihn auf ein zehnwöchiges Krankenlager geworfen. Homöopathische Mittel konnten ihn nicht am Leben halten. Der Tod ist stärker als jede Arznei. Der Tod ist keine Krankheit – er ist unabänderlich.

Zuerst wurde Hahnemanns Leichnam auf dem Montmartre bestattet. 55 Jahre später, 1898, wurden seine Überreste zusammen mit dem Sarg der 1878 verstorbenen Mélanie auf den Pariser Friedhof Père Lachaise überführt.

23.11 Ausblick: Hahnemanns „Testament" und der Lauf der Homöopathiegeschichte

Mi-en-leh lehrte über Kompromisse: Kompromisse sind oft nötig. Viele Leute verstehen darunter Wasser in seinen Wein schütten. Gemeint ist, unverdünnt sei Wein unbekömmlich. Oder der vorhandene Wein reicht für den Durst nicht aus. Ich habe eine andere Ansicht von Kompromissen. Ich trinke dann Wein und Wasser aus zwei Gläsern. Denn es ist viel zu schwer, dann wieder den Wein aus dem Wasser zu schütten.
(Bertolt Brecht: Me-ti, Buch der Wendungen [Frankfurt a.M. 1992], S. 21)

„Hahnemann sollte ein Testament nachlassen, wie Washington. Aber nicht um die *Einigkeit* zu erhalten, die ist weder möglich noch nöthig; die Verwandten finden sich selber zusammen, – sondern die *Reinigkeit*. – Wir haben es gesehen; die Beispiele liegen nahe, ich weiß aber auch von mir selber, daß der gute Wille und auch die Kraft nicht immer genug sind, um die gute Sache zu fördern. Auf dem einen Wege verliert man sich, wie der Rhein, im Sande, auf dem andern, wie die Donau, kommt man gar in

ein schwarzes Meer[16]. – Die neue Schule [die Homöopathie] geht schon jetzt mit starken Schritten nach zwei Abwegen hin. Die eine Parthei wird sich zwischen dem Alten und Neuen niedersetzen; die andere wird sich mit den mystischen (?) Schulen verbinden. Beide taugen nichts. Wir wollen in der rechten Hahnemann'schen Mitte bleiben." (Constantin Hering in ACS 14, 2 [1834], S. 95)

Mit diesen Zeilen hat Hering schon 1834 die weitere Geschichte der Homöopathie in Deutschland insofern komprimiert vorweggenommen, als er das strukturelle Kontinuum im geschichtlichen Wandel benannt hat.

Die goldene „Hahnemann'sche Mitte" zwischen den „zwei Abwegen" – der mittlere Weg, der gemäß Herings eigener Erfahrung leichter gefunden als begangen werden kann – ist fundamental verschieden von der lauen Mitte, die Joseph Attomyr (1807–1856), ein entschiedener Gegner der „Bastardhomöopathen", bereits am 1. März 1833 beklagt hatte: „Nullus propheta in patria. Drum bangt mir um die Homöopathie in Sachsen. Jetzt schon gedeiht die Lehre Hahnemanns in allen Staaten Europas, gewiß auch in Amerika, reiner als in ihrem Mutterlande. Die melancholische Pleiße hat von jeher die Gewohnheit gehabt, sich nach Art der schnellflüssigen Seine zu gebärden. Daher mags kommen, daß das französische Juste milieu der Politik in Leipzig bei den Aerzten Eingang fand. Aber haben Sie je was Absurderes in ihrem Leben gehört, oder gesehen, als einen juste-milieu'schen Homöopathen? Mir ist diese rechte Mitte in der Politik schon zuwider, weil dahin auch die gehören, die sonst nirgends hin taugen."

---

16 Wo die Konfusion überhand nimmt, wo es keine Wahrheit gibt, wo das Kriterium, mit dem man arbeiten will, beliebig festgelegt werden kann – wie Claudio Magris in seiner Donau-Biographie bezüglich der Mündungen feststellt.

Bei der Aufrechterhaltung der Reinheit geht es nicht um persönliche Subalternität gegenüber dem Meister. „Hahnemann hat das Recht, für die Aufrechterhaltung der Reinheit seiner Lehre zu wachen, und wir sind ihm dafür Dank schuldig. Ich bin in diesem Punkte ganz Hahnemannianer und will es bleiben, nicht weil mich meine Verehrung des großen Mannes blind gemacht hat, sondern weil Hahnemann eine Sache vertheidigt, die ich immer vertheidigte, und vertheidigt haben würde, selbst wenn Hahnemann der Halbhomöopathie das Wort gesprochen hätte. Ich bin also in diesem Punkte eben so sehr, oder eben so wenig Hahnemannianer als Hahnemann ein Attomyrianer ist" (Attomyr 1833). Die persönliche Unterwürfigkeit gegenüber einem „Meister" prägt sich vielmehr in den von der genuinen Homöopathie abweichenden Richtungen aus. „Me-ti sagte: [...] meine Schüler und Freunde sind so wenig unfehlbar wie ich [...]. Es ist besser, die Urteile an die Erfahrungen zu knüpfen, als an andere Urteile, wenn die Urteile den Zweck haben sollen, die Dinge zu beherrschen." (Brechts Zitat der fiktiven Autorität Me-ti ist eine freie Bezugnahme auf den historischen Antikonfuzianer Mo Ti und trifft hier den Punkt.) Anstelle von Autoritäten – die stets fragwürdig sind – ist in der Homöopathie „die Sache selbst zu befragen, hat diese zu sprechen" (Klunker).

Hahnemann hatte das Recht zu glauben, was er glaubte, aber für die Homöopathie ist nichts davon zu erben. Kein Homöopath braucht für das eigene ärztliche Ethos die metaphysischen Begründungen Hahnemanns zu übernehmen. In diesem Sinne sind wir (pluralis concordiae) besser keine Hahnemannianer, die in ehrfürchtiger Erstarrung und übertriebener Verehrung des Meisters alle seine Äußerungen, auch die weltanschaulichen und theoretischen, für bare Münze nehmen und zum dogmatischen Lehrinhalt erklären – wobei die Äußerungen Hahnemanns meist durch die Brille der eigenen Vorurteile gelesen und

infolgedessen für die eigenen Weltanschauungen vereinnahmt werden. Doch wie der Mensch am „Dogma" des Atmens festhalten muß, so muß die Homöopathie an ihren auf dem Boden der Erfahrung stehenden Prinzipien festhalten, oder sie ist keine Homöopathie mehr. Den weltanschaulichen Hahnemann aber lassen wir besser in Frieden ruhen und kümmern uns um das, was die Homöopathie als wissenschaftliche Praxis von ihr selbst her aufweist! Die Fixierung der Homöopathie an Hahnemanns religiöse Einstellung, oder was dafür gehalten wird, führt zur kontraproduktiven Exklusivität. **Der mittlere Weg ist eine Gratwanderung zwischen dem Absturz in die Dogmatisierung aller möglichen Paraphernalien und dem Absturz in die Unverbindlichkeit.**

Zwei Abwege, zwei Parteien stellt Hering fest. „Die eine Parthei" bestand zunächst aus „justemilieu'schen Homöopathen", später, ab den 1890er Jahren, aus den dogmatischeren „naturwissenschaftlich-kritischen", und von den 1980er Jahren an fand sie mit ihrer Beliebigkeitsdoktrin wieder zum „Juste milieu" zurück; „die andere", mit „mystischen (?) Schulen" verbundene Partei trat seit den 1830er Jahren zunächst in Gestalt christlich-fundamentalistischer Laienpraktiker, später allgemein esoterisch ausgerichteter Ärzte und Heilpraktiker hervor. In nicht unbedeutendem Maße war im 19. Jahrhundert der christliche Klerus an der Verbreitung der Homöopathie beteiligt; die Homöopathie diente dabei auch als Missionierungsvehikel. Drei Jahre nach Hahnemanns Tod ließ sich ausgerechnet in Köthen ein von seiner „gottbegnadeten" Grandiosität überzeugter „Wunderheiler" nieder, der – „von oben bis unten vollgeladen mit der lächerlichsten, ganz unbemäntelten Eitelkeit" (wie ein kritischer Zeitgenosse anmerkte) – als der massenanziehendste und meistkonsultierte Homöopath seinerzeit zu Ruhm und zweifelhafter Ehre gelangte. Immer wieder stellen Vertreter der beiden von Hering genannten Parteien, der von ihm klar gesehenen Abwege, sich und ihre Theorien, Weltanschauungen und religiösen Vorurteile in den Vordergrund und finden ihre faszinierten (magisch gefesselten) Anhänger. An der Popularisierung der Homöopathie mögen sie durchaus beteiligt sein, aber sie entwickeln nicht die Homöopathie, sondern im Gegenteil: sie verwickeln sie in einem Knäuel von Meinungen und Ansichten, von Konzepten, Vorstellungen, Gedankenkonstrukten, Phantasien und Glaubensinhalten, und es bleibt den Vertretern der von Hering so bezeichneten „Hahnemann'schen Mitte" überlassen, die genuine (echte, unverfälschte, authentische) Homöopathie aus diesem Knäuel zu ent-wickeln. Das Theatrum homoeopathicum wurde zum Tummelplatz für religiöse Fundamentalisten ebenso wie für Pluralismus-Ideologen (also Verfechter eines vergleichgültigenden Pluralitäts-„ismus", einer Ideologie der Nivellierung), von denen mancher Skribent seine Beliebigkeitsdoktrin aus der Vielfalt des Lebens ableitet, um sich mit seinen eigenen Beliebigkeiten, die er mit Wahrheitseinsichten verwechselt, wichtig zu tun. Heute können „die eine Parthei" und „die andere" nicht mehr klar voneinander getrennt werden, sondern gehen in einem unsäglichen Kuddelmuddel von naturwissenschaftlich und esoterisch verhunzter Homöopathie auf – wozu auch die mittlerweile erfolgte Liaison zwischen Physikern und „mystischen (?) Schulen" beigetragen haben mag.

Die akademische Homöopathiegeschichtsschreibung neigt heutzutage im Umgang damit zur Vergleichgültigung: es sei angemessen, alles das (gleich-gültig) als Homöopathie zu bezeichnen, was dafür gehalten wird. Auf diese Weise apologisiert die vermeintlich neutrale Historie, die aber immer im Gesichtskreis des jeweiligen Subjekts steht, alle spekulativen, nicht phänomenal aufweisbaren Wesenszüge, die der Homöopathie in vielfältiger Weise unterstellt werden. Mit solcher Vergleich-gültigung ist dem Anfänger der Homöopathie nicht geholfen.

Hering hat historisch recht behalten, daß eine Einigkeit nicht zu erzielen ist. Und Hahnemann hat recht behalten, nicht zugunsten einer illusionären Einheit, an die der selbstgefällig moralisierende Appell gerade von Vertretern einer Mischhomöopathie kam, auf die Betonung der „Reinigkeit" zu verzichten. Friedrich Jakob Rummel (1793–1854), Mitherausgeber der AHZ, gelangte 1841 zur späten Einsicht: „Es thut mir wahrhaftig leid, daß ich erregt durch den Unbill, den Hahnemann gegen einige seiner besten Schüler häufte, früher in dem Kampfe für eine Mischlingsmethode Partei nahm. Hahnemann hatte ganz Recht, wenn er die Sache dem einzelnen Arzte nachsehen wollte, der aus Mangel an Erfahrung die allopathische Beihülfe bisweilen herbeirief, daß er aber die Vertheidigung dieser Procedur durch wissenschaftliche Gründe streng verdammte. Dies ist wenigstens der Sinn seiner heftigen Opposition, und in diesem Sinne erkenne ich, hatte er Recht; es ist um den Ausbau unserer Wissenschaft geschehen, wenn wir bei jedem Falle, wo es nicht sogleich nach Wunsche geht, zur allopathischen Behandlung greifen, wir erfahren da nie, was die Homöopathie eigentlich leisten kann, und wir lernen nie die eigentlichen Schwächen der neuen Methode durch veränderten Technicismus und durch Auswahl richtiger Mittel verbessern."

Ein Vertreter des mittleren Weges par excellence, der homöopathische Arzt Paul Dahlke (1865–1928), konstatierte später treffend und mit gleichbleibender Gültigkeit: „Der *modus vivendi* zwischen Homöopathie und Schulmedizin ist nicht der, daß beide zu einem Kompromiß kommen, bei dem die Homöopathie notwendig immer der leidende Teil sein muß, sondern der, daß eine reinliche Scheidung des Wesens beider und der Wirkungsbereiche beider sich vollzieht. [...] Entweder die Schulmedizin verwissenschaftlicht die Homöopa-

thie [...], dann bleibt sie keine Homöopathie mehr, und die Rede von einem Kompromiß wird hinfällig, oder die Schulmedizin als Ganzes bekehrt sich zur Homöopathie; das ist so undenkbar, wie es unmöglich ist, daß die Sonne plötzlich anfängt, sich um die Erde zu drehen. Das einzige, was hier zu tun und zu erreichen ist,
ist nur die reinliche Scheidung der Gebiete:
Hie Homöopathie – hie Schulmedizin.
Nicht das ist der beste Homöopath, der die
Homöopathie gleich einem Kautschukband
überallhin ausdehnen will, sondern der auf
Grund wirklicher Einsicht in ihr Wesen
ihre Grenzen erkannt hat."[17] Im 1938 fer-
tiggestellten vierten Teil seiner „Geschichte der Homöopathie" schreibt Tischner:
„Jedoch vertritt nur eine kleine Gruppe den
in sich folgerechten *Dahlke*schen Phäno-
menalismus."

Da die Versuche, Widersprüche aufzuheben, allgemein in der Geschichte sich
bisher ungut ausgezahlt haben, ist künf-
tig die Anerkennung von Widersprüchen
wichtiger. Der Vorschlag an **alle** homöopathischen Richtungen, zu einer vertieften
Selbstkritik anzusetzen, um mit einem **am
Phänomen selbst orientierten Grundriß**
ihren gemeinsamen tragfähigen Boden für
die Selbstbehauptung der **einen** Homöopathie zu finden, setzt sogleich Widersprüche
in Gang – auch bei den Einigkeitsbeschwö-
rern. Denn wer will sich schon von seinen
liebgewonnenen Vorurteilen verabschie-
den? Hahnemanns Zeitgenosse Friedrich
Hölderlin (1770–1843) hatte bereits 1799
den Widerspruch als konstitutives Welt-
verhältnis rehabilitiert[18], also bevor sich in
der Homöopathiebewegung mit ihrer Wi-
derspruchsstruktur von Normierung und
Freiheitsanspruch das Schisma vollzog (die
Freiheit der sogenannten „freien" Homöopathen zur Zeit Hahnemanns war zwar

eine Freiheit von Hahnemann und den von
ihm geforderten Konsequenzen, aber ansonsten eine Freiheitsillusion, denn die
„freien" Homöopathen paßten sich anderen Normierungen an, von denen Hahnemann sich längst befreit hatte). Dessenun-
geachtet mag mancher Leser weniger an
den oben skizzierten Dissensen und Abwegen interessiert sein – mit denen er aber
realiter unweigerlich konfrontiert wird –,
sondern hat vielleicht mehr den Wunsch
nach einem Abriß der Geschichte der **genuinen** Homöopathie nach Hahnemanns
Tod. Eine solche zusammenhängende Geschichte ist allerdings aus der Geschichte
der vielen „Homöopathien" bisher nicht
herausgearbeitet. Es wäre unwahrhaftig
und somit verfehlt, eine gradlinige „Konti-
nuitätsgeschichte" der genuinen Homöopathie mit großer Geste und „großen Namen" zu konstruieren, die einen unaufhalt-
samen Fortschritt der Entwicklung der
Homöopathie nach Hahnemanns Tod sug-
geriert – historische Kontinuitäten zu fei-
ern, ist eher eine Angelegenheit für Ideolo-
gen. Bereits Hering hat mit seinem Testa-
mentsvorschlag von 1834 bescheiden und
illusionslos eine Haltung gezeigt, die auf
den großen Sinn der Geschichte verzichtet.
Nach dem Scheitern großer teleologischer
Entwürfe an der historischen Realität ist
heute ohnehin keine Geschichtskonzeption mehr plausibel, die Geschichte als ein
gesetzmäßiges Fortschreiten auf ein Finale,
ein Endgültiges, ein Entwicklungsziel hin
festschreiben will. Vielmehr setzt sich Geschichte, auch die Geschichte der Homöopathie und der „Homöopathien", aus vielen
Geschichten zusammen. Jedenfalls können
wir uns an den Dissensen und Abwegen
und der damit verbundenen Gefährdung
der genuinen Homöopathie nicht vorbeimogeln; sie sind deshalb in diesem ho-
möopathiehistorischen Beitrag skizziert,
auch wenn der Leser von einem Lehrbuch
der Homöopathie zunächst und vor allem
ein klares, nachvollziehbares und in sich
schlüssiges Konzept der Homöopathie er-

---

17 Paul Dahlke: Heilkunde und Weltanschauung (Stutt-
    gart, Leipzig und Zürich 1928), S. 144 f.
18 Wilhelm Schmid: Philosophie der Lebenskunst: Eine
    Grundlegung (Frankfurt a.M. 1999), S. 108.

wartet. Als Vertreter der genuinen Homöopathie („der Hahnemannschen Richtung") nach der Zeit von Bönninghausen und Hering nennt Tischner (S. 707–708) außer Paul Dahlke noch Heinrich Meng, Karl Friedrich Kunkel und seinen Schüler Wassily, Hugo Dammholz, Reinhard Oemisch und Oskar Müller. Wer sich tiefergehend für diese Herren interessiert – homöopathische Ärztinnen sind bisher in der Geschichtsschreibung kaum repräsentiert – und homöopathiehistorisch forschen möchte, mag sich als biographische Wühlmaus betätigen. Ansonsten können verschiedene Entwicklungsgeschichten geschrieben werden: der Arzneimittelprüfungen, der Materia medica, der Repertorisation, der Arzneipotenzierung etc. (vgl. die entsprechenden Beiträge in diesem Lehrbuch).

Im Anschluß an Hahnemanns Vorsehungsglauben, der auch im Organon ausdrücklich gemacht ist, der Begründung der Homöopathie eine Teleologie zu unterstellen, ist Geschichtsmetaphysik. Ebenso wie die übrigen Glaubensbekenntnisse Hahnemanns ist auch seine geschichtsmetaphysische Grundüberzeugung, daß Wahrheit „gleich ewigen Ursprungs" ist (von dem her „der Sinn ausströmt in die Praktiken, Institutionen und Ideen"[19]), für die Homöopathie nicht zu erben und keineswegs dem Leser eines homöopathischen Lehrbuchs als verbindliche Wahrheit beizubringen. Wir müssen keinesfalls „die fluktuierende, ungreifbare, unvorhersehbare Realität des historischen Werdens durch ein System und eine Ideologie ersetzen" (Lévi-Strauss)[20]. Gegen alle Geschichtsmetaphysik sei abschließend auf die Geschichtlichkeit der Homöopathie hingewiesen: Die Prinzipien der Homöopathie sind nicht an ständig sich verändernde Zeitströmungen

gebunden, aber die Homöopathiegeschichte ist insofern nicht zeitlos bzw. überzeitlich, als sie geschichtlich ist; sie ist geschichtlich bedingt und konkretisiert. Die Geschichte der Homöopathie beginnt mit Hahnemann, nicht mit Hippokrates oder Paracelsus, die gerne als Hahnemanns „Vorläufer" genannt werden. So wie Brigach und Breg (ohne Absicht, ins Schwarze Meer zu fließen) sich zur Donau vereinigen – um eine andere Donau-Metapher als die von Hering zu verwenden –, so mag für den (an Nietzsche und Foucault geschulten, auf finale oder teleologische Unterstellungen verzichtenden) Genealogen erst das geschichtliche Zusammentreffen der bis in „Urzeiten" (Tischner) zurückzuverfolgenden magischen Ähnlichkeitsbeziehungen mit dem neuzeitlichen Begriff eines apriorisch gewissen Wissens in Hahnemann die Homöopathie zuwege gebracht haben; demnach vollzog sich also in der von Hahnemann begründeten Homöopathie historisch gesehen die Vereinigung der retrospektiv bereits im Altertum begonnenen, aber keineswegs zusammenhängenden Geschichte des „magischen Simile" (Tischner)[21] mit der neuzeitlichen Geschichte des abendländischen Menschen und seines „Willens zum Wissen", die allerdings (gemäß Foucaults Folgerung) keine stetige Entwicklung hin zur Aufklärung war[22]. Der weitere geschichtliche Verlauf der genuinen Homöopathie ließe sich me-

---

19 Rüdiger Safranski: Nietzsche: Biographie seines Denkens (München und Wien 2000), S. 362.
20 Claude Lévi-Strauss: Von der Irrationalität der Geschichte, in: Ders.: Mythos und Bedeutung (Frankfurt a.M. 1980), S. 240.

21 Tischner legt Wert auf die Unterscheidung verschiedener vorhomöopathischer Similearten, auf die hier im einzelnen nicht eingegangen werden muß. Die Strömung eines magischen Simile ist aber bis heute keineswegs in der Homöopathie aufgegangen und damit eliminiert, sondern besteht unter dem Etikett „Homöopathie" fort. Die immer wieder in Mode kommenden naturphilosophisch-spekulativen und magischen Ähnlichkeitsspielereien, die in der Praxis nur als „Vermutungskunst" angewandt werden können, haben nichts zu tun mit der (laut Tischner) „nüchternen, der Phantasie kaum Spielraum gebenden" Homöopathie Hahnemanns.
22 Hayden White: Die Bedeutung der Form: Erzählstrukturen in der Geschichtsschreibung (Frankfurt a.M. 1990), S. 142.

taphorisch mit der Donauversickerung nicht lange nach dem Zusammenfluß von Breg und Brigach pointieren. Für das „nachmetaphysische Zeitalter", die „Epoche, in der die Metaphysik ausgespielt hat"[23], – keiner (mit religiösen oder anderen Zeitkonstruktionen belasteten) Zeitzählung unterworfen – kann die Homöopathie als die Arzneiheilmethode par excellence gelten. Sie wird auch weiterhin sich im Feld von Machtbeziehungen einer verwissenschaftlichten Welt zu behaupten haben und mit mehr oder weniger mächtigen Zeitströmungen und unterschiedlichen Kulturen (und ihren verschiedenen Wahrnehmungen und Bedeutungen von Kranksein) in Beziehung treten. Wie die Donau gerät der geschichtliche Fluß der Homöopathie ständig in die Vielfalt der Kulturen. Aufgrund ihrer weltanschaulichen Neutralität ist die Homöopathie kulturell verträglich und verhältnismäßig gut integrierbar und damit überlebensfähig, aber mit ihrer kulturellen Flexibilität auch sehr gefährdet, verbogen und deformiert zu werden.

Quellen- und Literaturnachweise (sofern im Text nicht angegeben) in:

Eppenich, H.: Geschichte der deutschen homöopathischen Krankenhäuser: von den Anfängen bis zum Ende des Ersten Weltkriegs. Heidelberg 1995.

---

23 Walter Schulz: Subjektivität im nachmetaphysischen Zeitalter (Pfullingen 1992), S. 15. Daß gleichzeitig anhaltende metaphysische Bedürfnisse „am falschen Platz und in unmündigen Formen, esoterisch, spirituell und religiös mit der Restauration der Orthodoxien und Fundamentalismen befriedigt" werden (Lütkehaus), ändert nichts daran. Das „nachmetaphysische Zeitalter" ist also keinesfalls zu verwechseln mit dem vielbeschworenen „New Age", einer amerikanischen Erfindung mit metaphysischen Plagiaten, in die auch die Homöopathie verwurstet wird.

23.12 Literatur (eine Auswahl)

Biographien

Grundlegende Hahnemann-Biographien, auf denen weitere biographische Darstellungen aufgebaut werden können:

Haehl, R.: Samuel Hahnemann: Sein Leben und Schaffen. Bd. 1 und 2. Leipzig 1922. Nachdruck Dreieich 1988.
Ein Abriß findet sich in Haehls Vorrede zur sechsten Organon-Auflage von 1921.

Tischner, R.: Geschichte der Homöopathie. Bd. 1–4. Leipzig 1932–1939. Nachdruck Wien 1998.
Band 2 (1934) enthält die Hahnemann-Biographie (S. 101–363 der durchgehenden Paginierung).

Maßgebliche Biographien „namhafter" Vertreter der Homöopathiegeschichte sind bislang Desiderate der Forschung. Wer sich verhältnismäßig anspruchslos über Homöopathen aus der Anfangszeit der Homöopathie informieren möchte, nimmt am besten die Hahnemann-Biographie von Richard Haehl zur Hand, in der zahlreiche biographische Skizzen enthalten sind. Im vierten Band der Homöopathiegeschichte von Tischner findet sich eine Art biographisches Lexikon mit kurzen Berichten über Leben und Ausbildung homöopathischer Ärzte.

Über Bönninghausen informiert folgende Biographie:

Kottwitz, F.: Bönninghausens Leben: Hahnemanns Lieblingsschüler. Berg am Starnberger See 1985.

Eine ausführliche Würdigung von Mélanie Hahnemann findet sich in:

Handley, R.: Eine homöopathische Liebesgeschichte: Das Leben von Mélanie und Samuel Hahnemann. München 1993.

Weiterführende Literatur zur Weltgeschichte der Homöopathie

Dinges, M. (Hrsg.): Weltgeschichte der Homöopathie: Länder – Schulen – Heilkundige. München 1996.
Gemäß dem Forschungsstand bei seiner Entstehung – „einer völlig ungenügenden Forschungslage" (Dinges) – dokumentiert dieses Buch in seiner ersten Auflage die Entwicklung der Homöopathie in 16 Ländern; weitere wichtige Länder, wie z.B. Rußland und Malaysia, konnten noch nicht berücksichtigt werden.

Als Ergänzung:
Eppenich, H.: Malaiische Identität und die Islamisierung der Homöopathie in Malaysia. In: Medizin, Gesellschaft und Geschichte (MedGG) 17 (1998/99), S. 149–175.

Siglenverzeichnis

Hier sind nur Kurztitel angegeben; die ausführlichen bibliographischen Angaben können den Literaturverzeichnissen entnommen werden.

ACS   = Archiv für die Homöopathische Heilkunst (Stapf)
AHP   = Bönninghausen: Aphorismen des Hippokrates
AHZ   = Allgemeine Homöopathische Zeitung
BKMS = Bönninghausens kleine medizinische Schriften
CK   = Hahnemann: Die chronischen Krankheiten, 5 Bände (die römische Ziffer bezeichnet den Band)
CMA   = Cincinati Medical Advance
EN   = T. F. Allen: Encyclopedia, 12 Bände (die römische Ziffer bezeichnet den Band)
GS   = Hering: Guiding Symptoms, 10 Bände (die römische Ziffer bezeichnet den Band)
HHM   = Hahnemannian Monthly
HMS   = Herings Medizinische Schriften in drei Bänden (mit durchgehender Paginierung, deshalb ohne Bandangabe)
HRC   = Homoeopathic Recorder
HWO   = Homoeopathic World
K   = Kent: Repertory of the Homoeopathic Materia Medica (die arabische Ziffer bezeichnet die Seitenzahl)
KD   = Deutsche Ausgabe des Kent-Repertoriums (Seitenangaben wie bei K)
KMS   = Kleine medizinische Schriften von Samuel Hahnemann (Stapf), 2 Bände mit gesonderter Paginierung in einem (die römische Ziffer bezeichnet den Band)
ORG   = Hahnemann: Organon (die römische Ziffer bezeichnet die Auflage)
ORG VI = Hahnemann: Organon, 6. Auflage, Standardausgabe von 1999
RA   = Hahnemann: Reine Arzneimittellehre, 6 Bände (die römische Ziffer bezeichnet den Band)
RG   = Repertorium Generale
SK   = Boger: A Synoptic Key to the Materia Medica
SR   = Synthetisches Repertorium, 3 Bände (die römische Ziffer bezeichnet den Band)
TB   = Bönninghausen: Therapeutisches Taschenbuch
VVA   = Bönninghausen: Versuch über die Verwandtschaften der homöopathischen Arzneien
ZKH   = Zeitschrift für Klassische Homöopathie

Sonstige Abkürzungen

>   bessert, Besserung
<   verschlimmert, Verschlimmerung
agg.   aggravates, aggravation (verschlimmert, Verschlimmerung)
amel.   ameliorates, amelioration (bessert, Besserung)
Θ   klinische Diagnosen

Abbildungsnachweis

Abb. 1:   Tischner, R.: Geschichte der Homöopathie, S. 268. Springer Verlag, Wien 1998.

Abb. 2:   Hahnemann, S.: Reine Arzneimittellehre, Bd. 1, S. 17. Haug Verlag, Heidelberg 1995 und Hahnemann, S.: Die chronischen Krankheiten, Bd. 5, S. 5. Haug Verlag, Heidelberg 1999.

Abb. 4:   Noack/Trinks/Müller: Handbuch der homöopathischen Arzneimittellehre, Bd. 2, S. 1146. Verlag für homöopathische Literatur, Ulrich Burgdorf, Göttingen.

Abb. 5:   Boericke, W.: Handbuch der homöopathischen Materia medica, S. 788. Haug Verlag, Heidelberg 1996.

Abb. 6:   Nash, E.: Leitsymptome in der homöopathischen Therapie, S. 234 f. Haug Verlag, Heidelberg 1996.

Abb. 8:   National Center for Homoeopathy. Reprinted from the Journal of the American Institute of Homeopathy, Juni/Juli/August 1915.

Abb. 9:   Hartlaub/Trinks: Reine Arzneimittellehre, S. 1338. Verlag für Homöopathie – Literatur und Software, Bernd von der Lieth, Hamburg o.J.

Abb. 10: Institut für Geschichte der Medizin der Robert Bosch Stiftung, Stuttgart.

Abb. 13: Hahnemann, S.: Krankenjournal Nr. 15, S. 410. Institut für Geschichte der Medizin der Robert Bosch Stiftung, Stuttgart.

Abb. 15: Ward, J.: Unabridged Dictionary of Sensations, San Francisco 1939.

Abb. 17: Bönninghausen: Systematisch-alphabetisches Repertorium der antipsorischen Arzneien, 1832, S. 336-337.
Mit freundlicher Genehmigung der Fondation Pierre Schmidt, St. Gallen, Schweiz.

Abb. 21: Winston, J.: The Faces of Homeopathy, S. 190. Tawa, New Zealand 1999.

Abb. 23: Institut für Geschichte der Medizin der Robert Bosch Stiftung, Stuttgart.

Abb. 24: Bönninghausen, C. von: Therapeutisches Taschenbuch, S. 169 und 304. Hamburg o.J.

Abb. 25: Bönninghausen, C. von: Therapeutisches Taschenbuch, S. 307, 328, 280, 189, 60, 63. Verlag für Homöopathie – Literatur und Software, Bernd von der Lieth, Hamburg o.J.

Abb. 27:   Boger: Synoptic Key, 4. Aufl., S. 106-107. Mit freundlicher Genehmigung der Fondation Pierre Schmidt, St. Gallen, Schweiz.

Abb. 36:   MacRepertory 5.3, Kent deutsch.

Abb. 37:   MacRepertory 5.3, Kent deutsch.

Abb. 38:   Hahnemann, S.: Organon der rationellen Heilkunde, 1. Aufl. 1810. Institut für Geschichte der Medizin der Robert Bosch Stiftung, Stuttgart.

Abb. 39:   Hahnemann, S.: Organon der Heilkunde, 6. Aufl. Institut für Geschichte der Medizin der Robert Bosch Stiftung, Stuttgart.

Abb. 40:   Zeitschrift für Klassische Homöopathie 38 (1994), S. 196.

Abb. 41:   Zeitschrift für Klassische Homöopathie 38 (1994), S. 198.

Abb. 43:   Institut für Geschichte der Medizin der Robert Bosch Stiftung, Stuttgart.

Literaturverzeichnis

Allen, H. C.: Keynotes and Characteristics with Comparisions of some of the Leading Remedies of the Materia Medica. Reprint New Delhi 1980.

Allen, H. C.: The Materia Medica of the Nosodes. Reprint New Delhi o. J.

Allen, T. F.: Handbook of Materia Medica and Homoeopathic Therapeutics. Reprint New Delhi 1983.

Allen, T. F.: Primer of Materia Medica for Practitioners of Homoeopathy. Reprint Calcutta 1966.

Allen, T. F.: The Encyclopedia of Pure Materia Medica. Reprint New Delhi 1982 [EN].

Barthel, H. und W. Klunker: Synthetisches Repertorium. 4. Aufl. Heidelberg 1992.

Baur, J.: Beitrag zur Frage nach den Ursprüngen der Homöopathie. ZKH 28 (1984), S. 136–150.

Bayr, G.: Hahnemanns Selbstversuch mit der Chinarinde im Jahre 1790. Heidelberg 1989.

Berridge, E.: The Selection of the Remedy illustrated. No. 3 – Three Cases of Dysmenorrhoea. The Organon 1 (1878), S. 419.

Blackie, M.: Lebendige Homöopathie. Stuttgart 1990.

Bleul, G.: Entwicklungsstillstand nach Tetanus-Impfung – Behandlung mit Tetanotoxin D 200. ZKH 40 (1996), S. 11–14.

Boericke, W.: Pocket Manual of Homoeopathic Materia Medica. Reprint New Delhi 1983. Deutsche Übersetzung: Handbuch der homöopathischen Materia medica. Heidelberg 1992.

Boger, C. M.: A Synoptic Key to the Materia medica. Nachdr. der 5. Aufl. New Delhi o. J. (4. Aufl. Parkersburg 1931).

Boger, C. M.: Boenninghausen's Characteristics and Repertory. Parkersburg 1905.

Boger, C. M.: Collected Writings. Hrsg. von *R. Bannan.* Edinburgh 1994.

Boger, C. M.: General Analysis. 5. Aufl. Parkersburg o. J. (1. Aufl. Parkersburg 1925).

Boger, C. M.: Gymnacladus, in: Studies in the Philosophy of Healing. S. 102–103. New Delhi o. J.

Boger, C. M.: Studies in the Philosophy of Healing. 2. Aufl. New Delhi 1964.

Boger, C. M.: Vorlesungen über Materia Medica. Hrsg. und Übs. von *K.-H. Gypser* und *A. Wegener.* Heidelberg 1989.

Bönninghausen, C. v.: Aphorismen des Hippokrates. Nachdruck Göttingen 1979.

Bönninghausen, C. v.: Die Thuja occidentalis als Zwischenmittel. AHZ 64 (1861), S. 149–150. In: BKMS, S. 715–718.

Bönninghausen, C. v.: Ein Beitrag zur Beurtheilung des charakteristischen Wertes der Symptome. AHZ 60 (1861), S. 73–75. 81–83, 89–92 u. 97–100. In: BKMS, S. 615–642.

Bönninghausen, C. v.: Fehl- und Treff-Kuren. ACS 18, 2 (1840), S. 1–34. In: BKMS, S. 249.

Bönninghausen, C. v.: Kleine medizinische Schriften. Hrsg. von *K.-H. Gypser.* Heidelberg 1984. [BKMS]

Bönninghausen, C. v.: Systematisch-alphabetisches Repertorium der antipsorischen Arzneien. Münster 1832.

Bönninghausen, C. v.: Systematisch-alphabetisches Repertorium der nicht-antipsorischen Arzneien. Münster 1835.

Bönninghausen, C. v.: Therapeutisches Taschenbuch für homöopathische Aerzte, zum Gebrauche am Krankenbette und beim Studium der reinen Arzneimittellehre. Nachdr. Hamburg 1996 (1. Aufl. Münster 1846).

Bönninghausen, C. v.: Versuch über die Verwandtschaften der homöopathischen Arzneien, nebst einer abgekürzten Uebersicht ihrer Eigenthümlichkeiten und Hauptwirkungen. Münster 1836.

Bönninghausen, C. v.: Zur Anamnesis der Sykosis. AHZ 65 (1862), S. 100–104. In: BKMS, S. 719–731.

Bönninghausen, C. v.: Zur Würdigung der Hochpotenzen. AHZ 60 (1861), S. 134–135, 140–142, 159–160, 164–165. In: BKMS, S. 679–680.

Borland, D.: Homöopathie in der Alltagspraxis. Stuttgart 1992.

Boss, M.: Grundriß der Medizin und der Psychologie: Ansätze zu einer phänomenologischen Physiologie, Psychologie, Pathologie, Therapie und zu einer daseinsgemäßen Präventiv-Medizin in der modernen Industrie-Gesellschaft. 2. Aufl. Bern, Stuttgart und Wien 1975 (3. Aufl. 1999).

Bruckner, T.: Hahnemann und Rademacher. AHZ 70 (1865), S. 3–4, 11–13, 20–22, 29–30, 35–37, 41–43, 51–53.

Clarke, J. H.: Dictionary of Practical Materia Medica. Vol. I–III. Reprint New Delhi 1991.

Close, S.: The Relationship and Sequence of Remedies in the Treatment of Chronic Diseases. Homoeopathic Recorder (HRC) 39 (1924), S. 317–320.

Condrau, G.: Daseinsanalytische Medizin. AHZ 227 (1982), S. 45–58.

Cowperthwaite, A. C.: A Text Book of Materia Medica and Therapeutics. Reprint New Delhi 1976.

Cullen, W.: Abhandlung über die Materia Medica. Übersetzt und mit Anmerkungen versehen von Samuel Hahnemann. 2 Bände. Leipzig 1790.

Dewey, W. A.: Essentials of Homoeopathic Materia Medica. Deutsche Übersetzung: Katechismus der reinen Arzneiwirkungslehre. Leipzig 1929.

Dhawale, M. L.: Principles & Practice of Homoeopathy. Repr. Bombay 1994.

Dinges, M. (Hrsg.): Weltgeschichte der Homöopathie: Länder – Schulen – Heilkundige. München 1996.

Eccius, H.: Hat Aranea diadema auch eine hormonartige Wirkung? ZKH 9 (1965), S. 152–164.

Eppenich, H.: Geschichte der deutschen homöopathischen Krankenhäuser: von den Anfängen bis zum Ende des Ersten Weltkriegs. Heidelberg 1995.

Eppenich, H.: Samuel Hahnemann und die Beziehung zwischen Homöopathie und Mesmerismus. ZKH 38 (1994), S. 153–160.

Eppenich, H.: Malaiische Identität und die Islamisierung der Homöopathie in Malaysia. In: Medizin, Gesellschaft und Geschichte (MedGG) 17 (1998/99), S. 149–175.

Fincke, B.: Clinical Cases and Observations on High Potencies. The American Homoeopathic Review. 2 (1860), S. 282–288, 327–336.

Foubister, D. McD.: Homöopathisches Tutorium der Kinderheilkunde. Übs. von *Karlheinz Reinke.* Stuttgart 1998.

Fräntzki, E.: Die Idee der Wissenschaft bei Samuel Hahnemann. Heidelberg 1976.

Friedrich, U.: Impfumfrage. ZKH 41 (1997), S. 31–36.

Galen, E.: Swedenborg und Kent. ZKH 39 (1995), S. 19–29.

Gawlik, W.: Die homöopathische Anamnese. Stuttgart 1996.

Genneper, Th.: Als Patient bei Samuel Hahnemann. Heidelberg 1990.

Gillingham, H. P.: A Proving of Thyroid Gland. The Homoeopathic Recorder (HRC) 37 (1922), S. 145–157, 193–308.

Guernsey, H.N.: Homöopathie in Gynäkologie und Geburtshilfe. *Rupichteroth* 1993.

Guernsey, H. N.: Key-Notes to the Materia Medica. Reprint Calcutta 1976. Deutsche Übersetzung: Keynotes zur Materia medica. Heidelberg 1999.

Gutman, W.: Die Fallaufnahme in der Homöopathie. ZKH 5 (1961), S. 11–28.

Gypser, K-H.: Beobachtungen zu Organon § 142, ZKH 35 (1991), S. 3–6.

Haehl, R.: Samuel Hahnemann: Sein Leben und Schaffen. Bd. 1 und 2. Leipzig 1922. Nachdruck Dreieich 1988.

Hänni, A.: Nosoden. ZKH 9 (1965), S. 202–207.

Hahnemann, S.: Apothekerlexikon. Heidelberg 1966 (1 Aufl. Leipzig 1793–1799).

Hahnemann, S.: Auszug eines Briefs an einen Arzt von hohem Range, über die höchst nöthige Wiedergeburt der Heilkunde. In: KMS, Bd. 1, S. 79–88.

Hahnemann, S.: Belehrung über die venerische Krankheit und ihre gewöhnlich unrechte Behandlung. In: KMS II. Dresden und Leipzig 1829, S. 160–175. Nachdruck Heidelberg 1989.

Hahnemann, S.: Die chronischen Krankheiten. Bd. 1–5. 4. Nachruck Heidelberg 1988.

Hahnemann, S.: Fragmenta de viribus medicamentorum positivis sive in sano corpore humano observatis a Samuele Hahnemann. Leipzig 1805.

Hahnemann, S.: Heilkunde der Erfahrung. Heidelberg 1989.

Hahnemann, S.: Kleine medizinische Schriften. Hrsg. von *E. Stapf*, 2. Nachdr. Heidelberg 1989. [KMS]

Hahnemann, S.: Organon der Heilkunst, 5. Aufl. Nachdr. Heidelberg 1987.

Hahnemann, S.: Organon der Heilkunst. Standardausg. der 6. Aufl. Hrsg. von *J. M. Schmidt.* Heidelberg 1999.

Hahnemann, S.: Organon der Heilkunst. Textkritische Ausgabe der 6. Aufl. Bearb. u. hrsg. von *J. M. Schmidt.* Heidelberg 1992.

Hahnemann, S.: Organon der rationellen Heilkunde. Nachdr. o.O. und o.J., 1. Aufl. Dresden 1810.

Hahnemann, S.: Reine Arzneimittellehre. Bd. 1–6, 4. Nachdruck Heidelberg 1989.

Hahnemann, S.: Versuch über ein neues Princip zur Auffindung der Heilkräfte der Arzneisubstanzen, nebst einigen Blicken auf die bisherigen. In: KMS, Bd. 1, S. 135–198.

Handley, R.: Eine homöopathische Liebesgeschichte: Das Leben von Mélanie und Samuel Hahnemann. München 1993.

Hartlaub, C. G. und *Trinks, C. F.:* Reine Arzneimittellehre. Leipzig 1828. Nachdruck Hamburg o. J.

Hartlaub, C. G. und *Trinks, C. F.:* Reine Arzneimittellehre. Band I–III. Leipzig 1828–1831.

Heidegger, M.: Sein und Zeit. 16. Aufl. Tübingen 1986.

Heidegger, M.: Zollikoner Seminare: Protokolle – Gespräche – Briefe. Hrsg. von *M. Boss.* Frankfurt a.M. 1987.

Hering, C. Amerikanische Arneiprüfungen. Leipzig 1857.

Hering, C.: Analytical Repertory of the Symptoms of the Mind. Reprint New Delhi 1995.

Hering, C.: Article XI-Palladium. North American Journal of Homoeopathy. 27 (1878), S. 129–169.

Hering, C.: Condensed Materia Medica. Reprint New Delhi o. J. Deutsche Übersetzung: C. Hering's Kurzgefasste Arzneimittellehre. Berlin 1889.

Hering, C.: Constantin Hering's homöopathischer Hausarzt. Nachdr. der 14. Aufl. Hamburg, o. J.

Hering, C.: Das Psorin und seine chemische Rettung. AHZ 43 (1852), S. 305–316 und 321–324. In: HMS, S. 1063–1084.

Hering, C.: Einige Bemerkungen über das Psorin. ACS 13, 2, (1833), S. 103–161. In: HMS I, S. 388-422.

Hering, C.: Einleitung zu Jahr's Handbuche, englisch-amerikanische Ausgabe. Zugleich als Kritik des deutschen Originals. In: HMS, S. 620 ff.

Hering, C.: Medizinische Schriften. Hrsg. von *K.-H. Gypser.* Göttingen 1988. [HMS]

Hering, C.: Nachträgliche Bemerkungen über das Schlangengift. ACS 10, 2, (1831), S. 24–31. In: HMS, S. 92–99.

Hering, C.: The Great Desideratum. Hahnemannian Monthly (HHM) 7 (1871), S. 171–181.

Hering, C.: The Guiding Symptoms of our Homoeopathic Materia Medica. Vol. I–X. Reprint New Delhi 1982. Deutsche Übersetzung: Leitsymptome unserer Materia Medica. Aachen 1991–1998.

Hering, C.: Wirkungen des Schlangengiftes, zum ärztlichen Gebrauche vergleichend zusammengestellt. Darin (S. II–VI): Über das Studium der homöopathischen Arzneimittellehre. Leipzig 1837.

Hofäcker, J.: Das Auffinden des Simillimums mit Hilfe der Familienanamnese nach einer Methode von Cyrus M. Boger. Archiv für Homöopathik 5 (1996), S. 157–165.

Holzey-Kunz, A.: Zur Frage von Psyche und In-der-Welt-sein (I): Kritik des Objektivismus. ZKH 27 (1983), S. 208–211. Zur Frage von Psyche und In-der-Welt-sein (II): Kritik des Subjektivismus. ZKH 27 (1983), S. 255–258.

Hornung, J.: Forschungsmethoden in der Komplementärmedizin. Stuttgart 1996.

Imhäuser, H.: Homöopathie in der Kinderheilkunde. Heidelberg 2000.

Jadassohn, J.: Handbuch der Haut- und Geschlechtskrankheiten. BD. IX, XV, 1. Teil, XVI, 1. Teil, XVIII. Berlin 1927–1930.

Jahr, G. H. G.: Ausführlicher Symptomen-Kodex der homöopathischen Arzneimittellehre. Leipzig 1848.

Jahr, G. H. G.: Ausführlicher Symptomen-Kodex der Homöopathischen Arzneimittellehre. Zweiter Theil. Systematisch-alphabetisches Repertorium. Leipzig 1848.

Jahr, G. H. G.: Die Lehren und Grundsätze der gesamten theoretischen und praktischen Heilkunst. Nachdruck Euskirchen 1998.

Jahr, G. H. G.: Handbuch der Haupt-Anzeigen für die richtige Wahl des Homöopathischen Heilmittels. Nachdruck Euskirchen 1998.

Jansen, A.: Eine Untersuchung zur Quellenlage des Kentschen Repertoriums und zur Herkunft/Veränderung der Repertoriumsgrade. ZKH 40 (1996), S. 22–32

Julian, O.-A.: Materia medica der Nosoden. Übs. von *H. Friz.* Heidelberg 1999.

Kaeske-Eccius, H.: Aranea diadema. Deutsche Homöopathische Monatsschrift. DHM 9 (1958), S. 161–178.

Kastrinidis, P.: Zur Frage der Gestimmtheit (am Beispiel der sogenannten Depressionen). ZKH 28 (1984), S. 77–80.

Keller, G. v.: Belladonna und die Reinigung der Arneimittellehre. AHZ 231 (1986), S. 2–14.

Keller, G. v.: Die zweite Verschreibung. ZKH 29 (1985), S. 47–57.

Keller, G. v.: Graphites und die Kentschen Allgemeinsymptome. Deutsches Journal für Homöopathie. 1 (1982), S. 302–306.

Keller, G. v.: Psorinum. Symptomensammlung homöopathischer Arzneimittel. Heft 12. Heidelberg 1983.

Keller, G. v.: Sepia und die Begleitsymptome. AHZ 225 (1980), S. 193–204.

Keller, G. v.: Staphisagria und die Rangordnung der Symptome. AHZ 231 (1986), S. 221–227.

Keller, G. v.: Über die Tiefenwirkung unserer Arzneien. ZKH 31 (1987), S. 201–208.

Keller, G. v.: Über Erstwirkungen und Nachwirkungen. ZKH 31 (1987), S. 118–126.

Kent, J. T.: Kent's Minor Writings on Homoeopathy. Comp. and ed. by *K. H. Gypser.* Heidelberg 1987.

Kent, J. T.: Kents Repertorium der homöopathischen Arzneien. Neu übs. u. hrsg. von *G. v. Keller* und *J. Künzli von Fimmelsberg.* Heidelberg 1998.

Kent, J. T.: Lectures on Homoeopathic Materia Medica. Reprint New Delhi 1972. Deutsche Übersetzung: Homöopathische Arzneimittelbilder: Vorlesungen zur homöopathischen Materia medica. Bd. 1–3. Heidelberg 1998–2001.

Kent, J. T.: Repertory of the Homoeopathic Materia Medica. 6th Edition. Chicago 1957.

Kent, J. T.: Use of the Repertory – How to Study the Repertory – How to use the Repertory. In: *J. T. Kent:* Repertory of the

Homoepathic Materia Medica. Enriched Indian Reprint New Delhi 1989.

Kent, J. T.: Zur Theorie der Homöopathie: J. T. Kents Vorlesungen über Hahnemanns Organon. 3. Aufl. Übersetzt von *J. Künzli von Fimmelsberg.* Heidelberg 2001.

Kind, H.: Psychiatrische Untersuchung. 3. Aufl. Heidelberg 1984.

Klunker, W.: Als-ob-Symptome: Ein Beitrag zur homöopathischen Symptomatologie. ZKH 31 (1987), S. 179–187.

Klunker, W.: Arzneibeziehungen. ZKH 39 (1995), S. 229–235.

Klunker, W.: Das Prinzip Homöopathie: Zum 200. Gedenkjahr. ZKH 40 (1996), S. 3–10.

Klunker, W.: Das Selbstverständnis der naturwissenschaftlichen Arzneimedizin und die Homöopathie. In: Homöopathie in der Diskussion. Leer 1979, S. 185–203.

Klunker, W.: Das Symptom – ein Grundbegriff der Homöopathie. ZKH 38 (1994), S. 3–13.

Klunker, W.: Die Behandlung der chronischen Krankheiten in der Praxis nach Hahnemanns Lehre. ZKH 32 (1988), S. 135–145.

Klunker, W.: Die Selbstbehauptung der Homöopathie in einer verwissenschaftlichen Welt. ZKH 19 (1975), S. 221–229.

Klunker, W.: Gesund – und doch Symptom? ZKH 36 (1996), S. 47–53.

Klunker, W.: Hahnemanns historische Begründung der Psoratheorie. ZKH 34 (1990), S. 3–13.

Klunker, W.: Heilkunde unter dem Anspruch von Gewißheit: Hahnemann an die Adresse der Schulmedizin. ZKH 40 (1996), S. 185–194.

Klunker, W.: Homöopathie – eine Außenseitermedizin? ZKH 32 (1988), S. 4–11.

Klunker, W.: Homöopathische Propädeutik. ZKH 32 (1988), S. 39–41, 78–80, 124–127, 173–176, 214–216, 262–264.

Klunker, W.: Lektionen für Anfänger. ZKH 38 (1994), S. 115–119, 166–171, 201–205; ZKH 39 (1995), S. 30–33, 157–161, 204–209; ZKH 40 (1996), S. 169–174; ZKH 41 (1997), S. 199–207; ZKH 43 (1999), S. 113–116.

Klunker, W.: Nur ein Einzelfall. ZKH 37 (1993), S. 3–12.

Klunker W.: Ramanlal P. Patels Neuherausgabe von Kents „Repertory" (Chicago 1957). ZKH 41 (1997), S. 3–12.

Klunker, W.: Repertorisieren: 100 Jahre Kents „Repertory". ZKH 41 (1997), S. 47–68, 91–95, 135–142.

Klunker, W.: Titelfrage des Hahnemannschen „Organon". ZKH 36 (1992), S. 91–93.

Klunker, W.: Was bedeutet der Syphilisbegriff Hahnemanns heute? AHZ 228 (1983), S. 12–16.

Klunker, W.: Zum Begriff der Unterdrükkung in der Homöopathie. ZKH 35 (1991), S. 91–96.

Klunker, W.: Zur Einführung. In: S. Hahnemann: Die chronischen Krankheiten. Nachdruck Heidelberg 1999.

Korting, G. W.: Dermatologie in Praxis und Klinik. Bd. II und IV. Stuttgart 1980 und 1981.

Kottwitz, F.: Clemens Maria Franz von Bönninghausen (1785–1864). Med. Diss., Berlin 1983.

Lee, E. J.: Repertory of the Characteristic Symptoms, Clinical and Pathogenetic, of the Homoeopathic Materia Medica. Philadelphia 1889.

Lieth, B. von der: Therapeutische Taschenkarten. Hamburg o. J.

Lilienthal, S.: Homöopathische Heilmittel nach klinischen Gesichtspunkten. Enger 1997.

Lippe A.: Text Book of Materia Medica. Reprint New Delhi 1981.

Lippe C.: Repertory to the More Characteristic Symptoms of the Materia Medica. Philadelphia 1880.

Lucae, C.: Beitrag zur Entstehung des „Heringschen Gesetzes". ZKH 42 (1998), S. 52–61.

Marchionini, A.: Handbuch der Haut- und Geschlechtskrankheiten. Ergänzungswerk. Bd. VI/2 Bandteil A und B. Berlin 1962.

Mas, del, R.: Symptoms and Prescriptions. The Homoeopathic Recorder (HRC) 34 (1924), S. 193–199.

Meyer-König, P.: Leitfaden für den Umgang mit Q-Potenzen. Göttingen 1995.

Mezger, J.: Gesichtete Homöopathische Arzneimittellehre. 11. Aufl. Heidelberg 1999.

Miller, R. G. und W. Klunker: Arzneibeziehungen. Heidelberg 1995.

Nash, E. B.: Leaders in Homoeopathic Therapeutics. 7th Edition Philadelphia 1934. Deutsche Übersetzung: Leitsymptome in der homöopathischen Therapie. 19. Aufl. Heidelberg 2001.

Oomen, G.: Die Verwendung der C- und Q-Potenzen in Hahnemanns Pariser Zeit. ZKH 43 (1999), S. 87–98.

Patel, R.: Ailments and Complaints Before, During and After in Homoeopathy. Kottayam 1999.

Patel, R. P.: The Art of Case Taking and Practical Repertorization in Homoeopathy. 4th Ed. Kottayam 1986.

Patel, R. P.: Word-Index with Rubrics of Dr. Kent's Repertory. 4th Ed. Kottayam 1992.

Phatak, S. R.: Materia Medica of Homoeopathic Medicines. Reprint New Delhi 1982.

Righetti, M.: Forschung in der Homöopathie. Göttingen 1988.

Roberts, H. A.: Sensations as if. Calcutta 1960.

Sankaran, P.: The Elements of Homoeopathy. Vol. 1. Bombay 1996.

Sankaran, P.: The Pocket Repertory. Bombay 1972.

Sastry, G. S. R.: Sequelae. Hyderabad 1981.

Schmidt, P.: Die Kunst des Befragens. ZKH 4 (1960), S. 160–175.

Schmidt, P.: Über die drei Arten homöopathischer Dynamisation. ZKH 5 (1961), S. 206–212.

Stahl, M.: Der Briefwechsel zwischen Samuel Hahnemann und Clemens von Bönninghausen. Heidelberg 1997.

Swedenborg, E.: Leben und Lehre. Zürich 1978.

Tischner, R.: Geschichte der Homöopathie. Bd. 1–4. Leipzig 1932–1939. Nachdruck Wien 1998.

Toellner, R.: Illustrierte Geschichte der Medizin. Bd. III. Salzburg 1990.

Trinks, C. F., C. Müller, A. Noack: Handbuch der homöopathischen Arzneimittellehre. Leipzig 1843 und 1847. Nachdruck Göttingen 1984.

Tyler, M.L.: Homöopathische Arzneimittelbilder. Übs. von *Rainer Wilbrand.* Göttingen 1993.

Tyler, M.L.: Wichtige Krankheitszustände und ihre homöopathischen Mittel. Bielefeld 1991.

Vermeulen, F.: Concordant Materia Medica. Haarlem 1994.

Ward, J. W.: Unabridged Dictionary of the Sensations „As-if". New Delhi 1939.

Wegener, A.: Arbeiten mit dem „Therapeutischen Taschenbuch" Bönninghausens. ZKH 40 (1996), S. 139–152.

Wegener, A.: Cocculus – das Erscheinen von Symptomen nach Mittelgabe. ZKH 36 (1992), S. 29–34.

Wegener, A.: Einblicke in die Praxis Bönninghausens. Teil I. ZKH 33 (1989), S. 3–11.

Wegener, A.: Einblicke in die Praxis Bönninghausens. Teil II: Beiträge zur Verwandtschaft der Arzneimittel. ZKH 34 (1990), S. 207–214.

Wegener, A.: Ein Causticum-Fall – Die „Symptomenfabrik" von Cajetan Nenning. ZKH 33 (1989), S. 170–175.

Wegener, A.: Zur Quellenlage des „Therapeutischen Taschenbuches" von Bönninghausen. Teil 2: Kriterien für die Einarbeitung der Prüfungssymptome. ZKH 39 (1995), S. 105–117.

Wright-Hubbard, E.: Das Studium der klassischen Homöopathie. Übs. von *K.-H. Gypser.* Heidelberg 1990.

Zeissl, H.: Lehrbuch der Syphilis. IV. Auflage. Stuttgart 1882.

Personenregister

Sachregister

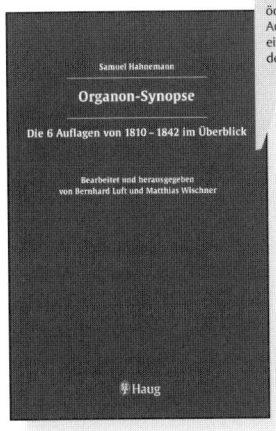
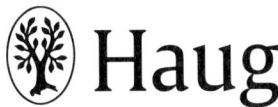

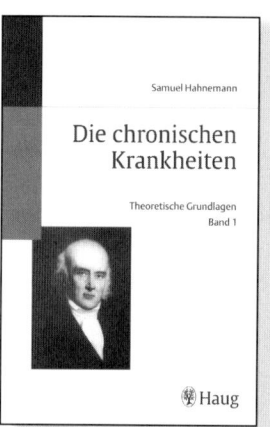
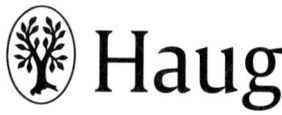